DIE KLINIK DER TUBERKULOSE ERWACHSENER

VON

PROFESSOR Dr. WILHELM NEUMANN

PRIVATDOZENT AN DER UNIVERSITÄT WIEN · VORSTAND DER
III. MEDIZINISCHEN ABTEILUNG DES WILHELMINENSPITALES

ZWEITE
ERWEITERTE UND VERBESSERTE AUFLAGE

MIT EINEM ANHANG

DIE RÖNTGENDIAGNOSE DER LUNGENTUBERKULOSE

VON

Dr. FELIX FLEISCHNER

WIEN

MIT 221 ABBILDUNGEN

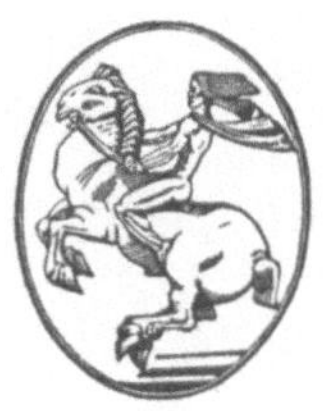

WIEN

VERLAG VON JULIUS SPRINGER

1930

ISBN 978-3-7091-9637-3   ISBN 978-3-7091-9884-1 (eBook)
DOI 10.1007/ 978-3-7091-9884-1

DEN MANEN
HOFRAT von **NEUSSER**s

Vorwort zur zweiten Auflage.

An einem Novembertag des Jahres 1909 übergab mir Neusser in seinem
Bibliothekzimmer ein kleines braunes Heftchen: „Bard, Formes cliniques de
la tuberculose pulmonaire" mit der Aufforderung, dasselbe durchzustudieren
und zu sehen, ob sich damit ein besserer Einblick in die Mannigfaltigkeit der
Lungentuberkulose gewinnen ließe. Vor nunmehr 7 Jahren habe ich das Ergebnis dieser Anregung, den ersten Teil meiner „Klinik der beginnenden Tuberkulose Erwachsener" herausgegeben, dem dann in den Jahren 1924 und 1925
die abschließenden Bände folgten. Es war eine ungeheuere Aufgabe, und sie
wuchs unter der Arbeit lawinenartig an. Ich mußte mir eine eigene Registratur
anlegen, um ehemals untersuchte und rubrizierte Fälle immer wieder finden
und so jahrelang verfolgen zu können. Leider hat mein ehemaliger Chef die
Lösung der Aufgabe nicht mehr erlebt.

Mit Besorgnis war ich damals an die Herausgabe meines Werkes gegangen,
weil eine so genaue Differenzierung einer anscheinend so lange bekannten Krankheit zunächst Verwirrung und Befremden erregen mußte. Unter den meist zu-
stimmenden Kritiken meines Buches haben sich auch tatsächlich einige Stimmen
gefunden, welche gerade daran Anstoß genommen haben, von Überfeinerung,
ja geradezu von einer intuitiven Veranlagung der Wiener Schule sprachen.
Trotzdem kann ich mit Befriedigung auf meine Arbeit zurückschauen, kann mit
Freude feststellen, daß die meisten Referenten sich damit vollkommen einverstanden erklärten, kann vor allen Dingen darauf verweisen, daß alle jene
Ärzte, die einige Zeit an meiner Abteilung gearbeitet und gelernt haben, sich
von der Möglichkeit einer frühzeitigen Differenzierung schon bei der ersten
physikalischen Untersuchung, von dem Wert meiner Einteilung für die Zukunft
der Kranken und für das einzuschlagende Heilverfahren überzeugen, so daß
ich an dem damals gefaßten Plan festhalten muß und darf. „Es geht wohl
jeder Wissenschaft so, daß sie zuerst die auffälligsten Tatsachen findet und erst
mit geschärftem Blick nicht nur zu verwickelteren, sondern auch zu feineren
Beobachtungen kommt", sagt mit Recht Bumke. Bei einer so alten, dadurch
fast ehrwürdig gewordenen Krankheit, wie es die Tuberkulose ist, müssen wir
weiterzukommen trachten und dürfen nicht in den alten Fehler verfallen, den
ich noch täglich in meiner Sprechstunde beobachten kann, jede Spitzenveränderung als beginnende Tuberkulose zu werten, so daß gegen jede Schallverkürzung über einer oder über beiden Lungenspitzen mit allen Mitteln der
Phthiseotherapie zu Feld gezogen wird, während gerade die bösartige Form,
die gewöhnliche Phthise in ihrem Intermissionsstadium, als harmlose Bronchitis
aufgefaßt wird, und weil kein Fieber und keine Gewichtsabnahme besteht,
bagatellmäßig behandelt wird. Wir dürfen aber auch nicht in den modernen
gegenteiligen Fehler verfallen, der in den Referaten und Diskussionen der
letzten Tuberkulosetagung in Wildbad vielfach zum Ausdruck kam, daß wir
jede Spitzenaffektion für ganz harmlos erklären und nur mehr die röntgenologisch nachweisbaren Frühinfiltrate von meist infraclavicularem Sitz als

wirklichen Beginn der Lungenschwindsucht auffassen. Das war wenigstens
der Tenor der Referate von KAYSER-PETERSEN (1) und von ULRICI (8). Dieses
Frühinfiltrat entspricht teilweise dem ersten bronchogenen Reinfektionsschub,
welcher zur echten Phthisis fibro-caseosa führt, entspricht zum anderen Teile
dem, was ich in meiner ersten Auflage als kongestive Tuberkulose beschrieben
habe, entspricht ferner den bronchogenen Infektionschüben, die zur chronischen
Pubertätstuberkulose führen, entspricht aber auch den sekundären bronchogenen
Schüben, welche aus einer Tuberculosis fibrosa densa oder diffusa eine Tuberculosis ulcero-fibrosa machen, wie ich im zweiten Teile des näheren ausführen werde. Es kann aber auch aus einer Tuberculosis fibrosa densa bzw.
diffusa ganz unmerklich eine Tuberculosis ulcero-fibrosa mit Kavernenbildung
hervorgehen. Demnach sind die Lungenspitzenkatarrhe doch nicht sämtlich so
harmlos, wie man nach den dort gehaltenen Referaten glauben könnte. Wie
man harmlose Lungenspitzenkatarrhe von solchen ernsterer Bedeutung unterscheiden kann, das gerade soll mein Buch über die Klinik der Tuberkulose
Erwachsener zeigen, und es erscheint daher eine zweite Auflage noch aktueller
als ehedem. Altehrwürdig nannte ich oben die Tuberkulose. So müssen wir
sie wohl nennen, wenn wir von SACK erfahren, daß schon bei einer Mumie
der XXI. Dynastie, also 1090—945 Jahre vor Christus, sich eine tuberkulöse
Spondylitis fand.

Wenn ich daran gehe, die zweite Auflage meines Buches niederzuschreiben,
so werde ich vieles stehenlassen können, was ich vor mehreren Jahren
schrieb. Die Forschung ist aber unterdes nicht stehengeblieben, auch von
anderer Seite regen sich jetzt die Stimmen, welche einer Qualitätsdiagnose
der Lungentuberkulose das Wort reden. Man vergleiche nur W. STARLINGER (2),
den ich ja auf diesem Gebiete meinen direkten Schüler nennen kann, man vergleiche BACMEISTER (3), man vergleiche vor allem auch die Kavernendebatte
bei der Tagung der deutschen Tuberkulose-Gesellschaft 1927, man vergleiche
die vielen Arbeiten von REDEKER (1—5) über rückbildungsfähige exsudative
Prozesse, auf deren Vorkommen bei Erwachsenen ich unter dem Kapitel kongestive Tuberkulose schon in meiner ersten Auflage ausführlich eingegangen war.
Dadurch wird sich im zweiten Teile eine viel einfachere und all den verschiedenen
Formen mehr gerecht werdende, viel übersichtlichere Einteilung der Lungentuberkuloseformen ergeben, die auch Rücksicht nimmt auf die verschiedene
Häufigkeit der in meiner ersten Auflage geschilderten Übergänge und Krank-
heitsbilder.

Einem Wunsche vieler Freunde des Buches und auch mancher Referenten
entsprechend habe ich mich veranlaßt gesehen, das Notwendigste über Indikation
und Technik des künstlichen Pneumothorax, sowie ein eigenes Kapitel über
die Leitpunkte einer spezifischen Therapie der Tuberkulose einzufügen. Als
Mangel war es vielen Referenten der ersten Auflage erschienen, daß die Röntgenuntersuchung der Lungen dabei viel zu kurz wegkam, die doch Vielen als das
Um und Auf einer Lungenuntersuchung erscheint. Ich war in der ersten Auflage nicht näher darauf eingegangen, weil es mir damals darauf ankam, zu zeigen,
wie weit der praktische Arzt in der Sprechstunde ohne sonstige Behelfe in
der Diagnose zu gelangen vermag. Es hatte ja auch seinen Grund darin, daß
bei der Niederschrift der ersten Auflage die Röntgentechnik der Lungenuntersuchung noch recht wenig befriedigende Resultate zeitigte. Seither hat mein
Spital in Prof. HAUDEK und seinen Schülern Röntgenfachärzte bekommen,
die vielfach neue Bahnen beschreitend ((HAUDEK, FLEISCHNER, POHL), wichtige
Bausteine zu einer differenzierten Röntgendiagnose der Lungentuberkulose
lieferten. Ich habe es daher mit Freuden begrüßt, als FLEISCHNER sich bereit
erklärte, den Röntgenteil zu meinem Buch zu übernehmen. Denn heute, wo

wir die oft symptomlosen Frühinfiltrate der chronischen Pubertätstuberkulose, wo wir die schweigenden Kavernen der Tuberculosis postpleuritica fibrosa und der Polyserositis peracta kennen, muß ein Buch, wie das meine, unbedingt auch diesem Teile der Lungenuntersuchung Rechnung tragen.

So hoffe ich mit der Zeit, wenn auch vielleicht noch nicht einmal mit dieser zweiten Auflage, ein grundlegendes Werk über die Lungentuberkulose der Erwachsenen zu liefern. Dieser Gedanke ist mir Ansporn zu immer tieferem Eindringen in die Tuberkulose, ist mir bester Lohn für die viele Mühe, die in dieser Arbeit steckt. Man muß nur bedenken, daß eine derartige minutiöse Differenzierung der Tuberkulose und ein Klarwerden über ihre verschiedene Genese und Prognose, über ihren späteren Verlauf und ihren Beginn mir nur dadurch möglich ist, daß ich seit Jahren jeden Lungenfall meiner Abteilung selbst einer genauen physikalischen Untersuchung unterwerfe, was bei einem großen Belag wohl eine starke Belastung darstellt. Aber ich hoffe, daß diese Mühe durch den allmählich sich einstellenden Niederschlag neuer Erkenntnisse und neuer Tatsachen überreichlich wettgemacht werden wird.

Wien, im September 1929.

W. Neumann.

Inhaltsverzeichnis.

Dritter Teil.
Das Heer der nichttuberkulösen Lungenspitzenveränderungen und der fälschlich sogenannten Lungenspitzenkatarrhe.

Anhang.
Die Röntgendiagnose der Lungentuberkulose.
Von Dr. Felix Fleischner -Wien.

Einleitung[1].

Zu allen Zeiten hat es in der inneren Medizin eine oder die andere Krankheitsgruppe gegeben, in welche alle jene Fälle hineingeworfen wurden, mit denen man diagnostisch nichts Rechtes anzufangen wußte. Lange Zeit spielte die Blutarmut diese Rolle. Da kamen mit den Differential-Blutfärbungsmethoden EHRLICHS die Hämatologen von Fach zu Wort und räumten mit diesem Unfug gründlich auf. Nun mußten andere Krankheiten für diese zweifelhaften Fälle herhalten, wie Neurasthenie, Nervenschwäche, Neurose usw. Aber auch auf diesem Gebiete vollzieht sich schon ein bedeutsamer Wandel. Die Erfahrung belehrt eben soundso oft die Ärzte, daß sie Fälle durch Monate und Jahre auf Grund der Beschwerden und mangels objektiv greifbarer Organveränderungen als Neurasthenie behandelt hatten, bis sich mit der Zeit aus dieser Neurasthenie ein malignes Neoplasma, eine Tuberkulose, eine interne Organsyphilis oder sonst ein mehr oder weniger ernstes Leiden herauskrystallisierte. Man vergleiche darüber den Begriff der Neurasthenia syphilitica KRAEPELINs, die Tuberkulo-Neurose BAUERs. Man vergleiche, was E. MAYER darüber sagt und ebenso NÄGELI (2). Am energischesten vertritt diesen Standpunkt wohl KERSCHENSTEINER, der in einem Referat der MAYERschen Arbeit sich folgendermaßen darüber ausspricht:

„Noch ausführlicher hätten die Irrtümer in der Diagnose ‚Neurasthenie‘ behandelt werden können, das klassische Gefilde der Fehldiagnosen. Ein noch größeres Verdienst wäre es freilich gewesen, wenn der Verfasser sich entschlossen hätte, diese leere, amerikanische Worthülse dorthin zu werfen, wohin sie gehört, in den Abfalltopf obsoleter Begriffe. Eine wissenschaftliche Berechtigung hat dieser Scheinbegriff nicht mehr, mag er auch praktisch sein im Verkehr mit Patienten, die ihre Psychopathie, ihr funktionelles oder noch nicht recht zu diagnostizierendes organisches Leiden durchaus mit einer ‚Diagnose‘ abgestempelt sehen wollen. Das Wort Neurasthenie hat nun lange genug verwirrend und verwüstend gewirkt und schwere therapeutische Irrtümer veranlaßt. Jeder der vielen in ihm vereinigten Krankheitszustände ist durch ein anderes Wort besser zu bezeichnen.“

Durch die Erkenntnis der ungeheuren Verbreitung der Tuberkulose unter der großstädtischen Bevölkerung, die wir den Obduktionsbefunden NÄGELIs (3), den Arbeiten HAMBUGERs (3) und seiner Schüler verdanken, ist auch die Diagnose „Lungenspitzenkatarrh“, „Apicitis“ zu einem solchen Begriff geworden, unter den alles einbezogen wird, was sich nicht ordentlich diagnostisch fassen läßt. Denn „lauter und lauter ertönt der Ruf nach der Frühdiagnose und der Frühtherapie der Tuberkulose“ sagt KRÄMER (4) mit Recht:

„So tritt die Versuchung, zu viel des Guten zu tun, zu stark an die Ärzte heran. So mußte es kommen, daß sich die Tuberkulosebehandlung nachgerade zu einem kleinen Skandal auswuchs.“

Schon die verschiedensten Autoren haben darauf hingewiesen, wie häufig in den Lungenheilstätten Patienten Aufnahme finden, die überhaupt niemals

---

[1] Anmerkung: Die Einleitung wurde durch Literaturangaben ergänzt, doch entsprechen die darin vorkommenden Zeitangaben noch der ersten Niederschrift im Jahre 1922.

an Tuberkulose gelitten haben. Nach Büttner-Wobst (2) fanden sich unter 361 ehemaligen Heilstättenpatienten 201, die keinerlei Zeichen von Tuberkulose aufwiesen. Ulrici (1) konstatierte ein gleiches bei 35%, Grau (1) berichtet von 10% aus den Heilstätten der Rheinprovinz. Zickgraf (1) fand bei Prüfung mit Tuberkulin bei 14% ehemaliger Heilstättenpatienten keine Reaktion auf 10 cmm Alttuberkulin. Auch Beschorner kommt zum Schluß:

> „Ich habe während mehr als zehnjähriger Tätigkeit auf der Fürsorgestelle für Lungenkranke die Erfahrung sammeln können, daß ein Großteil der wegen Tuberkulose in Heilstätten eingewiesenen Kranken weder vor noch nach der Heilstättenkur erhebliche Erscheinungen aktiver Tuberkuloseerkrankung darbot.“

So konnte A. Mayer (1) sich mit Recht dahin äußern: „daß ein nicht unerheblicher Teil der Patienten, die als geheilt entlassen worden waren, gar nicht tuberkulös erkrankt waren“. Daß diese Kritik nicht unberechtigt ist, erwies sich deutlich aus gelegentlichen Obduktionen von Heilstättenpatienten. Ich erinnere nur an die Beobachtung F. v. Müllers (1), wo sich bei einem Patienten, der jahrelang in Davos als tuberkulös behandelt worden war, bei der Obduktion keine Spur von Tuberkulose fand. Auch die zwei Fälle von Köhler (1) gehören hierher, der bei zwei seiner Patienten mit deutlichem, scheinbar unzweifelhaftem Befunde, der eine davon noch dazu mit Hämoptoe, bei der Sektion keine Tuberkulose entdecken konnte. Am energischesten hat sich Hart (1, 4) darüber ausgesprochen. An der Hand von Sektionsbefunden sagt er:

> „Vor allem bin ich so ketzerisch, an dem zweifellosen Erfolg der Liegekuren zu zweifeln. Sie werden ja vorwiegend in Sanatorien und Heilstätten geübt; aber ich habe nun Material genug gesammelt, um zu behaupten, daß dort von wirklicher Heilung der Lungentuberkulose kaum die Rede ist und in solchen Fällen, die scheinbar wirklich geheilt sind, gar keine Tuberkulose bestand. Schade, daß die Tuberkuloseärzte viel zu wenig von diesen Erfahrungen am Sektionstisch hören, die einen allzu großen Optimismus recht schnell dämpfen würden.“

Ein Gleiches zeigte sich auch wieder während des Krieges in den verschiedenen Beobachtungsstationen für tuberkulöse Soldaten. Wilmans fand unter den mit der Diagnose Lungenspitzenkatarrh oder Lungentuberkulose eingelieferten Leuten in 60,7% keine Tuberkulose vorliegend, Hesse in 74%, Friesicke in 64,7%, Alb. Fränkel (2) in 60%. Eine autoptische Bestätigung finden diese enorm großen Zahlen in den Beobachtungen Meixners, der auf Grund einer $2^1/_2$jährigen Tätigkeit als Gerichtsarzt der Wiener Militärgerichte die Beobachtung machte, daß die im Wach- und Hilfsdienste beschäftigten Soldaten vielfach einwandfrei gesunde Eingeweide besaßen. „Die Diagnose ‚Spitzenkatarrh‘ konnte ich auch im Felde nur äußerst selten bestätigen. Vielmehr fanden sich in solchen Fällen meist vollständig freie Spitzen ohne jede Spur einer Anwachsung oder Narbe. Meist waren es herabgekommene, abgezehrte Personen, bei welchen diese Diagnose gestellt worden war. Der behandelnde Arzt meinte zumeist, eine deutliche Dämpfung gefunden zu haben.“ Ein ähnliches ergibt sich wohl auch aus den Befunden Oberndorfers (2), Henkes und Mönckebergs an Autopsien von Frontsoldaten, die nur in einer verschwindenden Anzahl Reste einer tuberkulösen Erkrankung auffinden konnten. Die ersten beiden Autoren konnten nur in 10% ihrer Fälle überhaupt irgendwelche tuberkulöse Veränderungen entdecken. Mönckeberg freilich in einer größeren Zahl, 23% in einer Beobachtungsreihe, 31,76% in einer zweiten.

Hart (5) fand fast in Übereinstimmung mit Mönckebergs letzter Angabe in 34,2% der Soldaten eine Tuberkulose. Aber auch diese Zahlen sind immer noch bedeutend kleiner als die Nägelischen (3) Zahlen von 22,5% letalen, 70,5% latenten und manifesten Tuberkulosen und nur 7% tuberkulosefreien Menschen, die zur großen Häufigkeit der Diagnose auf beginnende Lungentuberkulose die erste Veranlassung gegeben haben. Diese Zahlen sind auffallend groß. Fand doch LUBARSCH (1) für Düsseldorf nur 26,3$^0/_0$, BIRCH-HIRSCH-FELD für Leipzig 23—26$^0/_0$, BOLLINGER (2) für München 25$^0/_0$, GRUBER (1) für Mainz 20,8$^0/_0$ latente Tuberkulosen, GRAWITZ für die agrarische Bevölkerung Greifswalds gar nur 8,68$^0/_0$. BURKHARD (1) konstatierte an seinem Material 37$^0/_0$ letale Tuberkulose, 54$^0/_0$ latente und manifeste Tuberkulose und 9$^0/_0$ Tuberkulosefreie. STETTER am Tübinger Material 12,5$^0/_0$ letale Tuberkulosen, 27,5$^0/_0$ latente und manifeste Tuberkulosen und 60$^0/_0$ tuberkulosefreie Menschen.

Mit den NÄGELIschen Zahlen freilich stimmen die Angaben von KRUSE, SELTER (1), HILGERS und GENTZEN überein, welche unter den besseren sozialen Ständen 80—100$^0/_0$ Latenttuberkulöse fanden, ebenso SCHIRP, der aus dem Freiburger pathologischen Institute in 92,6$^0/_0$ Zeichen einer überstandenen Tuberkulose berechnete.

Aus allen diesen auf den ersten Blick recht betrübenden Tatsachen müssen wir die Lehre und Folgerung ziehen, daß wir unser diagnostisches Können noch weiter vertiefen, noch mehr schärfen müssen, um nicht nur jede Abweichung vom Normalen in Perkussion und Auscultation als Tuberkulose zu werten, sondern um auch einen Schluß ziehen zu können auf die Spezifität und Dignität der vorliegenden Veränderungen. In jahrelangen Tuberkulosekursen habe ich auf das genaueste meine Kranken untersucht, zumeist im Verein mit sehr tüchtigen Tuberkulosespezialisten aus aller Herren Länder. Dadurch konnte ich mein diagnostisches Können immer wieder kontrollieren, oft mehr nehmend als gebend. Durch sorgfältige Autopsie meiner Fälle konnte ich mich an der Hand genauer, schriftlich niedergelegter Lungenbefunde überzeugen, daß es gelingt, mit großer Sicherheit auf rein klinischem Wege die pathologisch-anatomischen Veränderungen in der Lunge zu diagnostizieren, Kavernen zu bezeichnen, wo sie sich bei der Autopsie dann fanden, die Art des vorliegenden Prozesses zu erkennen. Ich kam auf diesem Wege zu einer von der landläufigen Untersuchung Lungenkranker ziemlich abweichenden Methode, die ich im folgenden darlegen möchte, zu Nutz und Frommen von Ärzten und Kranken. Einen Prüfstein im großen für meine Untersuchungsmethode bildete dann das reiche Material eines Kriegsspitals, das ich in den letzten Kriegsjahren zu führen hatte. Da waren die Fälle schon vorher genau röntgenisiert und auf Bacillen untersucht, bevor ich sie zur physikalischen Untersuchung bekam. Es war mir eine Beruhigung und eine Freude, immer wieder feststellen zu können, daß die Röntgenuntersuchung eher weniger zeigte als die physikalische Untersuchung, daß ich einen positiven Sputumbefund mit Sicherheit aus dem physikalischen Befunde voraussagen konnte. Ich kann so völlig die Worte KRÄMERs (4) unterschreiben, der sagt:

„So wichtig und oft ausschlaggebend die Sputumuntersuchung auch ist, es wäre beschämend für den Arzt, die Entscheidung allein dem Bakteriologen zu überlassen. Nein, der bakteriologische Befund darf nur bestätigen, was die klinische Untersuchung bereits festgestellt hat, und der Arzt vermag sehr wohl seine physikalische Diagnostik dadurch auf ihre Genauigkeit zu prüfen, ob es ihm gelingt, den zu erwartenden oder fehlenden Bacillenbefund nach Maßgabe der Atemveränderungen, Geräusche usw. mit annähernder Sicherheit vorauszusagen. Es ist dabei besonders auf die Art der Geräusche neben den übrigen klinischen Symptomen zu achten. Denn es kommt entschieden häufiger vor, daß man trotz ihres Vorhandenseins keine Bacillen im Auswurf findet als Bacillen ohne alle Geräusche."

Dieses überreiche Material belehrte mich auch über den Wert meiner auf Grund der Literatur und eigenen Studiums gewonnenen prognostischen Lungenspitzentuberkuloseeinteilung, so daß ich es eben auf Grund dieser Tatsachen wage, schon heute damit vor die Öffentlichkeit zu treten. Eigentlich müßte

ich ja darüber noch viele Jahre vergehen lassen, bis ich das Endschicksal meiner
vielen, in Beobachtung stehenden Fälle nach einer großen Reihe von Jahren
wüßte, bis ich weiß, ob das ihnen gleich nach den ersten paar Untersuchungen
gestellte Horoskop sich in allen Fällen erfüllt hat. Doch dazu brauchte ich
noch mindestens ein Jahrzehnt, da ich mich erst seit 14 Jahren eingehend
mit der Tuberkulose befasse. Aber diese lange Zeit will und kann ich nicht
warten. Darum ist mir wohl bewußt, daß ich mit dem vorliegenden Buche
noch nicht völlig abgeschlossene, noch nicht ganz einwandfrei gesicherte Tatsachen bringe. Immerhin wage ich es. Denn gerade nach den einleitenden
Beobachtungen scheint danach ein dringendes Bedürfnis vorzuliegen. Sonst
laufen wir Gefahr, daß das Bestreben einer Frühdiagnose mit Rücksicht auf die
ungünstigen Erfahrungen aus Heilstätten und militärischen Begutachtungs-
stationen wieder über Bord geworfen wird, weil man zur Ansicht kommt, daß die
minutiöse Untersuchung häufig zu Mißgriffen führt. Wieso und warum, das
sollen und wollen eben die folgenden Ausführungen des näheren begründen.

Erster Teil.

Der Gang der Untersuchung.

I. Die Anamnese.

Wie für die interne Medizin überhaupt, so spielt auch in der Analyse der beginnenden Tuberkulose eine sorgfältige und von klinischen Gesichtspunkten aus aufgenommene Anamnese eine sehr bedeutende Rolle. Aber freilich muß die Anamnese in richtiger Weise, nichts präjudizierend abgefaßt werden. Wenn jemand glaubt, er habe eine gute Anamnese verfaßt, weil er alles aufgenommen hat, was der Patient ihm über sein Leiden erzählt, dann ist er freilich auf dem Holzwege. Wenn er von einem Patienten erfährt, daß er vor mehreren Jahren einen Gelenkrheumatismus gehabt hat und diesen Ausdruck nun einfach in seine Krankengeschichte einträgt, ohne sich nach den Symptomen und dem Verlauf der damaligen Erkrankung zu erkundigen, dann ist diese Anamnese vollständig wertlos. Hinter der landläufigen Diagnose Rheumatismus kann alles mögliche stecken. Auch der Ausdruck, daß er so und so oft an Influenza gelitten habe, den man so häufig in der Anamnese von Phthisikern liest, ist ganz wertlos, ja sogar direkt irreführend, wenn nicht die näheren Symptome dieser Influenza geschildert werden und die diagnostische Bezeichnung als Ausdruck des Kranken durch Anführungszeichen gekennzeichnet ist. Gewinnt eine kritisch gesichtete, mit allen genauen Zeitangaben versehene Anamnese eine große Bedeutung, so ist das für die Vorgeschichte einer beginnenden Lungentuberkulose immer noch nicht genügend. Hier muß auch der ganzen Familiengeschichte, den tuberkulösen Antezedentien eine ganz besondere Aufmerksamkeit geschenkt werden. Diese Daten klären oft mit einem Schlage die vielfach verschlungenen Wege der Tuberkulose auf, die wegen der langen Latenz und der langsamen Entwicklung dieser Krankheit so häufig im tiefsten Dunkel liegen. Aus diesem Grunde empfiehlt es sich, bei solchen Kranken nach einem festgefügten Plane vorzugehen. Gemeinsam mit Dr. KARL BAUER habe ich daher an der Tuberkulosebaracke der Klinik NEUSSER, jetzt ORTNER, schon seit vielen Jahren, mich anlehnend an die Krankengeschichtsformulare, die MÖLLER in seinem ausgezeichneten Lehrbuche der Lungentuberkulose bringt, Anamnesenschemen eingeführt. Ich habe dabei die verschiedenen Punkte MÖLLERs verbessert und erweitert, soweit es mir aus meiner Erfahrung wünschenswert und geraten erschien. Eine nach derartigen Gesichtspunkten aufgenommene Anamnese sei beispielshalber angeführt.

Beobachtung 1. Sie betrifft eine Patientin mit tuberkulösen Lymphomen der rechten Fossa supraclavicularis, welche unsere Klinik erstmalig am 1. VII. 1912 aufsuchte.

Datum: 1. VII. 1912.   *Pr. Nr.*..........   *B. Nr.*..........
Name: J. P.   *Alter:* 18 Jahre.
  I. Stand: ledig
        verwitwet
        verheiratet } ledig.   *Beschäftigung:* Modistin.
        geschieden
  II. Familiengeschichte:

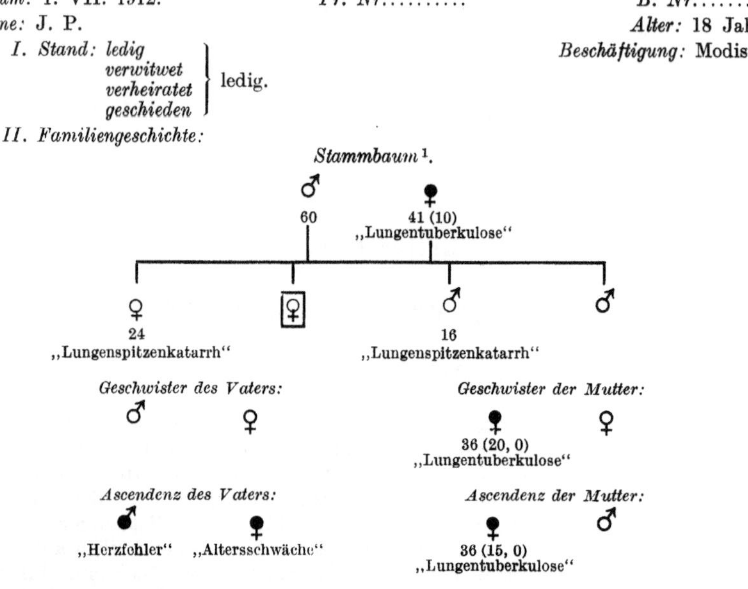

  III. Gesundheitszustand des Ehegatten:
     Anzahl und Gesundheitszustand der Kinder:
  IV. Jugendzeit des Patienten:
     Ernährung (Muttermilch, Ammenmilch, Kuhmilch): 9 Monate Muttermilch.
     Dauer der Schulzeit: 6 Jahre.
     Lehre: Mit 16 Jahren von zweijähriger Dauer.
     Militärverhältnis:
     Eintritt der Menstruation: Mit 15 Jahren.
     Beschaffenheit und Dauer derselben: Unregelmäßig, ohne alle Schmerzen, 2 bis
       3 Tage, seit zwei Monaten amenorrhoisch [2].
     Alter bei der Heirat:
     Alter bei der ersten Entbindung:
  V. Berufsschädlichkeiten (Einatmen von Säuredämpfen, Metallstaub, Zimmerstaub,
     Straßenstaub, Wollstaub, anhaltendes Sprechen, sitzende Lebensweise, Temperatur-
     wechsel, Überanstrengungen): Sitzende Lebensweise.

---

[1] Ein rotes Zeichen bedeutet Tuberkulose. Wenn der Kranke daran gestorben ist, wird
der Kopf des Zeichens voll wiedergegeben, wenn er mit seiner Tuberkulose noch lebt, wird
ein roter Kreis gezeichnet. Ein schwarzer voller Kopf bedeutet Tod an einer nichttuberkulösen Erkrankung. Findet sich aber dabei noch eine offene Tuberkulose als Nebenbefund, so wird der leere Kopf mit einem Punkt in der Mitte versehen. Rechteckig eingerahmt
ist das Symbol für den Patienten selbst. Die Zahlen bei den einzelnen Zeichen geben das
Alter an zur Zeit der Aufnahme der Anamnese, wenn sie noch leben, bei Todesfällen das
Alter zur Zeit des Todes. Das eingeklammerte Zeichen daneben gibt an, wie alt damals
der Patient war. Bei Todesfällen in der Ascendenz finden sich zwei eingeklammerte Zahlen.
Die erste eingeklammerte Zahl ist das Alter des Vaters bzw. der Mutter, die zweite, das
Alter des Patienten selbst zur Zeit dieses Todesfalles, wenn er aber gar nicht in Berührung
mit dem Kranken gekommen ist, ist diese Zahl durchstrichen. Eine 0 wird dann geschrieben,
wenn der Patient zur Zeit dieses Todesfalles noch nicht geboren war. Unter den Zeichen
steht die Diagnose der Todeskrankheit. Wenn unter Gänsefüßchen, beruht diese nur auf
Angaben des Patienten.

[2] Die Beziehungen der Menstruation zur Tuberkulose sind ja sehr mannigfaltig und
oft sehr bedeutungsvoll. So z. B. wirft eine eintretende Amenorrhöe bei beginnender Tuberkulose ein prognostisch sehr trübes Licht auf die betreffende, an sich vielleicht ganz leicht
aussehende Erkrankung. Auf diese Beziehungen werden wir später noch in einem eigenen
Kapitel **ausführlich** zurückkommen. Siehe II. Teil, S. 263.

VI. Besondere Schädlichkeiten (Tabak, Alkohol, Sport, Exzesse in venere, Traumen, psychische Schädlichkeiten):
Zahl und Aufeinanderfolge der Geburten:
Lactationsdauer:

VII. Soziale Stellung [1]: *Einkommensverhältnis:* Gerade zum Leben genug.
Ernährung [2]: Täglich Fleisch.
Wohnung [3]: 1/2.
Zuzug zur Stadt: Hier geboren.

VIII. Infektionsgelegenheiten (danach ist zu fahnden, wenn keine positive Familienanamnese vorhanden ist. Man achte besonders auf tuberkulösen Bräutigam oder Braut, Wohnungsgenossen, Arbeitsgenossen, Freunde, Leben im tuberkulösen Milieu).

IX. Frühere Krankheiten (Rachitis, Diphtherie, Masern, Keuchhusten, Typhus, Malaria, Lues u. a. — Lungenkrankheiten bzw. tuberkulöse Affektionen: Pneumonie, Pleuritis, Bluthusten, Skrofulose, Augenentzündungen): Als Kind Masern. Vom 6. bis 9. Lebensjahr Augenentzündungen. Mit 15 Jahren Scharlach. Nachher bekam sie Drüsen in der Claviculargrube, die mehrfach geschnitten werden mußten. Die ganze Erkrankung dauerte 3 Jahre. Im Anschluß an die Drüsenaffektion bekam sie einen Ausschlag, das erstemal nur an der Hand, das zweitemal am ganzen Körper und die letzten beide Male wieder nur an den Händen. Diese Affektion verlief mit Fieber. Es traten rote, erhabene Flecke auf. Sie wurden auf einer dermatologischen Abteilung mit Aspirinpulvern behandelt. Also wohl Erythema nodosum.

X. Tuberkulöse Antezedentien (Zartheit und Schwächlichkeit, Schonungsbedürftigkeit von klein auf, ständige Magerkeit, blasse Gesichtsfarbe, jahrelange Bleichsucht, geringe Eßlust): Immer zart und schwächlich.

XI. Jetzige Erkrankung: Im Dezember 1911 hatte sie das erstemal einen „Lungenspitzenkatarrh" mit heftigem linksseitigem Stechen und Husten, mäßig reichlichem, gelbem Auswurf, Fieber und Nachtschweißen. Sie war durch 14 Tage bettlägerig. Im Januar 1912 erkrankte sie wieder. Sie bekam beiderseitiges heftiges Seitenstechen. Danach kam es zu Schwellungen der Fingergelenke, zu starkem Blutspucken durch 8 Tage. Das Blut war schwarz, geronnen. Sie hatte starkes Fieber und Nachtschweiße, verlor 6 kg an Gewicht während der letzten 4 Wochen. Seit 8 Tagen ist sie stark heiser.

Wir erkennen daraus, wie interessant eine derart sorgfältig aufgenommene Anamnese ist. Schon im Stammbaum sehen wir, daß sich die Tuberkulose wie ein roter Faden durch die mütterliche Ascendenz zieht. Wir erkennen aus ihr den Einfluß des Scharlachs als auslösendes Moment für eine Drüsentuberkulose, die sich Jahre vorher in dem skrofulösen Augenleiden angekündigt hatte. Wir erkennen daraus den noch umstrittenen Zusammenhang des Erythema nodosum mit einer Drüsentuberkulose. Wir erkennen die Beziehungen eines leichten Rheumatismus der Fingergelenke mit einer tuberkulösen Pleuraaffektion. Und so illustriert unsere Krankengeschichte auf das schönste die Äußerung RITTERS, daß „die Lebensgeschichte der Tuberkulösen zu den fesselndsten Kapiteln nicht nur der sozialen, sondern auch der klinischen Medizin gehört".

Noch aufschlußreicher, noch interessanter wird die Anamnese derartiger Kranker, wenn man als Hausarzt Gelegenheit hat, einen näheren, innigeren Einblick in die betreffende Familie zu tun. Diesbezüglich möchte ich als nachahmenswertes Beispiel noch die Familiengeschichte eines tuberkulösen Falles eigener Beobachtung kurz besprechen.

Beobachtung 2. Seit kurzem behandle ich eine 35 jährige Frau wegen einer tuberkulösen Lymphdrüse am linken Unterkieferwinkel, die sie seit 4 Jahren bemerkt und die seit der Zeit immer größer wird. Ihre Familienanamnese ergibt folgenden Stammbaum.

---

[1] Drei Stufen unterscheiden: Ob größeres Einkommen, als zum Leben gebraucht wird. Ob gerade zum Leben genug. Ob notleidend.
[2] Wie oft Fleisch in der Woche.
[3] Im Zähler des Bruches steht die Anzahl der Wohnräume, im Nenner die Anzahl der Personen.

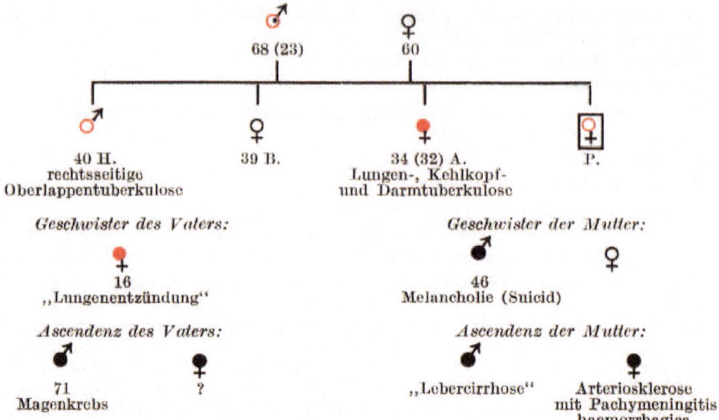

Interessant sind nun die näheren Umstände der eigentlichen Familienanamnese. Den Vater der Patientin, einen aktiven Offizier, sah ich erstmalig im Jahre 1905. Er litt damals an einer hochgradigen dekompensierten Aorteninsuffizienz bei Mesaortitis luetica; er hatte allgemeine Amyloidose und eine offene, unter dem Bilde einer Bronchitis verlaufende Tuberkulose der Lunge. Wie lange sein Sputum positiv war, ist nicht zu sagen, da früher von den behandelnden Ärzten bei einem Herzfehler eine Sputumuntersuchung für überflüssig gehalten worden war. Ein Jahr später erlag er seinem Leiden. Von seinen 4 Töchtern starb die drittjüngste, welche zur Zeit seines Todes schon lungentuberkulös war, im Jahre 1915 an einer ausgebreiteten, mehr fibrös-cavernösen Lungentuberkulose, einer Kehlkopf- und Darmtuberkulose. Die Krankheit war bei ihr im ersten und einzigen Wochenbett manifest geworden. Die älteste Tochter leidet gegenwärtig an einer disseminiertherdigen offenen Tuberkulose des rechten Oberlappens mit pleuritischen Adhäsionen der rechten Basis. Die ersten deutlichen Lungensymptome sind auch während der ersten Gravidität aufgetreten. Die Jüngste ist unsere Patientin mit der Tuberkulose der Unterkieferdrüse. Die Tochter A. nun, welche der Tuberkuloseinfektion bereits erlegen ist, war das Lieblingskind des Vaters, war ständig in seiner Nähe, ging mit ihm immer spazieren und war, da sie nicht studierte, die ganze Zeit zu Hause. Die älteste Tochter H., welche jetzt die durch jahrelange subfebrile Temperaturen sich einleitende, knotige Oberlappentuberkulose aufweist, war nach der Schulzeit ebenfalls ständig zu Hause, wenn auch nicht in so stetem Kontakt mit ihrem kranken Vater und daher zwar etwas weniger, aber doch am zweitnächsten gefährdet. Die jüngste Tochter P. kam schon gleich nach der Volksschule in ein Erziehungsinstitut und blieb hier bis zum 20. Lebensjahr. Sie war dadurch dem Hause entrückt. Doch war sie oft monatelang bei ihrer an offener Tuberkulose leidenden kranken Schwester zu Besuch. Auch war diese Schwester nach dem Tode des Vaters ein Jahr lang im Hause der Mutter. Dabei war diese jüngste Tochter der verstorbenen A. am meisten zugetan. Sie war stets um die Kranke herum, ihr vorlesend und mit ihr sprechend. Die zweitälteste Tochter B. war wegen ihres Mittel- und Hochschulstudiums viel vom Hause weg und nahm auch abends ihres Studiums wegen nicht so rege an den gemeinsamen Familienabenden teil. Zur schwerkranken Schwester kam sie niemals auf Besuch und auch während deren Aufenthaltes in Wien hielt sie sich meist von ihr fern. Sie hat daher auch noch niemals als einziges der Kinder deutliche Tuberkulosemanifestationen geboten, wenn sie auch recht zarter Konstitution ist.

Wir lernen aus dieser Zusammenstellung und aus den näheren Daten, wie wichtig solche Feststellungen für die Phthisiogenese sein können. Wir sehen hier ja direkt das RÖMERsche Gesetz von der Bedeutung der massiven Infektion auf das schönste bestätigt.

II. Die Besichtigung des Kranken. Die Inspektion.

Gehen wir nach sorgfältig erhobener Anamnese an die eigentliche Untersuchung des Kranken, so gewährt schon die bloße Besichtigung einen reichen Aufschluß. Sie belehrt uns zunächst über die Körpergröße und die allgemeine

Beschaffenheit seiner Muskulatur und seines Fettpolsters. Es kann nicht meine Aufgabe sein, auf alle möglichen Einzelheiten hier einzugehen. Nur jene Punkte möchte ich hervorheben, die meiner Erfahrung nach für die Diagnose einer beginnenden Lungenspitzentuberkulose und ihre prognostische Bewertung von besonderem Werte sind.

Schon bei der *Statur* verdient der *Hochwuchs* besonders rubriziert zu werden. Ich rechne ihn freilich nicht wie BOLLINGER (1) schon von 175 cm an. Für unsere Zwecke von Bedeutung wird er erst bei einer Größe von 180 cm angefangen, namentlich aber dann, wenn es sich um den kümmernden Hochwuchs im Sinne von F. KRAUS (2) handelt, wenn also neben abnormer Körperlänge noch starke kyphotische Krümmung der Wirbelsäule im Dorsalabschnitt mit oder ohne Lendenlordose besteht. Dieser Hochwuchs kann im Sinne der Ausführungen von ABELS (1) bei in frühester Jugend einsetzender Tuberkuloseinfektion die Folge der ständigen Toxinreizung der Appositionslinien der kindlichen Epiphyse sein.

Kommt doch auch PEISER zur Anschauung, daß eine tuberkulöse Belastung bei Kindern das Längenwachstum eher fördert. Dann würden wir verstehen, warum nach den statistischen Feststellungen BARTELs (1) derartige hochwüchsige Hypoplastiker entweder eine gutartige Lungenspitzentuberkulose oder seltene Lokalisationen dieses Krankheitsprozesses aufweisen, warum nach FRISCH und EISELSBERG (1) dieser Habitus keine ominöse Bedeutung hat, sondern sich vor allem bei den benignen Formen der Tuberkulose findet. Auf eine andere Möglichkeit der Entstehung des kümmernden Hochwuchses macht LUNDBORG aufmerksam. Nach ihm bildet eine Mischung der europäischen Grundrassen durch vermehrte Heterozygotie — Konstitutionsveränderungen — Habitus asthenicus sive paralyticus (Zunahme der Körpergröße usw.) — Tuberkulose — eine kontinuierliche Ursachenkette. Durch eine Mischung der nordischen, ostischen und westischen sowie der dinarischen Rasse Europas wird eine gewisse Erhöhung der Körpergröße bewirkt, entstünde jener schmächtige, schmale Körperbau, mit dem zumeist eine größere Anfälligkeit gegenüber Tuberkulose verbunden sei. Das deckt sich auch recht gut mit den Schlüssen, die P. MATTHES aus den Schmetterlingsversuchen GOLDSCHMIDTs (1, 2) über den Einfluß von verschiedenen Rassenmischungen auf die Entstehung des asthenischen intersexuellen Typus zieht (siehe darüber Teil III).

Von den verschiedenen Ernährungszuständen verdient die *Fettsucht* einerseits, die hochgradige Magerkeit, eine fast an Carcinose erinnernde Kachexie andererseits Erwähnung. Denn beide dieser Zustände stehen in inniger Beziehung zu bestimmten Tuberkuloseformen. Ich erinnere hier nur an die typische Kachexie der *Phthisis ulcero-fibrosa cachectisans,* gewisser Formen der Altersphthise, ich erinnere andererseits an jene Fälle, welche viele Autoren mit dem Namen *Phthisis adiposa* belegen (LEMOINE, MARTIN, DARMEZIN). Hier gehören viele Fälle von Bronchialdrüsentuberkulose hinein, Fälle von postpleuritischen fibrösen und fibro-kaseösen Phthisen. Hierher gehören vor allem die echten exogenen Reinfektionsphthisen, die wir im zweiten Teile als Phthisis fibro-caseosa kennen lernen werden. Denn diese Tuberkulose gewinnt oft sehr bald nach einem ihrer hochfieberhaften und rasch abzehrenden akuten Infiltrationsschüben wieder ein gutes Aussehen und zeichnet sich während dieser oft lange Monate währenden Remissionsstadien durch einen wunderbaren Panniculus adiposus, durch gute Gesichtsfarbe und guten Appetit aus. Ebenso gehören hierher noch manche Fälle von weit ausgedehnter cirrhotischer Phthise. Bezüglich der näheren Charakterisierung dieser Formen sei auf die betreffenden Abschnitte des zweiten Teiles verwiesen.

Den vier Habitusformen von SIGAUD und seinen Schülern CHAILLON und

Mac Auliffe dürfte für die Differentialdiagnose der verschiedenen Formen beginnender Tuberkulose wohl eine recht große Bedeutung zukommen. Wenigstens kann man das aus den Untersuchungen J. Bauers (3) schließen, der unter den Lungentuberkulösen ein besonderes Vorwalten des respiratorischen Typus, ein etwas geringeres des cerebralen fand, während die zwei anderen Typen in auffallender Minderheit waren. Besonders auffällig traten diese Unterschiede bei schweren Phthisen in Erscheinung. Unter 2010 Fällen überhaupt zeigte jeder fünfte den respiratorischen, unter 568 Lungentuberkulosen fand sich dieser Typus öfter als bei jedem vierten, unter 111 Fällen schwerer Phthise bei jedem zweiten Individuum. Deshalb will ich es nicht verabsäumen, kurz die Kennzeichen der vier Typusformen Sigauds hierher zu setzen, mich dabei an J. Bauer (2) haltend. Bezüglich der genauen Daten, der Maße und Abbildungen der verschiedenen Typusformen muß ich auf das prächtige Buch dieses Autors ([2] S. 26—30) verweisen. Danach kennzeichnen:

1. Den *respiratorischen Typus* ein besonderes Hervortreten des mittleren Gesichtsdrittels zwischen Nasenwurzel und Nasenbasis, eine mächtige Entwicklung des nahe an den Darmbeinkamm herantretenden Thorax.

2. Den *digestiven Typus*. Ein besonders mächtiges unteres Gesichtsdrittel mit breit ausladendem kräftigem Unterkiefer. Das Gesicht stellt so eine umgekehrte Pyramide vor mit der Spitze am Scheitel und der Basis am Kinn. Langes und breites Abdomen mit kurzem Brustkorb und stumpfem, epigastrischem Winkel. — Reichliches Fettpolster.

3. Den *cerebralen Typus*. Ein Überwiegen des oberen Gesichtsdrittels über die beiden anderen. Der Kopf zeigt Pyramidenform mit der Basis am Scheitel und der Spitze am Kinn. Der Körper ist zart und schwächlich, der ganze Mensch wenig muskulös.

4. Den *muskulären Typus* charakterisiert ein proportional gebautes, ebenmäßiges Individuum mit quadratischem Gesicht und mächtiger Muskulatur.

Noch bedeutunsgvoller erscheinen in dieser Beziehung die Körperformen E. Kretschmers, die er in seinem trefflichen Buche von den cyclothymen und schizothymen Menschen entwirft. Denn namentlich bei den schizothym gebauten Menschen begegnet man viel häufiger einer Lungentuberkulose als bei den cyclothymen Pyknikern, namentlich aber trifft man bei diesen Leuten mit ihrem scharfen Winkelprofil, das an den respiratorischen Typus von Sigaud erinnert, Tuberkuloseformen an, welche durch immer wieder stattfindende hämatogene Bacilleneinbrüche entstehen, die nicht maligen genug sind, um durch eine allgemeine Miliartuberkulose dem Leben ein rasches Ziel zu setzen. Dabei muß es auffallend erscheinen, daß diese schizoide Körperform mit ihrem asthenisch-athletischem Typus der Zukunftsform von P. Matthes entspricht, daß dieser Typus auch einigermaßen dem Bilde der Mischrasse Lundborgs nahe kommt. Dabei könnte es sich ja im Sinne der oben erwähnten Beobachtungen von Abels (1) und von Peiser um eine Folge der frühzeitigen Tuberkuloseinfektion handeln, zumal ja auch Reiche (1) zum Schlusse kommt, daß eine Abstammung von tuberkulösen Eltern keine Unterwertigkeit der Entwicklung in sich schließt, vielmehr die größere Anfälligkeit derartiger Kinder gegenüber Tuberkulose durch vermehrte Gelegenheit zur Ansteckung verursacht wird. Doch liegt die Frage sicherlich viel verwickelter, als es danach den Anschein haben könnte. Denn, daß die Konstitution auch bei gleicher Infektionsgelegenheit eine Rolle spielt, schließe ich vor allen Dingen aus den Infektionen von Ärzten und Pflegerinnen an meiner Tuberkulosestation. Ich verfüge diesbezüglich doch schon über eine recht große Reihe. Die Tuberkuloseformen, die dadurch entstehen und auf die ich im zweiten Teile noch ausführlich zurückkommen werde, sind da doch recht mannigfach. Gerade ganz besondere Konstitutionstypen, so vor allem Leute mit Erythrismus, Individuen mit schizothymem Körperbau erkranken schwerer als Cyclothyme. Was davon freilich auf besondere Immunitätsverhältnisse derartiger Individuen, was auf den individuell verschieden großen Fleiß bei der Untersuchung Tuberkulosekranker zurückzuführen ist, läßt sich schwer abschätzen. Immerhin läßt sich sicherlich soviel sagen, daß die Konstitution schon von vornherein eine Rolle spielt. Hat doch KIRCH (7) in einer schönen Arbeit auf die prognostische Bedeutung der Konstitutionstypen bei der Lungentuberkulose hingewiesen. Als nun in der letzten Zeit die Blutgruppenforschung uns einen neuen Weg wies, bestimmte vererbbare Konstitutionstypen zu unterscheiden, war es nur natürlich, daß man daran ging, auch Beziehungen der Tuberkulose zu den verschiedenen Blutgruppen zu erforschen. Tatsächlich schienen die Untersuchungen von ALPERIN auf nähere Beziehungen hinzudeuten. Denn er fand, daß die Blutgruppe 2 eine besondere Disposition zur Tuberkulose hat, daß die Blutgruppe 4 eine sehr geringe Anfälligkeit gegen Tuberkulose zeigt, daß Hämoptoe besonders häufig bei den Gruppen 1 und 4 und weniger bei der Gruppe 2 vorkommt. Andere Forscher wieder wie HOLLÒ und LENNOD, FÜRST u. a. konnten dagegen keinen Unterschied in der Anfälligkeit der verschiedenen Blutgruppen feststellen. Wir kommen also auch hier über ein non liquet nicht hinaus und müssen auch für die Tuberkulose sagen, was DICKENS schon 1862 für die Anfälligkeit gegenüber Bleivergiftung bei den Arbeitern in den Bleimühlen zum Ausdruck brachte: „Some of them gets (lead) — pisoned soon and some of them gets (lead) — pisoned later and some, but not many, niver; and this all according to the constitooshun, sur, and some constitooshun is strong and some is weak." Übrigens konnten auch NEUER und FELDWEG durch ihre Untersuchungen an 230 Patienten der Heilstätte Charlottenhöhe und den Vergleich der Erscheinungen und des Verlaufs bei Sthenikern (dicke Leute, deren Umfang und Breitenmaß über der Norm lag) und Asthenikern zeigen, daß eine große Anzahl der verschiedenen Erscheinungen des phthisischen Krankheitsbildes in bestimmter gesetzmäßiger Abhängigkeit von der Beschaffenheit des befallenen Individuums steht. So zeigen Stheniker oft schwere Verheerungen in der Lunge bei kaum gestörtem Befinden, Astheniker das Bild heftigster Abwehr des ganzen Organismus bei oft minimalen Phthiseherden. Noch auffälliger erwies sich dieser Unterschied in der Mortalität. Von 55 beobachteten Sthenikern starben $4^0/_0$, von 64 Asthenikern $50^0/_0$ bei ziemlich gleichem klinischem Befund.

Besonders aufschlußreich ist die Besichtigung der *Haut*. Wir berücksichtigen die Hautfarbe, besonders des Gesichtes und die der Schleimhäute. Hier bietet uns eine auffallende Blässe oft mehr Aufschluß als eine genaue Blutuntersuchung. Denn gerade die Pseudochlorose, blasses Aussehen bei fast normalem Blutbefund, ist ja für gewisse Tuberkuloseformen besonders charakteristisch. Man vergleiche darüber ROLLY und KÜHNEL. Aber auch ein wirklich chlorotischer Blutbefund schließt Tuberkulose nicht aus (siehe darüber NÄGELI [4]). Macht doch MORAWITZ (4) ausdrücklich darauf aufmerksam, daß beginnende Lungenspitzenerkrankungen nicht selten anfangs als Bleichsucht angesehen werden. v. HOESSLIN (1) betont, daß der von HAYEM und LUZET ursprünglich angenommene Gegensatz zwischen Chlorose und Tuberkulose nicht zu Recht besteht, denn er fand bei seinen 143 Fällen 64 mehr weniger Tuberkulösinfizierte, stellte bei 29 Chlorotischen aus den Jahren 1905—1909 5mal Tuberkuloseverdacht fest und fand bei 8 davon tuberkulöse Belastung. Er bringt dabei als weiteren Beweis dafür die Angabe von SEILER, der unter 21 nichtgeheilten Chlorosen 12mal Lungentuberkulose sah, zitiert auch NOORDEN, nach welchem $20,3^0/_0$ der Chlorosen eine tuberkulöse Belastung aufweisen, und WILLEBRAND, nach dem von 33 ehemals Chlorotischen nach 4—15 Jahren 5 an Tuberkulose gestorben waren.

Besonders charakteristisch wird diese blasse Gesichtsfarbe, wenn sich damit eine hektische Wangenröte kombiniert. Diese hektische Wangenröte ist nicht durch eine Cyanose bedingt, sondern höchstwahrscheinlich vasoparalytischer Natur. Das beweist ihre nicht so selten stärkere einseitige Ausprägung, wobei jedesmal der einseitig röteren Wange der weiter vorgeschrittene Lungenprozeß entspricht, worauf schon JESSEN hinwies. VERÖ hat auf eine derartige vasoparalytische Wangenröte auf der Seite einer akuten pneumonischen Erkrankung hingewiesen und sie als zweifellosen Reflex des Sympathicus aufgefaßt.

Diese hektische Wangenröte zusammen mit später noch zu erörternden Veränderungen des Haarkleides (lange Wimpern, üppiges Haupthaar, starke Augenbrauen, ein sammtiger Lanugoflaum über der zarten Körperhaut) ruft dann das vielbesungene Bild der phthisischen Schönheit, der Beauté phthisique hervor, von dem es aber mehrere Arten gibt. Anfangs ist die übrige Haut von alabasterner Weiße und Durchsichtigkeit, wie wir das namentlich in den Frühstadien der echten Reinfektionsphthise, der schon oben erwähnten Phthisis fibrocaseosa sehen. Bei weiter vorgeschrittenen phthisischen Lungenveränderungen haben wir dagegen ein bräunlichgrünes Gesamtkolorit, aus dem sich die oft einseitig stark geröteten Wangen wunderbar abheben. Wir haben also außer der oben schon beschriebenen chlorotischen Beauté phthisique noch die alabasterfarbene Beauté phthisique und die Pfirsich-Beauté zu unterscheiden.

Für manche Formen von Tuberkulose besonders charakteristisch ist die Verbindung der Blässe des Gesichts mit Gedunsenheit der Lippen, der Nase, der Augenlider, was dem Kranken einen pastösen Aspekt verleiht.

Eine eigentümlich gelblichgraue Blässe zeichnet die Fälle von Phthisis ulcerofibrosa cachectisans und die Phthisis cavitaria ulcerosa aus, oft kombiniert mit der bei diesen Zuständen so häufigen chloasmatischen Pigmentierung, auf die ich gleich zurückkommen werde. Ein weniger blasses, mehr schmutziggraues Kolorit mit welkem präsenilem Gesicht auch bei jugendlichen Individuen weisen gewisse Fälle von Spitzenpleuritis mit hyperthyreotoxischen Symptomen auf.

Ein weiteres wichtiges Symptom ist eine *Cyanose*. Höhere Grade davon sind ja bei beginnender und auch bei den meisten vorgeschrittenen Tuberkulosen recht selten. Aber leichte Grade sind besonders charakteristisch für beginnende phthisische Prozesse in den Lungenspitzen. Diese leichte Cyanose zusammen mit der Abmagerung und der bestehenden Blässe verleihen dem Gesichte derartiger Kranker ein ganz charakteristisches Aussehen, was ich am liebsten mit dem Ausdruck „phthisischer Aspekt" bezeichnen möchte. Doch muß man sich bei diesem Ausdrucke vor einer Verwechslung mit dem phthisischen Habitus hüten, der damit nichts zu tun hat, wie wir hören werden. Ein, für Tuberkulose meist vorgeschrittenen Grades, wichtiges Symptom ist ferner die *Pityriasis tabescentium*, welche eine schmutzige trockene, stark kleinschuppig abschilfernde Haut kennzeichnet. Sie verleiht dem Menschen ein ganz eigentümliches Gepräge, ist aber nicht absolut beweisend für Tuberkulose. Wenigstens sah ich diese Veränderung bei stark heruntergekommenen Leuten, namentlich bei Kriegsgefangenen-Arbeiterabteilungen an der Front. Noch weniger charakteristisch, aber immerhin ein recht häufiges Symptom ist die *Pityriasis versicolor*, bedingt durch die feuchte Haut der leicht schwitzenden Tuberkulösen.

Wichtig ist die mehr oder weniger stark ausgeprägte braune Pigmentierung der Tuberkulösen. Doch müssen wir da vom prognostischen Standpunkt verschiedene Fälle unterscheiden. Am günstigsten zu beurteilen sind jene Fälle, wo es unter dem Einflusse natürlicher Besonnung oder künstlicher Lichtquellen zu einer rasch auftretenden und intensiven Bräunung der Haut kommt. Hier muß ich J. BAUER ([2] l. c. S. 58) vollständig beipflichten, der darin ein prognostisch günstiges Zeichen erblickt.

Hier sei auch an die interessanten Experimente JESIONEKs erinnert, der bei Impfung von gekochten Tuberkelbacillen in die pigmentierte Haut die primären Eiterherde besonders klein fand im Gegensatz zum Verhalten der normalpigmentierten Haut. Anders steht es mit der diffusen Braunfärbung der Haut bei Leuten, die ihren Körper nicht dem Sonnenlicht ausgesetzt haben. J. BAUER (2) macht an gleicher Stelle auf an Addison erinnernde Formen dieser Pigmentierung aufmerksam, der freilich die Schleimhautpigmentierungen abgehen und denkt an eine toxische Alteration des Sympathicus oder der Nebennieren. Seine Ausführungen sind vollauf berechtigt. Sie decken sich auch mit den Anschauungen BITTORFs, der die Pigmentierung unter krankhaften Bedingungen, z. B. bei Morbus Basedow, bei Leukämie, Pseudoleukämie, Tuberkulose und anderen Krankheiten als Zeichen gestörter Nebennierenfunktion auffaßt. Ist doch die Nebenniere nach MEIROWSKY (2) ein Regulationsorgan der Hautabbauprodukte, die nach NUKATA auch bei den Verbrennungsgiften, die sich in der Haut bilden, eine entgiftende Wirkung ausübt. Tatsächlich verfüge ich auch über mehrere Obduktionsbefunde von diffus braun pigmentierten, aber nicht streng addisonähnlichen Patienten, die an Lymphogranulomatose oder Carcinose litten und wo dann die Autopsie als Ursache dafür Lymphogranulomatose- bzw. Carcinommetastasen in den Nebennieren aufdeckte. Was die Tuberkulose betrifft, so zähle ich bisher drei Beobachtungen, wo ich bei derartigen Fällen trotz Fehlens aller sonstigen Addisonsymptome unter Berücksichtigung der speziell vorliegenden Lungentuberkuloseform die Vermutungsdiagnose auf Solitärtuberkeln in den Nebennieren aussprechen konnte, die bei der Autopsie ihre volle Bestätigung fanden. Die Kasuistik dieser Fälle will ich erst später bringen. Denn das Verstehen des diagnostischen Gedankenganges ist erst möglich, wenn ich die betreffende Form von Lungentuberkulose geschildert habe. Bei anderen Fällen wieder fand sich als Ursache derartig abnormer Pigmentierungen ein völliger Schwund des Lipoids. In einer dritten Reihe von Fällen fand sich als anatomisches Substrat eine diffuse Sklerose der Nebenniere. Dabei sind diese Organe klein und derb, haben aber eher ein größeres Gewicht als normale Nebennieren. Besonders KATSUMARA hat im pathologischen Institute unseres Spitals diese Veränderungen der Nebenniere zum Gegenstande eines eingehenden Studiums gemacht, und seine Beobachtungen machen es uns verständlich, wie eine hämatogen proliferierende Tuberkulose zu einer fibrösen Atrophie von einzelnen oder sämtlichen Drüsen mit innerer Sekretion führen kann. Das leitet uns direkt hinüber zu den Bildern der pluriglandulären Atrophie, wie wir später hören werden.

Demnach sind diese Fälle im Gegensatz zu jenen, welche leicht abbrennen, eher prognostisch ungünstig zu bewerten, worauf ich schon seinerzeit aufmerksam gemacht habe (W. NEUMANN [1]). Sie stellen wenigstens in einer relativ gutartigen Tuberkulosegruppe wieder die relativ ungünstigen Fälle vor. Eine dritte Form von brauner Pigmentierung erinnert, wie auch J. BAUER (2) hervorhebt, an die bei Gravidität vorkommenden Chloasmen. Die Vermutung BAUERs, daß diese Pigmentierung mit einer Alteration der weiblichen Keimdrüsen zusammenhänge, erfährt eine gewisse Bestätigung dadurch, daß man sie besonders bei begleitender Tuberkulose des Peritoneums oder der Mesenterialdrüsen beobachten kann. Sie kann aber nicht die einzige Erklärung abgeben. Denn dieselbe Pigmentierung findet sich auch bei Männern.

Auch UMBER (1) faßt ja die oft an Chloasma erinnernde Pigmentierung bei seiner endokrinen Periarthritis destruens mit Störungen im chromaffinen

System im Zusammenhang stehend auf. Vielleicht geht diese chloasmatische Pigmentierung bei peritonealen Prozessen auch über den Weg der sympathischen Nervengeflechte vor sich. Haben doch LESCHKE und ULLMANN bei Störungen der Nebennierentätigkeit (Addison, pluriglanduläre Dystrophie, Basedow, Schwangerschaft, Menstruation, perniziöse Anämie) Schädigungen der sympathischen Nerven beobachtet. In ein neues Stadium ist die Frage der chloasmatischen Pigmentierungen durch die interessante *Hypophysen-Melanophoren-reaktion* von HOGBEN und WINTON getreten. Diese Autoren konnten ja zeigen, daß Injektion von Hypophysenpräparaten auf Frösche im Sinne einer Expansion der Chromatophoren wirkt. Denn dadurch ist bei den bekannten Beziehungen der Hypophyse zur Gravidität wohl das Nächstliegende, daß das Chloasma uterinum von dieser innersekretorischen Drüse ausgeht. Dann könnte man auch die chloasmatischen Pigmentierungen hämatogen proliferierender Tuberkulose auf eine Mitbeteiligung der Hypophyse beziehen, sie würden also nicht so sehr ein Zeichen einer Mitbeteiligung der Mesenterialdrüsen bzw. des Darms am tuberkulösen Prozeß darstellen, sondern wären dann in gleiche Reihe zu setzen mit den Zeichen endokriner Kachexie bis zur pluriglandulären Atrophie.

An dieser Stelle muß dann noch der immer noch recht unklaren *Vitiligo* gedacht werden, die nach BLOCH auf vollkommenem Mangel der Haut an Oxydasen beruht und die nach BITTORF dann zustande kommt, wenn Störungen des Oxydasehaushaltes mit einem Ausfall der Nebennierenfunktion zusammenfallen. Ich sah wenigstens Vitiligoflecke bei Tuberkulösen der hämatogen-proliferierenden Reihe, meist aber sehr gutartiger Natur recht häufig, kann aber mangels von Obduktionsbefunden noch nicht angeben, ob sich dabei ebenfalls anatomische Veränderungen in den Nebennieren finden.

Etwas besser sind wir diesbezüglich der *Sklerodermie* gegenüber dran, deren Herde ja auch meist mit Depigmentation verbunden sind. Denn verschiedene Autoren, wie ROTHMANN, CASSIERER, v. NOORDEN (2), CURSCHMANN und LEONTJEW fassen ja mit Recht die Sklerodermie als Hautsymptom verschiedenerartiger und verschiedengradiger pluriglandulärer Dystrophien und nicht als essentielle Hautkrankheit auf. Auch die Beobachtungen UMBERs (1), der sklerodermatische Veränderungen an den oberen und unteren Extremitäten bei seiner endokrinen Periarthritis destruens fand, sprechen im gleichen Sinne. In mehreren zur Autopsie gekommenen Fällen von Sklerodermie fand ich immer eine Kombination mit pluriglandulärer Atrophie, auch autoptisch bestätigt, und daneben eine Phthisis ulcerofibrosa, also, wie wir im zweiten Teil noch sehen werden, eine Tuberkuloseform, die ihre Entstehung wiederholt hämatogenen Bacillenschüben verdankt (siehe Beobachtung 43). Daß gelegentlich auch einmal eine anders geartete Bakteriämie durch Schädigung sämtlicher oder wenigstens vieler Drüsen mit innerer Sekretion dazu führen kann, werden wir später noch ausführlich dartun, wenn wir über die Blutdrüsensklerose gesondert sprechen. Es erhellt auch für die Sklerodermie aus einer Beobachtung von STOYE, der in einem Falle von STILLscher Krankheit der Gelenke, verbunden mit herdförmiger Sklerodermie aus dem Herzblut einen nicht hämolysierenden Streptokokkus züchten konnte, weshalb er eine chronisch-septische Ätiologie dieser Krankheit annimmt.

Ein weiteres, an der Haut zu beachtendes Symptom ist eine ausgesprochene Acne des Gesichts und namentlich des Rückens, die bei abortiver Tuberkulose recht häufig ist. Schon WOODCOCK hat sie als Zeichen eines widerstandsfähigen Typus des Menschen gegenüber einer tuberkulösen Affektion hingestellt. Auch eine *Acne rosacea* des Gesichts kann ihre Ursache in einer Tuberkulose, meiner Erfahrung nach namentlich der Pleura, haben und erst auf eine spezifische

Therapie hin verschwinden, während sie sonst aller Behandlung trotzt. Man vergleiche darüber LEWANDOWSKY (1), ferner die Angaben von WEIN und die interessanten diagnostischen Versuche WICHMANNs, der durch Vergleich der intracutanen Reaktion im kranken Herde und an normaler Haut zu einer derartigen Auffassung der fraglichen Hautaffektion gelangt. Auch leichtere Grade einer *Ichthyosis* scheinen gelegentlich mit einer latenten Tuberkulose in Zusammenhang zu stehen. Wenigstens sprechen mehrfache tuberkulintherapeutische Erfolge dafür, die ich zufälligerweise bei derartigen Kranken auch bezüglich ihrer lästigen Ichthyosis erreichen konnte und die sich mit der Beobachtung JAKOBs vollständig decken. Dieser Autor beobachtete ein Mädchen, welches ihrer abstoßenden Hautaffektion halber in ein Kloster gehen wollte. Wegen einer gleichzeitigen Spitzenaffektion wurde sie mit Tuberkulin behandelt und JAKOB sah unter dieser Therapie auch die Ichthyosis vollständig schwinden, so daß die Patientin nunmehr glücklich verheiratet ist. Auf jeden Fall verdienen derartige Zustände unsere Beachtung, um über diese interessanten Beobachtungen zur Klarheit zu gelangen, ganz abgesehen davon, daß eine ichthyotische Haut durch Störung der Schweißproduktion und infolgedessen der Wärmeregulation zu Bewegungstemperaturen Veranlassung geben kann, welche dann oft fälschlich als tuberkulosebedingt beurteilt werden (siehe darüber III. Teil). Ein Gleiches gilt wohl auch für eine eventuelle *Psoriasis*. MENZER will deren familiäres Auftreten als den cutanen Ausdruck einer latenten Tuberkulose erklären. SABOURAUD hält diese Affektion direkt für tuberkulöser Natur. Auch LÖWENSTEIN ([1] l. c. S. 397), dann WELEMINSKY und CEMACH (1) sahen Heilung des Leidens durch Tuberkulin bzw. Tuberkulomucin. Die tuberkulöse Natur, wahrscheinlich bedingt durch eine Tuberkelbacillämie, wird mir in letzter Zeit recht wahrscheinlich. So kenne ich eine Frau, die jahrelang an einer schweren Psoriasis litt, vor Jahren noch einen ganz leichten bilateralen Spitzenbefund im Sinne einer Tuberculosis fibrosa densa aufwies und nun im Anschluß an ei en neuerlichen psoriastischen Schub eine Phthisis ulcerofibrosa mit Kavernenbildung im rechten Oberlappen bekam. Die tuberkulöse Natur wird auch wahrscheinlich durch die Beobachtungen von ROCHLIN, SCHIRMANSKY und KOTSCHNEFF, welche dabei pluriglanduläre Störungen fanden, indem sie in 30 Fällen an der oberen Grenze der Norm gelegene Sella turcica und akromegaloiden Bau des Handskelets fanden. Berücksichtigen wir, was ich oben von den Beziehungen einer chronisch-hämatogen-proliferierenden Tuberkulose zur pluriglandulären Atrophie sagte, so gewinnt dadurch diese Annahme noch größere Wahrscheinlichkeit. Noch mehr bestärken mich darin die Beobachtungen von ROCHLIN und SCHIRMANSKY, welche von MORGENSTERN, von NOBL und REMENOVSKY bestätigt werden konnten. Alle diese Autoren berichten über Gelenksveränderungen bei Psoriasis. Wir werden ja später sehen, daß chronische Arthritiden bis zur deformierenden Polyarthritis bei chronisch-hämatogener Tuberkelbacillenaussaat ungemein häufig sind. Damit wäre dann auch eine Brücke geschlagen zu der schon oben mehrfach erwähnten endokrinen Periarthritis destruens von UMBER, den dabei sich findenden chloasmatischen oder addisonoiden Pigmentationen, der dabei bestehenden Sklerodermie und der Tuberkulose.

Ferner scheint ein gewisser Zusammenhang zwischen *Seborrhöe* und Tuberkulose zu bestehen. Darauf deuten BERNHARDTs Untersuchungen hin. Ich selbst muß auf Grund meiner Beobachtungen einen gewissen Zusammenhang zugeben. Wenigstens machte ich schon wiederholt die Beobachtung, daß eine die Lungentuberkulose begleitende Seborrhöe und namentlich die Neigung zu seborrhoischen Ekzemen der Haut ein recht ungünstiges Zeichen ist. Die meisten dieser Fälle sah ich auffällig rasch ihrer Tuberkulose erliegen. Auch

Narbenkeloide verdienen Beachtung, denn sie entwickeln sich meiner Erfahrung nach und auch nach den Feststellungen von MENES besonders auf tuberkulösem Boden.

Von anderen Hautaffektionen verdient noch das freilich seltene *Erythema nodosum* Erwähnung, über das wohl die Akten noch nicht geschlossen sind. Oben habe ich einen Fall mitgeteilt (Beobachtung 1), wo nach der Anamnese der Zusammenhang dieser Affektion mit einer Drüsentuberkulose fast unzweifelhaft erscheint. Mehrere Fälle der Literatur (GUTMANN, LIEBERMEISTER, SCHUMACHER), wo sich zur Zeit der Affektion Tuberkelbacillen im strömenden Blut nachweisen ließen, deuten wohl auf eine tuberkulöse Genese dieser Affektion hin. Seit dem Erscheinen der 1. Auflage sind mehrere Arbeiten veröffentlicht worden, die sich für eine tuberkulöse Ätiologie des Erythema nodosum aussprechen, so EMBERG, H. KOCH, OLDENBURG, FEER, KUNDRATITZ, SIMON-APRATH. Direkt beweisend für die tuberkulöse Ätiologie halte ich die Beobachtungen von WALLGREN, welcher das epidemische Auftreten dieser Hautaffektion bei zwei Familien beobachtete, wobei zwei Monate später tuberkulöse Veränderungen der verschiedensten Art bei den Kindern sichtbar wurden. Es wurde also zweifellos das Erythema nodosum von einer Tuberkelbacillenüberschwemmung des Körpers ausgelöst, vielleicht im Sinne OLDENBURGs als toxische spontane Tuberkulinreaktion. Denn dieser Autor faßt ja das Erythema nodosum als Ausdruck einer lokalen Überempfindlichkeit auf, als ein Symptom der Tuberkulinüberempfindlichkeit. An diese Überschwemmung schlossen sich dann in den Fällen WALLGRENs einige Monate später die verschiedenen Tuberkulosemetastasen an. Das entspricht in seiner zeitlichen Reihenfolge ja ganz meiner Beobachtung 24, wo wir zwei Monate nach Entlassung einer geheilten Polyserositis die Kranke wieder mit den Erscheinungen von multiplen Hirntuberkeln zur Behandlung und Autopsie bekamen. Unverständlich ist es mir daher, wie WALLGREN trotz alledem zum Schlusse kommt, daß von einer tuberkulösen Natur des Leidens keine Rede sein kann.

Daß auch das *Erythema exsudativum multiforme* mit einem Tuberkelbacillenschub zusammenhängen kann, erwähnt der oben zitierte SIMON-APRATH, beweist mir auch eine eigene Beobachtung.

Beobachtung 3. Da erkrankt ein 10jähriger Knabe, hochfieberhaft mit allgemeiner Lymphadenitis, Myositis und einem Erythema exsudativum multiforme. Milztumor. Nach Abklingen der akuten Erscheinungen blieb eine umschriebene Bronchitis zurück und subfebrile Temperaturen. Nach einem rascheren Lauf kam es 3 Monate nachher zu einer Hämoptoe. Ein sofort erhobener Röntgenbefund ergab in der rechten Lunge ein kleines interlobäres Exsudat, wie dies FLEISCHNER (2) bei Kindern beschrieben hat. Eine Liegekur im Hochgebirge brachte das Fieber zum Schwinden, doch blieb das Kind blaß und zart. Wieder 3 Monate später kommt es zu einem neuerlichen hohen Fieberschub und nun zeigt das Röntgenbild zwei kleine Kavernen im rechten Unterlappen von Achterform und das Sputum ist positiv. Pneumothoraxtherapie.

Ein besonderes Augenmerk müssen wir aber auf jeden Fall den verschiedenen Hauttuberkulosen zuwenden, also einem etwaigen Lichen scrophulosorum, Tuberkuliden, einer Folliclis, einer Tuberculosis verrucosa cutis usw., schon deshalb weil LEWANDOWSKY (2) in seinem Übersichtsreferat mit Recht darauf hinweisen konnte, daß ein Antagonismus zwischen der Tuberkulose der Haut und zwischen schweren progredienten Prozessen in der Lunge besteht. Es hat also eine Lungentuberkulose bei bestehender Hauttuberkulose einen gutartigen Charakter. Es erklärt sich dies einerseits aus der Natur der dabei vorkommenden Lungenprozesse, wie wir später sehen werden, es ergibt sich aber dieser zweifellos zutreffende Antagonismus viel besser aus dem Gesetz von PIERY et ARBEZ, wonach die verschiedenen Tuberkulosemanifestationen des gleichen Individuums einen weitgehenden Parallelismus in ihrer Entwicklung und Prognose aufweisen. Denn die Hauttuberkulosen sind im allgemeinen einer bindegewebigen Heilung sehr zugänglich, meist, wie der Lupus, von vornherein voll von Narbengewebe, und daher kann uns nach diesem Gesetz der französischen Autoren, von dessen Berechtigung ich mich immer und immer wieder überzeugen konnte, die gutartige, mehr fibröse Tuberkulose der inneren Organe nicht wundernehmen.

Sehr wichtige Aufschlüsse bietet uns auch die Beobachtung der *Körperbehaarung*. Heterosexuelle Behaarung, femininer Typus beim Manne und maskuliner beim Weibe, weisen auf degenerativen Status hypoplasticus hin, und es kommen dafür die Gesetze in Betracht, die BARTEL (2) in mühsamer Statistik aufstellen konnte und auf die F. KRAUS (1) von klinischer Seite aus hinweist. Demnach zeigen derartige Individuen, wie ich schon oben erwähnte, im Gegensatz zu anderen Infektionskrankheiten gerade der Tuberkulose gegenüber eine besonders auffällige Widerstandskraft und beherbergen meist recht seltene Lokalisationen des Krankheitsprozesses. Überdies verdient die heterosexuelle Behaarung auch deshalb unsere Beachtung, weil sie eines der leichtest erkennbaren Zeichen der asthenischen Intersexualität von P. MATTHES ist. Doch muß ich diesbezüglich auf den III. Teil, S. 354 verweisen, wo ich des Näheren auf die interessanten Beziehungen dieser Konstitutionsanomalie zu allen möglichen vegetativen Neurosen, zu chronischer Subfebrilität, auch leichten Infekten gegenüber, eingehen werde. Die Persistenz der fetalen Lanugobehaarung am Rücken jugendlicher Phthisiker ist eine bekannte Tatsache, die langen Wimpern tuberkulöser Kinder sind den Kinderärzten wohlbekannt; durch sie bekommen ja im Verein mit den weiten Pupillen die Augen solcher Individuen einen so vielfach besungenen Reiz. Denn diese langbeschatteten Augen, dazu das alabasterweiße, durchsichtige Kolorit des übrigen Gesichtes mit den lebhaft rotgefärbten Wangen verleihen eben diesen Mädchen den eigenartigen Zauber, der schon so oft zum Vergleich mit wurmstichigen Äpfeln Anlaß gegeben hat — Beauté phthisique. Daß die Länge der Wimpern derartiger Individuen wirklich abnorm ist, hat WIGAND durch Messungen erwiesen. Es fand sich bei tuberkulösen Individuen eine Wimperlänge von 8,1 mm im Durchschnitt, bei nichttuberkulösen bloß von 5,4 mm. Derselbe Autor bringt auch eine Beobachtung, die direkt zeigt, daß die Gifte der Tuberkelbacillen imstande sind, den Haarwuchs auch an atypischen Körperstellen zu fördern. So erwähnt er zwei Frauen, bei denen es im Laufe einer Tuberkulose zu einer Behaarung der Unterarme und Unterschenkel kam, die vorher nicht vorhanden gewesen war. Daß auch andere Bakterientoxine dasselbe tun, beweisen die Beobachtungen APPELs, der bei akuten Infektionskrankheiten Wachstumsstörungen an Haaren und Nägeln beobachten konnte. Auch auf die üppige Haupthaarbildung derartiger Individuen ist schon vielfach hingewiesen worden. Daß hier ebenso wie beim „Altweiber"- oder „Speziesbart" bei Frauen und älteren Männern mangelhafte Funktion der Keimdrüsen verantwortlich zu machen sei, darauf weist J. BAUER ([2] l. c. S. 497) in seinem Buche hin.

Für den Tuberkulosearzt besonders interessant sind aber die verschiedenen Formen von *Erythrismus*, von Rotfärbung der Haare. Nach meinen Erfahrungen lassen sich davon vier verschiedene Typen unterscheiden, die eine verschiedene Wertigkeit für die Prognose der beginnenden Tuberkulose besitzen. LANDOUZY wies auf die alte Erfahrung des HIPPOKRATES hin, wonach rothaarige Individuen eine besondere Neigung zur Tuberkulose besitzen, und bezeichnete diesen Zustand nach der venezianischen Malerschule (Boticelli, Correggio, Tizian), die solche Individuen besonders gerne abbildete, als *Type blond Venetien*. Es sind das rotblonde Individuen mit rötlicher Färbung des gesamten Haarkleides, sehr zarter Gesichtsfarbe und Sommersprossen auch an unbesonnten Körperstellen, den Schultern, den Oberarmen. Im allgemeinen muß ich da auch nach meinen Beobachtungen der Erfahrung von PIERY ([3] l. c. S. 246) recht geben, welcher bei derartigen Individuen hauptsächlich latente oder abortive, niemals in eine bös verlaufende Phthise übergehende Tuberkulose beobachtete. Dieser Disposition rotblonder Individuen für Tuberkulose scheint tatsächlich ein allgemeines Naturgesetz zugrunde zu liegen. Denn, wie AMREIN betont, zeigen weitgehende Untersuchungen an Rindern, daß dieser Typus hier weitverbreitet ist und daß diese Tiere wieder besonders häufig an Tuberkulose erkranken. Von schlechter Prognose sind die Lungentuberkulosen beim *Erythrisme partiel* von DELPEUCH, bei Leuten nämlich mit normal gefärbtem Kopfhaar und rotgefärbten Pubertätshaaren, also rotem Bart, rotem Schnurrbart, roten Achsel- und Schamhaaren. Davon gibt es aber nach meiner Erfahrung noch eine Untergruppe bei Männern, wo die roten Haare am Mons veneris mit einer horizontalen Linie abschneiden, gleich der Verlaufsart der femininen Behaarung, wo aber ein normal gefärbter dreieckiger Haarzipfel gegen den Nabel zieht. Bei diesen sah ich meist recht bös verlaufende Phthisen sich entwickeln. Als viertes Glied abnormaler Haarfärbung reiht sich die *Haardysharmonie* von R. SCHMIDT (3) an, die auch ich wiederholt beobachten konnte. Diese zeigen nur einen fuchsroten Schnurrbart, während die Haare des übrigen Bartes und ebenso die Schamhaare eine normale Färbung aufweisen. SCHMIDT (3) fand bei diesen Fällen besonders häufig eine Peritonealtuberkulose. Für diese vier Formen möchte ich der leichteren Verständlichkeit halber und zur kurzen Bezeichnung folgende vier Ausdrücke vorschlagen: 1. Gesamterythrismus, 2. Pubertätserythrismus, 3. Partialerythrismus, 4. Haardysharmonie.

Weitere Veränderungen des Haarkleides, ein Zausig- und Schütterwerden des Haupthaares, ein Ausfallen der Scham- und Achselhaare sind bei gewöhnlichen, auch schwer verlaufenden Phthisen sehr selten und deuten meist auf abnormale Verhältnisse hin. Insbesondere möchte ich darauf aufmerksam machen, daß mich die Beachtung derartiger Symptome oft bei anscheinend einfachen tuberkulösen Lymphomen eine Lymphogranulomatose vermuten ließ, die dann die weitere Untersuchung und die Autopsie bestätigten. In einem ganz besonderen Falle fand sich statt der daraus und aus dem Blutbefund diagnostizierten Lymphogranulomatose bei der Autopsie neben den universell verkästen tuberkulösen Lymphomen noch eine disseminierte, knotige Knochenmarkstuberkulose in allen Knochen. In zwei Fällen machten mich diese Symptome auf eine die Tuberkulose begleitende Blutdrüsensklerose (FALTA) aufmerksam. Aus diesem Grunde verdient dieses Zeichen unsere volle Beachtung.

Bei Betrachtung der *Finger* müssen wir die *Krummfingrigkeit* als weiteres Degenerationszeichen im Rahmen der oben erwähnten Erfahrungen beachten. Mit Recht sagt KOCH darüber:

„Je mehr Degenerationsmerkmale feststellbar sind, um so wahrscheinlicher ist es, daß auch die übrigen Formen abwegig sind. Hieraus folgt die große Bedeutung der Anzahl der ärztlich erfaßten Stigmata und der Nutzen eines jeden, so wertlos es für sich genommen ist, zur ärztlichen Analyse des Gesamteindruckes und zur Synthese der Gesamtauffassung eines Falles."

Von besonderem Interesse für den Tuberkulosearzt sind die Veränderungen der *Fingernägel*. Was diesen Nagelveränderungen zugrunde liegt, läßt sich derzeit noch nicht mit Sicherheit angeben. L. BRAUN hatte seinerzeit einmal vermutet, daß eine toxische Hypophysenreizung die Ursache dafür abgebe, daß diese Nagelveränderungen gewissermaßen eine ganz rudimentäre Akromegalie seien. Dem widerspricht, daß HELLER unter 562 Kranken mit endokrinen Störungen nur 6—8mal Nagelveränderungen fand, so daß er einen Zusammenhang ausschließt. APPEL dagegen hat gezeigt, daß auch nach akuten Infektionskrankheiten Nagelstörungen auftreten. Es dürfte sich also wohl um eine lokale Wachstumsstörung durch Tuberkeltoxine handeln, gleichwie die Wimpern bei tuberkulösen Individuen fast doppelt solang werden als bei normalen.

Es lassen sich da *drei kontinuierliche* Reihen von Abweichungen aufstellen, die einen Rückschluß gestatten auf die Dauer der in Rede stehenden Affektion. Wir haben auf der einen Seite die länglichen, schmalen, zylindrischen, cyanotischen Nägel der beginnenden Phthisen, welche bei längerem Bestehen und weiterer Ausdehnung des Prozesses übergehen in die typischen Klauennägel. Auf der anderen Seite haben wir die Uhrglasnägel, übergehend in die typischen Trommelschlägelfinger. Wir haben die ganz seltenen Keulenfinger (doigts en massue), übergehend in die *Osteoarthropathie hypertrophiante pneumique* von MARIE. Als typisches Beispiel der seltenen Keulenfinger möchte ich beifolgende Photographie derartiger Hände abbilden, die einem Herrn mit chronischer Bronchiektasie angehören (Abb. 1). Besonders interessant sind für uns die Uhrglasnägel, seitdem HOLMGREN auf die innigen Beziehungen hingewiesen hat, die zwischen ihnen und der Amyloidose bestehen.

An die Besichtigung der Gesamtkonstitution, der Haut, des Haarkleides und der Fingernägel schließt sich nun die genaue Betrachtung der verschiedenen *Körpergelenke*. Das ist wichtig einerseits deswegen, weil so häufig tuberkulöse Knochenveränderungen von den Gelenksenden ausgehen. Wir achten also auf Narben, die gegen den Knochen eingezogen sind, wir achten auf Fistelöffnungen, die von irgendwelchen Knochen aus-

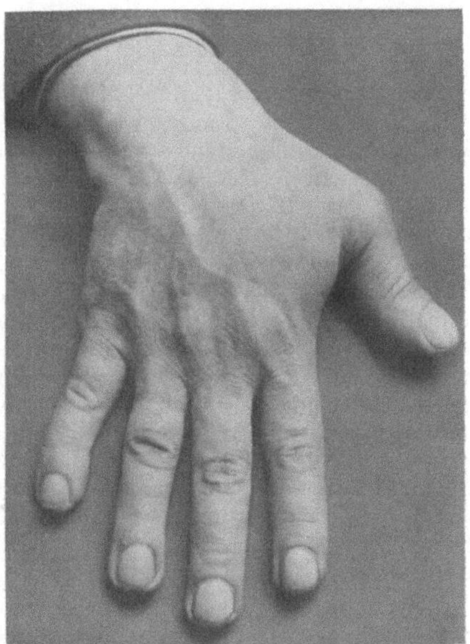

Abb. 1. Keulenfinger.

gehen, wir beachten fungöse Gelenkprozesse, eventuell knöcherne oder bindegewebige Ankylosen nach solchen. Ihre genaue Untersuchung ist um so notwendiger, um so aufschlußreicher, weil wir da wieder nach dem schon oben zitierten Gesetz von PIERY und ARBEZ aus dem mehr oder weniger heilenden Charakter dieser sichtbaren Veränderungen auch auf die Natur der eventuell vorhandenen Lungenveränderung einen Schluß ziehen können. Auch sonst scheinbar ganz eindeutig klare Prozesse müssen da ins Auge gefaßt werden. So mahnt SYRING ausdrücklich daran, bei Plattfußbeschwerden, besonders, wenn sie subjektiv oder objektiv nur einseitig und vielleicht im Anschlusse an ein Trauma sich entwickelt haben, an die Möglichkeit eines symptomatischen Plattfußes zu denken, der eine beginnende Fußtuberkulose verdecken kann. Ich habe derartige Fälle schon einige Male ganz einwandfrei gesehen.

Auf der anderen Seite stehen die rheumatischen Prozesse der Gelenke, die so häufig tuberkulöser Natur sind, mit und ohne Ankylosenbildung, mit und ohne Schwellung und Rötung der Haut verlaufen können, einmal die kleinen Gelenke bevorzugen, ein andermal auch große Gelenke vereinzelt oder multipel befallen können. Genau werde ich auf diesen Rheumatismus im zweiten Teil,

2*

S. 264, zu sprechen kommen. Hier sei nur an die Gelenksveränderungen erinnert,
die STILL, CHAUFFARD et RAMON und POLLITZER (1) beschreiben und für deren
infektiöse bzw. direkt tuberkulöse Genese gleichzeitig vorhandene Schwellung
der regionären Lymphdrüsen und eventuell ein vorhandener Milztumor sprechen.
Es sei hier an die verschiedenartigen Gelenksrheumatismen erinnert, die ich
(W. NEUMANN [5]) im Gefolge von tuberkulösen Pleuraergüssen sah und die ich
mit dem Namen des *tuberkulösen pleuritischen Resorptionsrheumatismus* bezeichnet
habe. Für die Gesetzmäßigkeit dieses Rheumatismus sprechen wohl eindeutig
meine Beobachtungen, daß ein direkter Parallelismus zwischen der Toxizität
der Pleuraexsudate und der Art der Gelenksveränderungen besteht. Ich
unterschied in jener Arbeit die akute, „anaphylaktische", wandernde Polyarthritis bei Resorption pleuritischer Exsudate, unter welchen ein schwer
destruktiver Prozeß des betreffenden Lungenlappens sich verbarg (siehe Beobachtung W. NEUMANN [1], Beobachtung 1 und 2, W. NEUMANN [5]). Relativ
leichtere tuberkulöse Lungenveränderungen unter dem pleuritischen Exsudat
führen zur Schwellung und Rötung der kleinen Gelenke der Finger und Zehen
(siehe Beobachtung 4, W. NEUMANN [5]), noch leichtere Veränderungen zur
Schwellung der Gelenke ohne Rötung und endlich gar nur zu Arthralgien
(siehe Beobachtung 3, W. NEUMANN [5]). Die allerleichtesten Fälle führen
gar nur zu leichten Bursitiden der Schulter- und Ellenbogengegend (siehe
Beobachtung 6, W. NEUMANN [1]). Letztere Beobachtung macht uns darauf
aufmerksam, daß wir auch den verschiedenen Schleimbeuteln des Körpers bei
der Aufnahme des allgemeinen Status eines Lungenkranken unser Augenmerk
zuwenden müssen. Ebenso verdienen auch die verschiedenen Sehnenscheiden
unsere Beachtung. Denn auch bei der multiplen Tendovaginitis oder Hygro-
matosis bestehen innige Beziehungen zur Tuberkulose. Man vergleiche nur
den Fall J. BAUERs ([2] l. c. S. 273), wo sich bei einem tuberkulösen Mesen-
terialdrüsentumor, der zu einer Dünndarmstenose geführt hatte, ein derartiger
Zustand entwickelte, der dann auf Tuberkulin zurückging. Auch vielfache
eigene Beobachtungen weisen auf derartige Beziehungen zwischen beiden
Affektionen hin.

Bei dieser Gelegenheit möchte ich übrigens darauf hinweisen, wie wichtig
es bei der Aufnahme eines Krankheitsstatus ist, auf alle Narben zu achten,
die man am Körper findet, und nach ihrer Genese als Ergänzung der Anamnese
zu fragen. Man bekommt dadurch oft Aufschlüsse über die vorliegende Erkrankung, die einem sonst nach der Anamnese und nach den oft noch rudimentär
entwickelten Symptomen vollständig entgehen. Diesbezüglich sei kurz ein Fall
erwähnt:

Beobachtung 4, eine 31jährige, verheiratete Frau E. Z. betreffend, welche bis zu ihrem
18. Lebensjahr vollständig gesund gewesen war. Damals bekam sie eine 6 Wochen dauernde,
schmerzlose Gelbsucht. Mit 30 Jahren stellte sich Appetitlosigkeit ein und eines Tages
verspürte sie gleich nach der Mahlzeit einen drückenden Schmerz im Epigastrium, der
beiderseits gegen die Wirbelsäule hin ausstrahlte. Die Anfälle häuften sich immer mehr
und dauerten mit großer Intensität durch volle 20 Tage an. Sodann fühlte sie sich wieder
wohl. 3 Monate später kam eine vierwöchige Periode von cyclischen Fieberattacken.
Wieder 3 Monate später, im Januar 1918, kam es zu einer zehntägigen Periode derartiger
Schmerzanfälle. Die behandelnden Ärzte deuteten den Ikterus als einen Icterus catar-
rhalis, die Fieberperiode als Malaria, die ihnen so den vorhandenen Milztumor erklärte,
die Schmerzattacken als Cholecystitis. Aber die eingeschlagene Therapie hatte gar keinen
Erfolg. Darum wurde schon die Diagnose neurasthenische Magenschmerzen erwogen.
Dann sah ich die Kranke und bei Betrachtung ihrer Rückenfläche fiel mir eine tiefe Narbe
in der Gesäßgegend auf. Auf die Frage nach ihrer Genese erfuhren wir, daß sie einmal
eine Salvarsaninjektion bekommen hatte. Nun untersuchten wir die Pat. genau, fanden
angedeutete Augensymptome, fanden fehlende Patellarreflexe, Ataxie, positiven Wassermann im Blut und im Liquor und die Diagnose mußte auf Grund dieser Befunde ganz um-
gestoßen werden. Der Ikterus mit 18 Jahren war ein *Icterus lueticus* gewesen, das cyclische

Fieber entsprach einer tertiären Syphilis (siehe darüber später im III. Teil). Die angebliche Cholecystitis waren *Crises gastriques* bei deutlicher, wenn auch rudimentärer *Tabes dorsalis*. Antiluetische Therapie brachte auch wesentliche Besserung, vor allem eine augenfällige Hebung ihres stark reduzierten Allgemeinbefindens mit sich.

Nicht ohne Absicht habe ich gerade diesen Fall hier beschrieben, obwohl er ja eigentlich mit meinem Thema nicht zusammenhängt. Denn wir werden später sehen, daß die tertiäre Lues gar nicht so selten zur Fehldiagnose „beginnende Tuberkulose" führt, und zur Stellung der richtigen und für die Heilung entscheidenden Diagnose können uns solche Narben den ersten Fingerzeig geben.

Nun wenden wir uns den einzelnen Körperteilen zu. Am *Kopfe* verdienen zunächst die *Augen* unsere besondere Aufmerksamkeit. Hier notieren wir wieder die Degenerationszeichen, die exzentrische Lage der Pupillen, angeborene Veränderungen der Hornhaut und ihrer Krümmung, angeborene Veränderungen der Linse. Wir beachten Veränderungen der Iris und ungleiche Farbe beider Regenbogenhäute, wieder vom Gesichtspunkte aus, daß die Tuberkulose bei Individuen mit degenerativen Merkmalen Eigentümlichkeiten des Sitzes und des Verlaufes aufweist. Übrigens hat HERBERT darauf hingewiesen, daß bei Lungentuberkulose die Iris der erkrankten Seite häufig stärker pigmentiert sei.

Diese Heterochromie, welche auch KAUFFMANN auf einseitigen gesteigerten Reizzustand im Halssympathicus zurückführt, welche BODENHEIMER bei Sympathicuslähmung durch Depigmentierung der gelähmten Seite entstehen sah, welcher GILBERT noch 1925 sehr skeptisch gegenüberstand, ist in der letzten Zeit in ein ganz neues Stadium getreten, seitdem BISTIS im Tierexperiment bei Kaninchen nach Exstirpation des Ganglion cervicale supremum derartige Pigmentveränderungen erzeugen konnte. Bei dieser Gelegenheit demonstrierte METZGER aus der Frankfurter Augenklinik Bilder von einseitigen Sympathicusverletzungen bei Menschen, wo die Entfärbung der gleichseitigen Iris noch deutlicher und überzeugender ausgesprochen war als in den Tierexperimenten von BISTIS.

Wir beobachten die Weite der Pupillen. Auf die weiten Pupillen tuberkulöser Kinder habe ich schon oben kurz hingewiesen. Noch häufiger und wichtiger aber ist eine Ungleichheit der Pupillenweite, wo im Gegensatz zur luetischen oder tabischen Anisokorie die weitere Pupille die pathologische ist, bedingt durch einen meist intrathorakalen Druck auf das oculopupilläre Bündel des Sympathicus, eine Beobachtung, die schon ROQUE 1869 machte. Meiner langjährigen Erfahrung nach ist das ein sehr verläßliches Symptom für eine Schwellung der tuberkulösen Bronchialdrüsen im hinteren Mediastinum, wenn auch verschiedene Autoren andere Prozesse, aber durchwegs tuberkulöser Natur, dafür verantwortlich machen. Daß aber eine derartige Anisokorie auch ohne Tuberkulose vorkommen kann, lehren die Beobachtungen von MONDOLFI, der bei Mitralfehlern mit starker Dilatation des linken Vorhofs eine weitere linke Pupille fand, welcher Unterschied durch Instillation einer $4^0/_0$igen Cocainlösung in beide Augen noch deutlicher gemacht werden konnte. Am häufigsten ist aber sicher die Anisokorie auf tuberkulöser Basis. So glaubt SOUQUES, daß diese Pupillendifferenz mit einer Spitzentuberkulose zusammenhänge, während DIHERAIN und CHAUFFARD und LAEDERICH sie besonders bei pleuralen Erkrankungen finden. Doch weisen diese Autoren schon auf die Unabhängigkeit des Symptoms von der Größe und dem Sitz des Ergusses hin und beziehen es daher wohl mit Recht auf eine gleichzeitige Schwellung der Lymphdrüsen im hinteren Mediastinum. Wichtig und erwähnenswert erscheint mir für dieses Symptom die Feststellung von CHAUFFARD und LAEDERICH, daß die Ungleichheit

der Pupillen von einem Tag zum anderen wechseln kann, daß sie selbst für
mehrere Tage verschwinden kann, um dann wiederzukommen, daß die Grade
der Ungleichheit zu verschiedenen Zeiten verschieden sind, manchmal sehr
augenfällig, manchmal nur geringfügig, so daß man oft direkt danach suchen
muß, daß dieses Symptom oft nur bei mittlerer Beleuchtung zu sehen ist,
während es bei greller Belichtung ganz verschwindet. Ebenso verschwindet
die Ungleichheit bei äußerster Akkomodation. Wenn man nämlich diese wichtigen Punkte beachtet, dann wird man dieses Symptom sehr häufig beobachten
können, und es wird dann auf die Beschaffenheit der Lymphdrüsen im hinteren
Mediastinum ein erhellendes Licht werfen, wie übrigens die 21 Autopsiefälle
DESTRÉES einwandfrei beweisen. Denn speziell der Wechsel der Breite an verschiedenen Tagen schließt dann die Fälle aus, auf welche FELTEN, IBLITZ und
PETERS aufmerksam machen, wo die Pupillendifferenz eine angeborene Anomalie
sein soll. Übrigens kann man diese Fälle auch durch den VALSALVAschen Versuch (eine forcierte Exspiration bei geschlossenem Mund und zugehaltener Nase)
auseinanderhalten. Denn wenn, wie GRÖBER gezeigt hat, dadurch die Pupille
noch weiter wird, eventuell undeutliche Ungleichheiten sich stärker ausprägen,
dann spricht das mit Entschiedenheit für einen erhöhten intrathorakalen Druck
als Ursache der Pupillendifferenz. Ein differentialdiagnostisches Hilfsmittel
gegenüber den angeborenen Weitedifferenzen könnte auch der EHRMANNsche
Kunstgriff abgeben. Er gab Patienten mit unausgesprochener Pupillendifferenz
5—15 Tropfen einer $0,1^0/_0$igen Atropinlösung auf Zucker und prüfte viertel-
stündlich danach die Pupillenweite. Da fand er denn bei Kranken mit ein-
oder doppelseitiger Spitzenaffektion erheblich häufiger als bei gesunden Menschen
deutliche Unterschiede in der Breite der Pupillen. Ein solches Manifestwerden
einer latenten Sympathicusreizung ist uns übrigens durch Beobachtungen von
KARPLUS an Schußverletzungen des Sympathicus sehr wohl bekannt. Ein
anderes Mittel, wenig ausgesprochene Anisokorie deutlich zu machen, hat
SERGENT (2) angegeben, das von MARTIN (1) nachgeprüft und bestätigt werden
konnte. Diese Autoren träufeln eine $2^0/_0$ige Atropinlösung ins Auge und notieren
nun, wann die dadurch hervorgerufene Mydriasis zurückgeht. Auf der gesunden
Seite ist die Pupille nach 4—5 Tagen wieder normalweit, auf der kranken mit
latenter Mydriasis tritt die normale Weite erst bis zum 9. Tage ein.
     Wir richten ferner unsere besondere Aufmerksamkeit auf alle entzündlichen
Augenveränderungen. Schon eine Lidrandröte kann nach JESSEN ein Frühsymptom der Tuberkulose sein. Selbst für das Hordeolum und Chalazion hat
KRASSO gezeigt, daß sie ebenso wie die Conjunctivitis eczematosa einen Frequenzgipfel haben, der mit dem Gipfel der Jugendform der tertiären Tuberkulose
zusammenfällt, und daß sie dann wie diese allmählich nach dem 33. Jahr verschwinden. Auf Grund dieses Verhaltens hält er die Wahrscheinlichkeit für
naheliegend, daß auch Hordeolum und Chalazion der Gruppe der tuberkulösen
Augenveränderungen angehören, sicherlich wohl keine spezifische Tuberkel-
bacillenwirkung, sondern nur eine Staphylomykose auf tuberkulösem Boden.
     Über die von SAATHOFF (1) seinerzeit als Frühsymptom der Tuberkulose
beschriebene Conjunctivitis granularis lateralis kommt freilich KOOPMANN (1)
zu dem Ergebnis, daß sie nur ein Teilsymptom des Status lymphaticus darstelle
und für das gut genährte jugendliche Alter die Regel bilde. Immerhin
werde diese Affektion durch eine bacilläre Infektion der Kinder in die Höhe
getrieben und sei ein Stärkerwerden von prognostisch günstiger Bedeutung,
während ein Abflauen trotz bestehender Tuberkulose ein ungünstiges Zeichen
darstelle.
     Besonders wichtig ist für unsere Frage die Conjunctivitis eczematosa. Nicht
daß sie eine tuberkulöse Metastase vorstellt. Wir wissen vielmehr durch KÖLLNER

und durch GUILLERY (2), daß sie ein Zeichen der Anaphylaxie gegen Bakterien-
gifte, vor allem gegen das Tuberkelbacillengift darstellt, daß sie aber in derartigen anaphylaktischen Individuen durch jeden, auch unspezifischen Reiz der
Conjunctiva hervorgerufen werden kann. Staubkörnchen, Schmutz usw. können
sie dann auslösen. Wir wissen, daß die Conjunctivitis phlyctaenulosa mit der
Tuberkulinallergie kommt und verschwindet. Das erhellt vor allem aus der
Beobachtung einer Masernepidemie in einem Krankensaal mit Fällen von
Conjunctivitis eczematosa. Solange die schon von PIRQUET bekannte Anergie
während und nach den Masern anhielt, heilten die Phlyktänen ab; kamen aber
dann 4 Wochen später wieder, als die Tuberkulinallergie sich wieder einstellte.
Dementsprechend faßt ja auch PIESBERGER die Keratoconjunctivitis phlyctaenulosa nur als eine durch Tuberkulose erworbene Entzündungsbereitschaft
auf. Es ist eben nach diesen interessanten Studien für den Ablauf einer Entzündung und damit für das ganze klinische Bild die Art der entzündungserre-
genden Schädlichkeit, sowie die Dauer ihrer Einwirkung durchaus nicht wichtiger
als der Zustand der von der Entzündung befallenen Gewebe. Da die Conjunctivitis eczematosa eine hohe Allergie, eine starke Abwehrbereitschaft gegen
die Tuberkulose anzeigt, ist es auch verständlich, wieso NASSAU und ZWEIG
rezidivierende Phlyktänen als ein prognostisch günstiges Zeichen bezüglich
Verlauf und Mitbeteiligung der Lunge bei der Tuberkulose der Kinder auffassen konnten. Dieselbe Bedeutung kommt auch etwaigen Maculae corneae
als Folgezustand in der Kindheit überstandener Conjunctivitis eczematosa zu.
Sie lassen uns häufig einen Schluß ziehen auf den ersten Beginn der tuberkulösen
Infektion.

Bedeutungsvoll sind die mannigfachen Fälle von Augentuberkulose, wie sie
besonders sorgfältig LÖWENSTEIN (4) zusammengestellt hat. Man vergleiche
darüber auch die Monographie von BERGMEISTER. Wir achten also auf die
verschiedenen Iritiden und Iridocyclitiden samt ihren Folgezuständen, wir achten
auf Glaskörpertrübungen, Opticusatrophie, Chorioiditiden, darunter auch auf
zentrale Netzhaut-Aderhauterkrankungen, von denen LÖWENSTEIN (4) 5 Fälle
tuberkulöser Ätiologie bespricht, wir achten auf eine Chorioiditis juxtapapillaris,
die nach dem gleichen Autor auch tuberkulöser Natur sein kann. Wir achten
auf Augenmuskellähmungen, auf Skleritiden usw. Diese Augentuberkulosen
sind um so wichtiger, weil sie hämatogen entstehen, wie auch WENDT dartut.
Mangels der Kenntnis der klinischen Befunde von Fällen geringster hämatogener Tuberkulose in den Lungen fand daher auch dieser Autor in 20 derartigen
Erkrankungen keine Zeichen von aktiver Tuberkulose der Lunge. Doch siehe
darüber II. Teil, S. 271.

Einen Fingerzeig geben auch Affektionen der Augen, die man bisher gar
nicht für tuberkulöser Natur hielt. So wissen wir jetzt, daß die Glaskörper-
und Netzhautblutungen jugendlicher Individuen fast immer durch eine Tuberkulose bedingt sind, wie die Untersuchungen von SUGANUMA beweisen. Wir
wissen ein Gleiches auch für die sympathische Ophthalmie, für welche die Forschungen GUILLERYS (1) so bedeutungsvoll wurden.

Denn seit den grundlegenden Arbeiten von HIPPELs über die Heilwirkung
des Tuberkulins bei Augenerkrankungen, seit den sorgfältigen Untersuchungen
von MICHEL und STOCKES wissen wir, daß ein Großteil der Augenerkrankungen,
die man ehemals als rheumatisch oder rheumatoid bezeichnete, tuberkulösen
Ursprungs sind. Man vergleiche darüber die Arbeiten von DEUTSCHMANN,
OLOFF, HEINE, DIMMER u. A.

Am *Ohr* interessieren uns zunächst alle krankhaften Zustände, wie Schwerhörigkeit, Ohrenfluß und andere, welche spezialärztlicher Untersuchung bedürfen. Denn wir wissen, daß sich im äußeren, mittleren und inneren Ohr

Tuberkulose gar nicht so selten findet. Man vergleiche darüber das instruktive 12. Kapitel des Lehrbuches von BANDELIER und RÖPKE (1) und die monographische Bearbeitung von CEMACH (2). Es interessieren uns am Ohr ferner die verschiedenen Degenerationszeichen, wenn ich auch aus meiner Erfahrung ROSSOLIMOS Behauptung nicht bestätigen kann, daß die Verbildungen des Ohrläppchens gerade für die Tuberkulose besonders charakteristisch seien. Wir richten also unser Augenmerk auf das Vorhandensein von Satyrohren (eine mangelhafte Einstülpung des Helix), auf eine DARWINsche Ecke, auf Vorhandensein von Henkelohren (weit abstehende Ohrmuscheln), auf Aplasie, Anwachsungen oder schief verschnittene Ohrläppchen usw.

Bei Betrachtung der *Nase* legen wir Gewicht auf lupöse Veränderungen, vor allem deswegen, weil sie wieder ganz besonders chronische Formen von Lungentuberkulose anzeigen. Wir beachten die schon oben erwähnte *Acne rosacea* oder einen *Lupus erythematodes*. Gerade der Lupus erythematodes scheint in inniger Beziehung zu einer hämatogen proliferierenden Tuberkulose zu stehen. Das beweist z. B. schon der Fall von FREY, wo sich neben dem Lupus erythematodes noch der MIKULICZsche Symptomenkomplex fand und wo die histologische Untersuchung der Parotis tuberkulöse Veränderungen aufdeckte. Daneben fanden sich Veränderungen der Pleura und Lungenherde. Außerdem machen BLOCH und RAMEL darauf aufmerksam, daß selbst eine sehr sorgfältig ausgeführte Untersuchung auf Tuberkulose negativ ausfallen kann, trotzdem es sich dabei um eine tuberkulöse Bacillämie handelt. Diesbezüglich habe ich selbst einen sehr interessanten und späterhin auch autoptisch verifizierten Fall kennen gelernt.

Beobachtung 5. Im Jahre 1924 wurde ich auf die Abteilung des Kollegen OPPENHEIM gerufen, um den Lungenbefund eines hochfieberhaften Lupus erythematodes zu erheben. Es handelte sich um ein blasses, sehr zartes und mageres Mädchen N., bei der ich nur die Zeichen einer proliferierenden Bronchialdrüsentuberkulose (scharfer, harter Milztumor, rigide Gefäße, Bronchialdrüsensyndrom) mit etwas feinem pleuralem Reiben, dem rechten Interlobärspalt entsprechend, feststellen konnte. Röntgenologischer Befund der Lunge negativ. Später sah ich sie in ihrer Wohnung wieder, wo sich eine ausgesprochene orthostatische Albuminurie eingestellt hatte. Auch jetzt noch der Lungenbefund recht dürftig. Weil das Mädchen immer mehr herunterkam, wurde sie an meiner Abteilung aufgenommen. Da zeigten sich klinische Zeichen einer Darmstörung, die radiologisch auf Tuberkulose oder Sarkom des Coecum sehr verdächtig waren. Es wurde eine Laparotomie vorgenommen und das ausgedehnt tuberkulös veränderte Coecum entfernt. Darnach zunächst recht gute Erholung. Bald darauf stellte sich aber wieder zunehmende Verschlechterung ein und die Nierenerscheinungen traten nun in den Vordergrund. Die Autopsie ergab nun eine Tuberkulose beider Nieren und hämatogene Herde in den Lungen.

Diese Beobachtung zeigt wohl am besten die Wichtigkeit eines Lupus erythematodes als Frühsymptom einer versteckten und selbst tödlich verlaufenden Organtuberkulose mit immerwährend hämatogenen Schüben.

Wir achten ferner auf das skrofulöse Aussehen der Nase. Ein weiteres wichtiges Zeichen ist das Nasenflügelatmen. Es bildet häufig eines der ersten Kennzeichen, daß hinter den leichten Spitzenveränderungen der Beginn einer schweren Lungentuberkulose sich verbirgt.

An den *Zähnen* fesselt zunächst eine Reihe von Degenerationszeichen unsere Aufmerksamkeit. Wir achten auf Gitterzähne, auf eine Mikrodontie, das Diastema (die Lückenbildung zwischen den lateralen oberen Schneidezähnen und Eckzähnen) und auf das Trema (eine Lückenbildung zwischen den beiden oberen medialen Schneidezähnen) u. a. m. Wir achten ferner auf eine bestehende Alveolarpyorrhoe und auf leicht blutende, aufgelockerte, freie Zahnfleischränder, nicht so sehr deshalb, weil letztere Affektion besonders für Tuberkulose verdächtig sein soll, sondern vor allem deshalb, weil derartige Zustände häufig zum Auftreten von Blut im Sputum Veranlassung geben und dadurch eine beginnende Lungentuberkulose vortäuschen. (Siehe darüber später das Kapitel über Hämosialemese). Auch eine ausgedehnte Zahncaries müssen wir berücksichtigen. Hier wird besonders eine Zahnhalscaries der Schneidezähne als Stigma einer Tuberkulose hingestellt, ebenso die abnorm durchscheinenden Vorderzähne, worauf auch GOLDSCHEIDER (3) hinweist. Zeigen doch die Untersuchungen von FARJIN-FAYOLLE, daß Fälle mit Tuberkulose um 50% mehr Zahncaries aufweisen als andersartige Kranke. Auch FERRIER macht auf die Entkalkung des Zahnbeins bei manchen Phthisikern aufmerksam und beobachtete, daß es bei rasch fortschreitender Phthise zu einer ausgesprochenen Erweichung der Zähne kommen kann.

Ganz abgesehen davon, daß wir bei ausgebreiteter Zahncaries mit größerer Wahrscheinlichkeit auf eine Tuberkulose rechnen können, daß uns ein solcher Befund also zu einer besonders sorgfältigen Lungenuntersuchung auffordert, sind aber diese Zustände auch deshalb so wichtig, weil eine Zahncaries über eine *Oral sepsis* hinweg zu einer chronischen Septicämie und so zu chronisch-subfebrilen Fieberzuständen führen kann, wie wir noch später im III. Teil hören werden.

In der *Mundhöhle* selbst verdienen natürlich tuberkulöse Geschwüre der Zunge oder des Zahnfleisches unsere Beachtung. Außerdem sind besondere anämische Zustände der Mundschleimhaut, einerseits ein gegenüber dem normal gefärbten, weichen Gaumen sich scharf absetzender, blasser, harter Gaumen, anderseits eine bläulich perlmutterartige Beschaffenheit des weichen Gaumens von WOODCOCK als Zeichen schwerer Tuberkulose bewertet worden. Dasselbe gilt von der *Pharynx sicca*. An den Tonsillen berücksichtigen wir die Hyperplasie. Diese gleichzeitig mit der weniger sicht- als tastbaren Hyperplasie der Zungengrundfollikeln als Zeichen eines Status lymphaticus. Wir beachten ferner chronische Tonsillitiden und Tonsillarpfröpfe, weil diese durch längere Zeit subfebrile Temperaturen erzeugen und so zur Diagnose einer beginnenden Tuberkulose mit Unrecht Veranlassung geben können. (Siehe darüber später.) Eigene Beobachtungen aus letzter Zeit haben mich gelehrt, daß auch eine Tuberkulose der Tonsillen nicht gar so selten ist. Schon 1917 hatte MITCHELL auf die Häufigkeit von tuberkulösen Cervicaldrüsen nach primärer Tonsillentuberkulose hingewiesen, die als solche nur mikroskopisch erkannt werden können. Einen ganz analogen Fall habe ich vor einigen Jahren bei einer jungen Medizinerin gesehen. Sie kam wegen tuberkulöser Halsdrüsen zu mir. Weil ich in den Lungen absolut keine pathologischen Veränderungen finden konnte, auch keine Zeichen einer Bronchialdrüsentuberkulose, weil ferner die Halslymphdrüsen in ihrer Größe vom Kieferwinkel nach abwärts immer kleiner wurden, dachte ich an eine primäre Tonsillentuberkulose, ließ die Tonsillen exstirpieren und histologisch untersuchen. Der erste Befund von Professor WIESNER lautete nur auf eine chronische Entzündung der Tonsillen ohne spezifischen Charakter. Tags darauf aber teilte mir Professor WIESNER mit, daß bei weiterem Suchen sich am unteren Pol der gleichseitigen Tonsille tuberkulöse Herde gefunden hätten.

Noch häufiger freilich als eine primäre Tonsillentuberkulose scheint eine hämatogene Tuberkelbacillenaussaat in die Tonsillen zu sein bei irgend einer hämatogen-proliferierenden Tuberkulose. Das beweist eine von mir gemachte Beobachtung, einen Arzt aus dem Banat betreffend, der aus voller Gesundheit an einer Hämaturie erkrankte und bei dem dann in den Tonsillen sich Miliartuberkeln fanden. Das beweist mir ein anderer Fall, einen jungen Juristen betreffend.

Beobachtung 6. Ich sah einen jungen Mann, G., erstmalig wegen einer Hämoptoe, für welche die physikalische Untersuchung eine Tuberculosis fibrosa densa beider Lungenspitzen aufdeckte. Zwei Jahre später wurde ich wieder zu ihm gerufen, weil er hochfieberhaft mit Schwellung der Kieferwinkeldrüsen erkrankt war. Auch hier waren die Drüsen ganz oben viel größer, während sie nach abwärts rasch an Größe abnahmen. Darum dachte ich auch hier an eine Tonsillentuberkulose und wies ihn an Professor Marschik, der neben den Gaumentonsillen auch die Rachentonsillen chronisch-entzündlich verändert fand. Die mikroskopische Untersuchung der Drüsen deckte in den Gaumenmandeln nur eine unspezifische Entzündung, in der Tonsilla pharyngea dagegen deutliche Miliartuberkel auf.

Bei der Besichtigung des *Halses* müssen wir unser Augenmerk vor allem auf Fisteln bei Lymphdrüsenvereiterungen, auf gestrickte, strahlige Narben nach solchen richten, auf Lymphdrüsenschwellungen, soweit sie der Inspektion schon zugänglich sind. Auch hier wieder kann uns deren Beschaffenheit Aufschluß geben über die Natur der eventuell dabei zu findenden Lungenveränderungen. Eine gleichmäßige und meist recht geringgradige Vergrößerung der Halslymphdrüsen und der Lymphdrüsen in der Supraclaviculargrube spricht für eine Mikropolyadenopathie im Sinne von Legroux und spricht für eine hämatogene Entwicklung der Lymphdrüsentuberkulose, wie auch Grau (4) betont. Große Drüsen supraclavicular, die nach oben dann kleiner werden, sprechen für eine lymphogene Propagation der Tuberkulose von unten her über Spitzen-Pleuraverwachsungen hin im Sinne von Most. Abnehmende Größe der Lymphdrüsen von oben nach unten spricht für eine Infektion von den lymphatischen Gebilden der Mundhöhle aus, wie meine eben erwähnten Beobachtungen von primärer und hämatogener Tonsillentuberkulose dartun. Auch eine tuberkulöse Infektion einer Zahncaries scheint dazu führen zu können. So beobachtete ich vor kurzem ein junges Mädchen aus Polen. Sie kam wegen einer fistelnden, linksseitigen Kieferwinkeldrüse zu mir. In der Lunge und auch in den Bronchialdrüsen kein pathologischer Befund. Dafür aber eine chronischentzündliche Veränderung des entsprechenden Weisheitszahnes. Darum Extraktion dieses Zahnes, Tuberkulintherapie. Rascher Schluß der Fistel und rasches Verschwinden der Drüsenschwellung.

Daneben haben wir die *Halsvenen* zu beachten, eine eventuell beiderseitige oder einseitige Schwellung, wie sie durch den Druck endothorakaler Drüsen oder durch den Narbenzug einer Mediastinitis fibrosa bedingt sein können. Geringe, undeutliche Differenzen können nach Gröber verdeutlicht werden, wenn man den Valsalvaschen Versuch anstellen läßt. Die Norm dabei ist eine exspiratorische Anschwellung der Halsvenen. Wir wissen aber aus einer Beobachtung von Nonnenbruch, daß gelegentlich einmal auch ein inspiratorisches Anschwellen der Halsvenen einer Seite durch Veränderungen des Mediastinums zustande kommen kann. Nonnenbruch setzt das in Parallele zum Kienböckschen Zwerchfellphänomen und zur inspiratorischen Mediastinalwanderung und vermutet, daß es bei Pneumothoraxfällen gelegentlich beobachtet werden müßte, weil in solchen Fällen oft eine Mediastinalwanderung in Erscheinung tritt. Besonders wichtig ist aber das Verhalten der *Schilddrüse*. Wir notieren die Art der Schilddrüsenvergrößerung, ob ein Zipfel des Mittellappens ins Jugulum hinabsteigt, ob ein Tauchkropf besteht, ob die Struma schwirrt oder pulsiert, ob dabei hyperthyreotoxische Symptome sich finden, ein Exophthalmus mit Gräfe, Moebius und Stellwagschem Symptom, ob Tremor der vorgestreckten Finger besteht usw. Denn die Beschaffenheit der Schilddrüse ist für uns wichtig, einerseits schon deswegen, weil ja, wie wir später noch besprechen werden, die subjektiven hyperthyreotoxischen Symptome eine große Ähnlichkeit mit den Beschwerden einer beginnenden Lungentuberkulose aufweisen und daher leicht zu Verwechslungen Anlaß geben können. Dann aber auch deshalb, weil unzweifelhaft noch innigere Beziehungen zwischen Thyreoidea und Tuberkulose bestehen. Hat doch schon 1853 Hamburger die Beobachtung gemacht, daß die tuberkulösen Veränderungen bei gleichzeitiger

Struma einen besonders gutartigen Verlauf nehmen, weshalb er die zeitgenössischen Ärzte um ein Mittel ersuchte, künstlich eine Struma hervorzurufen und so die Lungenschwindsucht zu heilen. Möglicherweise hat J. BAUER ([2] l. c. S. 56 ff.) recht, wenn er den anscheinend günstigen Einfluß gleichzeitig mit der Tuberkulose bestehender Struma auf die Wurzel der strumösen Degeneration, den Status hypoplasticus zurückführt. Aber auch er gibt zu, daß sicherlich auch noch nähere Beziehungen zwischen beiden Zuständen bestehen müssen. Am schönsten und eindeutigsten ergibt sich das wohl aus den pathologisch-anatomischen Untersuchungen KEHLs. Dieser untersuchte 50 Schilddrüsen an Tuberkulose Verstorbener. In zwei Fällen fand er mikroskopisch nachweisbare Tuberkeln, in keinem Falle eine Basedowstruktur der Thyreoidea. In allen Fällen aber konstatierte er Veränderungen des normalen Baues durch bindegewebige Einlagerungen. Auf Grund seiner Untersuchungen kam er zu folgenden Schlußsätzen:

„Der Befund stimmt mit der Ansicht von COSTA überein, daß die leichte Form der Lungentuberkulose durch Toxinwirkung eine Struma erzeugt, die bei der Heilung oder Verschlechterung des Leidens verschwindet. Im letzteren Falle kommt es dann zur genannten Sklerosierung des Organs …"

Wir werden später dementsprechend sehen, daß Strumen gerade bei ausgesprochen gutartigen Lungentuberkuloseformen zu beobachten sind, für deren pathogenetische Auffassung die Untersuchungen NATHERs von Bedeutung sind (s. II. Teil, S. 259.)

Wenden wir uns nun dem *Thorax* selbst zu, dem Sitz der Krankheit, so gibt hier schon die bloße Besichtigung eine reiche Ausbeute. Wir müssen zunächst unser Augenmerk auf die Form des Brustkorbs richten. Da unterscheiden wir zunächst den normalen Thoraxbau. Dann als wichtiges Stigma den asthenischen Thorax im Rahmen der STILLERschen Degeneration, auch häufig Thorax phthisicus, in seinen höheren Graden Thorax paralyticus genannt. Wir haben da einen langen, schmalen und flachen Brustkorb mit enger oberer Brustapertur, vorspringendem zweitem Rippenring, spitzem, epigastrischem Winkel, herabhängenden Schultern, indem das akromiale Ende der Clavicula ebenso oder gar noch tiefer steht als das sternale Ende, und flügelförmig abstehenden Schulterblättern vor uns. Freilich darf man sich nicht vorstellen, daß Leute mit solcher Thoraxdifformität unbedingt eine bös verlaufende Tuberkulose haben müßten, eher das Gegenteil. Man vergleiche darüber nur die Zahlen, welche von v. HAYEK (1) bringt. Unter 1225 verwerteten Fällen von Kriegstuberkulose waren 296 vor dem Kriege tuberkulosefrei gewesen, hatten freie Anamnese und keine Dispositionszeichen. Davon boten 33% eine infauste Prognose. Unter 358 Fällen, die anamnestisch familiär belastet waren oder Dispositionszeichen boten, war die Prognose nur bei 23% ungünstig und bei 571 Fällen, die schon vor der Kriegsdienstleistung manifest tuberkulös gewesen waren, boten gar bloß 16,5% eine infauste Prognose. Auch WENCKEBACH kommt ja auf Grund eines Vergleiches seines friesischen und allemanischen Materials zum Schlusse, daß der Habitus phthisicus keine wesentliche Bedeutung für die überwiegend häufigen Lokalisationen der Tuberkulose in den Lungenspitzen hat. Eine dritte Thoraxform, welche Berücksichtigung verdient, ist der emphysematöse Thorax oder, wie man ihn, nichts präjudizierend, nennen kann, der in Inspirationsstellung fixierte Thorax, der typische Faßthorax in seinen höchsten Graden. Gute Vergleichsbilder über diese verschiedenen Thoraxformen bietet das Lehrbuch von BACMEISTER (1), auf welches daher verwiesen sei.

Als nächstes sind Asymmetrien des Thorax zu beachten, bedingt durch rachitische Verkrümmung der Wirbel, durch Skoliose, Kyphose und Kyphoskoliose, wobei man aus Gründen, die später noch erörtert werden sollen und die ich schon seinerzeit in einer Arbeit dargelegt habe (W. Neumann [7]), genau auf die Form der skoliotischen Wirbelsäulenverkrümmung acht haben muß. Man notiert zum Beispiel: Dextrokonvexe Skoliose der Brustwirbelsäule in der Höhe des 2.—6. Dorns, sinistrokonvexe in der Höhe des 7.—12., weil sich daraus die betreffenden Rippenbuckel vorne und rückwärts und dadurch auch die zu erwartenden Dämpfungen bei der Perkussion ableiten lassen. Hierzu kommt dann noch die Asymmetrie durch traumatische Veränderungen, durch Clavicula- und Rippenfrakturen, durch Subluxationen oder Luxationen des Schlüsselbeins, dann die Einziehungen und Erweiterungen durch Krankheitsprozesse im Thoraxinnern, in geringen Graden am leichtesten feststellbar durch Vergleich der Breite der Zwischenrippenräume durch Palpation. Wir beachten ferner die Hühnerbrust, die angeborene Trichterbrust und die erworbene Schusterbrust, wenn sie auch für eine Lungentuberkulose von keinem besonderen Interesse sind.

Bei der Gelegenheit will ich nicht verabsäumen, auf die wertvollen Aufschlüsse hinzuweisen, die nach Minor auch zum Nachweis leichter Thoraxschrumpfung die *Cyrtometrie* ergibt. Sie wird bei uns viel zu wenig geübt.

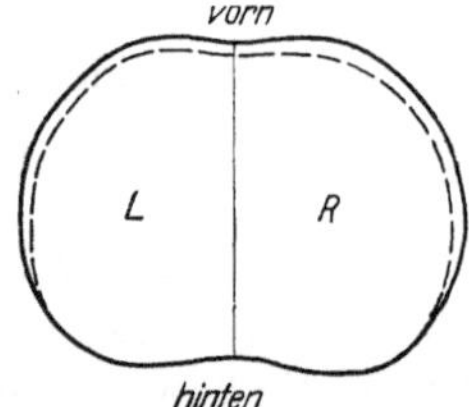

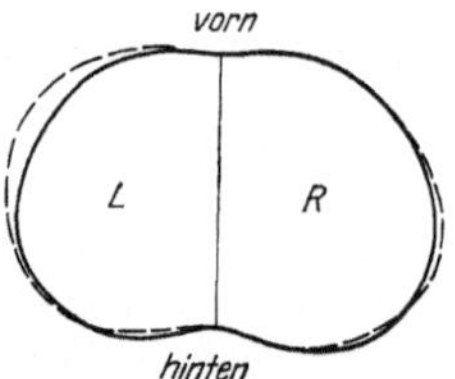

<table>
<tr><td align="center">Abb. 2 a.</td><td align="center">Abb. 2 b.</td></tr>
<tr><td>Ausgesprochene Schrumpfung bei beginnender linksseitiger Tuberkulose. Sehr rasche Wiederausdehnung. Zwei Monate liegen zwischen der kontinuierlichen und der punktierten Linie.</td><td>Zehn Monate zwischen der kontinuierlichen und der gebrochenen Linie. Die Schrumpfung mit klinischer Besserung einhergehend.</td></tr>
</table>

Die punktierte Linie entspricht dem ersten Aufnahmsbefund, die volle Linie dem zweiten Aufnahmsbefund.

Wird ein einfacher, dicker Bleidraht in zwei Hälften geschnitten, die Hälften mittels kurzer Kautschukrohre kreisförmig aneinandergereiht, so lassen sich diese beiden Hälften des Bleidrahts sehr gut an die Thoraxcircumferenz in der Höhe der Mamillen anmodellieren. Durch Wegnehmen der Kautschukrohre läßt sich der Draht bei Erhaltenbleiben der Form leicht wieder abnehmen. Danach kann man auf einem Bogen Papier leicht die Thoraxform graphisch festlegen. Daß eine derartige Methode nicht nur für weitgehende Thoraxschrumpfungen von Wichtigkeit ist, sondern auch bei leichten Thoraxveränderungen, und daß schon innerhalb zweier Monate sich bedeutende Unterschiede dadurch feststellen lassen, die sonst unfehlbar der Beobachtung entgehen, möchte ich an der Hand mehrerer, von Minor mitgeteilter Kurven darlegen (s. Abb. 2).

Bei dieser Gelegenheit sei auf die besonders interessante Verengerung einer Thoraxhälfte bei frischen Prozessen und auf die relativ rasche Wiederausdehnung hingewiesen. Derartiges findet sich bei hochgradigen Bronchialdrüsentuberkulosen und bei bronchogen entstehenden und sich ausbreitenden Tuberkulosen. Sie sind der Ausdruck für Luftverarmungen der betreffenden Lungenhälfte durch eine relative Bronchostenose, wie namentlich röntgenologische Untersuchungen Robinsohns lehren, welchen Zustand er als Immigration bezeichnet. Sie zeigen deutlich die Verkleinerung der betreffenden Lungenfelder mit Mediastinalwanderung und den Rückgang ·dieser Erscheinungen mit Abnahme der Bronchialdrüsenschwellung.

Von sichtbaren Veränderungen am Thorax hat man auf das Nachschleppen einer Seite zu achten, welche besonders für die Spitzenpartien von größter Bedeutung ist und hier am besten kenntlich wird durch das Akromialsymptom KUTHYs, ein Zurückbleiben des Akromions der kranken Seite bei tiefer Atmung. Man achte ferner namentlich auf einseitige, stark ausgeprägte Einziehungen in den Supra- oder Infraclaviculargruben und auf einseitige, weniger beweisend doppelseitige, polsterförmig vorgewölbte Supraclaviculargruben durch emphysematöse Vorwölbung der Lungen, TENDELOOs (2) suprathorakale Lungenblähung. Übrigens kommt eine derartige Vorwölbung nicht nur durch kompensatorisches Emphysem der Lungenspitzen, sondern auch wie DORENDORF bei Aneurysmen für die linke Supraclaviculargrube zeigen konnte, durch Kompression einer Vena anonyma, bei Tuberkulose auch durch Narbenzug oder intrathorakale Drüsen, zustande. Auch wissen wir durch Untersuchungen TRUNECEKs (2), daß das sogenannte *Emphysempolster* oft durch eine weich elastische Masse bedingt ist, welche aus dilatierten Venen und Capillaren besteht und welche nach diesem Autor ein Zeichen der Plethora bzw. der plethorischen Hochdruckspannung ist. Man achte ferner auf einseitige Atrophie der Schultermuskulatur, wie sie bei älteren Lungenspitzenprozessen vorkommt, dann auf respiratorische Einziehungen der unteren, hinteren und axillaren Intercostalräume, wie sie bei Pleuraadhäsionen oder bei Bronchostenose bzw. Tracheal- oder Larynxstenose zur Beobachtung kommen. Besonders wichtig ist da ein Symptom, auf welches RADONICIC (2) zuerst die Aufmerksamkeit lenkte, die einseitig stärkere inspiratorische Hebung der unter dem Schlüsselbein gelegenen Rippenpartien, welche der sichtbare Ausdruck für eine verringerte oder aufgehobene Funktion der betreffenden Zwerchfellhälfte ist, also entweder eine *Pleuritis diaphragmatica* oder eine Fixation der einen Zwerchfellhälfte zur Grundlage haben kann. Auf die Häufigkeit von halbseitiger Pleuritis diaphragmatica bei verschiedenen Lungentuberkuloseformen habe ich ja erst kürzlich in einer größeren Arbeit hingewiesen (W. NEUMANN [8]). Wir achten auf ein Tieferstehen des akromialen Endes der einen Clavicula, welche nach AUFRECHT ein wichtiges Symptom einer beginnenden Lungenspitzentuberkulose darstellt.

Wir müssen ferner das Vorhandensein von Halsrippen notieren, die gar nicht so selten sind und unser Perkussionsergebnis in ein ganz anderes Licht setzen können; wir müssen auf die schon oben erwähnte Subluxation der Clavicula achten, die zu Trugschlüssen Anlaß geben kann, wie wir später hören werden. Ferner sind am Knochenskelet des Thorax, vor allem der Wirbelsäule, noch einige Degenerationszeichen zu berücksichtigen, denen wohl hauptsächlich dieselbe Bedeutung zukommt, wie den sonstigen bisher beschriebenen; sie sind auch von ZIELINSKI, POLANSKY und KWIATOWSKY als bei Tuberkulose besonders häufig hingestellt worden, womit auch zum Teil meine eigenen Erfahrungen übereinstimmen. Wir beachten also die *Biacanthie*, eine Verdopplung der Dornfortsätze der unteren Brustwirbel- und oberen Lendenwirbeldorne, das Vorhandensein eines Processus spinosus des ersten Brustwirbels nach der Art einer zweiten Vertebra prominens, Verdopplung des Schwertfortsatzes am Brustbein oder Durchlöcherung desselben. Ebenso achten wir auf Behaarungen der Sakralgegend, namentlich mit Rücksicht auf eine eventuell darunterliegende okkulte Spina bifida (MAYET und A. MAYER [2]). Zu den Degenerationszeichen an der Wirbelsäule rechne ich auch die zickzackförmige Anordnung der obersten Brustwirbel, welche SPITZY als zerworfene Wirbelsäule bezeichnet und welche PORGES (1) auf Muskelzug von Muskelpartien zurückführen möchte, die durch einen tuberkulösen Spitzenprozeß spastisch oder rigid geworden seien. Ob sie wirklich damit zusammenhängen, halte ich noch nicht für spruchreif. Auf jeden Fall müssen wir darauf achten, weil eine derartige Wirbelsäule leicht zu Dämpfungen führen kann, bedingt durch geringere Elastizität der betreffenden Thoraxwandpartien.

Im Anschlusse an diese Formanomalien der Wirbelsäule und des knöchernen Gerüstes überhaupt verdienen nun Veränderungen der Thoraxhaut besondere Beachtung, seitdem ADLER und später wieder E. STERN gezeigt haben, daß Naevi der Haut auf eine Minderwertigkeit der Organe darunter hinweisen. Wir wissen ja jetzt durch MEIROVSKY und LEVEN, daß Naevi Rückschläge auf eine ehemalige Tierzeichnung sind, daß sie also auch den Mißbildungen gleichzusetzen sind. Tatsächlich sieht man auch nicht gar so selten, daß bei einseitiger Ausbildung derartiger Pigmentmäler und Warzen gerade diese Seite stärker oder ausschließlich von tuberkulösen Prozessen befallen ist. Dasselbe haben ja auch SORGO und SUESS für eine einseitige, kleinere Mamma und kleinere Areola, für eine einseitige schwächere Pigmentation der Brustwarzen und tiefere Lage derselben nachgewiesen. Desgleichen muß man auf akzessorische Mamillen achten. IWAI TEIZO und SQUIRE betonen mit Recht, daß diese Formanomalie bei Lungentuberkulose sehr häufig zu finden ist.

Bei Besichtigung der Haut des Thorax richten wir ferner unser Augenmerk auf die *Striae capillares*, kleine, netzförmige Capillarerweiterungen um die obersten Brustwirbel herum, die FRANCKE als typisches Zeichen für eine Spitzentuberkulose beschrieben hat. Ihr Wert ist wohl durch vielfache Nachuntersuchungen und auch nach meinen Erfahrungen ein recht geringer. Immerhin scheint so viel festzustehen, daß diese feinen Capillarerweiterungen uns einen gewissen Anhaltspunkt bieten für Verwachsungen der Spitzenpleura, die ja sonst diagnostisch so schwer zu fassen sind. Von größerem diagnostischem Wert sind die Striae venosae KUTHYs, die übrigens schon WIDERHOFER aufgefallen sind, ein deutlich sichtbares Netz gröberer Venen in einer oder beiden Infraclaviculargruben. Sie deuten auf eine Zirkulationsstörung im Verlaufe der Intercostalvenen hin, meist bedingt durch Kompression der Vena azygos bzw. hemiazygos durch Bronchialdrüsenschwellungen im hinteren Mediastinum. Übrigens werden sie deutlicher, wenn man den VALSALVAschen Versuch anstellen läßt, wie GRÖBER zeigte. Freilich muß eine lactierende Mamma ausgeschlossen werden können, weil ja die ebenfalls zu solchen Venenerweiterungen führt.

Hierher gehört auch der Kranz feiner capillarer Venen an der Thoraxbasis, entsprechend dem Zwerchfellansatz, den man bei Leuten mit Emphysem und bei Kranken mit basalen Pleuraadhäsionen so häufig ein- oder doppelseitig beobachten kann.

Schließlich haben wir auch bei Verdacht auf beginnende Lungentuberkulose auf die normale oder auf eventuell sichtbare abnorme Pulsation in der *Herzgegend* zu achten. Ein Unsichtbarsein des Herzspitzenstoßes trotz fehlenden Fettpolsters und guter Herzarbeit kann am frühesten manchmal auf Überlagerung der Herzspitze durch die emphysematös erweiterte Lingula hinweisen, eine Verlagerung des Spitzenstoßes nach rechts oder links auf Verziehungen des Herzens durch Schrumpfungen der Pleura oder der Lunge oder auf eine Verdrängung desselben durch pleuritische Exsudate oder einen Ventilpneumothorax. Ein Fehlen der normalen Wanderung des Herzspitzenstoßes bei extremer Linkslage kann uns einen Hinweis geben auf eine Accretio cordis. Eine weithin in der Präkordialgegend sichtbare Herzpulsation kann andererseits wieder durch Denudation des Herzens bedingt sein, ebenso ein sichtbarer Pulmonalklappenschluß im zweiten Intercostalraum links.

Am Abdomen beachten wir die gesamte Konfiguration: Ein Aufgetriebensein kann ja oft das erste Zeichen einer Peritoneal- oder Darmtuberkulose sein. Wir beachten pathologische Vorwölbungen, bedingt durch Schwellung von Leber und Milz, von Knotenbildungen im großen Netz oder Drüsentumoren.

Wir beachten Narben nach Appendixoperation, weil auch diese häufig in Beziehung zu einer latenten Tuberkulose stehen (siehe darüber W. Neumann [8]). Schließlich dürfen wir nicht versäumen, auch dem Hodensack unser Augenmerk zu schenken. Eine Schwellung daselbst kann ja durch einen tuberkulösen Prozeß bedingt sein. Auch am After selbst fesseln Analfisteln und Periproktalabscesse unsere Aufmerksamkeit. Wir wissen ja, daß eine der häufigsten Ätiologien für Analfisteln eine Tuberkulose vorstellt. Auch meine Erfahrungen geben diesbezüglich den Beobachtungen von Regnier und von Melchior recht, und nicht selten machte mich eine Analfistel zuerst auf eine bestehende offene Lungentuberkulose aufmerksam, welche subjektiv ganz symptomlos verlaufen war und auch objektiv außer Bronchitis nur wenig charakteristische Zeichen bot. Es ist mir daher unverständlich, wie Fausler durch eine Sichtung von 204 Fällen zur Meinung kommen kann, daß nur 2,3% tuberkulöser Natur seien, ja daß nur 15% der bei Tuberkulose vorhandenen Fisteln diese Ätiologie aufwiesen. Es rührt das sicherlich davon her, daß er den histologischen Nachweis des tuberkulösen Gewebes verlangt, der aber an dieser Mischinfektionen so leicht ausgesetzten Stelle nur zu rasch verwischt wird, wie er selbst betont.

III. Die Palpation. Schmerzpunkte und Druckpunkte bei beginnender Lungentuberkulose.
(Algeoskopie von Gerhartz.) Pectoralfremitus.

An die im vorhergehenden Kapitel beschriebene Besichtigung der Kranken schließt sich nun die Beobachtung palpatorischer Phänomene. Gewissermaßen als Übergang zu beiden taucht zunächst die Frage auf, wie sich eine ausgeprägte Dermographie zur Tuberkulose verhält. Ich achte darauf schon seit vielen Jahren, konnte aber bisher keine eindeutigen Beziehungen dieses Vasomotorenphänomens zu speziellen Formen der Lungentuberkulose auffinden, und zum gleichen Resultat gelangte ja auch Ichok. Immerhin scheint es mir, als ob gerade die in den großen Rahmen der *Pleurite à répétition* fallende Spitzenpleuritis, die sogenannte Apicitis sicca von Gabrilowitsch, namentlich dann, wenn sie zur pleurogenen Vagusneurose im Sinne von Brecke ([1] l. c. S. 624) geführt hat, zu diesem Symptom besonders häufig Veranlassung gibt. Sie wäre demnach als recht günstiges Symptom zu betrachten. Für einen Zusammenhang mit Tuberkulose würden auch Beobachtungen von Stutz sprechen, wonach über einer einseitig erkrankten Lunge gerade über der Seite der Erkrankung eine besonders gesteigerte Erregbarkeit der Vasomotoren nachweisbar sei.

Wichtig ist dagegen eine bei leichter Beklopfung des Pectoralis, bei stärker ausgeprägten Fällen auch der Rückenmuskulatur nachweisbare mechanische Übererregbarkeit der Muskulatur und bei höheren Graden dieser Veränderung der sogenannte idiomuskuläre Wulst oder das *Myoödem*. Es ist dies eine Veränderung der Muskelerregbarkeit, die zwar bei allen kachektischen Zuständen beobachtet wird, bei der Carcinomkachexie, auch bei schweren Erschöpfungszuständen, wie ich das häufig bei Frontsoldaten beobachten konnte, die aber doch auch wieder besonders häufig bei Tuberkulose vorkommt, ja für bestimmte Formen der Lungenspitzentuberkulose wie für Phthisis ulcero-fibrosa cachectisans und die Phthisis cavitaria ulcerosa geradezu charakteristisch ist. Durch Untersuchungen der letzten Zeit ist die Pathogenese des idiomuskulären Wulstes weitgehend geklärt worden. So fanden Kollert und John, daß Einspritzung von 4—40—50% Dextrose den bestehenden idiomuskulären Wulst aufhebt. Zugesetztes Insulin, welches an sich unwirksam war, verstärkt diese Zuckerwirkung. Weniger wirksam fanden sie Lävulose und Natriumphosphat. Fast unwirksam erwies sich 10%ige Kochsalzlösung. Gesteigert wurde die idiomuskuläre Wulstbildung durch Caseosaninjektion. JOHN fand eine dreifache Wurzel für die idiomuskuläre Wulstbildung: 1. kann sie bei Neurosen als Stigma einer konstitutionell bedingten Entwicklung und morphologischen Abwegigkeit der Capillaren gelten; 2. im Krankheitsbild der chronischen Infektionskrankheiten und toxischer Prozesse als Ausdruck einer sekundär entstandenen toxischen Schädigung des Capillarsystems und 3. unter physiologischen Verhältnissen als Ausdruck eines Zuckerhungers der Gewebe bei vermehrtem Glykogenverbrauch, weshalb sie auch bei übermüdeten Frontsoldaten beobachtet wird. Zu letzterer Auffassung kommt übrigens auch DEMUTH für den idiomuskulären Wulst der Säuglinge, den er auf Veränderungen der Muskulatur zurückführt, die der Acidose sub- oder koordiniert sind. Auffällig ist es mir vor allem, daß wir dem idiomuskulären Wulst nicht bei allen kachektischen Formen der Tuberkulose begegnen, sondern vor allem bei jenen Kachexieformen, welche vorgeschrittene Stadien der hämatogen-proliferierenden Reihe betreffen. Ob da nicht eine besondere Schädigung der Muskulatur durch die kreisenden Tuberkelbacillen vorliegt?

Am Halse beachten wir bei der Palpation besonders die Vergrößerung der Lymphdrüsen, soweit sie sich nicht dem Auge verraten, worüber wir schon früher gesprochen haben. Da ist vor allem die Kette kaum linsengroßer, kleiner, derber, schmerzloser Lymphdrüsen am hinteren Rande des Sternocleidomastoideus zu erwähnen, welche LEGROUX bei gleichzeitigen Veränderungen der Lymphdrüsen der Achselhöhle unter dem Namen *Mikropolyadenopathie* beschrieben hat und als verläßlichen Hinweis auf eine meist objektiv und subjektiv latente Tuberkuloseinfektion bezeichnet. Darum palpieren wir bei dieser Gelegenheit gleich die axillaren Lymphdrüsen. Wenn erstere über erbsengroß befunden werden, so bieten sie einen mit zunehmender Größe immer sicheren Hinweis auf eine Tuberkulose und verdienen deshalb besonders unsere Beachtung, weil die Untersuchungen von WIETING und die autoptischen Kontrollen von PRYM ergeben haben, daß bei derartigen tuberkulösen Lymphomen der Axilla immer Verwachsungen der tuberkulösen Lungenspitze mit der Pleura costalis Platz gegriffen haben. Daraus dürften sich auch Befunde von JEHN schon erklären, der bei älteren Lungentuberkulosen die Achseldrüsen anthrakotisch fand, während bei exsudativen Tuberkuloseformen sowohl Lymphdrüsenschwellung als auch Anthrakose dieser Drüsen fehlte. Wir achten bei dieser Gelegenheit auch auf kleine, weichere, schmerzhafte Lymphdrüsen an dieser Stelle, wie sie den inzipienten Phthisen zukommen, wir achten besonders auch auf die ZEBROWSKIschen Lymphdrüsen, die übrigens auch HOCHSINGER für Säuglinge beschrieben hat; kleine, linsengroße, oft besser sicht- als tastbare Lymphknötchen im 4. und 5. Intercostalraume, entsprechend der vorderen oder mittleren Axillarlinie, denen auch für eine Tuberkulose der Lunge eine große Bedeutung zukommt. Auch sie weisen auf Adhäsionen, vor allem der Spitzenpleura mit der Pleura parietalis hin, und auf tuberkulöse Herde in der darunter liegenden Lunge. Freilich müssen Hautveränderungen dieser Gegend ausgeschlossen werden, wobei sie naturgemäß sich ebenfalls finden (siehe PLASCHKES). Von großer Bedeutung ist auch eine tastbare Lymphdrüse etwas seitlich vom Schildknorpelrande, welche oft einen guten Hinweis auf eine schwere, tiefergreifende Larynxtuberkulose bildet. Die frühzeitige Feststellung der Bösartigkeit einer Larynxtuberkulose verdient aber wieder vom prognostischen Standpunkte aus unsere vollste Aufmerksamkeit. Denn gerade für den Larynx hat PIÉRY (1) speziell die strenge Gültigkeit des mit ARBEZ gemeinsam aufgestellten Gesetzes vom Parallelismus der verschiedenen Tuberkulosemanifestationen am gleichen Individuum nachgewiesen. Auch eine Druckempfindlichkeit des Larynx bei leichtem Zusammenpressen der Schildknorpelplatten verdient dabei als guter Fingerzeig Erwähnung. Beim Larynx achten wir gleich auf das Vorhandensein des Oliver-Cardarellischen Phänomens, des Pulsus laryngeus descendens; denn Radonicic (1) hat ja gezeigt, daß eine derartige Larynxpulsation nicht nur bei Aortenaneurysmen und Aortendilatation, sondern auch bei schwieligen Mediastinitiden vorkommt, die im Verlauf der Lungentuberkulose, und zwar gerade ihrer gutartigen Formen nicht so selten sind. Dann fahren wir mit dem Finger gleich entlang den Rändern der Trachea in das Jugulum hinunter und überzeugen uns, ob die Trachea zentral im Jugulum verschwindet oder etwa gegen das linke oder rechte Sternoclaviculargelenk hin abweicht, ein ungemein häufiges Vorkommen, welches eines der besten diagnostischen Kennzeichen für eine Schrumpfung einer Lungenhälfte vorstellt.

Am Halse beachten wir ferner noch das Verhalten der großen Gefäße. Ein Hochstehen der rechten Subclavia, Huchards Zeichen (2) für eine zentrale Arteriosklerose, den systolischen Anprall beider Subclavien an die Clavicula, welches Trunecek als wichtiges Symptom hierfür beschreibt: wir beachten die Pulsation im Jugulum, die Dicke der Arterien an Radialis und Carotis. Wir müssen das tun, weil wir wissen, daß chronische und vor allem benigne Tuberkulosen zu sklerotischen Veränderungen der Gefäßwände führen können (vgl. darüber Faber). Im Laufe der Beobachtungen hat sich mir immer mehr die Überzeugung aufgedrängt, daß wir in einer frühzeitigen Radialgefäßrigidität, verbunden mit Hypotonie und ohne Kalkeinlagerungen ein sehr frühes Symptom einer chronischen Tuberkelbacillämie vor uns haben, wahrscheinlich bedingt durch Schädigung der Gefäßwand von den kreisenden Bacillen her. Das ergibt sich auch aus den Elastizitätsmessungen Hochweins, der bei 4 Fällen von exsudativer Tuberkulose keine Abweichung der Arterienelastizität von der Norm konstatieren konnte, bei cirrhotischer Phthise dagegen, also den Formen, die mehr der Tuberculosis ulcero-fibrosa entsprechen, die Arterien dehnbarer fand als bei normalen gleichaltrigen Individuen. An den Radialarterien richten wir unser Augenmerk aber auch auf einen ein- oder doppelseitigen Pulsus paradoxus (inspiratione intermittens), auf sein eventuelles Auftreten beim Valsalvaschen Versuch. Wir achten auf eine Änderung der Pulsfrequenz in den verschiedenen Atmungsphasen, auf einen Pulsus irregularis respiratorius und auf extrasystolische Arhythmien; denn alle diese Erscheinungen können nach Delacamp (1) nicht so selten auch durch Bronchialdrüsentuberkulose bedingt sein. Auch eigene Beobachtungen, über die ich später berichten will, sprechen eindeutig dafür.

Am ergiebigsten ist das Ergebnis der Palpation am Thorax selbst. Wir stellen damit das Vorhandensein oder die Abwesenheit eines durch grob-schnurrende, bronchitische oder grob-reibende, pleurale Geräusche bedingten Schwirrens der Thoraxwand bei der In- oder Exspiration fest, wir stellen damit fest, ob die Intercostalräume beiderseits gleich weit sind oder auf einer Seite weiter oder enger als normal. Wir stellen damit einseitige Thoraxschrumpfungen sicher. Die zangenartig um die Thoraxbasis gegen die Axilla hin herumgelegte Hand belehrt uns auf das beste über ein eventuelles Zurückbleiben einer Thoraxseite bei der Atmung. Für die Feststellung einer besseren oder schlechteren inspiratorischen Entfaltung der Spitzen genügt aber ein einfaches Auflegen der Hand auf die Schulter nicht, da hier die reine Expansionsfähigkeit der Lungenspitzen mit der Anspannung und aktiven Bewegung der Schultermuskulatur interferiert und daher keinen einwandfreien Aufschluß gibt. Dafür hat sich mir aber hier eine Modifikation des Ruaultschen Handgriffes auf das beste bewährt. Ruault beschreibt seinen Handgriff folgendermaßen:

„Der Arzt stellt sich hinter den sitzenden Patienten, legt leicht seine beiden Hände auf die Schultern des zu Untersuchenden derart, daß er die Infraclaviculargegend umgreift."

Um mich von der störenden Hebung der Schultern durch die Muskelaktion ganz unabhängig zu machen, modifiziere ich diesen Handgriff in der Weise, daß ich bei hängenden Schultern den Daumen beider Hände in die Intrascapulargegend auflege, die übrigen 4 Finger in die Fossa infraclavicularis, dabei aber vermeide, daß die hohle Hand den freien Schulterrand berührt. Wenn ich nun bei tiefem Inspirium darauf achte, ob die beiden Punkte in horizontaler Richtung voneinander entfernt werden und wieweit, habe ich ein gutes Maß für die antero-posteriore Ausdehnung der Lungenspitzen, ganz unabhängig und unbeeinflußt vom Lüften und Schupfen der Schultern, das sonst so störend wirkt. Durch eine genaue vergleichsweise Palpation der Thoraxrückenhaut können wir uns auch von einer evtl. schwereren Abhebbarkeit der Haut an verschiedenen Thoraxstellen, SORGOS (2) Adhärenz, von einer größeren Dicke dieser Hauptpartie, SORGOS (2) Succulenz überzeugen, Symptome, die auf eine Änderung der Lymphzirkulation in den betreffenden Hautabschnitten hinweisen und zumeist durch Verwachsungen und Verdickungen der Pleura parietalis verursacht sind. Daher werden diese Erscheinungen mit gutem Erfolge von SORGO (2) für die Diagnose von Pleuraadhäsionen verwendet.

Von Wichtigkeit für eine beginnende Lungenspitzentuberkulose ist ferner die leichte Tastpalpation (slight touch palpation) von POTTENGER (1, 2). Es liegt sicher seiner Behauptung, daß es auch über den Lungenspitzen zu einer Art défense musculaire komme, wie über Krankheitsprozessen des Abdomens, eine richtige Beobachtung zugrunde. Nur schade, daß der Wert dieser Untersuchungsmethode bei der lang dauernden, chronisch verlaufenden Lungentuberkulose dadurch stark beeinflußt wird, daß man bei der Feststellung von Differenzen zwischen beiden Musculi supraspinati durch einen leisen Stoß mit den geburtshelferähnlich zusammengelegten Fingerspitzen zunächst nicht weiß, ob die vermehrte oder die verminderte Resistenz das Pathologische sei. Bei frischen phthisischen, namentlich aber pleuritischen Prozessen in und an den Lungenspitzen findet man nämlich als Ausdruck einer verstärkten Muskelabwehr vermehrte Rigidität. Bei älteren Prozessen schlägt diese durch fortschreitende Atrophie der Schultermuskulatur ins Gegenteil um und dann ist die schlaffere Seite die pathologisch affizierte. Wegen dieser Doppeldeutigkeit des Symptoms empfiehlt es sich, diese Untersuchungen erst nach abgeschlossener Perkussion und Auscultation vorzunehmen, wenn man sich über die vorliegenden Veränderungen schon ein gewisses Bild gemacht hat. Dann aber gibt sie uns oft bedeutungsvollen Aufschluß über die Natur, vor allem über das Alter der darunterliegenden Veränderungen.

Das führt uns gleich zur Empfindlichkeit der Schultermuskulatur, des Musculus trapezius und pectoralis bei Walken der Muskelbündel zwischen den Fingern, wie sie PORGES (2) vor einigen Jahren als wichtiges diagnostisches Mittel bei der Diagnose einer Lungenspitzentuberkulose mitgeteilt hat. Die Beobachtung ist richtig, sofern wir es mit Spitzenpleuritiden zu tun haben. Für die Frühdiagnose einer beginnenden Phthise freilich leistet uns dieses Schmerzphänomen überhaupt keine besonderen Dienste. Denn HOLLÓS Worte: „Die Schmerzphänomene zeigen keinesfalls eine beginnende Phthise an, sie sind vielleicht die Zeichen einer — vielleicht ausnahmslos auf die Pleura lokalisierten — perifokalen Entzündung und kommen als solche bei juveniler Lungentuberkulose vor und leisten uns zu deren Erkennung vorzügliche Dienste" muß ich vollinhaltlich unterschreiben. Denn diese Empfindlichkeit speziell des freien Trapeziusrandes kann auch nur der irradiierte Schmerz durch eine

Neuritis des Nervus phrenicus sein, wie sie in den Mussyschen Druckpunkten sich äußert: Ich habe über dieses Schmerzphänomen erst vor kurzem (W. Neumann [8]) eine längere Arbeit veröffentlicht und konnte darin zeigen, daß die Beobachtung der verschiedenen Mussyschen Druckpunkte, sowie der Erweiterungen, die dieser Symptomenkomplex durch Huchard (1) vor allem erfuhr, ein wichtiges Glied in der Untersuchung eines Kranken ist, der auf beginnende Lungentuberkulose verdächtig ist. Sie sind wichtig für die Seitendiagnose einer halbwegs starken Lungenblutung, namentlich in frischen Fällen. Sie erlauben uns die Diagnose von Lungenherden, die dem Mediastinum oder dem Diaphragma benachbart sind, wie dies für die „primären" Küss-Ghonschen Herde zutrifft und für die sekundären Aspirationsherde gegen die Basis hin, welche Gabrilowitsch als tuberkulöse Bronchopneumonie bezeichnet. Sie sind charakteristisch endlich für manche Fälle von *Pleurite à répétition* im Sinne von Piéry (2). Wir dürfen also an diese Druckpunkte niemals vergessen. Ein solcher Druckpunkt allein mag etwa bei empfindlichen Patienten nicht sehr verläßlich erscheinen. Aber wenn man sich dabei weniger auf die Angaben des Patienten verläßt, sondern bei der Prüfung darauf das Gesicht der Kranken beobachtet und sieht, wie der Kranke bei Druck auf diese umschriebenen Stellen zusammenzuckt, dann bekommt das Symptom schon eine höhere Bewertung. Besonders aber verleiht die Kombination der verschiedenen gleichseitigen Druckpunkte, die sich immer nachweisen läßt, dem Symptom eine besonders große Verläßlichkeit und Sicherheit. Die betreffenden Punkte sind:

1. Der *Bouton diaphragmatique*, der Schnittpunkt der Parasternallinie mit der Verlängerung der 10. Rippe. Für die Praxis am leichtesten läßt sich dieser Druckpunkt auffinden, wenn man auf einer Linie, die um 45^0 gegen die horizontale Nabellinie geneigt ist, 2 cm vom Nabel an gerechnet aufträgt und an diesem Punkt in die Tiefe drückt.

2. Ein Druckpunkt zwischen den beiden Köpfen des Sternocleidomastoideus.

3. Der Bouton diaphragmatique postérieur von Huchard, hinten neben der Wirbelsäule im 11. Intercostalraum.

4. Der Point epigastrique von Huchard, neben dem Processus xiphoideus.

5. Die Empfindlichkeit der Schultermuskulatur der gleichen Seite und

6. Druckpunkte im 2. und 3. Intercostalraum neben dem Sternum. Doch muß schon an dieser Stelle aufmerksam gemacht werden, daß diese Druckpunkte einer Neuritis des Nervus phrenicus ihre Entstehung verdanken, daß eine solche Neuritis sehr häufig durch Entzündungen am mediastinalen oder diaphragmalen Blatt der Pleura entsteht, daß sie aber auch zustande kommen kann, wenn der peritoneale Überzug des Zwerchfells entzündlich verändert ist. Darum finden wir die Mussyschen Druckpunkte auch bei subphrenischen Abscessen, bei einer eitrigen Cholangitis, bei Leberabscessen, bei Ulcusperforation im Epigastrium, bei allgemeiner Peritonitis, worauf ich schon in meiner seinerzeitigen Arbeit aufmerksam machte und worauf Högler und Klenkhard in einer eigenen Arbeit besonders unser Augenmerk gelenkt haben.

Ein weiteres Schmerzphänomen, worauf wir achten müssen, ist die Empfindlichkeit des Plexus brachialis in der Spuraclaviculargrube und obersten Axilla, welches R. Schmidt (1) als ein Zeichen einer frischen Lungenspitzenaffektion hinstellt. Bei frischen Spitzenpleuritiden habe ich dieses Symptom recht verläßlich gefunden. Weniger konstant scheint die von Zuelzer (2) beschriebene Druckempfindlichkeit der 1. Rippe zu sein, die jener Autor auf eine verknöchernde Perichondritis zurückführt, wie sie durch die Beobachtungen von W. A. Freund und die ausgedehnten Nachprüfungen dieser Thoraxanomalie durch Hart (3) festgestellt worden ist. Dafür muß ich als weiteres wichtiges Schmerzphänomen am Thorax die Spinalgie über dem III.—VII. Brustwirbeldorn bezeichnen, welche PETRUSCHKY zuerst beschrieb und welche eines der verläßlichsten Symptome einer aktiven Bronchialdrüsentuberkulose ist. Seine Erklärung findet dieses Symptom wohl durch die Lymphadenitis im hinteren Mediastinum, eine begleitende Perilymphadenitis und fortgeleitete Entzündung auf das Periost der benachbarten Wirbelkörper. So ist es auch verständlich, warum dieses Symptom sich immer mit der Empfindlichkeit der betreffenden Wirbelkörper kombiniert findet, feststellbar durch die Sondenpalpation nach NEISSER. Dabei müssen wir uns aber stets vor Augen halten, daß auch andere entzündliche Prozesse im hinteren Mediastinum, also eine akute Tracheobronchialdrüsenschwellung bei Pertussis, Masern, akuten Bronchitiden dieselbe Spinalgie verursachen werden, wir müssen uns auch gegenwärtig halten, daß nach LÖWENSTEIN (3) bei dekompensiertem Mitralfehler sich ebenfalls eine Spinalgie vom 1.—4. Brustwirbeldorn finden kann.

Als weitere Schmerzphänomene sind jüngst noch zwei beschrieben worden, über deren Wert ich aber noch nichts aus eigener Erfahrung berichten kann. Das eine ist das sog. PINELLEsche Zeichen, über das LEPRINCE berichtet. Es besteht darin, daß bei Lungenkranken durch Druck auf den Vagus ein intensiver ausstrahlender Schmerz nach der Lunge, nach dem Magen und zur Leber hin entsteht, während dieser Schmerz bei Druck auf den Sympathicus nach dem Gehirn hin ausstrahlt. Die Untersuchung wird derart vorgenommen, daß mit der rechten Hand der Nacken des Kranken umfaßt wird, und daß man mit der Daumenkuppe auf den äußersten Rand des Carotispulses drückt, wobei man hinter demselben einen Strang fühlt, den man gegen die Wirbelsäule preßt. Bei Fehlen von Lungenkrankheiten wird dabei nur eine unangenehme Sensation hervorgerufen, welcher die oben beschriebene Ausstrahlung vollkommen fehlt.

Ein weiteres Schmerzphänomen hat MAESTRINI beschrieben. Wenn man einen mittleren Druck auf die Carotidengegend oder, genau ausgedrückt, im Verlaufe des Nervenbündels ausübt, stößt man auf einen Schmerzpunkt, der meist innerhalb der Fossa supraclavicularis liegt. In 90% aller vorgeschrittenen Fälle von Spitzenkatarrh, aber ebenso häufig im allerersten Beginn der Lungenspitzenerkrankung ist dieser Schmerzpunkt anzutreffen, namentlich bei Affektionen von Unter- oder Mittellappen.

Als letzte palpatorische Untersuchungsmethode am Thorax kommt noch die Prüfung des Stimmfremitus in Betracht. Freilich empfiehlt sich auch diese Untersuchung erst am Schlusse der Perkussion, um über die Wertigkeit der festgestellten Dämpfungen Aufschluß zu bekommen. Denn Dämpfungen mit Erhöhung des Stimmfremitus können wir mit gutem Grunde als Dämpfungen durch Verdichtung des Lungenparenchyms betrachten, wenn auch lockere Pleuraadhäsionen und pleurale Stränge ebenfalls zu einer Vermehrung desselben führen. Dämpfungen ohne Erhöhung des Fremitus verdanken ihre Entstehung entweder Veränderungen der Elastizität oder der Dicke der Thoraxwand oder Veränderungen der Pleura, Ergüssen und dicken Schwarten daselbst. Aus systematischen Gründen sei aber diese Methode schon hier erwähnt. Doch muß ich da etwas vorausschicken, was häufig ganz übersehen wird. Bevor ich den Stimmfremitus prüfe, muß ich mich erst über die Stimmlage des betreffenden Patienten vergewissern. Bei Männern mit ihrer tiefen Stimme ist normalerweise der Fremitus in den basalen Partien bedeutend stärker als in den Spitzenpartien, bei Frauen oder Kindern mit hoher Stimme gerade umgekehrt, ganz entsprechend dem Gesetz der HELMHOLTZschen Resonatoren. Eine Vermehrung des Fremitus über den Lungenspitzen bei einem Manne ist daher schon verdächtig für eine Lungenspitzen-Induration oder -Infiltration, während bei

Frauen ein derartiger Befund gar keine pathologische Bedeutung zu haben braucht. Was die Technik der Prüfung anlangt, wird der Stimmfremitus für gewöhnlich mit den flach aufgelegten Fingern einer oder beider Hände vergleichsweise an den symmetrischen Stellen der Thoraxwand geprüft. Besonders zur Abgrenzung des oberen Niveaus einer Flüssigkeitsansammlung im Thoraxraum empfiehlt es sich aber, diese Prüfung mit der ulnaren Kante der Hände, namentlich in der Nähe des Handgelenkes, vorzunehmen. Die Nähe des Gelenkes hat den Vorteil, daß die Gelenksnerven für leichte Erschütterungen besonders empfindlich sind und daher auch Spuren des Fremitus hier am leichtesten erkennbar sind. Die schmale Fläche erlaubt eine scharfe, lineare Bestimmung und mir hat dieses Verfahren oft sehr gute Dienste geleistet, wenn es galt, einen Flüssigkeitsspiegel aus der Dämpfung der darüberliegenden komprimierten Lunge oder verdickten Pleura herauszufinden. Denn die Linie des fehlenden Fremitus entspricht zumeist dem oberen Niveau der Flüssigkeit. Zur genauen Abgrenzung des obersten Flüssigkeitsniveaus kann man auch mit recht gutem Resultat das HOCHHAUSsche Phänomen heranziehen. Dieses besagt, daß an der oberen Grenze der Dämpfung bei Vorhandensein von pleuralen Ergüssen der Stimmfremitus verstärkt erscheint, weil hier die komprimierte Lunge liegt, während bei pneumonischer Infiltration eine solche Verstärkung fehlt.

Zum Schlusse kommt noch die Palpation des Abdomens in Betracht. Sie belehrt uns über weitere Stigmata des Habitus asthenicus von STILLER. Wir untersuchen also auf das Vorhandensein einer *Costa decima fluctuans*, wir untersuchen auf das Bestehen einer *Nephroptose*. Die Palpation der Niere ist aber auch deshalb sehr wichtig, weil eine vergrößerte, schmerzhafte Niere unsere Aufmerksamkeit auf eine eventuell bestehende Nierentuberkulose hinlenken kann. Aus diesem Grund beachten wir auch den BAZYschen Druckpunkt, drei Querfinger seitlich vom Nabel, der für schmerzhafte Affektionen des Ureters charakteristisch sein soll. Die Palpation des übrigen Abdomens belehrt uns über das erhöhte Resistenzgefühl des ganzen Bauches; über circumscripte défense musculaire, die in der Appendixgegend eventuell auch bei tuberkulösen Geschwüren des Darmes vorkommen kann, wenn die Geschwüre schon tief gegriffen haben und nahe an die Serosa herankommen. Wir berücksichtigen das luftkissenartige Palpationsgefühl des gesamten Abdomens, wie es für chronisch-plastische Peritonitiden mit Verbackung der Darmschlingen untereinander charakteristisch ist. Wir beachten auch abnorme Resistenzen im Mittelbauch, bedingt durch knollige Tuberkulose des Netzes oder durch tuberkulöse Mesenterialdrüsen. Wir berücksichtigen die Dicke und Resistenzvermehrung der Appendix und des Coecums, wo sich ja vor allem und zuerst tuberkulöse Darmprozesse abspielen. Wir prüfen die Bauchdeckenreflexe, weil das Erlöschen eines derselben eventuell für eine beginnende Peritonitis als objektives Äquivalent einer circumscripten défense von Wichtigkeit sein kann. Wir palpieren die Leber, deren Vergrößerung im Rahmen einer Tuberkulose durch Fettinfiltration oder auch durch Amyloidose bedingt sein kann. Wir palpieren die Milz. Eine palpable Milz ist für unsere Zwecke besonders wichtig. Denn phthisische Prozesse von bösartigem Charakter in den Lungenspitzen und hämatogene Prozesse daselbst gehen meiner Erfahrung nach fast regelmäßig, wenigstens im akuten Stadium, mit Vergrößerung der Milz einher. Der Milztumor frischer phthisischer Prozesse ist weich, der bei umschriebenen, mehr gutartigen, miliaren Schüben derb und hart. Es ist das ein Symptom, welches bei Tuberkulose noch viel zu wenig beachtet und berücksichtigt wird und doch von einschneidender Bedeutung ist. Die Gründe, warum das so wenig bekannt ist, werde ich später bei Gelegenheit der Perkussion der Milz des näheren erörtern. Wir prüfen endlich auch auf

Fluktuation in den abhängigen Partien des Abdomens, eventuell auch bei geringem Flüssigkeitserguß in Knieellenbogenlage des Kranken.

Schließlich versäumen wir nicht, die Hoden und Nebenhoden abzutasten. Wir achten dabei auch auf eine einseitige Varicocele, die eventuell auch durch retroperitoneale tuberkulöse Lymphdrüsenpakete verursacht sein kann, wie das ja für Hypernephrome schon längst bekannt ist; wir achten auch auf eine Verdickung des Nebenhodens als manchmal erstes Zeichen einer beginnenden Urogenitaltuberkulose. Auch das Abtasten der Inguinaldrüsen kann manchmal wichtige Fingerzeige abgeben. So hat ja Mathias gezeigt, daß bei intraabdomineller Tuberkulose diese Drüsengruppe manchmal anschwillt und so diagnostisch ganz gut verwendet werden kann.

IV. Die Perkussion.

Eine der wichtigsten Methoden zur Untersuchung auf beginnende Lungentuberkulose ist die Perkussion. Ihre Resultate sind für die meisten Fälle beginnender Lungentuberkulose von entscheidender Bedeutung. Wenn man sich freilich damit begnügt, einfach durch vergleichende Perkussion festzustellen, welche Lungenspitze einen dumpferen Schall gibt, dann kann es wohl vorkommen, wie Wenzel und Aufrecht (2) so drastisch beschreiben und wie ich es selbst schon zu wiederholten Malen erlebt habe, daß ein Spezialist eine beginnende Lungenspitzentuberkulose links, der andere beim gleichenFall zur selben Zeit eine rechts findet. Es ist ja leider nur allzu wahr, daß die Perkussion trotz ihrer enormen Wichtigkeit eine sehr subjektive Methode vorstellt, so daß die perkutorischen Ergebnisse von zwei verschiedenen Beobachtern kaum je vollständig übereinstimmen. Will man gleiche Resultate erwarten, will man Resultate finden, die ein anderer Beobachter ebenfalls immer wieder bestätigen kann, so muß man sich genau an eine bestimmte Methodik der Perkussion halten. Ob man dabei die Plessimeter-Hammer-Perkussion, die Finger-Plessimeter-Perkussion, die Finger-Finger-Perkussion übt, ist dafür ziemlich gleichgültig. Ich bevorzuge seit langem die Finger-Finger-Perkussion, wenn ich auch Aufrecht (2) recht geben muß, daß einem bei einer größeren Untersuchungsreihe oft sowohl der Plessimeter-Finger als auch der perkutierende Finger recht empfindlich weh tun können. Aber anderseits möchte ich doch den Tasteindruck nicht missen, den die Finger-Finger-Perkussion zur Unterstützung der akustisch wahrnehmbaren Erscheinungen gibt.

Eine physikalische Ableitung der Perkussionswirkung ist bei der Inhomogenität der betreffenden Medien, welche die Ausbildung von reinen Kugelwellen unmöglich macht und auch die Gestalt der einhüllenden Kurve für eine mathematisch-physikalische Betrachtung kaum geeignet erscheinen läßt, nicht möglich. Am besten ist es daher, wenn man sich an die der Wahrheit sicher am nächsten kommenden Begriffe der Stoßsphäre der Perkussion hält, wie sie Sahli aufgestellt hat. Die beifolgenden zwei Schemen sollen nun dartun, wie es für eine topographische Abgrenzung lufthältiger und luftleerer Organe oder Organstellen im Körper unerläßlich erscheint, die Perkussion so zu wählen, daß möglichst langgestreckte Stoßsphären der Perkussion entstehen. Denn bei einer Perkussion mit quergestellten Stoßsphären entsteht zwischen der Zone vollen Schalls und der absoluten Dämpfung an der Berührungsfläche beider eine verschieden breite intermediäre Zone relativ gedämpften Schalls, welche die Organgrenzen verwischt und um so breiter ausfällt, je breiter diese quergestellten Stoßsphären sind. Je besser es also gelingt, durch die Perkussion längsgestellte und möglichst schmale Ellipsen als Stoßsphären hervorzurufen, um so schärfer müssen sich die Organgrenzen bestimmen lassen, um so leichter und eindeutiger werden die Ergebnisse einer derartigen Perkussion sein. Das besteht auch dann zu Recht, wenn man nach POLLITZERs (2) sehr beherzigenswerter Arbeit nicht so sehr auf die Sonorität des Schalls, sondern auf den Eigenton des Instruments „Lunge" und „Herz" achtet. Wir müssen daher zunächst untersuchen, auf welche Weise es gelingt, möglichst schmale Stoßsphären der Perkussion hervorzurufen. Da kommt zunächst ein Moment in Betracht, welches schon SAHLI (l. c. S. 201 und 220) mit Nachdruck erwähnt, welches aber meiner Erfahrung nach trotzdem immer noch viel zu wenig Berücksichtigung findet. Es betrifft das Aufsetzen des Plessimeter-Fingers. In den meisten Perkussionskursen wird immer wieder gelehrt, daß er fest auf die Thoraxwand aufgesetzt werden soll, von dem Bestreben geleitet, möglichst das Vorhandensein von Luft unter dem Plessimeter auszuschalten. Dadurch wird eine große Berührungsfläche bedingt. Der Perkussionsschlag erzeugt aber an allen Berührungspunkten Kugelwellen, sog. HUYGHENsche *Elementarwellen*, deren Einhüllende dann eine zur Körperfläche quergestellte Ellipse vorstellt (wie in a der Abb. 3).

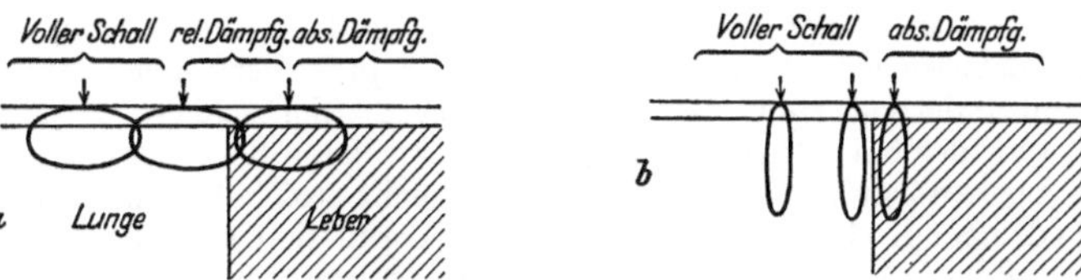

Abb. 3. Wirkungssphären der Perkussion.

Legt man den Finger nur ganz leicht auf, berührt man die zu untersuchende Stelle nur mit der Endphalange, so daß sie mit weniger Berührungspunkten die im großen ganzen meist konvexe Körperoberfläche trifft, dann ist das Resultat ein ganz anderes. Die Stoßsphären sind dann längsgestellte Ellipsen (wie in b der Abb. 3). Ein zweites Moment betrifft die Handhabung des Perkussionsfingers. Ich habe die Erfahrung gemacht, daß man die schärfsten und eindeutigsten Perkussionsresultate erzielt, wenn man nicht nur, wie es gelehrt wird, aus dem Handgelenk perkutiert, sondern direkt aus dem Fingergelenk. Man muß dann freilich, um die gleiche lebendige Kraft der Perkussion zu erzielen, wie bei dem Auffallen der größeren Masse der Hände mit besonders großer Geschwindigkeit den Finger niederfallen lassen. Die Erklärung, warum bei einer solchen Perkussion besonders langgestreckte Ellipsen entstehen, ergibt sich aus einer Beobachtung GEIGELs über die Wirkung des Plessimeters. Er fand, daß die physikalische Wirkung des kunstgerecht verwendeten Plessimeters darin besteht, den perkutierenden Finger oder Hammer momentan zurückzuschnellen, nicht eine relativ lange Zeit auf sich ruhen zu lassen. „Hierdurch wird eine Ausdehnung der Stoßwirkung auf eine größere Fläche verhindert und ein bedeutender Teil derselben auf die Tiefe übertragen." Zum gleichen Zwecke befürwortet ja auch AUFRECHT eine ganz besonders federnde Haltung des Perkussionshammers. Perkutiere ich nun aus dem Fingergelenk, dann kann die relativ kleine Masse des Fingers viel leichter und rascher zurückgeworfen werden, während bei der Perkussion aus dem Handgelenk oder aber gar aus dem Ellbogengelenk ein längeres Liegenbleiben auf dem Plessimeterfinger unvermeidlich ist. So entstehen dann wieder mehr quergestellte und nicht die gewünschten, für topographische Abgrenzungen einzig wertvollen und brauchbaren, längsgestellten Stoßsphären. Das eben Vorgetragene macht es auch verständlich, wie individuell eigentlich die Perkussion überhaupt ist.

Untersucher mit schmalen, zarten Fingern werden schärfere und genauere Perkussionsbestimmungen ausführen können als Ärzte mit klobiger Hand und plumpen Fingern. Die Richtigkeit dieser Vorschrift läßt sich besonders leicht an der hinteren unteren Lungengrenze in jedem Falle zeigen. Man kann je nach dem Aufsetzen des Plessimeterfingers allein die Grenze des Lungenschalles bis zu 3 cm different finden, tiefer und weniger scharf bei starkem Aufdrücken des Plessimeterfingers, höher, dafür aber um so schärfer bei leichtem Aufsetzen und richtiger Perkussion aus dem Fingergelenk, so daß also schon nach diesem einfachen Experiment die Verschiedenheit der Befunde verschiedener Beobachter, welche auf derartige Verhältnisse nicht achten, ganz selbstverständlich ist. Nach vieljährigen Erfahrungen, immer wieder kontrolliert durch wiederholte Autopsiebefunde nach sorgfältig graphisch niedergelegten Perkussionsbefunden muß ich diese Methode der Perkussion für das Instrument „Lunge" für besser erklären als POLLITZERs „schmiegende Perkussion" mit weich und breit, freilich ohne Druck aufgesetztem Plessimeterfinger und ohne Schwung weich, breit, etwas drückend oder stoßend aufgesetztem Hammerfinger. Der schmiegenden Perkussion POLLITZERs ist übrigens auch die SCHWARZMANNsche Perkussion verwandt, der die wahre Herzgröße und die Aortenbreite mittels folgender Perkussionsmethode herausbringt. Er perkutiert nicht mit freiem, sondern mit fixiertem Handgelenk, und die Perkussionsschläge werden nicht mit der Kuppe des Mittelfingers, sondern mit der volaren Seite der Endphalange des Zeigefingers ausgeführt. Der Anschlag ist nicht stoßend, sondern gewissermaßen eindringend. Der Hauptvorteil dieser Perkussion soll nach ihm darin bestehen, daß beim Übergang von Lunge zu Aorta bzw. zum Herzen die Schallunterschiede so ausgesprochen sind, daß nicht nur der Arzt, sondern auch mancher intelligente Kranke sie ohne weiteres erkennt.

Je vollkommener man sich auf eine Perkussion einübt, die ein leichtes, möglichst punktförmiges Berühren mit dem Plessimeterfinger und ein federndes, ein leichtes Zurückschnellen des Fingers gewährleistendes, dabei aber freilich zur Erzielung der gleichen Schallintensität schnelleres Aufschlagen des Perkussionsfingers aus dem Fingergelenk berücksichtigt, desto einwandfreier und eindeutiger wird das Perkussionsergebnis werden, desto größere Übereinstimmung wird sich zwischen den verschiedensten Beobachtern erzielen lassen, wie mich vielhundertfache Erfahrung an Kursteilnehmern belehrt hat. Mit diesen beiden wichtigsten Prinzipien einer richtigen Perkussion kommt man fast durchwegs aus. Nur dort, wo es gilt, vollen Lungenschall oder Dämpfung gegen tympanitischen Schall abzugrenzen, also bei der perkutorischen Feststellung der unteren Leber- oder Milzgrenze genügt auch das noch nicht. Die Ursache liegt wohl darin, daß für die hohen Schwingungszahlen des tympanitischen Perkussionsschalles auch bei dieser Perkussionsart der Perkussionsschlag doch noch zu lange vorhält und daher querovale Stoßsphären entstehen. Wir wissen durch die Untersuchungen der MÜLLERschen Schule, daß einem normalen Lungenschall eine Schwingungszahl von 95—100 Schwingungen in der Sekunde entspricht; dem tympanitischen Schall der Bauchorgane dagegen eine Zahl von 328—450. Ich habe nun schon lange empirisch gefunden, daß man auch hier gute und scharfe Organabgrenzungen erzielen kann, die mit den autoptischen Befunden sich decken, wenn man die Verweildauer des Perkussionsschlages noch dadurch verkürzt, daß man außer den zwei schon erwähnten Momenten hier auch noch den Plessimeterfinger nicht auf der perkutierten Stelle ruhen läßt, sondern gleich nach der Vollführung des Perkussionsschlages den Plessimeterfinger sofort von der Unterlage abhebt, eine Art Perkussion, die ich in meinen Kursen mit dem Namen „hüpfende Perkussion" bezeichne. HAUSMANN (1) hat eine ähnliche Perkussion, wie ich von ihm erfahren habe, als Simultanperkussion beschrieben. Diese Art des Perkutierens gibt wohl auch deshalb zur Begrenzung der Leberdämpfung auch gegenüber dem tympanitisch schallenden Abdomen sehr gute Resultate, weil sie sich in weitem Maße der POLLITZERschen *Staccatoperkussion* nähert, womit er „das *Sarkophon* Herz spielt", und tatsächlich haben mich nach Erscheinen der POLLITZERschen Arbeit ausgeführte Versuche belehrt, daß es mit meiner hüpfenden Perkussion ebenfalls sehr gut gelingt, die wahre Herzgröße und die Größe der soliden Massen im Mediastinum abzugrenzen. Eine dritte Abart der Perkussion benötigen wir, wenn es gilt, mit absoluter Zuverlässigkeit den Anteil des Herzens herauszuperkutieren, der noch von Lunge gedeckt wird, wenn es sich also um die Bestimmung der Beziehungen zwischen absoluter und relativer Herzdämpfung handelt, auf deren diagnostische Bedeutung ich später noch eingehen werde. Hierzu sind die verschiedensten Methoden angegeben worden, die Schwellenwertperkussion von GOLDSCHEIDER, die schmiegende Perkussion von POLLITZER usw. Ich benütze dazu gegenwärtig fast ausschließlich die Tangentialperkussion von KARCSAG. Denn gerade zur Bestimmung schmalster Zungen lufthaltigen Lungengewebes, die das Herz überdecken, müssen wir von der oben als Grundprinzip aufgestellten Erzeugung schmaler und tiefreichender Stoßsphären absehen und erzielen hier die besten Resultate, wenn die Stoßsphäre wenig tief reicht; das wird nun am besten mit der Tangentialperkussion erreicht, d. h. mit einer Perkussion, wo bei leicht aufsitzendem Plessimeterfinger, der im Grundgelenk federnde Perkussionsfinger nicht auf die Rückenfläche, also nicht perpendikulär zur Körperoberfläche, sondern auf die Seitenfläche des Plessimeters, also tangential zur Körperoberfläche auffällt.

Mit diesen Perkussionsmethoden gehen wir nun an die Untersuchung des Thorax eines auf Lungentuberkulose zu untersuchenden Kranken heran. Diese Thoraxuntersuchung setzt sich zusammen aus einer genauen topographischen Lungenperkussion, welche die natürliche Grenze der Lunge an den verschiedensten Stellen genau berücksichtigt, aus einer topographischen Perkussion pathologischer Schallverhältnisse über einer Lunge und erst zum Schlusse aus einer vergleichenden Perkussion symmetrischer Lungenstellen. Ich habe mir dabei im Laufe der Jahre, vor allem an der Hand sorgfältiger Autopsiebefunde und mehrjähriger Beobachtung derselben Lungenkranken, von den leichten Veränderungen angefangen bis zu den schwersten, ferner von Fällen von Bronchuscarcinom und anderen Thoraxerkrankungen ein bestimmtes Vorgehen bei diesen Untersuchungen zurechtgelegt, welches allen Verhältnissen, wie man sie bei Thoraxerkrankungen findet, gerecht wird. Dieses liefert so vielfache Ausbeute, daß man meist nicht in die Lage kommt zu sagen, daß man nichts findet, sondern eher eine Auswahl treffen muß und nicht jeden Fall, wo man pathologische Verhältnisse bei der Lungenperkussion antrifft, schon als beginnende Tuberkulose bezeichnen darf. Doch darüber später.

Wir beginnen die Thoraxperkussion mit einer topographischen Perkussion der Lungenspitzen. Die den anatomischen Verhältnissen vollständig entsprechende Methode dafür wäre wohl die GOLDSCHEIDERsche Spitzenperkussion. Doch spielen dabei schon ganz geringe Unterschiede, Differenzen von weniger als 1 cm, eine ausschlaggebende Rolle. Die Perkussion ist aber, selbst ganz kunstgerecht ausgeübt, eine viel zu grobe Methode, um auf Millimeter genaue Resultate zu geben. Dazu kommen noch folgende theoretische Bedenken. Die GOLDSCHEIDERsche Perkussion wäre ausgezeichnet und würde sicher ganz einwandfreie und leicht zu erhebende Resultate geben, wenn die Thoraxwand auch in den oberhalb der Clavicula und der Spina scapulae gelegenen Partien senkrecht aufstiege und so wasserrecht in die Tiefe dringende Wirkungssphären des Perkussionsstoßes erlaubte. Das trifft aber nicht zu. Vielmehr neigen sich die Fossa supraclavicularis und supraspinata dachfirstartig gegeneinander, so daß die hier erzeugten Stoßsphären konvergent nach innen unten zusammenlaufen müssen. Diesem Umstande ist es ja auch zuzuschreiben, daß selbst die obersten Teile der Fossa supraspinata Lungenschall geben, trotzdem die Lungenspitzen gar nicht bis zum freien Trapeziusrand heranreichen, sondern in der Höhe des ersten Brustwirbeldorns, also in der Mitte der Supraspinata enden. Aus diesen Gründen ziehe ich für die Topographie der Lungenspitzen die zwar gröbere, gewissermaßen vergrößerte Spitzenfeldprojektion KRÖNIGs vor, die, richtig geübt, einwandfreie Resultate liefert. Ich habe viele Jahre lang bei allen Fällen der Klinik NEUSSER, bei denen ich wegen des Grundleidens (schwere, dekompensierte Herzfehler, Carcinome, perniziöse Anämie usw.) eine autoptische Kontrolle erwarten konnte, die KRÖNIGschen Felder festgestellt und die Weite derselben mit den Ergebnissen der Autopsie speziell auf tuberkulöse Spitzenschwielen verglichen und habe so gute Erfahrungen damit gemacht, daß ich diese Methode nicht mehr missen möchte. Freilich ist die Feststellung des ganzen von KRÖNIG beschriebenen Schulterbandes vorne und rückwärts mit seinem Isthmus eine ziemlich umständliche Untersuchungsmethode, wozu man lange Zeit braucht. Glücklicherweise ist diese genaue Feststellung nicht nötig. Gerade an der Hand der oben erwähnten Autopsiekontrollen konnte ich mich überzeugen, daß es vollkommen genügt, wenn man die Breite der Lungenspitzenfelder in der Fossa supraclavicularis feststellt. Ich ziehe sie der Supraspinata vor, weil die Perkussion dort leichter ist. Denn vorne ist die Muskeldecke über den Lungenspitzen nicht so dick wie hinten. Die Werte, die KRÖNIG nun für den Isthmus seines Feldes aufgestellt hat, normalerweise 7 cm, kann ich auch bei den wohlgeformtesten Brustkörben mit meiner Perkussion kaum je finden. Ich finde als höchstes Maß 5 cm, nur ganz selten bei emphysematöser Erweiterung der Lungensptizen infolge lokalen oder allgemeinen Emphysems 6 cm oder mehr. Der leichteren Handlichkeit wegen bestimme ich das linke Spitzenfeld von vorne her, den Zeigefinger der linken Hand etwa 1 cm oberhalb des Schlüsselbeins in die Supraclaviculargrube ohne Druck einlegend und mit dem Mittelfinger der rechten Hand leicht federnd perkutierend. Für das rechte Lungenspitzenfeld empfiehlt es sich aber, dies von hinten oben her zu tun. Hier wird von oben her der Mittelfinger der linken Hand bis an die Clavicula herangeschoben, so daß das Endglied des Fingers, auf das ich den Perkussionsschlag ausführe, wieder 1 cm vom oberen Schlüsselbeinrand entfernt ist. Bei dieser Art der Perkussion deuten bei Erwachsenen über 14 Jahren Werte unter 5 cm auf eine Schrumpfung der Lungenspitzen oder eine Verdickung der Spitzenpleura hin. Unter 14 Jahren findet man schon normalerweise kleinere Werte. Ja, bei Kindern unter 10 Jahren muß ich nach meinen Beobachtungen sagen, daß schon Werte von 3 cm als normal anzusehen sind. Das hängt nicht nur mit den kleineren Dimensionen des kindlichen Thorax und der kindlichen Lunge zusammen, sondern auch damit, daß erst mit dem wachsenden Alter die Lungenspitzen über die erste Rippe hinaufreichen, während sie bis zur Pubertät noch unterhalb derselben bleiben. Vergleiche darüber BACMEISTER ([1] l. c. S. 7). Auch bei Erwachsenen mit sehr schmächtigem Thorax findet man selbst bei gesunden Lungenspitzen nur Werte von $4^1/_2$—4 cm, so daß also derartige Werte für sich allein noch durchaus nicht pathologisch sind. Geben also schon einfache Verengerungen oder Erweiterungen einen gewissen Aufschluß, so wird derselbe noch ergiebiger, wenn man berücksichtigt, wie sich die Schärfe der Ränder der KRÖNIGschen Schallfelder verhält. Bei der von mir beschriebenen Perkussion sind normalerweise bei gesunden Lungenspitzen die Ränder sehr scharf und einwandfrei festzustellen, höchstens lateralwärts etwas weniger deutlich. Bei frischen Veränderungen der Lungenspitzen aber, die noch zu keiner Schrumpfung geführt haben, kommt es zu einem Unscharfwerden der Ränder, zu einer *Verschleierung* derselben, wie das Krönig nennt, oft das erste perkutorische Zeichen einer beginnenden Spitzeninfiltration. Noch eindeutiger sind die Ergebnisse, wenn sich Differenzen in der Weite der Spitzenfelder zwischen beiden Seiten ergeben. Hier muß ich nach meinen langjährigen, vergleichenden Untersuchungen Differenzen von 1 cm und mehr als bedeutsam anerkennen. Werte darunter beweisen nicht eine Verdichtung einer Lungenspitze, sie können physiologisch sein, verursacht durch die weitere, kuppelförmige rechte Lungenspitze, auf die Bandelier und Roepke (l. c. S. 65) verweisen. Sie können auch bedingt sein durch eine Asymmetrie der Lungenausbildung infolge Skoliose oder auch in den unvermeidlichen Fehlern der Perkussion liegen.

Nur dann, wenn die Supraclaviculargruben so tief eingezogen sind, daß man mit dem Finger schwer dazu kommen kann oder auch dann, wenn die Fossa supraclavicularis schon mit freiem Auge deutliche Asymmetrie zeigt, wie es vor allem nach schlecht verheilten Schlüsselbeinbrüchen, bei bestehenden Halsrippen, bei Lymphomen daselbst vorkommt, bestimme ich die Weite der Krönigschen Felder hinten. Da aber hier die lateralen Grenzen recht schwer unzweifelhaft feststellbar sind, kann mit Erfolg dafür die von Jagiósche Perkussion herangezogen werden. Diese Perkussion besteht ja in nichts weiterem als in der Feststellung der medialen Grenzen der Krönigschen Schallfelder mittels einer ganz einfachen Konstruktion. Man führt eine Horizontale zwischen dem 1. und 2. Brustwirbeldorn quer durch die Fossa supraspinata. Drei Querfinger rechts und links wird auf dieser Linie ein Merkpunkt markiert. Diese beiden Punkte werden mit dem Mittelpunkt der Haargrenze verbunden, so daß ein gleichschenkeliges Dreieck entsteht, und nun wird auf den Schenkeln dieses Dreieckes nach oben zu perkutiert, bis man in die Schalleerheit der Nackengegend kommt. So praktisch und zuverlässig, wie sich mir die Krönigsche Perkussion bewährt hat, ist diese Methode keineswegs. Denn sie zeigt ja nur Veränderungen der medialen Partien der Lungenspitze an und läßt die lateralen ganz unberücksichtigt. Aber unter den oben skizzierten Umständen kann auch sie recht gute Resultate geben.

Die Krönigsche Methode ist auch deshalb so wertvoll, weil man an der Hand der in Zentimeter festgelegten Breite und an deren Schmälerwerden nach einer probatorischen Tuberkulininjektion am sichersten und objektivsten eine Herdreaktion in der Spitze beweisen kann. Das haben uns erst jüngst die Untersuchungen Weigels gezeigt, und auch ich habe diesbezüglich schon seit langem ganz eindeutige und einwandfreie Resultate erhalten. Sicher ist, daß eine derartig objektiv festlegbare und einwandfrei feststellbare Herdreaktion eine weit größere Bedeutung hat als die nach dem Gedächtnis festgestellte Zunahme der Intensität einer Spitzendämpfung, auf deren Nachweis Broesamlen und Kraemer so großen Wert legen.

Von der Verschieblichkeit des Krönigschen Feldes bei tiefer Inspiration und ihrer Verwertung für die Diagnose einer Lungenspitzentuberkulose, auf die H. Popper jüngst besonders viel Wert legt, habe ich bisher noch nicht viel Gutes gesehen, wenn ich auch glaube, daß dieser Methode immerhin einige Bedeutung zukommen mag. Sicherlich eine größere als dem Nachweis eines Höherrückens der Lungenspitzen bei tiefer Inspiration, die meiner Erfahrung nach nur ganz unzuverlässige, wenig brauchbare und dem subjektiven Ermessen allzuviel Spielraum lassende Ergebnisse liefert. Bessere Resultate ergibt in dieser Beziehung die Koranyische Spitzenperkussion in aufrechter Haltung und dann in weit vornübergeneigter Stellung. Dann soll bei normaler Lunge ein deutliches Hellerwerden des Perkussionsschalles auftreten, der bei Erkrankung der Lungenspitzen fehlt. Auch Holló (l. c.) und ebenso in einer eigenen

Arbeit FASCHINGBAUER und NOTHNAGEL haben damit gute Resultate erzielt und konnten dadurch einwandfrei Spitzenverwachsungen nachweisen.

An die topographische Perkussion der Lungenspitzen schließt sich zunächst die Feststellung der hinteren, unteren Lungenränder in Exspirationsstellung. Sie fällt bei der von mir oben genau geschilderten Perkussionsmethode mit der Höhe des 10. Brustwirbeldorns zusammen, eine Lagebestimmung, die genauer ist als die Feststellung nach Handbreiten unterhalb des Angulus scapulae. Freilich ist auch die Auszählung der Wirbeldorne manchmal schwierig, wenn nicht bloß der 7. Halswirbel, sondern mehrere vorspringen, wie es ja gerade bei Tuberkulose so oft vorkommt (siehe ZIELINSKI). Ein Tieferrücken dieser Grenze bis zum 12. Brustwirbeldorn oder noch weiter deutet auf emphysematöse Lungenblähung hin. Ein beiderseits höherer Stand findet sich bei Hochdrängung des Zwerchfelles infolge intraabdomineller Tumoren oder Ergüsse, bei kindlichen Individuen, aber auch nach den Beobachtungen BYLOFFs als Ausdruck einer Persistenz juveniler Verhältnisse bei Status thymicolymphaticus. Dabei besteht hier im Gegensatz zum Hochstand der Lungenschallgrenze durch pleuritische Exsudate gewöhnlich eine gute Verschieblichkeit bei der Inspiration, indem die Lungenränder 5 cm oder mehr nach abwärts rücken. Es ist daher eine zahlenmäßige Feststellung der Lungenverschieblichkeit ein unerläßlicher Akt unserer Thoraxuntersuchung. Auf keinen Fall darf man dabei so vorgehen, wie es fast allenthalben geschieht, daß man nach Feststellung der unteren Lungenränder einfach einen Querfinger tiefer rutscht, den Patienten tief einatmen läßt und bei hörbarer Aufhellung von guter Verschieblichkeit der Lungenränder spricht. Dabei läuft gewöhnlich ein weiterer Fehler unter, der fast reflektorisch ausgelöst wird und zu dessen Vermeidung man sich die erste Zeit direkt zwingen muß. Sieht man einem Arzt zu, wenn er diese Untersuchung vornimmt, so beobachtet man immer wieder, daß er bei der Aufforderung „Tief atmen!" stärker zu klopfen, meist auch stärker mit dem Plessimeterfinger zu pressen beginnt, und so ist es denn kein Wunder, wenn so häufg gute Verschieblichkeit der Lungenränder in vivo gefunden wird, wo die Autopsie dann ganz adhärente Lungenpleuren aufdeckt. Man muß also mindestens 5 cm unter die exspiratorisch gefundene Lungengrenze herunterrücken, dann tief atmen lassen und sich dabei bemühen, ja nicht stärker zu klopfen oder stärker aufzudrücken, und wird sich dann bei gesunder Pleura leicht überzeugen können, wie schön der Lungenschall bis zur angegebenen Grenze herunterrückt. Auf Grund dieser langjährigen Beobachtung und eines sorgfältigen Vergleiches mit Obduktionsbefunden kann ich sagen, daß eine Verschieblichkeit von 3 cm und mehr das Mindestmaß bei freier Pleura ist, falls nicht Schmerzhemmung vorliegt infolge trockener Pleuritiden oder Myalgien. Eine namentlich einseitige, geringere Verschieblichkeit als 3 cm spricht für lokale Adhäsion, ebenso wie eine ganz unbewegliche Lungenbasis. Wegen der Wichtigkeit derartiger Feststellungen (man denke nur an die Häufigkeit von Pleuritiden als erstes Zeichen einer Lungentuberkulose, man denke an die häufigen primären Herde nach Küss und GHON in der Nähe des Zwerchfells) gehe ich immer so vor, daß ich bei einseitiger, schlechter Verschieblichkeit oder Unverschieblichkeit der Pleura den Patienten tief einatmen und die Luft einhalten lasse und dann vergleichsweise beiderseits den inspiratorischen Lungenstand feststelle. Dann kann eine etwaige Differenz ganz eindeutig festgestellt und auf ihre Richtigkeit geprüft und eine Täuschung durch vorübergehende, mangelhafte Atmung des Patienten ausgeschaltet werden.

Findet sich nun auf der einen oder auch auf beiden Seiten eine schlechtere oder gar eine aufgehobene Verschieblichkeit der Lungenränder, dann untersucht man sofort auf das Vorhandensein einer TURBANschen *Verschleierung*, wie ich das nenne. TURBAN hat ja als erster darauf aufmerksam gemacht, daß man auch bei ganz leiser Perkussion bei gesundem Rippenfell den gleichen Lungenstand feststellen kann wie bei der gewöhnlich geübten mittelstarken Perkussion, und daß sich damit der untere Lungenrand genau so scharf abhebt. Sind aber Verdickungen der Pleura vorhanden, dann wird der untere Lungenrand für eine oberflächliche Perkussion undeutlich und unscharf feststellbar, indem schon von einer gewissen Höhe an, ein Querfinger bis Handbreite oder mehr über der Basis, der normale, helle Lungenschall immer schwächer und schwächer wird und so allmählich in die Schalleerheit der darunterliegenden Gebilde übergeht. Ihr Nachweis bildet ein weiteres, wichtiges Glied in der Kette der Feststellungen von etwaigen Pleuraadhäsionen. Denn Unverschieblichkeit und schlechtere Verschieblichkeit der Lungenränder können auch durch Schmerzhemmung oder durch Vergrößerung der Leber oder der Milz, durch abdominale Tumoren oder Ergüsse, durch Lähmungen des Zwerchfelles oder durch eine einseitige oder doppelseitige Pleuritis diaphragmatica bedingt sein. Bei diesen Zuständen werden Verschleierungen der Basis meist vermißt, sofern die Hinaufdrängung nicht so hochgradig ist, daß eine stärkere Kompression des Lungengewebes daraus erfolgt. Dabei kann man auch darauf achten, ob die inspiratorische Aufhellung sich in continuo vollzieht oder ob sie den von CZYHLARZ erstmalig beschriebenen jambischen gebrochenen Typus erkennen läßt, den er mitunter bei leichten Lungen- oder Pleuraaffektionen tuberkulöser Natur feststellen konnte.

Findet sich keine Verschieblichkeit des unteren Lungenrandes und keine Verschleierung, hat man also Grund, an eine Zwerchfellparese zu denken, gehe man bei tiefem Inspirium mit der Perkussion einige Zentimeter höher hinauf und sehe nach, ob eine paradoxe Zwerchfellbewegung vorliegt, ob also der Lungenrand beim tiefen Inspirium 3—4 cm höher steht wie beim tiefsten Exspirium. Namentlich zur Orientierung, ob bei einer vorgenommenen Phrenikotomie wirklich der Nervus phrenicus getroffen wurde, hat sich mir diese Untersuchung von großem Werte erwiesen.

Man darf auch nicht glauben, daß eine derartig sorgfältige perkutorische Feststellung überflüssig wäre, weil wir hierzu in der Röntgendurchleuchtung ein objektives und viel sichereres Zeichen einseitig behinderter Zwerchfellaktion besitzen. Das ist zum großen Teil wohl richtig. Aber ich habe schon in einer früheren Arbeit (W. NEUMANN [8]) darauf hingewiesen, daß für flächenhafte Adhäsionen der Pleura costalis mit der Pleura visceralis das Röntgenverfahren ganz unzuverlässig ist. Vor dem Röntgenschirm kann man sehr gut die Bewegungen der Zwerchfellkuppe, gewissermaßen den optischen Durchschnitt des Thoraxraumes beobachten. Es gelingt auch noch ganz gut, schlechtere Ausfüllung des axillaren, seitlichen phrenicocostalen Winkels zu sehen. Aber gerade die hinteren oder vorderen phrenicocostalen Winkel entziehen sich durch den Schatten der Leber bzw. der sonstigen abdominalen Organe der Besichtigung. Außerdem wissen wir aus den sorgfältigen Obduktionsbefunden ASCHOFFs (2), daß häufig bei vollkommen adhärenten Pleuren die Sinus phrenicocostales von Verwachsungen ganz frei sind. Er erklärt das dadurch, daß durch kleine und mittlere Ergüsse die Zwerchfellsinus nicht auseinandergedrängt und nicht ausgefüllt werden. Ist die akute Exsudation vorüber und fällt damit die Schmerzhemmung weg, welche bisher ihre Entfaltung hinderte, dann wird der Radiologe trotz der darüberliegenden flächenhaften Adhäsionen einen spitzen, gut entfaltbaren Pleurasinus sehen. Nur eine seitliche, wegen der großen Tiefe des Brustkorbes in diesem transversalen Durchmesser wenig ergiebige Durchleuchtung könnte hier etwas nützen. So konnte ich mich in vielen Fällen immer wieder autoptisch überzeugen, daß meine Diagnose: Pleuraadhäsion, zurecht bestand, trotzdem das Röntgenverfahren kurz vorher ein freies Spiel des Zwerchfelles ergeben hatte, obwohl die Röntgenologen auf bestehende Pleuraadhäsionen aufmerksam gemacht worden waren. Am lehrreichsten war diesbezüglich ein Fall, den ich in meiner Vorlesung auf der Klinik ORTNER vorstellte, wo ich physikalisch rechts den Lungenschall schon ab Mitte Scapula, links 4 Querfinger über der Basis aufhörend fand, wo ich also eine abgelaufene Polyserositis diagnostizierte und wo der Röntgenbefund des HOLZKNECHTschen Institutes ganz freies Zwerchfellspiel und ganz freie Phrenicocostalwinkel ergab. Wir schickten den Fall gleich nach der Vorlesung wieder zur Untersuchung und machten auf diese Diskrepanz der Befunde aufmerksam. Die Antwort kam zurück, daß sie von ihrem Befunde nicht abgehen könnten. 14 Tage nachher kam der Kranke an einer Meningitis tuberculosa zum Exitus. Die Autopsie ergab rechts eine 2 cm, links eine 1 cm dicke hyalin entartete Schwarte. Entgehen doch selbst geringe Flüssigkeitsmengen, die unter Umständen bei genauer physikalischer Untersuchung einwandfrei feststellbar sind, der röntgenologischen Beobachtung. Pleuraadhäsionen behindern eben nach den wichtigen Feststellungen ABELS (2) die Rippenschwingungsfähigkeit, selbst wenn sie so dünn sind, daß sie sich röntgenologisch nicht verraten. Den Hauptanteil bei diesen Dämpfungen über Pleuraadhäsionen bilden sicherlich Störungen in der Lymphzirkulation, auf die SORGO (2), wie oben schon erwähnt, in letzter Zeit besonders aufmerksam gemacht hat und die er als durch Palpation feststellbare Succulenz und Adhärenz der Thoraxhaut zu einem wichtigen Glied der physikalischen Untersuchung auf bestehende Pleuraadhäsion, namentlich aber auf bestehende Verdickung der costalen Pleura gemacht hat. Zeigen doch auch die thorakoskopischen Bilder von KORBSCH, daß bei tuberkulöser Pleuritis die deutlichsten Veränderungen sich vor allem an der Pleura costalis abspielen.

Zum Nachweis geringer Flüssigkeitsergüsse ist eine genaue Festlegung der beiderseitigen Lungenränder unerläßlich. Differenzen von einem Querfinger zwischen beiden Seiten lenken bereits die Aufmerksamkeit darauf hin. Damit kommen wir zur Feststellung eines auf beiden Seiten verschieden tief herabreichenden vollen Lungenschalles. Ist die Differenz größer als drei Querfinger, so versäume man nicht, dem paravertebralen Dämpfungsdreieck von GROCCO seine Aufmerksamkeit zuzuwenden, von GROCCO 1902, von RAUCHFUSS 1904 erstmalig beschrieben. Wir achten darauf, ob die einseitige Zone absolut leeren, basalen Schalles oberhalb des 10. Brustwirbeldornes auf die gesunde Seite in Form eines Dreieckes hinüberreicht: „positiver Grocco", ob die Dämpfung genau mit der Mittellinie abschneidet: „fehlender Grocco", oder ob nicht der Lungenschall der gesunden Seite mit einem dreieckigen Zipfel über die Mittellinie hinüberreicht: „negativer Grocco". Ersterer findet sich bei Verdrängung des Mediastinums durch den an der Basis natürlich am meisten wirksamen hydrostatischen Druck einer Flüssigkeitssäule, spricht also für einen Erguß von einer gewissen Mächtigkeit und Höhe. Der zweiterwähnte Zustand findet sich bei resorbierenden pleuritischen Exsudaten mit beginnender Schrumpfung oder bei Infiltration, während der negative Grocco auf eine Verziehung des Mediastinums nach der kranken Seite durch den Narbenzug der schrumpfenden Pleura hinweist. Freilich muß man auch da etwas beachten, was gemeiniglich übersehen wird. KRÖNIG ([4] l. c. S. 605 ff.) hat zuerst die Aufmerksamkeit der Kliniker darauf gelenkt, daß hinten der mediale Lungenrand in den unteren nicht rechtwinkelig übergeht, sondern in Form eines Bogens. Demnach muß man bei jeder normalen Lunge, medial von der unteren Lungengrenze, ein kleines, etwa drei Querfinger hohes, leicht gedämpftes Dreieck finden. Das ist noch kein Grocco. Die Mißachtung dieser Verhältnisse hat meiner Überzeugung nach dazu geführt, daß dem Vorhandensein eines GROCCOschen Dreieckes von vielen Seiten jeglicher Wert abgesprochen worden ist. Man darf aber nur von einem GROCCOschen Dreieck sprechen, wenn *derselbe* absolut leere Lungenschall von der kranken Seite dreieckig auf die gesunde Seite reicht. Findet sich zwar ein leicht gedämpftes solches Dreieck, so sehe ich das wohl mit Recht als Ausdruck dieser topographisch-anatomischen Verhältnisse an und kommt ein solcher Befund daher nicht als Zeichen eines hydrostatisch verschobenen Mediastinums in Betracht. Die GROCCOsche Perkussion gibt eben nur dann Sicherheit, wenn sie aus dem leeren Schall heraus zur gesunden Seite hin und nicht umgekehrt vorgenommen wird. Dann aber ist sie von großem Wert.

Da aber verschiedene Autoren in verschiedener Weise perkutieren, da manche von der gesunden Seite herüberkommend, eine leichte paravertebrale Dämpfung finden, die dem normalen KRÖNIGschen paravertebralen Dreieck an der Lungenbasis entsprechen kann, da nicht alle Autoren für das GROCCOsche Dreieck eine absolute Schalleerheit verlangen, findet man über seine Deutung die unterschiedlichsten Ansichten. Schon RAUCHFUSS bezog es auf eine Verschiebung des Mediastinums durch den Erguß, zum Teil aber auch auf die Flächenwirkung des Perkussionsstoßes. GOLDSCHEIDER (2) dagegen führt es in allen Fällen auf eine Verschiebung des Mediastinums und Kompression der gesunden Lunge und niemals auf eine Flächenwirkung der Perkussion zurück. HAMBURGER (1), MATTHES (1), HOCHHAUS konnten ein derartiges Dreieck auch bei reinen Pneumonien beobachten und führen es ausschließlich auf eine Flächenwirkung der Perkussion zurück, was wohl auf eine abweichende Perkussionsmethode zurückzuführen sein dürfte. In letzter Zeit wurden zu dieser Frage direkt Leichenuntersuchungen vorgenommen, aber auch da sind die Resultate nicht entscheidend, wohl wiederum deshalb, weil die verschiedenen Autoren mit verschiedener Methodik dieses RAUCHFUSS-GROCCOsche Dreieck feststellten. DENEKE (1) führt es auf Grund solcher Leichenversuche auf anatomische Veränderungen am Orte der Schallbildung zurück, während LEENDERTS auf Grund ähnlicher Versuche an Leichen es immer auf eine Verlagerung des Mediastinums bezieht. DENEKE (2) beharrt dagegen in einer Erwiderung auf seinem Standpunkte. MARKO kommt wieder zur Ansicht, daß es rein akustisch als Folge der Surdinenwirkung der sich nach oben verschmälernden Flüssigkeitsschichte entstehe, und daß dieses Dreieck ohne Bedeutung für eine mediastinale Verschiebung sei. Aus all diesen verschiedenen Erklärungen und Auffassungen ergibt sich nur, daß eine genaue Beobachtung der Perkussionsmethode von einschneidendster Bedeutung ist. Deshalb habe ich auf die Ausführung der GROCCOschen Perkussion so besonderes Gewicht gelegt.

An die Feststellung einer eben erörterten basalen Dämpfung schließt sich folgerichtig die Prüfung des Stimmfremitus an, die ich aus didaktischen Gründen schon oben bei der Palpation abgehandelt habe, und zwar wird hier vor allem die schon erwähnte lineare Bestimmung des Fremitus mit der ulnaren Kante der Hand von großem Werte sein. Auf beifolgenden Thoraxschemen sind die bisherigen Ergebnisse der Untersuchung eingetragen, um den Gang der Untersuchung anschaulicher zu gestalten. Relative Dämpfungen sind mit schiefen Schraffen von rechts oben nach links unten /////, absolute Dämpfungen mit wagrechten Strichen ≡, oberflächliche Dämpfungen mit schiefen Schraffen von links oben nach rechts unten zum Ausdruck gebracht \\\\\ (Abb. 4—7).

Wenn eine basale ausgesprochene Dämpfung sich findet, geht man nach Feststellung des GROCCOschen Dreieckes weiter über zur genauen Darstellung der oberen Begrenzung dieser absoluten Dämpfung. Man sieht nach, ob sich die obere Begrenzung genau wasserrecht einstellt, wie dies bei freier Flüssigkeit, bei einem Hydrothorax die Regel ist, ebenso, wenn auch nicht so ausgesprochen, bei Flüssigkeitsergüssen infolge metastatischer Carcinose der Pleura. Man sieht nach, ob die obere Begrenzung der absoluten Dämpfung sich an die Lappengrenze hält, wie dies bei Pneumonien vorkommt, also vom 4. Brustwirbel etwa schief gegen die normale Basis des Lungenschalles in der vorderen Axillarlinie abfällt. Man sieht nach, ob die obere Dämpfungsgrenze die ELLIOT-DAMOI-SEAUsche Kurve zeigt, also entsprechend der Axilla nach oben oder nach unten S-förmige Gestalt erkennen läßt. Bei dieser Gelegenheit wird man auf ein

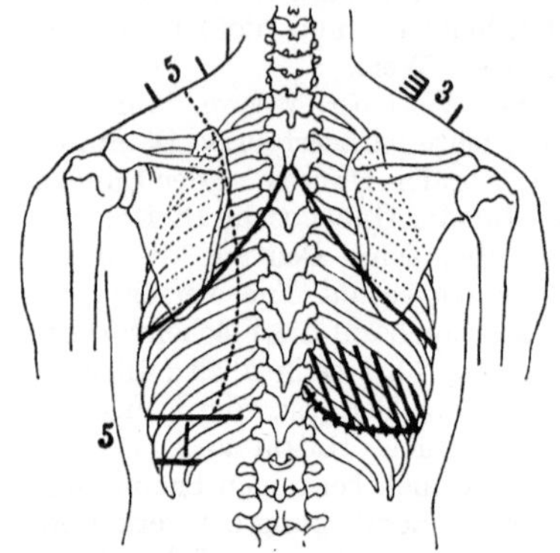

Abb. 4. Normalweiter linker, verengter medial-verschleierter rechter Krönig. Links gute, rechts Unverschieblichkeit des Lungenrandes mit vier Querfinger hoher TURBANscher Verschleierung. Ober-Unterlappengrenze. ······· Leitlinie zur Feststellung abgesetzter Spitzendämpfungen.

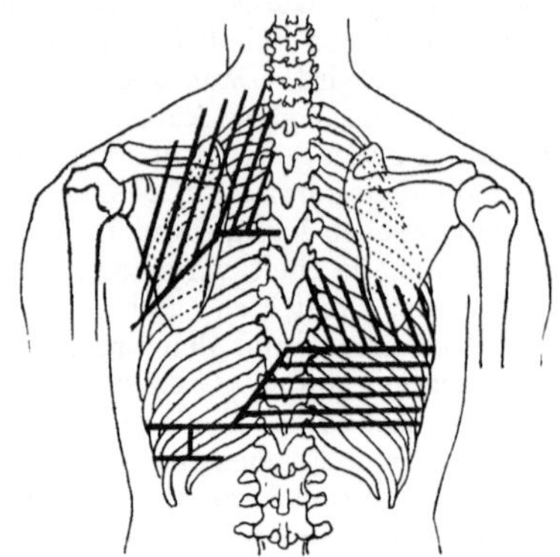

Abb. 5. Rechtsseitige, höhere Lungenschall-grenze mit positivem Grocco und drei Quer-finger hoher TURBANscher Verschleierung Linker Oberlappen und die Spitze des Unterlappens gedämpft.

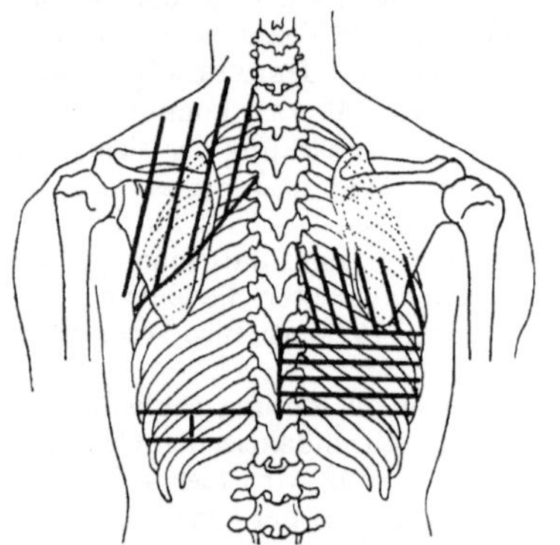

Abb. 6. Rechtsseitige Lungenschallgrenze handbreit höher mit fehlendem Grocco und handbreiter TURBANscher Verschleierung. Linksseitige Oberlappendämpfung.

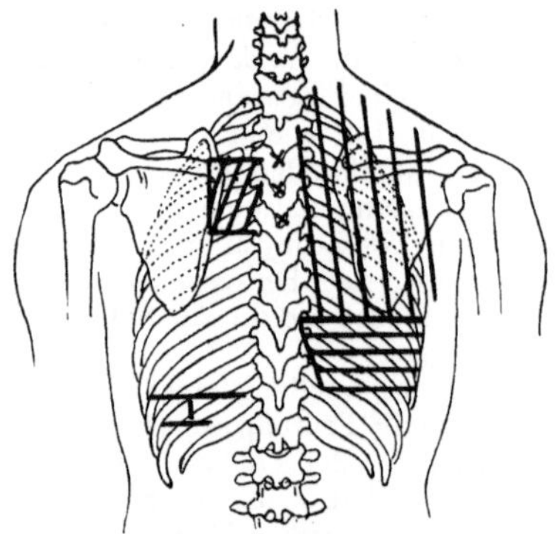

Abb. 7. Lungenstand rechts am 8. Dorn mit negativem Grocco und Verschleierung bis zur Spitze. Linksseitige KRÄMERsche Dämpfung von 3.—6. Spinalgie über 3.—5.

etwaiges GARLANDsches Dreieck achten, ein Hellerwerden des Perkussions-schalles im Bereiche der absoluten Exsudatdämpfung neben der Wirbelsäule oben, so daß die obere Begrenzung gegen die Wirbelsäule zu wieder nach abwärts steigt. Seine diagnostische Bedeutung freilich ist nur gering und hat diese Feststellung nur theoretisches Interesse. Ob hier wirklich die Exsudatschicht dünner ist, wie SAHLI (l. c. S. 336) meint und wie auch LEHNDORFF vermutet, oder was sonst die Ursache dafür ist, läßt sich wohl nicht sagen. Endlich muß man sich über das Vorhandensein oder Fehlen einer Verschieblichkeit der

gefundenen Dämpfung bei Lagewechsel unterrichten. Denn trotz der neuerlichen Angabe TOMASINELLIs über eine Verschieblichkeit des Flüssigkeitsspiegels
bei pleuritischen Exsudaten und den röntgenologischen Feststellungen LENKs
muß ich auch nach meinen langjährigen Erfahrungen mich der Meinung SAHLIs
(l. c. S. 333 ff.) anschließen, der bei entzündlichen Flüssigkeitsansammlungen
eine derartige Verschieblichkeit für den physikalischen Nachweis wenigstens
vermißt. Denn immer bilden sich sehr bald Verklebungen an der oberen Grenze
der entzündlichen Flüssigkeit aus, welche eine freie, sofortige Verschieblichkeit
unmöglich machen, während eine solche beim Hydrothorax in promptester
Weise erfolgt. Nach meinen Erfahrungen kommt eine solche Verschieblichkeit
auch bei Ergüssen infolge metastatischer Carcinose der Pleura vor. Freilich,
wenn man eine 2—3 Querfinger hohe Änderung in der oberen Dämpfungs-
begrenzung schon als Lagewechsel auffaßt, dann hätten die Autoren, die auch
bei Pleuritis davon sprechen, recht. Aber bei Lagewechsel darf man sich mit
einer derartigen Änderung in der Dämpfungshöhe nicht zufrieden geben. Bei
freier Flüssigkeit tritt bei Bauchlage oder Knie-Ellbogenlage vollkommene Aufhellung bis zur Lungenbasis auf, bei rechtsseitigen Ergüssen und Rechtslage eine
Dämpfung in der Axilla und Aufhellung neben der Wirbelsäule, bei rechtsseitigen Ergüssen und Linkslage eine 3—4 Querfinger breite, neben der Wirbelsäule und parallel mit ihr verlaufende Dämpfung. Fehlen diese Kriterien,
stellt sich aber die obere Begrenzung der Dämpfung nur mit einem etwas anderen
Niveau ein, dann habe ich noch nicht das Recht, von freier Beweglichkeit der
Flüssigkeit zu sprechen. Vielmehr entspricht eine derartige Veränderung den
normalen Veränderungen im Zwerchfellstand bei vorgeneigter Haltung, wie sie
TAR neuerdings zum Gegenstand ausgedehnter Studien gemacht hat. Denn
nach seinen Feststellungen gleiten in Bauchlage auch normale Lungen ohne
Atembewegung auf die Linie der tiefsten Inspiration herab. Wenn er nun in
dieser Bauchlage noch tief inspirieren läßt, dann schiebt sich die untere Lungengrenze noch weiter herab. Er vermißt eine derartige passive Verschieblichkeit
bei Infiltrationsherden in der Lunge und führt das auf eine Elastizitätsver-
minderung der Lunge zurück. Ob mit Recht, ist mir recht zweifelhaft. Ich
glaube eher, es hängt diese Erscheinung auch mit der Plastizität der normalen
Leber zusammen. Denn man vermißt diese passive Verschieblichkeit in den
Fällen, wo es auch bei normaler Lunge zur Konsistenzerhöhung des Leber-
parenchyms gekommen ist. Auch HOLLÓ schränkt ja den Wert der TARschen
Untersuchung ein, indem er darauf aufmerksam macht, daß neben Verwachsungen der unteren Lungenbasis auch Muskelspasmen die Ursache dafür abgeben können.

Eine genaue und wiederholte Untersuchung der Dämpfungsverhältnisse
an der Lungenbasis ist auch deshalb sehr wichtig, weil wir hier wieder häufig
Gelegenheit haben, ganz einwandfrei eine Herdreaktion nach Tuberkulininjektionen festzustellen. Auf der Höhe einer Tuberkulinreaktion sieht man
nicht gar so selten, wie vorübergehend die basale Verschleierung höher hinauf-
reicht als vorher, wie der Lungenschall höher rückt gegen den Vortag, meist als
Ausdruck einer leichten Exsudation. Überhaupt habe ich schon oft feststellen
können, daß ein leichter, freilich nur 1—2 Querfinger hoher Pleuraerguß, erkennbar mit der von mir eben beschriebenen, genauen Untersuchung der Lungenbasis zu den häufigen Zeichen einer Herdreaktion gehört. Ich messe diesem
Vorkommen sogar eine praktisch viel größere Bedeutung bei als der Veränderung der KRÖNIGschen Schallfeder unter dem Einfluß einer diagnostischen
Tuberkulininjektion. Als Beispiel für eine derartige Herdreaktion siehe Beobachtung 20 in W. NEUMANN (8).

An die Feststellung der KRÖNIGschen Felder und der Verhältnisse an der

Lungenbasis schließt sich nun die topographische Abgrenzung eventueller Spitzendämpfungen an der Hinterfläche des Thorax an. Eine solche ist hier relativ leicht möglich, denn die Rückenfläche zeigt in einer Kurve, die von der Mitte des KRÖNIGschen Feldes bei seitlich herabhängenden Schulterblättern interscapular etwa zwei Querfinger seitwärts von der Mittellinie nach abwärts verläuft und weiter unten in der Höhe des 8. Brustwirbeldorns nach außen umbiegt, um dem oben erwähnten KRÖNIGschen Dämpfungsdreieck sowie auch dem Muskelwulst des Multifidus auszuweichen (siehe die punktierte Linie auf dem Schema Abb. 4), eine relativ gleichmäßige Wölbung. Wegen des schiefen Verlaufes der Rippen spielt die Differenz im Perkussionsschall über den Rippen und über den Intercostalräumen, die sich vorne, wie wir hören werden, so störend fühlbar macht, keine Rolle und so lassen sich auftretende Dämpfungen recht scharf und linear abgrenzen. Freilich, wollte man den Perkussionsschall der normalen Lungenspitzen mit dem der Lungenbasis direkt vergleichen, so würde man überhaupt niemals eine normal schallende Lungenspitze finden, denn der relativ geringere Luftgehalt der Lungenspitzen im Verhältnis zum großen Volumen der Lungenbasis, sowie die andere Muskel- und Knochenbegrenzung der oberen Lungenteile im Vergleich zur Basis schaffen eine große Differenz in der Lautheit der Perkussion hier und dort. Doch stellen die Lungen in dieser Kurve einen gleichmäßig von unten nach oben abnehmenden Kegel dar, so daß auch der Lungenschall von Stelle zu Stelle allmählich an Lautheit verliert. Daher bekommt man den Übergang von dem volltönenden Schall an der Basis in den relativ leeren Schall über den Spitzen gar nicht zur Wahrnehmung, wenn man von Finger zu Finger hinauf perkutiert. Wenn sich aber in den oberen Lungenpartien, besonders hinten, luftleere Verdichtungsherde finden, dann tritt an dieser Stelle ein plötzliches, dem Ohr, namentlich bei rascher Schlagfolge der Perkussionsschläge, sehr deutlich sich aufdrängendes Höherwerden des Perkussionsschalles auf, welches ich als Sprung im Perkussionsschall bezeichne. Ein solcher Sprung kennzeichnet, namentlich bei beginnender Lungentuberkulose oder auch bei fibrösen Spitzenherden, eine tuberkulöse Affektion. Auch für weiter vorgeschrittene Tuberkulosefälle ist er von großem Wert. Jahrelange Vergleiche derartig festgelegter Dämpfungen mit den Veränderungen am Seziertisch, sowie der Vergleich der so gefundenen Dämpfungen mit dem Röntgenbild haben mich überzeugt, daß auf diese Weise sich die Ausdehnung eines tuberkulösen Prozesses sehr genau feststellen läßt. Die Lage des plötzlichen Wechsels in der Perkussionshöhe wird nach dem entsprechenden Wirbeldorn bezeichnet. Ich spreche also zum Beispiel von „Spitzendämpfung rechts hinten oben bis hinunter zum 4. Dorn". Dieser Punkt wird zunächst durch einen horizontalen Strich mit dem Hautstift markiert. Findet er sich in der Höhe des 4. Brustwirbeldorns, oberhalb dessen, wie bekannt, die Grenze zwischen Ober- und Unterlappen verläuft, so sind dann noch einige nähere Feststellungen notwendig. Diesbezüglich sei auf die Thoraxschemen (Abb. 4 und 13) verwiesen, in welchen die Grenzen der verschiedenen Lungenlappen eingetragen sind.

Man muß sich zunächst davon überzeugen, ob die Lungenspitzendämpfung sich auch nach den lateralen Thoraxpartien hin erstreckt oder sich nur auf den Interscapularraum beschränkt. Verbreitet sich die Dämpfung auch nach den seitlichen Thoraxpartien, dann haben wir es tatsächlich mit Lungendämpfungen zu tun, eventuell mit Thoraxwand- oder Pleuradämpfungen. Es ist nun zunächst unsere Aufgabe, festzustellen, ob sie sich genau an die Lappengrenze halten. Es kommen dafür verschiedene Möglichkeiten in Betracht.

1. Die Dämpfungsgrenze verläuft genau entsprechend der Oberlappengrenze, reine Oberlappendämpfung (Abb. 6).

2. Die Grenze verläuft vom 4. oder 5. oder einem anderen Brustwirbeldorn zunächst horizontal, um dann drei Querfinger seitlich davon gegen die Axilla schief nach abwärts zu ziehen. Befallensein des ganzen Oberlappens und der Spitzenanteile des Unterlappens (Abb. 5), ein Befund, wie er für phthisische Prozesse besonders kennzeichnend ist.

3. In anderen Fällen geht die Dämpfung auch unterhalb des 4. Brustwirbeldornes genau horizontal, wird also von der Lappengrenze gar nicht beeinflußt (Abb. 8). Das findet sich namentlich bei postpleuritischen Spitzenprozessen, da eben Pleuraerkrankungen sich nicht an die Lappengrenzen halten.

4. In wieder anderen Fällen, vor allem den hämatogenen Spitzenprozessen, der Tuberculosis fibrosa densa, gehen die Oberlappendämpfungen nicht in die axillaren Lungenpartien über, sondern reichen hinten nur mehr weniger weit

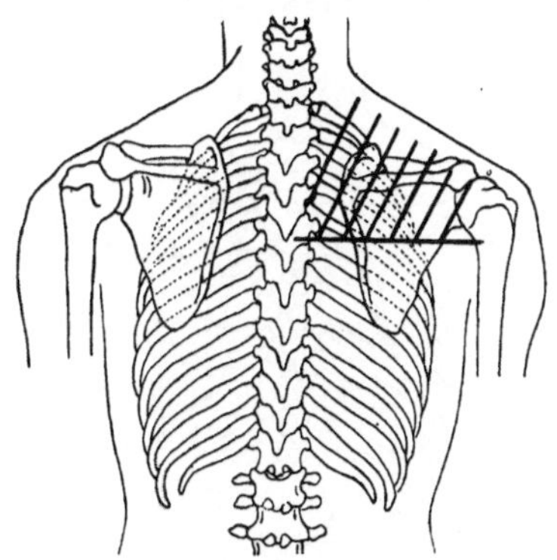
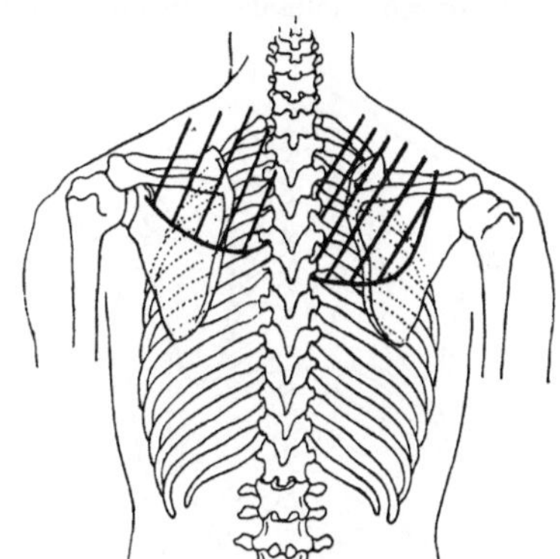

Abb. 8. Horizontale Spitzendämpfung.   Abb. 9. Aufsteigende Spitzendämpfung.

lateralwärts (Abb. 9). Ich spreche dann von einer *aufsteigenden Spitzendämpfung*. Die Ursache ihres Auftretens liegt darin, daß eine zerstreut- und kleinherdige Tuberkulose zu einem stark vikariierendem Emphysem des dazwischenliegenden gesunden Lungenparenchyms führt, und daß dieses Emphysem in jenen Partien der Lunge am meisten ausgeprägt ist, die am weitesten vom Hilus ab liegen.

Die Unterscheidung, ob eine horizontal verlaufende, eine absteigende oder eine aufsteigende Spitzendämpfung vorliegt, läßt sich in praxi mit einigen wenigen Perkussionsschlägen erledigen. Mein Vorgehen dabei ist folgendes: Haben wir durch eine Perkussion von Finger zu Finger von der Basis angefangen bis zur Spitze den Beginn einer Spitzendämpfung nach Wirbeldornen festgelegt und uns überzeugt, daß die dort beginnende Dämpfung wirklich bis zur obersten Spitze reicht, also keine KRÄMERsche oder keine suspendierte Dämpfung im Sinne von ORTNER (3) ist, dann perkutiert man an der Lungenbasis horizontal von hinten nach der Axilla und zur vorderen Thoraxwand hin. Stößt man an der Basis der Axilla auf eine Dämpfung, dann liegt eine absteigende Dämpfung vor, welche links für ein Befallensein des ganzen Oberlappens spricht, rechts für eine Veränderung im Oberlappen und Mittellappen. Schallt die Basis der Axilla hell, dann perkutiert man in der mittleren Axillarlinie hinauf und sieht nach, ob in den oberen Partien der Axilla sich eine Dämpfung findet, was für eine horizontal verlaufende Spitzendämpfung spricht. Ist die ganze Axilla hell, so liegt eine aufsteigende Spitzendämpfung vor, die sich wegen der Schultermuskulatur und der Scapula nicht direkt nachweisen läßt, sondern nur durch Ausschluß einer horizontalen oder absteigenden Dämpfung erschlossen werden kann.

5. Geht die gefundene Dämpfung nur wenig gegen die Thoraxseite hin, um dann normal hellem Lungenschall Platz zu machen, der freilich der Scapula wegen niemals so voll ist wie in den basalen Partien und reicht die Dämpfung auch nicht bis zur Lungenspitze hinauf, sondern hört etwa in Schultergrätenhöhe auf, dann haben wir es mit einer sogenannten KRÄMER*schen Dämpfung* zu tun. Es ist das eine interscapulare Dämpfung zwischen 2. und 3., 4. oder 5. Dorn, welche KRÄMER (5) als charakteristischen Befund für Vergrößerungen der Bronchialdrüsen, namentlich für eine Tuberkulose dieser Drüse nachgewiesen hat (Abb. 7). Da diesen interscapulären Dämpfungen von vielen Seiten jeglicher Wert abgesprochen wird, gereicht es mir zur Freude, jüngst in HAUSMANN, einem wohlbekannten Meister der physikalischen Untersuchung, einen Eideshelfer gefunden zu haben. Er belegt die Richtigkeit solcher Perkussionsbefunde durch vielfache autoptische Kontrollen (HAUSMANN [2]).

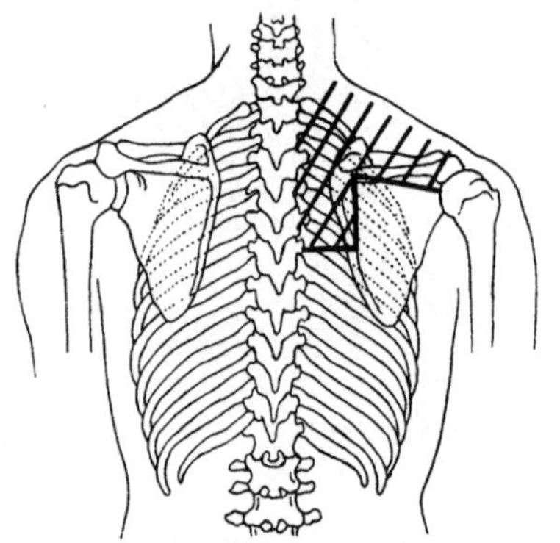

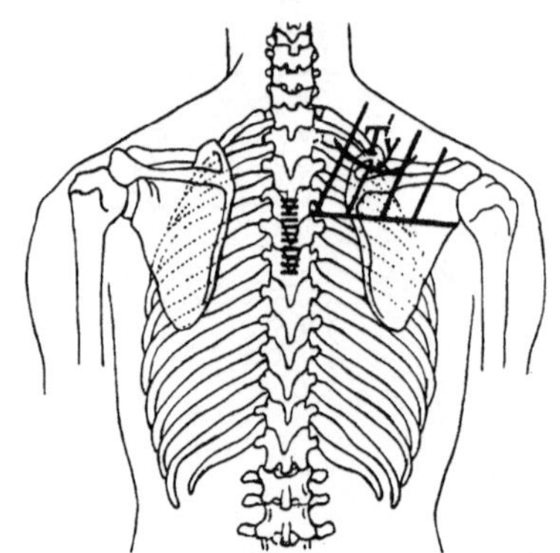

Abb. 10. KRÄMERsche Dämpfung rechts mit anschließender Spitzendämpfung.

Abb. 11. Rechtsseitige Spitzendämpfung mit tympanitischer Supraspinata. KORANYIsche Dämpfung über 3. bis 5. Dorn.

6. Diese KRÄMERsche Dämpfung kann als einzige Dämpfung der Hinterwand vorkommen; in anderen Fällen wieder erstreckt sie sich in den medialen Partien bis zur Spitze und verbreitet sich seitlich von der Spina scapulae an, ein Befund, den ich mit „KRÄMERscher Dämpfung mit anschließender Spitzendämpfung" bezeichne (Abb. 10).

7. Meist nimmt die Dämpfung von der unteren Grenze an Intensität gegen die Spitzen hin zu. In anderen Fällen, auch bei Lungenoberlappendämpfungen ohne KRÄMERsche Dämpfung, findet sich nicht so selten eine hellere, tympanitisch klingende Fossa supraspinata als Ausdruck eines kavernösen Zerfalles dieses obersten Anteiles oder auch als Ausdruck einer oben fibrös ausgeheilten und durch vikariierendes Emphysem wieder heller werdenden Spitze bei Fortschreiten des Prozesses gegen die Basis zu. Man drückt das wie folgt aus, z. B.: „Links hinten oben Dämpfung bis zum 4. Brustwirbeldorn mit tympanitischer Supraspinata" (s. Abb. 11).

8. Auf diese Weise lassen sich am leichtesten und sichersten suspendierte Dämpfungen feststellen, welche für die Diagnose interlobärer Ergüsse so wichtig sind, namentlich dann, wenn sich dabei der von ORTNER (3) beschriebene paravertebrale Kreissektor, über die Wirbelsäule auf die gesunde Seite hinüberreichend, nachweisen läßt.

Sind in dieser Weise die pathologischen Dämpfungen jeder Thoraxrückenseite für sich topographisch festgelegt, dann gehe ich erst daran, durch vergleichende Perkussion festzustellen, auf welcher Seite die Dämpfung intensiver ist, was dann im Schema durch verschieden dichte Schraffung zum Ausdruck gebracht wird. Es ist sicher unrichtig und führt häufig zu Fehldiagnosen, speziell was die Ausdehnung eines tuberkulösen Prozesses betrifft, wenn man diese vergleichende Perkussion zur Hauptsache macht, wie das fast durchwegs geschieht, oder gar zur einzigen perkutorischen Untersuchung der Lunge. Sie kann wohl ganz ergebnisreich sein, wenn einseitige Dämpfungen vorliegen; bei doppelseitigen Dämpfungen dagegen muß unbedingt die weniger gedämpfte Seite oft übersehen werden. Freilich kann man dagegen einwenden, daß man eben aus der Erfahrung weiß, welchen Lungenschall man über einer normalen Lungenspitze erwarten muß. Aber dieser Einwand trifft nicht zu. Denn für jeden Menschen fast ist der normale Lungenspitzenschall ein anderer. Er hängt ja von vielen anderen Umständen ab, von der Dicke der Haut und des Fettpolsters, von der Ausbildung der Muskulatur, von der Rigidität der Rippen, von eventuell vorkommenden Halsrippen, von abnormen Krümmungen der Rippen bei Skoliose oder Kyphose usw. Man vergleiche darüber nur die Arbeiten von ROSIN und die von MIELKE. Man vergegenwärtige sich, was F. MÜLLER (1) darüber sagt:

„Man wird den Satz aussprechen können, daß es überhaupt keinen allgemeingültigen, normalen Lungenschall für Lungenspitzen gibt. Der Unterschied des Lungenspitzenschalls bei verschiedenen Individuen, bei Männern und Frauen, bei Mageren und Fetten, bei Muskulösen und Dünnbeknochten, ferner aber bei einem und demselben Individuum, der Unterschied zwischen dem Lungenspitzenschall und demjenigen der unteren Lungenpartie ist so groß, daß man fast ausschließlich auf Vergleichung der beiden Lungenspitzen bei demselben Individuum angewiesen ist."

Auch HOCHHAUS (1) teilt ja für diese von ihm KERNIGsches Phänomen genannte physiologische Dämpfung der rechten Spitze mehrere Autopsiefälle mit, die ganz freie Lungenspitzen zeigten. Wichtig ist dabei, daß nicht nur, wie allgemein angenommen, bei Rechtshändern die rechte Spitze, bei Linkshändern die linke physiologisch gedämpft ist, wegen der stärkeren Ausbildung der Muskulatur, sondern daß auch bei Linkshändern die rechte Spitze gedämpft sein kann, ohne Lungenveränderungen, wie FETTEROLF und MORIS zeigen konnten. Diese Autoren erklären die Erscheinung durch die anatomische Struktur der rechten Lungenspitze, weil sie durch das starke Einschneiden der großen Gefäße gegenüber links eine gewisse Verkleinerung erfahre. Alle diese Umstände erschweren ja auch bei der von mir skizzierten Lungenuntersuchung die Deutung eventuell gefundener Dämpfungen und daher brauchen wir zur Sicherstellung, ob die gefundene Dämpfung eine Lungenparenchym- und nicht eine Thoraxwand- oder eine Spitzenpleuradämpfung ist, noch andere Untersuchungsmethoden, die schon früher im Zusammenhang mit den anderen Methoden beschrieben wurden, zum Teil noch später ausführlich abgehandelt werden sollen; wir prüfen deshalb immer auch den Stimmfremitus über den Lungenspitzendämpfungen. Eine Verstärkung des Fremitus über einer Dämpfung spricht dafür, daß diese Dämpfung einer Verdichtung des Lungenparenchyms ihre Entstehung verdankt. Eine weitere Aufklärung über die Natur solcher Spitzendämpfungen bietet dann ferner die Auscultation des Atemgeräusches und der Flüsterstimme, worüber ich im nächsten Abschnitte sprechen werde. Auf jeden Fall leisten diese Hilfsmethoden zur Deutung einer gefundenen Spitzendämpfung mehr als die direkte Tastperkussion über der Fossa supraspinata und infraclavicularis, die WARNECKE jüngst besonders befürwortete. Auch habe ich bisher noch nicht nötig gehabt und hatte auch noch keine Gelegenheit, mich der von KORANYI beschriebenen und als besonders wertvoll zur Feststellung von Spitzendämpfungen hingestellten Perkussion bei weit vornübergebeugter Körperhaltung zu bedienen, kann daher über diese nichts aus eigener Erfahrung mitteilen. Auch erübrigt dieser Untersuchungsgang die komplizierte und sicher vielen Fehlerquellen unterworfene extrathorakale Thoraxperkussion EFFLERs, der bei beiderseitigen Spitzendämpfungen wegen der dann fehlenden Vergleichsbasis den Perkussionsschall über dem Olecranon und über dem Humeruskopf vergleicht und so durch Mitschwingung der Lungenluft bei letzterer Perkussion leichte Spitzendämpfungen sicherstellen will.

Hat die Perkussion der Thoraxhinterwand keine ausgedehntere Spitzendämpfung ergeben, so darf man es nicht versäumen, auch die Wirbeldorne zu perkutieren. Auf die Bedeutung ihrer Perkussion hat ja KORANYI (2), vor ihm schon EWART und später in sorgfältigen kritischen Arbeiten namentlich DE LA CAMP (2) und seine Schüler (NAGEL) hingewiesen. Namentlich wichtig ist sie, wenn man eine KRÄMERsche Dämpfung findet. Man geht mit leiser Perkussion und leichtem Aufdrücken des Plessimeterfingers über die Wirbeldorne hinauf und findet leicht bei Vergrößerung der Bronchialdrüsen über dem 4. bis 6. Brustwirbeldorn eine entsprechende Dämpfung. Sind die betreffenden Dorne außerdem noch deutlich druck- und klopfempfindlich (PETRUSCHKYs Spinalgie), dann ist die Diagnose Bronchialdrüsenschwellung schon wesentlich gesichert (Abb. 11).

Wenn wir uns nun bei der Perkussion der vorderen Thoraxfläche zuwenden, so müssen wir zunächst konstatieren, daß hier die Verhältnisse lange nicht so einfach liegen wie hinten. Schon das linkerseits eingelagerte Herz macht eine genaue vergleichende Perkussion unmöglich. Ferner verlaufen vorne die Rippen horizontal, was einen steten Wechsel von sehr gutem Perkussionsschall über den Zwischenrippenräumen und von relativ dumpfem Schall über den starren, weniger schwingungsfähigen Rippen bedingt, so daß hier eine genaue Abgrenzung von Dämpfungen viel umständlicher ist. Man vergleiche darüber die wertvollen Untersuchungen ABELs (2). Dazu kommt, daß die Clavicula als vorspringender Strebepfeiler die Perkussionsverhältnisse der Lungenspitzen noch schwieriger gestaltet, und daß die knochenspangenlose Fossa supraclavicularis ganz andere perkutorische Verhältnisse darbietet als die übrigen Teile der vorderen Thoraxwand. Endlich haben wir noch bei Frauen und teilweise auch bei Männern den mehr oder weniger voluminösen Fettkörper der Mamma, der wieder besondere Verhältnisse für die Perkussion schafft. Wegen all dieser Schwierigkeiten, die sich, wie wir hören werden, zum Teil umgehen lassen, empfiehlt es sich, die Perkussion hier beim liegenden Patienten vorzunehmen, was meiner Erfahrung nach für eine genaue Herzgrenzenbestimmung unerläßlich ist. Die Rückenlage bietet eben dieselben physikalischen Verhältnisse dar, wie sie WENZEL für seine Wandperkussion geltend macht. Das feste Widerlager dämpft die Schallschwingungen und verleiht dem Ergebnisse der Perkussion eine weit größere Sicherheit. UNVERRICHT sucht ja ein Gleiches durch Abdämpfen der zu perkutierenden Lungenspitzen mittels Auflegen der Hände zu erreichen.

Der Gang der Perkussion der vorderen Thoraxwand stellt sich also beim rückenliegenden Patienten folgendermaßen dar. Wir gehen zunächst von der Clavicula rechts nach abwärts, bis wir auf die absolute Leberdämpfung kommen. Normalerweise steht sie am oberen Rand der 6. Rippe. Auch hier wird gleich die Verschieblichkeit des Lungenrandes angeschlossen in der gleichen Weise, wie schon geschildert. Man geht also 4—5 cm unter die gefundene Grenze und sieht, ob bis hierher der Lungenschall bei tiefem Inspirium hinunterückt, wobei man sich vor starkem Pressen des Plessimeterfingers oder vor stärkerem Klopfen mit dem Hammerfinger hüten muß. Findet man vorne einen anderen Lungenstand als hinten oder findet man verschiedene Verhältnisse der Verschieblichkeit zwischen vorne und rückwärts, dann muß man sofort auch die Feststellung des unteren Lungenrandes in der Mitte der rechten Axilla anschließen

Es gelingt auf diese Weise, die Ausdehnung einer Pleuraadhäsion festzustellen, es gelingt so, Unregelmäßigkeiten der unteren Lungengrenze aufzudecken, die mir oft bei gleichzeitiger guter Verschieblichkeit der erste und verläßlichste Wegweiser waren, daß multiple Tumoren in der Leber zur Ausbildung gekommen waren, Echinokokken oder metastatische Neoplasmen. Doch muß man sich dabei vor Verwechslungen derartiger Unregelmäßigkeiten der oberen Leberdämpfungsgrenze mit der schon oben erwähnten DAMOISEAU-ELLIOTschen Kurve hüten, die namentlich bei schon einsetzender Resorption eines Pleuraergusses in Erscheinung tritt.

Dann geht man hinauf, um festzustellen, ob eine Dämpfung der vorderen oberen Lungenanteile besteht und wieweit sie herunterreicht. Wegen des differenten Schalles der Intercostalräume und der Rippen selbst muß man beide getrennt untersuchen. Man geht also zunächst von Intercostalraum zu Intercostalraum hinauf und stellt fest, welcher von diesen zuerst eine deutlich nachweisbare Dämpfung zeigt. Dieser Intercostalraum wird notiert. Dann werden in gleicher Weise die Dämpfungen über den Rippen von unten nach oben festgelegt. Beide so erhaltenen Dämpfungsgrenzen zusammen ergeben dann die wahre Ausdehnung einer Spitzendämpfung vorne. Zum Beispiel hätte man gefunden, daß der zweite Intercostalraum gedämpft schallt und dann die 3. Rippe, so reicht die Lungenspitzendämpfung vorne bis zum unteren Rand der 3. Rippe.

Bevor wir ein Gleiches linkerseits vornehmen können, muß erst die sich hier einschiebende Herzdämpfung festgestellt sein. Leicht und einwandfrei gelingt ja bekanntermaßen die Perkussion der absoluten Herzdämpfung, die desjenigen Herzanteiles also, welcher der Thoraxwand unmittelbar anliegt. Wenn es sich uns aber darum handelt, die Gestalt der Lunge genau festzustellen, können wir der relativen Herzdämpfung nicht entraten. Denn gerade aus der Relation zwischen absoluter und relativer (lungenständiger) Herzdämpfung ergeben sich wichtige Aufschlüsse für die Beschaffenheit der Lunge und der mediastinalen Pleura. Die wahre Herzgröße bestimme ich entweder mit der gewöhnlich geübten, nur zur Erzeugung tiefer reichender Perkussionssphären etwas stärker ausgeführten Perkussion, indem ich dabei auf eine deutliche Abschwächung des volltönenden Lungenschalles und auch auf seine Qualitätsänderung achte, welche deshalb auftritt, weil nun auch die solide Masse miterschüttert wird. Mit Vorteil kann man hier auch analog dem Vorgehen POLLITZERs (2) die von mir oben beschriebene hüpfende Perkussion oder POLLITZERs Staccatoperkussion anwenden, welche das Instrument „Herz“ besonders deutlich zum Ansprechen bringt. Dabei kann man sich für lungendiagnostische Zwecke mit der Feststellung einiger weniger Punkte begnügen, da sonst die Untersuchung viel zu lange Zeit in Anspruch nehmen würde. Der typische Vorgang dabei ist daher folgender: Ich gehe oberhalb der absoluten Leberdämpfung mit dem Plessimeterfinger parallel zum Sternum herüber und bestimme entweder mit mittelstarker gewöhnlicher Perkussion oder noch einfacher mit hüpfender Perkussion den rechten Herzrand. Dann suche ich die obere Herzgrenze, indem ich von oben 1—2 Querfinger links vom linken Sternalrand hinunter perkutiere. Bei der gewöhnlichen Perkussion muß ich dabei die Intercostalräume und die Rippen getrennt abklopfen. Ich untersuche daher zunächst, welcher Intercostalraum relativ gedämpft schallt. Ein Gleiches tue ich für die Rippen und aus der Kombination beider Ergebnisse finde ich die obere Herzgrenze, welche normalerweise bis zum oberen Rand der 3. Rippe reicht. In diesem Fall gibt eben der 2. Intercostalraum noch vollen Lungenschall, der 3. ist gedämpft, die 2. Rippe schallt normal hell und die 3. ist wieder gedämpft. Wenn ich zu diesem Zwecke die hüpfende Perkussionsmethode anwende, scheint sich auch nach meinen

Erfahrungen ein Unterschied zwischen den verschiedenen Anteilen der Thoraxwand nicht so störend bemerkbar zu machen. Ich kann dabei direkt von der
Clavicula nach abwärts von Finger zu Finger perkutieren. Demnach stellt
sich diese, POLLITZERs *Chromoperkussion* entsprechende Methode hier viel einfacher und zweckentsprechender dar. Als dritten Punkt stelle ich die Herzdämpfung dar, indem ich von der Achselhöhle her mit schief nach außen abwärts verlaufendem Plessimeterfinger den bogenförmigen Übergang der oberen
Herzgrenze in die linksseitige bestimme. Zuletzt komme ich von den unteren
Anteilen der linken Axilla herüber, um den linken Herzrand zu finden. Habe ich
diesen perkutorisch festgelegt, dann schließe ich erst die Palpation des Spitzenstoßes an, um so gleichsam eine palpatorische Bestätigung meiner Perkussionsergebnisse zu erhalten, mir wohl vor Augen haltend, daß beide Punkte nicht
immer zusammenfallen müssen, wie zum Beispiel bei Perikardialergüssen. Zur
Feststellung der absoluten Herzdämpfung, auf die ich besonders großes Gewicht

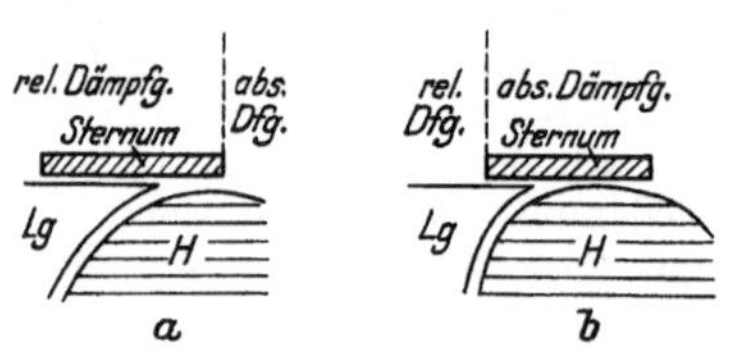

Abb. 12. Plessimeterwirkung des Sternum.

legen muß, wähle ich die GOLDSCHEIDERsche Schwellenwertperkussion bzw. neuerdings, wie schon oben erwähnt, die
Tangentialperkussion. Freilich gibt hier
POLLITZERs (2) schmiegende Perkussion
auch sehr gute Resultate, ja ist namentlich bei Trichterbrust oder konkavem
Sternum oft allein imstande, sicheren
Aufschluß zu geben. Für die Schwellenwertperkussion gehe ich über die Leberund den Mittellappen der Lunge und schwäche meine Perkussion derart
ab, daß ich über der Leber gar keinen Schall, über der Lunge noch deutliche Schallerscheinungen wahrnehme, so daß ich also zwischen nichts und
etwas, und nicht, wie bei der gewöhnlichen Perkussion, zwischen wenig Schall
und mehr Schall unterscheiden muß. Mit dieser schwachen Perkussion gehe
ich über die Mitte der Präkordialgegend, wo ich ja fast immer eine absolute
Herzdämpfung zu erwarten habe. Von hier gehe ich zunächst nach rechts,
bis auftretende Schallerscheinungen mir das Vorhandensein von Lungengewebe
unter dem Finger verraten. Das ist die absolute Herzdämpfungsgrenze nach
rechts. Bei dieser Gelegenheit muß ich wieder auf einen Punkt aufmerksam
machen, den SAHLI (l. c. S. 289) in seinem trefflichen Lehrbuche so wunderbar
klar zum Ausdruck bringt, der aber dennoch nicht Allgemeingut der Ärzte
geworden ist. Wenigstens kann man noch jeden Tag von Ärzten hören, daß die
absolute Herzdämpfung bis zur Mitte des Sternums reicht oder gar nur einen
Querfinger den linken Sternalrand nach rechts überschreitet usw. Und doch
macht SAHLI mit Recht darauf aufmerksam, daß das Sternum wenigstens der
Quere nach wie ein einheitliches Plessimeter wirkt, daher verschiedene Stellen
des gleichen Querschnittes unmöglich verschiedenen Schall geben können. Vielmehr zeigt das Sternum in einer bestimmten Rippenhöhe einen Perkussionsschall, dessen Qualität davon abhängt, was für Gewebe, luftleeres oder lufthältiges, in größerer Menge unter diesem Querschnitte sich vorfindet. Liegt
der ganze Querschnitt des Sternums direkt dem Herzen auf, dann gibt das
Sternum bis zum rechten Sternalrand absolut leeren Schall. Ist der ganze
Querschnitt über lufthältiger Lunge, dann reicht die absolute Herzdämpfung
bis zum linken Sternalrand. Ein Gleiches trifft aber auch zu, wenn nur ein
Bruchteil des Sternalquerschnittes über dem Herzen direkt liegt, unter dem
größeren Anteile sich Lunge befindet, wie beifolgende schematische Abbildung
veranschaulichen möge. Reicht dagegen das Herz bis über die Mitte des Sternums wie in b von Abb. 12, dann finde ich die absolute Herzdämpfung trotzdem

bis zum rechten Sternalrand. Mit der hüpfenden Perkussion läßt sich dieser Übelstand wohl teilweise, aber doch nicht vollständig umgehen.

Mit der gleich stark abgeschwächten Perkussion gehe ich nun nach links oben gegen die Achselhöhle zu und bestimme hier, wieweit die absolute Herzdämpfung reicht. Eine derartige Perkussionsrichtung und nicht das Hinaufperkutieren parallel dem Sternum empfiehlt sich deshalb, weil POLLITZERs (3) Feststellung ja sicher zurecht besteht, wonach die Gabelung zwischen rechtem und linkem Lungenfeld in Form eines spitzen Winkels erfolgt, so daß also die obere Begrenzung der absoluten Herzdämpfung kaum je eine horizontale Linie erkennen läßt. Normalerweise finde ich dann die Grenze der absoluten Herzdämpfung am oberen Rand der 4. Rippe, indem der schmale Zipfel, der bis zum unteren Rand der 3. Rippe reicht, nicht zur Darstellung kommt. Dann gehe ich von der Mitte der absoluten Herzdämpfung nach links und hier fällt normalerweise die absolute Herzdämpfung mit dem Spitzenstoß und der relativen Herzdämpfung zusammen. Je nach den so erhaltenen Befunden haben wir nun folgende Möglichkeiten zu unterscheiden:

1. Normale Relation zwischen absoluter und relativer Herzdämpfung. Man findet bei tiefer Perkussion, aber selbstverständlich mit leicht aufgelegtem Plessimeterfinger oder mit der hüpfenden Perkussion die relative Herzdämpfung bis zum rechten Sternalrand, nach oben bis zum oberen Rand der 3. Rippe, nach links bis zum Spitzenstoß reichend. Dieser an normaler Stelle liegend im 5. Intercostalraum innerhalb der Mamillarlinie. Die absolute Herzdämpfung reicht nach rechts bis zum linken Sternalrand, nach links oben bis zum oberen Rand der 4. Rippe; nach links bis zum Spitzenstoß, fällt also hier mit der relativen Herzdämpfung zusammen (siehe Abb. 13).

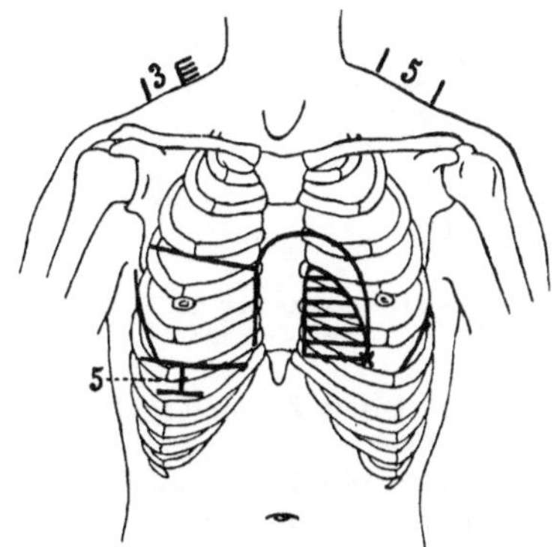

Abb. 13. Normale Herzgrenzen, normale Relation zwischen absoluter und relativer Herzdämpfung. Lungenlappengrenzen vorn.

2. Überlagerung der absoluten Herzdämpfung durch geblähte Lungenpartien. a) Dieser Zustand ist uns allen ja bekannt von dem Befund bei Emphysem. Hier finden wir nur eine plessimetergroße absolute Herzdämpfung und die relativ gedämpften Herzpartien sind unter der voluminösen Lungenschicht nur recht schwer herauszubringen. Bei Emphysem aber finden wir dabei gleichzeitig auch tiefstehende hintere Lungenränder, tiefstehende Lungenränder rechts vorne, wie fast gleichzeitig bei längerem Bestehen einen typisch faßförmig erweiterten Thorax. Ähnlich sind die Befunde bei akuter Lungenblähung durch Asthma bronchiale.

b) TURBAN, dem wir ja eine Reihe sehr gut beobachteter Befunde am Thorax Lungenkranker verdanken, hat als erster darauf hingewiesen, daß man bei einem aktiven und, wie ich gleich hinzufügen möchte, inzipient phthisischen Lungenspitzenprozeß eine partielle Überlagerung der absoluten Herzdämpfung findet. Sitzt der phthisische Spitzenprozeß rechts, so reicht die absolute Herzdämpfung nicht wie normal an den linken Sternalrand heran, sondern bleibt 1—2 Querfinger von ihm entfernt. Ich nenne den Zustand *„Überlagerung der Herzdämpfung von rechts her"* (Abb. 14). Dabei steht die untere Lungengrenze an normaler Stelle, es besteht also keine allgemeine Lungenblähung, sondern nur eine partielle des Mittellappens. Die Ursache dafür liegt darin, daß es zu

einer Ruhigstellung des akut entzündeten rechten Lungenoberlappens kommt
und zu einer kompensatorischen Überfunktion und Blähung des gleichseitigen
Mittellappens. Bei der *„Überlagerung des Herzens von links her"* (Abb. 15)
erreicht die absolute Herzdämpfung nicht die Herzspitze wie normal, sondern
ist von ihr durch einen 1—2 Querfinger breiten, lungenschallgebenden Streifen

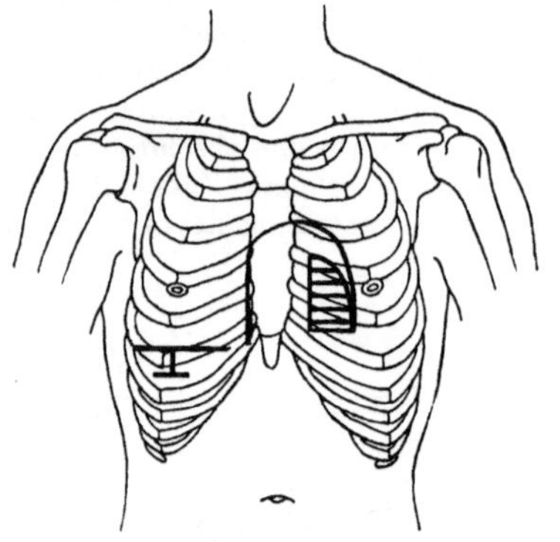

Abb. 14. Überlagerung des Herzens
von rechts her.

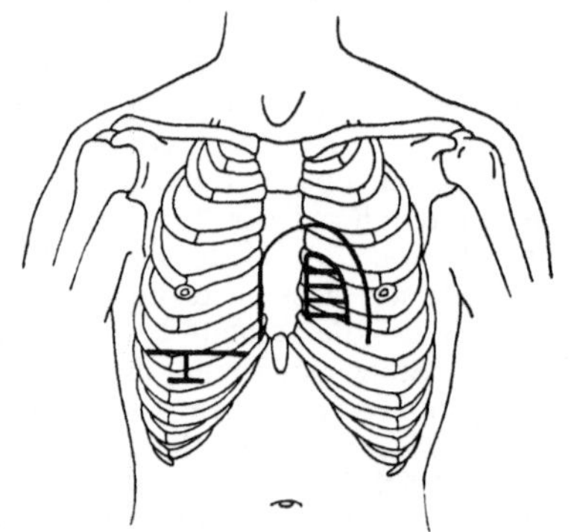

Abb. 15. Überlagerung des Herzens
von links her.

getrennt. Dieser Zustand findet sich bei inzipienten Phthisen der linken Lungenspitze. Nach vieljähriger Erfahrung muß ich sagen, daß ich dieses Symptom
zur näheren Würdigung des Lungenspitzenbefundes recht schätzen gelernt habe,
und daß es mich oft dazu geführt hat, den Beginn einer bösartigen, weil phthisischen Lungentuberkulose anzunehmen,
was dann die weitere Beobachtung auch
vollinhaltlich bestätigte. Denn wir werden
ja noch hören, daß gerade die inzipienten
Phthisen bei der physikalischen Untersuchung recht symptomarm sind. Darum
auch der ganz besondere Wert derartiger
Feststellungen.

c) Haben wir es mit frischen entzündlichen Herden in beiden Lungenspitzen
zu tun, dann kommt es zu einer Überlagerung des Herzens von beiden Seiten.
Die absolute Herzdämpfung erinnert
dann in ihrem Ausmaße an die Herzdämpfung bei Emphysem. Nur fehlen
hier die tiefstehenden Lungenränder an
der Basis vorn und rückwärts (siehe
Abb. 16). Das ist besonders bei hämato-

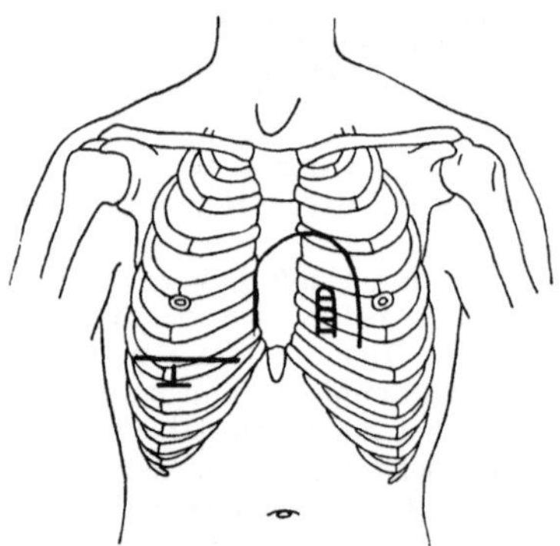

Abb. 16. Überlagerung der absoluten
Herzdämpfung von beiden Seiten.

genen Spitzentuberkulosen der Fall, der Tuberculosis fibrosa densa.

3. Denudation des Herzens. Der gegensätzliche Zustand zur Überlagerung
der absoluten Herzdämpfung ist uns allen auch gar wohl bekannt. Wir brauchen
bloß an den Befund eines Flüssigkeitsergusses in einer der Pleurahöhlen zu
denken und uns zu erinnern, daß bei höhergradigen Zuständen dieser Art die
Exsudatdämpfung in die Herzdämpfung ohne Grenze übergeht. Bei rechtsseitigen Exsudaten ist das Herz dann von rechts her, bei linksseitigen Ergüssen
von links her denudiert. Hier hat dieses Symptom nur zur Vollständigkeit der

physikalischen Untersuchung einen Wert, aber keine besondere diagnostische Bedeutung. Ganz anders liegen die Verhältnisse, wenn eine Denudation isoliert sich findet ohne gleichzeitigen Flüssigkeitserguß. Das ist gar nicht so selten der Fall. Schon alte Pleuraadhäsionen einer Seite nach abgelaufener Pleuritis hinterlassen ein solches Bild. Aber auch hier hat es noch keinen diagnostischen

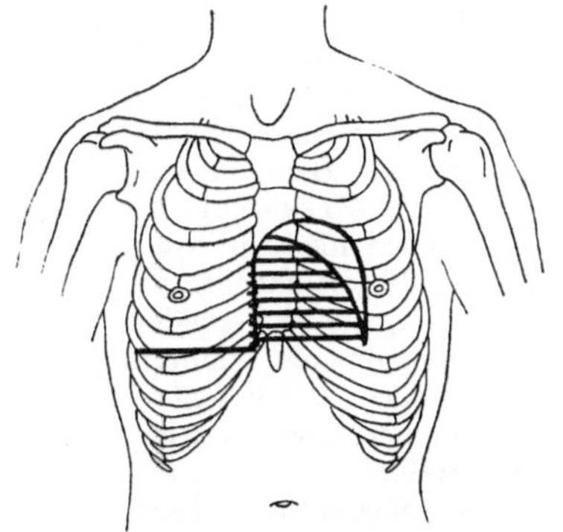

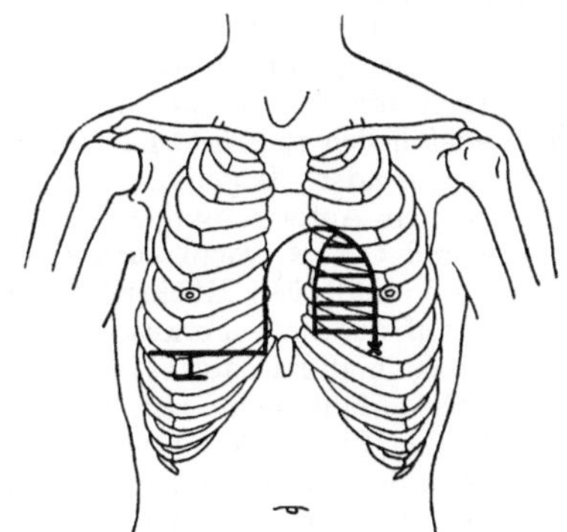

Abb. 17. Denudation des Herzens von rechts her. Unverschieblicher Lungenrand.

Abb. 18. Denudation des Herzens von links her.

Wert, bildet nur eine weitere Unterstützung der Diagnose „pleuritische Adhäsion", vervollständigt nur das Krankheitsbild, weil es uns zeigt, daß die Pleuraadhäsion rund herum geht und vorne bis zum Herzen reicht. So macht das uns eine Accretio cordis wahrscheinlich. Es kann dann dieser Befund nervöse Herzstörungen, über welche der Kranke klagt, in ein besseres Licht rücken. Besonders bedeutungsvoll wird aber ein solches Vorkommen, wenn es auch ohne Pleuraadhäsion auftritt. Es gibt ja gar nicht so selten tuberkulöse Mediastinitiden, externe tuberkulöse Perikarditiden, die in ihrer akuten Phase sehr lästiges Herzstechen verursachen und an den deutlich ausgesprochenen ein- oder doppelseitigen Mussyschen Druckpunkten, dem extraperikardialen, exspiratorisch verstärkten Reiben und eventuell kratzenden systolischen Geräusch über der Pulmonalis vor allem kenntlich sind (siehe darüber W. Neumann [8]). Ist die akute Entzündung aber abgelaufen, dann bleibt oft außer

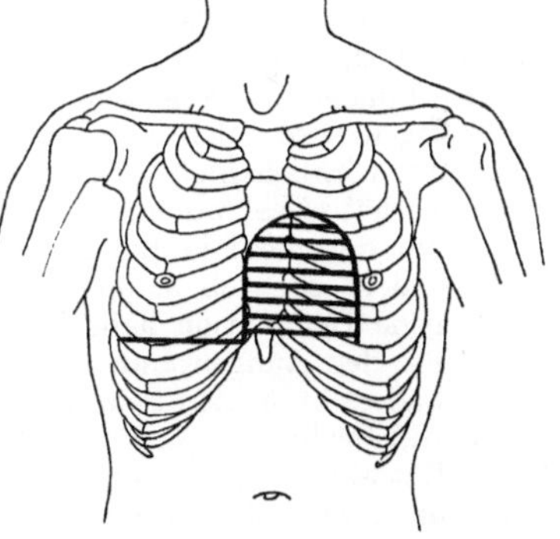

Abb. 19. Denudation des ganzen Herzens.

den subjektiven Herzbeschwerden als einzig objektiv greifbarer Anhaltspunkt eine Retraktion der medialen Lungenränder zurück. Die absolute Herzdämpfung reicht in solchen Fällen bis zum rechten Sternalrand, wenn der Prozeß rechtsseitig saß (Abb. 17), oder es reicht bei linksseitigen derartigen Zuständen die absolute Herzdämpfung bis hinauf zur 3. Rippe (Abb. 18). Von einer Dilatation des rechten Ventrikels, die bei ersterem Befunde häufig diagnostiziert wird, um so mehr als derartige Anwachsungen auch zu einer Akzentuation des 2. Pulmonaltones führen können, schützt uns eben die gleichzeitig hier besonders leicht ausführbare Bestimmung der wahren Herzgröße, der relativen Herzdämpfungsfigur, welche ganz normale Werte liefert. Bei Denudation von beiden Seiten können die relative und absolute Herzdämpfung vollständig zusammenfallen (Abb. 19). Es sind diese Befunde sehr wertvoll, weil sie uns häufig ein anatomisches Substrat abgeben für sonst einfach als Neurosis cordis bezeichnete Zustände. Sie sind wertvoll, weil wir wissen, daß die primären Lungenherde von Küss und von GHON häufig an dieser Stelle lokalisiert sind. So kann ein wochenlang dauernder Fieberzustand eine vollständige Aufklärung erfahren, wo selbst die genaueste Lungenspitzenuntersuchung ganz ergebnislos blieb. Namentlich für bestimmte Formen gutartiger Lungentuberkulose, die noch später ausführlich zu erörternde Pleurite à répétition, ist dieser Befund oft von ausschlaggebender diagnostischer Bedeutung. Solche Befunde sind schon verschiedenen Autoren aufgefallen. Ich erwähne nur STERN und vor allem STRAUB und OTTEN, wenn auch bisher scheinbar noch niemand systematisch auf diese Verhältnisse Rücksicht genommen hat. Jüngst machte POLLITZER (2, 3, 4) auf derartige Perkussionsbilder aufmerksam, die er besonders häufig bei Chlorose und Basedow fand und als Volumen pulmonis diminutum auffaßt, zurückzuführen auf eine Oligämie in den Lungen. Er betont ebenfalls, daß derartige Bilder häufig zur falschen Diagnose einer Herzdilatation führen. Das Vorhandensein bei Chlorose und Basedow freilich, bei denen sich sehr häufig, wie wir noch hören werden, die gutartige Lungentuberkuloseform der Pleurite à répétition und auch primäre GHONsche Lungenherde, sowie abortive Spitzentuberkulosen finden, gibt jedenfalls zu denken, ob nicht ein Gutteil derartiger Fälle auf das zurückzuführen ist, was ich Denudation des Herzens von rechts her nenne. Eine Klärung könnte gebracht werden durch Fälle von starken Blutverlusten, bei denen man ja POLLITZERs Volumen pulmonis diminutum direkt unter den Augen, gewissermaßen unter den Fingern sich entwickeln sehen müßte. Bei *zwei* Fällen von Tubarabort, die ich seither beobachten konnte, und ebenso bei einer schweren Ulcusblutung konnte ich kein Volumen pulmonis diminutum, wohl aber eine akute Lungenblähung feststellen. Ein differentialdiagnostisches Moment ist gegeben in der Verschieblichkeit der medialen Lungenränder bei tiefer Inspiration, die von mir bisher nur gelegentlich herangezogen wird. Sollte sich aber herausstellen, daß ein Volumen pulmonis diminutum wirklich nicht gar so selten ist, dann müßte bei Feststellung derartiger Verhältnisse immer noch darauf gesehen werden, ob sich bei tiefster Inspiration der mediale Lungenrand nicht doch noch weiter über das Herz hinüberschiebt oder ob er an dieser Stelle fixiert ist. Für die von mir eben beschriebene Denudation habe ich mich von der Unverschieblichkeit, von der Fixiertheit der Lungenränder an dieser Stelle schon wiederholt überzeugen können und es in meinen Schemen mit besonderen Zeichen — mit Strichlierung der Perkussionslinie — zum Ausdruck gebracht (siehe Schema 17). Bei einer bloßen Retraktion der medialen Lungenränder durch ein Volumen pulmonis diminutum muß sich eine gute Verschieblichkeit finden. Sie findet sich auch, wenn die Denudation bedingt ist durch Wegdrängung der medialen Lungenränder infolge Schwellung der Drüsen im vorderen Mediastinum. Namentlich bei postgrippösen Lymphdrüsenschwellungen dieser Art (siehe KIRCH [2]) konnte ich das beobachten. Durch Wochen fand sich dabei Bloßlegung des Herzens mit sichtbarer Herzpulsation im ganzen Bereich. Alles verschwand wieder mit Rückgang der Drüsenschwellung. Eine Verschieblichkeit der medialen Lungenränder findet sich auch, wenn die Denudation des Herzens durch leichte Bronchostenosen und dadurch verursachte Lungenverkleinerung bedingt ist. Ich erwähnte oben bei den Cyrtometeruntersuchungen MINORs diese Zustände, verursacht durch Bronchialdrüsentuberkulose und bronchogenen Phthisen, auf ROBINSOHNs Immigration verweisend. Überhaupt spielt die Beachtung einer in großer Ausdehnung sichtbaren Herzpulsation bei Zuständen von Denudation von links her eine große Rolle. Denn ein gleicher Perkussionsbefund findet sich auch bei Tuberkulose oder sonstiger Infiltration der medialen Lungenränder, wobei aber die Herzaktion ganz verdeckt ist.

Im Anschluß an die Denudation des Herzens verdient noch die Denudation des linken Vorhofs unsere besondere Beachtung, die sich dann fast immer mit einem sichtbaren und tastbaren Pulmonalklappenverschluß verbindet. Wir finden in solchen Fällen links vom Sternum die Herzdämpfung schon am oberen Rande der 2. Rippe, gleich nach rechts davon über dem Sternum aber normal hellen Lungenschall. Daraus geht hervor, daß es sich nicht um eine bloße Hochdrängung des Herzens infolge Zwerchfellhochstand handeln kann. Wir haben vielmehr einen kaminartigen Aufsatz auf der Herzdämpfung, wie er normal der Mitralstenose mit starker Erweiterung des linken Vorhofes zukommt. Findet sich kein derartiger Herzfehler, dann spricht dieser Befund für Schrumpfungszustände der linken Lunge. Die Perkussionsfigur, die dadurch entsteht, gibt die beifolgende Abb. 20 wieder.

Bei Bestimmung der absoluten Herzdämpfung richten wir ferner unser Augenmerk auch auf den sogenannten EBSTEINschen Winkel, den Winkel zwischen absoluter Leberdämpfung und absoluter Herzdämpfung, der normalerweise ein rechter ist. Eine ausgesprochene Abschrägung dieses Winkels spricht für einen perikardialen Erguß. Doch muß man sich

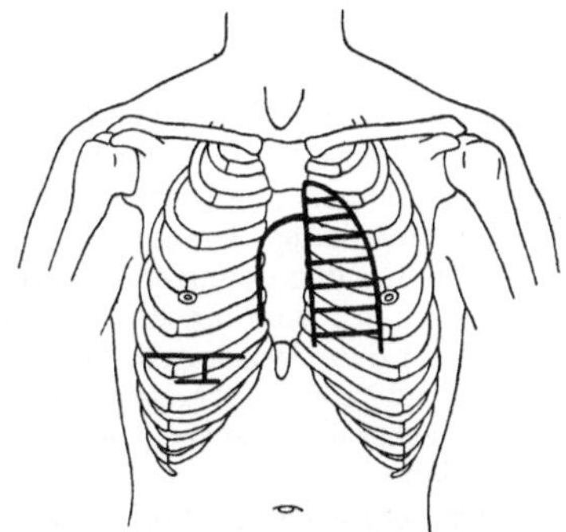

Abb. 20. Denudation des linken Vorhofes.

zuvor überzeugt haben, daß nicht eine Mitralstenose oder Mitralinsuffizienz oder überhaupt eine hochgradige Herzmuskelschwäche mit Kreislaufstörungen vorliegt, die ja auch durch Erweiterung des rechten Vorhofes fast regelmäßig zu einer derartigen Abschrägung des EBSTEINschen Winkels führen. Es entsteht dann die typische treppenförmige Konturierung des rechten Herzrandes, die KRÖNIGsche Stufe, auf die BRUGSCH-SCHITTENHELM verweisen. Man vergleiche darüber auch die Abb. 4 in POLLITZERs Arbeit (3). Mir hat die Beobachtung dieser Verhältnisse schon oft dazu verholfen, eine Perikarditis in ihren ersten Anfängen zu diagnostizieren, die bei Tuberkulose gar nicht so selten ist. Wir werden ja später noch sehen, in wie engen Lagebeziehungen eine bestimmte Gruppe von Bronchiallymphdrüsen zum Herzbeutel steht und wie eine tuberkulöse Erkrankung dieser Lymphdrüsengruppe leicht zu einer Mitbeteiligung des Perikards führt. Freilich dürfen wir bei derartigen Verhältnissen nicht das klassische Bild einer Perikarditis mit großer, dreieckiger, absoluter Dämpfung erwarten, auch nicht mit dem typischen perikardialen Reiben vom Lokomotivrhythmus. Aber leichtere, symptomärmere Bilder dieser Erkrankung bieten oft ein weiteres unterstützendes Moment zur Diagnose einer Tuberkulose dieser genannten Lymphdrüsengruppe. Es kann eine derartige Erkrankung oft lange Zeit als nervöses Herzleiden gedeutet werden und unsere Untersuchung kann diese Herzbeschwerden in ein richtiges diagnostisches Licht setzen. Meine Ausführungen gehen ja immer wieder darauf hinaus, zu zeigen, wie oft ganz mit Unrecht irgendeine nervöse Erkrankung, eine Neurasthenie oder eine Neurose diagnostiziert wird, wo eine genaue Untersuchung in der von mir gezeigten Richtung eine ätiologisch einwandfreie Diagnose stellen läßt und damit auch durch eine spezifische Therapie rasch und dauernd Beseitigung der Beschwerden

bringen kann. Zu dieser Überzeugung bin ich im Laufe meiner Tätigkeit immer
mehr gekommen und kann sie den Praktikern nicht warm genug ans Herz
legen.

An die Bestimmung der absoluten und relativen Herzdämpfung schlösse
sich folgerichtig noch die Perkussion des vorderen Mediastinums, die Feststellung der Breite des Aortenbandes und von eventuell vorkommenden Lymph-
drüsen-, Schilddrüsen- oder sonstigen pathologischen Dämpfungen. Für normale Verhältnisse kann hier nur mit der hüpfenden Perkussion ein ersprieß-
liches Resultat erwartet werden. Bei pathologischen Veränderungen dagegen
kommt man auch vollkommen mit der gewöhnlichen Perkussion in der von mir
skizzierten Ausführungsart aus. Sie hat dazu noch den Vorteil, daß man damit
pathologische Veränderungen des vorderen Mittelfellraumes viel sicherer erkennt. Denn, wenn sie eine deutlich wahrnehmbare Dämpfung ergibt, kann
man sicher sein, daß abnormale Verhältnisse vorliegen, entweder eine Retraktion der medialen Lungenränder, wie sie BÄUMLER bei Pneumokoniose so häufig
fand, oder Tumorbildungen in diesem Raume. Da aber auch nach Erledigung
der übrigen Lunge die Partien unter dem Schlüsselbein immer noch eine ganz
besonders eingehende Berücksichtigung erfordern, soll darüber weiter unten
im Zusammenhang abgehandelt werden, weil sich dann die Untersuchung des
Mediastinums ungezwungener in den Gang der Untersuchung einfügt.

Wir gehen also zunächst an die Untersuchung der linken Lunge und perkutieren zu dem Zwecke von unten außerhalb der Herzdämpfung hinauf wieder
zunächst nur einen Intercostalraum mit dem nächst höheren, dann eine Rippe
mit der nächst höheren vergleichend. So stellen wir fest, von wo an eine eventuelle
Spitzendämpfung beginnt. Dann erst werden die Supraclaviculargruben miteinander verglichen, hierauf mittels direkter Perkussion, also ohne aufgelegten
Plessimeterfinger, die beiden Schlüsselbeine, dann wieder mittelbar die Fossae
infraclaviculares. Hier spielt nun besonders die vergleichende Perkussion der
MOHRENHEIMschen Grube eine große Rolle, da hier häufig zuerst eine durch
Tuberkulose bedingte Dämpfung sich geltend macht. Aber nicht nur die MOHREN-
HEIMschen Gruben sind hier von Wichtigkeit. Auch die medialen Partien
unterhalb des Schlüsselbeins haben bei Lungenkrankheiten eine große Bedeutung. Man denke nur daran, daß Carcinome des Oberlappenbronchus sich gerade
hier besonders durch eine brettharte Dämpfung verraten. Wie wichtig ferner
das vordere Mediastinum ist, brauche ich ja nicht erst zu erörtern. Wir finden
ja hier so häufig mediastinale Dämpfungen in die Herzdämpfung übergehend,
bedingt durch Erweiterungen der Aorta oder durch Retraktion der medialen
Lungenränder infolge von Pneumokoniose. Wir finden manubriale Dämpfungen
durch einen Streifen normalen Lungenschalles von der Herzdämpfung abgetrennt bei substernaler Struma, bei Vergrößerungen des Thymus, bei Vergrößerung der Lymphdrüsen im oberen vorderen Mediastinum usw. Damit
einem nichts von diesen wichtigen, oft ausschlaggebenden pathologischen Perkussionsbefunden entgehe, muß man diese Gegend ganz systematisch untersuchen.

Man perkutiert daher am besten von einer, womöglich der normal schallenden MOHRENHEIMschen Grube mit sagittal, dem Sternum parallel gestelltem
Plessimeterfinger über das Manubrium zur anderen Seite hinüber. Dann verraten sich nicht nur die eben skizzierten pathologischen Befunde im vorderen
Mediastinum und in den medialen Partien der Infraclaviculargrube. Man
gewinnt auch bei unkomplizierter Lungenspitzentuberkulose sehr wichtige Aufschlüsse über Verziehungen bzw. Verdrängungen des vorderen, oberen Mittel-
felles. Nehmen wir an, wir hätten unterhalb des Schlüsselbeins auf einer Seite
eine deutliche Dämpfung gefunden. Hat die darunterliegende Lungeninfiltration

Neigung zu Schrumpfung, dann wird man feststellen können, daß der Lungenschall von der gesunden Seite herüber reicht, oft bis zum jenseitigen Manubrialrand, und der ganze Spitzenprozeß bekommt durch den Nachweis der fibrösen Induration gleich ein ganz anderes Gesicht. Ferner empfiehlt sich eine besondere und sorgfältige Perkussion dieser Gegend auch deshalb, weil Qualitätsänderungen des Perkussionsschalles sich hier meist am deutlichsten offenbaren. Hier findet sich meist am deutlichsten und klarsten ein hoher Tympanismus, ferner das Geräusch des gesprungenen Topfes, das eigentümliche Scheppern, Bruit de pot fêlé, bei darunter liegender, mit dem Bronchus in offener Kommunikation stehender Kaverne. Wir finden hier am ausgeprägtesten die Schallwechselphänome, welche als Kavernensymptome von einer gewissen Bedeutung sind, den WINTRICHschen *Schallwechsel:* ein Höherwerden des Perkussionsschalles bei offenem Mund und ein Tieferwerden bei geschlossenem Mund; den FRIEDREICHschen *Schallwechsel:* ein weniger lauter, höherer, tympanitischer Ton auf der Höhe des Inspiriums und ein mehr tympanitischer, vollerer Schall auf der Höhe des Exspiriums, bedingt durch die inspiratorische Spannung der Kavernenwand; den GERHARDTschen *Schallwechsel:* ein Wechsel in der Tonhöhe des Tympanismus beim Wechsel von liegender zu sitzender Stellung. Dieses Symptom gestattet für chirurgische Zwecke unter Umständen direkt die Form und Lage der Kaverne zu diagnostizieren. Wir untersuchen auf diese Schallwechselphänomene immer dann, wenn

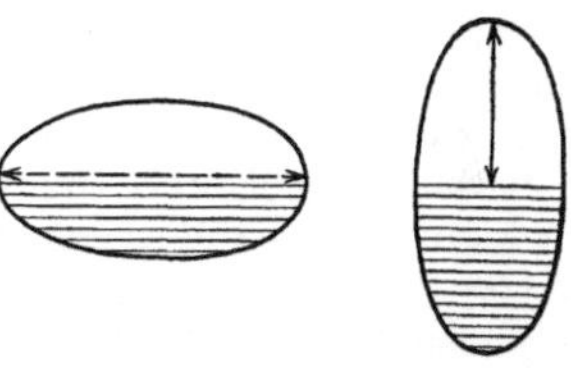

Abb. 21. GERHARDTscher Schallwechsel.

wir bei der Perkussion dieser Gegend einen ausgesprochenen Tympanismus finden. Weil aber alle diese Schallwechselphänomene nicht nur bei Kavernen, sondern auch bei anderen pathologischen Zuständen des Lungengewebes vorkommen und so häufig zu Verwechslungen Anlaß geben, muß ich auch auf diese Verhältnisse etwas näher eingehen.

1. WINTRICHscher Schallwechsel — bei offenem Mund hoher, bei Schließen des Mundes tiefer Tympanismus. Er tritt immer auf, wenn eine Kaverne mit einem Bronchus in offener Kommunikation steht. Ist die Kommunikationsöffnung nur in einer bestimmten Körperlage frei, bei anderer dagegen durch Sekret verschlossen, dann findet sich der sogenannte *unterbrochene* WINTRICHsche *Schallwechsel,* also ein derartiger Schallwechsel nur bei Rückenlage des Kranken zum Beispiel, nicht beim sitzenden Patienten oder umgekehrt. Derselbe Schallwechsel findet sich aber auch als sogenannter WILLIAMSscher Trachealton ohne Kaverne, und zwar gerade wieder mit Vorliebe in der Fossa infraclavicularis dann, wenn eine hochgradige Kompression des Lungenoberlappens durch ein großes pleuritisches Exsudat besteht, dabei der Oberlappen durch präexistente Adhäsionen an die obere, vordere Thoraxwand fixiert ist und so nicht gegen den Lungenhilus hin ausweichen kann. In einem solchen Falle findet sich der als *son scodique* bekannte Tympanismus an dieser Stelle. Da dann die weit offenen Bronchien bei Atelektase der Alveolen eine zwar unregelmäßige, aber mit dem Hauptbronchus communicierende Kaverne bilden, muß auch hier nach dem Gesetz der unten offenen oder geschlossenen Lippenpfeifen ein Höherwerden beim Öffnen und ein Tieferwerden beim Schließen des Mundes auftreten. Das ist eben der WILLIAMSsche Trachealton.

2. GERHARDTscher Schallwechsel — der Unterschied in der Höhe des Tympanismus bei verschiedenen Körperlagen. Er findet sich bei längsovalen Kavernen die zum Teil mit Sekret gefüllt sind. In verschiedenen Körperstellungen ist der Durchmesser des Luftraumes dieser Kavernen verschieden groß, wie das

beifolgende Schema (Abb. 21) zeigt. Dem Hohlraum mit kurzem Durchmesser kommt ein höherer Tympanismus zu als dem Hohlraum mit dem langem Durchmesser. Dadurch ist man häufig in den Stand gesetzt, die Form und Lage einer Kaverne im Lungenparenchym zu erschließen. Ähnliche Verhältnisse bietet nun auch ein Hydro- oder Pyo-Pneumothorax. Nur ist hier die Pleurahöhle die Kaverne. Im Sitzen wird der Durchmesser verkürzt; daher haben wir im Sitzen über einem derartigen Pneumothorax höheren Tympanismus als im Liegen. Hier wird aber dieses Schallwechselphänomen BIERMER*scher Schallwechsel* genannt.

3. FRIEDREICHscher Schallwechsel — eine normale Lunge schallt auf der Höhe des Inspiriums voller, weil mehr Luft in den Alveolen ist und auf der Höhe des Exspiriums weniger voll (DE COSTA, SCHULTZEN). Die stärkere Wandspannung der Lungenbläschen macht sich nicht geltend, weil ihre große Zahl keine bedeutende Überspannung zuläßt. Anders bei Kavernen. Hier steht die Luft in dem Hohlraum nicht in maximaler Spannung. Bei einer tiefen Inspiration wird sie mehr gebläht, die Kavernenwand mehr gespannt und ein Höherwerden und Schwächerwerden des Tympanismus, ein Leererwerden des Schalles ist die Folge. Ich pflege das seit Jahren immer an Gummiballons zu zeigen, die ihren Tympanismus mit der Höhe der Wandspannung ändern, bis bei maximal geblähter Gummiblase eine fast absolute Dämpfung auftritt. Man kann dasselbe übrigens auch sehr gut am Darm beobachten. Der normal mit Gas gefüllte Darm gibt wegen der geringen Wandspannung den typischen Tympanismus des Bauches. Ist die Gasspannung eine höhere — wie wir das bei Zuständen von Meteorismus durch Obstipation zum Beispiel, dann bei Typhus abdominalis beobachten — dann schlägt dieser Tympanismus in meteoristischen Schall um, der dem Lungenschall näher kommt. Bei einem Ileus dagegen mit seiner maximalen Darmwandspannung kann sich völlige Dämpfung über einem Abdomen zeigen. Diesbezüglich war ein Fall der Klinik NEUSSER vor Jahren sehr lehrreich. Es handelte sich bei einer Frau um ein zum Ileus führendes Carcinom an der Übergangsstelle vom Sigma zum Rectum. Der maximal aufgeblähte Darm gab absolut leeren Schall. Deshalb dachten die Chirurgen an Flüssigkeitserguß in das Abdomen durch metastatische Carcinose des Bauchfelles und lehnten die Operation ab. Als ich auf diese Verhältnisse hinwies, gingen sie doch daran und waren erstaunt, in der absolut leer schallenden Bauchhöhle keine Spur von Flüssigkeit, nur mit Gas ad maximum gefüllte Darmschlingen zu finden. Bei anderen Krankheitszuständen kommt es über den Lungen zu einem Nachlassen der Spannung zwischen eingeschlossener Luft und Lungenbläschen. Das ist der Tympanismus zu Beginn einer Pneumonie, wo die entzündliche Durchtränkung des Lungengewebes zu einer Relaxation führt, das ist der Fall bei Kompression der Lunge und auch bei beginnenden Tuberkuloseherden. Die kleinen Herde nehmen zu wenig Luft weg, als daß eine Dämpfung sich geltend machen könnte. Aber die kollaterale Entzündung um die hochtoxischen Herde im Sinne TENDELOOS (1) führt zu einer Erschlaffung des Gewebes und darum findet sich auch bei inzipienten Phthisen sehr häufig keine Spitzendämpfung, keine Verengerung der KRÖNIGschen Felder. Nur ein mehr oder weniger ausgeprägter Tympanismus macht auf die Schwere der Veränderungen aufmerksam. Dieser Tympanismus über den Spitzen zeigt nun weniger deutliche Änderungen auf der Höhe der Inspiration als die normale Lunge (DE COSTA). Freilich wird die Beobachtung dieser Tatsache dadurch sehr erschwert, daß gerade über den Fossae supraspinatae, wo die inzipienten Phthisen sich mit Vorliebe entwickeln, mit der Inspiration auch eine Anspannung der Schultergürtelmuskeln stattfindet und dadurch schon die Schalländerungen verwischt werden. Wie unzuverlässig die Schalländerungen an dieser

Stelle sind, erkennt man wohl am besten daraus, daß AUFRECHT gerade die umgekehrte Erscheinung als charakteristisches Symptom einer beginnenden Spitzeninfiltration beschreibt. Er nennt sie „Umkehr des Perkussionsschalles" und behauptet gerade im Gegensatz zu DE COSTA, daß eine normale Lungenspitze auf der Höhe der Exspiration einen normal vollen, auf der Höhe der Inspiration einen leererwerdenden Schall beobachten lasse. Bei Vorhandensein geringer Infiltrate trete ein voller Schall während der Inspiration und eine Leerheit auf der Höhe des Exspiriums auf. Meine vieljährigen Bemühungen auf diesem Gebiete, darüber zu einer Klarheit zu kommen, haben zu keinem eindeutigen Resultat geführt. Deshalb kann ich weder dem Schallwechsel nach DE COSTA noch der Umkehr nach AUFRECHT eine besondere Bedeutung für die Diagnostik beginnender Lungenspitzentuberkulose zuerkennen. Kurz tabellarisch zusammengestellt haben wir also:

WINTRICH bei Kavernen	WILLIAMS bei komprimierter Lunge.
GERHARDT über Kavernen	BIERMER über Hydropneumothorax.
FRIEDREICH über Kavernen	DE COSTA über inzipienten Spitzenphthisen.
Das Gegenteil von FRIEDREICH	nach AUFRECHT über inzipienten Spitzenphthisen.

Die Tonhöhe eines eventuell vorkommenden Tympanismus ist aber nicht nur wegen der eventuellen Schallwechselphänomene von Wichtigkeit. Gelegentlich beobachtet man nämlich auch, daß verschiedene Stellen der vorderen Thoraxwand einen verschieden hohen Tympanismus geben. So besonders häufig in der Fossa supraclavicularis, in den medialen und lateralen Partien der Fossa infraclavicularis. Das deutet auf mehrfache, verschieden große Kavernen hin, während eine einheitliche Höhle, welche die obersten Partien des Oberlappens einnimmt, an allen diesen Stellen annähernd dieselbe Tonhöhe des Tympanismus ergibt.

Zum Schlusse versäume man bei der Lungenperkussion nicht, auch noch in der Axilla von unten nach aufwärts zu perkutieren. Hier ist es wegen des schrägen Rippenverlaufes wieder möglich, von Finger zu Finger zu perkutieren, wie wir das eingangs bei der Perkussion der Rückenfläche auseinandersetzten. Mit Recht weisen MINOR (l. c.) und ebenso GOLDSCHEIDER (3) darauf hin, daß nicht so selten gerade in der Axilla durch recht intensive Dämpfung der obersten Achselhöhle tuberkulöse Prozesse sich verraten können, die bei der Perkussion hinten und vorne sonst leicht der Beobachtung entgehen. Namentlich interlobäre seröse Ergüsse machen oft hier nur deutliche Dämpfungen (siehe später). Wie wichtig die Beobachtung des basalen Lungenstandes auch in der Axilla sein kann, habe ich ja schon oben des näheren erörtert. Außerdem habe ich schon oben bei der Feststellung, ob eine absteigende, horizontal verlaufende oder aufsteigende Spitzendämpfung vorliegt, auf die dabei unerläßliche systematische Perkussion der Axilla hingewiesen.

An die Perkussion der Lunge und des Herzens schließt sich nun die Perkussion der Leber. Sie ist, wie neuerdings wieder FÜRBRINGER betont, von großer Wichtigkeit, oft ausschlaggebender als die Palpation. Sie gibt gute und vollständig brauchbare Resultate. wenn man sich zur Feststellung der unteren Grenze der Leberdämpfung der von mir gleich eingangs dieses Kapitels genau geschilderten hüpfenden Perkussion bedient. So kann man Vergrößerungen der Leber, wie sie bei Tuberkulose durch Fettinfiltration oder Amyloidose vorkommen, leicht und eindeutig feststellen. Normalerweise schneidet die perkutorische Lebergrenze in der rechten Mamillarlinie den Rippenbogen, in der Mittellinie die Mitte zwischen Processus xiphoideus und Nabel, und ihr linkes Ende fällt mit der Herzspitze zusammen. Vergrößerungen um einen Querfinger sind zwar nicht bedeutungslos, haben aber noch kein besonderes diagnostisches

Interesse. Ist die Vergrößerung aber beträchtlicher, dann verleiht ein derartiger Befund dem Fall ein besonderes Gepräge. Nun kommt zwar eine ausgesprochene Fettinfiltration der Leber oder gar eine Amyloidose hauptsächlich bei schweren destruktiven Lungenprozessen mit starker Herabminderung der Atmungsfläche und dadurch herabgesetzter Oxydationskraft des Blutes vor. Und doch ist dem nicht so. Es gibt eben auch, wenn auch selten, Fälle, wo eine ausgesprochene Fettleber auch bei ganz geringfügigen Lungenbefunden sich findet. Ich habe das hauptsächlich bei Fällen gefunden, wo eine gleichzeitige Darmtuberkulose weit vorgeschritten war, wie in folgender

Beobachtung 7. Am 9. 1. 19 suchte ein 24 jähriges Fräulein M. Sp. die Klinik Ortner auf. Sie sah elend aus und gab an, daß sie seit 4 Monaten ihre Menstruation verloren habe. Bis März 1918 sei sie immer ganz gesund gewesen. Damals begann ihre Krankheit mit Magenbeschwerden. Es stellte sich nach den Mahlzeiten ein brennender Schmerz in der Magengegend ein, der stundenlang anhielt und nur selten von Erbrechen begleitet war. Auch Sodbrennen und saures Aufstoßen war zu verzeichnen. Zumeist hatte sie Darmkrämpfe und das Gefühl heftiger Unruhe im Bauch. Der Stuhl war aber stets regelmäßig. Erst seit 2 Monaten gesellten sich zu diesen Bauchbeschwerden noch Schmerzen in der linken Brustseite von stechendem Charakter. Es kam zu Husten und zu hohem Fieber, zu Hämoptoe, heftigen Nachtschweißen und vollständigem Appetitverlust. 5 Wochen darauf war die Temperatur wieder ganz normal. Doch hielten die übrigen Symptome bis heute an, bzw. sie nahmen sogar noch an Intensität zu, so daß Pat. ständig das Bett hüten mußte. Gewichtsverlust in den letzten $2^1/_2$ Monaten 15 kg.

Bei der Aufnahme zeigte Pat. das Bild hochgradiger Abmagerung mit Pityriasis tabescentium. Sie war sehr blaß mit leichter Cyanose. Ihre Temperatur war subfebril bis 37,8° im Maximum. Beschleunigter Puls von 120, der in den letzten Tagen fadenförmig wurde. Kachektische Ödeme der unteren Extremitäten und thrombotische Schwellung des ganzen rechten Beines. Rechter Krönig 3, linker $4^1/_2$ cm breit, Lungenstand beiderseits am IX. Dorn, rechts um einen Querfinger höher als links, beiderseits Unverschieblichkeit aber ohne Verschleierung. Beiderseitige Spitzendämpfung, rechts bis zum V., links bis zum VI. Brustwirbeldorn. Über den Spitzen etwas hauchendes, verlängertes Exspirium. Kein Rasseln. Nur rechts infraclavicular etwas gröberes, aber nicht klingendes Rasseln. Die Leber tumorartig derb, in der Mamillarlinie bis handbreit unter den Rippenbogen reichend, auch nach oben hin vergrößert, so daß die absolute Leberdämpfung schon am oberen Rand der 5. Rippe beginnt. In der Ileocöcalgegend ein höckeriger, harter, druckschmerzhafter, inspiratorisch und auch passiv unverschieblicher Tumor palpabel. Nach langem Suchen gelang es endlich, im äußerst spärlichen Sputum einige segmentierte Tuberkelbacillen aufzufinden, und meine Diagnose lautete daher auf beiderseitige Lungenspitzentuberkulose mit etwas Zerfall, ausgesprochene Darmtuberkulose mit tuberkulösem Cöcaltumor. Großer Lebertumor (großknotige Lebertuberkulose oder Fettleber). Milztumor. Die von Professor Erdheim am 21. 2. vorgenommene Autopsie zeigte die Richtigkeit dieser Annahme, denn die Obduktionsdiagnose lautet: „Chronische Tuberkulose beider Lungenspitzen mit Schwielen und käsigen Einlagerungen, sowie Anwachsung beider Spitzen. Mehrere, alte, gürtelförmige Geschwüre am unteren Ileum, im Coecum und Colon ascendens, sowie im Wurmfortsatz mit ausgedehnten Adhäsionen. Zwischen großem Netz und dem tuberkulösen Ileocöcaltumor Perforation eines tuberkulösen Geschwüres im Colon ascendens und Austreten eines Spulwurmes in die freie Bauchhöhle und frische, diffuse, eitrig-fibrinöse Peritonitis. Atrophie des Herzens. Hochgradige Fettleber. Thrombose der rechten Vena femoralis und Iliaca communis. Ödem des rechten Beines. Ausgedehnte, käsige Tuberkulose der mesenterialen und retroperitonealen Lymphdrüsen."

Nach der Leberuntersuchung wenden wir uns der Perkussion der Milz zu. Auch diese verdient volle Beachtung. Wenn man sich nämlich nur auf die Palpation verläßt, so wird man bei Lungentuberkulose einen Milztumor häufig vermissen, denn eine vergrößerte Milz ist recht leicht tastbar, wenn das Zwerchfell freie Beweglichkeit zeigt und daher bei jedem Inspirium der untere Milzpol gegen den palpierenden Finger stößt. Steht aber das Zwerchfell still, wie das bei Tuberkulose so häufig der Fall ist, dann entgeht eine vergrößerte Milz leicht der Palpation, weil man sie mit dem palpierenden Finger einfach nach rückwärts drückt und sie sich nicht bewegt. Leicht läßt sich dagegen eine Milzvergrößerung durch Perkussion feststellen. Eine jahrelange Beschäftigung mit dieser Frage hat mich immer wieder belehrt, daß eine Vergrößerung der Milz fast zu den regelmäßigsten Begleiterscheinungen einer Lungenphthise gehört. Kennt man diese Tatsache nicht, dann wird bei intermittierendem Fieber Malaria, bei kontinuierlichem Typhus diagnostiziert, weshalb ja auch SOKOLOWSKI einen pseudomalarischen und einen pseudotyphösen Beginn einer Lungenschwindsucht unter seinen Tuberkulosemasken anführt. Solche Fehldiagnosen sind gar nicht so selten.

Auch eine andere Form von Lungenspitzentuberkulose, die ich mit *Bard* als gutartige Lungenspitzenmiliare oder rein anatomisch als disseminierte, kleinherdige Lungenspitzentuberkulose bezeichne, zeigt für gewöhnlich einen, hier aber im Gegensatz zur echten Phthise derben Milztumor mit scharfem Rand. Die Milzperkussion ist nun, nach den von SAHLI angegebenen Grundsätzen gehandhabt, eine recht einfache und dabei fast unfehlbare Methode. Zu diesem Behufe zieht man sich eine Linie in der Mitte zwischen hinterer und mittlerer Axillarlinie, am besten entsprechend dem vorderen Rand des Latissimus dorsi; in dieser Linie wird nach abwärts perkutiert, bis man auf die absolute oberflächliche Milzdämpfung stößt, welche für normale Verhältnisse der Grenze zwischen oberem und den zwei unteren Milzdritteln entspricht. Denn das oberste Drittel der Milz verbirgt sich für die Perkussion hinter der Lunge. Von dem so gewonnenen Schnittpunkt aus zieht man nun eine Linie entsprechend dem Rippenverlauf und perkutiert auf dieser Linie nach abwärts, hier wegen des Tympanismus der Baucheingeweide mit meiner hüpfenden Perkussion, bis man auf einen klaren Tympanismus stößt. Dieser Punkt entspricht dem unteren Milzpol und steht normalerweise vom Rippenbogen 5 cm ab. Der so gefundene längste perkutorische Durchmesser der Milz mißt gewöhnlich 7 cm. Finde ich die Milzdämpfung bis zum Rippenbogen, so ist sie entschieden pathologisch vergrößert, und ich kann mich in den meisten Fällen, wenigstens bei frei beweglichem Zwerchfell, von der Richtigkeit meiner Perkussion überzeugen. Denn ich schließe an diese perkutorische Feststellung immer die Palpation der Milz an. Diese Regel erleidet nur eine Ausnahme und hat eine Fehlerquelle. Es gibt nämlich ehemals rachitische Individuen, wo der frei endigende Rippenbogen aufgekrempelt ist, und bei diesem findet sich auch ohne Milzvergrößerung diese Dämpfung bis zum Rippenbogen. Zum Unterschied von der Dämpfung bei pathologisch vergrößerter Milz geht aber diese Dämpfung auch nach innen soweit, wie der verdickte und aufgekrempelte Rippenbogenrand reicht. Ich muß also zur Vermeidung dieses diagnostisch so bedeutsamen Fehlers immer an die Feststellung der bis zum Rippenbogenrand reichenden Milzdämpfung noch einige Perkussionsschläge medialwärts anschließen und mich so davon überzeugen, ob nicht der ganze Rippenbogenrand wegen abnormer Elastizitätsverhältnisse einen gedämpften Schall gibt; denn dann ist die perkutorische Feststellung der Milzgröße wertlos.

Die genaue Feststellung der Dämpfungsfigur der Milz hat aber noch einen weiteren, gar nicht hoch genug anzuschlagenden Wert. Verbinde ich nämlich die Herzspitze mit dem oberen Rand der Milzdämpfung, so habe ich für normale Verhältnisse eine genaue Begrenzungslinie des TRAUBEschen Raumes nach oben hin gewonnen. Die brauche ich sehr notwendig, wenn es uns darauf ankommt, die geringsten Flüssigkeitsmengen im linken Pleuraraum nachzuweisen. Es ist nämlich schon von vielen Autoren festgestellt worden, daß der phrenicocostale Winkel hier am tiefsten herabreicht, daß also geringe Flüssigkeitsmengen im linken Pleuraraum sich dadurch verraten, daß der TRAUBEsche Raum von oben her eingeengt ist, je nach der Menge der angesammelten Flüssigkeit um einen, zwei oder mehr Querfinger. (Siehe beifolgendes Schema Abb. 22 und 23.) Diese Methode ist äußerst empfehlenswert und erlaubt mir die Feststellung von Flüssigkeitsergüssen im linken Thoraxraum, die selbst geschulte Röntgenologen nicht

5*

zu sehen imstande sind, wie mich wiederholte Kontrollen und daraufhin vorgenommene Punktionen einwandfrei belehrten. Die Feststellung der oberen
Begrenzung des TRAUBEschen Raumes geschieht in diagonaler Lage des Patienten,
damit der Magenfundus mit seiner Luftblase hier die höchste Stelle einnimmt
und so einen guten Tympanismus dieses Raumes bedingt. Mit hüpfender Perkussion läßt sich nun leicht nachweisen, ob der Tympanismus des TRAUBEschen

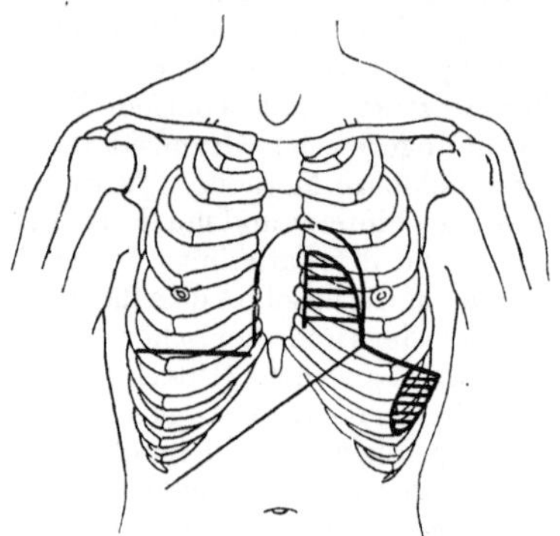

Abb. 22. „Freier TRAUBEscher Raum".

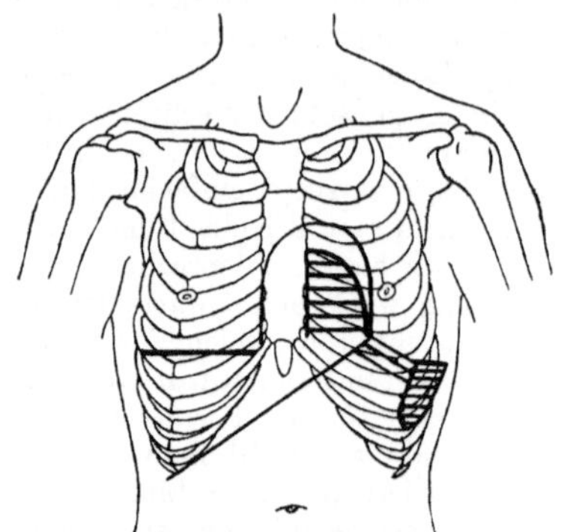

Abb. 23. TRAUBEscher Raum von oben her
um zwei Querfinger eingeengt.

Raumes direkt an den Lungenschall stößt — normales Verhältnis — oder ob
der Lungenschall bis zur oben angegebenen Begrenzung des TRAUBEschen Raumes
reicht und dann eine 1—2 Querfinger hohe Dämpfung sich anschließt — Befund
bei geringgradigem Flüssigkeitserguß (Abb. 23) „TRAUBEscher Raum von oben
her um 1—2 Querfinger eingeengt" — oder
ob der TRAUBEsche Raum bis zur oberen
physiologischen Grenze hell tympanitisch
schallt und erst von da an eine 1—2 Querfinger oder noch höhere Dämpfung zeigt
— Befund bei Infiltration der Lingula, die
auch nach den autoptischen Befunden von
WHITE sehr häufig sich bei linksseitiger
phthisischer Spitzentuberkulose findet
(Abb. 24). Am häufigsten freilich findet
sich eine Dämpfung oberhalb und unterhalb dieser Linie zwischen Herzspitze und
oberer Begrenzung der Milzdämpfung,
wenn größere Mengen von Exsudaten da
sind oder wenn bei vorhandenen Exsudaten
gleichzeitig auch eine Lungeninfitration
daselbst vorliegt.

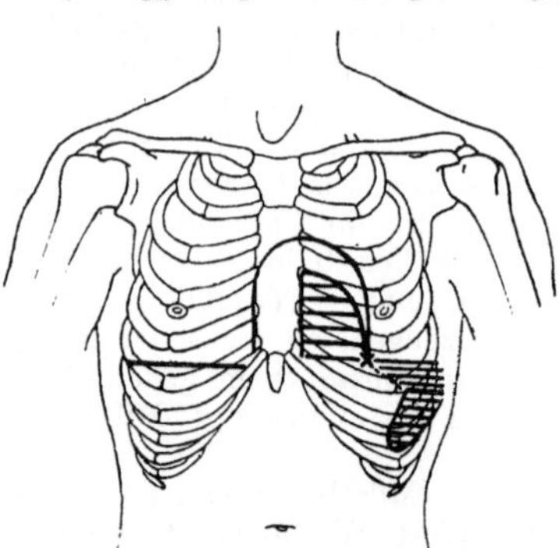

Abb. 24. Oberhalb des freien TRAUBEschen
Raumes zweifingerhohe Dämpfung.

Endlich wenden wir uns noch der Perkussion des übrigen Abdomens zu, achten
besonders darauf, ob nicht in der Flanke eine mehr oder weniger hohe, bei Lagewechsel sich aufhellende Dämpfungszone sich findet, als Zeichen eines peritonealen Ergusses. Wir achten auch darauf, ob nicht die Ileocöcalgegend ge-
dämpfteren Schall gibt als das übrige Abdomen, wie es bei Coecumtuberkulose
nicht gar so selten ist. Bei ausgedehnten Flüssigkeitsergüssen achten wir auf das
Verhalten der auf der Flüssigkeit schwimmenden Darmschlingen, die für gewöhnlich sich als ein nach oben gegen den Rippenbogen hin offenes tympanitisches

Oval darstellen, oder ob sich das TOMAIERsche Symptom der Verlagerung dieses Ovals gegen die rechte Bauchhälfte hin zeigt wegen entzündlicher Retraktion des Gekröses gegen die vom rechten Ileosakralgelenk zur Mittellinie hinziehende Mesenterialwurzel.

V. Die Auscultation.

1. Die Auscultation des Atemgeräusches und der Nebengeräusche bei der Atmung.

Noch wichtiger fast als die Perkussion, namentlich für die Erkennung aktiver, besonders aber phthisischer Prozesse, erscheint die Auscultation. Denn während die Perkussion uns mehr Einblick verschafft über die Extensität, die Ausdehnung der Erkrankung, gibt die Auscultation uns Aufschlüsse über ihre Akuität und die Qualität der gefundenen Veränderungen. Auch hier müssen wir zunächst einige technische Vorbemerkungen erörtern, bevor wir zum eigentlichen Thema übergehen können.

Verschiedene Autoren, so auch meine Lehrer NEUSSER und ORTNER, haben die Gepflogenheit, das Herz mit dem Stethoskop, die Lunge aber mit dem bloßen Ohr zu auscultieren. Das ist sicher das beste Verfahren. Denn die gewöhnlich verwendeten Stethoskope verändern die auscultatorischen Phänomene über den Lungen, namentlich aber den zarten metallischen Beiklang, welchen die Rasselgeräusche in größeren Kavernen aufweisen, derart, daß sie als solche in ihrer ungemein charakteristischen und eindeutigen Beschaffenheit nicht mehr erkennbar sind. Man vergleiche darüber auch, was SAHLI (l. c. S. 289) und was GEIGEL (2) sagen. Wenn man aber viel mit der Untersuchung Tuberkulöser zu tun hat, wenn man dabei auch unreine oder nicht sorgfältig gewaschene Kranke in Massenambulatorien untersuchen muß, wird man sich zu einem so häufigen Auflegen des bloßen Kopfes auf Brust und Rücken derartiger Kranker kaum entschließen können, ganz abgesehen davon, daß die Supraclaviculargruben und bei hochgradig abgemagerten Lungenkranken auch andere Thoraxpartien für das bloße Ohr nicht zugänglich sind. Nun pflegen zwar einige Ärzte den erstbetonten Übelstand dadurch auszuschalten, daß sie ein reines Tuch über den Thorax des Kranken breiten. Ein derartiges Vorgehen ist aber vom Standpunkt eines Lungenspezialisten und Internisten vollständig zu verwerfen. Denn jeder, der viel mit tuberkulösen Lungen zu tun hat, wird wissen, daß zarte, trockene, subkrepitierende Rasselgeräusche oder auch zarte Reibegeräusche sehr häufig sind und sich von den Geräuschen, die durch das Anstreifen und Knistern eines aufgelegten Tuches entstehen, oft gar nicht unterscheiden lassen. Wenn man daher eine solche neuerliche Fehlerquelle einschaltet, muß man gerade diese zarten Rasselgeräusche ganz vernachlässigen, weil man niemals sicher sein kann, ob sie nicht künstlich durch das dazwischen gelegte Tuch entstehen.

Wir müssen also die Kranken mit einem Stethoskop untersuchen. Ich habe nun im Laufe einer jahrzehntelangen Kurstätigkeit die verschiedensten Systeme nebeneinander probiert, die einfachen Stethoskope der verschiedensten Konstruktion, die binaurikulären Stethoskope der Amerikaner und die Phonendoskope, und muß diesbezüglich ROMBERG vollständig beipflichten, der gelegentlich der Auscultation luetischer Aortenveränderungen darauf aufmerksam macht, daß es Stethoskope gibt, welche die Eigentümlichkeit haben, manche Geräusche vollständig zu verschlucken. Durch Zufall, durch wiederholtes Zerbrechen eines gewöhnlichen Hartgummistethoskops bin ich nun darauf gekommen, daß ein derartiges Stethoskop für die Auscultation der Lungenphänomene genau so gute Dienste leistet wie das bloße Ohr, wenn es eine Länge von 13 cm nicht

überschreitet. Ich verwende daher immer ein derartiges Hörrohr aus Hart-
gummi. Während des Krieges war kein Hartgummistethoskop der von mir
angegebenen Länge und Form zu bekommen, und ich habe daher seither vielfach
auch Holzstethoskope der gleichen Gestalt verwendet. Ich kann dabei keinen
Unterschied in der Fortleitung der verschiedenen Rasselgeräusche zwischen
Stethoskopen aus Holz oder Hartgummi feststellen, wie es nach den genauen
Ermittlungen Toblers der Fall sein müßte. Denn dieser Autor fand, daß
Gummirohre von gleicher Länge den Ton in bestimmter Tonhöhe um so schlechter
fortleiten, je höher die Töne sind, daß Gummirohre dagegen die langen Wellen
besser fortleiten als die kurzen. Wahrscheinlich trifft das nur für längere
Stethoskope zu als die von mir verwendeten unter 13 cm. Von allen den ver-
schiedenen, voneinander etwas abweichenden Formen solcher kurzer Hartgummi-

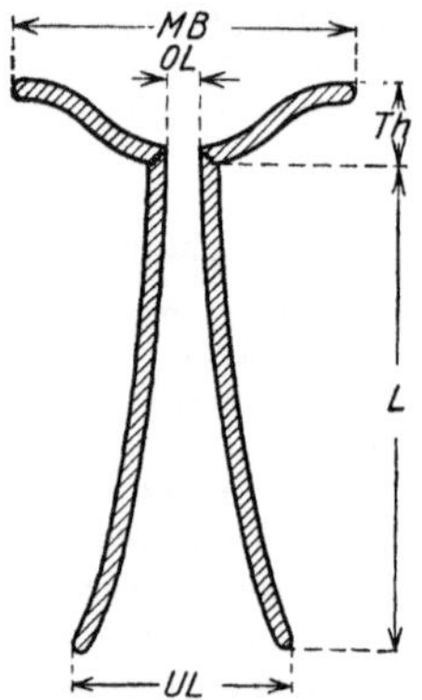

Abb. 25. Stethoskop nach
W. Neumann.
Länge (L) 120 mm, untere
Lichtung (UL) 30 mm,
obere Lichtung (OL) 8 mm,
Muschelbreite (MB) 65 mm,
Trichterhöhe (TH) 14 mm.

oder Holzstethoskope hat beistehend skizziertes Stethoskop mir die besten und, wie mich vielfache Autopsiebefunde gelehrt haben, auch bezüglich der Qualität der
Rasselgeräusche einwandfreiesten Resultate geliefert[1].
Sie verschlucken keine Geräusche und wo metallische
Phänomene vorhanden sind, treten sie einwandfrei und
deutlich hervor, so daß ich diese Art der Stethoskope
für Lungenuntersuchungen bestens empfehlen kann.
Siehe die Ausmessungen Abb. 25.

Nach diesen technischen Vorbemerkungen wenden
wir uns der Auscultation selbst zu. Hier müssen wir
zwischen der Auscultation des Atemgeräusches, der
Auscultation der Nebengeräusche, der Flüsterstimme
und der Stimme usw. unterscheiden und jede für sich
gesondert betrachten, auch gesondert vornehmen. Es
empfiehlt sich auch für den sehr Geübten, bei der Auscultation der erkrankten Lunge zunächst nur auf die
Art des Atemgeräusches seine Aufmerksamkeit zu lenken
und die Nebengeräusche zunächst ganz außer acht zu
lassen. Ist das schon deshalb nötig, weil sonst die
Aufmerksamkeit eine geteilte ist und die Resultate
dadurch unsicherer werden, so ist es um so nötiger, weil
für die Atemgeräusche und für die Nebengräusche eine ganz verschiedene
Atmungstechnik des Patienten in Betracht kommt. Das Atemgeräusch kann
nur dann einwandfrei festgestellt werden, wenn der Patient durch die Nase
möglichst tief einatmet. Denn durch die Atmung bei offenem Munde, die sich
wegen des stärkeren Luftstromes im Bronchialbaum zur Feststellung der Nebengeräusche mehr empfiehlt, bekommt das Atmen auch über normalem Lungengewebe leicht einen hauchenden oder gar etwas bronchialen Beiklang, namentlich
bei nach rückwärts gefallener Zunge. Denn Aufrecht betont mit Recht, daß
das Atemgeräusch über den Oberlappen bronchial wird, wenn die Zunge des
Patienten dem Gaumen zu nahe kommt. Die Nase des Kranken muß gut durchgängig sein. Besteht eine Verengerung derselben, dann wird durch die Nasenatmung das Atemgeräusch über der Lunge ebenfalls eine unliebsame, ihr selbst
nicht zukommende Veränderung in das Bronchiale hinein erfahren. Dann läßt
man lieber doch durch den Mund atmen, wenn auch nicht so tief und kräftig,
wie bei der Atmung zum Zwecke der Auscultation von Nebengeräuschen.

[1] Solche Stethoskope sind unter meinem Namen bei der Firma Schreiner & Bachheimer,
Wien IX., Lackierergasse, erhältlich.

a) Atemgeräusche.

Ich lasse also zunächst durch die Nase einatmen und stelle dadurch fest, ob ein Vesiculäratmen besteht = ∟ , ein bronchovesiculäres oder unbestimmtes Atmen = ⌊⊦ oder ein Bronchialatmen = ⌊⊦⊦. Diese Unterscheidung ist von einschneidendster Wichtigkeit. Denn hörbares Bronchialatmen weist darauf hin, daß sämtliche oder wenigstens die größere Mehrzahl der Alveolen im Auscultationsbereich sich beim Inspirium nicht entfalten, trotzdem die zuführenden Bronchien durchgängig sind. Ein Bronchovesiculäratmen beweist, daß ein größerer Bruchteil der Alveolen vom Luftaustausch ausgeschaltet ist, während beim Vesiculäratmen die größere Mehrzahl der Alveolen sich inspiratorisch füllt und so durch vielfache Explosionsgeräusche das normalerweise im Bronchialbaum entstehende Bronchialatmen auslöscht (SAHLI l. c., S. 362), bzw. daß nach F. MÜLLER (1) das schaumige Lungengewebe, das zwischen die Bronchien und mein Ohr sich einschiebt, die Fortleitung des Bronchialatmens zu meinem Ohr verhindert. Doch gibt es von dieser allgemeinen Regel auch eine Ausnahme. Es verschwindet nämlich nach den tierexperimentellen Erfahrungen von BONDET et CHAVEAU an pneumoniekranken Pferden ein ausgesprochenes Bronchialatmen sofort nach der Tracheotomie. Man muß daraus schließen, daß zur Entstehung eines gehörigen Bronchialatmens die Glottisenge unerläßlich ist. Da entsteht dieses eigenartige Stenosengeräusch, welches sich dann bis in die feinsten Bronchien fortpflanzt. Daß dem wirklich so ist, ergibt sich auch aus Erfahrungen, die ich im Laufe der Jahre wiederholt machen konnte. Ich erinnere nur daran, daß man bei ausgesprochenen Kehlkopfphthisen oft überhaupt kein ordentliches Bronchialatmen über den meist schwer veränderten tuberkulösen Lungen hören kann. Ich erinnere daran, daß Kranke mit Recurrenslähmung und ebenso Kranke mit schlaffen, nicht mehr spannbaren und daher auch nicht tonierenden Stimmbändern (alte Leute mit großer Hinfälligkeit, Marantische) ebenfalls häufig Pneumonien aufweisen, die während des Lebens kein Bronchialatmen geboten hatten, obwohl die Autopsie eine starre Infiltration ergibt. Auch Menschen mit offener Tracheotomiekanüle weisen ganz in Übereinstimmung mit den obigen Experimenten der beiden französischen Autoren auch bei vorhandener Pneumonie kein Bronchialatmen auf und, wenn eine Phthise besteht, wird von diesem Moment an die Veränderung des Atemtypus eine viel geringfügigere als vor der Operation. Vor einem Jahr erst sah ich eine Dame mit schwersten Lungenveränderungen, wo der tuberkulöse Larynx exstirpiert worden war. Trotz der ausgesprochenen Dämpfungen und trotzdem die Kranke einige Wochen später ihrer Lungenphthise erlag, waren die auscultatorischen Veränderungen des Atemgeräusches, ja selbst der Charakter der Nebengeräusche nur recht dürftig ausgeprägt. In den letzten Jahren hat besonders WINKLER (1, 2, 3, 4, 5) in vielen sorgfältigen Arbeiten die Entstehung der Atemgeräusche an elastischen Röhrensystemen geprüft und ist so ziemlich zu den gleichen Resultaten gekommen, wie ich sie im vorigen Abschnitt niedergelegt habe. Nach ihm entsteht in elastischen Röhrensystemen ein inspiratorisch akzentuiertes Grundatemgeräusch, welches laut, klanghaltig und höher ist als das klassische Vesiculäratmen. Erst durch das schaumartige Lungengewebe wird dieses Grundatemgeräusch in seinem Charakter verändert und zum typischen Vesiculäratmen. Auf der anderen Seite wird das exspiratorische akzentuierte tracheale Grundatemgeräusch unter dem Einfluß der physiologischen Glottisfunktion ganz wesentlich verstärkt, und wir bekommen erst dadurch das Gehörsbild des typischen laryngo-bronchialen Atemgeräusches. IGNATOWSKI und LEMESIC konnten diese experimentell gewonnenen Erfahrungen auch an einem Falle von Lungenfistel bestätigen.

Da uns, von den eben erwähnten Ausnahmen abgesehen, die Art des Atemgeräusches sehr wichtige Aufschlüsse über die Beschaffenheit des funktionierenden

Lungenparenchyms gibt, ist deren Erkennung von größter Wichtigkeit. Wir müssen uns daher nach verläßlichen Kriterien umsehen, wie wir diese drei Atemtypen voneinander einwandfrei unterscheiden können. Wenn man, wie ich, durch mehr als ein Jahrzehnt gleichzeitig mit verschiedenen Ärzten Lungen untersucht, sieht man erst, wie schwankend die Begriffe darüber sind. Dieselben Atemgeräusche werden von den verschiedenen Beurteilern ganz verschieden bewertet. Der Eine findet nur ein verschärftes Vesiculäratmen, was der Zweite schon als unbestimmtes Atmen und der Dritte eventuell schon als Brochialatmen auffaßt. Dabei sind das nicht vielleicht Anfänger, sondern vielfach wohl ausgebildete Ärzte, ja sogar Lungenspezialisten, bei denen derartige Unterschiede der Auffassung zutage treten. Der Einfachheit halber wollen wir zunächst von den Grenzfällen ausgehen und die Unterscheidungsmerkmale des vesiculären und bronchialen Atems betrachten. Deren gibt es vier:

1. *Der Klangcharakter.* Er ist beim Vesiculäratmen ein f im Inspirium, mehr ein w im kurzen Exspirium, das nur ein Drittel des Inspiriums dauert. Beim Brochialatmen dagegen entspricht es einem ch in beiden Phasen und das Exspirium ist verlängert, dauert gleich lang oder ist sogar länger als das Inspirium.

2. *Die Tonhöhe.* Das vesiculäre Atmen hat eine Tonhöhe von c—A—F, während das Bronchialatmen ein um 2—3 Oktaven höherer Ton von d'''—d'' zukommt, wie wir namentlich durch die genauen Resonatorenuntersuchungen der v. MÜLLERschen Klinik wissen. Siehe darüber vor allem die ausgezeichnete Arbeit MARTINIS.

3. *Die Art der Akzentuation.* Beim Vesiculäratmen ist das Inspirium lauter. Denn während des Inspiriums entstehen eben die millionenfachen Explosionsgeräusche, welche das in den größeren Luftwegen entstehende Röhrenatmen überdecken. Beim Bronchialatmen dagegen liegt der Akzent auf dem Exspirium. Es hat also einen *Jambusrhythmus*, nach BACMEISTER deshalb, weil im Exspirium die verschiedenen Luftströme aus den Brochialverzweigungen sich zu einem gemeinsamen Strom sammeln, sich also gegenseitig addieren, während im Inspirium sich die Luftströme und das dadurch entstehende Geräusch auf verschiedene Bronchialäste verteilen.

4. Auf einen weiteren Unterschied machen endlich POWELL und HARTLEY (l. c. S. 51) aufmerksam. Beim Vesiculäratmen gehen In- und Exspiration fast ohne Unterbrechung ineinander über, während sie beim Bronchialatmen durch eine deutlich wahrnehmbare Pause voneinander getrennt sind.

Die meisten Ärzte richten sich bei der Bestimmung, ob Vesiculär- oder Bronchialatmen, meist nach der Tonhöhe. Gerade dieses Kriterium ist aber speziell für die Lungenspitzendiagnose am wenigsten verläßlich, schon deshalb weil nach den objektiven Resonatorenversuchen MÜLLERs auch bei vollkommen normaler Lunge ein rein vesiculäres Atmen nur über den Unterlappen hörbar ist. Über den Lungenspitzen dagegen klingen namentlich in der Nähe der Wirbelsäule höhere Töne aus der Nachbarschaft der Trachea und der Bronchien mit herein. Es bedarf nur einer geringfügigen Infiltration daselbst, und es bekommt das Atemgeräusch hier die Tonhöhe eines Bronchialatmens, ohne daß man bei der Autopsie wirklich eine Ausfüllung sämtlicher Alveolen mit pathologischem Sekret findet. Dazu kommt noch eine weitere Fehlerquelle. Ist die Atmung sehr stark beschleunigt und forciert, so daß die Luft mit großer Gewalt und großer Schnelligkeit in die Bronchien einströmt, entsteht ebenfalls durch schnellere Schwingungen des Luftstromes ein höherer Ton des Atemgeräusches, ja das Inspirium bekommt sogar direkt einen ch-Laut, ohne daß dann die Autopsie eine Infiltration ergibt. Das beobachtet man namentlich bei Fällen, wo es bei beiderseits phthisisch erkrankten Lungen auf der relativ besseren Seite zu einem

Pneumothorax kommt. Wegen der hochgradigen plötzlichen Verminderung der respiratorischen Fläche atmen derartige Patienten kolossal beschleunigt und angestrengt und dann hört man über der noch funktionierenden Seite ein hohes, ch-lautendes Inspirium, welches fast alle Ärzte als Bronchialatmen bezeichneten. Die Autopsie zeigte ihnen dann, daß hier im Gegensatz dazu sich keine Infiltration fand, sondern eine hochgradig vikariierend geblähte Lunge. Von derartigen Erfahrungen ausgehend, habe ich mich im Laufe der Jahre daran gewöhnt, von der Klangfarbe und Tonhöhe des Atmens bei der Bestimmung des Atemgeräusches abzusehen und mein Augenmerk vor allem auf die Akzentuation, eventuell noch auf die Pause zwischen In- und Exspirium zu richten. Wir nennen dann jedes Atmen, wo der Ton auf dem Inspirium liegt, also einen Trochäus bildet, vesiculär, jedes, wo das Exspirium betont ist, einen Jambus darstellt, bronchial, und dort, wo das Atmen Spondäuscharakter hat, wo der Akzent sowohl auf dem Inspirium als auch auf dem Exspirium ruht, bezeichnen wir es dann als bronchovesiculäres oder unbestimmtes Atmen. Der Klangcharakter (weich, scharf), die Tonhöhe (hoch, tief) wird dann als nähere Bezeichnung beigefügt. Bei einem solchen Vorgehen konnte ich mich autoptisch immer überzeugen, daß nun einem so diagnostizierten Bronchialatmen wirklich eine Luftleerheit sämtlicher Lungenaveolen des betreffenden Bezirkes, dem bronchovesiculären eine teilweise Infiltration entsprach, ganz im Sinne der eingangs geschilderten Verhältnisse.

Es hat eine derartige Klassifizierung der Atemgeräusche noch den weiteren Vorteil, daß man damit auch beim amphorischen oder gar beim metallischen Atmen unterscheiden kann, ob ein solches Atemgeräusch die Akzentuation eines vesiculären oder eines bronchialen Atmens hat — „metallisches Vesiculäratmen, metallisches Bronchialatmen" usw. Diese Unterscheidung ist gar nicht so unwichtig, denn sie erlaubt uns einen Schluß über die Art des eine pathologische Höhle umgebenden Gewebes. Höhlen, welche amphorisches Atmen geben und in verdichtetem Lungengewebe liegen, wie es bei tuberkulösen Kavernen zumeist vorkommt, haben ein amphorisches Atmen mit betontem Exspirium, Höhlen dagegen, wo das umliegende Lungenparenchym luftführend ist, zeigen vesiculären Typus. Letzteres ist namentlich bei bronchiektatischen Kavernen der Fall und ich konnte schon oft auf Grund einer solchen Unterscheidung aus der bloßen Auscultation diese dann auch autoptisch erhärtete Differentialdiagnose stellen.

Das für eine chronische Lungentuberkulose typische Atemgeräusch ist nun entsprechend dem anatomischen herdförmigen Charakter das unbestimmte Atmen, freilich auch nicht bei beginnenden Fällen. Denn bei diesen sind die Herde meist noch viel zu klein, um sich durch diese Änderung des Atemgeräusches zu verraten. Ein echtes Bronchialatmen ist viel seltener und kennzeichnet immer ganz besonders gelegene Fälle, entweder eine käsige Pneumonie oder eine dichte, schwielige Induration. Wenn wir aber eine derartige strenge Unterscheidung der verschiedenen Atemgeräusche vornehmen, wie ich sie eben entwickelt habe, kommen wir mit dieser Einteilung gar nicht aus, sondern wir müssen auch den sonstigen Qualitätsänderungen des Atemgeräusches Rechnung tragen. Wir unterscheiden demnach bei allen drei Atemtypen noch mehrere Abarten. Da wir auch die auscultatorischen Verhältnisse am besten graphisch niederlegen, muß ich einige Worte darüber sagen, denn der Systeme für solche Bezeichungen gibt es eine Menge. Man vergleiche nur die Bezeichnungen SAHLIS, die der Vereinigung deutscher Lungenheilanstaltsärzte und die wieder ganz abweichenden Bezeichnungen MINORS. Ich habe mit allen diesen und noch anderen Systemen gearbeitet, und es haben sich mir die SAHLISchen Zeichen am besten bewährt. Nur muß man noch einige Erweiterungen treffen und einfügen, weil, wie wir hören werden, die SAHLIsche Nomenklatur der auscultatorischen Lungenveränderungen nicht alle Befunde berücksichtigt.

1. Von Qualitätsänderungen des Atemgeräusches wäre zunächst die *Verlängerung des Exspiriums* beim normalen Vesiculäratmen zu erwähnen, die sonst dem bronchialen und dem unbestimmten Atmen zukommt. Es wird dadurch bezeichnet, daß der Strich, welcher das Exspirium markiert, bedeutend verlängert wird, also = ∟. Über der ganzen Lunge hörbar, beweist es einen Elastizitätsverlust des Lungengewebes und die dadurch bedingte Erschwerung des Exspiriums, findet sich also bei Emphysem und bei Bronchialasthma. An umschriebenen Stellen, besonders über den Spitzen dürfte es wohl auch mit einem lokalen Elastizitätsverlust, mit lokaler Erschwerung des Exspiriums zusammenhängen und kann so unter Umständen das erste Zeichen einer beginnenden Tuberkulose vorstellen. Doch ist der pathognomonische Wert dieses Symptoms nur ein sehr bedingter. Namentlich muß man sich hüten, aus dem verlängerten Exspirium über der rechten Spitze allein gewichtige Schlüsse zu ziehen. D. GERHARDT macht diesbezüglich darauf aufmerksam, daß der rechte Bronchus *eparterialis* mit seinen Verzweigungen direkt gegen die Lungenspitze hinzieht, daß dabei noch seine Äste viel weiter sind als sonst, so daß ein derartiger Auscultationsbefund hier nichts Ungewöhnliches ist und auch bei normalen Lungenspitzen vorkommt, wofür ja auch Autopsiefälle von HOCHHAUS einen Beleg bilden. Er macht gleichzeitig auch darauf aufmerksam, daß bei besonders flachem „phthisischem" Thorax wegen der dünneren Lungenschicht ein derartig scheinbar pathologisch verlängertes Exspirium noch viel leichter auftreten muß, weshalb man gerade bei dieser Art des Brustkorbes besonders vorsichtig sein soll. Auch muß ich bei dieser Gelegenheit auf meine Beobachtungen aufmerksam machen, wonach auch bei Skoliosen über der flacheren rückwärtigen Partie, entsprechend also der Konkavität der verkrümmten Wirbelsäule, der Bronchialbaum näher der Thoraxhinterwand liegt und so derartige Veränderungen des Atemgeräusches hervorgerufen werden (W. NEUMANN [7]).

2. *Schwäche des Atemgeräusches,* gekennzeichnet durch ein winziges Zeichen dafür, also ∟+ usw., findet sich dann, wenn sich zwischen Lunge und Thoraxwand eine fremde Masse, Tumor oder Erguß einlagert. Oft ist die Abschwächung so weit vorgeschritten, daß man beim Vesiculäratmen nur mehr das relativ laute Inspirium, beim Bronchialatmen nur das Exspirium deutlich hört. Die Zeichen sind dann ∟. Letzteres, für höhergradige Ergüsse charakteristische Atemgeräusch, welches nur aus einem hohen, schwach aus der Ferne kommenden ch besteht, wird als *Kompressionsatmen* bezeichnet. Abschwächung des Atemgeräusches gleichmäßig über der ganzen Lunge kann mit allgemeiner Muskelschwäche zusammenhängen oder auch mit unzweckmäßiger Atmung des betreffenden Kranken und hat dann keine spezifische Bedeutung. Besonders wichtig wird aber eine Abschwächung des Atemgeräusches über den Lungenspitzen, während sonst die Atmung überall gut hörbar ist. Sie ist häufig das Zeichen einer beginnenden Lungenspitzenphthise und als solches nicht hoch genug zu veranschlagen. Bedeutungsvoll ist auch die Abschwächung des Atemgeräusches im Bereiche eines ganzen Lungenlappens oder einer ganzen Lungenhälfte. Denn ich verdanke diesem Symptom in manchen Fällen die Diagnose einer Stenose des betreffenden Bronchus, meist durch Carcinom, schon in einem sehr frühen Stadium der Erkrankung. Zum abgeschwächten Atmen gehört auch das Atemgeräusch beim Emphysem, wo der normalerweise im Inspirium hörbare f-Laut noch weiter unterdrückt wird und einem zarten, wenig hörbaren W-Laut Platz macht, wie man es sonst gewöhnlich im Exspirium hört. Denn „die Stärke eines Tones ist nicht nur abhängig vom Musikinstrument, auch vom Musiker.

Die Lautheit des Atemgeräusches ist daher weiterhin bestimmt durch die Größe der Spannungsveränderungen, d. h. durch die Ausdehnungsfähigkeit des Thorax" sagt MARTINI.

3. Ein höherer Grad von Abschwächung ist das völlige *Fehlen des Atemgeräusches* an Stellen, wo man es normalerweise hören müßte. Es kommt vor über großen Ergüssen, über Lungen- oder Pleuratumoren oder bei vollständiger Verstopfung der zuführenden Bronchien, dann bei geschlossenem Pneumothorax, namentlich aber auch oft beim künstlichen Pneumothorax zu therapeutischen Zwecken.

4. Das Gegenteil davon stellt das *verschärfte Atmen* dar, welches je nach der Ursache als pueriles Atmen bezeichnet wird, wenn man es physiologischerweise über der kindlichen Lunge hört, oder als kompensatorisches oder vikariierendes Atmen, wie man es namentlich über relativ gesunden, basalen Lungenteilen zu hören bekommt, wenn ein großer Teil des vorhandenen Lungenparenchyms durch tuberkulöse Destruktion nicht mehr funktionstüchtig ist und daher die restierenden Lungenteile übermäßig in Anspruch genommen werden müssen. Dieses Atmen hat einen höheren Klangcharakter, erinnert manchmal direkt an Bronchialatmen, darf aber nicht damit verwechselt werden, weil es eine ganz andere Bedeutung hat. Das Zeichen dafür ist ∟, ein besonders dicker Strich im Inspirium. Ein derartig kompensatorisches Atmen hat gewöhnlich schon einen rauhen, scharfen Charakter und führt uns direkt über zum

5. *hauchenden Atem*, entweder hauchend im In- oder nur im Exspirium oder in beiden Phasen. Dabei fehlen aber harmonische Obertöne vollständig, wodurch sich dieses von den folgenden zwei Arten unterscheidet. Es wird demnach bezeichnet wie folgt: ⌐∟ ∟ ⌐∟ ⌐ᵥ ⌐ᵥ usw. Das Atemgeräusch verliert den weichen, blasenden Charakter und nimmt eine hauchende Beschaffenheit an. Von GRANCHER wurde dieses Atemgeräusch als charakteristisches Zeichen einer beginnenden Lungentuberkulose hingestellt. Doch hat auch nach meinen Erfahrungen da PIERY ([3] l. c. S. 311) wohl recht, wenn er meint, daß dabei GRANCHER die beginnende Lungenphthise mit der abortiven Spitzentuberkulose zusammenwirft. Es ist mehr ein Zeichen einer leicht fibrösen Induration der Lungenspitze und als solches von großem Wert. KEYSERLING beschreibt ein derartiges Atmen direkt als Tuberkulinatmen, weil man es besonders bei tuberkulinbehandelten Kranken zu hören bekommt.

6. Bekommt der Hauch einen musikalischen Beiklang, so haben wir das *amphorische Atmen* vor uns, dessen Zeichen ∟ᵃ ⌐ᵃ ⌐ᵃ sind, je nachdem das In- oder das Exspirium dabei einen Akzent trägt. Ist nur das In- oder Exspirium amphorisch, nicht beide Phasen, dann sind die Symbole dafür ⌐ᵃ ∟ᵃ. Es ist ein wichtiges Zeichen einer Höhlenbildung in der Lunge entweder durch Auftreten pathologischer Zerfallshöhlen oder durch Erweiterung der Bronchien.

7. Wird die Höhle weiter, glattwandig, erreicht ihre Größe meiner Erfahrung nach die Größe einer kleinen Faust, dann wird der musikalische Charakter dieses Atmens noch deutlicher und wir haben das *metallische Atmen* vor uns. Es ist dies ein Höhlenatmen mit zartem, metallischem Klingen, welches häufig nur mit dem bloßen Ohr oder mit dem von mir beschriebenen Stethoskop hörbar ist. Die Zeichen dafür sind ∟ᵐ ⌐ᵐ ⌐ᵐ, oder wenn nur eine Respirationsphase metallisch klingt ⌐ᵐ ∟ᵐ. In der deutschen Literatur fehlt eigentlich ein Name dafür. Siehe darüber den zusammenhängenden Bericht von FLINT. Denn während die englischen und amerikanischen Autoren das amphorische Atmen als *cavernous* vom metallischen Atmen als *amphoric* unterscheiden, die französischen Autoren das amphorische Atmen als souffle cavitaire simple ou sans écho musical, das metallische Atmen als souffle cavitaire amphoric avec écho musical ou metallique bezeichnen, finden wir in den deutschen Lehrbüchern

meist nur den Ausdruck amphorisches Atmen für beide Qualitäten des Atemgeräusches. Eine Unterscheidung beider ist aber unbedingt notwendig, weil man nur so die Größe einer Kaverne und die Beschaffenheit ihrer Wände erkennen kann, was für die gegenwärtig immer mehr in Aufschwung kommende Lungenchirurgie von grundlegender Bedeutung ist.

8. Eine weitere Qualitätsänderung des Atemgeräusches bildet das Auftreten von *Unreinheiten während des Inspiriums,* meist bedingt durch undeutliche, als solche noch nicht erkennbare Rasselgeräusche. Ein derartiges Atmen wird von mir mit einer Wellenlinie im Inspirium bezeichnet = ͠ . Es bildet einen sehr wichtigen Befund, weil gerade inzipiente Phthisen, aber auch abortive Spitzentuberkulosen häufig ein derartiges Atmen haben. Ist es doch nach DETTWEILER, TURBAN, SAHLI und GRANCHER die wichtigste frühdiagnostische Veränderung des Atemgeräusches. Darum ist eine eigene Benennung und Bezeichnung dafür sehr angezeigt. Sind die Unreinheiten gröber, so entsteht das *holperige Atmen* ͝ , wie es namentlich bei rudimentären Spitzenbronchitiden zur Wahrnehmung kommt. Die Unterscheidung eines derartigen Atemgeräusches empfiehlt sich auch deshalb, weil dadurch die Ärzte nicht so leicht verführt werden, Rasselgeräusche über den Spitzen zu diagnostizieren, die in ihrer deutlichen Ausprägung meist eine ganz spezielle Bedeutung **haben** und nach meiner Erfahrung häufiger notiert werden als sie wirklich vorhanden sind, eben deshalb, weil den Ärzten nach den vorhandenen Lehrbüchern eine Bezeichnung für derartige Unreinheiten der Atmung fehlt. Eine besondere Abart des unreinen Atmens bildet das *schlürfende Inspirium* ͝ , welches hauptsächlich wohl durch undeutlich hörbares pleurales Anstreifen bedingt wird, ebenso wie das unreine Exspirium ͝ . Darüber später.

9. Das holperige Atmen leitet uns über zum *sakkadierten Atmen.* Die Bedeutung dieses Atemgeräusches ist viel umstritten worden und auch heute noch herrscht darüber keine Einigkeit. Von einzelnen als ganz wertlos erklärt, halten es andere wieder für sehr bedeutungsvoll für die Diagnose einer beginnenden Tuberkulose. Die verschiedene Beurteilung rührt vor allem davon her, daß unter diesem Namen mindestens zwei verschiedene Begriffe *zusammengefaßt* werden. Man muß nämlich sehr wohl unterscheiden, ob wir es mit einer im Inspirium erfolgenden, abgesetzten Atmung zu tun haben. Diese, mit ͝ bezeichnet, kann über der ganzen Lunge hörbar sein und hat dann keine pathognomonische Bedeutung. Sie ist vielmehr dadurch bedingt, daß nervöse Patienten ihre Inspirationsmuskeln unregelmäßig kontrahieren, vergleichbar dem Lid- oder Fingertremor derartiger Individuen. Es kann ein derartiges, universelles, inspiratorisches Sakkadieren auch dadurch bedingt sein, daß die Atmung schmerzhaft ist und so zu Unterbrechungen der Respirationsbewegung infolge der Schmerzhemmung führt. Wir finden dieses Atmen dann bei trockenen Pleuritiden, bei Muskelrheumatismus usw. Ein lokalisiertes derartiges Atmen dagegen, namentlich über den Spitzenpartien hat immerhin eine für Tuberkulose, freilich meist für eine nicht sehr böse Form derselben, charakteristische Bedeutung und muß daher wohl unterschieden werden. Denn es verdankt dann seine Entstehung einer unregelmäßigen Ausdehnung des betreffenden Lungenteiles infolge partieller Verdichtungen. Es kann aber auch häufig bedingt sein durch Erschwerung der inspiratorischen Spitzenfüllung infolge vorhandener Pleuraadhäsionen, einer verdickten Pleurakuppe über den Spitzen, wie sie bei Formen von Pleurite à répétition nicht so selten ist. In demselben Sinne ist auch ein nur auf die Basis beschränktes, ein- oder beiderseitiges inspiratorisches Sakkadieren zu bewerten, das man bei pleuritischen Adhäsionen findet und das oft auf deren Vorhandensein die Aufmerksamkeit lenken kann. Ganz anders steht es mit einem sakkadierten Atmen, wenn die Absätze während des

Exspiriums erfolgen, also ⌐‒‒. Wenn man dann genau acht gibt, findet man gewöhnlich, daß die Unterbrechungen herzsynchron vor sich gehen, und daß dieses Atmen besonders in der Nähe des Herzens gehört wird. Das kann bei aufgeregter Herzaktion auch bei jedem Gesunden vorkommen. Es findet sich bei allen Zuständen, die mit starken Volumschwankungen des Herzens während der Systole und Diastole vor sich gehen, also bei Aortenfehlern, bei Morbus Basedowii usw. Es finden sich diese Absätze hauptsächlich exspiratorisch, weil dann die Meiokardie leichter imstande ist, dem nur mit wenig Kraft, nur durch das elastische Zurückschnellen der Lunge verursachten Exspirationsstoß eine rhythmische Beschleunigung zu erteilen. Fehlen diese Momente und ist ein derartiges, exspiratorisch, herzsynchrones Sakkadieren nur auf einzelne, circumscripte, herzbenachbarte Lungenteile beschränkt, dann kann ein derartiges Symptom zur Vermutungsdiagnose einer partiellen Accretio cordis benützt werden, die ich dann wiederholt autoptisch bestätigt fand.

10. Eine letzte, aber sehr wichtige Form des Atemgeräusches ist das *metamorphosierende Atmen* von SEITZ. Man versteht darunter jenes Atemgeräusch, bei dem sich der Charakter des Inspiriums nicht durch die ganze Zeit unverändert erhält, sondern gegen das Ende des Inspiriums sich in seiner Qualität ändert. Meist ist es derart, daß das Inspirium mit einem scharfen ff beginnt und dann in ein lautes und höher hauchendes ch übergeht. Es ist ein wichtiges Kavernensymptom und ist über der Fossa infraclavicularis gar nicht selten zu hören. Als Zeichen dafür möchte ich entsprechend den häufigsten Charakteren dieses Atemgeräusches folgende Symbole vorschlagen: ⊢‒ = metamorphosierendes Atmen mit hauchendem Ende, ⊢‒ ⊢‒ dasselbe mit amphorischem bzw. metallischem Ende, ⊢ metamorphosierendes Atmen mit bronchialem Ende. Eine Sonderstellung nimmt das metamorphosierende Inspirium mit scharfem vesiculärem Ende ein = ⊢‒; denn dieses Atmen findet sich ohne Kavernen, speziell über basalen Pleuraadhäsionen (siehe MAENDL [1]).

b) Nebengeräusche.

Haben wir in dieser Weise mit Nasenatmung zunächst die Art des Atemgeräusches festgestellt und seine etwaigen Abweichungen vom Normalen mit den eben geschilderten Beiworten bestimmt, dann gehen wir bei tiefen Atemzügen mit offenem Munde zur Feststellung eventueller Nebengeräusche über. Bei fraglichen undeutlichen Nebengeräuschen kann man dann auch mit Vorteil das von SACKHEIM beschriebene keuchende, kurze Einatmen heranziehen, um diese fraglichen Geräusche deutlich zu machen. Wir auscultieren mit dem Stethoskop. Nun haben die Thoraxwände unendlich viele Bezirke von der Größe der unteren Öffnung des Stethoskopes. Wir können unmöglich bei jedem Falle alle diese Stellen abhorchen. Es wirft sich also zunächst die Frage auf, welche Stellen auszuwählen sind, damit einem womöglich nichts entgehe und dabei doch die Anzahl der auscultierten Stellen nicht eine zu große sei. Auch da hat sich mir im Laufe der vielen Jahre ein bestimmtes Vorgehen aufgedrängt. Die Punkte sind auf beifolgendem Thoraxschema mit fortlaufenden Zahlen eingetragen. Die wichtigste Stelle ist die mediale Partie der Fossa supraspinata (1). Denn hier findet man bei beginnender Phthise am häufigsten die typischen Rasselgeräusche. Daran schließt sich (2) die sogenannte Hilusgegend, entsprechend der Spitze des Unterlappens, der Interscapularraum in der Höhe des 3.—4. Brustwirbeldorns. Dann ein Punkt (3) in der Höhe des 6. Brustwirbeldorns, etwas medialwärts vom Angulus scapulae. Dieser Punkt ist deshalb wichtig, weil hier der Unterlappenbronchus wohl am nächsten zur Lungenoberfläche herankommt. Wenigstens verraten sich hier Bronchiektasien im

Unterlappen meist am deutlichsten und klarsten durch amphorisches Atmen. Dann ein Punkt (4) etwas oberhalb der Lungenbasis. Vorne haben wir (5) die Fossae supraclaviculares, (6) das MOHRENHEIMsche Dreieck, (7) die mediale Partie der Fossa infraclavicularis. Dann über dem rechten Mittellappen rechts vorne einen Punkt (8) im 4. Intercostalraum und (9) im 5. Intercostalraum oberhalb der Basis. Ein weiterer Punkt (10) ebenfalls über dem Mittellappen und im 4. Intercostalraum, aber unmittelbar neben dem Sternum. Links untersuchen wir vor allem Punkt (11) im 3. Intercostalraum neben der Herzdämpfung und ebenso Punkt (12) im 5. Intercostalraum über der Lingula. Daran schließen sich endlich noch beiderseits Punkt (13), der obersten, noch haarfreien Partie der Axilla entsprechend, und Punkt (14), entsprechend der Basis beider Axillen. Mit diesen Punkten kommt man fast bei jedem Falle aus. Natürlich wird man

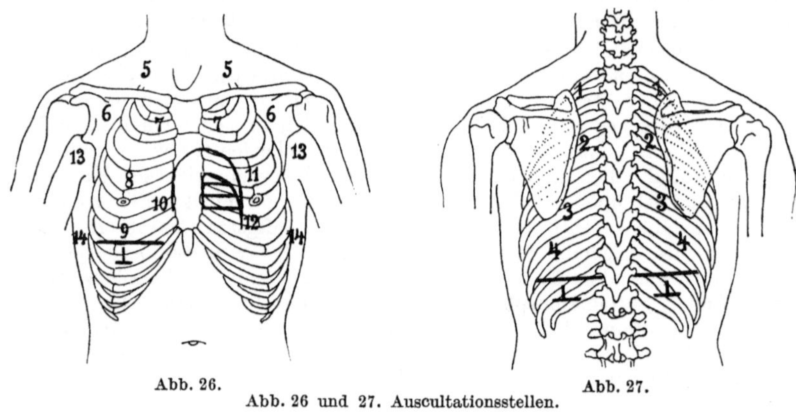

Abb. 26. Abb. 27.

Abb. 26 und 27. Auscultationsstellen.

bei eventuell starken, circumscripten Dämpfungsbezirken, sofern sie nicht in den Bereich eines dieser 14 Punkte fallen, auch darüber hinaus auscultieren. Aber das ist sicher nur selten notwendig.

Eine zweite Vorfrage ist, wie man am sichersten und verläßlichsten eventuell vorhandene, aber nicht immer hörbare Rasselgeräusche zur Wahrnehmung bekommen kann. Daß es zweckmäßig ist, in dieser Phase der Untersuchung die Kranken mit offenem Munde recht tief atmen zu lassen, und zwar in ziemlich beschleunigtem Tempo (etwa 30 Atemzüge in der Minute), habe ich schon erwähnt. Nur ist es nicht leicht, alle Patienten zu einem richtigen Atmen zu bringen. Ich erreiche das bei meinen Kranken fast immer, wenn ich ihnen sage, sie sollen wie eine Lokomotive atmen. Ganz schlecht ist es für die Auscultation der Nebengeräusche, wenn die Kranken forciert exspirieren, wie man das bei ungebildeten oder auch bei nervösen Patienten auf die Aufforderung „tief atmen" zu hören bekommt. Aber damit nicht genug. Nicht nur ein richtiges Atmen ist notwendig. Man muß auch jede dieser Stellen während und kurz nach einem kurzen Hustenstoß abhorchen, weil namentlich die spezifischen Rasselgeräusche erst dann auftreten. Dabei ist die Regel von ULRICI (3) sehr empfehlenswert, daß nach einem Exspirium nur mit der Residualluft kräftig aber tonlos angehustet werden sollte und daß sich daran sofort wieder ein tiefes Inspirium schließen soll. Endlich empfiehlt es sich namentlich für Punkt 1 und 2, auch den Patienten kurz nach ruhigem Rückenliegen und raschem Aufsetzen zu auscultieren. Denn die der Auscultation der Rasselgeräusche vorausgegangene Untersuchung der Lunge, die Perkussion mit ihren wiederholten tiefen Atemzügen zur Feststellung der Lungenverschieblichkeit, die Auscultation des Atemgeräusches haben die Lunge so tüchtig ventiliert, daß das Sekret ganz verschwunden sein kann. Handelt es sich um bronchitisches Sekret, dann ist es wohl nicht schade darum, denn das verdeckt ja nur die anderen, mehr spezifischen Veränderungen. Aber auch charakteristische Rasselgeräusche können so verschwinden. Wir wissen ja von Turban, daß die Auscultation eines Lungenkranken am ergiebigsten ist, wenn man Gelegenheit hat, einen solchen Kranken am Morgen gleich nach dem Erwachen zu untersuchen und im Zweifelsfalle wird sich ein derartiges Vorgehen sicher empfehlen. Wir wissen auch durch H. Schlesinger, daß Rasselgeräusche durch einen einstündigen Spaziergang, besonders in unebenem Terrain, oft erst deutlich hörbar werden. Teilweise nachahmen kann man diese Verhältnisse, wenn man, wie schon oben erwähnt, die Kranken 1—2 Minuten flach auf den Rücken legt, sie dabei recht oberflächlich atmen, dann plötzlich aufsetzen läßt und nun beim ersten Atemzug schon mit dem Ohr über den fraglichen Lungenpartien ist. Rasselgeräusche, die erst nach bestimmten Maßnahmen hörbar sind, werden auf den Schemen dadurch gekennzeichnet, daß ein Rufzeichen den Symbolen für die Rasselgeräusche vorgesetzt wird. Dabei bezeichnet ein Rufzeichen schlechthin, also ! ⁜ , das Auftreten von Rasselgeräuschen nach einem Hustenstoß. Bei den anderen Arten des Hervorrufens der Rasselgeräusche werden Buchstaben beigesetzt. So kennzeichnet !⁜ , daß sie nur während des Hustens wahrnehmbar sind, !⁜ , daß sie nur nach längerem Liegen gehört werden können.

Nach diesen Vorbemerkungen wenden wir uns der Aufzählung und Charakterisierung der verschiedenen Nebengeräusche selbst zu und unterscheiden dabei mehrere Gruppen.

I. Die endopulmonalen Nebengeräusche

zerfallen je nach ihrem Entstehungsort in zwei Unterabteilungen:

a) Bronchogene Nebengeräusche entstehen durch eine pathologische Wandveränderung oder durch Sekret in den luftführenden Wegen, den großen und kleinen Bronchien. Je nach ihrem Charakter werden sie in trockene und feuchte Rasselgeräusche eingeteilt.

a) Trockene Rasselgeräusche. 1. *Rhonchi* schlechtweg oder *Rhonchi sonori*, Schnurren, Brummen = ∿ wird ein lautes, tiefes, schnurrendes Geräusch genannt, welches durch teilweise Verlegung eines großen Bronchus mit Sekret verursacht, wird und welches daher eine Bronchitis der größeren Luftwege anzeigt.

2. Das Giemen, Pfeifen, *Rhonchi sibilantes* = ∧ sind hochpfeifende Töne, welche in gleicher Weise entstehen wie die vorherigen, aber in schmäleren und kleineren Luftwegen, oder auch in gleichweiten dann, wenn das dort angesammelte Sekret zähflüssig, fadenziehend ist. Man kann häufig bei einer Bronchitis, solange sie noch trocken und der Husten noch sehr quälend ist, dieses Pfeifen und Giemen hören, das dann mit zunehmender Verflüssigung und Erleichterung der Expektoration in Schnurren übergeht. Häufig mischen sich beide Arten der Geräusche; man hat dabei zu beachten, ob sie in beiden Atmungsphasen auftreten oder nur im Inspirium oder nur im Exspirium hörbar sind. Im letzteren Falle sind sie charakteristisch für Emphysembronchitis oder auch für ein Asthma bronchiale. Auch muß man darauf sein Augenmerk richten, ob sie universell über der ganzen Lunge verbreitet sind mit Verstärkung dieser Geräusche gegen die Basis zu = Befund einer Bronchitis, oder mit Verstärkung gegen die Spitze zu, was auf tuberkulöse Veränderungen daselbst verdächtig ist; man muß achten, ob sie nur einseitig vorkommen, was namentlich bei den Bronchitiden der Fall ist, die eine chronische Nephritis begleiten, eventuell auch bei

Tuberkulose, oder ob sie gar nur lokalisiert über bestimmten Teilen der Lunge vorkommen. In den basalen Lungenpartien sind derartig circumscripte Rhonchi verdächtig auf bestehende Bronchiektasien, in den Spitzenpartien auf bestimmte Formen von Lungentuberkulose. Freilich sind sie auch dann noch nicht absolut beweisend für Tuberkulose, wie erst jüngst wieder MATTHES ([2] l. c. S. 130) betont hat. Meist sind auch diese lokalisierten circumscripten Rhonchi in- und exspiratorisch hörbar. Sind sie auch nur exspiratorisch wahrnehmbar, wie wir das oben als charakteristisch für Emphysembronchitis und Asthma hörten, dann sind sie auch hier ein wichtiges diagnostisches Zeichen für ein lokalisiertes, vikariierendes Emphysem.

3. Hört man ein derartiges Pfeifen nur während des Inspiriums, ist es dabei rauher im Charakter und meist auch auf weite Entfernung hin hörbar, dann denke man an den *Stridor,* bedingt durch eine Verengerung der großen Luftwege und inspiratorische Verstärkung der Stenose durch inspiratorische Ansaugung der Tracheal- und Bronchuswand. Sitzt die Verengerung im Kehlkopf oder in der Trachea, dann hört man dieses stridoröse Geräusch über beiden Lungen, sitzt sie in einem Hauptbronchus, nur einseitig. Das kann manchmal mit Vorteil zur Diagnose einer Bronchostenose herangezogen werden. Ein eigenes Zeichen dafür empfiehlt sich nicht, weil ja das pfeifende Geräusch bei Bronchitis auch oft durch eine Stenosierung der Bronchien entsteht und auch schon dadurch hinlänglich charakteristisch wird, daß es in Kombination mit Schnurren vorkommt, also z. B. rein inspiratorisch , während der Stridor ein rauhes Pfeifen nur im Inspirium vorstellt, also . Freilich darf man sich dabei von den leichten Stenosengeräuschen nicht täuschen lassen, welche bei verlegten Nasenwegen und ausschließlicher Nasenatmung auftreten, oder welche auch dadurch entstehen, daß die Zunge nach hinten zurücksinkt. Täuschungsmöglichkeiten, auf welche KÖHLER aufmerksam macht.

4. Eine weitere Abart des pfeifenden Geräusches ist ein feines, zartes, herzsynchrones, exspiratorisch allein hörbares *Zirpen,* wie ich es bisher noch nicht beschrieben fand, wie ich es aber häufig über fibrös ausgeheilten Lungenspitzen nachweisen konnte. Es ist dieses zart abgesetzte, mehr zischende Geräusch sicher ein Gefäßgeräusch, entweder bedingt durch ein kleines Aneurysma eines Pulmonalarterienastes, wovon ich mich in einem Falle auch schon autoptisch überzeugen konnte; zum Teil wohl auch bedingt durch Abknickungen und dadurch erzeugte Stenosierung von Pulmonalarterienästen durch Narbenzug. Ein solches Geräusch zeigt daher gute Narbenbildung an und ist vom Standpunkt der Tuberkulose ein günstiges Phänomen. Daß derartige Kranke mehr zu Hämoptoen profuser Natur neigen, ist mir bisher noch keineswegs aufgefallen, wenn auch der eine Autopsiefall einer profusen Hämorrhagie erlag. Andere Kranke mit einem derartigen Befund kenne ich schon jahrzehntelang, ohne daß Hämoptoen zur Beobachtung gekommen wären. Als Zeichen dafür wähle ich , entsprechend ihrem Klangcharakter, also die Kombination eines sakkadierten Exspiriums mit kleinen Zeichen für giemende Geräusche.

5. Auch beim schnurrenden Geräusch kommt eine besondere Abart vor, welche meiner Erfahrung nach für eine gelatinöse Pneumonie direkt pathognomonisch ist. Es ist dieses Geräusch nur schwer zu beschreiben. Es erinnert in solchen Fällen das Inspirium an das Gurren von Tauben, weshalb ich es auch als Taubengurrenatmen bezeichne. Da die ersten zwei Fälle, welche dieses merkwürdige Atemgeräusch gezeigt hatten, bei der Autopsie eine typische gelatinöse Pneumonie erkennen ließen, war ich späterhin häufig imstande, diese Form der akuten Tuberkulose mit Sicherheit in vivo zu diagnostizieren und dann jedesmal auch autoptisch erhärten zu lassen. Als Symbol dafür wähle ich , gewissermaßen eine Kombination des Zeichens für Schnurren ∿ mit

einem ⊤. Andere Autoren haben dieses Geräusch sicher auch schon gehört, nur nicht näher von den schnurrenden bronchitischen Geräuschen differenziert. Ich schließe dies wenigstens aus einer Krankengeschichte Staehelins (l. c. S. 574), der als erstes Zeichen einer käsigen Pneumonie in den ersten 8 Tagen einfache bronchitische Geräusche über dem befallenen Lappen angibt.

6. Ein weiteres trockenes Geräusch in den Bronchien ist das sogenannte Floppgeräusch, das *bruit de grelottement ou de soupape* Guyons (l. c. S. 713), ein kurzer, hörbarer Ton, den das onomatopoetisch gebildete deutsche Wort Flopp am besten wiedergibt und das erzeugt wird, wenn ein Fremdkörper an die Glottis oder an die Trachealwand anschlägt. Obwohl ein ausgesprochenes Fremdkörpersymptom, verdient es doch hier Erwähnung, weil es in den wenigsten deutschen Hand- und Lehrbüchern über Lungenkrankheiten zu finden ist und weil es meiner Erfahrung nach auch bei Tuberkulose gelegentlich vorkommt, wenn kalkige Konkremente oder, wie ich das einmal erlebte, schalige Reste von Bronchialdrüsen vor dem Aushusten in den größeren Luftwegen sich aufhalten. Es wird das Geräusch hauptsächlich über der Trachea gehört und wird am besten mit *Fl* bezeichnet.

7. Von den trockenen Rasselgeräuschen kommt endlich noch das *schluchzende Rasseln* vor, ein etwas feuchtes Giemen vom Klangcharakter eines Singultus, welches ich bisher bei mehr fibrös ausheilenden kavernösen Veränderungen über den betreffenden Lungenpartien zu hören bekam, wahrscheinlich bedingt durch Eindickung des ehemals feuchten Sekrets, gewissermaßen einen Übergang von gurgelndem Rasseln zu einfachem Pfeifen vorstellend. Daraus leite ich auch das Symbol dafür ab ⋏. Es gehört zu den Geräuschen, welche Deycke mit Recht als „alte Geräusche" den übrigen Rasselgeräuschen gegenüberstellt, die er ebenfalls auf ausheilende Prozesse zurückführt und welches Ulrici (2, 3) als *Kavernenquietschen* bezeichnet.

β) Feuchte Rasselgeräusche. Schon die letzterwähnten Nebengeräusche hatten einen etwas feuchten Charakter. Ist nun das Sekret in den Luftwegen so feucht, daß die Luft durch die angesammelte Flüssigkeit in Blasen zerteilt durchtritt, dann entstehen die feuchten Rasselgeräusche. Am besten können sie nachgeahmt werden, wenn man mit einem Strohhalm in eine Flüssigkeit bläst. Je nach dem spezifischen Gewicht und der Zähigkeit der Flüssigkeit sowie nach der Weite des Lumens dieses Strohhalms lassen sich dann alle möglichen groß- und kleinblasigen Rasselgeräusche hervorrufen. Nach der Größe der dabei entstehenden und hörbaren Blasen unterscheidet man zunächst kleinblasiges, mittelblasiges und groß- bzw. grobblasiges Rasseln. Diese Unterscheidung ist wichtig, denn sie gestattet uns einen Schluß über die Größe der Hohlräume, in welchen die Flüssigkeit angesammelt ist. Wie erkennen wir nun die Größe der Blase? Darüber herrschen, wie ich mich überzeugen konnte, keineswegs geklärte Vorstellungen. Am leichtesten trifft man diese Unterscheidung, wenn man aus der Anzahl der springenden Blasen in der Zeiteinheit einen Schluß zieht auf ihre Größe. Je kleiner die Bläschen sind, desto mehr gehen auf die Zeiteinheit, je größer die Blasen, desto länger dauert es, bis sie zerspringen und anderen Platz machen, desto weniger gehen also auf die Zeiteinheit.

Nach der Klangfarbe werden die Rasselgeräusche in mehrere Gruppen eingeteilt. Zunächst die nicht klingenden Rasselgeräusche, *bubbling râles* der Engländer, *râles humides simples ou sans timbre bronchique* der Franzosen. Es sind das Rasselgeräusche, welche infolge der Fortleitung durch lufthaltiges, schwammiges Lungengewebe unscharf hörbar sind. Sie entstehen in den Bronchien und Hohlräumen, die von normalem Lungengewebe umgeben sind. Eine zweite Art, welche die deutsche Literatur kaum unterscheidet, sind die klingenden Rasselgeräusche, die *crackling rales* der Engländer, *râles humides avec timbre bronchique* der Franzosen. Hier sind die Rasselgeräusche schärfer begrenzt, weil die dabei vorkommende konsolidierte Lunge um die Luftwege herum die Geräusche besser fortpflanzt. Die Unterscheidung beider ist schwierig. Sie gelingt am besten, wenn man den Vokalcharakter berücksichtigt, den man dabei mithört. Nicht klingenden Rasselgeräuschen kommt der Vokalcharakter e zu, den klingenden der Vokalcharakter a. Von den klingenden, a-lautenden Rasselgeräuschen ist nun eine Abart besonders abzutrennen und zu bezeichnen. Während nämlich sowohl die nicht klingenden als auch die einfach klingenden Rasselgeräusche so dicht einander folgen, daß sie sich gegenseitig überdecken und dadurch nicht zählbar werden, gibt es eine Art von klingenden Rasselgeräuschen, die an das Gackern einer Henne erinnern. Die einzelnen mittelblasigen Schallphänomene sind voneinander getrennt, es tritt immer nur eine beschränkte Anzahl im In- und Exspirium auf, so daß sie zählbar sind. Die englischen Autoren bezeichnen sie als *clicking sounds*, die Franzosen als *craquement humide* = feuchtes Knacken. Sie verdienen eine Sonderstellung, denn sie sind die einzigen Rasselgeräusche, die für Tuberkulose, und zwar für Verkäsung mit beginnender Erweichung charakteristisch sind, während alle anderen Rasselgeräusche auch bei anderen Lungenkrankheiten vorkommen können. Ich möchte sie daher am besten mit *Käserasseln* bezeichnen, eventuell kann man auch dafür den Ausdruck *feuchtes Knacken* beibehalten. Als weitere Abart der Rasselgeräusche nach dem Klangcharakter kommen die *gurgelnden Rasselgeräusche* in Betracht, die *gurgling* oder *cavernous rales* der Engländer, das *gargouillement* der Franzosen. Die meisten verstehen unter den *konsonierenden Rasselgeräuschen* diese Art von Schallphänomen über den Lungen. Nun empfiehlt sich diese Bezeichnung nicht, weil andere damit wieder die einfach klingenden Rasselgeräusche bezeichnen und dadurch eine Verwirrung geschaffen wird. Der Vokalcharakter der gurgelnden Rasselgeräusche ist das i. Endlich müssen wir noch das *metallische Rasseln* unterscheiden, ein zartes, harmonisches Klingen von metallischer Klangfarbe.

Wenn wir nun beide Einteilungsprinzipien kombinieren, so ergeben sich folgende Arten feuchter Rasselgeräusche:

1. *Kleinblasiges, nicht klingendes Rasseln* = ⦂⦂L, wie es bei capillarer Bronchitis und bei Lungenödem hörbar ist. Sehr reichlich kleine, in e klingende, feuchte, sich gegenseitig überdeckende Schallphänomene.

2. *Mittel- bis grobblasiges, nicht klingendes Rasseln* = ⦂⦂L bei Bronchitis der größeren Luftwege.

3. *Trachealrasseln* = ⦿L schon auf Distanz hörbares, besonders grobblasiges Rasseln bei Sterbenden.

4. *Kleinblasiges, klingendes Rasseln* = *subkrepitierendes Rasseln* = ⦂⦂L.

Es ist im Inspirium, etwas weniger reichlich auch im Exspirium hörbar. Es sind die ähnlichen Schallerscheinungen wie bei 1., nur haben alle oder ein größerer Teil davon eine scharfe, a-tönende Beschaffenheit. Ein derartiges Rasseln ist typisch für sich lösende Pneumonie, entspricht also der *Crepitatio redux*, es findet sich bei bronchopneumonischen Herden. Über den Spitzenpartien und auch über anderen Lungenteilen durch lange Zeit hörbar, ist es sehr verdächtig für frische tuberkulöse Herde ernsterer Natur. Denn hier müssen dieselben Geräusche entstehen wie bei einer Bronchopneumonie, weil ja nach den Feststellungen TENDELOOs jeder frische Tuberkuloseherd von einer schmäleren oder breiteren unspezifischen entzündlichen Zone eingefaßt wird, je nach der Toxizität der vorliegenden Tuberkelbacillen.

5. *Mittelblasiges bis grobblasiges klingendes Rasseln* = ⦂⦂L bei sich lösenden Pneumonien, bei Bronchopneumonien und bei phthisischen Herden. Die Größe

hängt dabei davon ab, wie groß die Herde sind und ob sie auch größere Bronchialäste umscheiden.

6. *Feuchtes Knacken oder Käserasseln* = ⠇ ein deutlich zählbares, voneinander scharf abgesetztes feuchtes Knacken, der typischeste Auscultationsbefund für Tuberkulose mit Verkäsungen. Manchmal, wenn aus größerer Tiefe kommend, ist das Käserasseln klanglos = ⠇.

7. *Gurgelndes Rasseln* = ⠇ kennzeichnet Höhlenbildung in den Lungen, kommt wohl vor allem bei Tuberkulose vor, ist aber nicht unbedingt pathognomonisch für eine solche. So findet sich dieses Rasseln bei abscedierender Pneumonie, bei beginnender Lungengangrän usw.

8. *Metallisches Rasseln* = ⠇ bei Pneumothorax oder Kavernen von der Größe einer Faust mit glatten Wänden. Diese Rasselgeräusche sind vor allem nur mit bloßem Ohr oder mit einem kurzen Stethoskop hörbar.

b) Pneumogene Nebengeräusche. Hierher gehört ausschließlich das nur in den Alveolen entstehende Haarknistern oder Krepitieren, die *Crepitatio index* = ⠇. Es erinnert an das subkrepitierende Rasseln, ist aber unendlich viel feiner und vor allem sind die Schallphänomene viel gleichmäßiger als bei jenem. Auch sind sie nicht wie beim Subkrepitieren über das ganze Inspirium hörbar, eventuell auch im Exspirium, sondern nur in der zweiten Hälfte des Inspiriums zu hören. Man hört dieses Geräusch über Pneumonien, dann in gewissen Fällen von Lungenödem, bevor es noch zu größerer Flüssigkeitsansammlung auch in den kleineren Bronchien gekommen ist. Denn dann stellt sich das oben beschriebene, feuchte, kleinblasige, nicht klingende Rasseln ein. Man hört es als eine besondere Art des Lungenrandgeräusches über der Basis der Lungen bei beginnender Herzdekompensation (MAKENZIE), doch tritt es da auch meist in Form des subkrepitierenden Rasselns auf. Endlich ist dieses Krepitieren auch noch während der ersten Atemzüge über atelektatischen Lungenpartien als Entfaltungsgeräusch hörbar. Bei Tuberkulose ist es nur zu hören, wo eine käsige Pneumonie besteht, aber auch bei der desquamativen Pneumonie im Sinne von BUHL, der Tuberculosis congestiva im Sinne von BARD.

II. Die pleurogenen Nebengeräusche.

Sie entstehen, wenn die normalerweise glatten, spiegelnden Pleurablätter diese Eigenschaft durch Auflagerungen verlieren. Nach dem Klangcharakter kann man dabei folgende Typen unterscheiden:

1. *Das typische pleurale Reiben* = ⠇, ein trockenes Geräusch, nachahmbar, wenn man die Fingerbeeren nahe dem Ohre gegeneinander reibt. Wichtig ist nun, daß dieses typische pleurale Reiben, welches bald als sanftes Anstreifen, bald rauher und auch für den tastenden Finger wahrnehmbar sein kann, nur über den unteren Abschnitten der Lunge, etwa vom 4. Brustwirbeldorn nach abwärts hörbar ist, während es über den oberen Lungenpartien kaum je deutlich und einwandfrei vernommen wird. Wohl kommt hier auch trockene Rippenfellentzündung sehr häufig vor. Aber ein Reiben kann trotzdem nicht entstehen, weil dazu eine ausgiebige seitliche Lokomotion der Pleurablätter gegeneinander notwendig ist. In den Spitzenpartien der Lunge ist diese seitliche Vorbeibewegung der Pleurablätter aneinander gleich Null. Auf der Höhe des Inspiriums pressen sich nur die Lungenspitzen inniger in die Pleurakuppe hinein. Die hierdurch zustande kommenden Geräusche sind kurz, erinnern etwas an Rasseln, haben aber einen trockenen Charakter und werden daher am besten als

2. *trockenes, klein- bis mittelblasiges Rasseln* bezeichnet = ⠇. Man muß von ihm immer dann sprechen, wenn man über den Lungenspitzen Schall-

phänomene wahrnimmt, welche nicht unter die unter a β gebrachte Gruppe eingereiht werden können, wenn sie aber doch wieder so distinkt sind, daß wir sie nicht einfach als unreines, holpriges oder schlürfendes Atmen bezeichnen können. Es ist das ein häufiger Befund, ganz entsprechend der Häufigkeit der Spitzenpleuritiden im Rahmen einer rezidivierenden Pleuritis.

3. Das *Knarren*, dry friction, dry rub, leathery oder creaking friction der Engländer. Das Symbol dafür ist ‿‿. Man hört es zu Beginn oder am Ende einer Attacke von Rippenfellentzündung, man hört es aber auch dauernd, wenn eine verdickte Pleuraschwarte sich findet. Liegt diese über zerfallenen Lungenpartien, dann bekommt dieses Knarren auch häufig einen musikalischen Ton, es wird dann als musikalisches Knarren ‿‿ bezeichnet, ULRICIs (2, 3) Kavernenknarren. Wenn die verdickte Pleura über einer größeren Kaverne liegt, kann es sogar einen metallischen Beiklang bekommen. Wir haben das metallische Knarren = ‿‿ vor uns. Im Gegensatz zum pleuralen Reiben kommt das knarrende Geräusch auch über den Spitzenanteilen der Lunge zur Wahrnehmung, weil es eben nicht durch seitliche Lokomotion der Pleurablätter, sondern durch das Abbiegen der steifen Schwarte hervorgerufen wird, die über den Lungenspitzen besonders häufig sind. Hier findet sich vor allem das musikalische und metallische Knarren über größeren Kavernen. Auch dieses Geräusch gehört zu den schon erwähnten alten Geräuschen im Sinne von DEYCKE.

4. Besonders wichtig, weil zu Verwechslungen häufig Anlaß gebend, ist das *Reiberasseln*, das *moist friction* der englischen Autoren ‿L, denn dieses Reiberasseln ahmt oft täuschend ein feuchtes Subkrepitieren oder auch ein mehr trockenes Krepitieren nach und kann manchmal nur schwer davon unterschieden werden. Es wird manchmal oberhalb der Begrenzungslinie frischer pleuraler Ergüsse gehört, dann auch bei dickflüssigen, serös-fibrinösen Exsudaten. Auch in Fällen von Hämothorax mit starker Gerinnselbildung habe ich es wiederholt wahrgenommen. Der lautere Klang, der schärfere Charakter, der dem Ohr viel näher zu liegen scheint, unterscheidet es von den trockenen Rasselgeräuschen, welche ich unter 2. beschrieben habe. Da die wichtige Unterscheidung von endopulmonalen Geräuschen oft sehr schwierig ist, müssen wir bei einem solchen Befund auf einige Hilfsmittel zurückgreifen, die uns eine derartige Unterscheidung doch in den meisten Fällen erlauben. Diese sind: 1. Für Reiberasseln gegenüber Rasseln spricht, wenn die Geräusche durch starkes Aufpressen mit dem Stethoskop deutlicher gemacht werden können. 2. Ebenso wird Reiberasseln deutlich, geht eventuell sogar direkt in ein typisches Reiben über, wenn man den Kranken in einer Stellung auscultiert, wo die Lunge mit ihrer Pleura visceralis in voller Schwere auf die Pleura parietalis drückt, also z. B. bei derartigen Geräuschen in den rückwärtigen basalen Partien, wenn man den Kranken von unten bei stark nach rückwärts gebeugtem Körper auscultiert. 3. Rasselgeräusche werden durch Hustenstöße verändert, entweder reichlicher gemacht oder zum Verschwinden gebracht, während Reiberasseln sich durch Husten nicht ändert. 4. Im Beachten der Respirationsphase. Im allgemeinen ist es naturgemäß und wird auch durch die alltägliche Beobachtung bestätigt, daß Rasselgeräusche, die einem Sekret in den Bronchien ihre Entstehung verdanken, dann namentlich gehört werden, wenn der durch diese Bronchien gehende Luftstrom sehr stark ist. Man hört daher die Rasselgeräusche vor allem gleichzeitig mit dem Atemgeräusch, dasselbe zum Teil überdeckend. Aus demselben Grunde sind Rasselgeräusche meist im Inspirium lauter und deutlicher hörbar als im Exspirium. Bei Reiberasseln ist das ja auch häufig der Fall, aber andererseits findet man sehr häufig, daß Reiberasseln nur im Exspirium gehört wird, weil dann die seitliche Lokomotion der Pleurablätter

eine besonders ausgiebige ist. Besonders typisch für Reiberasseln ist es, wenn die Schallphänomene den Exspirationsstrom deutlich überdauern, eventuell sogar erst nach demselben in Erscheinung treten.

5. Ebenfalls zumeist pleurogen sind die vereinzelten, trockenen, *knackenden Rasselgeräusche,* die man gelegentlich über den Lungen hört. Sie stellen sich als ein unscharf begrenztes, einmaliges Knacken am Ende des Inspiriums oder des Exspiriums dar und werden am besten wie folgt bezeichnet ⌐. Auch nach dem Exspirium sind sie oft hörbar und verraten dann ihre pleurogene Entstehung um so eindeutiger. Nicht verwechseln darf man dieses einmalige trockene Knacken mit dem Käserasseln, das ich unter a β 6 besprochen habe. Der Klangcharakter ist ein ganz anderer. Das pleurale Knacken stellt sich als ein kurzes Bruchstück eines knarrenden Geräusches dar und bildet ein einziges Schallphänomen; das Käserasseln hat den Klangcharakter eines mittelgroß-blasigen, feuchten, klingenden Rasselns, nur daß es in Absätzen deutlich zählbar erfolgt, und setzt sich aus einer Reihe von Schallphänomenen zusammen.

6. Als rudimentäre pleurogene Nebengeräusche gehören hierher endlich noch das schon oben gestreifte schlürfende Inspirium ⌐ und das unreine Exspirium ⌐.

III. Von der Herzbewegung abhängige Lungen- und Pleurageräusche.

In der Nähe des Herzens, hauptsächlich am linken und oberen Herzrand, aber auch rechts vom Sternum hört man nicht gar so selten Rasseln und noch häufiger Reibegeräusche, die synchron mit der Herzaktion verlaufen. Sie finden sich oft schon dann, wenn pleuritische Auflagerungen oder Lungenherde, namentlich zerfallender Natur, in der Herznähe sich ausgebildet haben; treten aber besonders dann auf, wenn strangförmige Adhäsionen der Pleura mit dem Herzbeutel sich ausgebildet haben. Für die Diagnose dieser Zustände, namentlich aber zur Erklärung anscheinend nervöser Herzbeschwerden sind sie oft von ausschlaggebender Bedeutung. Ihre Wichtigkeit ist um so größer, weil sie auch häufig ganz isoliert auftreten, die einzigen Krankheitserscheinungen über den Lungen bei inzipienter Tuberkulose, so z. B. beim primären Lungenherd, vorstellen und als solche noch viel zu wenig gewürdigt werden und bekannt sind (siehe W. NEUMANN [8]).

1. *Das pneumokardiale Rasseln.* Liegen nahe dem Herzen kleine, schon zerfallende Infiltrationsherde und sind wie so häufig daselbst Verwachsungen der Pleura visceralis mit der Pleura parietalis und damit auch mit dem Herzbeutel gegeben, dann kommt es namentlich an der linksseitigen Umbiegungsstelle der Herzdämpfung im 3. Intercostalraum zu Rasselgeräuschen, die entweder eine deutliche, herzsynchrone Verstärkung erfahren oder auch, wenn auch viel seltener, selbst bei aussetzender Atmung synchron mit dem Herzen gehört werden. Die Herztöne bekommen dann einen unreinen, mit dem Rasselgeräusch vermengten Klang. Man kennzeichnet sie am besten durch ein H neben den Rasselgeräuschen.

2. *Das herzsystolische metallische Klingen.* Besonders schön sind diese Geräusche, wenn bei einem Pneumothorax strangförmige Adhäsionen mit dem Herzen bestehen und dann durch die Erschütterung dieser Saite die Herztöne einen metallischen Beiklang bekommen. Bei einem spontanen Pneumothorax werden sie gelegentlich gehört, aber selten. Häufig bekommt man dieses Geräusch zu hören bei einem künstlichen linksseitigen Pneumothorax. Gelegentlich eines solchen Falles konnte ich dann feststellen, daß die Lautheit dieses metallischen Klanges von der Größe der Spannung der Luft im Pneumothorax abhängt. Es war unmittelbar nach einer Nachfüllung am stärksten, verschwand

dann im Laufe einiger Wochen, um wieder aufzutreten, wenn eine neue Einblasung vorgenommen worden war. Als es endlich gelungen war, bei einer späteren Nachfüllung die Adhäsionen zu sprengen, hörte dieses Klingen mit einem Schlage auf und die Patientin verlor auch das eigentümliche Beklemmungsgefühl in der Herzgegend, das sie durch Wochen und Monate beunruhigt hatte. Das Symbol dafür wäre :ʒʜ.

3. Häufiger als die beiden eben erwähnten Phänomene ist das *extraperikardiale Reiben*. Es zeigt gewöhnlich nicht den ausgesprochenen Lokomotivrhythmus des echten perikarditischen Reibens und unterscheidet sich auch weiterhin noch von diesem durch verschiedene Merkmale. Während ein perikarditisches Reiben meist auf der Höhe des Inspiriums am lautesten klingt, weil dann die beiden Blätter des Perikards am innigsten aufeinander gepreßt werden, verschwindet ein extraperikardiales Reiben häufig auf der Höhe des Inspiriums, da sich da eine Lungenzunge zwischen die entzündlichen Pleurablätter schiebt (siehe Abb. 28). Dafür aber wird dieses extraperikardiale Reiben besonders auf der Höhe des Exspiriums sehr deutlich, ja tritt oft nur in dieser Atmungsphase auf. Eine weitere Unterscheidung liefert die Ausbreitung. Perikardiale Reibegeräusche sind gewöhnlich über dem ganzen Herzen hörbar, vor allem auch präkordial. Extraperikardiales Reiben ist mehr circumscript, geht vor allem nicht auf Herzteile über, welche keine Lungen-Pleurabedeckung haben.

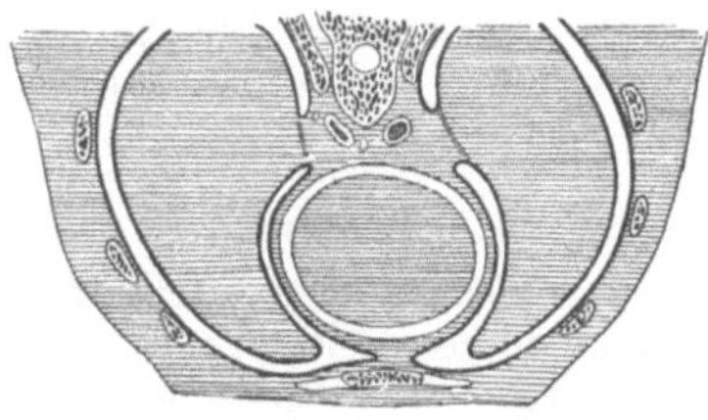

Abb. 28. Thoraxquerschnitt zur Erklärung extraperikardialer Reibegeräusche.

Wie wichtig derartiges extraperikardiales Reiben für die Diagnose primärer Lungentuberkuloseherde ist, habe ich in einer jüngst veröffentlichten Arbeit hervorgehoben (W. NEUMANN [8]).

4. Noch häufiger findet sich eine rudimentäre Ausbildung des extraperikardialen Reibens nur an der Auscultationsstelle der Pulmonalis und imponiert dann hier als ein leichtkratzendes systolisches Geräusch. Man bezeichnet es gewöhnlich als ein akzidentelles Herzgeräusch. Tatsächlich hat es damit auch eine große Ähnlichkeit. Der kratzende Charakter aber, die exspiratorische Verstärkung oder gar Hervorrufung dieses Geräusches, das gleichzeitige Vorhandensein MUSSYscher Druckpunkte linkerseits, läßt es mir aber wahrscheinlich erscheinen, daß ein Gutteil dieser Geräusche ebenfalls durch eine trockene, umschriebene tuberkulöse Pleuritis bei primärem Herd oder bei einer Bronchialdrüsentuberkulose oder im Rahmen einer rezidivierenden Pleuritis hervorgerufen wird (siehe W. NEUMANN [8]).

IV. Akzessorische Nebengeräusche über dem Thorax = extrapulmonale Nebengeräusche.

Außer diesen bisher erwähnten Phänomenen hört man sehr häufig über dem Thorax Geräusche, die weder einer Erkrankung der Bronchien, noch der Lunge oder der Pleura ihre Entstehung verdanken. Auf sie hat SAHLI wohl als erster die Aufmerksamkeit gelenkt. Auch TREUPEL hat ihnen später eine eigene Arbeit gewidmet. Sie verdienen im Rahmen dieses Buches eine ganz besondere Beachtung, weil sie wohl am allerhäufigsten zur Fehldiagnose beginnender Lungentuberkulose Veranlassung geben und daher ganz besonders gut gekannt sein müssen. Wir wollen auch sie einer systematischen Betrachtung unterziehen. Der besseren Übersichtlichkeit halber werden von derartigen Geräuschen am besten 4 Gruppen unterschieden je nach dem Klangcharakter. Bekannt ist es, daß ein ungleiches Aufsetzen des Stethoskops dem Atemgeräusch einen hauchenden amphorischen Charakter verleihen kann, bekannt ferner, daß man zur Vermeidung unnötiger Fehlerquellen das Stethoskop oder das Ohr auf die bloße Haut und nicht auf das Hemd oder ein dazwischen geschaltetes Tuch auflegen muß. Aber trotz dieser vermeidbaren Fehlerquellen gibt es doch noch eine große Reihe von extrapulmonalen Geräuschen über den Lungen.

a) Am häufigsten entstehen *extrapulmonale Geräusche*, die an das trockene Krepitieren oder an typisches Subkrepitieren eventuell an ein feines Reiberasseln erinnern, und zwar:

1. *Haarrasseln.* Vor allem spielt da die Behaarung der Brust eine große Rolle. Männer mit stark behaarter Brust können auf diese, für beginnende Tuberkulose meist so typischen Rasselgeräusche kaum untersucht werden. Zum Glück gibt es nur wenige Individuen, die auch auf den dafür besonders in Betracht kommenden Fossae supraspinatae einen dichten Haarpelz aufweisen. Meist ist ja nur die Vorderseite der Brust behaart, wo die Auscultationsergebnisse für die Diagnose einer beginnenden Tuberkulose meist weniger ausschlaggebend sind, vielmehr oft nur zur Vervollständigung des Krankheitsbildes dienen. Bei derartigen Leuten nützen auch die gewöhnlich angegebenen Mittel nicht. Feuchtmachen der Haare, ihr Einfetten bringt diese krepitierenden Haargeräusche nicht ganz zum Verschwinden. Am besten ist noch ein Rasieren der betreffenden Stelle, wozu ich mich in zweifelhaften Fällen schon wiederholt entschließen mußte.

2. *Muskelkrepitieren.* Einen ähnlichen, wenn auch nicht so scharfen Klangcharakter gibt das Muskelkrepitieren, wie es sich besonders störend in der Fossa supraclavicularis bemerkbar macht. Wird diese Grube nämlich mit einem scharfrandigen Stethoskop untersucht, so werden durch den Druck des scharfen Randes auf die Fasern des Platysma myoides diese zur Kontraktion gebracht. Dann entsteht ein ziemlich hellklingendes, kleinblasiges Rasselgeräusch, das meiner Erfahrung nach schon wiederholt zur Fehldiagnose „aktiver Lungenspitzenkatarrh" Anlaß gegeben hat. Vermeidbar wird der Fehler, wenn der Rand des Stethoskops abgerundet ist, und wenn man mit nicht zu starkem Druck sein Ohr auf das Stethoskop legt. Bei Kranken, die wegen rapider Abmagerung eine mechanische Übererregbarkeit der Muskulatur aufweisen, entstehen hier besonders leicht, aber auch an anderen Stellen und selbst bei leichtem Druck, Muskelkontraktionen, die aber wegen ihres trägen Ablaufes mehr als Knacken imponieren, trotzdem wohl gekannt sein müssen. Dagegen entstehen dem Krepitieren ähnliche Geräusche auch sonst bei Kranken, denen fröstelt. Es kommt dann zu einem allgemeinen Muskelzittern. Ebenso bei nervösen Patienten, die über das Ergebnis der Untersuchung schon stark beunruhigt sind. Dann hört man allenthalben etwas undeutliches, nicht klingendes, mittelblasiges Rasseln, welches nicht verwertet werden darf. Dasselbe kommt bei allen Krankheitszuständen vor, die zu fibrillären Muskelzuckungen Anlaß geben. Besonders oft habe ich beobachtet, daß Kranke mit einer ehemaligen Poliomyelitis anterior acuta und konsekutiver Atrophie einer Schulter wegen der undeutlichen, kleinblasigen Rasselgeräusche jahrelang als lungentuberkulös behandelt wurden, bis eine genaue klinische Untersuchung und eine genaue Auswertung mit Tuberkulin das vollständige Freisein von tuberkulösen Veränderungen erwies. Noch schwieriger werden da die Verhältnisse, wenn die degenerative Schultermuskelatrophie durch eine Durchtrennung des Accessorius bei einer ehemaligen Halsdrüsenoperation bedingt ist. Ein gar häufiges Vorkommen. Denn dann haben wir schon tuberkulöse Antezedenzien, und die Rasselgeräusche bekommen scheinbar eine noch größere Bedeutung. Auch

ein Tic der Schultermuskulatur kann zu solchen meist mehr knackenden Geräuschen Anlaß geben.

3. *Fettknistern.* Ebenso kann eine starke Ausbildung des subcutanen Fettgewebes über den Schulterpartien, namentlich die Ausbildung von Lipomen, wie sie bei der DERCUMschen Krankheit häufig in dieser Gegend vorkommen, durch Verschiebung der kleinen Fettläppchen unter dem Stethoskop zu einem subkrepitierenden Geräusch Veranlassung geben. Von gleicher Art und Entstehung ist wohl auch das subkrepitierende Geıäusch über einem sogenannten Emphysempolster, welches ja nach TRUNECEK oft aus einer weichen elastischen Masse besteht, die sich aus dilatierten Venen und Capillaren zusammensetzt. So kenne ich seit 15 Jahren eine Dame, die an Hypertension infolge Arteriosklerose leidet und immer wieder als aktiver Lungenspitzenkatarrh erklärt worden ist, trotzdem eine so langjährige Beobachtung und eine Reaktionslosigkeit selbst auf 100 ccm Alttuberkulin jede Spur von Tuberkulose ausschließt.

4. *Speichelrasseln.* Ebenfalls den subkrepitierenden Rasselgeräuschen bei inzipienten Phthisen täuschend ähnlich sind die Geräusche, welche über den Spitzenpartien der Lunge hörbar sind, wenn der Patient leerschluckt, etwas Speichel in seinem Mund ansammelt, im Mund zu feinem Schaum verteilt und hinunterschluckt. Bei Patienten, die häufig Speichel schlucken, wie ich dies bei vielen Nervösen, besonders aber bei Leuten mit beginnender Paralysis progressiva gesehen habe, kann dadurch ein beiderseitiger Lungenspitzenkatarrh vorgetäuscht werden. Dieses Phänomen war auch vielen Soldaten wohl bekannt. Als ich in den letzten Kriegsjahren viele Soldaten wegen ihrer Lunge zu untersuchen hatte, habe ich mir angewöhnt, die Fossa supraspinata immer nur mit der einen Hand am Larynx zu auscultieren. Dann verrät sich jede Schluckbewegung durch das Hinaufsteigen des Kehlkopfes und können die danach auftretenden Rasselgeräusche leicht als nur vom Schluckakt herrührend erkannt und ausgeschaltet werden. Wegen der Häufigkeit eines Leerschluckens bei Neuropathen und Paralytikern empfiehlt sich dieser Handgriff auch sonst bei der Lungenspitzenauscultation.

5. *Pharynxrasseln.* KÜLBS hat darauf aufmerksam gemacht, daß auch in der Rachenhöhle angesammelter Schleim bei akuter Pharyngitis zu Rasselgeräuschen gleicher Natur über den Lungenspitzen führen kann. Denn beim Atmen gibt dieser Schleim zu Bläschenbildung und Blasenspringen Anlaß. Nach dem eben über das Speichelschlucken Erwähnten ist eine derartige Fehlerquelle gar wohl verständlich.

b) *Knackende Rasselgeräusche,* erinnernd an das trockene Pleuraknacken, welches ich oben unter II. 5. erwähnte, oder sogar an das Käserasseln, können auch vorgetäuscht werden, und zwar einerseits durch eine Subluxation des Sternoclavicularendes einer Clavicula und rhythmisches Einschnappen bei jedem Atemzug, wie ich das bei lungengesunden, als tuberkulös erklärten Soldaten gesehen habe. Andererseits kann auch die schon früher erwähnte mechanische Übererregbarkeit der Muskulatur mit Ausbildung eines idiomuskulären Wulstes beim Druck des Stethoskops, endlich auch ein Tic der Schultermuskulatur zu derartigen Rasselgeräuschen führen.

c) Selbst *gurgelnde Rasselgeräusche,* welche zur Diagnose eines kavernösen Zerfalles Anlaß geben, können über den Lungenspitzen, nach meiner Erfahrung namentlich der linken, vorgetäuscht werden. Man auscultiere nur einmal die linke Fossa supraspinata während eines Ructus. Da wird man hier das schönste Gurgeln wahrnehmen. Darum werden Hysterische mit häufigem Ructus nicht so selten als tuberkulös betrachtet. Besonders verhängnisvoll kann eine solche Fehldiagnose bei Kardiospasmus oder gar bei einem Carcinom ad cardiam ventriculi werden. Wenigstens habe ich schon mehrere Fälle gesehen, die wegen der Abmagerung zum Arzt gingen und bei denen er wegen der gurgelnden Rasselgeräusche über der linken Spitze eine kavernöse Lungenphthise diagnostizierte. Die Autopsie ergab dann eine ganz normale Lunge. Kennt man diese Fehlerquelle, so kann man freilich aus der vom kavernösen Gurgeln doch recht beträchtlich abweichenden, mehr aus der Ferne kommenden Beschaffenheit dieses ösophageale Gurgeln wohl unterscheiden.

d) Den häufigsten Anlaß zu Fehldiagnosen geben die *knarrenden Rasselgeräusche* über den Lungenspitzen, wie sie als Scapularkrachen oder Schulterknacken bekannt sind und von BRANDENBURG, besonders aber von KÜTTNER beschrieben wurden. Dieses Symptom, welches zum Teil an das typische Knarren erinnert, teilweise auch an Rhonchi sonori und sibilantes, ist um so bedeutungsvoller, weil es gar nicht so ausgemacht ist, ob es nicht doch gelegentlich einer Tuberkulose seine Entstehung verdankt. Mehrere Autoren nehmen wenigstens an, daß es im Laufe einer Lungenspitzentuberkulose zu einer Spitzenpleuritis, dann zu einer Peripleuritis und damit zu einer Veränderung der Muskeln und der Fascien der Schultergegend kommen kann, wodurch dann das Scapularkrachen entsteht. Ob dem wirklich so ist, möchte ich noch dahingestellt sein lassen. Auf jeden Fall aber muß ein Scapularkrachen als solches einwandfrei festgestellt und damit sein nur bedingter Wert für die Diagnose einer spezifischen Lungenspitzenaffektion sichergestellt werden. Noch wichtiger wird diese Unterscheidung, weil nach ALLARDs Beobachtungen, denen ich vollkommen beipflichten muß, auch feinere, freilich mehr trockene Rasselgeräusche, wie ich sie unter II. beschrieben habe, ebenfalls auf ähnliche Weise entstehen können. Die Unterscheidung gelingt nun meist ganz leicht, wenn man die Schulter fixieren läßt. Man läßt zu diesem Zwecke den betreffenden Arm vorne die Mittellinie kreuzen und die betreffende Hand auf die gegenüberliegende Schulter legen. Ein durch die Scapula oder die darunterliegenden Gewebe bedingtes Rasseln oder Knarren verschwindet dann. Auch kann man dabei den ALLARDschen Kunstgriff anwenden: Man läßt zu diesem Behufe den im Ellbogen gestreckten Arm stark einwärts rollen, ihn nach hinten bringen und die Schulter senken, wodurch dieses Geräusch ebenfalls vollständig verschwindet.

2. Die Auscultation der Flüsterstimme.

Eine weitere, sehr wichtige Auscultationsmethode ist die Auscultation der Flüsterstimme. Man läßt den Kranken irgendein Wort flüstern, meist 99, auch 33, zu bestimmten Zwecken nach LITZNER auch 66, und horcht über der Lunge, wie sich das Flüstern durch dieselbe zum Ohre fortleitet. Wenn man dabei freilich, wie es zumeist geschieht, nur auf eine Verstärkung der Flüsterstimme achtet, ist diese Untersuchungsmethode nicht sehr ergiebig. Ganz anders gestaltet sich ihr Wert, wenn man auch die Art der über den verschiedenen Lungenteilen hörbaren Flüsterstimme beachtet. Leicht lassen sich nämlich dabei folgende fünf Typen unterscheiden:

a) Normale Flüsterstimme. Man hört während des Flüsterns, wobei man das andere Ohr mit der Hand verschließt, um durch die Luftleitung nicht gestört zu werden, nur ein ganz undeutliches Geräusch, aus welchem man die geflüsterten Worte kaum unterscheiden kann. Der Befund über normaler lufthaltiger Lunge.

b) Bronchophonie der Flüsterstimme. Man hört das Flüstern ganz gut durch die Lunge fortgeleitet, fast so deutlich und auch im selben Klangcharakter wie unmittelbar nahe der Lippe. Der typische Befund für circumscripte tuberkulöse Herde, welche durch luftführendes Gewebe voneinander getrennt sind, sowie auch für bronchopneumonische Herde. Physiologisch für die rechte Spitze.

c) Pektoriloquie der Flüsterstimme. Das Flüstern erscheint scharf, hoch, lauter sogar als das Flüstern vor dem Munde. Das typische Zeichen von dichter Infiltration, also vor allem bei Pneumonie und über pneumonischen Formen von Tuberkulose. Aber auch über tuberkulösen Herden von großer Ausdehnung, die nur durch wenige und dünne luftführende Parenchymzüge voneinander getrennt sind. Dasselbe Flüstern hört man auch über einem höhergradigen pleuritischen Exsudat mit starker Kompression der darunterliegenden Lunge, während bei fehlender oder geringgradiger Lungenkompression Bronchophonie oder normale Beschaffenheit der Flüsterstimme in Erscheinung tritt. Doch muß dabei noch eine Bedingung erfüllt sein. Es darf das Exsudat nicht sehr zellreich oder noch richtiger nicht sehr reich an corpusculären Elementen sein. Eitriges Exsudat, hämorrhagisches, aber nicht lackfarbiges Exsudat, Exsudat, welches viel ausgeschiedenes Fibrin oder Cholesterinkrystalle enthält, leitet die Flüsterstimme fast gar nicht durch, wie BACCELLI gezeigt hat. Es kann daher das BACCELLISche Phänomen zur Differentialdiagnose des Charakters eines Flüssigkeitsergusses herangezogen werden, also vor allem zur Unterscheidung eines eitrigen von einem serösen Exsudat. Die Anhäufung anderer corpusculärer Elemente im Exsudat, wie ich es eben erwähnte, schafft mehrere Fehlerquellen. Denn auch sie löschen die Flüsterstimme aus. Aber auch trotz vorhandenen Eiters kann eine Pektoriloquie der Flüsterstimme hörbar werden, wenn zarte Adhäsionsstränge das Exsudat durchziehen oder Membranen dasselbe abkammern. Denn dann findet man meiner Erfahrung nach das unter Umständen auch diagnostisch für diese Zustände verwertbare Symptom, daß nur einzelne wenige Stellen deutliche Pektoriloquie der Flüsterstimme geben, während sonst ringsum die Flüsterstimme ausgelöscht ist. Diese Stellen entsprechen der Insertion derartiger Bindegewebsstränge an die Pleura parietalis.

d) Amphorophonie der Flüsterstimme. Das Flüstern bekommt über der Lunge einen musikalischen hohlen Klang, wird also in seiner Qualität verändert. Man hört das über Kavernen und über größeren Bronchiektasien.

e) Metallophonie der Flüsterstimme. Das Flüstern wird von ganz zarten metallischen Obertönen begleitet. Man hört diesen metallischen Nachhauch der Flüsterstimme über mindest faustgroßen, glattwandigen Kavernen, eventuell auch über einem offenen oder ventilartig geschlossenen Pneumothorax. Fälle von geschlossenem Pneumothorax und namentlich der künstliche Pneumothorax geben dieses Phänomen meiner Erfahrung nach sehr selten.

Die Beachtung dieser fünf Typen der Flüsterstimme über einer Lungenpartie erlaubt uns also sehr wichtige Schlüsse auf die Beschaffenheit der darunterliegenden Lunge. Ich kann daher diese Prüfung nicht warm genug empfehlen. Sie wird vor allen Dingen oft imstande sein, Thoraxwanddämpfungen mit Sicherheit auszuschließen. Auf einen weiteren Wert dieser Untersuchungsmethode macht LITZNER aufmerksam. Er erwähnt die Auscultation des geflüsterten Wortes 66 zum Nachweis einer Herdreaktion in der Lungenspitze nach Tuberkulininjektionen. Sie kann namentlich häufig auf der Höhe einer Tuberkulinreaktion auftreten, während sie vorher und auch später fehlte. Eigene Erfahrungen darüber stehen mir zur Zeit nicht zur Verfügung.

Wichtig ist ferner die Auscultation der Flüsterstimme zum Nachweis von Bronchialdrüsenschwellungen, deren Wert auch KOOPMANN (2) bestätigen konnte. Läßt man einen lungengesunden Menschen flüstern und horcht das Flüstern über den Wirbeldornen ab, so hört man je nach dem Alter eine laute Pektoriloquie der Flüsterstimme über den Halswirbeldornen, woselbst die Trachea noch unmittelbar den Wirbelkörpern anliegt. Bei kleinen Kindern ist

das Flüstern schon vom 1. Brustwirbeldorn an nach abwärts ganz undeutlich, bei Kindern bis zu 8 Jahren vom 2. Brustwirbeldorn nach unten, bei älteren
über 15 Jahren vom 4. Brustwirbeldorn angefangen (vgl. darüber auch ZABEL).
Es reicht tiefer herunter, wenn sich zwischen die nach vorne von der Wirbelsäule abweichende Trachea bzw. die großen Bronchien ein solider, das Flüstern
gut fortleitender Tumor einlagert, sei es eine tuberkulöse oder neoplasmatische
Bronchialdrüsenschwellung, sei es ein Aneurysma oder auch nur eine infiltrierte
Lunge. Diese tiefere Fortleitung der Pektoriloquie der Flüsterstimme in continuo unter die normale Grenze herunter wird D'ESPINEsches Zeichen genannt.
Manchmal sind die Verhältnisse derart, daß wir wie normal die Pektoriloquie
der Flüsterstimme bei einem Erwachsenen z. B. bis zum 3. Brustwirbeldorn
herunter hören, daß dann dieses laute Flüstern aufhört, aber über weiter unten
gelegenen Wirbeln wieder auftritt. Auf diese Verhältnisse hat zuerst BAROT
unsere Aufmerksamkeit gelenkt, weshalb wir es am besten BAROTsches Zeichen
nennen. Meist vergesellschaftet sich dieses dann mit einer Spinalgie der betreffenden, das Flüstern gut durchleitenden Dorne, wodurch das Symptom
eine noch größere Sicherheit erhält.

3. Die Auscultation der Stimme.

Viel weniger ergiebig, daher auch von mir viel weniger regelmäßig angewendet, ist die Auscultation der Stimme. Denn die fünf oben erwähnten verschiedenen Typen der Fortleitung der Flüsterstimme durch die Lunge sind bei
der Stimme naturgemäß auch gegeben, aber doch viel mehr verwischt. Man kann
daher hier nur leicht die normale Fortleitung der Stimme, ihre Verstärkung als
Bronchophonie und die Schmetterstimme oder Pektoriloquie unterscheiden.
Doch verdient die Auscultation der Stimme eine eigene Erwähnung, weil sie
ein Phänomen bietet, welches bei der Flüsterstimme vollständig fehlt: es ist
das die *Meckerstimme oder Ägophonie.* Die gesprochenen Worte erscheinen ab-
gehackt, meckernd. Es kommt dieses Phänomen bei höhergradigen pleuralen
Ergüssen vor, die zu einer stellenweisen Kompression der großen Bronchien
geführt haben. Es findet sich diese Ägophonie daher hauptsächlich in Kombination mit Flüsterstimmenpektoriloquie über serösen Ergüssen. Bei einer
differentialdiagnostisch in Betracht kommenden pneumonischen Infiltration
haben wir Pektoriloquie der Stimme und der Flüsterstimme zu erwarten, bei
eitrigen Ergüssen gewöhnlich Ägophonie der Stimme und normale Flüsterstimme, bei serösen Ergüssen Ägophonie der Stimme und Pektoriloquie der
Flüsterstimme.

4. Auscultation des Hustens.

Ganz abgesehen von der Bedeutung des Hustens zur Hervorrufung von
Rasselgeräuschen bekommt er ebenfalls je nach dem vorliegenden Lungen-
prozeß an sich schon einen ganz eigenen Beiklang. Der Hustenstoß bei normalen
Lungen schallt nur ganz undeutlich in unser Ohr. Liegt eine Infiltration vor,
so dröhnt der Husten ins Ohr und ist fast schmerzhaft. Der Hustenstoß bei
Kavernen bekommt einen amphorischen bzw. sogar metallischen Klang.

5. Besondere Auscultationsmethoden.

Bei bestimmten Zuständen werden zur Erhärtung und Vervollständigung
der Diagnose noch einige besondere Maßnahmen notwendig; da haben wir
zuerst:

a) Die Stäbchenplessimeterperkussion = signe de sous. Haben wir Anlaß,
aus dem physikalischen Befund einen Pneumothorax zu diagnostizieren, so

schließt man sogleich diese Untersuchungsmethode an. Man läßt von einem Gehilfen am besten eine Münze auf verschiedene Stellen des Thorax legen und mit einer zweiten darauf klopfen und horcht ab, an welchen Stellen der Brustwand das dadurch hervorgerufene Scheppern einen zarten metallischen Beiklang bekommt. Dadurch lassen sich die Grenzen eines Pneumothoraxraumes oft sehr gut feststellen. Achtet man dabei nicht nur darauf, ob ein metallischer Beiklang auftritt, wie es gewöhnlich geschieht, sondern berücksichtigt man weiter, ob das Aufeinanderklopfen der Münzen hell durch den Thorax sich fortpflanzt, wie man es mit freiem Ohre hört (signe de sous von PITRES), oder ob es ganz undeutlich sich dem Ohre mitteilt, als ob man mit zwei Holzstäben aufeinandergeschlagen hätte (signe de bois), oder ob es gar nicht durch die Lunge hindurch hörbar ist, so gewinnt dann diese Stäbchenplessimeterperkussion eine mehr allgemeine Anwendung und großen diagnostischen Wert. Wir müssen nämlich folgende 4 Möglichkeiten unterscheiden:

a) man hört nichts . . . . normale Lunge,
b) man hört das Geräusch der aufeinandergeschlagenen
   Geldstücke nur ganz dumpf, als ob zwei Holzstückchen
   aufeinanderschlügen . . . . spricht für Infiltration,
c) man hört das Geräusch genau so hoch und scheppernd
   wie mit dem freien Ohre . . . . pleuraler Erguß,
d) man hört es mit zartem metallischem Beiklang . . . Pneumothorax.

Wie Untersuchungen KOLLERTS (1) zeigen, kann diese Prüfung für die Feststellung und Lokalisierung abgesackter Exsudate unter einer Pleuraschwarte von großer Bedeutung sein.

b) Die Succussio Hippocratis. Wenn ein Pneumothorax vorliegt, behorcht man noch den Thorax des Patienten, während man ihn ruckweise durch Schütteln erschüttert. Man hört dann ein metallisches Plätschergeräusch, wenn neben der Luft im Pleuraraum auch Flüssigkeit sich angesammelt hat.

6. Herz- und Gefäßgeräusche über dem Thorax.

a) Beim Auscultieren der Lunge hat man schließlich noch darauf zu achten, ob und wohin sich die normalen Herztöne fortleiten. So wird man häufig finden, daß bei Spitzeninfiltration oder -induration die Herztöne deutlich über der betreffenden Lungenspitze, besonders während einer Atempause gehört werden können, ein Symptom, welches MINOR als Heart sounds unduly transmitted bezeichnet, und welches daher unter Umständen zur weiteren Unterstützung einer fraglichen Diagnose herangezogen werden kann. Auch an anderen Stellen können sich Herztöne durch die Lunge hin fortpflanzen, je nachdem Verdichtungsstreifen vom Herzen nach rückwärts oben oder unten ziehen, oder auch wenn Insertionsstränge sich vom Herzbeutel aus irgendwohin in den Thoraxraum erstrecken.

b) Auf das zarte, herzsynchrone, exspiratorische *Zirpen* bei schwieligen Spitzenprozessen habe ich schon oben hingewiesen (siehe a α 4).

c) Erwähnung verdient hier auch das sogenannte *Subclaviageräusch,* ein hauptsächlich exspiratorisch hörbares, systolisches Geräusch oberhalb der Schlüsselbeine. Von manchen Autoren als Zeichen einer tuberkulösen Schrumpfung der betreffenden Lungenspitze und dadurch bedingte Abknickung und Verziehung der über die Pleurakuppe ziehenden Gefäße angesehen, wird es von anderen wieder als vollkommen wertlos erklärt. Diagnostische Schlüsse kann man daraus auch meiner Erfahrung nach nicht ziehen, denn auch ich bin trotz vieler Bemühungen und autoptischer Vergleiche noch nicht zu einem eindeutigen Resultat darüber gekommen.

d) Wichtig dagegen ist ein lautes systolisches Geräusch meist mit fühlbarem systolischem Schwirren, welches nicht gar so selten, namentlich in der linken Infraclaviculargrube ziemlich weit nach außen hin hörbar ist und welches nach den Feststellungen Maders einer Stenosierung eines größeren Pulmonalarterienastes durch eine schwielige Tuberkulose im Oberlappen seine Entstehung verdankt. Gegen eine dabei häufig diagnostizierte Pulmonalstenose spricht das Vorhandensein eines normalen 2. Pulmonaltones, der auch nicht akzentuiert ist, wie es bei einer Konusstenose mit offenem Ductus Botalli sein müßte. Das Fehlen einer Hypertrophie oder Dilatation des rechten Herzens ist ein weiteres Unterscheidungsmerkmal.

e) Endlich ist hier noch das sogenannte Smithsche Zeichen für Bronchialdrüsentuberkulose zu erwähnen, ein Venensausen über dem Manubrium sterni bei zurückgebogenem Kopf. Es kommt namentlich bei Kindern, aber auch bei Erwachsenen vor. Manchmal tritt es auch schon bei normaler Kopfhaltung auf, ist oft nur diastolisch und hat einen weichen musikalischen Charakter, so daß eine Verwechslung mit Aorteninsuffizienz recht nahe liegt.

7. Auscultation des Abdomens.

Zum Schlusse versäume man auch niemals, noch das Abdomen zu auscultieren; auf die Bedeutung dieser Untersuchungsmethode hat jüngst erst wieder Herzog unsere Aufmerksamkeit gelenkt. Man wird dabei häufig perisplenitisches, perihepatitisches oder peritonitisches Reiben feststellen können und damit für die Diagnose der Form einer Lungenspitzentuberkulose gewichtige Anhaltspunkte finden. Doch darüber später.

VI. Sonstige Untersuchungsmethoden.

1. Sputumuntersuchung.

Eine unerläßliche weitere Untersuchungsmethode ist die Untersuchung des Auswurfes. Auf die Technik einer solchen gehe ich hier nicht näher ein und verweise diesbezüglich auf die verschiedenen Hand- und Lehrbücher, welche sich damit ja ausführlich beschäftigen. Mein spezielles Vorgehen dabei habe ich übrigens in einer kleinen, ursprünglich für die deutsche Klinik bestimmten Abhandlung niedergelegt (siehe W. Neumann [3]). Hier nur soviel als für unser Thema von Wichtigkeit ist, denn auf einige Gesichtspunkte kann man nicht oft genug aufmerksam machen. So hört man oft die Meinung, daß dieses und jenes Sputum gar nicht eine genaue Untersuchung lohnt, da es ganz unverdächtig aussehe, nur aus grauem Schleim bestehe. Eine solche Äußerung ist durchaus zu verwerfen. Jedes Sputum muß auf Tuberkelbazillen mindestens einmal untersucht werden und wenn es auch noch so unspezifisch aussieht. Diese Regel ist um so wichtiger, weil gerade der Auswurf der bösartigen Form der Lungenspitzentuberkulose, der inzipienten Phthise, wie wir noch hören werden, zunächst ganz uncharakteristisch ist und doch schon frühzeitig Tuberkelbacillen erkennen läßt. Auch sonst brauchen wir den Nachweis von Tuberkelbacillen oder ihr Fehlen in mannigfacher Hinsicht. Im allgemeinen muß ich wohl der schon in der Einleitung angeführten Bemerkung Kraemers recht geben, daß man fast in jedem Falle mit ziemlich großer Sicherheit aus dem physikalischen Befund voraussagen kann, ob die Sputumuntersuchung bei diesem Falle positiv oder negativ ausfallen wird. Doch gibt es immer dabei auch Ausnahmen, die dann von besonderem diagnostischem Interesse sind. Denn jene Fälle, wo die physikalische Untersuchung mit Wahrscheinlichkeit Tuberkelbacillen im Sputum erwarten läßt und sich keine finden, bilden eine besondere Gruppe, auf die ich späterhin noch näher eingehen werde. Aber auch umgekehrt, die Fälle, wo die physikalische Untersuchung keine Tuberkelbacillen erwarten läßt, wo sich aber doch solche finden, nehmen eine Sonderstellung ein. Es erlaubt uns demnach eine in jedem Falle vorgenommene Sputumuntersuchung eine schärfere Klassifizierung der verschiedenen Tuberkulosefälle, sehr zum Vorteil einer verläßlicheren und frühzeitigen Prognosestellung.

Wir müssen es uns daher zum Prinzip machen, wenn überhaupt bei einem Kranken ein Sputum zu erhalten ist, dasselbe unbedingt zu untersuchen. Diese Untersuchung umfaßt nun vorteilhaft mehrere Phasen.

1. Wird ein Teil des Sputums nativ unter dem Mikroskop untersucht. Ist es inhomogen, enthält es schleimige, eitrige oder weißlich-käsige Partikelchen, so muß das bei jedem dieser verschiedenen Bestandteile durchgeführt werden. Man erhält so Aufschluß über den Ursprung des Sekrets. Breite Plattenepithelschollen, untermischt mit einer üppigen, polymorphen Bakterienflora, deuten auf den Ursprung aus der Mund-Rachenhöhle hin, Cylinderzellen eventuell mit erhaltenem Flimmersaum auf den Ursprung aus den tieferen Luftwegen, die sogenannten Alveolarepithelien stammen aus den tiefsten Luftwegen. Das Nativpräparat gibt uns Aufschluß über abnorme mikroskopische Beimengungen, Schimmelpilzfäden, Echinokokkenhaken oder Membranen usw. usw.

2. Es wird jedes Sputum mit KOH gekocht und auf elastische Fasern untersucht. Nur muß man sich da vor Verwechslungen mit Pflanzenparenchymen hüten, die namentlich zur Zeit des Obstgenusses häufig aus dem Zahnbelag in das Sputum übergehen. Denn ich konnte mich schon wiederholt überzeugen, daß diese sehr häufig zur Annahme von elastischen Fasern im Sputum führen. Auch diese Pflanzenparenchymfasern sind gegen KOH beständig und zeigen oft eine gewisse alveoläre Anordnung. Doch geht ihnen das starke Lichtbrechungsvermögen ab und sie zeigen eine mehr eckige, nicht die schön geschwungene Anordnung der echten elastischen Fasern. Eine Elasticafärbung kann uns im Einzelfalle leicht Klärung bringen. Durch BALLIN, dessen Feststellungen von FREUNDLICH und von ROEDER vollinhaltliche Bestätigung fanden, wissen wir ferner, daß aus der Anordnung der elastischen Fasern im Sputum wichtige Schlüsse auf die Natur der vorliegenden Tuberkulose gezogen werden können, denn bei produktiven Formen, meiner Tuberculosis ulcero-fibrosa entsprechend, liegen die elastischen Fasern in büschelförmiger Anordnung, während sie bei käsigen Prozessen eine alveoläre Lagerung zeigen.

3. Ein mit *Leishman, Giemsa* oder *Jenner* gefärbtes Präparat belehrt uns über die genaue Morphologie der vorhandenen Eiterzellen, läßt uns namentlich eosinophile Zellen gut erkennen, deren Vorwalten einem Falle ein ganz besonderes diagnostisches und prognostisches Gepräge verleiht.

4. Ein *Gram*-Präparat, am besten in zweierlei Ausfertigungen, schließt sich an, eines vom ungewaschenen, das andere vom gewaschenen Sputumkern. Das ungewaschene belehrt uns über das Vorwalten der Mundflora, wie das namentlich bei Hämoptoe zu Erkennung ihres Sitzes, so vor allem zur Erkennung der ungemein wichtigen und häufigen Hämosialemese dient (siehe darüber später, III. Teil). Das Präparat aus dem gewaschenen Sputumkern belehrt uns über das Vorhandensein von Begleit- und Mischbakterien in Sinne C. SPENGLERs (1), denn dieser Autor hat ja in einer sehr lesenswerten Arbeit gezeigt, daß die Mischbakterien im gewaschenen Sputumkern mit den Tuberkelbacillen zusammen vorkommen, während Begleitbakterien nur im ungewaschenen Sputum sich finden, der Kern dagegen ausschließlich Tuberkelbacillen erkennen läßt.

5. Endlich wird auf Tuberkelbacillen gefärbt, am besten nach irgendeiner der Anreicherungsmethoden, wofür sich mir am besten die Antiforminmethode bewährt hat. Doch dürfen wir uns nicht nur damit begnügen, festzustellen,

ob überhaupt und wieviel Tuberkelbacillen vorhanden sind. Dabei ist die GAFFKYsche Skala von geringem Wert für uns, da sie nur für unangereichertes Sputum überhaupt und auch da nur von relativem Wert ist. Wir müssen vor allem die Form der gefundenen Tuberkelbacillen beachten, weil sie uns einen wichtigen Fingerzeig gibt über die Dauer des tuberkulösen Prozesses und über seine Natur. Wir unterscheiden darum mit PIERY und MANDOUL, ob wir es mit homogenen kurzen oder mit homogenen langen Bacillen zu tun haben, ob die Bacillen segmentiert, kurz oder lang sind oder ob sie Rosenkranzform zeigen. Wir unterscheiden endlich von besonderen pathologischen Formen die influenzabacillenähnlichen Zwergformen und die langfädigen Tuberkelbacillen (siehe W. NEUMANN [3]). Das gibt uns eine gute Handhabe für die Klassifizierung der beginnenden Lungentuberkulose, wie ich das bei den einzelnen Formen des näheren ausführen werde. Seitdem ich darauf achte, bin ich mit dieser Methode sehr zufrieden. Eine Bestätigung dieser durchaus noch nicht allgemein bekannten Tatsache, wofür ich schon in meiner oben erwähnten Monographie Literatur gebracht habe, liefern auch die Untersuchungen WILCZYNSKIs, der die lange, segmentierte Form vor allem bei schweren Formen der Tuberkulose, die durchwegs homogen gefärbte bei gutartigen Tuberkuloseformen fand.

6. Endlich schlösse sich daran noch die Eiweißreaktion des Sputums, über die ich freilich noch kein abschließendes Urteil abgeben kann. Man verdünnt zu diesem Zwecke das Sputum mit dem gleichen Volumen $3^0/_0$iger Essigsäure, filtriert und fügt dem Filtrat einige Tropfen $10^0/_0$ige Ferrocyankaliumlösung zu. Deutlicher Eiweißgehalt soll für tuberkulösen Ursprung des betreffenden Sputums sprechen.

Vielleicht kann auch in zweifelhaften Fällen die lipolytische Fähigkeit des Sputums nach FORMICOLA herangezogen werden. Denn nach den Feststellungen dieses Autors ist die lipolytische Fähigkeit des Sputums bei Nichttuberkulösen 0,0006—0,0012, bei Tuberkulösen des ersten und zweiten Stadiums 0,0013 bis 0,0044, bei kavernösen Tuberkulösen 0,0065—0,0090. Die Technik dieses Verfahrens besteht darin, daß man 5 ccm des Sputums mit 5 ccm frisch ausgepreßten süßen Mandelöls versetzt. Zu dem Ganzen fügt man dann 20 ccm einer $0,85^0/_0$igen NaCl-Lösung, die vorher mit je 10 Tropfen einer $1^0/_0$igen Mangansulfat- und einer $1^0/_0$igen Chloralhydratlösung versetzt ist. Die durch Schütteln gleichmäßig emulgierte Mischung wird auf 2 Kolben verteilt. Die gesamte Acidität des einen Kolbens wird sofort mit $n/_{10}$ NaOH mit Phenolphthalein als Indicator bestimmt. Der andere Kolben kommt auf 24 Stunden in einen Brutofen mit 37^0. Dann wird auch hierin die Acidität bestimmt. Die Differenz zwischen der jetzt gefundenen Acidität und der initialen Acidität ist das Maß für die lipolytische Fähigkeit des geprüften Sputums.

2. Spezifische Diagnostik.

Ein unter Umständen ausschlaggebendes Mittel für die Diagnose beginnender Tuberkulose ist die spezifische Diagnostik. Doch muß man sich dabei immer vor Augen halten, daß auch ihre Ausschläge sowohl im positiven wie im negativen Sinne nicht absolut beweisend sind. Haben doch schon die verschiedensten Autoren gezeigt, daß auch mit anderen Eiweißkörpern ähnliche Reaktionen zu erhalten sind. Man vergleiche darüber die Untersuchungen SORGOS (1), der mit den verschiedensten Stoffen ähnliche Reaktionen erhielt, man vergleiche die Untersuchungen von BLUMENBERG und von MASTBAUM, welche zeigen konnten, daß selbst histologisch kein besonderer Unterschied zwischen einer Tuberkulin- und einer Colipapel besteht. Wir wissen ja nun, daß die Auswirkungen der Tuberkulinreaktion über das vegetative Nervenzentrum gehen, wenn auch

Toenissen und Friedreich experimentell zeigen konnten, daß auch bei Ausschaltung der vegetativen Nervenverbindungen durch Tuberkulin die typischen Zellreaktionen unverändert hervorgerufen werden konnten (siehe Jamin). Durch die gleichen Autoren wissen wir aber auch, daß etwa 6 Wochen nach einer Tuberkelbacilleninfektion sich eine Allergie im Wärmezentrum einstellt, die dann für sich allein genügt, eine Tuberkulinfieberreaktion auszulösen, auch wenn der Primärherd wieder vollständig aus dem Körper entfernt wird. Durch diese Mitwirkung der vegetativen Zentren erklären sich wohl die jahreszeitlichen Schwankungen der Tuberkulinempfindlichkeit, welche Ossoinig feststellen konnte. Denn die Allergie gegen Tuberkulin sinkt im Sommer und steigt im Winter an, zeigt also die gleichen Schwankungen wie die Gewichtskurve tuberkulöser Kinder, von welcher Orel und dann auch Wagner zeigen konnten, daß sie im Juni und Juli auffällig gering ansteigt, während sie im Oktober und November, also beim Ansteigen der Tuberkulinempfindlichkeit sprunghaft in die Höhe geht. So einfach liegen also die Verhältnisse sicherlich nicht, wie man nach Haag annehmen könnte, der zur Meinung kommt, daß eine Intracutanreaktion mit Alttuberkulin 1:1000 mit großer Sicherheit aktive und inaktive Herde unterscheiden läßt.

Die Methodik der spezifischen Diagnostik beruht darauf, daß wir mittels irgendeines Tuberkulins, meist des Kochschen Alttuberkulins, untersuchen, ob der Kranke eine Allergie gegen das Tuberkelbacillengift aufweist oder nicht. Die dafür in Betracht kommenden Methoden sind die Pirquetsche Cutanprobe, die Conjunctivalreaktion nach Wolff-Eisner, die besonders von Hamburger als empfindlichste und verläßlichste anempfohlene Stichreaktion und ihre Erweiterung in der Deycke-Muchschen Partial-Antigen-Titrierung und endlich die subcutane Methode nach Koch. Die ersten 4 Methoden laufen darauf hinaus, festzustellen, ob überhaupt eine Allergie besteht; die subcutane Injektion löst dabei gleichzeitig noch eine Herdreaktion aus und kann also nicht nur zur Diagnose einer stattgehabten und noch mit Allergie fortbestehenden Tuberkelbacilleninvasion, sondern auch zu einer Lokalisation des kranken Herdes in der Lunge herangezogen werden. Die betreffenden Methoden setze ich als allgemein bekannt voraus und brauche sie daher wohl nicht ausführlich zu schildern. Auch habe ich seinerzeit eine Zusammenstellung derselben für den internationalen Tuberkulosekongreß in Rom gegeben (siehe W. Neumann [2]). Immerhin möchte ich folgendes darüber sagen: Als allgemeine Allergieprobe empfiehlt sich die Pirquetsche Impfung in der gewöhnlichen Ausführung, oder eine percutane Tuberkulinanwendung mittels Ektebin von Moro, Dermotubin von Löwenstein, oder $20^0/_0$ Ateban von W. Neumann, oder von flüssigem Alttuberkulin nach der Methode von Hamburger-Widowitz. Alle diese Proben geben nur einen qualitativen Aufschluß und werden vor allen Dingen dann angewendet, wenn es gilt bei irgendwelchen verdächtigen Beschwerden (Subfebrilität, Brustschmerzen usw.) Tuberkulose ausschließen zu können. Fällt eine dieser Proben positiv aus und ist der Fall geeignet für eine Tuberkulintherapie, wie es bei derart zweifelhaften Fällen zumeist zutreffen dürfte, dann empfiehlt sich zur Feststellung der optimalen Anfangsdosis (s. darüber II. Teil, S. 272) eine quantitative Auswertung mittels abgestufter intradermaler Alttuberkulininjektionen nach Mantoux vorzunehmen. Legt schon die klinische Untersuchung den Verdacht auf tuberkulöse Infektion nahe, dann wird man zweckmäßig von vornherein nur die Mantouxschen Impfungen vornehmen. Man macht zu diesem Zwecke am Arm des Patienten in weiten Abständen rein intracutane Quaddeln. Am meisten distal mit 2/VI, d. h. $^2/_{20}$ ccm der Verdünnung VI = 1:1 000 000, in der Mitte mit 2/V (1 : 100 000) und proximal 2/IV (1 : 10 000). Sollte nach 48 Stunden keine der Impfstellen Rötung und Schwellung zeigen, werden dann noch am anderen Arm dieselben Impfungen mit 2/III (1 : 1000) distal und 2/II (1 : 100) proximal vorgenommen.

Zur Bewertung der Tuberkulinproben aber müssen einige allgemeine Bemerkungen eingeschoben werden. Betrachten wir zu diesem Zwecke das Verhalten der Allergie bei einem bisher gesunden Menschen, der auf einmal tuberkulös infiziert wird. Solange er noch unberührt von Tuberkelbacillen war und ist, besteht vollständige Anergie. Nun infiziert er sich. Nach längerer oder kürzerer Zeit tritt der Gesamtorganismus in Wechselbeziehung zu den eingedrungenen Keimen und es kommt zur Allergie. Nach einem sorgfältigen, während seines ganzen Verlaufes beobachteten Falle, den MATZDORFF in einer Inauguraldissertation ausführlich beschreibt und den auch MATTHES (l. c. S. 134) bringt, dauert die Zeit bis zum Auftreten einer Allergie nach der Tuberkuloseinfektion 4—6 Wochen. Zu der Zeit war das Allgemeinbefinden und auch die klinische Untersuchung noch vollständig negativ. Auch der Röntgenbefund. Erst 14 Tage später stellte sich als erstes Symptom Fieber und Röntgenschatten ein. Noch 14 Tage später weitere Allgemeinerscheinungen. Diese Allergie kann sich nun verschieden verhalten je nach dem Charakter des Falles. Nehmen wir an, der Organismus wird des Krankheitsherdes Herr. Zunächst wird mit der steigenden Menge der Antikörper die Allergie immer stärker und stärker, die Reaktionsfähigkeit auf Tuberkulin nimmt also zu. Dann wird mit der Ausmerzung des Herdes und der eingedrungenen Tuberkelbacillen die Allergie wieder an Intensität abnehmen und endlich bei vollständiger Ausheilung ganz verschwinden, wenn auch das bei unbeeinflußten Fällen sicher sehr selten ist. In anderen Fällen, wenn die Krankheit einen bösartigen Verlauf nimmt, wird die ursprünglich vorhandene Allergie immer schwächer und schwächer, je mehr die Abwehrkraft des Organismus darniederliegt und endlich wird die Tuberkulinprobe auch wieder vollständig negativ. Mit Recht sagt daher v. HAYEK, daß die Reihe

Schwerkranker, dessen Durchseuchungswiderstand
   gebrochen ist . . . . anergisch,
Schwerkranker, dessen Durchseuchungswiderstand
   noch nicht gebrochen ist . . . . schwächer oder stärker allergisch,
Tuberkulöskranker mit guter Prognose . . . . . . stark allergisch,
klinisch Gesunder, aber tuberkulös . . . . mehr oder minder stark allergisch
                                    oder anergisch,
klinisch Gesunder und tuberkulosefrei . . . . . . anergisch,

heute wohl als einwandfrei anerkannt werden kann.

Wir sehen also, daß gutartige und bösartige Fälle miteinander parallel laufend, zu einer Anergie führen, daß daher eine einmalige Auswertung der Allergie ohne Berücksichtigung des Allgemeinbefindens und des bisherigen Krankheitsverlaufes an sich nicht erkennen läßt, ob wir uns einem Falle gegenüber befinden, wo die nachgewiesene Anergie ein Zeichen des Unberührtgebliebenseins von Tuberkelbacillen ist, der vollständigen Ausheilung einer stattgehabten Infektion oder dem Unterliegen der Abwehrkräfte des Organismus entspricht, den drohenden Tod anzeigt. Wohl sieht der Kranke in den ersten beiden Fällen gut aus, im letzten sieht man ihm die Schwere der Krankheit an. Dieses so durchsichtige Unterscheidungsmittel versagt aber, wenn wir die Differentialdiagnose stellen sollen, ob die bestehende Kachexie eines Kranken bei positivem Lungenbefund durch Tuberkulose, oder durch einen Lungentumor bzw. durch eine Lungensyphilis bedingt ist. Noch schwieriger werden die Verhältnisse für die spezifische Diagnostik, weil wir aus den bisherigen Untersuchungen wissen, daß auch intermediäre Zwischenfälle vorübergehend eine Anergie herbeiführen, ohne daß sich zunächst oder überhaupt am tuberkulösen Herd etwas wesentlich geändert hätte, ohne daß die Krankheit zunächst oder selbst später

einen letalen Verlauf nehmen müßte. Schon durch PIRQUET erfuhren wir, daß nach
dem Ausbruch eines Masernexanthems die Allergie für 6—8 Tage lang erlischt,
wir wissen durch ROLLY, daß andere Infektionskrankheiten, wie eine croupöse
Pneumonie, ein Typhus, eine Diphtherie, ein Erysipel, eine Polyarthritis rheumatica und auch eine Angina follicularis ebenfalls ein Negativwerden der Tuberkulinreaktion für kürzere oder längere Zeit im Gefolge hat. Wir wissen durch
SCHIFF, daß die PIRQUETsche Probe und auch die Stichreaktion bei Influenza-
kranken während und bis vier Wochen nach der Erkrankung negativ ausfallen.
Wir wissen, daß eine eintretende Gravidität ebenfalls häufig für längere Zeit
zum Absinken der Tuberkulinallergie führt (vgl. darüber WOLFF-EISNER).
Beobachtungen von mir (W. NEUMANN [5]) machen es wahrscheinlich, daß auch
akute, an sich nicht tödliche, ja eventuell sogar prognostisch eher günstige
Zwischenfälle im Laufe der Tuberkulose, wie das fieberhafte Auftreten eines
pleuritischen oder peritonitischen Exsudats, das Auftreten eines neuen Tuber-
kuloseschubes im Verlaufe der gewöhnlichen Phthise und andere vorübergehende Zustände zum Erlöschen der Allergie führen können. Ein solches Vorkommnis ist ja nur zu verständlich, wird aber immer wieder außer acht gelassen.
Es geschieht ja auch im menschlichen Organismus dasselbe, was man bei Rindern
künstlich hervorrufen kann. Als es vor dem Kriege verboten war, daß tuberkulös
infizierte, also auf Tuberkulin reagierende Rinder aus Rußland nach Deutsch-
land eingeführt würden, wußten die russischen Viehhändler diese Verbote dadurch zu vereiteln, daß sie den Rindern einige Zeit, bevor sie an die Grenze
gebracht wurden, eine hohe Tuberkulindosis verabfolgten. Darauf machten
diese Tiere einen hohen Fieberschub mit und waren nach Ablauf desselben für
die Tuberkulindosen, welche die deutschen Tierärzte an der Grenze gaben,
vollkommen unempfindlich (siehe DAMANN). Man darf also nicht ohne weiteres
aus einer negativen Tuberkulinprobe auf Tuberkulosefreiheit schließen, wie
das auch GÄHWYLER tut. Er kommt so zum Schlusse, daß selbst Kalkherde
in den Bronchialdrüsen nicht tuberkulöser Natur seien, weil dabei die Tuberkulinreaktion negativ ausfiel. Namentlich bei proliferierender Bronchialdrüsentuberkulose der Kinder mache ich immer wieder die Beobachtung, daß Kinder-
ärzte wegen einer negativen Tuberkulinprobe eine Tuberkulose ausschließen, die
sich trotzdem findet und gerade bei diesen Fällen ohne Tuberkulinallergie verläuft.
Zu dem gleichen Schlusse kommt ja auch LANGEMAK, der auf Grund einer vierjährigen Erfahrung bei tuberkulösen Gelenkserkrankungen und chirurgischer
Tuberkulose, also wieder bei proliferierender Tuberkulose die Meinung vertritt,
daß man aus einem Fehlen einer örtlichen Reaktion nach den ersten PONNDORF-
Impfungen weder diagnostische noch prognostische Schlüsse ziehen dürfe.

Wir sehen aus allem Vorgebrachten, daß die spezifische Diagnostik uns
nur gestattet zu sagen, wie hoch das Antikörperniveau in einem gegebenen
Moment sei, ohne daß wir zunächst aus ihr allein sagen könnten, ob dieses
gefundene Niveau der Allergie oder um es einfacher zu machen, ob eine gefundene
Anergie, z. B. einer absoluten Tuberkulosefreiheit, einer der Ausheilung entgegen-
gehenden Tuberkulose, einer zum Tode führenden Tuberkulose, irgendeinem
nicht spezifischen besonderen Zustand des Organismus (nach Infektionskrank-
krankheiten, bei Gravidität usw.) oder einem kurz vorhergegangenen fieberhaften Schube im Verlauf der Tuberkulose seine Entstehung verdankt. Wer
sich daher viel mit spezifischer Diagnose beschäftigt, stößt immer wieder auf
Fälle, wo die Reaktion gar nicht mit dem klinischen Befund übereinstimmt.
Man vergleiche darüber die von BÖTTNER aus der MATTHESschen Klinik publizierten Fälle, wo selbst eine Dosis von 5 cmm ATK reaktionslos verlief, trotzdem
bald darauf positiver Sputumbefund erhoben werden konnte. Man vergleiche
darüber die ganz besonders interessanten Ergebnisse HAGAS. Dieser fand in

22 klinisch auf Tuberkulose verdächtigen Fällen dreimal durch Tierversuch Bacillen im Blut und zehnmal einen positiven Pirquet, doch stimmen nur zweimal Tierversuch und Pirquet überein, so daß wir also hier einwandfrei einen Fall von Tuberkulose mit im Blute kreisenden Tuberkelbacillen ohne positive Pirquetreaktion vor uns haben. Einzelne Fälle ähnlicher Art habe ich ja auch schon publiziert und noch mehr erlebt (vgl. darüber W. Neumann [5, 8]). Ist schon die Röntgenuntersuchung nur wertvoll in der Hand des klinisch denkenden und klinisch geschulten Arztes, der sie als Unterstützungsmittel seiner Untersuchung verwendet, so gilt das auch von der spezifischen Diagnostik. Auch sie für sich allein wird vielfach auf Abwege führen. Es gibt eben keine Untersuchungsmethode, die an sich und für sich allein eine diagnostische oder prognostische Entscheidung gestatten würde. Die interne Medizin verlangt immer und immer wieder einen ganzen Menschen, der klinisch denken kann, nicht einen einseitigen Routinier, wenn er auch eine der Untersuchungsmethoden auf das beste beherrschen würde. Daraus widerlegt sich wohl von selbst die vom Röntgenologen Schwarz in der „Arbeiter-Zeitung" 1919 niedergelegte Ansicht, daß der Augenblick für eine Sozialisierung des Ärztestandes gekommen sei, weil mit den modernen Fortschritten der Medizin die Diagnostik und Therapie keine Kunst mehr sei, nicht mehr hervorragende Kliniker wie ehemals dazu notwendig seien, sondern jeder mit Hilfe des Röntgenverfahrens oder irgendeiner anderen Methode in jedem Falle die richtige Diagnose treffen muß. Ich werde bei den verschiedenen Gruppen der „beginnenden" Lungentuberkulose darlegen, wie verschieden sich die spezifische Reaktion bei den einzelnen Fällen verhält und wie wir darin ein weiteres diagnostisches Hilfsmittel besitzen, um die prognostisch so wichtige Unterscheidung der Lungenspitzentuberkulose in einem gegebenen Moment treffen zu können.

Hier an dieser Stelle nur noch ein zusammenfassendes Wort über die so wichtigen Herdreaktionen. Sie sind von großem diagnostischem Wert, weil sie uns nicht nur darüber Auskunft geben, daß der Kranke gegen Tuberkelbacillen einen mehr oder minder hohen Grad von Allergie aufweist, sondern auch einen Schluß gestatten, wo der tuberkulöse Krankheitsherd sich im Körper befindet. Wir müssen also kurz zusammenfassen, wie sich eine Herdreaktion in einer kranken Lunge, speziell in einer kranken Lungenspitze äußert. Denn mittels der gewöhnlichen Methode der Perkussion und Auscultation gelingt das nur selten. Wohl sicher können wir eine Herdreaktion annehmen, wenn wir vorher über den Lungenspitzen absolut keine aktiven Nebengeräusche wahrnehmen konnten, wenn dann auf der Höhe der Reaktion oder etwas später deutliche spezifische Rasselgeräusche auftreten. Das ist aber gar nicht so häufig der Fall. Noch sicherer und einwandfreier ist die Herdreaktion, wenn nach einer Injektion Tuberkelbacillen auftreten, die vorher nicht gefunden werden konnten, wie es gelegentlich vorkommt. Ich habe schon oben bei Schilderung meines Vorgehens bei der Untersuchung kranker Lungen erörtert, wie sich für gewöhnlich Herdreaktionen in der kranken Lunge äußern. Ich erinnere hier an das Auftreten Mussyscher Druckpunkte auf der Höhe einer Tuberkulinreaktion (siehe W. Neumann [8]), ich erinnere an das Schmäler- und Verschleiertwerden der Krönigschen Felder, ich erinnere an das Auftreten von schlechterer Verschieblichkeit der Pleuraränder, an das Auftreten oder Höherwerden einer Turbanschen Verschleierung, an die Zunahme der Spitzendämpfung nach unten zu, wie sie leicht festgestellt werden kann, wenn die Befunde graphisch genau fixiert worden sind, an die Vergrößerung der Krämerschen Dämpfungsfelder nach einer Tuberkulinreaktion, die auch nur dann erkennbar wird, wenn wir vor der Anstellung der spezifischen Probe die betreffenden Dämpfungen und ihre Ausdehnung genau niedergelegt haben.

7*

3. Auf der Kolloidchemie beruhende moderne Untersuchungsmethoden bei Tuberkulose.

In jüngster Zeit nehmen Berichte über an Lungenkranken vorgenommene, auf der Kolloidchemie beruhende Untersuchungsmethoden einen großen Raum ein, so daß ein Buch wie das meine nicht achtlos daran vorbeigehen kann. Für die Diagnose der Tuberkulose haben derartige Untersuchungen, wie die Senkungsgeschwindigkeit, die Globulinfällung des Serums Tuberkulöser mit Ammoniumsulfat nach MATEFY, über die sich KRÖMECKE sehr lobend ausspricht, wohl keinen besonderen Wert. Für die Prognose einer bestehenden Lungenaffektion wird aber diesen Methoden, besonders der Senkungsgeschwindigkeit, eine große Bedeutung zugesprochen, so daß es für viele Lungenheilanstalten und Tuberkuloseärzte als Kunstfehler gilt, wenn nicht gleich bei der ersten Untersuchung die Blutsenkungsgeschwindigkeit des Kranken bestimmt und im Laufe der Kur weiter verfolgt wird. Als unterstützendes Mittel ist die Methode wohl recht brauchbar, nur muß man sich immer vor Augen halten, daß sehr viele andere Möglichkeiten einer Änderung der Senkungsgeschwindigkeit den prognostischen Wert der Methode bedeutend einschränken. Denn aus den sorgfältigen Untersuchungen der SEITZschen Schule wissen wir, daß schon die physiologischen Vorgänge im weiblichen Organismus, daß Menstruation und Schwangerschaft einen großen Einfluß darauf ausüben; wurde doch die Methode zuerst von FAHRÄUS als Schwangerschaftsdiagnosticum aufgestellt. Wir wissen ferner, daß jede interkurrente fieberhafte Erkrankung die Senkungsgeschwindigkeit stark beeinflußt, daß zehrende andere Krankheiten im gleichen Sinne Änderungen zeigen. Es gilt hier wieder dasselbe, was ich oben schon von der Röntgenuntersuchung und von den spezifischen Reaktionen sagte, daß auch diese Methode nicht allein seligmachend ist, sondern nur in der Hand des denkenden Arztes einen Wert besitzt. Ein Übelstand dabei ist, daß so verschiedene Methoden der Bestimmung der Blutsenkungsgeschwindigkeit vorliegen, so daß man oft Zahlen in den Krankengeschichten begegnet, die zunächst gar nichts besagen. Es scheint mir daher notwendig und unerläßlich, die gebräuchlichsten Werte für normale Verhältnisse und für pathologische Vorgänge zunächst in einer vergleichenden Tabelle zusammenzustellen, damit man aus den Angaben anderer Ärzte und anderer Stationen die mit der gewohnten Methode erhaltenen Zahlen rasch herauslesen kann. Diesem Zwecke soll die nachfolgende Tabelle dienen.

Methode	Normale Werte		Beschleunigung		
	Männer	Frauen	geringgradig	mittelstark	stark
FABRÄUS[1]	—4 mm	—8 mm	—	—15 mm	—
LINZENMEIER[2] . . .	600 Min.	350—250 Min	100 Min.	55 Min.	35 Min.
STARLINGER[3]	200 Min.	100 Min.	—	50 Min.	—
WESTERGREEN[1] . .	1—3 mm	4—7 mm	10—12 mm	12—25 mm	26 mm
POINDECKER[4] . . .	—	$^2/_4$—$^6/_{12}$	—	$^{13}/_{22}$ mm	—

[1] Stundenwert der blutkörperchenfreien Plasmasäule.

[2] Die Zahlen geben die Minuten an, innerhalb welcher eine blutkörperchenfreie Plasmasäule von 18 mm erreicht wird.

[3] Der Senkungsmittelwert gibt das arithmetische Mittel der Anzahl Minuten an, die für eine Senkung um 6, 12 und 18 mm notwendig sind.

[4] Der Zähler gibt die Länge der freien Plasmasäule nach einer halben Stunde, der Nenner nach einer Stunde an.

4. Urinuntersuchung.

a) Im allgemeinen gibt die Untersuchung des Urins nur wenig Aufschluß für die Diagnosestellung einer inzipienten Tuberkulose. Denn auch die *Diazoreaktion* und ihre Vorstufe, die WEISSsche Urochromogenprobe, gestattet uns nach meiner Erfahrung nicht, eine inzipiente Phthise von einer abortiven Spitzentuberkulose zu unterscheiden, wie das ja besonders wünschenswert wäre. Wenn die Diazoreaktion oder auch die noch etwas empfindlichere Urochromogenprobe positiv wird, haben wir meist schon sehr viele klinische Befunde gegeben, um die Schwere der Erkrankung zu erkennen. Nach vieljährigen Bemühungen habe ich daher bei der ambulatorischen Untersuchung lungentuberkuloseverdächtiger Individuen diese beiden Proben vollständig aufgegeben. Siehe darüber die letzte Zusammenstellung unserer Resultate durch MAYRHOFER (1).

b) Wertvoller ist da schon die *Urobilinogenprobe* mittels des EHRLICHschen *Aldehydreagens*. Sie wird ja auch nur bei hochfieberhaften, meist weit vorgeschrittenen Tubeɪkulosen positiv (SZIGETHY), höchstens noch bei weniger ausgeprägten Tuberkulosefällen, wo eine fettige Degeneration der Leber oder zumindest eine starke parenchymatöse Degeneration dieses Organs im Vordergrunde steht. Auch bei miliarer Tuberkulose ist die Urobilinogenprobe oft stark positiv, kann aber in anderen Fällen wieder vollständig fehlen. Es hängt das meiner Erfahrung nach davon ab, ob auch in der Leber reichlich miliare Tuberkeln aufschießen oder nicht. Alle anderen Tuberkulosefälle zeigen durchweg eine negative Aldehydreaktion und so kann auch mit Hilfe dieser Probe keine Unterscheidung zwischen aktiver Spitzentuberkulose und inzipienter Phthise getroffen werden. Der Wert dieser Probe liegt vielmehr auf einem anderen Gebiet. Leichte allgemein septische Zustände, deren subfebriler Verlauf, wie auch MATTHES betont, sehr häufig uns vor die Differentialdiagnose stellt, ob da nicht eine beginnende Tuberkulose vorliegt, verraten sich nämlich nach meinen Erfahrungen schon sehr frühzeitig durch eine konstante und hochgradige Urobilinogenurie. Wir können also sagen, daß eine stark positive Aldehydreaktion bei ziemlich negativem Lungenbefund und bei fehlender deutlicher perkutorischer oder palpatorisch nachweisbarer Lebervergrößerung eher gegen eine Tuberkulose als Ursache dieser Subfebrilität und der begleitenden Allgemeinerscheinungen, Abmagerung, Mattigkeit usw. spricht, also eher für eine chronische Endocarditis lenta, für eine anderweitige chronische, septische Allgemeininfektion.

c) Eine besondere Besprechung verdient noch die Albuminurie, wie sie im Laufe der Tuberkulose auftritt. Erst jüngst wieder hat D'ONGHIA darauf aufmerksam gemacht. Besonders wichtig erscheinen uns die Befunde von LÜDKE und STURM, welche bei 140 nierengesunden Tuberkulösen aller Stadien in einem sehr hohen Prozentsatz, 88% im ersten Stadium, 64% im zweiten Stadium und 57% im dritten nach einstündigem Stehen Albuminurie konstatierten und so in Übereinstimmung mit PONCET und TEISSIER (Albuminurie prétuberculeuse) auf die frühdiagnostische Bedeutung einer orthostatischen Albuminurie hinwiesen. Besonders sei diesbezüglich auf die gute Literaturübersicht über die prätuberkulöse Albuminurie bei BANDELIER und ROEPKE ([1] l. c. S. 72) verwiesen. Meiner langjährigen Beobachtung nach unterscheidet sich aber diese Art der „prätuberkulösen" orthostatischen Albuminurie von reinen Fällen dieser Art dadurch, daß die Eiweißmengen bei den Tuberkuloseformen nicht so groß sind und daß sie ferner nicht immer durch eine lordotische Körperhaltung allein hervorgerufen werden. Vielmehr stellt sich das Bild dieser Eiweißausscheidung für Tuberkulose charakteristisch in folgender Weise dar. Wenn ein derartiger Kranker aus voller Beschäftigung heraus das klinische Ambulatorium

oder den Arzt aufsucht, so findet man bei der Urinuntersuchung ganz
deutliche Eiweißtrübung. Der Kranke wird daher als nephritisverdächtig ins
Spital aufgenommen. Am nächsten Morgen findet man bei der genauesten
Urinuntersuchung kein Eiweiß mehr. Man denkt dann natürlich an eine orthostatische Albuminurie, macht den Orthostaseversuch und der fällt vielleicht
noch positiv aus. Aber schon 1—2 Tage später oder auch schon gleich bei der
ersten Nachprüfung gelingt dieser Versuch nicht mehr. Der Kranke wird
daraufhin entlassen. Sieht man ihn einige Tage oder Wochen später wieder
im Ambulatorium, so kann man wieder ganz deutlich Eiweiß im Urin nachweisen, welches auf Bettruhe wieder verschwindet. Es sind das eben toxische
Reizungen des Nierenparenchyms, verstärkt vor allem durch fortdauernde
körperliche Arbeit, die zunächst noch den orthostatischen Typus erkennen
lassen, also nicht in Rückenlage, wohl aber nach lordotischer Haltung auftreten.
Legt sich der Kranke zu Bett, schont sich und wird so die Toxämie herabgesetzt,
dann verschwindet diese toxische Albuminurie und tritt endlich selbst nach
einem einstündigen Lordoseversuch nicht mehr auf. Erst eine neue fortgesetzte
körperliche Arbeit ruft sie wieder hervor. Ob da die Milchsäure, die bei geringer
Muskelbewegung schon im Blute kreist, genügt, um das an sich leichter durch-
lässige Nierenepithel für Eiweiß undicht zu machen, wie das MEDENS für
Astheniker feststellte, und ob auch diese prätuberkulöse Albuminurie durch
dreimal täglich einen Eßlöffel Natrium bicarbonicum beseitigt werden kann,
darüber fehlen mir noch Erfahrungen. Daß das Nierenparenchym bei Tuberkulose vielfach Schädigungen aufweist im Sinne von anämischen Rinden-
herden und Schrumpfungen konnte ja SPRING an einem großen Material histologisch dartun. Das oben geschilderte Verhalten der Albuminurie bei Tuberkulose habe ich bei einer langjährigen ambulatorischen Tätigkeit so häufig
feststellen können, daß es mir direkt Gesetz zu sein scheint und daß ich
auf die diagnostische Wichtigkeit dieses Symptoms nicht eindringlich genug
hinweisen kann. Denn eine genaue Exploration und spezifische Diagnostik
konnte dann in solchen Fällen immer tuberkulöse Herde oft leichtester Art
nachweisen. Als Schlußstein der Beweiskette konnte ich in mehreren Privat-
fällen dann durch eine spezifische Kur diese temporäre Eiweißausscheidung
vollständig zum Verschwinden bringen. Der Sedimentbefund bei derartigen
Fällen von Albuminurie ist fast immer negativ. Ob den Angaben TEICHMANNs
und der bestätigenden Nachprüfung von LICHTWEISS eine diagnostische Bedeutung zukommt, die bei Tuberkulosen in einem größeren Prozentsatz der
Fälle rote Blutkörperchen im Sediment nachweisen konnten, auch ohne Albuminurie, und diesen Befund frühdiagnostisch verwerten wollen, kann ich noch
nicht sagen. Denn das Sediment von Urinen, die keine Eiweißreaktion aufweisen
und die auch sonst keine auffällige Trübung zeigten, habe ich in meinen Fällen
bisher noch nicht systematisch genug untersucht. Ich glaube aber, daß diesen
Angaben keine große Beweiskraft zukommt. Denn es fehlen vor allem Kontrollen
mit den Urinsedimenten tuberkulosefreier Individuen. Da muß man sich der
ausgedehnten sorgfältigen Untersuchungen CHRISTENSENs erinnern, der auch
bei vielen Gesunden, freilich nach starken körperlichen Übungen Erythrocyten
im Harnsediment nachweisen konnte. Freilich bleibt dann immer noch der
Einwand bestehen, daß diese Fälle doch vielleicht Latenttuberkulöse gewesen
sein können. Es bedarf daher die ganze Frage noch einer genauen kritischen
Nachprüfung an der Hand von spezifisch-diagnostisch und mittels anderer
sonstiger Hilfsmittel der klinischen Diagnostik als tuberkulosefrei festgestellten
Individuen.

d) Schließlich müssen wir noch die manifeste und latente Phosphaturie
besprechen, also jene, welche schon im frischgelassenen Urin sich an einer

auf Säurezusatz verschwindenden Trübung zeigt, und jene, welche erst nach Kochen in Erscheinung tritt. Von Teissier wurde dieses Symptom als früh-diagnostisches Zeichen der Tuberkulose bewertet und fand dann in der Robin-schen Lehre von der Demineralisation Tuberkulöser scheinbar eine gute Bestäti-gung. Auch Hermannsdorfer betont die Häufigkeit einer Phosphaturie bei Phthisikern und zitiert Sobotta, der darauf hinwies, daß diese Erscheinungen die Behauptungen von einem Calcium- und Magnesiumverlust bei der Lungen-tuberkulose bekräftige, da der Calcium- und Phosphatstoffwechsel in inniger Beziehung zueinander stehen. Bei der Gicht, die nur selten mit Tuberkulose zusammen vorkommt, soll die Kalkausfuhr vermindert sein, Schwangerschaft und Stillgeschäft mit ihrem hohen Calciumbedarf fördern die Entwicklung der Tuberkulose. Eine neue Beleuchtung erfährt diese Phosphaturie bei der Tuberkulose durch die Untersuchungen von Glaser, der zum Schlusse kommt, daß Vagusreizung eine vermehrte, Vaguslähmung eine verminderte Kalkaus-scheidung hervorrufen kann. Dem Vagus sei dabei sekretorische Funktion für die Calciumausscheidung zuzuschreiben. „Die nachgewiesene experimentelle nervöse Beeinflussung der Calciumausscheidung beleuchtet die bei der Phosphat-urie gefundene Calcariurie. Wir können uns vorstellen, daß bei derartigen Kranken, die so gut wie ausnahmslos die Zeichen einer neuropathischen Konstitution tragen, auch öfter als Vagotoniker erkannt wurden, durch einen verminderten Sympathicotonus keine verstärkte Kalkausscheidung im Urin auftritt. Die schönen Resultate von Umber bei der Phosphatdiathese, mittels täglicher Darreichung von 3—4 mg Atropin erzielt, kann nach unseren Unter-. suchungen auf eine Beschränkung der von G. Klemperer zuerst angenommenen aktiven sympathischen Tätigkeit der Nierennerven betreffs Kalkausscheidung zurückgeführt werden." Wenn man bedenkt, wie oft tuberkulös geschwellte Tracheobronchialdrüsen zu einer Reizwirkung auf Vagus und Sympathicus führen, wirft das auf die Phosphaturie in den Frühfällen von Tuberkulose ein ganz eigenartiges Licht. Ich habe diesem Symptom seit mehr als 10 Jahren meine besondere Aufmerksamkeit zugewendet, aber trotzdem kann ich noch nicht sagen, ob es für die Frühdiagnose einen besonderen Wert hat. Auf jeden Fall hat sich meine ursprüngliche Vermutung nicht bestätigen lassen, daß wir damit vielleicht ein Mittel hätten, um phthisische Prozesse von anderen gut-artigeren Spitzentuberkulosen unterscheiden zu können.

5. Die Untersuchung des Nervensystems.

Zum Schlusse muß auch noch bei jeder Tuberkulose eine genaue Unter-suchung des Nervensystems vorgenommen werden, um nicht eventuell Symptome einer tuberkulösen Meningitis, eines Solitärtuberkels des Gehirns, um nicht eine tuberkulöse Neuritis u. a. zu übersehen. Doch spielt diese Untersuchung für die Frühdiagnose keine wesentliche, nur eine den Symptomenkomplex ergänzende Rolle, weshalb ich es mir ersparen kann, darauf näher einzugehen.

6. Temperaturmessungen.

Mit Recht wird der Thermometrie, der Bestimmung einer erhöhten Körper-temperatur in der Ruhe und nach Bewegungen eine große Bedeutung für die Erkennung und Frühdiagnose einer Tuberkulose zugeschrieben. Aber auch hier geht es wie bei allen Untersuchungsmethoden. Auch hier gehört der denkende und alles berücksichtigende Arzt dazu, um derartige Feststellungen richtig zu deuten. Wir werden ja ausführlich im dritten Teil dieses Buches hören, wie mannigfach die Ursachen sind, die zu einer Erhöhung der Körper-wärme führen. Eine beginnende Tuberkulose ist nur ein Teil der Vorgänge in unserem Körper, wenn auch vielleicht ein besonders häufiger, der zu einer chronischen Subfebrilität führt. Auf die dabei in Betracht kommenden Fragen kann ich füglich erst eingehen, wenn wir im dritten Teil die Differentialdiagnose aller dieser Zustände behandelt haben werden.

Hier möchte ich nur die Frage erörtern, welche Temperatur wir noch als normal auffassen müssen, denn darüber gehen die Meinungen der verschiedenen Autoren ganz auseinander. Nach einer langjährigen Erfahrung möchte ich glauben, daß eine richtig gemessene Temperatur von 37^0 axillar, $37,3^0$ Mundmessung und $37,5^0$ rectale Messung als erstes Zeichen einer pathologischen Erhöhung der Körperwärme angesehen werden muß, vorausgesetzt, daß man nicht unmittelbar nach einer körperlichen Anstrengung mißt, wobei Unterschiede zwischen den verschiedenen Messungen zutage treten. Unmittelbar nach einem Spaziergang sind vor allem die rectalen Temperaturen erhöht, weil in der Nähe die Muskelgruppen liegen, welche beim Gehen in Aktion treten, nach manueller, namentlich ungewohnter Arbeit wird die Achseltemperatur erhöht. Wie wir durch PARRISIUS, TACHAU u. a. wissen, muß diese Arbeitstemperatur bei Gesunden mit ungestörter Wärmeregulation nach halbstündiger Ruhe wieder zur Norm zurückgekehrt sein.

Zweiter Teil

Der Formenkreis der Tuberkulose.

I. Die Einteilung der Lungentuberkulose.

Durch die im ersten Teil geschilderten Untersuchungsmethoden gewinnen wir von jedem Fall ein ausführliches und genaues Bild der bestehenden Lungenveränderungen. Es erhebt sich dann die Frage, ob wir es mit tuberkulösen Veränderungen daselbst zu tun haben oder nicht. Können wir die tuberkulöse Ätiologie mit mehr minder großer Sicherheit annehmen, dann handelt es sich um die weitere Aufgabe, aus diesem Bild mit möglichst großer Sicherheit uns über den voraussichtlichen Verlauf der betreffenden Lungenaffektionen Klarheit zu verschaffen. Wenn wir jede Veränderung des physikalischen Befundes über den Lungenspitzen als Lungenspitzenkatarrh bezeichnen, wie dies zumeist geschieht, dann fallen in diese große Gruppe die allerverschiedensten Verlaufsformen. Es gibt dann Fälle darunter, deren Leben vom Beginn der zuerst nachweisbaren Veränderungen bis zum tödlichen Ausgang nur einige Monate zählt, wo sich eine galoppierende Schwindsucht daraus entwickelt. Andere wieder enden unter dem Bilde der gewöhnlichen Phthise nach Ablauf von mehreren Jahren, längstens sieben, tödlich, wieder andere dagegen überwinden nach mehrmonatlicher Krankheitsdauer ihr Leiden und erfreuen sich dann bis zum erneuten, ebenfalls meist gut ausgehenden Rückfall eines ungestörten oder nur wenig getrübten Wohlbefindens. Die einen kann vom ersten Nachweis des „Lungenspitzenkatarrhs" an auch die sorgfältigste Kur oft nicht mehr zur Heilung bringen, andere wieder mit anscheinend gleichem Leiden genesen dauernd oder vorübergehend bei irgendeiner therapeutischen Maßnahme, sei es irgendeiner kräftigenden Medikation, sei es einer spezifischen Kur oder leichten Schonung, ja selbst bei Fortsetzen ihrer angestrengten Berufstätigkeit. Wir haben eben mit der Diagnose „Lungenspitzenkatarrh" oder „beginnende Tuberkulose" gar keine prognostisch verwertbare Diagnose gestellt. Vielmehr müssen wir uns bemühen, tiefer in das proteusartige Bild der Lungentuberkulose einzudringen.

Zu diesem Behufe stehen uns eine große Reihe von Einteilungsprinzipien zur Verfügung, deren wichtigste ich zunächst einer etwas summarischen Besprechung unterziehen muß, bevor wir darangehen können, aus der Fülle die für unsere Zwecke tauglichste Methode auszusuchen.

1. Am häufigsten gebraucht wird die TURBAN-GERHARDTsche Stadieneinteilung. Dieselbe scheidet die Lungentuberkulose in drei große Gruppen. Das erste Stadium umfaßt leichte, auf kleine Bezirke eines Lappens beschränkte Erkrankungen, bei Doppelseitigkeit nicht über die Spina scapulae und über die Clavicula, bei Einseitigkeit nicht über die zweite Rippe hinuntergehend. Dabei wird unter „leicht" verstanden: disseminierte Herde mit leichter Dämpfung, unreinem, rauhem, abgeschwächtem Vesiculäratmen oder Vesicobronchial-

atmen mit oder ohne fein- bis mittelblasigem Rasseln. Zum zweiten Stadium gehören alle Fälle, wo die eben erwähnte leichte Erkrankung das Volumen höchstens eines Lappens einnimmt, oder eine schwere Erkrankung höchstens eines halben Lappens vorliegt. Dabei wird unter schweren Veränderungen verstanden: eine Infiltration mit starker Dämpfung, mit stark abgeschwächtem, unbestimmtem bronchovesiculärem bis bronchialem Atmen, mit und ohne Rasselgeräuschen. Zum dritten Stadium gehören alle Fälle, welche räumlich über das zweite hinausgehen, und alle, wo Höhlenbildung besteht. Als Charakteristica der Höhlenbildung werden dabei angegeben: tympanitischer Höhlenschall, amphorisches Atmen und ausgebreitete, grob klingende Rasselgeräusche. Bei dieser Stadieneinteilung werden pleuritische Dämpfungen, wenn sie nur einige Zentimeter hoch sind, nicht berücksichtigt, wenn sie erheblich sind, als Komplikationen besonders notiert. Das Stadium jeder Seite wird gesondert bezeichnet, also z. B. R. II, L. I. Das Gesamtstadium richtet sich dann nach der stärker befallenen Seite.

Berücksichtigen wir dieses Einteilungsprinzip, so sehen wir gleich, daß für unsere Zwecke der beginnenden Tuberkulose wohl zumeist nur das I. TURBAN-GERHARDTsche Stadium in Betracht kommt. Wir können also für den oben als unzulänglich gekennzeichneten Begriff „Lungenspitzenkatarrh" meist einfach den Ausdruck Lungentuberkulose des I. Stadiums nach TURBAN-GERHARDT setzen. Damit haben wir aber ebenso wenig für die Prognosestellung gewonnen wie mit dem Ausdruck Lungenspitzenkatarrh. Auch da werden sich die verschiedensten Lungentuberkulosefälle unter dieser Bezeichnung finden. Wohl scheiden dann die schweren Veränderungen, also die durch starke Dämpfung einer Spitze und durch die anderen oben angegebenen Befunde gekennzeichneten Infiltrationen als trotz ihrer geringen Ausdehnung zum II. Stadium gehörig aus, auch rückt die Kavernenbildung einer Spitze den Fall in das III. Stadium, aber die größte Mehrzahl der Fälle gehört zum I. Stadium, und daher schließt dieses Stadium noch genügend ungleichwertiges Material in sich. Deshalb ist auch mit dieser Einteilung für die Prognose irgendeines Falles nur wenig gewonnen, ganz abgesehen davon, daß die Bronchialdrüsentuberkulose in diesem Rahmen überhaupt keinen Platz findet.

Etwas günstiger gestalten sich die Verhältnisse, wenn man diese Stadieneinteilung mit der Klassenstadieneinteilung C. SPENGLERs kombiniert. Wir müßten dann bei jedem Fall noch unterscheiden, ob er aktiv ist oder nicht. Als Kriterium dafür benützt C. SPENGLER die Temperaturmessung. Jeden Fall mit erhöhter Temperatur nennt er aktiv. Außerdem hat man noch anzugeben, ob er offen oder geschlossen ist, ob man also Tuberkelbacillen im Auswurf finden kann oder nicht. Wir bekommen dadurch eine weit größere Mannigfaltigkeit der möglichen Tuberkuloseformen, denn dann zerfällt das I. Stadium in eine fieberlose geschlossene, fieberlose offene, aktiv geschlossene und aktiv offene Form, wodurch für die Prognosenstellung schon wichtige Anhaltspunkte gegeben sind. Inwieweit dieses Einteilungsprinzip allen Formen gerecht wird, werden wir später bei der Besprechung der einzelnen Verlaufsarten sehen. Vollkommen ist es jedenfalls nicht.

Weiter ausgeführt und für statistische Zwecke besser brauchbar gemacht, ist die Stadieneinteilung von GRAU (2). Er unterscheidet 4 Stadien und wird vor allem auch anderswo als in der Spitze gelegenen kleinen Herden gerecht.

I. Stadium. Leichte Erkrankungen: Umschriebene, klinisch gutartige Herdbildungen nicht bis über die erste Rippe und die Schulterblattgräte hinausgehend, ebenso umschriebene Herdbildungen an anderen Stellen der Lunge.

II. Stadium. Mittelschwere, noch günstige Erkrankungen: Alle über I. hinausgehende Erkrankungen mit vorwiegender Neigung zu Schrumpfungen ohne Rücksicht auf die räumliche Ausdehnung, mit Ausnahme der Endstadien und der Fälle mit erheblicher Höhlenbildung. Ferner alle Fälle, bei denen die Neigung zum chronischen Verlauf überwiegt und bei denen der ergriffene Bezirk der Lungen über die Größe eines Lappens ($2 \times \frac{1}{2}$ oder $\frac{1}{3} + \frac{2}{3}$) nicht wesentlich hinausgeht.

III. Stadium. Schwere, zweifelhafte Erkrankung: Alle weiter als II. hinausgehenden Fälle, soweit sie nicht zur letzten Gruppe gehören.

IV. Stadium. Schwerste ungünstige Erkrankungen: Akute, verbreitete Aussaat, pneumonische Form, erhebliche Höhlenbildung. Auch bei dieser Einteilung umfaßt aber das I. Stadium noch viel zu heterogenes Material, als daß wird diese Einteilung mit Nutzen unseren Ausführungen zugrunde legen könnten.

2. An diese beiden Versuche einer Tuberkuloseeinteilung schließt sich nun eine Reihe von Autoren an, die hauptsächlich die pathologisch-anatomischen Veränderungen dabei berücksichtigen. Die Bestrebungen dieser Art setzen mit ALBRECHT im Jahre 1907 ein, der die Tuberkulose in eine indurierend-cirrhotische, eine knotige und in eine pneumonische Form einteilt. Schon 1906 hatten ROSTHORN und FRAENKEL ein ähnliches Einteilungsprinzip zur Grundlage ihrer Untersuchungen über die Indikation zur Unterbrechung der Schwangerschaft gemacht. A. FRAENKEL (1) und sein Schüler BÜTTNER-WOBST haben sie dann weiter ausgebaut. Mit großem Geschick hat ASCHOFF diese Einteilung weitergeführt und dabei einige Unterteilungen getroffen. Er unterscheidet bei der Tuberkulose eine miliare Form, und zwar einerseits eine lokale, andererseits eine generelle; dann eine fokale Form mit acinöser bzw. lobulär-käsiger Ausbreitung und eine diffuse, und zwar cirrhotische einerseits, käsig-pneumonische Form andererseits. NICOL hat diese Einteilung dann zu einem ganzen System ausgebaut und ROMBERG (1), sowie DE LA CAMP (3) diese rein anatomischen Gesichtspunkte für klinische Zwecke mundgerecht gemacht. Dieselben Wege wandelt auch RIBBERT, der für die betreffenden Zustände die Ausdrücke cirrhotisch-vernarbende, granulierend-exsudative und exsudative Tuberkulose prägt. Ähnlichen Gesichtspunkten folgt ja auch die hauptsächlich von den Röntgenbildern ausgehende Unterscheidung ULRICIS (2) in 1. produktiv-acinös-nodöse Form, 2. cirrhotische Form, 3. exsudative Form, die wieder in zwei Gruppen, in lobulär- und lobär-exsudative Prozesse zerfallen.

Die klinischen Unterscheidungsmerkmale der verschiedenen Formen sind dann nach BÜTTNER-WOBST (1): Die *Cirrhose* hat eine charakteristische Anamnese, die für ein altes Leiden spricht. Sie hat vor allen Dingen das Charakteristische des Aspekts für sich: Nachschleppen und Einziehungen. Bei ihr fehlt länger dauerndes Fieber. Die physikalischen Zeichen über den erkrankten Lungenpartien sind: Verschärftes Vesiculäratmen, verkürzter Perkussionsschall, tieferstehende obere Lungengrenze und höherstehende, schlechter verschiebliche untere Lungengrenze, abgeschwächter Stimmfremitus und fehlendes oder fein- bis mittelblasiges Rasseln, nie von klingendem Charakter. Die *knotige* Form hat die für akuten oder subakuten Beginn charakteristische Anamnese. An ihr fehlen die Einziehungen. Die physikalischen Erscheinungen sind Schallverkürzung bis Dämpfung, verstärkter Stimmfremitus, meist abgeschwächtes Atemgeräusch mit bronchialem Beiklang bis zu bronchialem Atmen und Rasselgeräusche, auch klingenden Charakters. Meist besteht Subfebrilität. Die *pneumonische* Form bietet ein weit schwereres Krankheitsbild, zeichnet sich durch den raschen, von Fieber begleiteten Kräfteverfall aus und durch ausgedehntere Dämpfungsbezirke und viel reichlicheres Sputum.

So wertvoll auch alle diese Bestrebungen sind, so gestatten sie doch nur eine gute Anwendung bei schon einigermaßen ausgebildeten, also weiter vorgeschrittenen Fällen. Für die beginnende Tuberkulose der Lungenspitzen lassen sie sich dagegen nur ausnahmsweise heranziehen. Es ist für die Prognose von großem Wert, eine vorgeschrittene Lungentuberkulose mindestens eines halben Oberlappens derart zu klassifizieren, aber für unsere Zwecke kommt das nur selten in Betracht. Denn auch die von ROMBERG (1) angegebenen Kriterien, die sich größtenteils mit denen von BÜTTNER-WOBST decken, lassen sich nur bei schon ausgesprochenem Befund verwerten.

3. Schon oben haben wir bei der Einteilung von GRAU einen rudimentären Versuch gesehen, dieses eben gekennzeichnete anatomische Einteilungsprinzip mit der Stadieneinteilung von TURBAN-GERHARDT zu kombinieren. Am eingehendsten und konsequentesten hat sich das BACMEISTER (2) zum Ziel gesetzt, dabei aber zur schärferen Erfassung der Prognose jedes Falles in Erweiterung der SPENGLERschen aktiven und inaktiven Klasse die Begriffe progredient — stationär — zur Latenz neigend und — latent eingeführt. Danach haben wir bei jedem Fall von Lungentuberkulose zunächst die räumliche Ausdehnung des Prozesses festzustellen, aber nicht in der schematischen Form der Stadieneinteilung, sondern nach den Gesichtspunkten der natürlichen Lappengliederung der Lungen. Wir müssen also angeben, ob der Prozeß den Oberlappen, den Unterlappen oder den Mittellappen einnimmt, oder ob die krankhaften Veränderungen nur auf die Spitzengegend oder die Hilusgegend beschränkt sind. Zeigen sich Zeichen einer größeren Höhlenbildung an dieser Stelle, so wird das besonders notiert. Als nächstes wird bei jedem Fall unterschieden, ob er offen oder geschlossen ist. Dann folgt die Anwendung des FRÄNKEL-ALBRECHTschen Unterscheidungsprinzips; wir haben also bei jedem Fall anzugeben, ob wir es mit einem indurierenden, mit einem disseminierten oder mit einem pneumonischen Prozeß zu tun haben. Schließlich folgt die Angabe über die Verlaufsart: progrediente Fälle, stationäre, zur Latenz neigende und latente.

Progredienzsymptome sind nach übereinstimmender Ansicht aller Autoren (BACMEISTER, GOLDSCHEIDER [3], F. KRAUS [1], FRAENKEL [1]): hohes Fieber, Kräfteverfall und rascher Gewichtsverlust, reichlicher feuchter Katarrh über den befallenen Partien, namentlich großblasige Rasselgeräusche (KUTHY-WOLFF-EISNER, l. c. S. 185) und Sputum. Das kann man wohl gelten lassen. Wenn aber eine ganze Reihe von Autoren auch die Hämoptoe hierher rechnet, so muß man sich zunächst vor Augen halten, daß auch nichttuberkulöse Prozesse häufig zu Lungenblutungen führen. Gleich SOKOLOWSKI habe auch ich wiederholt die Erfahrung gemacht, daß Hämoptoen bei Herzfehlern und bei Arteriosklerose für eine aktive Lungentuberkulose gehalten werden. Man muß sich auch erinnern, daß Bronchiektasien auf tuberkulöser oder auch auf anderer Grundlage zu Hämoptoe Veranlassung geben. Man muß sich ferner vergegenwärtigen, daß auch ganz gutartige Lungentuberkulosen, so vor allem die Tuberculosis abortiva, häufig mit Hämoptoe einhergehen, so daß der Wert dieses Symptoms als Zeichen der Progredienz recht zweifelhaft wird. Vollends ablehnen muß man, daß F. KRAUS auch Subfebrilität und Temperaturlabilität zu den Progredienzsymptomen zählt. Man erinnere sich nur der Fiebersteigerungen infolge Pyelitis, chronischer Tonsillitis und bei chronischen Frauenleiden, man erinnere sich, was MATTHES (l. c. S. 124) über derartige chronische, leicht septische Zustände sagt. Man denke nur an die habituelle Hyperpyrexie MOROS oder die konstitutionelle Subfebrilität von J. und E. HOLLÓ, welche sich nicht durch Antipyretica, wohl aber durch Opiate beeinflussen lassen. Man erinnere sich ferner, daß nach den sorgfältigen Ermittlungen von PARRISIUS, von METZGER und von TACHAU auch das Bewegungsfieber keine diagnostische, geschweige denn Progredienz anzeigende Bedeutung bei Lungenspitzenprozessen hat, denn auch lungengesunde Menschen zeigen nach größeren ungewohnten körperlichen Anstrengungen erhöhte Temperatur. Der einzige Unterschied gegenüber den

Kranken zeigt sich darin, daß Lungentuberkulöse leichter darauf reagieren und daß bei ihnen die Temperatur nach einer halben Stunde nicht zur Norm zurückkehrt, was bei Gesunden in der Regel der Fall ist.

Die Zeichen der Progredienz wären also wohl am besten in der Weise zu formulieren, wie ich das seinerzeit in einem Referat über die Arbeitsfähigkeit der Lungentuberkulösen niedergelegt habe (W. NEUMANN [12]):

„Schlechtes Allgemeinbefinden, also hochgradige Abmagerung, Blutarmut und erhöhte Temperatur. Für praktische Zwecke dürfen wohl erst Temperaturen über 37,5⁰ Achselmessung in diesem Sinne verwertet werden, wenn auch sicher schon Temperaturen über 37⁰ nicht mehr normal sind. Ein weiteres Progredienzzeichen sind Rasselgeräusche, wie sie bei Ausschluß einer anderen akuten Infektion für die schweren Formen der Lungentuberkulose charakteristisch sind. Wenn man also subkrepitierendes Rasseln, namentlich in den Spitzenpartien, hört, wenn diese Rasselgeräusche klingenden oder als Zeichen beginnenden Zerfalls gurgelnden Charakter zeigen, wenn sie typisch abgesetzt klingen und so an das Gackern einer Henne erinnern, dann sind eventuell sogar geringere Temperatursteigerungen als Zeichen eines fortschreitenden Prozesses anzusehen.“

„Als stationär darf man jene tuberkulösen Krankheitsprozesse bezeichnen, bei denen zwar die gleichen Rasselgeräusche hörbar sind, eventuell sogar Kavernensymptome sich finden, bei denen aber das Allgemeinbefinden ein gutes ist, gute Gesichtsfarbe, guter Ernährungszustand bestehen, und normale Körpertemperaturen auf einen Stillstand der betreffenden Krankheitserscheinungen hindeuten. Eine zunehmende Gewichtskurve verleiht naturgemäß einer derartigen Diagnose noch größere Sicherheit.“

„Zur Latenz neigt ein derartiger Prozeß, wenn dabei die Rasselgeräusche keinen spezifischen Charakter mehr aufweisen, mehr trocken sind, den alten Geräuschen im Sinne von DEYCKE entsprechen, oder bei gutem Allgemeinbefinden überhaupt keine Rasselgeräusche mehr gehört werden, höchstens Abweichungen vom normalen Atmungstypus, Unreinheiten und Rauhigkeit des Atmens sich finden, oder abgesetztes Atmen besteht.“

„Latent sind alle Prozesse, wo auch subjektiv gar keine Beschwerden mehr vorhanden sind, oder höchstens nur solche, wie sie als Folgezustand geheilter Prozesse sich einstellen: wie Kurzatmigkeit wegen Pleuraverwachsungen oder durch ein sekundäres kompensatorisches Emphysem der restierenden Lungenteile.“

Für praktische Zwecke scheint diese Einteilung BACMEISTERs recht gut brauchbar. Denn sie gestattet durch Kombination der vier verschiedenen Einteilungsprinzipien miteinander eine große Mannigfaltigkeit der verschiedensten Formen und dadurch eine genaue Klassifizierung jedes einzelnen Falles. Darum bin ich auch etwas näher und ausführlicher auf sie eingegangen.

5. Ist die Stadieneinteilung TURBAN-GERHARDTs gewissermaßen mit THEOPHRASTs Einteilung der Pflanzen in Bäume, Sträucher und Kräuter vergleichbar, während das System von GABRILOWITSCH der künstlichen LINNÉEschen Einteilung entspricht, so suchen Autoren wie ALBRECHT, FRAENKEL, ASCHOFF und NICOL auf Grund ihrer anatomischen Studien natürliche Gruppen aus dem großen Gebiete der Lungentuberkulose auszuschälen, wären also den Arbeiten und Versuchen JUSSIEUs, DECANDOLLEs u. a. vergleichbar. Bausteine zu einem natürlichen, gewissermaßen phylogenetischen System der Lungentuberkulose hat BARD geliefert und sein Schüler PIÉRY weiter entwickelt.

Eine vieljährige Beschäftigung mit diesem System hat mich immer mehr überzeugt, daß die einzelnen Formen dieser beiden Autoren tatsächlich in ihrer klinischen Abgrenzung zu Recht bestehen, und daß auch die von ihnen angegebenen Übergänge einer Form in die andere gut beobachtet sind. Deshalb kann ich diese Einteilung nicht warm genug empfehlen und werde sie auch meinen weiteren Ausführungen zugrunde legen. BARD unterscheidet zunächst vier Gruppen von Tuberkulose der Lunge, je nach der befallenen Gewebsart. Sind die Lungenläppchen selbst ergriffen, so spricht er von parenchymatöser Form, ist das interstitielle Bindegewebe Sitz der tuberkulösen Läsionen, so haben wir es mit der interstitiellen Form zu tun, sind die Bronchien der Sitz der Erkrankung, dann spricht er von bronchitischer Form und endlich von postpleuritischer Form, wenn eine gleich zu Beginn einsetzende Mitbeteiligung der Pleura den

Lungenveränderungen einen ganz besonderen Charakter verleiht. Jede dieser Gruppen zerfällt wieder in verschiedene Unterabteilungen. So stellt sich also die BARDsche, von PIÉRY modifizierte Einteilung wie folgt dar:

I. Parenchymerkrankungen der Lunge.
   A. Abortiv verlaufende: Tuberculosis abortiva.
   B. Progressiv verlaufende:
     1. Käsige Form: Phthisis caseosa.
       a) Lobär: Pneumonia caseosa.
       b) Sich verbreitend: Galoppierende Phthise.
     2. Fibrös-käsige Form: Phthisis fibrocaseosa.
       a) Sich verbreitend: Phthisis fibrocaseosa communis.
       b) Kongestiv: zum Teil Splenopneumonie.
       c) Lokalisierte, ulceröse, kavernöse Phthise: Phthisis cavitaria ulcerosa.
       d) Lokalisierte, stationäre, kavernöse Phthise: Tuberculosis cavitaria stationaria.
       e) Kachektisierende, ulcero-fibröse Phthise: Phthisis ulcero-fibrosa cachectisans.
     3. Fibröse Form:
       a) Hyperplastische, tuberkulöse Pneumonie: Lungencirrhose.
       b) Dichte Sklerose: Tuberculosis fibrosa densa.
       c) Diffuse Sklerose mit Emphysem: Tuberculosis fibrosa diffusa.
II. Interstitielle Knötchenform.
     a) Allgemeine Miliartuberkulose.
     b) Vereiternde Miliartuberkulose.
     c) Wandernde Miliartuberkulose.
     d) Gutartige abgegrenzte Miliartuberkulose: Miliaris discreta.
     e) Typhotuberkulose von LANDOUZY.
III. Bronchitische Form.
     a) Tuberkulöse Capillarbronchitis (asphyktische Form der akuten Miliartuberkulose).
     b) Tuberkulöse Bronchopneumonie.
     c) Chronische tuberkulöse Bronchitis mit Peribronchitis und Bronchiektasie.
     d) Oberflächliche, chronische tuberkulöse Bronchitis mit Emphysem (Pseudoasthma).
IV. Postpleuritische Form.
     a) Rezidivierende tuberkulöse Pleuritis (Pleurite à répétition).
     b) Corticale fibröse Phthise: Tuberculosis postpleuritica fibrosa.
     c) Pleurogene, chronisch-tuberkulöse Pneumonie: Pleuropneumonia tuberculosa.
     d) Corticale, fibrös-käsige Form: Phthisis fibrocaseosa corticalis.

Diese Einteilung von BARD-PIÉRY sieht auf den ersten Blick recht verwirrend und mannigfaltig aus. Ein tieferes Eindringen in die Klinik der Tuberkulose, namentlich aber die Anwendung der bedeutungsvollen Forschungen RANKES auf diese Einteilung, macht dieses Schema indessen wieder ganz einfach und zeigt, daß die rein klinische Betrachtung der Tuberkulose dem Arzte sie viel bunter erscheinen läßt, als sie in Wirklichkeit ist. RANKE hatte eine Idee HAMBURGERS aufgegriffen, der die Tuberkulose in Anlehnung an die Syphilis in ein primäres, ein sekundäres und ein tertiäres Stadium teilt. Er hatte diese Idee durch genaue pathologisch-anatomische, besonders aber histologische und immunbiologische Untersuchungen ergänzt und erweitert. Eine interessante Einteilung des zweiten RANKEschen Stadiums der sekundären Tuberkulose haben IGNATOWSKI und LEMESIC erst kürzlich geliefert, sich vielfach an meine Ausführungen anlehnend, weshalb ich sie nur kurz hier erwähnen möchte. Sie teilen die sekundäre Tuberkulose ein:

in *maligne:* Miliartuberkulose, käsige Pneumonie, Polyserositis;

in *schwere:* mit larvierten bzw. bestimmten Lokalisationen (Lymphknoten, Lunge, Peritoneum, Darm, Knochen und Gelenke);

in *gutartige:* kindliche Tuberkulose, Skrofulose, habituelle Hyperpyrexie, bestimmte Miliartuberkulose und solche mit abdominalen Erscheinungen;

allergische Toxämie: asthenische Zustände, toxämische Arthritis Poncet, Veränderungen in der Funktion der Organe mit innerer Sekretion.

Die RANKEsche Einteilung soll meinen folgenden Ausführungen das Rückgrat geben. In der 1. Auflage konnte ich das noch nicht vollkommen durchführen, weil mir die engen Zusammenhänge der den ursprünglichen Ausgang bildenden BARD-PIERYschen Einteilung mit den RANKEschen Schemen erst im Laufe der Niederschrift zum Bewußtsein kam und weil ich zu dieser Zeit noch nicht genügend Beobachtungsmaterial gesammelt hatte. Auch waren mir diese Verhältnisse selbst gleich anfangs noch nicht genügend klar, um sie von vornherein zum Mittelpunkt meiner Einteilung machen zu können. Seither habe ich schon in einer Reihe von Arbeiten (W. NEUMANN [10—17, 19—26, 29]) meine Anschauungen darüber niedergelegt. Wir beginnen also mit den klinischen Äußerungen des IV. RANKEschen Schemas als der wichtigsten und unheimlichsten Verlaufsart der Tuberkulose, die organbeschränkte Lungenphthise beinhaltend. Daran schließt sich folgerichtig und aus didaktischen Gründen das RANKEsche Schema III an, den Primärkomplex mit chronischer, hämatogener Generalisation umfassend. Im Anschluß daran kann erst das Schema II, der Primärkomplex mit lymphogener, hämatogener und bronchogener Generalisation im unmittelbaren Anschluß an die Primärinfektion beschrieben werden, zum Schlusse erst das Schema I, welches den einfachen Primärkomplex in sich schließt, wobei ich Gelegenheit haben werde, auf die prognostische und therapeutische Seite der lokalisiert bleibenden Tuberkulose einzugehen, die keine Neigung zu hämatogener Aussaat und keine zu kavernösem Zerfall oder auch nur zu homogener Infiltration aufweist.

II. Die Reinfektionstuberkulosen.

A. Phthisis fibrocaseosa communis = RANKEs Schema IV = die organbeschränkte Lungenphthise.

Die frühzeitige und richtige Erkennung dieser Form schließt die eigentliche Frühdiagnose der chronischen Lungenschwindsucht in sich. Sind wir imstande, gleich anfangs diese Diagnose zu stellen, dann wissen wir damit, daß wir bei diesem Kranken nichts unversucht lassen dürfen, um ihn dem sonst nach einer Reihe von Jahren, höchstens nach sieben, drohenden Tode an Schwindsucht zu entreißen. Bei solchen Fällen ist keine der vielen nun schon zur Verfügung stehenden Heilbehandlungen zu unterlassen. Heilstättenkuren mit sorgfältigen Liege- und Mastkuren, in geeignetem Moment spezifische Therapie und ein möglichst frühzeitiger künstlicher Pneumothorax oder eine andere chirurgische Kollapstherapie sind unerläßlich, um die Krankheit erfolgreich und sicher zu bekämpfen.

Die Erkennung dieser Krankheit ist um so wichtiger, weil sie unter ganz verschiedenen Bildern verläuft, je nachdem wir den Kranken während eines Schubes oder in einem Remissionsstadium zwischen zwei Schüben zur Beobachtung bekommen, Remissionsstadien, die oft monate- und selbst jahrelang andauern können. In beiden Phasen sind die Verwechslungsmöglichkeiten sehr groß. Der akute Schub zunächst verläuft wegen der durch den längst abgeheilten Primärkomplex hochgesteigerten Allergie hochfieberhaft und das Fieber zeigt dabei alle subjektiven Beschwerden einer Grippe. Wir finden also Glieder-, Muskel- und Kopfschmerzen dabei, die Patienten fühlen sich sehr matt und kraftlos und müssen unbedingt das Bett aufsuchen. Da aber gerade die klinischen Erscheinungen zu dieser Zeit des ersten Schubes sehr dürftig sind, wird gewöhnlich immer zunächst an eine Grippe gedacht und danach auch behandelt. Während dieses akuten Fieberschubes kommt es zur raschen, wenn auch nicht restlosen Exfoliation des tuberkulösen Aspirationsherdes, es kommt innerhalb 1—2 Wochen zu einer Kavernenbildung und wenn die Giftmassen größtenteils entfernt sind, fühlt sich der Kranke subjektiv sehr wohl, hat guten Appetit, nimmt an Gewicht zu, zeigt ein rosiges Aussehen. Die· Krankheit entsteht eben durch eine exogene Reinfektion und dieses Verhalten ist direkt in Parallele zu setzen mit dem KOCHschen Fundamentalversuch. Impft man ein Meerschweinchen erstmalig mit Tuberkelbacillen in die Schenkelbeuge, so tritt an der Injektionsstelle eine Impfgeschwulst auf, die verkäst, langsam an der obersten Kuppe exulceriert, die aber bis zum Tode des Meerschweinchens

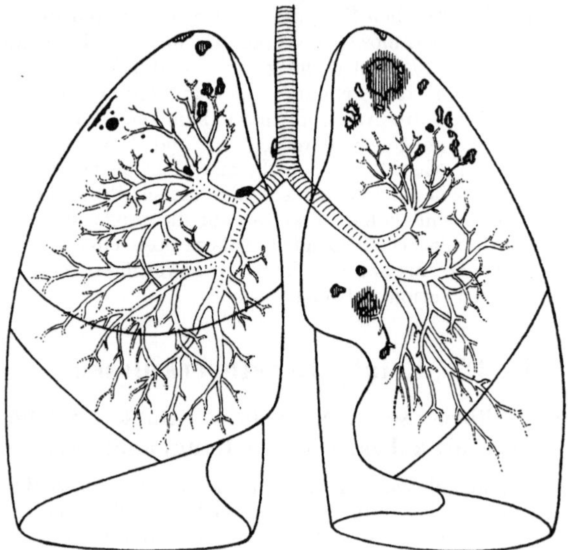

Abb. 29. RANKES Schema IV. Isolierte Phthise — organbeschränkte Lungenphthise — beliebig lange nach Abheilung einer primären Inhalationsinfektion. Bronchogene Ausbreitung und Kontraktwachstum der Herde (Phthisis fibrocaseosa).
Zeichenerklärung siehe Abb. 79.
(Aus BANDELIER-ROEPKE: Klinik der Tuberkulose. 4. Aufl. Bd. I. 1920.)

an generalisierter Tuberkulose bestehen bleibt. Dazu gesellen sich große regionäre Drüsentumoren in inguine. Ist das Meerschweinchen schon tuberkulös und impft man nun die andere Schenkelbeuge etwa sechs Wochen nach der ersten Infektion in gleicher Weise, dann verläuft hier die Tuberkulose ganz anders. Es kommt sehr rasch zu einem locheisenförmigen Geschwür der Impfstelle, wodurch die tuberkulösen Massen abgestoßen werden, es kommt zu keiner Schwellung der regionären Drüsen dieser Seite. Auch bei der Reinfektionsphthise des Menschen kommt es ohne neuerliche Schwellung der Tracheobronchialdrüsen zum raschen Zerfall des tuberkulösen Reinfektionsinfiltrates. Dieser rasche Zerfall bedingt das hohe grippeähnliche Fieber. In reinen Fällen hat dieses Fieber einen ganz typischen Verlauf. Es setzt als Kontinua ein, geht dann in einigen Tagen oder einigen Wochen je nach der Größe und der Zahl der gesetzten bronchogenen Herde in ein immer stärker remittierendes Fieber über, welcher Zeitpunkt der beginnenden Verkäsung entspricht. Mit Beginn der Kavernenbildung machen die Remittenzen einem intermittierenden Fieber

Platz. Mit zunehmender Reinigung der Kavernen werden die Intermittenzen immer niedriger und niedriger bis nur mehr subfebrile Temperaturen übrigbleiben.

1. Diagnostik des ersten Schubs. (Siehe Abb. 200—206.)

Der erste Schub findet fast stets als bronchogene exogene Aspiration gegen die Lappengrenze des rechten oder etwas seltener des linken Oberlappens statt. Hier treten die durch REDEKER (1, 2, 4, 5) unter dem Namen Frühinfiltrat, durch ULRICI (8) unter dem Namen präphthisisches Infiltrat, durch ASSMANN unter der Bezeichnung infraclaviculares Infiltrat beschriebenen homogenen Verschattungen auf, die FLEISCHNER (1) schon weit früher als alle diese Autoren als lappenbegrenzte, einem interlobären Exsudat ähnelnde homogene Verschattungen beschrieben hat bei Fällen, bei denen ich klinisch eine echte Reinfektionphthise diagnostiziert hatte. Weil diese bronchogenen Aspirationen bis an die Lappengrenze gehen, im Sinne der Embolie bronchique von SABOURIN, haben sie eben den infraclavicularen Sitz. Trotzdem machen sich aber bei der physikalischen Untersuchung die Kavernensymptome über der rechten Supraspinata zuerst bemerkbar. Nur sind unmittelbar nach Eintritt der fieberhaften, grippeähnlichen Erkrankung die physikalischen Symptome ganz geringfügig. Nur ein leichter Tympanismus, keine Dämpfung, keine Einengung der Spitzenfelder sind die perkutorische Ausbeute. Wenn man sich aber mit der Diagnose Grippe nicht zufrieden gibt, und wenn einem namentlich der merkwürdige Umstand stutzig macht, daß wir da eine Grippe vor uns haben, die gar keine bronchitischen Geräusche erkennen läßt, die eine unbelegte Zunge zeigt, und wenn man deshalb nach einigen Tagen z. B. beim Beginn der Fieberremission wieder untersucht, hört man schon deutliches subkrepitierendes Rasseln, wie es jede banale Bronchopneumonie zeigen könnte. Aber auch dieses Subkrepitieren bleibt nicht lange bestehen. Schon 2—5 Tage später macht es dem gackernden Käserasseln Platz und geht endlich nach weiteren 3—10 Tagen in das typische Gurgeln einer Zerfallshöhle über. Mit Aufhören der Intermittenzen, mit dem Auftreten der subfebrilen Temperaturen hat sich die Kaverne gereinigt und man hört kein Gurgeln mehr, sondern nur je nach der Größe der gesetzten Höhle das amphorische oder auch nur etwas hauchende bronchovesiculäre bis bronchiale Atmen der gereinigten Kaverne. Eventuell treten da schon die sogenannten alten Kavernengeräusche DEYCKES auf, das Kavernenknarren und Kavernenquietschen, wenn die Pleura verdickt ist und das Knarren dieser steifen Pleura durch die Höhle darunter musikalische oder gar metallische Obertöne bekommt. Ich habe dieses Verhalten schon seit jeher als das typische *Nacheinander* verschiedenwertiger Rasselgeräusche beschrieben und muß darauf den allergrößten Wert legen.

Außer dem hohen Fieber mit grippeähnlichen Zügen haben wir bei diesen Kranken meist eine vollständige Appetitlosigkeit, aber mit reiner, nicht belegter Zunge, ein Symptom, welches mir namentlich zur Zeit von Grippeepidemien für die Unterscheidung zwischen beginnender Phthise und grippepneumonischen Herden von großem Werte sich erweist. Die Patienten haben starke Pulsbeschleunigung, beklagen sich über einen hartnäckigen, kurzen, trockenen Husten, der nicht besonders anstrengend ist und aus einem oder höchstens zwei Stößen sich zusammensetzt. Der Husten tritt während des Tages auf und während des ersten Schlafes, hört in der Nacht vollständig auf und beginnt morgens frühzeitig wieder, folgt auch häufig den Mahlzeiten, wobei es dann vielfach zum Erbrechen kommt. Eine frische Hämoptoe ist bei der beginnenden echten Phthise sehr selten, sie besteht höchstens aus etwas rötlich gefärbten Sputumballen. Wenn man aber ein Sputum erhalten kann, und mag es noch so uncharakteristisch aussehen, so zeigen sich darin mindestens vom remittierenden Stadium des Fiebers an Tuberkelbacillen in ziemlicher Zahl.

Der Kranke selbst und ebenso die meisten Ärzte deuten diese Temperaturschübe der Phthisis fibrocaseosa als Grippe, als Influenza. Daß die reine Zunge trotz der Fieberhöhe, daß das Fehlen von bronchitischen Geräuschen dagegen spricht, habe ich schon betont. Wenn man Gelegenheit hätte, jeden fieberhaften Fall mit undeutlichem Lungenbefund einer Röntgenuntersuchung zuzuführen, würde durch das Auftreten der lobär begrenzten Schatten mit sehr rasch auftretender zentraler Aufhellung jeder Zweifel behoben sein. Da dies aber nicht geschieht, oft auch nicht möglich ist, da ferner oft nach Abklingen des Fiebers eine genaue Lungenuntersuchung für überflüssig gehalten wird, zumal der Kranke sich ja wieder ganz wohl fühlt, scheint die Diagnose Grippe noch mehr gesichert. Wenn dann einige Zeit später, selbst nach Monaten eine schwere Hämoptoe aus der damals gesetzten Kaverne zur richtigen Diagnose führt, dann ist man der Meinung, daß die jetzige Tuberkulose durch die damalige Grippe ausgelöst worden sei und daher kommt die Irrlehre des unheilvollen Einflusses einer Mischinfektion, besonders einer grippalen Infektion bei einer latenten Tuberkulose. Hat uns doch erst wieder die letzte Grippepandemie der Jahre 1917 und 1918 gezeigt, daß eine Grippemischinfektion in einer tuberkulösen Lunge so ziemlich ohne jede Schädigung der bestehenden Tuberkulose verläuft. Das haben uns die Beobachtungen von BOCHALLI, CREISCHER, DEUTSCH, GRAU (3), AMELUNG, RÖSSLE, RICHMANN und WIESE gezeigt, ebenso die Erfahrungen von v. HAYEK, STAEHELIN und LICHTWEISS. Ich selbst sah auf 2 Tuberkulosenzimmern eine derartige Grippepandemie, welche keinen Patienten verschonte, bei 2 von ihnen tödlich verlief, die übrigen 18 aber überstanden die Grippe und der Lungenbefund war nachher genau der gleiche wie vorher. Ich werde später noch ein Beispiel bringen (siehe S. 240), aus dem hervorgeht, daß auch eine echte lobäre Pneumonie in einer tuberkulös-kavernösen Lunge ganz typisch abläuft und gar keine nachträglichen Folgen für die Lungentuberkulose hinterläßt. Ich bin daher auch überzeugt, daß die Fälle, welche KAYSER-PETERSEN beschreibt und wo es angeblich im Anschluß an eine Grippe zu einer später offenen zentralen Lungentuberkulose gekommen war, nicht wirkliche Grippe, sondern solche inzipiente Phthisen gewesen sind, die ja in der Tat einer Grippe zum Verwechseln ähnlich sind. Mit Recht sagt GUTH darüber:

„Oft möchte ich fast bezweifeln, daß es sich um Influenza handelt, so z. B. bei einem viele Monate in Beobachtung befindlichen Kranken mit Lungenspitzeninfiltration, welcher bei sehr geringem Befunde oft ‚kryptogene‘ Temperatursteigerungen aufwies. So werden oft im Herbst und Frühjahr interkurrente Fieberperioden bei Lungenkranken mit und ohne begleitende Bronchitis als ‚Influenza‘ allgemein angesprochen werden; dann wird manche ‚oft wiederkehrende Influenza‘ in der Anamnese Lungenkranker ihre Erklärung finden, dann auch die Annahme, daß sich die Tuberkulose ‚nach einer Influenza‘ verschlimmert oder eine Miliartuberkulose ‚auf dem Boden einer Influenza‘ entstanden sei. Nun wird allerdings die Diagnose ‚Influenza‘ sehr oft mehr weniger nur per exclusionem zu stellen sein. Aber es geht zu weit, wenn wir in Epidemiezeiten jeden fiebernden Kranken, der bei der ersten Untersuchung keinen deutlichen Befund bietet, als Influenza abtun, um so mehr außerhalb solcher Zeiten.“

SAHLI (l. c. S. 3) sagt von derartigen Ausdrücken in einer Anamnese direkt:

„Eine berüchtigte Diagnose ist für mich auch die Influenza, von welcher Lungenkranke zu sprechen pflegen, wenn sie akute Schübe von Tuberkulose durchmachen.“

Lehren doch die Untersuchungen von BEISKEN, von NOEGGERATH und ECKSTEIN, daß sogar die Masern nicht imstande sind, eine Tuberkulose direkt zu aktivieren, wie es noch allgemeine Lehrmeinung ist. Ganz in Übereinstimmung damit finden ja auch COURMONT et BOIZELLE, daß wir nur bei einem ganz geringen Prozentsatz der Tuberkulösen eine wirkliche Mischinfektion vor uns haben. Sie konnten eine solche bei 20—25% der Fälle nachweisen.

2. Die Diagnostik des ersten Remissionsstadiums.

Ist der akute Schub vorbei, dann bekommt der Kranke meist wieder einen wunderbaren Appetit, sieht auch bald wieder sehr blühend und gesund aus, wenn auch für den Kennerblick des erfahrenen Arztes das gute rosige Aussehen durch die typische Beauté phthisique etwas wurmstichig und verdächtig erscheint. Das kurze Hüsteln des Morgens mit etwas Auswurf wird höchstens von überängstlichen Eltern, aber kaum vom Kranken selbst bemerkt. Aber selbst die Eltern pflegen sich wegen des glänzenden Appetits nicht weiter zu beunruhigen. So kann es monatelang fortgehen, ohne daß etwas Aufregendes geschieht. Aber im Verborgenen schlummert der Feind, denn der Kranke trägt nun eine mehr weniger große Kaverne mit bacillenhaltigem Inhalt in sich und eine körperliche Überanstrengung, ein Tanzvergnügen, eine Bergpartie kann mit oder ohne nachfolgendem kaltem Trunk durch Aspiration aus diesem Depot zu einem zweiten, wieder grippeähnlichen Schub führen, der ebenso ablaufen kann wie der erste, der aber auch der letzte sein kann, weil dadurch so große Teile der Lunge mit toxischem Material überschwemmt werden können, daß eine rasch tötende käsige Pneumonie daraus hervorgeht. Und gerade das ist das Unheimliche, das Heimtückische an dieser Reinfektionsphthise, an der echten Phthisis fibrocaseosa. Holló sagt mit Recht von dieser Form der tuberkulösen Erkrankung:

„Die Lungenschwindsucht ist nur im ganzen und für die Dauer schwer heilbar, die einzelnen Exacerbationen jedoch sind meist sehr leicht zu beeinflussen, so daß diese Eigenschaft sozusagen zum Charakter ihres Krankheitsbildes gehört. Ein ansprechendes Milieu und besonders die Bettruhe machen schon in kurzer Zeit ihre zweifellos günstige Wirkung offenbar. Innerhalb 3 Wochen werden die meisten zur Bettruhe verhaltenen Phthisiker fieberfrei. In der reinen Luft wird der Husten minimal und die Schmerzen schwinden; einfache Kaltwasserprozeduren bringen die Schweiße zum Schwinden, der Appetit verbessert sich, der Muskeltonus wird hergestellt, der Patient kommt zu Kräften und schließlich ist nichts leichter, als einen Phthisiker aufzufüttern."

Lungensanatorien, die ihren Hauptstolz in einer schönen Gewichtszunahme sehen, haben da ein leichtes Spiel.

Wie heimtückisch diese Krankheit verlaufen kann, mögen zwei Beispiele eigener Erfahrung erläutern.

Beobachtung 8. Sie betrifft einen jungen Kollegen, Demonstrator einer Augenklinik, der mich nach 2 Monate zurückliegender sog. Grippe aufsuchte und bei dem die Untersuchung einwandfrei eine kleine, gurgelnde Kaverne der rechten Spitze erkennen ließ. Ich sagte ihm dies rückhaltlos und riet zu einer energischen Kur in einer Heilanstalt. Er zog vor, nach Heiligenblut zu gehen und sich von der Höhenluft auskurieren zu lassen. Tatsächlich schien die auch Wunder zu tun. Nach 2 Monaten fühlte er sich so gesund und kräftig, daß er eine Tour auf den Gipfel des Großglockners unternahm. Er war ganz stolz darauf, wie kräftig er nun sei, und freute sich, daß ihn die Partie gar nicht angestrengt hatte. Dann kam er nach Wien zurück, erkrankte aber hier 4 Wochen nach der Hochtour mit hohem Fieber. An meine Abteilung aufgenommen, erlag er hier einer schweren doppelseitigen käsigen Pneumonie.

Den meisten, die diese Krankengeschichte lesen, wird es zunächst sonderbar vorkommen, mit welchem Rechte ich die käsige Pneumonie, die 4 Wochen nach der Hochgebirgspartie einsetzte, damit in Zusammenhang bringe. Das hat seinen Grund darin, daß wiederholte Beobachtungen der verschiedensten Art mich belehrt haben, daß die gewöhnliche Inkubation, die zwischen einer endogenen Aspiration und auch zwischen einem Einbruch von Tuberkelbacillen in die Blutbahn und zwischen dem Ausbruch der stürmischen Krankheitserscheinungen vergehen, 3—6 Wochen beträgt. So sehen wir es vor allem immer wieder, wenn jemand mit einer derartigen Phthise im Remissionsstadium eine Schwangerschaft und eine Geburt durchmacht. Die Schwangerschaft wird gewöhnlich glänzend vertragen, die Patientin blüht dabei förmlich auf. Ich habe das auf denselben Mechanismus zurückgeführt, den ein bilateraler Entspannungspneumothorax ausübt. Durch Relaxation und teilweise Ruhigstellung beider Lungen infolge Hochrückens des Zwerchfells kommt es eben dazu. Wenn nun die Geburt eintritt, begleitet von tiefen seufzenden Inspirationen, gefolgt von der plötzlichen Entleerung des Uterus und einem Herunterrücken des Zwerchfells, dann kommt es gerade in diesem Augenblick zu einer Aspiration bacillenhaltigen Materials gegen die Basis zu. Trotzdem verlaufen die ersten Wochen des Wochenbettes ganz normal, geben zu keiner Klage Anlaß. Aber 4 Wochen nachher, wenn die Kranke schon längst die geburtshilfliche Station verlassen hat, bricht das Unheil los. Es kommt ein hohes, als Grippe aufgefaßtes Fieber und es kommt dabei zu einer käsigen Pneumonie der basalen Lungenpartien. Das Ereignis ist nach der Geburt bei derartigen Tuberkulosen in den oberen Geschossen der Lunge so häufig, so typisch, daß ich an der Abteilung für diesen Zustand: Spitzenkaverne oben und käsig zerfallende Pneumonie der basalen Lungenanteile der gleichen Seite direkt den Ausdruck postpuerperale Phthise geprägt habe.

Nun suchte B. BIENENFELD diese Beobachtung zu entkräften, indem sie behauptet, daß bei der Schwangerschaft das Zwerchfell keine besondere Hochdrängung erfahre. Dem widersprechen aber die Röntgenuntersuchungen von KLAFTEN und PALUGYAY, welche Hochdrängung des Zwerchfells und Kompression besonders der Lungenunterlappen fanden. Ebenso konnte SCHULTZE-RONHOFF ein hochstehendes und oft weniger bewegliches Zwerchfell nachweisen, so daß es in seltenen Fällen darunter zu einem Lüftungskatarrh der basalen Lungenpartien kommen kann. Daß eine Verschlechterung einer Tuberkulose nach der Geburt nicht so selten ist, geht auch aus den Beobachtungen von F. MÜLLER (3) hervor, welcher schreibt, daß oft Schwangerschaft und Entbindung und Wochenbett gut überstanden werden, daß aber 6—13 Wochen nachher eine rapide Verschlechterung des Leidens einsetzt und nun rasch zum Tode führt. Er begründet dies nicht mit einer Aspiration während der Geburtsphase, sondern führt das darauf zurück, daß dies die Zeit sei, wo die jungen Frauen nach der Geburt anfangen mager zu werden, nervös und angegriffen sind, wo die Fülle des sogenannten Milchfettes rasch verloren geht, eine Zeit, in der die Schilddrüsenhyperplasie der Schwangerschaft sich zurückzubilden pflegt.

Nun ergibt sich aber diese etwa 4 Wochen während Inkubation noch aus einer anderen Beobachtungsreihe. Wenn man einen künstlichen Pneumothorax anzulegen versucht, wird dieser Versuch womöglich immer über den mittleren oder unteren Lungenpartien vorgenommen, wenn die Pleuraverhältnisse das erlauben. Der Versuch soll eben womöglich im Bereiche des gesunden Lungenparenchyms unternommen werden, weil bei einer eventuellen Verwachsung und einer eventuellen Verletzung des gesunden Lungenparenchyms meist keine ärgeren Folgen sich einstellen. Hat man aber eine einseitige Lungentuberkulose einer ganzen Lunge vor sich, so daß man diesen Eingriff nicht über normalen Lungenpartien machen kann, so kann es vorkommen, daß bei Fehlen eines freien Pleuraspaltes das tuberkulös erkrankte Lungenparenchym verletzt wird. Außer einer meist ganz leichten, rasch vorübergehenden Hämoptoe hat dieser mißglückte Eingriff keine weiteren Folgen. Einmal ist es bei einem derartigen Falle zu einer vorübergehenden Gasembolie des Gehirns gekommen unter den Erscheinungen einer Hemiplegie. In diesem Falle habe ich die Beobachtung gemacht, daß 4 Wochen nach dem mißlungenen Pneumothoraxversuch eine hochfieberhafte und dann auch rasch tödlich verlaufende Miliartuberkulose einsetzte, die ich, auf meine sonstigen Erfahrungen gestützt, als damals gesetzte, direkte Blutinokulation auffassen möchte.

Auch die Beobachtungen von ZOLLINGER über das Auftreten von Tuberkulose nach Traumen sprechen dafür. Er stellt ja aus eigenen Beobachtungen und aus der Literatur folgende Termine für die Entwicklung einer posttraumatischen Tuberkulose fest.

Lokalisation	Frühestens		Spätestens	
	bei exogener	bei endogener	bei exogener	bei endogener
	Infektion		Infektion	
Knochen und Gelenke .	—	4—6 Wochen	—	6 Mon. bis 1 Jahr
Lungentuberkulose . .	—	Ende der 1. Woche	—	4 Monate
Miliartuberkulose . . .	—	14 Tage	—	Ende der 3. Woche
Pleuritis	—	Ende der 2. Woche	—	3—4 Monate
Peritonitis	—	2. Woche	—	Anfang d. 4. Woche
Hoden und Nebenhoden	—	3.—4. Woche	—	1—3 Monate
Nieren	—	3.—4. Woche	—	mehrere Monate
Haut, Schleimhaut, Muskeln	—	3—4 Wochen	—	6 Monate
Tendovaginitis, Bursitis	—	3—4 Wochen	—	3 Monate
Drüsen	—	3—4 Wochen	—	3 Monate
Conjunctiva, Sclera . .	5—7 Tage	5—6 Wochen	10—12 Tage	3 Monate
Iris, Retina	5—7 Tage	6—7 Wochen	Ende der 2. Woche	4 Monate

Leider existiert in der Literatur meines Wissens bisher noch keine Angabe über die Dauer der Inkubation bei exogener Reinfektion. Was vorliegt sind Beobachtungen von Kinderärzten, welche aus der Gelegenheit zur Infektion und aus dem Auftreten der ersten allergischen Zeichen und der ersten klinischen Symptome die Inkubation der Tuberkuloseinfektion bestimmen. Ich habe schon im ersten Teil bei der spezifischen Reaktion einen Fall gebracht, auf den MATTHES näher eingeht, kann hier auch auf die Untersuchungen von EPSTEIN verweisen, der durch intracutane oder subcutane Tuberkulinimpfungen eine Allergie 3—7 Wochen, bei cutanen Impfungen 4—10 Wochen vor dem Ausbruch der klinischen Erscheinungen fand, kann hier ferner auf eine Beobachtung von UFFENHEIMER verweisen, der aus der Zeit der Exposition bei einem Kinde und dem Auftreten seines „Frühexanthems" eine Inkubation von 2 Monaten errechnete, ich kann endlich auf HAMBURGER zurückgreifen, der bei der Tuberkulose eine biologische Inkubationszeit von 2—3 Wochen angibt, d. h. also bis zum ersten Auftreten von Allergie. Die klinische Inkubation freilich vermag zwischen 8 Wochen und vielen Jahren zu schwanken, da ja die Erkrankung sich erst Jahre nach der Ansteckung zu entwickeln braucht, unter dem Einflusse gesteigerter Disposition.

Die zweite Beobachtung beleuchtet die Heimtücke der echten Reinfektionsphthise in noch augenscheinlicherer Weise und bildet auch einen Beleg für die oben aufgestellte Behauptung, daß auch die glänzendste Gewichtszunahme und das beste Wohlbefinden an der stets drohenden Gefahr einer Weiterverbreitung nichts ändert.

Beobachtung 9. Durch Zufall entdeckten wir bei einem jungen Mädchen eine kleine Kaverne der linken Spitze. Es waren nämlich an der Abteilung des Professors REUSS innerhalb eines Jahres 2 Säuglinge aus einer Familie einer Tuberkulose erlegen. Um die Infektionsquelle ausfindig zu machen, ersuchte uns Professor REUSS, die Familienmitglieder dieser Säuglinge zu untersuchen. Der Vater und die Mutter boten keine Zeichen einer offenen Tuberkulose, wenn sie auch mangelhaft genährt erschienen. Dafür aber war eine 16jährige Tochter da, die blühend und rosig aussah, die aber ganz einwandfrei schluchzendes Rasseln der linken Spitze aufwies. Positives Sputum. Wir rieten ihr zur Aufnahme an die Abteilung und erwogen zunächst die Frage eines künstlichen Pneumothorax. Da aber die Kaverne radiologisch unter Haselnußgröße hatte, da das Sputum unter der Spitalsruhe bald ganz verschwand, glaubten wir doch, davon absehen zu können. Wir führten nur eine Tuberkulinkur durch, die wie fast immer bei diesen Reinfektionsphthisen sehr leicht durchführbar war und rasch bis zu 100 cmm gelangte. Unterdes hatte die Kranke noch weitere 6 kg zugenommen und verließ nach 2 Monaten in ausgezeichnetem Zustande unser Spital. Sie ging noch für weitere 3 Monate aufs Land, nahm dort noch weiter zu und als sie sich im Herbste vorstellte, war ihr Aussehen ein geradezu prächtiges; ihre Kaverne freilich verriet sich immer noch durch ein leichtes Schluchzen über der linken Spitze. Wir glaubten aber doch, daß nun alle Gefahr vorüber sei. Das war im November. Im Februar des nächsten Jahres kommt sie hochfieberhaft zu uns. Beide Lungen sind von tuberkulösen Infiltraten übersät, sie weist eine Larynxtuberkulose auf und erliegt ihrer Krankheit innerhalb zweier Monate.

Diese Beobachtung gibt uns Gelegenheit, auf die Frage der spezifischen Reaktion, der Tuberkulinallergie dieser Reinfektionsphthise näher einzugehen. Sie lehrt uns — und das sehen wir fast gesetzmäßig bei diesen Fällen —, daß dieselbe sehr gering ist. Während der vorhergeschilderten akuten Phase verbietet sich natürlicherweise jede Tuberkulinanwendung in irgendeiner Form. Auch in der jetzt eben in Erörterung stehenden ersten Remissionsperiode wird man Tuberkulin meist nicht zur Sicherung der Diagnose brauchen, denn der einwandfreie radiologische Befund mit seiner Kaverne, das positive Sputum, der typische, gleich zu besprechende physikalische Befund erübrigen ein derartiges Hilfsmittel. Man sieht die geringe Tuberkulinallergie aber bei Durchführung einer spezifischen Kur, die wir doch bei allen fieberlosen Fällen von Tuberkulose in irgendeiner Form als ein wertvolles Unterstützungsmittel der Behandlung betrachten. Es gibt Fälle von echter Phthise, die trotz deutlichen Befundes und trotz positiven Sputums erst auf 2 cmm die erste Reaktion zeigen, andere wieder erst auf 4 cmm und 7 cmm, wieder andere dieser Fälle reagieren schon auf 0,45 cmm erstmalig, nur ganz wenige schon auf kleinere Dosen. Darum ist auch eine spezifische Kur bei derartigen Fällen eine höchst einfache Sache. Fast könnte man die Kur ganz ohne Temperaturmessungen durchführen, so klaglos, so reaktionslos geht sie vor sich, so mechanisch kann man eine Dose nach der anderen geben, in einer Reihenfolge, wie ich sie in einem späteren Kapitel eigens besprechen werde. Aber parallel damit ist auch die spezifische Kur hier von bedeutend geringerer Wirksamkeit und hat lange nicht die Wirkung, der wir bei anderen Fällen von Tuberkulose begegnen, bei denen die Durchführung der Kur Schwierigkeiten bereitet, in einem immerwährend Pendeln um die reaktive Dosis herum besteht. Darum habe ich schon wiederholt den vielfach und jüngst erst wieder von TURBAN ganz mißverstandenen Satz aufgestellt, daß Patienten, bei denen Tuberkulin wie Wasser vertragen wird, vom Tuberkulin keinen Nutzen haben, wie ja auch die eben erwähnte Beobachtung dartut, daß man aber Tuberkulin unbedingt geben muß, wo es nicht vertragen wird. Das darf aber nicht so verstanden werden, als wäre eine richtige Tuberkulinkur eine Reihe immer wieder einsetzender Reaktionen. Denn die muß man in jedem Falle vermeiden. Wenn aber die Tuberkulinkur mit großen Dosen durchgeführt werden kann, ohne daß man Reaktionen sieht, dann hat sie kaum eine Wirkung. Bei jenen Fällen, wo man kleine und allerkleinste Dosen geben muß — und ich verfüge über Fälle, wo selbst Serie VIII (1 : 100 000 000) noch viel zu groß war, wo man also noch zu schwächeren Konzentrationen der Serie IX und X (1 : 10 000 000 000) heruntergehen mußte, um eine reaktionslose Kur durchführen zu können —, bei denen kann man auch auf einen vollen Erfolg der Tuberkulinkur rechnen, sieht man selbst Kavernen unter einer solchen Kur vollständig verschwinden, wie ich das jüngst in einer längeren Arbeit bewiesen habe (W. NEUMANN [28]). Es erklärt sich diese Anergie gegen das Tuberkulin nach den Ausführungen im ersten Teil aus der kurz vorhergegangenen hochfieberhaften Abwehr des Organismus gegen die Reinfektion, die für lange Zeit die Empfindlichkeit selbst gegen hohe Tuberkulindosen herabdrückt.

Die klinische Symptomatologie dieses ersten Remissionsstadiums ist ziemlich mannigfach, hängt vor allem von zwei Umständen ab: erstens von der Größe der beim ersten bronchogenen Schub gesetzten Kaverne, zweitens davon, ob der erste Herd pleuranahe genug gelegen war, um auch eine Verdickung der Pleura herbeizuführen, welche den Oberlappen überzieht. Denn diese Oberlappenkappen sind die Ursache dafür, daß Dämpfungen zurückbleiben, welche wegen der Mitbeteiligung der interlobären Pleura, herrührend von der Aspiration bis gegen die Lappengrenze des Oberlappens, einen absteigenden Charakter aufweisen, zum mindesten links. Ist die Pleura über dem befallenen Oberlappen verdickt, dann findet man über der betreffenden Spitze ein weitgehend verengtes KRÖNIGsches Spitzenfeld und, wie schon angedeutet, eine ausgesprochene absteigende Dämpfung dieses Oberlappens. Sind die Pleuraverdickungen geringer, dann sind auch die Ergebnisse der Perkussion viel dürftigerer Natur, es sei denn, daß der bronchopneumonische Aspirationsschub von ganz besonderer Größe gewesen wäre. Ganz kleine, gereinigte Kavernen machen nichts weiter als etwas hauchendes, bronchovesiculäres Atmen mit deutlicher Bronchophonie der Flüsterstimme; sind sie größer, etwa von Nußgröße an, kann man lange Zeit ein schluchzendes Geräusch eventuell auch ein Gurgeln hören. Bei Apfelgröße und mehr hört man amphorische oder gar metallische Phänomene bei der Atmung und beim Flüstern. Die Radialgefäße sind zartwandig. Die Milz ist in diesem Stadium meist noch nicht fühlbar, wenn sie auch zumeist schon perkutorisch sich vergrößert erweist. Die Gesichtsfarbe zeigt die zarten Töne der alabasterfarbenen Beauté phthisique.

Ist die Diagnose im ersten Remissionsstadium gesichert, ist positiver Auswurf vorhanden, und zeigt sich radiologisch eine mindestens haselnußgroße Kaverne, dann ist die Methode der Wahl die Anlegung eines künstlichen Pneumothorax. Ähnliche Erfahrungen, wie die der Beobachtung 9, haben mich immer mehr dazu geführt, bei einwandfreier Diagnose einer Phthisis fibrocaseosa damit nicht zu zögern, mich durch die schönste Gewichtszunahme und selbst durch ein Verschwinden des Sputums im Laufe der Behandlung nicht mehr täuschen zu lassen. Wissen wir doch durch die Untersuchungen von GRÄFF, von FRISCH, von ASCHOFF, von SCHUBERTH und aus der Zusammenstellung F. KOCHs, daß Kavernen ein sehr unheilvolles Moment vorstellen, da sie von einer gewissen Größe an nur in ganz vereinzelten Fällen ausheilen, dafür aber eine stete Gefahr für ihren Träger bilden. Namentlich wenn der Prozeß in der rechten Spitze begonnen haben sollte, dann darf man nicht zuwarten, denn wir wissen durch Reihenuntersuchungen FLEISCHNERs (3), daß bei einem rechtsseitigen Beginn der nächste Schub sehr häufig auf die linke Seite geht und daß wir dann einen bilateralen Prozeß vor uns haben, der für die Behandlung schon bedeutend größere Schwierigkeiten bietet. Demgegenüber zeigt bei solchen Fällen eine Pneumothoraxtherapie so glänzende Dauererfolge, daß man nicht früh genug bei geeigneten Fällen damit beginnen kann (siehe darüber W. NEUMANN [27]). Für die Indikationsstellung zum künstlichen Pneumothorax ist es wichtig, sich daran zu erinnern, daß es in manchen Fällen zu einer Fortleitung der Rasselgeräusche auch auf die andere Spitze kommen kann. Eine typische Beobachtung darüber konnte ich zufällig machen.

Beobachtung 10. Es handelt sich um eine 36jährige Hauptmannswitwe, die unter hochfieberhaften Erscheinungen erkrankte und bei der die physikalische Untersuchung eine pneumonische Infiltration des rechten Oberlappens ergab, welche sich radiologisch als dichte käsige Pneumonie mit Zerfall erwies. Reichlich Tuberkelbacillen. Hohe Kontinua. Dabei hört man über der linken Supraspinata ganz deutlich lautes Subkrepitieren, so daß uns nur der Umstand zu einer Pneumothoraxtherapie der rechten Seite bewog.

daß radiologisch sich die linke Spitze ganz frei erwies. Der Pneumothorax gelang ausgezeichnet, brachte auch sofort die hohe Temperatur zur Norm herunter. Aber, nachdem sich die Kranke 8 Tage glänzend gefühlt hatte und förmlich aufgeblüht war, fiel sie plötzlich während der Besuchszeit leblos im Bette zurück. Auch die genaueste Autopsie ließ keine Ursache dafür erkennen, so daß wir wohl nicht fehlgehen, wenn wir den Tod als toxischen Herztod auffassen, bedingt durch die übermäßige Resorption giftiger Stoffe aus der unter Kompression stehenden, käsig-pneumonischen rechten Lunge. Interessanterweise nun ließ sich in der linken Spitze an der Stelle des deutlichen Subkrepitierens auch nicht der geringste spezifische Herd entdecken, so daß wir es also sicher mit einer Fortleitung der Rasselgeräusche zu tun hatten.

Daraus leitet sich also die Regel ab, bei einem bilateralen Spitzenbefund das Hauptgewicht auf einen negativen Röntgenbefund der Gegenseite zu legen, auf das Freisein der Gegenseite von homogenen Infiltrationsschatten. Aus dieser Beobachtung ergibt sich aber auch weiterhin die Regel, daß man womöglich mit der Kollapstherapie erst beginne, wenn die akuten Erscheinungen des Fiebers und der frischen Anschoppung im Rückgang begriffen sind. Nur wenn die Krankheit wie in dem eben geschilderten Falle gar zu stürmisch verläuft und das Fieber trotz mehrwöchiger Bettruhe nicht heruntergeht, wird man trotzdem zur Pneumothoraxtherapie greifen, namentlich, wenn pleurales Reiben dieser Seite eine vorzeitige Verlötung der Pleurablätter fürchten läßt. Dabei muß man sich aber immer gegenwärtig halten, daß dann die Erfolge einer derartigen Kollapstherapie lange nicht so sicher, so glänzend sind, als wenn im fieberfreien Intervalle damit begonnen wird. Denn, wenn auch eine tödliche Giftresorption sicherlich eine seltene Ausnahme darstellt, so kommt es doch häufig zu pleuritischen Exsudaten, eventuell sogar zu Empyembildungen, wenn man eine frischentzündete Lunge unter Kompression setzt.

Bei linksseitigen Zerfallsherden bleibt nach FLEISCHNERs (3) Erfahrungen die Krankheit oft selbst nach einem zweiten und dritten Schub rein einseitig. Trotzdem wird man auch hier am besten nicht zu lange abwarten, hauptsächlich deshalb, weil nach einem ersten Schub die basale Pleura mit größter Wahrscheinlichkeit noch in großem Ausmaße frei ist und daher die vollständige Kompression gar keine Schwierigkeiten bereitet. Wir legen also bei derartigen Fällen an der typischen Stelle den künstlichen Pneumothorax an. Die Stelle der Wahl dafür liegt in der mittleren Axillarlinie, etwa im 5.—6. Intercostalraum. Dieser Ort empfiehlt sich deshalb, weil wir dadurch unterhalb des Bereiches von eventuell schon vorhandenen Oberlappenverwachsungen sind und außerhalb der kranken Lunge, so daß eine eventuelle Verletzung derselben von keinem späteren miliaren Schub gefolgt werden kann. Ich verwende trotz MAENDL (2) dazu die halbstumpfe DENEKE-Nadel. Bevor ich damit eingehe, wird die Stelle ausgesucht, welche bei ganz leiser Perkussion einen hellen Lungenschall erkennen läßt und diese mit 2 ccm einer 1—2%igen Novocainlösung bis durch die Pleura hindurch schichtweise infiltriert. Das gewährt eine vollständige Unempfindlichkeit des nachherigen Eingriffes und bietet ferner den Vorteil, daß man bei dieser Lokalanästhesie eine gute Vorstellung über die Zartheit oder über eventuelle Verdickung der Pleura bekommt. Bei halbwegs zartem Vorgehen und bei einiger Übung des Gefühls in der injizierenden Hand kommt kein Novocain in die Lunge. Tritt dieses Ereignis ein, welches sich merkwürdigerweise sofort durch einen recht unangenehmen Geschmack im Munde bemerkbar macht, so tritt Hustenreiz auf. Das legt schon den Verdacht auf eine Verlötung der Pleurablätter an dieser Stelle nahe und daher muß dann das Eingehen mit der DENEKE-Nadel besonders vorsichtig vorgenommen werden. Hat man die Thoraxwand lotrecht zur Körperoberfläche von Schicht zu Schicht mit dem bischen Novocain infiltriert, so kann man sofort ans Einstechen der DENEKE-Nadel gehen, die mit dem Manometer des Pneumothoraxapparates in offener Verbindung steht. Das Durchstechen der Brustwand muß ziemlich rasch und doch mit ganz leichter Hand vor sich gehen, damit nicht die Öffnungen der Nadel sich bei einem langsamen Durchbohren der Haut und der Fettschicht mit Blut oder Fettklümpchen verstopfen. Ein schönes, ganz im negativen Schenkel des Manometers verlaufendes Manometerspiel (— 8 inspiratorisch z. B. — 2 exspiratorisch) belehrt uns, daß wir im freien Pleuraspalt sind. Wir können jetzt ruhig und ohne Bedenken zunächst 100 ccm Gas einströmen lassen. Dann wird wieder das Manometer kontrolliert und sind die Ausschläge immer noch so günstig, kann man ruhig weiter Gas einströmen lassen, eventuell auch mittels des Gebläses einpressen. Als Gas verwenden wir nunmehr stets nur durch Watte filtrierte atmosphärische Luft. Die ist für eine normale Pleura viel weniger reizend als irgendein anderes Gas, als reiner Stickstoff oder Kohlensäure. Wenigstens sieht man bei diesem unseren Vorgehen nur ganz selten etwas Exsudat in der Pleurahöhle auftreten. Pleuraexsudate sind bei uns ungemein selten, so daß Herren aus anderen Anstalten oft darüber ihrer Verwunderung Ausdruck gegeben haben (siehe W. Neumann [28]). Hat doch auch Kutsura gezeigt, daß bei Verwendung von filtrierter Luft keine pleuritischen Exsudate auftreten, die bei Stickstoff recht häufig sind, eine Erfahrung, welche mir übrigens auch Kollege Sorgo mündlich bestätigen konnte. Wir verdanken die Seltenheit von pleuritischen Exsudaten daneben aber auch sicherlich noch dem Umstande, daß wir sofort nach Anlegung des ersten Pneumothorax mit einer Tuberkulininjektionstherapie beginnen, ausgehend von der Serie VI (1 : 1 000 000). Erfahrungen hatten mich nämlich gelehrt, daß Tuberkulin auch bei den gelegentlichen serösen Ergüssen im Anschluß an eine Pneumothoraxfüllung ebenso günstig wirkt, wie ich das seinerzeit schon bei der idiopathischen serösen tuberkulösen Pleuritis beschrieben habe. Sie lassen sich ja auch bei uns nicht durchaus vermeiden, treten aber in unseren Fällen nur dann auf, wenn ein starker Strang dem Pneumothorax nachgibt und so durch seine offenen Gefäße und Bronchialäste die Pleura zu infizieren vermag. Daß tatsächlich eine endogene Infektion die Hauptursache für das Auftreten von solchen Exsudaten abgibt, erhellt wohl am besten aus der Beobachtung von Ornstein, der in $25^0/_0$ der Exsudate beim künstlichen Pneumothorax Tuberkelbacillen darin auffinden konnte, während sie bei spontan serösen Ergüssen doch nur in $13^0/_0$ anzutreffen sind. Tuberkulin erwies sich also auch bei derartigen serösen Ergüssen als bestes Mittel gegen das dabei auftretende, oft hohe Fieber und für die Aufsaugung der auftretenden Ergüsse. Über die Art der Durchführung dieser spezifischen Injektionskur werde ich an späterer Stelle dieses Werkes ausführlich berichten. Zwei Momente also — die Verwendung atmosphärischer Luft und die sofortige Kombination einer Pneumothoraxtherapie mit einer Tuberkulininjektionsbehandlung — sind sicherlich der Hauptgrund, warum wir in kaum $5^0/_0$ unserer Fälle größere Exsudate sehen, während doch Weicksel, Zinn u. a. bei $50{-}70^0/_0$ dieses Ereignis beobachten.

Wie oben schon erwähnt, wird bei den ersten 100 ccm Halt gemacht, wieder auf das Manometer eingestellt und nachgesehen, ob die Schwankungen sich noch immer im negativen Schenkel abspielen. Ist dies der Fall, werden für das erstemal 500, höchstens 600 ccm eingelassen, vorausgesetzt, daß nicht schon vorher exspiratorisch der Nullpunkt der Manometerskala erreicht oder gar überschritten wird, vorausgesetzt ferner, daß die Füllung nicht unerträgliche Schmerzen verursacht. Nachher wird durch eine Röntgenuntersuchung nachgesehen, ob etwaige Verwachsungen vorliegen oder die Pleura vollkommen frei ist. Bei bestehenden Verwachsungen wird schon nach 3 Tagen wieder nachgefüllt und womöglich bis 800 ccm Gas gegeben, bei vollständig freier Pleura kann man mit der Nachfüllung der gleichen Menge etwa 8 Tage warten. Nach weiteren 8 Tagen kommt die 3. Füllung von etwa 1000 ccm, falls das

Manometer und das Befinden des Kranken das erlaubt. Die 4. Füllung wird nach 14 Tagen Intervall, die 5. nach weiteren 3 Wochen, die 6. und alle übrigen nach 4 Wochen vorgenommen. Zeigt sich dann, daß nach 4 Wochen nicht mehr 1000 ccm nachgefüllt werden können, weil schon vorher der Manometerdruck exspiratorisch wenigstens positiv wird, wird dadurch offenbar, daß die Resorptionskraft der Pleura nun eine geringere geworden ist, weil sie verdickt ist, weil die Lymphstomata mit Fibrin verklebt sind, dann werden die Pausen auf 5—6—7—8 Wochen verlängert. Hat man einen künstlichen Pneumothorax im ersten Remissionsstadium angelegt, dann kann man meist mit gutem Gewissen nach längstens $1^1/_2$jähriger Kompression an ein Auflassen des Pneumothorax denken. Vielfache Beobachtungen haben mich belehrt, daß dann bis walnußgroße Kavernen dauernd zum Verschwinden gebracht werden. Waren die Kavernen größer, hinderten Verwachsungen lange Zeit einen vollständigen Kollaps, dann verlängert sich die Dauer der Pneumothoraxkompression auf 2—3 Jahre oder eventuell auch noch länger. Das Auflassen eines Pneumothorax ist immer eine recht heikle Sache und sollte am besten in einem Sanatorium, einem Spital unter ständiger physikalischer und Röntgenkontrolle sowie auch Sputumkontrolle der sich allmählich mehr und mehr ausdehnenden kranken Lunge vor sich gehen, um im geeigneten Moment sofort wieder die Kompressionsbehandlung aufnehmen zu können, falls das Wiedersichtbarwerden der Kaverne, falls das Wiederauftreten von Bacillen im Sputum diese Behandlung noch notwendig erscheinen läßt.

Zeigt das Manometer bei der versuchten Erstanlegung nur ganz geringe Schwankungen, welche aber doch alle im negativen Schenkel des Manometers ablaufen, also z. B. —3 —1, dann versuche ich trotzdem noch Luft einlaufen zu lassen, kontrolliere aber schon nach den ersten 10—20 ccm, ob nicht schon ein besseres Manometerspiel sich eingestellt hat. Das kommt häufig vor, wenn die durch Kochen sterilisierte Nadel noch etwas Kochwasser enthält, trotzdem man sie vorher ausgeblasen hat; es kommt auch vor, wenn etwas Blut in der Nadel sich angesammelt hat, von der Durchbohrung der Haut und des Unterhautzellgewebes herrührend. Zeigen sich nun gute Schwankungen, dann ist unser Vorgehen dasselbe wie soeben beschrieben. Wird der Druck gleich positiv, dann gehe man mit der Nadel heraus und überzeuge sich von ihrer Durchgängigkeit durch Durchspritzen von sterilem Wasser. Findet sich ein Koagulum darin, dann kann man ruhig noch einmal an der gleichen Stelle eingehen und wird nun meist gute Schwankungen erleben. War die Nadel aber gut durchgängig, dann hat ein Eingehen an der gleichen Stelle keinen Sinn, weil hier doch wohl eine umschriebene Verwachsung vorliegt. Doch ist es ratsam, nicht am gleichen Tage an einer anderen Stelle den Versuch zu wiederholen, denn die eventuell beim ersten mißglückten Versuch gesetzte Lungenwunde könnte sekundär beim Losreißen dieser Verwachsung zu einer Luftembolie führen, wie ich das einmal bei einem Kollegen erlebte. Wir warten daher mit dem nächsten Versuch an anderer Stelle bis zum nächsten Tag.

Spielt das Manometer ebensoviel im positiven Schenkel während des Exspiriums als im negativen während des Inspiriums, also z. B. —4 +4, —6 +6 oder meist nur —1 +1, dann steht die Öffnung der Nadel in Verbindung mit dem Bronchus und eine Einblasung hat meist keinen Zweck, weil das Gas wieder ausgeatmet wird, wenn auch ein Einströmenlassen hier meist ganz gefahrlos wäre.

Zeigt das Manometer gar keine Schwankungen, dann ist man meist nicht tief genug eingedrungen, die Öffnung der Nadel liegt noch im Gewebe der Brustwand, man muß dann noch etwas tiefer eindringen und sehen, ob dann gute Schwankungen auftreten. Wenn nicht, wird der Versuch hier abgebrochen und am nächsten Tag an einer anderen Stelle wiederholt.

Am unheimlichsten und gefährlichsten ist es, wenn sich ein mit jedem Inspirium immer höher werdendes Hinaufklettern der Wassersäule im Manometer zeigt, während exspiratorisch keine Schwankung erfolgt, denn dann ist Flüssigkeit in größerer Menge in der Nadel, mehr als ein Tröpfchen Wasser, wie es vom Auskochen herstammen könnte. Wir sehen ein solches Verhalten, wenn wir in ein pleuritisches Exsudat hinein einen Pneumothorax anlegen, doch hat es hier keine Bedeutung. Besteht aber kein Exsudat, dann spricht dieses Verhalten für flüssiges Blut in der Nadel und ein Einströmen der Luft könnte sofort zu den unheimlichen Erscheinungen einer Gasembolie führen. Die kann unter allen möglichen cerebralen Symptomen sich äußern. Häufig tritt eine Hemiplegie auf, manchmal eine Amaurose, manchmal klonische Zuckungen einer Extremität, einer Körperhälfte, manchmal nur Zuckungen des Facialis, manchmal mit Torsionskrämpfen, manchmal mit Zwangsweinen oder Zwangslachen, fast immer begleitet von einer fleckigen Rötung der Extremitäten und des Stammes und von Bewußtlosigkeit. Glücklicherweise gehen diese Erscheinungen meist restlos wieder zurück. Immerhin habe ich selbst bisher schon einen Todesfall danach erlebt, so daß man nicht vorsichtig genug sein kann. WALCHER bringt eine gute systematische Zusammenstellung der Ereignisse bei der Luftembolie, auf welche hiemit verwiesen sei. Von der Ansicht, daß es einen Pleurashock gäbe, der ebenso verlaufen könne, welchen Standpunkt noch BEZANCON, AZOULAY et CHABAUD, welchen ferner LEURET et CAUSSIMONT vertreten, bin ich im Laufe meiner Erfahrungen vollkommen abgekommen. Warum sollte auch ein Pleurashock nur bei mangelhaftem Manometerspiel auftreten, er könnte doch ebensogut bei ganz normalen, im negativen Schenkel ablaufenden Schwankungen sich ereignen. Und das habe ich bisher noch niemals gesehen. Weil nun das Hinaufklettern der Manometersäule mit jedem Inspirium bei Fehlen von flüssigem Exsudat höchst bedenklich ist, gehe ich bei einem solchen Manometerausschlag sofort mit meiner Nadel wieder heraus und mache erst am nächsten Tage wieder an einer anderen Stelle einen neuen Versuch. Überhaupt muß man zur Vermeidung ernsterer Folgen bei jeder Peumothoraxanlegung und Nachfüllung das Gesicht, namentlich die Augen, dann den vollkommen entblößten Oberkörper des Kranken beständig im Auge behalten. Eine ungewohnte Mimik, eine fleckweise Rötung, eine unwillkürliche Zuckung muß mit einem blitzschnellen Herausziehen der Nadel beantwortet werden. Denn je weniger Luft bei einer Gasembolie eindringt, desto günstiger sind die Chancen einer vollständigen Wiederherstellung, die ja in den meisten Fällen nur höchstens 4 Stunden, oft noch weniger auf sich warten läßt.

Ich habe die wichtigsten Gesichtspunkte der Pneumothoraxtherapie hier im Anschlusse an das erste Remissionsstadium gebracht und nicht schon beim Abschnitt über den ersten frischen phthisischen Schub, weil es möglichst vermieden werden muß, während eines akuten, hochfieberhaften Schubs einen Pneumothorax anzulegen (siehe darüber die Beobachtung 10). Wird also ein Kranker hochfieberhaft eingeliefert oder kommt er in diesem Zustande zur Beobachtung, dann wird man zunächst einige Wochen zuwarten, ob nicht doch unter strengster Bettruhe der Schub zur Ruhe kommt und ein Remissionsstadium eintritt. Nur wenn auch nach 14 Tagen bis 3 Wochen keine Entfieberung zu erreichen war, wenn dann immer noch eine genaue, sorgfältige Lungenuntersuchung die Gegenseite frei von Infiltrations- oder Zerfallserscheinungen zeigt, das neu angefertigte Röntgenbild noch keinen Infiltratschatten der Gegenseite sehen läßt, muß man einen Versuch auch während der fieberhaften Phase vornehmen. Man muß sich aber dabei immer vor Augen halten, daß in einem gewissen Prozentsatz der Fälle dieser Eingriff mit einer manchmal selbst eitrigen Exsudation beantwortet wird, was die Prognose viel ungünstiger gestaltet, daß häufig nach mehreren Wochen sich neue, größere Herde auf der bisher gesunden Seite deutlich und einwandfrei bemerkbar machen, die dann oft eine Fortsetzung der bisherigen Kollapstherapie unmöglich machen, es sei denn, daß die Verhältnisse so günstig liegen, daß man an einen simultanen oder besser noch an einen nachträglichen bilateralen Pneumothorax denken kann. Ich habe darüber erst vor kurzem in einer eigenen Arbeit berichtet und kann an dieser Stelle nur darauf hinweisen (W. NEUMANN [30]).

3. Die Klinik des zweiten oder eines späteren Schubs. (Siehe Abb. 210, 211 u. 213.)

Wenn wir an die Symptomatologie der weiteren Schübe der Phthisis fibrocaseosa gehen, müssen wir uns zunächst der alten Feststellungen von FOWLER erinnern, die uns fast jede Sektion eines Tuberkulösen bestätigen kann, daß nämlich die ältesten Kavernen gewöhnlich in der Spitze des Oberlappens, die nächstälteren in der Spitze des gleichseitigen oder gegenüberliegenden Unterlappens gelegen sind; diese hintere Lungenspitze der Franzosen projiziert sich am Lebenden in die sogenannte Hilusgegend, in den Interscapularraum neben

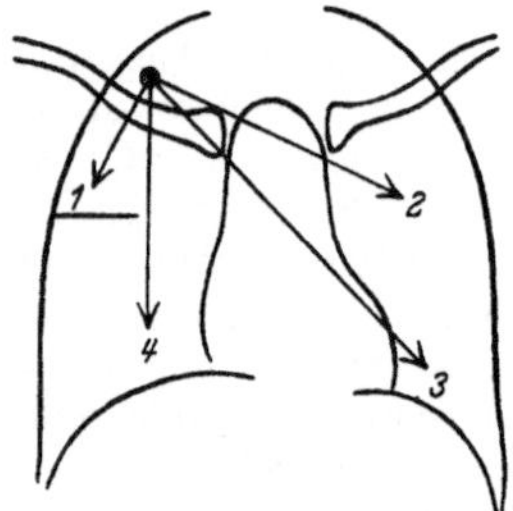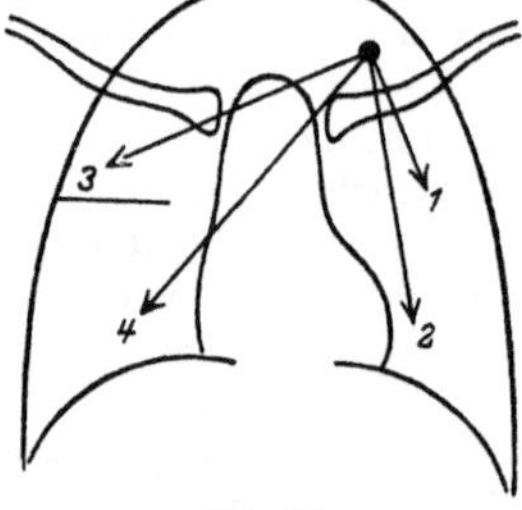

Abb. 30.   Abb. 31.
Abb. 30 und 31. Reihenfolge der bronchogenen Metastasen nach FLEISCHNER.

IV. und V. Brustwirbeldorn. Diesbezüglich sind namentlich die schönen Untersuchungen von LOESCHKE von großer Wichtigkeit, der zeigen konnte, daß die Lungentuberkulose des Erwachsenen anfänglich nur auf ganz bestimmte dorsale Äste des Oberlappenbronchus beschränkt ist und erst, wenn in diesen Ästen narbige Schrumpfungen aufgetreten sind, erkranken weitere Äste. Die ventralen Äste bleiben dabei zunächst vollkommen verschont. Wir müssen aber da vor allem den sorgfältigen Beobachtungen FLEISCHNERs (3) Rechnung tragen, die ich schon oben erwähnt habe, denn danach tritt wie beifolgende, seiner Arbeit entnommene Schemen zeigen, von einem rechtsseitigen Spitzenherd aus die erste bronchogene Metastase, die erste Embolie bronchique an der Basis des rechten Oberlappens, also infraclavicular, auf (Abb. 30 und 31). Der zweite endogene Schub resp. der dritte Schub überhaupt befällt die Mitte, die infraclaviculare Partie der linken Lunge, der dritte endogene Schub die Basis des linken Oberlappens und dann folgt erst als vierter endogener bzw. fünfter Schub überhaupt der dorsale Teil des rechten Mittellappens. Bei Spitzenherden links erfolgt die Verschleppung zunächst in den mittleren dorsalen Abschnitt, weniger häufig in die Lingula des linken Oberlappens, viel später an die Basis des rechten Ober- und Mittellappens.

Während wir für den ersten Schub das *Nacheinander* verschiedenwertiger Rasselgeräusche als typisch hinstellen konnten, verdient hier bei einem zweiten oder gar bei einem späteren Schub das *typische Nebeneinander* verschieden alter Herde unsere volle Beachtung.

Der schubweise Verlauf bringt es mit sich, daß wir verschieden alte Herde in ihren charakteristischen Auscultationserscheinungen nebeneinander bei einem Patienten hören, ein ungemein wichtiges differentialdiagnostisches Moment gegenüber anderen Tuberkuloseformen. Als Beispiel dafür diene der Befund einer Beobachtung aus jüngster Zeit.

Beobachtung 11. Sie betrifft eine 29jährige Frau P. F. Den Befund ihrer Thoraxhinterfläche zeigt beifolgendes Schema (Abb. 32). Wir haben da drei verschieden alte Schübe vor uns. Der älteste, also initiale Schub findet sich unter der Fossa supraspinata rechts, hier schon schwielig, mit kleiner Kaverne darin. Der zweitälteste Schub in der Spitze des gegenüberliegenden Unterlappens mit typischer Verkäsung. Dann der drittjüngste Schub, noch in Entwicklung begriffen und daher subkrepitierend, in der rechten Unterlappenspitze.

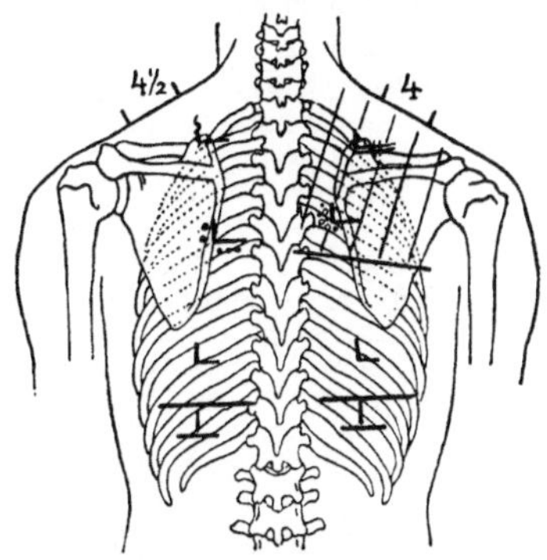

Abb. 32. Befund einer Phthisis fibrocaseosa.

Gerade dieses Nebeneinander verschieden alter Herde in verschiedenen Entwicklungsstadien verleiht in weiter vorgeschrittenen Fällen der Diagnose Phthisis fibrocaseosa communis eine ganz besondere Sicherheit. Bei einem solchen Nebeneinander verschiedener Auscultationsbefunde fällt auch die sonst so schwierige Differentialdiagnose gegenüber einer akuten kleinherdigen Bronchopneumonie weg. Sie ist ja beim ersten bronchopneumonischen Schub nicht von der Hand zu weisen. Denn nur das Käserasseln, eventuell ein positiver Sputumbefund wäre in diesem Falle entscheidend für die Diagnose Tuberkulose. Das Subkrepitieren der frischen Herde dagegen oder das Gurgeln des Zerfalls kann man auch bei jeder unschuldigen grippalen Bronchopneumonie zu Gehör bekommen. Auch ein negativer Röntgenbefund spricht in einem solchen Falle gegen Tuberkulose. Diesbezüglich sei auf folgende Beobachtung verwiesen, wobei freilich das gurgelnde Rasseln nicht über der Supraspinata, sondern im MOHRENHEIMschen Dreieck zu hören war.

Beobachtung 12. Am 4. März 1920 kam ein 17jähriges Fräulein H. Sch. zu mir, weil sie hustete. Der Befund, den beifolgende Thoraxschemata Abb. 33 und 34 wiedergeben,

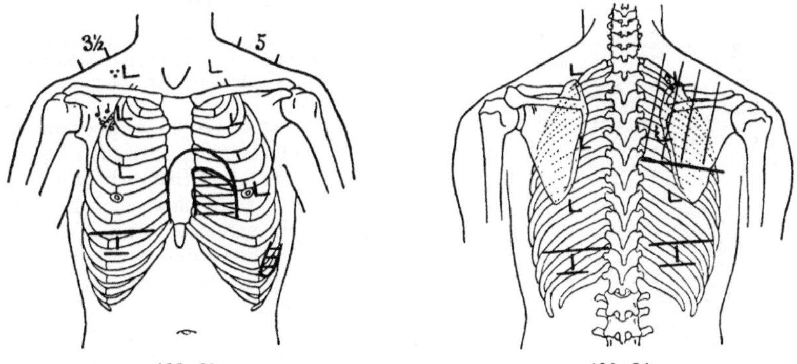

Abb. 33.   Abb. 34.

Abb. 33 und 34. Bronchopneumonischer Herd im rechten MOHRENHEIMschen Dreieck.

zeigt typische Zerfallserscheinungen über der gedämpften rechten Spitze, und zwar speziell im MOHRENHEIMschen Dreieck. Daraufhin Diagnose einer beginnenden Phthise, die durch die Blässe der Patientin noch mehr gerechtfertigt erschien. Doch mußten wir die Diagnose in längerer Spitalsbehandlung fallen lassen, denn niemals fanden sich bei ihr Tuberkelbacillen im Sputum, es kam auch sehr rasch zum Rückgang der Erscheinungen ohne typische Weiterentwicklung zu Kavernen, so daß wir wohl einen akut zerfallenden, bronchopneumonischen Grippeherd in diesem Oberlappen annehmen müssen. Auch die Röntgenuntersuchung war gleich zu Beginn der Affektion vollständig negativ und blieb es auch im weiteren Verlaufe der Krankheit.

Ausschließlich im MOHRENHEIMschen Dreieck lokalisierte Rasselgeräusche kommen auch gelegentlich einmal bei der Tuberkulose vor und haben dann schon nach den Feststellungen von FOWLER eine recht ominöse Bedeutung. Ein solcher Befund ist in der nachfolgenden Beobachtung 13 niedergelegt.

Beobachtung 13. Am 17. November 1919 sah ich erstmalig den 17 jährigen Zahntechnikerlehrling W. F. Er hatte im Juni des gleichen Jahres einen fieberhaften „Lungenspitzenkatarrh" durchgemacht, der dann gut geworden sei, und komme jetzt, weil er sich wieder

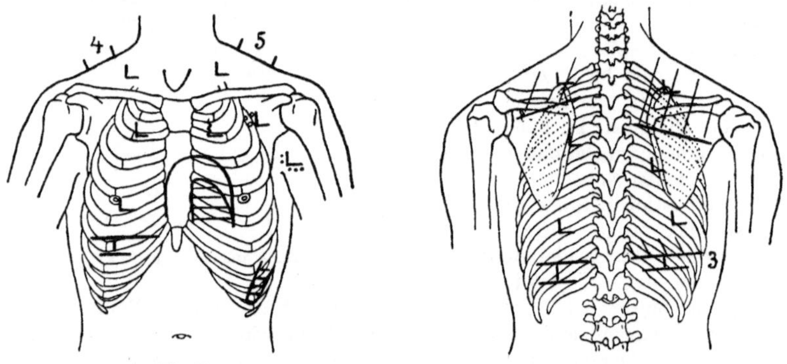

Abb. 35.   Abb. 36.
Abb. 35 und 36. Phthisischer Herd in der linken obersten Axilla.

schwach und krank fühle. Seinen Lungenbefund ergibt beifolgendes Thoraxschema (Abb. 35 und 36): Es fand sich also weder eine besonders auffällige Verengerung der KRÖNIGschen Felder, noch sonst ein besonders auffälliger Befund. Aber das typisch phthisische Aussehen trotz relativ guten Ernährungszustandes, der deutliche Befund von Käserasseln in der obersten Axilla links, sowie nach längerem Liegen Rasselgeräusche im MOHRENHEIMschen Dreieck, ließen mich an die seltene, aber besonders bösartige, von FOWLER beschriebene Form der Phthiseentwicklung denken. Die sofort vorgenommene Sputumuntersuchung ergab nun in der Tat, wenn auch spärliche, so doch perlschnurartige und schlanke, homogene Tuberkelbacillen, wonach an der Diagnose nicht zu zweifeln war.

Auch hat FOWLER recht, wenn er meint, daß das Vorhandensein einer frischen Läsion neben dem IV. und V. Brustwirbeldorn im Zusammenhang mit physikalischen Zeichen einer alten Spitzenveränderung ein fast sicheres Kennzeichen dieser Form der phthisischen Lungentuberkulose sei. Diesbezüglich nur eine

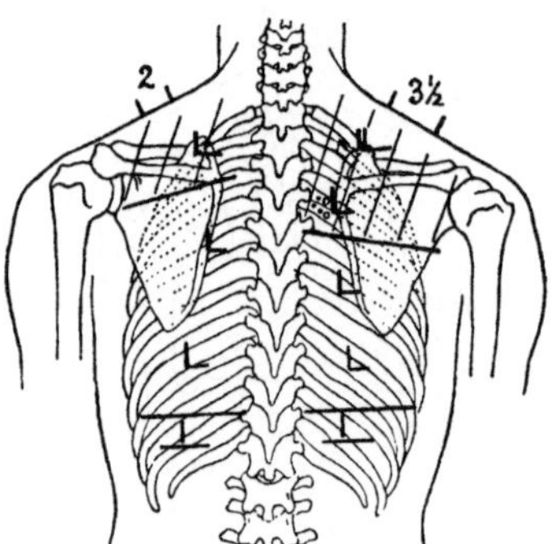

Abb. 37. Befund einer inzipienten Phthise.

Beobachtung 14. Am 5. Dezember 1918 suchte mich die 30 jährige Frau eines Kollegen auf, H. Sch. Sie hatte angeblich im Oktober eine Grippe von fünftägiger Dauer gehabt und kann sich seit der Zeit nicht mehr erholen. Sie sei herabgekommen, sei schon früher immer etwas blaß gewesen und habe noch gelegentlich subfebrile Temperatursteigerungen bis 37,5° bei Achselmessung. Der Befund ergab bei ihr, neben etwas hauchendem Inspirium über der gedämpften rechten Spitze und einem inspiratorischen

Giemen, subkrepitierendes Rasseln am rechten Hilus, ein Zusammentreffen, wie es eben für eine inzipiente Phthise absolut beweisend ist (siehe Schema Abb. 37). So lautete daher auch meine Diagnose. Die sofort vorgenommene Sputumuntersuchung ergab reichlich Tuberkelbacillen. Im Frühjahr 1920 ist bereits die ganze rechte Seite infiltriert und mußten wir nun, um das drohende Ende hintanzuhalten, einen künstlichen Pneumothorax anlegen, denn zu einer Heilstättenkur und energischen Maßnahmen war Patientin äußerer Verhältnisse wegen nicht zu bringen gewesen.

Noch deutlicher illustriert die Bedeutung dieses Zusammentreffens folgende

Beobachtung 15. Sie betrifft einen 17 jährigen Realschüler O. M., der mich am 20. März 1918 aufsuchte, weil er hustete und weil er Angst vor einer Lungentuberkulose hatte, zumal sein Bruder einer solchen erlegen sei. Den Befund ergibt beifolgendes Thoraxschema (Abb. 38). Typisches Käserasseln am rechten Hilus bei gedämpfter und verengter rechter Spitze mit bronchovesiculärem verlängerten Exspirium. Im Sputum neben plumpen homogenen Bacillen schlanke segmentierte Tuberkelbacillen, also auch hier der Befund eines zweiten Schubs. Eine sofort eingeleitete spezifische Kur brachte rasche Besserung, aber der Bacillenbefund war jahrelang zu erheben, erst in jüngster Zeit, Frühjahr 1920, ist das Sputum bacillenfrei.

Neben diesen physikalischen Untersuchungsergebnissen, die durch das Röntgenbild eine gute Unterstützung erfahren, bietet auch der Allgemeinzustand Anhaltspunkt für eine Diagnosestellung. Die Gefäßwände bleiben im ganzen Verlaufe der Erkrankung weich und zart. Die Milz aber zeigt schon vom zweiten Schub an zumeist eine typische Schwellung, wobei sie als ziemlich derber, breitkuppiger Tumor unter dem Rippenbogen fühlbar wird. Es handelt sich dabei keinesfalls um eine Stauungsmilz, auch um kein beginnendes Amyloid. Die Ursache

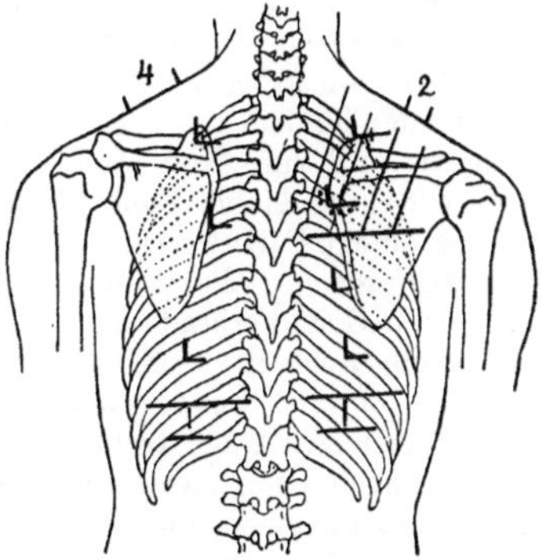

Abb. 38. Befund einer inzipienten Phthise.

dieses Milztumors ist noch nicht geklärt. Vielleicht wird er verursacht durch die Veränderlichkeit der Bauchblutmenge im Sinne von BARCROFT, wie STARLINGER meint, vielleicht ist er toxisch, vielleicht aber doch auch bedingt durch hämatogene Einbrüche von Tuberkelbacillen. Diese bleiben aber bei der Phthisis fibrocaseosa zunächst noch ganz ohne Wirkung auf den übrigen Körper, führen also nicht zu zerstreuten hämatogenen Tuberkeln, wie BEITZKE das mit Recht für diese Tuberkuloseform hervorhebt und wie das nach den Blutuntersuchungen LIEBERMEISTERs doch sehr wahrscheinlich ist. HUEBSCHMANN (2), gegenwärtig wohl unser bester Kenner der hämatogen entstehenden Tuberkulose schreibt darüber folgendes:

„Da gerade bei den vorgeschrittenen Tuberkulosen stets reichlich Tuberkelbacillen im Blute kreisen (LIEBERMEISTER), so müßte man sehr viel häufiger hämatogene Metastasen erwarten. Ihr Fehlen kann nur durch die Vorstellung erklärt werden, daß die Körperzellen im allgemeinen über wirksame Abwehrkräfte verfügen, daß sie mit den an sie herantretenden Tuberkelbacillen fast restlos fertig werden. Diese Abwehrkräfte werden aber zum großen Teil spezifisch sein, da bei weit vorgeschrittener Lungentuberkulose der Körper im allgemeinen so stark geschwächt ist, daß er kaum über genügend unspezifische Abwehrkräfte verfügt."

Daß die Milz vor allem im Blute kreisende Tuberkelbacillen abfängt und daß sie in solchen Fällen von chronischer, hämatogen-proliferierender Tuberkulose in ganz eigenartiger Weise mit einer scharfrandigen harten Schwellung reagiert, werden wir im nächsten Kapitel hören. Verständlich wäre es, daß die höhere Immunitätslage der Reinfektionsphthise, die auch Schuld daran trägt, daß die kreisenden Tuberkelbacillen keine hämatogenen Metastasen setzen, zu dieser viel größeren reaktiven Schwellung der Milz führen.

Daß auch während der akuten Phase und während der Remission Tuberkelbacilleneinbrüche in die Blutbahn stattfinden dürften, ergibt sich auch daraus, daß bei ganz stationär gewordenen, von mir sekundär fibröse Phthisen genannten Fällen, bei denen schon jahrelang kein neuer bronchogener Schub erfolgt war, wieder Erscheinungen einer hämatogenen Proliferation auftreten können. Ich habe nun doch schon zu oft die Beobachtung gemacht, daß ganz stationäre Reinfektionen, die jahrelang rein organbeschränkt geblieben sind, auf einmal wieder hämatogene Schübe aufweisen, die dann tuberkulöse Rheumatitiden, tuberkulöse Skleritiden usw., ja selbst wieder tuberkulöse Lymphome bekommen können. Wir werden ja dieser Neigung zu einer hämatogenen Proliferation, speziell über die Pleura hin wieder bei der Tuberculosis cavitaria stationaria begegnen. LUBOJACKY macht in einer interessanten Schrift auf derartige Vorgänge, auf ein Zurückfallen aus dem dritten in das zweite Stadium aufmerksam. SCHMINCKE betont ein Gleiches, nennt das Stadiuminterposition oder Stadiuminterferenz, hat dabei aber ebenso wie ULRICI (6) und PAGEL mit ihrem vierten Stadium der Tuberkulose die bösartigen miliaren Schübe im Auge, welche zu Meningitis und zum Tode führen.

Ob wir es bei einem Falle von Phthisis fibrocaseosa mit einem ersten Schub oder mit einem Falle zu tun haben, der schon mehrere Schübe hinter sich hat, bleibt sich gleich; alle diese Fälle gehören doch genetisch zusammen. Aus praktischen Gründen und wegen der Möglichkeit einer Heilung ohne jede Funktionsstörung auch nach einem zweiten Schub, sofern er nur nicht die Seite gekreuzt hat, empfiehlt es sich aber doch bei solchen Fällen schon in der Benennung den Unterschied zutage treten zu lassen. Darum bezeichne ich Fälle, wo die Veränderungen nach zwei Schüben noch einseitig geblieben sind als Phthisis fibrocaseosa incipiens und stelle diesen Formen die Phthisis fibrocaseosa confirmata gegenüber, wo schon beide Seiten Kavernen aufweisen, wo also die Seite schon gekreuzt ist. Das tritt ja nach den Untersuchungen FLEISCHNERs (3) besonders häufig bei rechtsseitigen, etwas weniger rasch bei linksseitigen Herden auf, doch bleibt ein Seitenwechsel meiner Erfahrung nach häufig dann aus, wenn frühzeitig eine tuberkulöse Pleuritis auf der erkrankten Seite einsetzt und dadurch die Lunge relativ ruhig gestellt wird. Ich werde über diese Form in einem eigenen Kapitel über postpleuritische Phthisen gesondert sprechen, weil sie nosologisch und prognostisch eine Sonderstellung einnehmen.

Bei der Phthisis fibrocaseosa communis confirmata geht die Dämpfung schon weiter herunter, bis zum V. oder VI. Wirbeldorn. Besonders wichtig ist dabei für die Abgrenzung gegenüber anderen kavernösen Lungenprozessen, daß die untere Begrenzungslinie dieser Dämpfung eine gebrochene Linie vorstellt. Von der Wirbelsäule geht sie zunächst einige Zentimeter horizontal, bis sie die Ober-Unterlappengrenze schneidet, und dann folgt sie der Lappengrenze nach abwärts absteigend, so daß eine ganz eigenartige Dämpfungsfigur daraus hervorgeht, wie sie beifolgendes Schema wiedergibt (Abb. 39 u. 40). Diese lobäre Begrenzung der Dämpfung ist dadurch bedingt, daß diese Tuberkulose bronchogen entsteht und bronchogen weiter schreitet. Dadurch schon wird die lobäre Ausbreitung gewährleistet. Besonders schön zeigt sich die lobäre Lappenbegrenzung im *Röntgenbild,* wie FLEISCHNER (1) zuerst fand, Befunde, die früher oft fälschlich als interlobäre Schwarten gedeutet wurden. Dazu kommt noch, daß die erkrankten Bronchien eine relative Stenosierung und Luftverarmung des betreffenden Lappens bedingen, was wiederum zu Verkürzungen des Perkussionsschalles über dem ganzen Lappen führt. Bei der ausgesprochenen Phthise ist eine volle Ausheilung schwer möglich; es entspricht die Krankheit dem zweiten Stadium und eventuell meist schon dem dritten Stadium der TURBAN-GERHARDTschen Stadieneinteilung. Die fast immer gegebene Doppelseitigkeit des Prozesses gestattet nur selten einen künstlichen Pneumothorax. Nur eine rigorose Heilstätten- oder Sanatoriumskur von langer Dauer kann Wandel schaffen und diese nodäre Form der Tuberkulose in eine mehr cirrhotische überführen, aus ihr eine Phthisis fibrocaseosa communis confirmata secundarie fibrosa machen. Damit kann das unheilvolle Ende noch aufgehalten werden. Besonders schlecht wird die Prognose dieser Tuberkuloseform, wenn, wie so häufig, eine sekundäre Larynx- oder Darmtuberkulose sich dazugesellt. Übrigens ist die Diagnose der Darmtuberkulose ja eine recht schwierige. Beobachtungen an meiner Abteilung aus jüngster Zeit machen diese Diagnose ziemlich sicher, wenn sich okkulte Blutungen mit der Guajac- oder Benzidinprobe nach dreitägiger blutfreier Diät nachweisen lassen oder wenn sich Tuberkelbacillen im Stuhl finden. Beide Untersuchungen kann ich zur Klärung der Heilungsaussichten solcher Fälle nicht warm genug empfehlen (siehe KIRCH [1]).

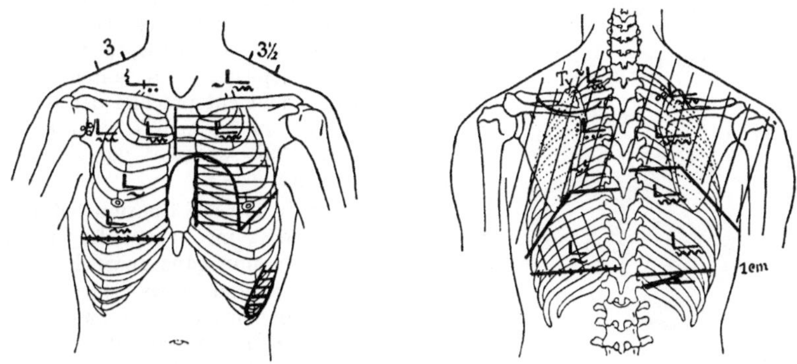

Abb. 39.   Abb. 40.

Abb. 39 und 40. Befund einer Phthisis fibrocaseosa confirmata.

Denn nur zu leicht geht diese Form dann in die Phthisis fibrocaseosa communis desperata über mit hektischen Temperaturen, typischer phthisischer Kachexie, der dann so häufig vorhandenen Kehlkopf- und Darmtuberkulose. Freilich kann auch dann immer noch eine unvermutete, das tödliche Ende auf Monate und Jahre hinausschiebende Besserung eintreten, ganz im Gegensatz zu anderen Formen ausgesprochener Phthise, über die wir noch später sprechen werden. Wohl kann eine foudroyante Blutung in diesem Stadium dem Leben rasch ein Ziel setzen, meist kommt der Tod langsam näher und näher. Prämonitorisch für ein nahes Ende sind einige Zeichen, die ich noch erwähnen muß, weil sie den Arzt häufig in die Lage versetzen, die Zeit des tödlichen Ausganges näher zu fixieren. Da verdient das Auftreten von Thrombophlebitiden und von kachektischen Ödemen unsere Beachtung. Meine Beobachtungen geben MARFAN vollständig recht, der dann den Eintritt des Todes noch vor Ablauf eines Monates voraussagt. Wenn gar bei derartigen Kranken mit Knöchelödem ein plötzliches Normalwerden der Temperatur auftritt, wenn ein solcher Kranker plötzlich neue Lebensfreude und Hoffnung auf baldige Genesung äußert, wenn der bisher durch Monate andauernde Appetitmangel einem Heißhunger Platz macht, dann kann man den Tod innerhalb der kommenden Woche erwarten. 3 Tage vor dem Tode geht eine ganz eigenartige, schwer in Worte zu fassende Veränderung in den Gesichtszügen des Kranken vor sich, die mir fast stets erlaubt den Zeitpunkt des Todes noch näher zu bestimmen. Ich habe versucht diese Veränderungen photographisch festzuhalten und bringe als Beispiel dafür einen

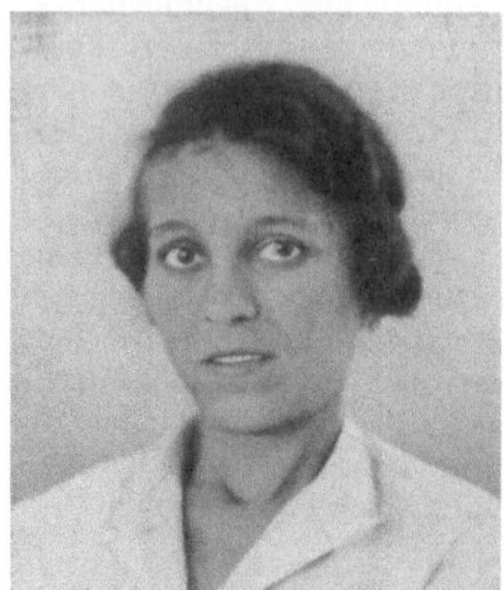

Abb. 41.

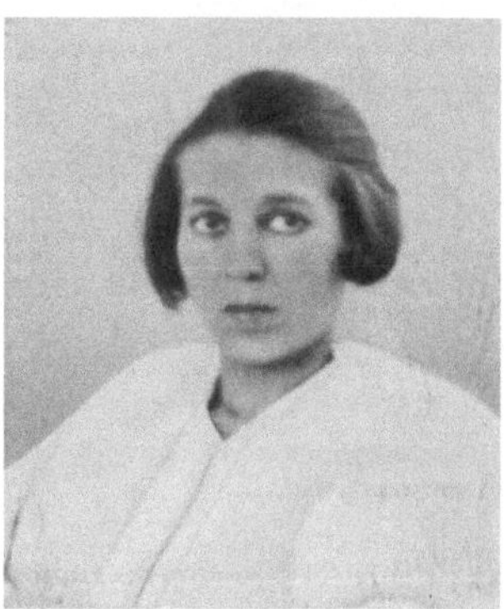

Abb. 42.

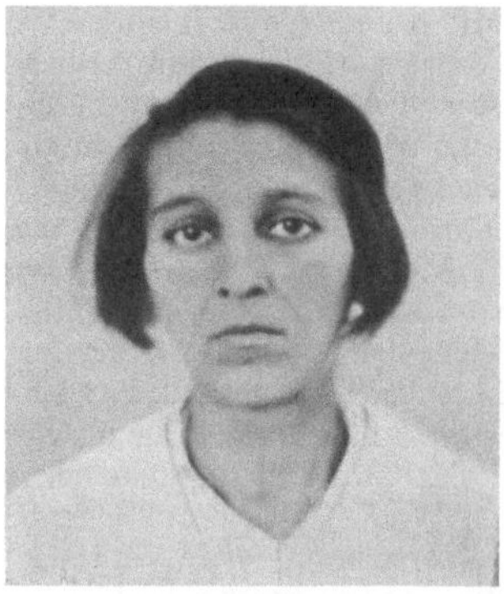

Abb. 43.
Abb. 41—43.
Änderung des Gesichtsausdruckes
mit herannahendem Tode.

länger beobachteten Fall. Die Veränderungen, die freilich auf der Photographie nicht so deutlich in die Augen springen, wie das am Kranken selbst der Fall ist, wo noch der Umschlag der Gesichtsfarbe ins Graue dazukommt, zeigen sich darin, daß die Kranken beim nahenden tödlichen Ende immer magerer und magerer werden, die Gesichtszüge immer schärfere und schärfere Linien bekommen. Auf einmal kommt ein Moment, wo über Nacht fast ganz eigenartige scharfe Linien im Gesicht auftreten, wodurch es einen Ausdruck bekommt, halb erschreckt, halb schmerzlich verklärt. Von dem Augenblick an ist innerhalb einiger Tage das Ende zu erwarten. Die nebenstehenden Bilder, die das Gesagte nur unvollkommen wiederspiegeln, entstammen der gleichen Patientin und entsprechen der Reihe nach Aufnahmen vom 22. 9. 1927, vom 9. 12. 1927 und 21. 12. 1927, während der Tod am 25. 12. 1927 erfolgte.

Wie verhält sich nun das Sputum bei derartigen Fällen? Ganz im Beginn des ersten Schubes haben wir nur ganz spärliche, aus schaumigem Speichel und etwas Schleim bestehende Ballen vor uns, die nur manchmal kleine Inselchen von Eiter einschließen. Darin sind noch keine Tuberkelbacillen nachweisbar, wohl aber ist das Sputum auch zu dieser Zeit schon für Meerschweinchen infektiös, enthält also wohl MUCHsche Granula, wie ich in einer Arbeit mit MATSON zeigen konnte. In dem Moment· aber, wo Käserasseln auftritt, wird das Sputum schleimig-eitrig oder rein-eitrig und dann findet man auch schon Tuberkelbacillen darin. Dabei ist auch die Form der Tuberkelbacillen, auf die bei uns noch viel zu wenig geachtet wird, von großer Bedeutung. Denn die ersten Tuberkelbacillen bei inzipienter Phthise sind spärliche, lange, perlschnurartige Gebilde; sind auch homogene kurze oder lange darunter, so kann man sicher sein, daß man es nicht mit einem ersten Schub, sondern mit einem der späteren zu tun hat.

4. Die Klinik der späteren Remissionsstadien.

Hier macht die Diagnose bei dem unzweifelhaften physikalischen und Röntgenbefund schon gar keine Schwierigkeiten mehr. Deutlich verraten sich die Kavernen dem horchenden Ohre durch ihr musikalisches oder gar metallisches Knarren, durch ihr Schluchzen oder Quietschen, hie und da hört man dabei immer noch namentlich über den unteren Lungenabschnitten von frischeren Herden herrührendes Gurgeln oder gar gackerndes Rasseln. Dazu kommt der breite, mäßig derbe Milztumor mit weichen Radialgefäßen, dazu kommt das typische Aussehen einer Beauté phthisique, hier aber im Gegensatz zum ersten Remissionsstadium mit einem gelbbraunen bis braunoliven Farbenton, auf dem sich die roten Wangen mit leichtem Orangeton deutlich abheben, Pfirsich-Beauté.

Zum Schlusse dieses Abschnittes erhebt sich noch die Frage, ob man einem Menschen schon Jahre vorher prophezeien kann, ob er an einer derartigen inzipienten Phthise erkranken wird oder nicht. Meine Erfahrungen darüber scheinen nicht dafür zu sprechen. Die meisten Fälle von Phthise, die ich zu Gesicht bekam, erkrankten aus voller Gesundheit. Ich verfüge bisher trotz 15jähriger genauer Verfolgung aller meiner Kranken über keine Beobachtung, wo ich jemanden früher wegen einer anderen Tuberkulose-Affektion, eines primären Herdes, einer Bronchialdrüsentuberkulose oder sonst einer gutartigen Tuberkuloseform behandelt hätte, der dann später eine derartige inzipiente Phthise geboten hätte. Freilich ist die Beobachtungszeit dazu vielleicht noch viel zu kurz, um so mehr, als ja auch meine Erfahrungen auf diesem Gebiete im Laufe der Jahre und mit zunehmender Übung gewachsen sind. Aber aus den mir zur Verfügung stehenden Beobachtungen muß ich den Schluß ziehen, daß die inzipiente Phthise wie ein Blitz aus heiterem Himmel gerade die Gesündesten der Gesunden befällt. Es ist das ein sehr wichtiger Gesichtspunkt, weil er, wenn er sich auch bei weiterer Beobachtung als richtig herausstellen sollte, uns zeigt, daß die Bestrebungen, sogenannte Prophylaktiker durch eine Heil-stättenkur vor dem Ausbruch einer späteren Lungenphthise schützen zu wollen, meist ein Schlag ins Wasser sind, denn gerade die abortive Spitzentuberkulose, die Spitzenpleuritiden, die Bronchialdrüsentuberkulose Erwachsener sind gar nicht so besonders von dieser Gefahr bedroht, sondern gerade die, welche als vollständig Lungengesunde nicht die Hilfe eines Arztes in Anspruch nehmen. Es wird also damit viel Geld umsonst hinausgeworfen, welches zur Bekämpfung und Heilung der schon ausgebrochenen inzipienten Phthise viel zweckdienlicher angewendet werden könnte. Diese Beobachtung ist ein Beweis für die Auf-fassung RANKES, wonach diese gewöhnliche Phthise sich bei einem Individuum mit vollständig ausgeheiltem Primärkomplex (mit verkreidetem Primärherd, verkreideten bronchopulmonalen und verkreideten tracheobronchialen Drüsen) entwickelt, wenn eine neue massive Infektion derartig umgestimmte Individuen trifft.

Erst kürzlich beobachtete ich einen Fall, der mir das eben Erörterte klar zu beweisen scheint.

Beobachtung 16. Am 18. Februar 1920 kam eine 50jährige Frau R. F. zu mir. Sie hatte im Juni 1919 nach langjähriger Krankheit einen erwachsenen Sohn an offener Lungen-tuberkulose in Kombination mit Tabes dorsalis verloren, einige Monate darauf eine er-wachsene Tochter mit galoppierender Schwindsucht, und beide Kinder lange Zeit auf-opfernd gepflegt. Im Dezember 1919 begann sie selbst zu husten. Dabei kein Auswurf, keine Nachtschweiße, keine Abmagerung. Sie kam dann zu mir, um sich von dem Zu-stand ihrer Lungen zu überzeugen. Ich untersuchte sie genau, fand keine Zeichen von Bronchialdrüsentuberkulose, keine Anzeichen für einen primären Herd, keine abnormen Dämpfungen. Der einzige pathologische Befund war eine leichte Verengerung des KRÖNIG-schen Feldes links, 4 cm gegenüber $4^1/_2$ cm rechts und etwas unreines Inspirium über der linken Supraspinata. Die Gefäße waren rigid, der Herzspitzenstoß hebend, beide Sub-clavien hochstehend und lebhaft pulsierend. Ich dachte daher bei der schon 10 Jahre in der Klimax befindlichen Frau vielmehr an einen Husten, ausgelöst von einer Arteriosklerose des Aortenbogens, wie dies GERBER jüngst erst beschrieben hat. Tatsächlich war der Blut-druck erhöht, 155 mm Hg systolisch, 85 diastolisch nach RIVA-ROCCI. 14 Tage später aber kam es zu hohem Fieber und zu Auswurf. Der Auswurf enthielt bald darauf Tuberkel-bacillen und die Untersuchung am 8. April ergab bereits deutliches Käserasseln über der linken Supraspinata. Jetzt hat die Frau eine ganz ausgesprochene gewöhnliche Phthise. Auch die Röntgenuntersuchung dieses Falles zeigt nichts von alten Herden, denn die von Dr. EISLER vorgenommene Aufnahme ergab: „Die rechte Spitze normal hell, die linke mit einzelnen Herden durchsetzt. Im linken oberen Lungenfeld neben dem Mediastinum ein kompakter, peribronchial verlaufender Infiltrationsstrang. Die restlichen Lungenfelder normal lufthältig. Die bronchopulmonalen Drüsen beiderseits normal, auf der linken Seite über das normale Maß vergrößert. Gefäßzeichnung nicht verstärkt. Zwerchfell und Sinus gut verschieblich.“

Das ist der einzige Fall, den ich bisher sah, wo sich bei einem Kranken ursprünglich noch keine Tuberkulose feststellen ließ, und der bald darauf deutliche phthisische Zeichen bot. Sie hatte wenige Wochen früher keine Zeichen für eine Bronchialdrüsentuberkulose, für einen primären Herd oder sonst eine Lungenaffektion gezeigt. Aus abortiven oder fibrösen Spitzen habe ich bisher noch keine gewöhnliche Phthise sich entwickeln sehen.

Diese meine Auffassung deckt sich auch mit den statistischen Feststellungen HAYEKs (1), REICHEs und ZADEKs während des Krieges. Diese Autoren fanden ja, daß die Lungentuberkulose gerade bei jenen Soldaten in einem weit größeren Prozentsatz einen bösartigen phthisischen Verlauf aufweist, welche vorher ganz gesund gewesen waren und auch keine erbliche Belastung in ihrer Familienanamnese erkennen ließen.

Therapie. Schon eingangs dieses Abschnittes habe ich gesagt, daß mit der Diagnose Phthisis fibrocaseosa für den Arzt und den Kranken die Mahnung sich ergibt, alles Menschenmögliche daran zu setzen, eine weitere Ausbreitung zu verhindern, neue Schübe hintanzuhalten. Solche Fälle, namentlich solange sie noch inzipient sind, gehören in die Heilstätten und in die Spitäler. Hier muß das ganze Rüstzeug der Phthiseotherapie einsetzen. Doch darf man sich nicht selbst von einer höhergradigen Gewichtszunahme, die ja bei dieser Krankheitsform so leicht zu erzielen ist, täuschen lassen und sich damit zufrieden geben. Die Gefahr ist erst dann einigermaßen gebannt, wenn es gelingt, die Kranken bacillenfrei zu machen. Von Rechts wegen sollten derartige Kranke nicht früher aus den Heil- und Behandlungsstätten entlassen werden, denn dann sind sie einerseits keine Gefahr für ihre Umgebung, anderseits sind sie dadurch auch selbst von der weiteren Verbreitung ihrer Krankheit in der befallenen Lunge gefeit. Dazu ist ja ihr Bronchialbaum gerade bei dieser, intracanaliculär fortschreitenden Tuberkulose besonders disponiert. Daher auch die strenge Regel, daß derartige Patienten, auch wenn sie sich ganz wohl fühlen, sich vor jeder starken körperlichen Anstrengung, vor jeder Bergpartie, vor jedem Sport, jedem Tanz, kurz vor jeder Arbeit, die eine forcierte Atmung notwendig macht, auf das sorgfältigste hüten müssen. Ganz abgesehen davon, daß eine derartig keuchende Atmung zur Weiterverbreitung der Phthise, zum Aufschießen neuer Herde führen kann, ist ja auch hier besonders häufig die Gefahr gegeben, daß eine pneumonische Form der Tuberkulose sich dazu gesellt. Wie oft schon war eine durchtanzte Nacht, eine Hochtour der Anlaß, daß ein scheinbar ganz symptomloser phthisischer Herd sich über die Lunge ausbreitete, wofür dann Arzt und Laie gewöhnlich die Überhitzung des Körpers und einen eventuell kalten Trunk verantwortlich machen, das pathologische Geschehen ganz mißdeutend. Die Methode der Wahl ist und bleibt ein rechtzeitig, womöglich wie schon oben erwähnt, im ersten Remissionsstadium angelegter künstlicher Pneumothorax. Sobald er gelungen ist, wird sofort, wie schon früher erwähnt, eine spezifische Therapie mit Tuberkulininjektionen angeschlossen; freilich kann die gerade bei solchen Fällen auch ganz gut durch eine percutane Ateban-Einreibungskur, beginnend mit 1%iger Salbe ersetzt werden, worauf ich noch später zu sprechen kommen werde.

Ist ein Pneumothorax nicht möglich, weil der Patient erst mit einem weit vorgeschrittenen bilateralen Prozeß in Beobachtung kommt oder auch weil der Kranke den Eingriff ablehnt, was freilich immer seltener und seltener zu geschehen pflegt, dann ist noch bei ständig hygienisch-diätetischer Kur eine spezifische Behandlung das relativ wirksamste Mittel. Über die Durchführung dieser Kur werde ich aber erst später in einem eigenen Abschnitte ausführlich sprechen.

Läßt sich eine Pneumothoraxtherapie, obwohl strenge indiziert, wegen starker pleuraler Adhäsionen nicht durchführen, dann kommt je nach Lage des Falles, je nach den Veränderungen eine andere Kollapstherapie in Betracht. Der Wirksamkeit nach haben wir also die Chancen einer extrapleuralen Thorakoplastik, einer Paraffinplombe und einer Phrenicotomie oder eine Kombination mehrerer dieser Methoden in Betracht zu ziehen.

Aus dieser Sachlage ergibt sich auch unser Verhalten gegenüber einer eventuellen Schwangerschaft. Ist einmal die Diagnose: inzipiente Phthise gestellt und gesichert, dann gibt es kein Austragen der Gravidität, denn die Geburt mit ihren Wehen führt unbedingt zu einer Weiterverbreitung der Erkrankung, führt zu neuen Herden. Das gilt selbst dann, wenn nur die Diagnose durch den ehemals positiven Bacillenbefund über jeden Zweifel erhaben ist. Selbst Fieberlosigkeit ist hier kein Grund, die Schwangerschaft fortbestehen zu lassen. In den wenigen Fällen, wo ich auf Bitten der Patientinnen, die gerne ein Kind haben wollten, von einer Unterbrechung absah, wohl ausdrücklich auf eigene Gefahr der Kranken, habe ich immer nur traurige Erfahrungen gemacht. Solange die Gebärmutter sich vergrößert, die erkrankte Lunge entspannend, fühlen sich derartige Kranke sehr wohl, wie unter einem beiderseitigen Entspannungspneumothorax. Die plötzliche Entlastung der Lunge, ihre Wiederausdehnung mit der Geburt bringt die Gefahr. Erfahrungen an derartigen Tuberkulosefällen haben wohl MARAGLIANO auf den Standpunkt gebracht, bei einer Indikationsstellung sich von einem noch so blühenden Aussehen nicht täuschen zu lassen. Besteht der dringende Wunsch nach einem Kinde, so kann man in diesem Falle höchstens zu einem Austragen seine Zustimmung geben, wenn unter Pneumothoraxkompression die kavernöse Seite ruhig gestellt ist. Zweimal habe ich das bisher durchführen lassen und war mit dem Resultat vollkommen zufrieden.

B. Tuberculosis cavitaria stationaria. (Siehe Abb. 215.)

Ist ein ausgedehnter fibrös-käsiger Herd einer Spitze im Verlaufe der gewöhnlichen Phthise schon nach den ersten paar Schüben zur Ruhe gekommen und sind die käsigen Massen ausgestoßen worden, so entwickelt sich daraus ein Krankheitsbild, welchem man häufig begegnet, die Tuberculosis cavitaria stationaria, die stationären Kaverne. Man findet dann über einer geschrumpften Spitze, häufiger links wie rechts, manchmal auch über dem rechten Mittellappen, die Zeichen einer größeren Kaverne mit deutlichen metallischen oder auch nur mit amphorischen Erscheinungen. Der Kranke bietet dabei ein gutes Aussehen, zeigt recht gutes Fettpolster, gute Gesichtsfarbe, hat auch nur wenig Beschwerden, höchstens einen chronischen Husten, den er so gewohnt ist, daß er ihn kaum als krankhaft empfindet. Nur gelegentlich einer akuten Bronchitis, zu welcher derartige Kranke besonders neigen, entdeckt der Arzt zu seiner Überraschung eine große Höhle in der Lunge. Diese Neigung zu unspezifischen Bronchitiden, die ursprünglich für mich etwas Mystisches hatte, haben durch die anatomischen Untersuchungen SCHMORLS über die infolge einer geheilten Tuberkulose sich einstellende Bronchitis deformans eine natürliche Erklärung gefunden. Erkundigt man sich nach der Vorgeschichte des Kranken, dann erfährt man oft nur mit Mühe eine Bronchitis oder eine frühere

Grippe in der Anamnese, manchmal geben die Patienten eine ehemalige profuse Hämoptoe vor vielen Jahren als Ursache ihres Leidens an, manchmal freilich erfährt man die mehr weniger lange Leidensgeschichte einer gewöhnlichen Phthise, manchmal sogar die einer ehemals bösartigen akuten Tuberkulose. Denn mit Recht machen HARTLEY und POWELL (l. c. S. 408) darauf aufmerksam, daß auch eine käsige Pneumonie einen derartigen Ausgang nehmen kann, daß sie also nicht immer tödlich endigt, wie PIÉRY (3) annimmt. Ich selbst habe Fälle davon gesehen, welche in eine stationäre Kaverne übergingen. Bei der Perkussion fehlt oft jedes KRÖNIGsche Feld oder es ist höchstgradig eingeengt, es besteht eine ausgesprochene Dämpfung der Spitze, Denudation des Herzens von links her bei linksseitigen, von rechts her bei rechsseitigen Spitzen- oder Mittellappenkavernen. Man findet das Geräusch des gesprungenen Topfes, wenn auch meist weniger deutlich als bei frischen Zerfallshöhlen. Die Muskulatur des Kranken gibt bei Beklopfen keine mechanische Übererregbarkeit, noch weniger einen idiomuskulären Wulst. Die Patienten haben kein Fieber oder nur vorübergehend, wenn auch manchmal sogar länger dauernd, gelegentlich der nichtspezifischen bronchitischen oder lobulärpneumonischen Schübe. Während dieses Fiebers findet sich häufig im Gegensatz zum tuberkulösen Fieber eine Leukocytose (siehe meine Beobachtung 7 in W. NEUMANN [1]). Manche Fälle klagen über starke Herzbeschwerden wegen der Verwachsungen und Verziehungen des Herzens. Manche Fälle bekommen gelegentlich eine Hämoptoe. Der Auswurf bei derartigen Kranken ist meist ganz gering, enthält aber immer wieder einige wenige, sehr spärliche, homogene, kurze Tuberkelbacillen, niemals perlschnurartige oder segmentierte Bacillen, auch keine homogenen langen, welch letztere vielmehr der fieberhaften Phase einer gewöhnlichen Phthise eigentümlich sind.

Die Prognose derartiger Fälle ist sehr günstig. Durch lange Jahre erhalten sich die Patienten in leidlicher Gesundheit, ohne etwas von ihrem schweren Leiden zu wissen. Immerhin birgt auch dieser Zustand gewisse Gefahren, denn einerseits sind die Neigungen zu bakteriellen Bronchitiden sehr unangenehm, andererseits kann sich der Prozeß auch weiter über die befallene Lunge ausdehnen, was unter den Erscheinungen eine *Phthisis fibrocaseosa postpleuritica* sich vollzieht (siehe darüber später). Eine weitere Gefahr droht derartigen Kranken durch eine profuse, oft lebensbedrohliche Hämoptoe, wenn ein stehengebliebener Ast einer Lungenarterie durch den Hohlraum zieht und trotz der langen Dauer der Krankheit noch nicht vollständig thrombosiert ist. Ich habe derartige Ereignisse schon zweimal beobachtet. Eine letzte, wenn auch selten vorkommende Möglichkeit ist, daß sich in der Wand einer derartig lange Jahre bestehenden Kaverne ein Carcinom entwickelt, wie ich selbst einmal beobachten und auch schon in vivo diagnostizieren konnte. Die Diagnose ließ sich in diesem Falle stellen, weil ein alter Huster plötzlich ohne Fieber sehr kachektisch wurde und himbeergeleeartiges Sputum auswarf. Die physikalische Untersuchung ergab einen Hohlraum des rechten Oberlappens, also den Befund einer stationären Kaverne, womit die Kachexie und das tuberkelbacillenfreie himbeergeleeartige Sputum kontrastierte. Darum verlangen auch solche Fälle dringendst einer Behandlung. Eine Mast- und Liegekur freilich in einem Sanatorium oder in einer Heilstätte kann da nicht viel Wandel schaffen, denn die ohnehin gut genährten und gut gefärbten Patienten setzen nur noch mehr Fett an, welches die Herzkraft schädigt, die Zirkulation erschwert und so eher eine Verschlimmerung des Allgemeinbefindens bedingt. Dagegen erzielt man oft sehr gute Resultate mit einer spezifischen Therapie, falls die Kavernen nicht allzu groß sind und so vollständig schrumpfen können. Gegen Tuberkulin sind derartige Kranke meist außerordentlich empfindlich (siehe Beobachtung 17). Sind die Kavernen zu groß, und ist auf diesem Wege keine vollständige Obliteration der Höhle möglich, dann muß man ein operatives Vorgehen in Erwägung ziehen. Ein künstlicher Pneumothorax leistet hier, wenn er möglich ist, vortreffliche Dienste. Gelingt er nicht, weil man trotz wiederholter Versuche keinen freien Pleuraspalt trifft, dann kann man auch die von BAER und TUFFIER angegebene Plombierung der Lungenspitzen mit Paraffin oder mit körpereigenem Fett in Anwendung bringen. Gerade bei derartigen Fällen habe ich von den Plomben recht gute Resultate gesehen. Ein freier Pleuraspalt fehlt bei diesen Fällen sehr häufig, weil es meiner Erfahrung nach besonders nach abgelaufenen Pleuritiden, wahrscheinlich durch den günstigen Einfluß des resorbierten pleuritischen, fibrinösen, selten serösen Exsudates, zur Umwandlung der gewöhnlichen Phthise in eine stationäre Kaverne kommt, und weil sich ja auch die gelegentliche Propagation dieser Krankheit unter pleuritischem Bilde vollzieht. Je mehr Erfahrungen ich über diese Tuberkuloseform sammle, je häufiger ich dabei einen Pneumothorax versucht habe, desto mehr habe ich die Erfahrung gemacht, daß er bei diesen Fällen fast niemals gelingt, weil fast stets der Pleuraraum vollständig verödet erscheint. Weil man dabei aber oft auch bis weit hinunter Zeichen einer Infiltration derselben Seite beobachten kann, die andere Seite dagegen trotzdem freibleibt, legt das den Gedanken nahe, daß nicht nur der immunisierende Einfluß des resorbierten pleuritischen Exsudates die Ursache dafür abgeben kann, sondern daß wohl auch physikalische Momente für die geringe Neigung derartiger Spitzenkavernen bei adhärenter Pleura zu einer Metastasierung auf die Gegenseite eine Rolle spielen müssen. Es wirkt eben die frühzeitige Fixation des Zwerchfells im Sinne einer Verhinderung einer Ausbreitung der Tuberkulose auf die andere Seite, gewissermaßen im Sinne einer rechtzeitig angelegten Phrenicotomie.

Solange noch Kavernensymptome hörbar sind, noch Rasselgeräusche sich finden und Tuberkelbacillen, indiziert ein derartiger Fall wohl zweifelsohne die Unterbrechung einer bestehenden Schwangerschaft.

Einige selbst beobachtete Beispiele mögen die Befunde und die Verlaufsmöglichkeiten näher beleuchten.

Beobachtung 17. Am 27. November 1911 sah ich erstmalig den Ministerialbeamten J. M., damals 33 Jahre alt. Seine Krankheit ging nach der Anamnese schon auf das Jahr

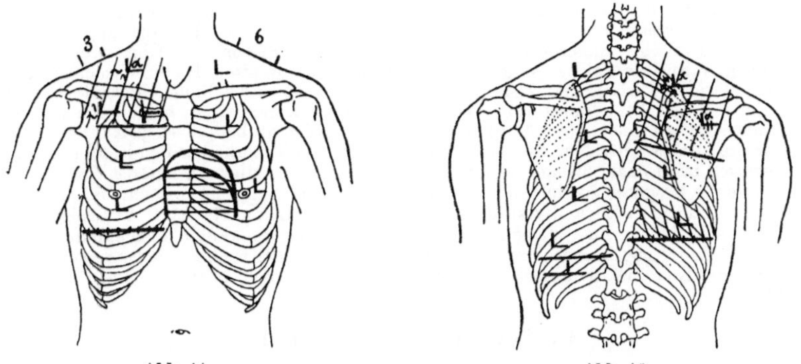

Abb. 44. Abb. 45.
Abb. 44 und 45. Befund einer Tuberculosis cavitaria stationaria.

1898 zurück, zu welcher Zeit ein Lungenspitzenkatarrh bei ihm festgestellt worden war. 1900 hatte er davon eine neuerliche Attacke. Dann kam es 1902 zu einer exsudativen Rippenfellentzündung rechts. Alljährlich hatte er nun seine fieberhafte Bronchitis, ein- bis

zweimal im Herbst und Frühjahr. Während eines derartigen Schubs kam er zu mir. Der
Befund damals ergab nun Verhältnisse, welche die Thoraxschemen (Abb. 44 und 45) aufweisen. Vom ersten Tage meiner Beobachtung an bis 8. Juni 1914 ständig bei jeder Untersuchung Tuberkelbacillen im Sputum. Eine durch die ganzen Jahre hindurch fortgeführte
spezifische Kur mit Alttuberkulin kam nicht über die Lösung VI (1 : 1 000 000) hinaus,
weil immer wieder Temperatursteigerungen auftraten. Trotzdem trat vollständige Heilung
ein. Die Heilung ging mit Rückgang der Kavernensymptome über den Befund einer Tuberculosis fibrocaseosa secundarie fibrosa hinweg. Bei einer Nachuntersuchung am 9. Februar
1918 war zwar noch Bronchialatmen über der rechten Spitze nachweisbar, aber gar keine
Rasselgeräusche mehr hörbar, kein Sputum mehr vorhanden. Den ganzen Krieg über hatte
der Herr sich vollständig gesund und arbeitsfähig gefühlt und war auch der Mehrbelastung
während der Kriegszeit vollständig gewachsen gewesen. Noch bis heute geht es dem Kranken
ausgezeichnet, und so kann er wohl als vollständig geheilt betrachtet werden.

Besonders verhängnisvoll kann die Neigung zu Mischinfektionen der Lunge
zur Zeit von Grippeepidemien werden, wie folgende Beobachtung beweist.

Beobachtung 18. Ein am 27. März 1919 59jähriger landwirtschaftlicher Direktor St. R.,
hatte vor 20 Jahren einmal eine schwere Lungentuberkulose überstanden, so daß er damals
von den Ärzten aufgegeben worden sein soll. Trotzdem hatte er die Krankheit überwunden

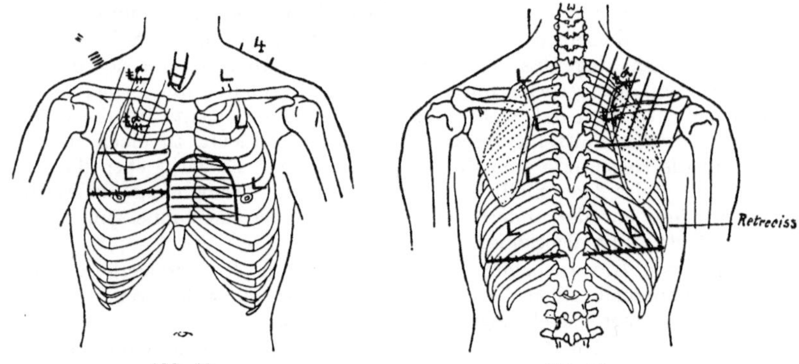

Abb. 46.   Abb. 47.
Abb. 46 und 47. Befund einer Tuberculosis cavitaria stationaria.

und sich nun die ganzen Jahre her wohl gefühlt. Während der Grippeepidemie im Herbst
1918 war er in Wien gewesen, hatte sich hier mit Grippe infiziert und war einige Tage nachher in seiner Heimatstadt unter hohem Fieber erkrankt. Als ich ihn erstmalig sah, bot
er ein schon 3 Wochen dauerndes, hohes intermittierendes Fieber dar. Über dem rechten
Oberlappen waren die Zeichen einer großen, stark geschrumpften Kaverne nachweisbar,
über den übrigen Partien der rechten Lunge und teilweise auch links klingende Rasselgeräusche, die auf Tuberkulose sehr verdächtig waren. Derentwegen hatte auch der behandelnde Arzt an eine akute Aussaat seiner alten Spitzentuberkulose gedacht und die
Prognose infaust gestellt. Nur das vollständige Fehlen von Tuberkelbacillen in seinem Sputum bewogen mich dazu, an eine Grippe in einer Lunge mit alter stationärer Kaverne zu
denken und die Prognose aussichtsreich zu stellen. Tatsächlich gelang es auch, den Kranken
mittels Mischvaccine vollständig zu entfiebern. Der Befund am 27. März 1919 zeigte nun
das typische Verhalten einer stationären Kaverne, nachdem die akuten Erscheinungen der
Grippe vollständig abgeklungen waren. Seither geht es dem Kranken wieder unverändert
gut und seine Kaverne ist wieder vollständig latent geworden (siehe Schemen Abb. 46
und 47).

C. Tuberculosis abortiva.

Eine Reinfektion muß nicht in allen Fällen so massiv sein, daß daraus das
schwere Krankheitsbild der Phthisis fibrocaseosa hervorgeht. Sicherlich kommen
noch viel häufiger Fälle vor, wo nur ganz vereinzelt Bacillen aspiriert werden
und wo daraus eine ganz leichte Erkrankung entsteht. So kommt es einerseits
bei einmaliger, gutartiger, nicht massiver Reinfektion zur abortiven Tuberkulose,

bei wiederholten solchen gutartigen Reinfekten zu der gleich zu besprechenden Pleurite à répétition.

Als anatomische Unterlage der abortiven Spitzentuberkulose findet man bei der Obduktion als Nebenbefund an der Spitze eine runzelige Narbe, die Spitze selbst ist dadurch mehr weniger tief eingezogen und das umgebende Lungengewebe emphysematös erweitert. Es weist manchmal sogar direkt Emphysemblasen auf. Eine solche Narbe enthält oft nur einfache, fibröse Knötchen, manchmal sind auch verkalkte oder verkreidete Knoten vorhanden evtl. auch bronchiektatisch erweiterte Bronchien nachweisbar. Von pathologisch-anatomischer Seite und auch von den Klinikern wurde bisher zumeist die Meinung vertreten, daß diese Spitzenschwielen den Beginn einer Lungenphthise vorstellen, den hier ein glücklicher Zufall in die Hände des pathologischen Anatomen gespielt habe, bevor es zur vollen Entwicklung gekommen sei. Es ist ein unbestreitbares Verdienst BARDs, durch langjährige Beobachtung derartiger Fälle gezeigt zu haben, daß dem nicht so ist, sondern daß diese Fälle, über die auch FISCHBERG und unter dem Namen eines Tuberculosoids NEISSER und BRÄUNING berichteten, eine eigene Gruppe von Lungentuberkulosen vorstellen, die von vornherein dadurch gekennzeichnet sind, daß hier ein schleichend verlaufender, nicht zur Propagation führender tuberkulöser Prozeß vorliegt, sei es wegen zu geringer Virulenz der Tuberkelbacillen oder auch durch zu große Resistenz des befallenen Organismus. Eine derartige Krankheit gefährdet den Träger überhaupt nicht, solange seine Lebensbedingungen halbwegs erträglich sind. Es ist das die Spitzentuberkulose bei Leuten mit angeborener Mitralstenose, dem *Retrecissement pur* von DUROZIER, die sich nach TEISSIER ja gerade bei Personen mit tuberkulöser Heredität findet. Man vergleiche darüber auch die Arbeit von BURNAUD. Es ist das die Tuberkulose, welche zur Pseudochlorose oder auch zur echten Chlorose führen kann, zur Albuminurie unter dem Bilde einer tuberkulösen orthostatischen Albuminurie, wie ich sie schon im I. Teil geschildert habe. Es ist das die Spitzentuberkulose bei Leuten mit Strumen.

Für den Kliniker tritt diese Form der Tuberkulose vor allem in zwei Verlaufsarten auf. Die erste und wichtigste ist jene, welche sich durch eine einmalige oder auch durch mehrere, immer wiederkehrende, aber durch lange Zwischenräume getrennte Hämoptoen äußert. Ohne daß die Patienten sich vorher krank gefühlt hätten, tritt plötzlich einmal ganz ohne Vorläufer, sei es nach einem geschlechtlichen Exzeß, sei es nach körperlicher Überanstrengung, bei Frauen namentlich häufig zur Zeit der Menstruation oder auch vikariierend für diese eine Hämoptoe auf. Es wird hellrotes, also aus den Lungenvenen stammendes, mehr minder reichliches Blut ausgehustet, ja es kann sogar direkt gußweise kommen, im Gegensatz zur Hämoptoe der echten Phthise, die oft nur rubiginöses Sputum liefert oder, wenn sie aus reinem Blut besteht, meist nur aus einigen Blutstreifen oder -pünktchen oder aus einigen Blutcoagula sich zusammensetzt. Nur die galoppierende Phthise kann auch profuse, dann aber sich in kurzer Zeit häufende Blutmassen zutage fördern. Auch die weiter vorgeschrittene gewöhnliche Phthise liefert oft profuse Hämorrhagien, die dann vielfach auch tödlich enden können, die beginnende gewöhnliche Phthise wohl auch hie und da, doch geht da der Blutung meist schon längere Zeit erhöhte Temperatur voraus; sie kommt also nicht ganz aus heiterem Himmel. Mit einer solchen Hämoptoe kann die ganze Krankheit abgetan sein. In anderen Fällen wieder wiederholt sich eine derartige Hämoptoe in mehr minder großen Zwischenräumen wie schon erwähnt bei Frauen nicht so selten immer wieder in der Woche vor Eintritt der Menstruation. Wichtig ist da, daß häufig Überernährung zu solchen Rezidiven Anlaß gibt. So kann es kommen, daß derartige Kranke bei der gewöhnlich geübten Mast- und Liegekur nicht nur nicht gebessert werden, vielmehr ihre Hämoptoe überhaupt nicht verlieren. Ein bedeutsames Kennzeichen dieser gutartigen Hämoptoen ist das Fehlen von Fieber vor, während und nach der Hämoptoe, ist ferner das Fehlen von Tuberkelbacillen im ausgehusteten Blut, welche bei der Hämoptoe der gewöhnlichen Phthise immer vorhanden sind. Doch werden wir später noch hören, daß bei den profusen Hämoptoen der beginnenden galoppierenden Schwindsucht Tuberkelbacillen ebenfalls fehlen können. Diese schon oft beobachtete Gutartigkeit einer derartigen vereinzelten Hämoptoe hat dazu geführt, daß man eine Tuberkulose mit vereinzelter Hämoptoe als besonders günstig hinstellt. Gewöhnlich wird diese Gutartigkeit so erklärt, wie dies jüngst erst wieder REICHE tut, daß der tiefe Eindruck des unerwarteten Blutauswurfes eine energische Behandlung durch Arzt und Patienten zur Folge hat. Daß diese Erklärung aber nicht vollständig zutrifft, ergibt sich gerade aus den Beobachtungen REICHES, der diese Gutartigkeit der Tuberkulose mit initialer Hämoptoe für die Tuberkulose bei Kriegsteilnehmern nicht bestätigt fand, wo doch sicher ebenso energisch gleich mit der zweckentsprechenden Behandlung begonnen wurde. Die initialen Hämoptoen der Kriegsteilnehmer sind eben zumeist die Hämoptoen der beginnenden galoppierenden Schwindsucht und als solche von ungünstigster Prognose.

Untersucht man einen derartigen Kranken, so findet man in der größeren Mehrzahl der Fälle den typischen Befund einer abortiven Spitzentuberkulose: enges KRÖNIGsches Feld über einer Spitze, Dämpfung einer Spitze mit verstärktem Stimmfremitus ohne Vermehrung der Resistenz bei Prüfung nach POTTENGERs slight touch palpation, etwas Bronchophonie der Flüsterstimme und auscultatorisch ein rauhes Inspirium und verlängertes Exspirium. Einige Tage nach einer starken Hämoptoe kann man auch bei diesen Fällen, wie ich zeigen konnte (W. NEUMANN [8]), MUSSYsche Druckpunkte auf der gleichen Seite nachweisen. Doch sind diese Befunde viel regelmäßiger bei den Hämoptoen der gewöhnlichen Phthise. Die Temperatur bleibt dabei normal. In manchen Fällen tritt freilich auch bei dieser gutartigen Hämoptoe Temperatursteigerung bis gegen 38° auf, und man findet dann auf der Höhe derselben oder kurz nachher einen kleinen Verdichtungsherd meist in unmittelbarer Nachbarschaft der Ober-Unterlappengrenze, gekennzeichnet durch krepitierende Rasselgeräusche und etwas undeutliches Bronchialatmen in der Hilusgegend. Hier ist das Freisein des ausgehusteten, blutig tingierten oder rein blutigen Sputums von Tuberkelbacillen besonders wichtig, denn sonst könnte man bei einem derartigen Befund an eine vereinzelte Hämoptoe bei beginnender Phthise denken. Den Lungenstatus eines derartigen typischen Falles gibt beifolgende Beobachtung wieder:

Beobachtung 19. Am 19. April 1919 sah ich ein 18jähriges Fräulein M. Schw. das erstemal. Sie fühlte sich damals seit 14 Tagen krank. Die Krankheit begann aus voller Gesundheit mit Bluthusten. Zweimal hatte sie einen Mundvoll hellroten, schaumigen Blutes. Dabei kein Fieber, keine Nachtschweiße, kein starker Husten. 4 Wochen später auf dem Lande eine neuerliche starke Hämoptoe nach Heben einer schweren Tasche. Am 19. Januar 1920 hatte sie wieder eine Hämoptoe. Am 19. Februar wieder eine sehr starke vormittags und nachmittags. Daraufhin kam sie an meine Abteilung zur Aufnahme. Aus ihrem körperlichen Befund ist eine ziemlich beträchtliche, diffuse Struma hervorzuheben, welche deutliches Gefäßschwirren und Gefäßgeräusche erkennen läßt. Den Lungenbefund gibt beifolgendes Thoraxschema wieder (Abb. 48 und 49). Der Röntgenbefund der Lunge ergab zu der Zeit nach der letzten Blutung nur etwas schlechtere Öffnung des linksseitigen Angulus phrenicocostalis. Am Tage der Entlassung — 10. Mai 1920 — radiologisch vollständig normaler Lungenbefund. Sie war allergisch, ihr Eigenserum neutralisierte die Stichreaktion vollständig. Kaum etwas subfebril, mit einer Höchsttemperatur bis 37,4 Achselmessung wurde sie im Laufe einer energisch durchgeführten und rasch fortschreitenden Tuberkulinkur ganz fieberlos. Die Dosensteigerung in diesem Falle betrug: 0,02 cmm ATK — 0,045 — 0,1 — 0,2 — 0,45 — 1,0 — 2,0 — 3,0 — 4,5 — 7,0 — 10,0 — 15,0 — 20,0 — 30,0 — 45,0 — 70,0 — 100,0 cmm Alttuberkulin. Während der ganzen Kur keine Hämoptoe mehr und seither auch keine Wiederkehr der Blutungen.

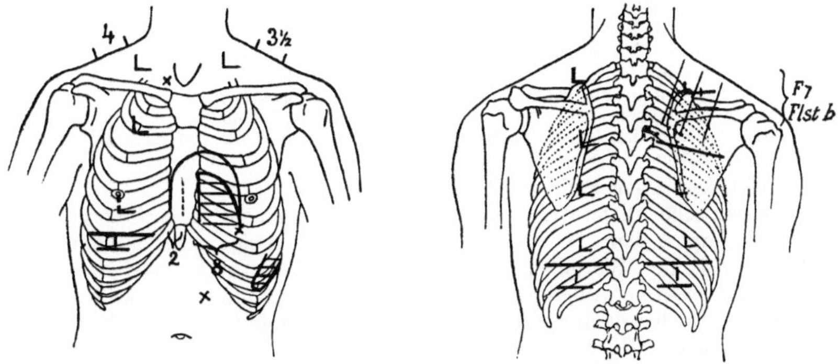

Abb. 48.   Abb. 49.

Abb. 48 und 49. Befund einer abortiven Spitzentuberkulose rechts.

Die *zweite Reihe* der Kranken bietet überhaupt nur geringfügige Krankheitserscheinungen. Sie haben Perioden, wo sie etwas trockenen oder selten auch
feuchten Husten zeigen. Sie haben hier und da leichte subfebrile Temperaturen,
essen und verdauen gut, bleiben aber trotzdem mager. Wenn sie sich deshalb
ärztlich untersuchen lassen, findet man die gleichen, schon oben skizzierten
Befunde, einseitige Verengerung des KRÖNIGschen Feldes, Dämpfung über
einer Spitze mit starkem Stimmfremitus und Bronchophonie der Flüsterstimme,
etwas rauhes Inspirium und verlängertes Exspirium. Das Sputum ist stets
bacillenfrei, doch kann zur Zeit eines leichten Fieberschubs positiver Tierversuch sich ergeben, also müssen MUCHsche Granula im Sputum vorhanden
sein (siehe darüber NEUMANN und MATSON, Fall 11). Diese Umwandlung der
Tuberkelbacillen in die nicht säurefeste Form ist sicher bedingt durch eine gute
Abwehrkraft des Organismus, hat doch auch PAWLOW gezeigt, daß die Struktur
der Tuberkelbacillen durch Lymphocytenextrakt auf das Schwerste geschädigt
wird. Der Röntgenbefund in diesen Fällen ist ebenso wie bei den hämoptoischen
Formen mehr minder deutlich. Man sieht geringere Spitzenhelligkeit, namentlich einer Spitze, mit geringer Aufhellung bei Hustenstößen und findet oft die
Zeichen einer Hilusdrüsenaffektion: auf einem gleichmäßig und wenig intensiv
verdunkelten Band heben sich dunkle, runde Flecken ab. Den Lungenbefund
eines derartigen Falles geben beifolgende Thoraxschemen, Abb. 50 und 51, wieder.

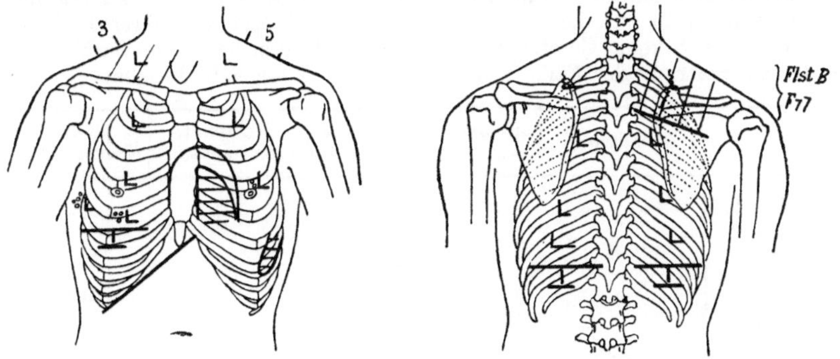

Abb. 50.   Abb. 51.

Abb. 50 und 51. Befund einer abortiven Spitzentuberkulose rechts.

Beobachtung 20. Es handelt sich dabei um eine jetzt 34 jährige Lehrerin M. M., jetzt verheiratete M. H., die ich erstmalig am 18. Februar 1913 sah und die ich die ganzen Jahre hindurch in ständiger Beobachtung habe, so daß über die Diagnose kein Zweifel obwalten kann. Es war ein blasses, mageres Fräulein, welches angab, schon sehr oft gehustet zu haben. Im vorigen Jahr hat sie häufig Nachtschweiße aufgewiesen, die aber einige Zeit nachher wieder vergangen seien. Nun hustet sie wieder seit 5 Wochen, wirft in der Früh etwas gelben Schleim aus. Ihre Menstruation sei immer sehr stark und schmerzhaft. Im Juli 1912 eine Appendixoperation.

Die Milz derartiger Fälle ist normal groß.

Die spezifische Diagnostik feiert bei diesen abortiven Tuberkulosen ihre größten Triumphe, denn bei allen diesen Fällen finden sich mehr minder hohe Grade von Allergie. Sie geben einen positiven Pirquet, geben positive Stichreaktion und positive Allgemeinreaktion schon auf geringe Tuberkulingaben; meist freilich in der mehr latenten Zwischenzeit erst auf mittlere Dosen von 1 cmm angefangen. Die inzipienten Phthisen sind meist viel weniger allergisch, reagieren oft erst bei 10 cmm angefangen, aber freilich ist auch darauf kein absoluter Verlaß. Wir werden später von einer galoppierenden Phthise hören, wo wir eine ganz ausgesprochene Allergie beobachten konnten. Dieser Fall hat uns auch gelehrt, daß selbst mit dem Neutralisationsphänomen mittels Eigenserum, auf das GRETE SINGER so viel Wert legt, und wonach man imstande sein soll, aktive und nichtaktive Tuberkulose bei Kindern zu unterscheiden, nichts anzufangen ist. Das haben denn auch ausgedehnte Nachuntersuchungen von KIRCH und SZIGETI an dem Material meiner Abteilung ganz eindeutig erwiesen. Wir können damit durchaus nicht eine galoppierende Phthise, eine gewöhnliche Phthise, eine abortive Tuberkulose oder eine sekundärfibröse, fibrös-käsige Phthise auseinanderhalten. Ganz wertlos freilich erscheint mir diese Prüfung nicht. Wenn ich nämlich die Fälle von KIRCH und SZIGETI in anderer Weise gruppiere, ergibt sich daraus, daß alle jene Tuberkulosefälle, welche mit leichten miliaren Schüben oder mit „Toxinüberschwemmungen" einhergehen, viel häufiger paradoxe Reaktionen geben, die Tuberkulinstichreaktionen also verstärken, als die lokalisiert bleibenden Tuberkulosen, also die Gruppe der Spitzenphthisen, abortiven Tuberkulosen, lokal bleibenden Bronchialdrüsentuberkulosen im Gegensatz zu den Lungentuberkuloseformen mit gleichzeitiger chirurgischer Manifestation der Krankheit oder mit rheumatischen Erscheinungen an den Gelenken oder an den Augenhäuten. Schon LÖWENSTEIN und PICKERT hatten in ihren grundlegenden Untersuchungen, auf die die Versuche G. SINGERs aufgebaut sind, gefunden, daß in einzelnen Fällen schon vor einer Tuberkulinbehandlung die Mischung Tuberkulin + Tuberkuloseserum eine stärkere Hautreaktion hervorrief als die reine Tuberkulinlösung allein, doch war dies in einem so geringen Prozentsatz ihrer Fälle zu merken, daß sich keine Gesetzmäßigkeit daraus ableiten ließ. Nun erhält man bei der Gruppierung der Fälle nach dieser Hinsicht folgende Tabelle:

	Anergisch	Paradoxe Reaktion	Schwache Neutralisation	Komplette Neutralisation	Keine Neutralisation
Lokalisierte Tuberkulose	9%	9%	19%	31%	32%
Mehrfache Manifestation der Tuberkulose	5%	45%	15%	25%	10%

Wir können also dieses Neutralisationsphänomen wohl ganz gut dazu verwenden, um durch Feststellung einer paradoxen Reaktion Toxinüberschwem-

mungen des Organismus oder einzelne, im Blute kreisende Tuberkelbacillen zu
erschließen. Aber gerade für die so schwierige Unterscheidung zwischen abortiver
Tuberkulose und sekundär fibröser, beginnender Phthise eignet sich das Verfahren durchaus nicht. Und gerade diese Unterscheidung ist oft so schwierig,
daß PIÉRY z. B. überhaupt keine zwischen diesen beiden Spitzentuberkulose-
formen macht. Denn nach seinen Auseinandersetzungen gehören zur abortiven
Spitzentuberkulose auch Fälle, wo sich bei der Autopsie ein Herd chronisch-
schiefriger Verdichtung findet, oft in seinem Innern einen oder mehrere verkalkte Herde enthaltend, eine Bronchienerweiterung oder eine glatte kleine
Höhle. Derartige Autopsiebefunde verdanken aber wohl ihre Entstehung eher
zum Stillstand gekommenen ersten Schüben einer Fibrocaseosa. Wegen der
verschiedenen Wertigkeit beider Prozesse aber, besonders aber, weil eine zum
Stillstand gekommene gewöhnliche Phthise auch nach längerer Ruhe wieder
ihren Fortgang nehmen kann und daher eine weit größere Schonung und Kur
nötig hat, möchte ich doch auf eine Unterscheidung dieser beiden Formen nicht
verzichten, wenn sie auch oft nur durch die Anamnese, durch den einmal positiv
gewesenen Sputumbefund, durch frühere Fieberschübe möglich sein sollte.
Denn gerade für diese Unterscheidung gelten die Worte, welche GRASSMANN
für die Herzarhythmien gebraucht:

„Wir müssen wohl die große Verantwortung bedenken, welche uns derartige Situationen
auferlegen. Denn unsere ‚Auffassung' wird leicht zum dauernd-verbindlichen Spruch des
Richters, von dessen Formulierung es abhängen kann, ob der Fragende sein Leben frisch
und tatkräftig weiterleben kann oder aber als Halbinvalider weiterleben muß."

Die gleichen klinischen Erscheinungen einer abortiven Spitzentuberkulose
können aber auch noch auf eine andere Pathogenese zurückgehen. Ich fand
nämlich bei einem Teil der Fälle von abortiver Spitzentuberkulose neben dem
Spitzenbefund auch Phänomene, wie sie für akut geschwellte Bronchialdrüsen
charakteristisch sind (Spinalgie, Mussy, Schulterschmerz, Schmerz über der
erkrankten Lungenspitze, Anisokorie, KUTHYsche Venen usw. siehe später),
welche Symptome bei einer anderen Gruppe vollständig fehlen. Die Fälle mit
gleichzeitigen Bronchialdrüsensymptomen stellen wohl primäre Spitzenherde vor,
also einen Primärkomplex, der von einer Lungenspitze seinen Ausgang nimmt.
Die anderen Fälle sind dagegen wegen des Fehlens der perifokalen Entzündung
im Sinne RANKEs als leichteste, bronchogen entstandene, sekundär-fibröse.
inzipiente Phthisen zu deuten, wo es nur beim ersten Schub geblieben ist und
eine vollständig fibröse und meist dauernde Ausheilung erfolgt (siehe Abb. 196).
Daraus erklärt sich auch das oben geschilderte mannigfache Verhalten gegenüber
spezifischen Reaktionen. Abortive Spitzentuberkulosen, die einen Primärherd
bedeuten, zeigen starke Allergie und häufig paradoxe Reaktion nach GRETE
SINGER, sekundäre Phthisen mehr weniger deutliche Grade von Anergie.

Die Prognose ist im allgemeinen selbst bei den hämoptoischen Fällen sehr
günstig. Einige Schonung genügt, um die subfebrilen Schübe zur Ruhe zu
bringen, eine Tuberkulinkur vermag die Hämoptoen endgültig zu bannen.
Wohl wird man bei profusem Bluthusten auf eine energische Behandlung in
Heilstätten oder Sanatorien dringen, bei der zweiten, noch viel häufigeren Verlaufsart der chronisch Mageren ist das nicht einmal notwendig. Vielmehr
bevölkern derartige Fälle ganz mit Unrecht die Heilstätten und erzielen hier die
Liege- und Mastkuren oft leichte und glänzende Erfolge; denn die für die Frühdiagnose der Lungentuberkulose aufgestellten Hilfsmittel einer verfeinerten
Diagnostik kommen gerade diesen Fällen und viel weniger der beginnenden
Phthise zugute. Und doch haben es diese Fälle nicht nötig, daß sie die kost-
spieligen Heilstättenplätze für sich in Anspruch nehmen, die besser für inzipiente Phthisen und für andere, später noch zu erörternde und für die stark

blutenden Fälle dieser Gruppe reserviert werden sollten. Immerhin dürfen aber auch derartige Tuberkulosefälle nicht vernachlässigt werden. Denn selbst eine so harmlose Sache wie eine abortive Spitzentuberkulose kann in eine fibrös-käsige Tuberkulose umschlagen, wenn Überanstrengung oder Arbeit, schlechte Nahrung, mangelnde Nachtruhe usw. an der Widerstandskraft des Körpers zehren. Dieser bösartige Umschlag einer nicht mit genügender Schonung beachteten abortiven Spitzentuberkulose vollzieht sich unter dem Bilde der Tuberculosis fibrocaseosa congestiva, über die ich in einem späteren Abschnitt noch ausführlich sprechen will.

Während bei den bisherigen Fällen schon mit der Diagnose allein die Indikation zur Unterbrechung einer bestehenden Schwangerschaft gegeben ist, besteht im allgemeinen bei den abortiven Tuberkulosen keine Indikation zur Unterbrechung. Mit Rücksicht auf die mögliche Verschlimmerung über eine kongestive Tuberkulose hinüber zur Phthise freilich ist auch hier eine Indikation zur Unterbrechung gegeben, wenn sich die Schwangerschaften in kurzen Zeiträumen häufen und dabei die äußeren Verhältnisse der Frau ungünstige sind. Aber auch sonst indizieren derartige Fälle eine Unterbrechung, wenn eine genau kontrollierte Temperaturmessung dabei subfebrile Temperatursteigerungen über 37,5 Achselmessung aufzeigen, oder wenn profuse Hämoptoen vorliegen. Nur die Unkenntnis der Diagnose: inzipiente Phthise kann übrigens den Gynäkologen KLEIN zum Ausspruch verleiten:

„Wie kann man ferner von ‚progredienter Tuberkulose‘ sprechen, wenn man den Kranken nur einmal untersucht hat?"

D. Pleurite à répétition durch wiederholte Reinfekte.

Hat man Gelegenheit als Hausarzt z. B. oder als Leiter einer größeren Tuberkulosestation Ärzte und Pflegerinnen längere Zeit in ihrem Gesundheitszustand zu verfolgen, die wiederholten kleinen Reinfekten ausgesetzt sind, so beobachtet man Krankheitsbilder mit ganz verschiedenem Verlauf. Ich selbst verfüge über derartige Beobachtungen schon seit 20 Jahren und da ist mir aufgefallen, daß diese wiederholten Reinfekte zunächst in Abhängigkeit von der Konstitution und der Immunitätslage der betreffenden Individuen zu ganz verschiedenen Resultaten führen. Einer der Ärzte, der aus Jugoslavien stammte und in ganz tuberkulosefreier Umgebung aufgewachsen war, bekam eine rasch verlaufende Pubertätsphthise und starb nach einigen Monaten. Eine Ärztin mit Winkelprofil und Struma erwarb eine echte Phthisis fibrocaseosa zunächst der rechten Seite. Sie kam durch eine Pneumothoraxtherapie gut zur Ausheilung; aber noch während des rechtsseitigen Pneumothorax kam es zu einer bronchopneumonischen Verkäsung links und trotz nachträglichem Pneumothorax dieser linken Seite, trotz dreimaliger Jakobäusoperation zur Durchtrennung der Stränge, trotz linksseitiger Phrenicotomie und dreimaliger Thorakoplastik erlag sie nach jahrelangem Leiden ihrer Krankheit an Herzschwäche. Zwei meiner Ärzte, beide mit einem totalen Erythrismus, bekamen eine Phthisis ulcerofibrosa, die bei dem einen durch eine jahrelange Heilstättenkur, bei dem zweiten durch einen künstlichen Pneumothorax zur Ausheilung gelangte. Einer meiner Ärzte holte sich eine chronisch proliferierende Tuberkulose, bei der es nach geistiger und körperlicher Überanstrengung erst jüngst zu einer homogenen Infiltration kam, die aber ohne Kavernenbildung sich zurückbildete. Er zeigt schizothymen Körperbau und Charakteranlage. In einem zweiten Falle kam es zunächst zu einer akuten Strumitis und im Anschluß daran zu einer pleuritischen Exsudation, womit bei dem cyclothym veranlagten Herrn die Sache abgetan zu sein scheint. Bei allen übrigen beginnt etwa 3 Monate, nachdem sie sich etwas eingehender mit offenen Lungentuberkulösen befaßt hatten, unter leicht subfebrilen Temperaturen und etwas Mattigkeit sich eine schmerzhafte Sensation über der einen oder der anderen Schulter einzustellen und der Befund zeigt dann eine trockene Spitzenpleuritis, die langsam in eine abortive Tuberkulose übergeht. Bei Fortsetzung der Exposition wird diese Spitzenpleuritis später von einer trockenen Pleuritis im Lappenspalt bzw. auch von einer trockenen Pleuritis über den Lungenbasen abgelöst. Weil man für gewöhnlich nur die oben erwähnten seltenen Fälle von schwerer Infektions-äußerung als Tuberkulose auffaßt, erklärt sich wohl auch, wie KIRCHNER zur Meinung kommt, daß eine Infektion bei Ärzten und Pflegerinnen sehr selten vorzukommen scheint.

Mit dem letzten Infektionserfolg haben wir das Krankheitsbild der Pleurite à répétition vor uns, das PIÉRY (2) erstmalig beschrieben hat, das BRECKE schon vorher aus den übrigen Lungenfällen als Pleuritis chronica recidivans herausgehoben hat und welches HOLLÒ in seiner ausgezeichneten Arbeit über die Zweiteilung der Tuberkulose mit wenigen kurzen Strichen als pleurale Form der juvenilen Tuberkulose beschreibt:

„Akut auftretende, größere Exsudate sind seltener als im Kindesalter. Die Pleuri-tiden führen gewöhnlich nur zu einer unbedeutenden Flüssigkeitsansammlung, zeigen dafür einen sich in die Länge ziehenden Verlauf und rezidivieren oft. Am häufigsten aber sind die trockenen Pleuritiden, die sozusagen ständig bestehen und bald hier, bald dort zu geringen Auflagerungen, zu spitzenartigen, strangartigen, nur den Sinus ausfüllenden Verwachsungen führen und meist auch das äußere Perikard ergreifen. Ihr Verlauf zeigt auf einem chronischen Boden kleinere, unberechenbare Schwankungen. Die Temperatur ist regelmäßig über das normale Niveau erhoben, zeigt öfter akute Erhebungen und größere Tagesschwankungen und ist dann auch durch Antipyretica gut zu beeinflussen.“

Die Erkrankung befällt vor allen Dingen Frauen, viel seltener Männer. Auf eine Erklärung dieses Vorwaltens bei Frauen macht HOLLÓ wohl mit Recht aufmerksam, wenn er sagt:

„Auch der Umstand, wonach die Krankheit nach unseren Beobachtungen häufiger bei Frauen — beim schwächeren Geschlecht — als bei Männern zu finden ist, erklärt sich aus dem verschiedenen Grad der subjektiven Empfindlichkeit. Es scheint, als ob diese Krankheitsform der Vergrößerung eines empfindlichen Organismus bedürfte, um wahr-nehmbar zu werden.“

Wir werden diesem Krankheitsbilde auch später wieder bei der prolife-rierenden Tuberkulosereihe begegnen, weil PIÉRYs Pleurite à répétition keine Krankheitseinheit bildet.

Diese Pleurite à répétition verläuft nun in fieberhaften Schüben, die oft zur kalten Jahreszeit einsetzen und wobei Verkühlungen häufig ein auslösendes Moment zu bilden scheinen. Es kommt zu Seitenstechen, das sich bei starken Atemzügen steigert und beim Husten direkt unerträglich wird. Es kommt zu trockenem Husten. Die Temperatur erhebt sich gelegentlich bis 38⁰. Der physikalische Befund derartiger Fälle zeigt leichte Spitzendämpfung, oft leichte TURBANsche Verschleierungen der Basen mit eingeschränkter oder aufgehobener Verschieblichkeit einseitig oder doppelseitig, die KRÖNIGschen Felder sind mehr weniger eingeengt, meist aber nicht sehr hochgradig. Das Atemgeräusch über den Spitzen ist abgeschwächt oder sakkadiert wegen der Schmerzhemmung, dabei hört man meist etwas kleinblasiges, trockenes Rasseln über den Spitzen, in der Hilusgegend und entlang der Ober-Unterlappengrenze Reiberasseln, über den Basen typisches Reiben. Diese Rasselgeräusche und Reibegeräusche liegen meist etwas oberhalb und etwas nach hinten von den Stellen des subjek-tiven Seiten- bzw. Rückenstechens. Klingt der schmerzhafte oder Fieberschub ab, was meist nach 2—3 Wochen der Fall ist, dann bleiben oft noch subfebrile Temperaturen bestehen, es bleibt etwas abgeschwächtes Atmen zurück, sakka-diertes Inspirium und leichte Dämpfung. Der Fremitus ist dabei meist eher abgeschwächt, und wir haben keine Verstärkung der Flüsterstimme. Die frisch befallene Spitzenpartie zeigt häufig ausgesprochen erhöhte Resistenzprüfung nach POTTENGERs Methode. Das sind auch die Fälle, wo die Schultermuskulatur bei Druck und Walken zwischen den Fingern im Sinne von PORGES sehr schmerzhaft ist. Häufig finden sich bei derartigen Kranken auch als Zeichen eines diaphragmalen Schubes MUSSYsche Druckpunkte. Diese Form kann daher auch zu verschiedenen Tuberkulosemasken Veranlassung geben, zu einer Herzneurose, zu Ulcussymptomen, allgemeiner Neurasthenie führen, worauf ich erst in einem späteren Kapitel im Zusammenhange eingehen kann (siehe darüber auch die interessante Schilderung von HOLLÓ, S. 533, die sich mit meinen Beobachtungen größtenteils deckt).

In typischen Fällen ist diese Tuberkuloseform nicht zu verkennen und gerade das Nebeneinander oder Nacheinander von leichten Schüben über der Spitze, über der Basis und an der Lappengrenze sichert die Diagnose. Als Beispiel dafür sei eine derartige Beobachtung mitgeteilt, wenn auch hier die Spitzenveränderungen ganz zurücktreten.

Beobachtung 21. Am 3. März 1920 sah ich erstmalig die 30jährige verheiratete E. H. Sie gab an, seit 3 Wochen Seitenstechen zu haben, wozu sich allmählich ein trockener Husten gesellte. Der Befund ergab damals gute KRÖNIGSCHE Felder von beiderseits 4¹/₂ cm, keine Spitzendämpfungen, keinen Milztumor. Eine leichte Struma. Keine Zeichen für eine Bronchialdrüsenerkrankung, wohl aber Druckempfindlichkeit des IV. und V. Brustwirbeldorns. Diese Wirbel auch schmerzhaft bei Stauchung von Kopf und Schulter her. Als wichtigster pathologischer Befund eine sehr mangelhafte Verschieblichkeit beider Lungenränder hinten unten mit überhandhoher TURBANscher Verschleierung, links noch ausgesprochener wie rechts. Links basal dabei sakkadiertes Inspirium. Eine zweite Untersuchung am 3. April ergab vorne über den basalen Lungenpartien, also an der Basis des Mittellappens und über der Lingula, inspiratorisch kleinblasiges Reiberasseln. Am 21. April fand sich das gleiche in der linken Axilla und über dem Mittellappen höher hinauf. Am 13. Juli bot die Patientin ausgesprochenes pleurales Reiben links infraclavicular und in den obersten Partien der linken Axilla. Auf Tuberkulinsalbeneinreibung rasche Besserung.

Schwierigkeiten bereitet die Differentialdiagnose gegenüber abortiver Spitzentuberkulose. Haben wir es mit der hämoptoischen Form der letzteren zu tun, dann fällt eine solche wohl weg, denn Bluthusten kommt der Pleurite à répétition nicht zu oder höchstens in ganz rudimentärer Form. Finden wir über den Spitzen oder sonstwo typische Reibegeräusche, so spricht das eindeutig für Spitzenpleuritis. Findet man deutliche Zeichen der Spitzeninduration, also verstärkten Fremitus, Bronchophonie der Flüsterstimme, Veränderungen des Atemgeräusches ins Bronchiale, so spricht das für abortive Spitzentuberkulose.

Die Erkennung dieser Form und ihrer Ursache, d. h. also die Aufdeckung der Infektionsquelle ist von ungeheurer Bedeutung, denn es ist mit der Entfernung der Infektionsquelle aus der Umgebung bzw. mit einem Verschicken des Kranken in ein bacillenfreies Milieu alles für die Heilung der an sich gutartigen Affektion getan. Das sind die Fälle, bei denen ein Landaufenthalt allein schon einen vollen Erfolg bringen kann. Daher ist wohl diese Verordnung zum allgemein üblichen ersten Auskunftsmittel der praktischen Ärzte geworden, wenn sie einen „Lungenspitzenkatarrh" bei einem Kranken entdecken. Verbleibt aber die Infektionsquelle in der Wohnung, dann ist der Erfolg nur ein vorübergehender, und es stellen sich nach 2—3 Monaten Familienaufenthalt wieder die gleichen ehemaligen Beschwerden ein.

Beobachtung 22. So kenne ich einen jungen Mann von 18 und seine Schwester von 16 Jahren in einer Hietzinger Villa, die mit subfebrilen Temperaturen in meine Beobachtung kamen und bei denen die Untersuchung neben einer trockenen Spitzenpleuritis noch eine interlobäre trockene Pleuritis aufdeckte. Ein Aufenthalt in Montana brachte einen vollen Erfolg. Kaum waren aber die jungen Leute wieder einige Wochen zu Hause als sich neuerlich die gleichen Temperaturen einstellten. Darum dachte ich sofort an eine Infektionsquelle in der häuslichen Umgebung, konnte aber nichts Positives darüber erfahren. Erst ein halbes Jahr später wurde mir das Stubenmädchen wegen einer akuten Tonsillitis zugeführt. Sie war schon jahrelang im Hause bedienstet. Zu meiner Überraschung fand ich bei ihr eine stationäre Spitzenkaverne rechts mit positivem Sputum, obwohl die Kranke davon keine Ahnung hatte. Sie war also die gesuchte und nicht gefundene Infektionsquelle. Seit Entfernung dieses Stubenmädchens und seit ihrer Heilung durch einen jahrelangen künstlichen Pneumothorax hat sich bei den jungen Leuten kein neuer Schub mehr eingestellt.

III. Die hämatogen-proliferierende Reihe.
RANKEs Schema III.

Während in den bisherigen intracanaliculär entstandenen Fällen höchstens eine Mitbeteiligung des Kehlkopfes und des Darmes als sekundäre Infektion sich findet, müssen wir nun im folgenden eine in ihrem genetischen Zusammenhang besonders von PIÉRY (3) genau studierte Tuberkulosegruppe betrachten, auf die man immer gefaßt sein muß, wenn man es mit der Lungenuntersuchung von Patienten zu tun hat, die an tuberkulösen Lymphomen, an einem Fungus, einer Nierentuberkulose, einer Knochencaries, überhaupt an einer chirurgischen Tuberkulose leiden. Es handelt sich hier im Gegensatz zu den vorhergehenden Gruppen um Fälle von hämatogener Entstehung der Tuberkulose. KÖNIG hatte schon auf Grund seiner klinischen Untersuchungen und Überlegungen bei dieser Form auf hämatogene Tuberkulose geschlossen, die einer Ausheilung fähig sei. Er sagt:

„Wir sind der Ansicht, daß diese Art der Aussaat gar nicht so selten ist, wie in den zur Sektion kommenden Fällen vor Augen tritt. Wir sezieren eben nur diese Fälle. Aber sehr viele Fälle, bei denen nur eine geringere Aussaat erfolgt, bei welchen nur geringe Mengen in die Lunge, Leber, in ein Gelenk, ja sogar vielleicht in die Meningen kamen, gelangen zur Ausheilung, gleichwie auch die Tiere, welche wir miliartuberkulös machen, nicht alle daran sterben. Wir glauben also, gestützt auf klinische Tatsachen, daß es auch Formen von Miliartuberkulose gibt, welche wieder rückgängig werden."

Auch bei diesen Fällen sind Darm- und Kehlkopftuberkulose anzutreffen, doch sind diese nicht einfache Sputuminfektionen, sondern hämatogen entstanden. DEYKE (l. c. S. 242) unterscheidet diese Art der Darmtuberkulose mit Recht als sogenannte *selbständige Darmtuberkulose* von der *begleitenden Darmtuberkulose* der Phthisen. Denn während die eine Phthise begleitende Darmtuberkulose ein fast unaufhaltsam zum Tode führendes Leiden vorstellt, zeigt die selbständige Darmtuberkulose eine ausgesprochene Neigung zu fibröser Ausheilung. Bei dieser Form treten daher nicht so selten Stenoseerscheinungen auf, hier kommen hyperplastische, tumorbildende Darmtuberkulosen zur Beobachtung, so die sogenannte hypertrophische Coecumtuberkulose. Auf eine weitere Eigentümlichkeit dieser selbständigen Darmtuberkulose macht ebenfalls DEYKE mit Recht aufmerksam. Es kommt nämlich bei diesen Fällen hier und da zu Durchbrüchen der tuberkulösen Darmgeschwüre in das Peritoneum, welche im Gegensatz zu den gewöhnlichen Perforationsperitonitiden auch bei phthisischer Darmtuberkulose wohl infolge der schwieligen Verwachsungen meist fast symptomlos verlaufen und sich nur durch den schnellen Verfall der Kranken verraten, für den der Lungenbefund keine Erklärung gibt. Man könnte versucht sein, die starke, fibröse Heilungstendenz derartiger Tuberkulosefälle auf das gleichzeitige Vorhandensein des chirurgischen Herdes zurückzuführen, welcher besonders günstige Immunitätsverhältnisse schaffe. So erklärt wenigstens ROLLIER den besonders günstigen Verlauf derartiger, die chirurgische Tuberkulose begleitender Lungentuberkulosen. Auch ARVID WALLGREN macht auf Grund einer genauen, durch Jahre verfolgten Untersuchung des Schicksals von lymphomkranken Leuten und des Befunds über ihren Lungen aufmerksam, daß die Lungentuberkulose bei den Lymphomkranken nicht selten auffallend symptomfrei sei und außerdem recht gutartig verlaufe. Ebenso unterscheidet Liebe eine konkomittierende und eine einfache Lungentuberkulose und meint, daß die Kranken der ersten Kategorie durch die Evolution ihrer Knochen- und Gelenksherde immunisiert zu sein scheinen. Für das richtige Verständnis dieser Frage ist es wichtig, daß man die gleichen Tuberkulosefälle auch gelegentlich ohne chirurgische Tuberkulose findet, und daß sie dann ebenfalls die gleich gute Prognose geben. Diese Tuberkuloseformen haben eben eine ganz eigene Genese, wie wir noch hören werden, und verdanken dieser ihre Verlaufseigentümlichkeiten und ihre relativ günstige Prognose.

Wir sehen aus den bisherigen Ausführungen, daß Leute mit chirurgischen Manifestationen ihrer Tuberkulose eine chronische Miliartuberkulose aufweisen, die oft sehr erscheinungsarm sein kann und deren Spuren man direkt nachgehen muß. Noch milder, oft noch symptomenärmer verläuft eine zweite Art von hämatogen-proliferierender Tuberkulose, der wir namentlich bei ophthalmologischen Fällen begegnen, wo zweifellos auf dem Blutwege in den verschiedenen Augenhäuten chronische Entzündungszustände entstehen, die man ehemals mangels einer anderen Ätiologie als Rheumatoide bezeichnete, von denen wir aber nunmehr wissen, daß sie durch eine besonders gutartige Tuberkelbacillämie hervorgerufen werden. Die Tuberkelbacillen sind dabei nicht einmal imstande, am Orte ihrer Ansiedlung das für Tuberkulose sonst so typische Granulationsgewebe mit zentraler Verkäsung oder wenigstens mit zentralen Riesenzellen hervorzurufen. Es entsteht vielmehr nur ein scheinbar ganz unspezifisches Granulationsgewebe, Poncets tuberculose inflammatoire. Um beide auseinander zu halten, bezeichne ich die erste Form als *virulente Proliferation* und trenne davon die bei Augenrheumatoiden vorkommenden Lungenherde als *blande Proliferation* ab. Denn nach dem Gesetz von Piéry und Arbez über den Paralellismus der tuberkulösen Erscheinungen am gleichen Organismus zeigen bei der letzteren auch die Lungenherde keinen spezifischen Bau. Um nun von diesen relativ gutartigen bis sehr gutartigen Tuberkulosefällen die allgemein bekannte klassische Miliartuberkulose unterscheiden zu können, sprechen wir hier von einer *malignen Proliferation*. Es zerfällt daher das von Ranke skizzierte Schema III, dessen Abbildung ich dem Abschnitte über die virulente Proliferation beifüge, in 3 Untergruppen.

A. Die maligne Proliferation, die allgemeine akute Miliartuberkulose. (Siehe Abb. 184.)

Die allgemeine Miliartuberkulose gilt auch heute noch vielfach als einzige Erscheinungsform einer hämatogenen Aussaat bei Tuberkulose. Aus den bisherigen Ausführungen geht schon hervor, daß dem nicht so ist. Es gehört vielmehr noch ein massenhafter Einbruch von hochvirulenten Tuberkelbacillen in die Blutbahn dazu, oder nach Liebermeister bei geringen Bacillenmengen eine besondere Konstitution der Kranken, um das klinische Bild der allgemeinen Miliartuberkulose mit seinem absolut letalen Ausgang zu erzeugen (siehe darüber auch die Ausführungen Löwensteins [l. c. S. 251]). Dieser Einbruch kann sich an verschiedenen Stellen des Körpers vollziehen, kann verschiedene Gefäßgebiete zuerst befallen und danach ist auch die Symptomatologie dieser Erkrankung eine ganz verschiedene. Betrachten wir zunächst rein theoretisch einige dieser Möglichkeiten. Es sitze irgendwo im Körper ein Tuberkuloseherd, ein tuberkulöses Lymphom, eine Caries des Knochens, ein Fungus usw. Von hier aus können nun tuberkulöse Massen in eine arrodierte Vene einbrechen. Sie gelangen dann in den rechten Vorhof, den rechten Ventrikel und von hier zunächst in die Lunge. Nur diejenigen Bacillen, welche das Lungencapillarnetz passieren konnten, werden nun in spärlicherem Ausmaße die sonstigen Körperorgane befallen. Wir haben dann eine Miliartuberkulose vor uns, die sich hauptsächlich auf die Lungen lokalisiert. Ist der Einbruch in eine Körpervene ein spärlicher, dafür aber sich häufig wiederholender, dann entsteht daraus eine Tuberculosis fibrosa densa, die sich durch eine großknotige Beschaffenheit der konglobierten Miliartuberkeln in der Lunge auszeichnet, wie RANKE mit Recht hervorhebt. Dasselbe geschieht, wenn die tuberkulösen Massen in den Ductus thoracicus einbrechen. Ganz anders stellt sich das Bild dar, wenn tuberkulöses Material in die arterielle Blutbahn einbricht. So beobachtete ich einen Fall, den K. BAUER näher beschrieben hat, wo eine tuberkulöse Drüse mit stecknadelkopfgroßer Öffnung in den Aortenbogen eingebrochen war. Hier gelangte die Hauptmasse der Bacillen in die Körperorgane, in die Nieren, die Leber und die Milz und bedeutend weniger in die Lungen. Es macht dabei natürlich einen Unterschied aus, ob der Einbruch sich vor Abgang der Anonyma und Carotis sinistra vollzieht oder nachher. Im ersteren Falle wird eine rasch auftretende Meningitis tuberculosa dem Leben ein baldiges Ende setzen, im letzteren Falle, wie in dem von uns beobachteten, ist die Erkrankungsdauer eine ziemlich lange und trat vor allem unter einem gastrischen und hepatalen Bilde auf. Bei dem erwähnten Patienten war vor seiner Aufnahme an die Klinik der Reihe nach an eine Wurstvergiftung, eine Lebercirrhose und endlich an einen Typhus gedacht worden. Ebenfalls zunächst Erscheinungen allgemeiner Natur; besonders aber das Bild einer Meningitis tuberculosa wird hervorgerufen, wenn der Bacilleneinbruch, wie so häufig, in eine Vena pulmonalis erfolgt. Denn auch hier gelangen die Bacillen über den linken Vorhof und den linken Ventrikel zuerst in den allgemeinen Kreislauf und erst auf diesem Umwege in die Lungen. Bei einem Einbruch in einen Zweig der Pulmonalarterie wieder wird überhaupt keine allgemeine Miliartuberkulose entstehen, sondern eine auf das Verteilungsgebiet dieses Astes beschränkte Miliartuberkulose der Lunge, die sich klinisch unter dem Bilde einer einseitigen Miliaris discreta offenbart.

Dadurch sind schon mannigfache Verschiedenheiten im Verlauf der allgemeinen Miliartuberkulose gegeben, so daß wir direkt 3 Formen davon unterscheiden können. Eine, wo die Lungenerscheinungen im Vordergrund stehen (Einbruch in Körpervenen oder Ductus thoracicus), eine, wo die Erscheinungen in den parenchymatösen Organen des Körpers das Bild beherrschen (Einbruch in die Aorta bzw. in eine größere Arterie) oder eine, wo die meningealen Symptome den Ausschlag geben (Einbruch in eine Vena pulmonalis oder in die Aorta vor Abgang der Anonyma und Carotis sinistra). Diese Verschiedenheiten werden noch größer dadurch, daß individuelle Verschiedenheiten in der Gefäßweite und in der Gefäßverteilung vorliegen. Weitere Unterschiede haben in konstitutionellen und konditionellen Verschiedenheiten ihre Ursache. Weitere sind in immunbiologischen Verhältnissen begründet. Man denke an eine miliare Aussaat bei Individuen, die gegen eine Tuberkulose gar keine Schutzstoffe zur Verfügung haben und andererseits wieder an die gleichen Ereignisse bei gegen Tuberkulose mehr weniger immunen Kranken. Es wird daher einen Unterschied machen, ob eine allgemeine Miliartuberkulose im Stadium des Primärkomplexes oder bei Phthisikern erfolgt; alle diese Verschiedenheiten sind noch gar nicht Gegenstand eines eingehenden Studiums geworden, und ich muß mich daher mit den bisherigen Andeutungen begnügen, um so mehr, als wir bei Erwachsenen ja nur spärliche Fälle von Miliartuberkulose zu Gesicht bekommen.

Betrachten wir zunächst das allgemein klinische Bild der Miliartuberkulose. Wir haben da ein etwa 10tägiges Inkubationsstadium vor uns, wo es zu Abgeschlagenheit, Kopfschmerzen, Schlaflosigkeit und Schwindel kommt, wo eventuell Nasenbluten auftritt, Appetitlosigkeit und Abmagerung sich einstellen,

und gelegentliche Frostschauer sich bemerkbar machen, ohne daß man damit
zunächst etwas Rechtes anzufangen wüßte. Nach diesen Vorläufern entsteht
dann das meist typhusähnliche Bild. Wir haben eine Continua wie beim Typhus,
oder wir haben unregelmäßige Fieberanfälle, indem die Temperatur 1—3mal
im Tag auf 40° ansteigt und dazwischen Temperaturen von 37° eingeschoben
sind, oder wir haben einen Typus inversus vor uns mit morgendlichem Gipfel
bis 39,3°, abendlichen Erhöhungen bis 37,5°. Der Puls ist stark beschleunigt,
die Respirationsfrequenz beträgt 50—60, zunächst ohne Mitbeteiligung der
auxilliären Atemmuskulatur. Es macht sich eine hochgradige Cyanose mit
zunehmender Blässe des Gesichtes geltend, es tritt ein Milztumor auf. Wichtig
ist nach A. Fraenkel eine schmerzhafte Vergrößerung der Leber, die oft von
einem leichten Ikterus begleitet wird. Fast beständig findet sich Eiweiß im
Urin und eine positive Diazoreaktion. Von den nervösen Symptomen stehen
intensive Kopfschmerzen im Vordergrund. Dabei ist das Sensorium getrübt
und der Schlaf delirierend. Empis macht als ein Frühsymptom auf eine Haut-
hyperästhesie der Thoraxwand aufmerksam. Es besteht Lichtscheu. Die
Lungensymptome sind recht verschiedenartig. Wir haben in den meisten
Fällen, wie Jousset zeigte, die Zeichen eines kleinen pleuralen Ergusses an
beiden Basen, sich kennzeichnend durch leichtes Höherstehen der Lungengrenzen gegenüber der Norm um 2—3 Querfinger und durch abgeschwächtes
Atmen darüber. Eine Probepunktion verschafft Sicherheit über dieses eminent
wichtige Symptom. In anderen Fällen haben wir katarrhalische Rasselgeräusche
über den Spitzen oder über den oberen Lungenpartien von trockenem, bron-
chitischem Charakter. In einer dritten Reihe von Fällen tritt mehr weniger
flüchtiges, feinblasiges Rasseln und ein zartes, pleurales Reiben an verschiedenen
Stellen der Thoraxwand auf, als Zeichen der miliaren Pleuratuberkel.

In manchen Fällen tritt nun die Fiebersteigerung ganz in den Hintergrund,
so daß ein subfebriler, ja sogar afebriler Verlauf daraus resultiert. Solche Fälle
hat Hagen schon im Jahre 1881 beschrieben, ebenso Reinhold. Joseph hat
aus dem Jahre 1891 drei solche interessante Fälle mitgeteilt. Auch ich habe einen
derartigen Fall beschrieben (W. Neumann [1], Beobachtung 23). Das sind dann
die Fälle, welche Piéry unter dem Sammelnamen *„Granulie à forme de pyrexie
atténuée"* zusammengefaßt hat. Wir nennen sie am besten *subfebrile Miliartuberkulose*. Bei solchen taucht zunächst der Verdacht auf eine leichtfebrile
gastrische Störung auf oder man vermutet eine Grippe. Es stellt sich im
weiteren Verlaufe eine trügerische Besserung ein. Nur die Kopfschmerzen,
die Abgeschlagenheit sowie die Vergrößerung von Milz und Leber, die zunehmende Abmagerung, der Kräfteverlust und die zunehmende Blässe deuten auf
ein Fortbestehen der Krankheit hin. Plötzlich bricht dann bei dem Kranken
eine Meningitis aus oder es folgt eine akute Erstickung und setzt dem Leben
nach wenigen Stunden ein Ziel. Es erinnert diese Schilderung in abgeschwächter
Form an den Verlauf der Krankheit in der Beobachtung K. Bauers, wo der
Tuberkelbacilleneinbruch in den Arcus aortae erfolgt war. Diese Fälle dürften
wohl dadurch bedingt sein, daß Tuberkelbacillen in eine Lungenvene oder in
die Aorta gelangen und von hier aus zunächst den allgemeinen Körperkreis-
lauf erreichen.

In Fällen wieder, wo der Einbruch in eine Körpervene erfolgt, wo also die
Lunge hauptsächlich die Bacillen abfängt, entsteht wohl zumeist die von Piéry
als *„Granulie à forme catarrhale"* beschriebene Form der Miliartuberkulose,
katarrhalische Miliartuberkulose. Wir haben die subjektiven Beschwerden
einer Bronchitis, also minimalen Husten mit etwas rötlichem Auswurf, wir
haben Brustschmerzen, Empfindlichkeit der Thoraxwand. Wir finden bei der
Perkussion abwechselnd gedämpfte und tympanitische Zonen, wir haben

Pfeifen und Schnurren besonders reichlich in den Spitzen, auch Schauer von krepitierenden Rasselgeräuschen an verschiedenen Stellen. Aber alles das ist flüchtig und in seiner Lokalisation wechselnd. Dazu kommt als Zeichen der schweren Intoxikation zunehmende Abmagerung und zunehmende Schwäche, Cyanose und Dyspnoe. Die Temperaturen sind unregelmäßig mit abendlichem Gipfel. Auch hier kommen, namentlich bei alten Leuten, fieberlose Fälle mit Herzschwäche und allgemeinem Hydrops vor. Später gesellt sich Albuminurie und Milztumor dazu. Der Tod tritt innerhalb 5—6 Wochen ein. Von einer leichten tuberkulösen Bronchopneumonie unterscheidet sich diese Form durch das Fehlen der Tuberkelbacillen im Sputum, ferner durch das Fehlen von Verdichtungserscheinungen und Höhlenbildung über den Lungen.

Unter Umständen können dabei die pleural und subpleural gelegenen Tuberkel besonders in den Vordergrund treten und wir haben dann PIÉRYs *„Granulie à forme pleurale"* vor uns, die *pleuritische Miliartuberkulose.* So habe ich Fälle gesehen, wo bei bestehendem typhösen Fieber wegen des Fehlens der GRUBER-WIDALschen Reaktion zunächst an Typhotuberkulose gedacht werden mußte, und wo ein plötzlich auftretendes, zartes pleurales Reiben die Diagnose zugunsten einer allgemeinen Miliartuberkulose umstieß, mit absolut tödlicher Prognose, im Gegensatz zur früheren Annahme. Macht doch schon JÜRGENSEN auf ein pleurales Reiben als charakteristisches Zeichen einer Miliartuberkulose aufmerksam. Auch ein rasch wechselnder pleuraler Erguß, einmal der einen, einmal der anderen Seite kann ein derartiges unklares Krankheitsbild im Sinne einer Miliartuberkulose klären. Merkwürdig ist, daß diese Ergüsse bei allgemeiner Miliartuberkulose rasch kommen und auch rasch wieder verschwinden können.

Einen ganz eigenartigen Verlauf stellt dann jene Form dar, welche PIÉRY *„Granulie à forme suffocante"* nennt, die *asphyktische* Miliartuberkulose. Diese Form tritt besonders häufig bei Kindern von 2—3 Jahren auf. Einen zweiten Frequenzgipfel zeigt sie noch zwischen dem 20. und 30. Lebensjahr. Es tritt hier nach einer etwa 2tägigen Subcontinua bis 39,5° plötzlich heftigste Dyspnoe mit Orthopnoe und Erstickungsgefühl auf, ohne Seitenstechen, ohne Husten, ohne Auswurf. Die physikalische Untersuchung ergibt nur abgeschwächtes Atmen, stellenweise etwas aufgehobene Atemgeräusche, hier und da etwas flüchtiges Pfeifen und Schnurren und in einigen Tagen erfolgt der Tod, bei Kindern nach 8—10, bei Erwachsenen nach 20—30 Tagen.

Die Differentialdiagnose muß dabei verschiedene Zustände berücksichtigen. Zunächst denkt man an ein akutes Versagen der Herzkraft. Doch muß man diesen Gedanken wieder fallen lassen, weil die Herzaktion eine zwar beschleunigte, aber sonst ganz gute ist. Man denkt an ein akutes Lungenödem, doch fehlt das Ödemsputum. Man denkt an eine akute capilläre Bronchitis, doch wird das Rasseln über der ganzen Lunge vermißt. Auch der Verdacht einer Miliarcarcinose der Lunge muß, besonders bei alten Leuten, auftauchen, doch ist da die Entwicklung nicht so rapid. Es tritt manchmal das typische himbeergeleeartige Sputum auf, welches die Sachlage im Sinne einer Carcinose klärt, es treten schmerzlose, harte Drüsenschwellungen in der Supraclaviculargrube auf, welche ebenfalls für Carcinomatose entscheidend sind.

Der Vollständigkeit halber sei zum Schlusse dieses Abschnittes noch eine Form von BARD erwähnt, die *Tuberculosis miliaris suppurativa,* die *vereiternde Miliartuberkulose.* Hier vergesellschaftet sich die Tuberkelbacillenaussaat mit einer Aussaat von Eitermikroben, so daß jeder entstandene Miliartuberkel vereitert. Das hervorstechendste Symptom ist ein hohes hektisches Fieber. Für die Differentialdiagnose kämen natürlich hier alle Arten von Pyämie in Betracht, doch scheint die Krankheit enorm selten zu sein und daher nur wenig praktische Bedeutung zu besitzen. Doch konnte ich vor kurzem einen derartigen Fall genau bis zur Autopsie verfolgen und möchte ich ihn daher hier mitteilen. Dabei muß man sich aber stets vor Augen halten, daß LIEBERMEISTER auch reine polynucleäre Eiterung bei reiner Tuberkulose beobachtet hat, die er ebenfalls unspezifische Tuberkulose nennt. Hat doch auch GRULKA einen Fall von rein eitriger Osteomyelitis beschrieben, wo im echten polynucleären Eiter reichlich Tuberkelbacillen und keine Mischbakterien anzutreffen waren.

Beobachtung 23. Es handelt sich hier um eine 24jährige verheiratete Serviererin M. F., die mit folgender Anamnese auf der dermatologischen Abteilung unseres Spitales zur Aufnahme gelangte. Immer gesund gewesen bis März 1926. Damals bekam sie Schwellung und Schmerzen in beiden Ellbogen, Sprung- und Schultergelenk, ohne daß eine Angina vorausgegangen wäre. Angeblich auch ganz ohne Temperaturen. Diese Beschwerden dauerten ein ganzes Jahr. Dann ging die Schwellung zurück und sie war ab März 1927 wieder beschwerdefrei. Anfang November 1927 bekam sie einen Ausschlag im Gesicht, der von einem Arzt einer Höhensonnenbestrahlung unterzogen worden war. Sie wurde nun unter der Höhensonne vergessen und übermäßig lange den Strahlen ausgesetzt. Es kam zu Fieber über 39° und Professor OPPENHEIM fand bei der Aufnahme am 14. Dezember 1927 eine Dermatitis infolge Bestrahlung eines Lupus erythematodes. Eine Röntgenuntersuchung vom 24. Dezember zeigte noch ganz normale Verhältnisse und nur den linken Zwerchfellsinus nicht ganz spitz. Die Augenspiegeluntersuchung vom 9. Januar ergab eine beiderseitige Neuroretinitis. Als ich sie am 7. Januar auf der dermatologischen Abteilung sah, fanden sich systolische Geräusche am Herzen, über den beiden Lungenspitzen klein- und mittelblasiges Rasseln, Reiben über beiden Lungenbasen und eine scharfrandige derbe Milz. Ich diagnostizierte daraus einen miliaren hämatogenen Schub in der Lunge. Sie bekam nun reichlich Albumen. Der Röntgenbefund der Lunge war noch am 12. Januar genau so wie der vom 24. Dezember. Weil aber das Allgemeinbefinden sich zusehends verschlechterte und die Patientin cyanotisch wurde, wurde sie am 24. Januar auf meine Abteilung verlegt. Wir fanden nun eine Polyserositis mit beiderseitigen, sehr mäßiggradigen serösen Ergüssen, was mit der Annahme der hämatogenen Aussaat vollständig übereinstimmte. Am 6. Februar kam sie dann zum Exitus und die Autopsie, vorgenommen von Dr. FEYRTER, ergab folgenden Befund:

Verkäsende Tuberkulose der beiderseitigen submaxillaren, cervicalen, paratrachealen der Hilüs- und der Bifurkationsdrüsen, dann der vorderen und hinteren Mediastinaldrüsen mit beträchtlicher Vergrößerung der Drüsen. Die Bifurkationsdrüsen z. B. bilden ein überwalnußgroßes Paket. Frische Lymphadenitis tuberculosa mit geringfügiger Verkäsung der Lymphdrüsen längs der Bauchaorta. Rechtsseitige tuberkulöse Spitzenschwiele. Bandartige schmale Verwachsungen über beiden Lungen. Hanfkorngroße ältere Tuberkel in mäßig reichlicher Zahl in der Milz. Die Milz vom Aussehen eines subchronischen Milztumors. Perisplenitis peracta adhaesiva. Verwaschene Miliartuberkel in der Rinde sowie streifenförmige tuberkulöse Ausscheidungsherde in den Pyramiden beider Nieren. Spärliche verstreute Miliartuberkel in beiden Lungen. In beiden Lungen frische eitrige Bronchiolitis und kleinknotige bronchogene Herdpneumonie. Serös-hämorrhagische Pleuritis links, eitrige fibrinöse Pleuritis rechts. In der Pleura der rechten Lunge stellenweise miliare Knötchen erkennbar. Serofibrinöse Pericarditis interna. Geringfügige Menge serös-hämorrhagischer Flüssigkeit im Abdomen. Zwei überbohnengroße ältere tuberkulöse Geschwüre im Sigmoid. Vereiternde frische Phlegmone der Weichteile der rechten Halsseite. Seichte Geschwüre rechts am Zungenrand mit rauhem Grund und fetzigen Rändern. Blutige Imbibition des Endokards und des Endothels der Ventrikel. Parenchymatöse fettige Degeneration des Myokards und der Nieren. Schwere Verfettung der Nieren. Kolloidreiche Schilddrüse von 35,0 Gewicht. Enge Aorta. Walzenförmige große Ovarien ohne GRAAFsche Follikel und ohne Corpora lutea.

Wir sehen also eine Mischung von septischen und von miliaren Veränderungen, wie sie für diese Form der Miliaris suppurativa charakteristisch sind.

B. Die virulente Proliferation.

Es handelt sich hier um wiederholte miliare hämatogene Schübe von nicht tödlichem Charakter, die Granulie discrète, die diskrete Miliartuberkulose, welche BARD erstmalig 1898 beschrieben hat. Erst in neuester Zeit werden auch aus deutschen Heilanstalten Beobachtungen darüber laut. So bespricht GRAU in mehreren Arbeiten diese Tuberkuloseform und kommt dabei zu ähnlichen

Anschauungen, wie Bard sie entwickelt hat. Auch Bolle widmet der Tuberculosis fibrosa densa eine besondere Aufmerksamkeit. Er nennt sie zerstreut-kleinherdige Tuberkulose. Auch E. Fraenkel beschreibt diese Tuberkuloseform als milde generalisierte Tuberkulose der Erwachsenen, während Alwens und Flesch-Thebesius bei Lungenuntersuchungen chirurgisch-tuberkulöser Kranker in 81% klinisch Lungentuberkulose fanden, so daß sie mit Recht jede chirurgische Tuberkulose pathogenetisch auf metastatischem Wege von einer Lungentuberkulose ableiten. Wir verstehen die klinische Mannigfaltigkeit dieser Tuberkuloseform, wenn wir uns die Entstehung pathologisch-anatomisch vergegenwärtigen. Es handelt sich bei diesen Fällen immer darum, daß Tuberkelbacillen in die Zirkulation gelangen, zunächst im kleinen Kreislauf abfiltriert werden, daher vor allem Lungenherde erzeugen und nur zum kleinen Teil die Lungencapillaren passieren und dann in den verschiedensten Organen einzelne Metastasen setzen, so zu den verschiedenen chirurgischen Tuberkulosemanifestationen Veranlassung gebend. Warum ist ein derartiger Vorgang so ungemein häufig, warum um so viel häufiger als die allgemeine Miliartuberkulose? Diese letztere entsteht vor allem dann, wenn Tuberkelbacillen in die arterielle Blutbahn einbrechen und so in den Körpercapillaren abgefangen werden. Doch kann es zu einer allgemeinen Miliartuberkulose auch kommen, wenn große Massen von Tuberkelbacillen in den Ductus thoracicus oder in eine Körpervene gelangen, so daß das Lungenfilter nicht genügt, den größten Teil der Bacillen zurückzuhalten. Brechen nur einige wenige Tuberkelbacillen in die Venen ein, dann entsteht die Granulie discrète, die in ihrem weiteren Verlaufe bei fortgesetzten Schüben zu einer Tuberculosis fibrosa densa Veranlassung gibt. Nehmen wir zunächst einmal Herde in den bronchialen oder mesenterialen Lymphdrüsen an. Da wird es oft geschehen, daß einige Tuberkelbacillen in den Ductus thoracicus gelangen, von da in die obere Hohlvene und dann in die Arteria pulmonalis kommen. Wir haben dann bilaterale Herde in den Lungen vor uns, die sich allenthalben lokalisieren, mit Vorliebe und am dichtesten aber in den Lungenspitzen angehäuft sind. Nur einige wenige nehmen ihren Weg wieder durch die Vena pulmonalis in das linke Herz und in die allgemeine Zirkulation. Ein peripherer Tuberkelherd, der Bacillen in die Capillaren oder in die relativ dünnwandigen kleinen Venen abgibt, wird wiederum zu einer Miliaris discreta und zur Tuberculosis fibrosa densa Veranlassung geben. Eine dritte Möglichkeit, und zwar dann namentlich für die relativ seltenen, einseitigen, miliaren Lungenschübe, ist gegeben, wenn tuberkulöse Bronchialdrüsen in einen Ast der Arteria pulmonalis durchbrechen. Das ist anatomisch auch möglich, leichter möglich als der Einbruch in die Lungenvenen, weil wir ja aus den Untersuchungen von Hasselwender und Briegel wissen, daß die bronchopulmonalen Drüsen lateral vom Bronchus und in dichter Nähe der Arterienäste liegen. Sie können also zu einem intracanaliculären Einbruch in den Bronchialbaum, also zu phthisischen Prozessen oder zu einem Einbruch in einen Ast der Arteria pulmonalis und dann zur Miliaris discreta Veranlassung geben. Eine weitere Möglichkeit für eine solche Entstehung dürften auch die durch sorgfältige Plattenrekonstruktion eines Konglomerattuberkels gewonnenen Feststellungen Millers bieten, der fand, daß die obere Hälfte des Tuberkels in enger Verbindung mit Zweigen der Pulmonalvenen steht, welche aber thrombosiert erscheinen, während die untere Hälfte mit den noch offenen Zweigen der Pulmonalarterie Verbindung hat.

Oft versteckt sich die gutartige Miliartuberkulose unter dem Bilde einer Grippe, einer fieberhaften gastrischen Störung, eines leichten Typhus. Es gehört nach Piéry hierher die Ephemera, das Wachstumfieber bei den Kindern, das Ermüdungs- und Überanstrengungsfieber, es gehört hierher auch die große Menge jener Fälle, welche LANDOUZY als Typhobacillose beschrieben hat, und welche wir im Deutschen eindeutig als *Typhotuberkulose* bezeichnen müssen. Nach den bisher darüber vorliegenden, meist nur gelegentlichen Obduktionsbefunden frischer Fälle stellt sich diese Krankheit anatomisch als ein Aufschießen feiner Knötchen dar, die wahrscheinlich ziemlich regelmäßig über die ganze Lunge zerstreut sind, die aber sehr zart sind und entweder vollständig resorbiert werden oder zu kleineren, runden Verdichtungsherden Veranlassung geben, die sich mit nachfolgenden Schüben zu dichten, melanotisch-fibrösen Massen verdichten können, so zur Tuberculosis fibrosa densa Veranlassung gebend. Aus dem häufigen Vorwalten dieser dichten Narbenmassen in den Lungenspitzen erhellt schon, daß diese Knötchen eine besondere Vorliebe für die Spitzenpartien der Lunge erkennen lassen, wie es ja auch schon aus vielfachen Beobachtungen für die gewöhnlich letal verlaufende allgemeine Miliartuberkulose bekannt ist. Wenn auch die einzelnen Knötchen recht klein sind, wie wir hörten, so entstehen doch durch die immer wieder erfolgenden Schübe in die gleichen Lungenpartien hinein allmählich größere Knoten. Begünstigt wird diese Vergrößerung der hämatogenen Herde durch ein Gesetz, welches sich bei diesen gutartigen miliaren Schüben fast durchwegs nachweisen läßt, und welches wohl in individuellen anatomischen Verhältnissen des ersten Herdes und des Gefäßsystems seine Ursache hat. Man sieht nämlich regelmäßig, daß die einzelnen, oft sogar jahrelang auseinanderliegenden Schübe immer wieder denselben Weg nehmen wie der erstmalige. So hatte ich in den Sommermonaten 1921 ein Fräulein an meiner Abteilung, E. B., welches bei freien Lungenspitzen seit mehr denn 5 Jahren immer wieder hämatogene Schübe in die Haut der Unterschenkel bekam, woselbst in großen Zwischenräumen papulonekrotische Tuberkulide und Eruptionen von Erythema induratum Bazin auftraten. Sonst waren bei ihr nur noch die beiderseitigen Halslymphdrüsen und die axillaren Lymphdrüsen rechterseits befallen, große Knoten bildend. Ebenso habe ich jetzt (August 1921) einen älteren Herrn an der Abteilung, dessen Lungenbefund eine typische Tuberculosis fibrosa densa aufweist und der seit einer Reihe von Jahren solche hämatogene Schübe in sein linkes Kniegelenk bekommt. Erst äußerte sich das nur in leichten rheumatischen Schmerzen in diesem Knie, bis endlich mit einem weiteren Schub ein typischer Fungus des Kniegelenkes auftrat, aber ohne Fistelung und auch röntgenologisch ohne Destruktion der Knochen. Befällt nun ein derartiger miliarer Schub die Lungenspitze im Sinne einer Miliaris discreta, so entwickelt sich daraus wieder durch immerwährend an gleicher Stelle sich wiederholende Aussaat das Bild einer mehr weniger ausgesprochenen Tuberculosis fibrosa densa. Es mag dies, wie ich oben schon andeutete, durch individuelle anatomische Verhältnisse bedingt sein. Sicherlich hängt es auch mit den Gesetzen zusammen, die LÖWENSTEIN (2) in einem interessanten Vortrag zum Ausdruck brachte. Falls die erste Lokalisation der im Blute kreisenden Tuberkelbacillen ein empfindliches Organ treffe, dann erkranke in diesem Falle nicht nur das betreffende Organ, sondern bei genügend langer Dauer der Erkrankung häufen sich die Metastasen in dem ganzen Organsystem, indem gleichartige Gewebe an Tuberkulose erkranken, was er sympathische Erkrankung nennt. Diesen Gedankengang hat er mit MORITSCH zusammen speziell für die Nierentuberkulose, sein Schüler SUMIGOSKI dann für die Nebennierentuberkulose durchgeführt, den Vorgang auf spezifische Cytolysine zurückführend.

Diese miliaren Schübe der gutartigen Miliartuberkulose haben nun bestimmte Prädilektionsorgane, welche für die Diagnose von großer Wichtigkeit sind. Eine Lieblingslokalisation bilden die serösen Häute. Es kommt zu einer Pleuritis oder noch häufiger zu einer Polyserositis von gutartiger Prognose mit fast vollständiger Restitutio ad integrum. Die nächsthäufigste Lokalisation sind die

Lungen mit besonderer Beteiligung der Lungenspitzen, die diskrete Spitzenmiliare, die ich gleich ausführlich abhandeln werde. Eine besondere Vorliebe besteht ferner für die Milz, weshalb wir diese auch in allen derartigen Fällen immer als harten Tumor tasten können, ein diagnostisch nicht hoch genug einzuschätzender Befund. Eine weitere, häufige Vorliebe zeigen diese Schübe für die Gelenke, so daß es zu flüchtigen Polyarthritiden tuberkulöser Natur kommt, wie auch GRAU betont, dann für die Lymphdrüsen, die oft anschwellen. Mit Recht rechnet GRAU multiple, kleine Drüsenschwellungen — die Micropolyadenopathie LEGROUXs — zu diesem Bilde. Konnte doch UNGERMANN zeigen, daß in 77% seiner Kinderleichen, wenn überhaupt Tuberkulose nachzuweisen war, die Bacillen in sämtlichen drüsigen Systemen des Körpers gefunden wurden. Auch die Haut kann mitbeteiligt sein unter dem Bilde des Erythema nodosum (GRAU). (Siehe darüber meine Beobachtung 1.) Ein anderer, von mir freilich nicht gar zu oft beobachteter Schub geht in die Nieren. Nach PIÉRY kann es dabei sogar zu vorübergehender Anurie kommen, ferner zum Auftreten von leichter Albuminurie, niemals aber zur Hämaturie. Für die Richtigkeit dieser Auffassung PIÉRYs scheint auch eine eigene Beobachtung zu sprechen. Ich sah bei einem typischen Fall von Polyserositis infolge Miliaris discreta eine Nierenentzündung ohne Erythrocyturie, nach der Einteilung von VOLLHARD und FAHR am ehesten einer blanden Sklerose entsprechend. Tatsächlich hat auch SPRING in den Nieren bei chronischer hämatogen-proliferierender Tuberkulose Rindennekrose und Schrumpfungsherde festgestellt. Der Tod erfolgte später durch einen Solitärtuberkel des Gehirns, der durch den miliaren Schub gesetzt worden war. Die Autopsie ergab nun ganz in Übereinstimmung mit unserer klinischen Annahme Solitärtuberkelentwicklung in den Nieren. Der prinzipiellen Wichtigkeit halber sei dieser Fall hier mitgeteilt.

Beobachtung 24. Am 30. November 1919 kam die 50jährige, ledige Näherin L. K. an meine Abteilung. Die hereditär belastete Patientin, deren Vater an progressiver Paralyse, deren Bruder an Lungentuberkulose gestorben war, hatte mit *17 Jahren angeblich einen Typhus überstanden.* Mit 22 Jahren war bei ihr eine Ovarialcyste operiert worden, und seither sei die Menstruation nicht mehr wiedergekehrt. Im Mai 1919 hatte sie eine Rippenfellentzündung mit Nierenentzündung. Im Juni 1919 wurde bei ihr eine Probelaparotomie vorgenommen, welche eine Miliartuberkulose des Peritoneums ergab. Im September kam es zu einem Wiederaufflackern der Rippenfellentzündung, und da sich seit 5 Tagen heftige Schmerzen, besonders beim Husten, und heftige Kopfschmerzen geltend machten, kam sie ins Spital.

Wir fanden nun ein pleuritisches Exsudat der linken Seite bis zum VI. Brustwirbeldorn hinaufreichend und Reste einer Tuberculosis peritonei, außerdem eine Nierensklerose mit 1% Albumen, im Sediment hyaline und granulierte Zylinder, keine Erythrocyten. Der Blutdruck betrug 142 R. R. Wasserausscheidung normal, fehlende Konzentrationsfähigkeit der Niere. Wegen der starken Kopfschmerzen Verdacht auf Hirntuberkel. Die Lumbalpunktion ergab aber nur positive Sublimatprobe, sonst gar keinen pathologischen Befund. Normaler Liquordruck. Augenspiegelbefund normal. Die Wassermannsche Reaktion negativ.

Am 22. April 1920 verließ Patientin gebessert das Spital. Das Exsudat war verschwunden, sie hatte sich erholt, nur hielten die Kopfschmerzen noch weiter an. Derentwegen kam sie am 10. Juni 1920 wieder zur Aufnahme. Sie hatte jetzt dabei auch Brechreiz und Schwindel, doch war eine genaue Anamnese nicht zu erheben, weil Patientin leicht verwirrt war. Sie konnte den Urin nicht halten. Im Urin fanden sich immer noch Spuren von Eiweiß, im Sediment Leukocyten und vereinzelte, fein- und grobgranulierte Zylinder ohne Erythrocyten. Die Lumbalpunktion war nun gleich bei der Aufnahme positiv. Es entleerte sich unter erhöhtem Druck ein wasserklarer Liquor, der keine Pleocytose erkennen ließ, aber deutliche Sublimatprobe, deutlichen Nonne-Apelt und sehr starke PANDYsche Reaktion. Unter zunehmendem, manchmal sich aufhellendem Stupor kam es zu ausgesprochenem Decubitus des Kreuzbeins und endlich starb Patientin unter hinzutretenden Erscheinungen einer Purpura haemorrhagica am 2. August 1920.

Wir diagnostizierten auf Grund des Krankheitsverlaufs eine abgelaufene tuberkulöse Polyserositis, Solitärtuberkeln des Gehirns, Solitärtuberkeln der Nieren. Die Autopsie gab uns vollständig Recht. Es fand sich ein pflaumengroßer Solitärtuberkel der rechten

Kleinhirnhemisphäre, eine akute Meningitis tuberculosa mit hochgradigem Hirnödem und einem akuten Hydrocephalus internus, eine knotig-fibröse Tuberkulose in beiden Lungen. Pleuratuberkulose und totale Verwachsung beider Pleurablätter. Verkäste Bronchialdrüsen rechts. Atheromatose des Aortenbogens. Käsige Tuberkulose des Uterus und der linken Tube. Die rechtsseitigen Adnexe exstirpiert. Tuberkeln in der Leber und in der Niere. Vereinzelte tuberkulöse Geschwüre im Ileum.

Wir hätten also in der Albuminurie ohne Blutungen mit guter Wasserausscheidung und mangelhafter Konzentrationsfähigkeit der Nieren bei derartigen Fällen ein Mittel in der Hand, die sonst einer Diagnose nicht zugänglichen Solitärtuberkeln der Niere zu diagnostizieren. Treten die Hämorrhagien dagegen in den Vordergrund, ohne Blutdrucksteigerung, haben wir es also mit einer herdförmigen Nephritis zu tun, dann lägen eventuell tuberkulotoxische, hämorrhagische Herdnephritiden im Sinne von MÜLLER und KOTHNY vor, die ich ebenfalls schon beobachtet habe, über deren anatomische Grundlage ich aber mangels von Autopsiebefunden noch nichts auszusagen vermag.

Ein weiteres Organ, welches häufig derartige Schübe aufweist, sind die Meningen. Es äußert sich das in den Erscheinungen eines Meningismus. Es treten flüchtige Monoplegien oder Hemiplegien auf, flüchtige Augenmuskelstörungen, Lebhaftigkeit der Reflexe, alles aber vorübergehend und heilbar. Genaue Liquoruntersuchungen derartiger Fälle aus letzter Zeit haben mich gelehrt, daß unter erhöhtem Druck sich ein klarer, kein Spinnwebenhäutchen absetzender Liquor entleert. Die NONNE-APELTsche, die PANDYsche und die Sublimatprobe sind dabei immer positiv, es besteht aber keine Pleocytose (s. darüber KIRCH [6]).

Selten kommt es auch zu Schüben in die Konjunktiven und in die Kehlkopfschleimhaut, wodurch es zu flüchtigen, heilbaren, kleinen Erosionen kommen kann.

Beobachtung 25. Die 30jährige, verwitwete Krankenpflegerin A. G. hatte schon vor einem Jahr einmal durch 4 Wochen an starker Heiserkeit gelitten, die dann wieder vollständig geschwunden war. Nun kam sie wieder wegen Heiserkeit zu uns an die Abteilung. Sie sah sehr gut genährt, dabei etwas cyanotisch aus. Der Kehlkopfbefund von Prof. HARMER ergab eine trockene Laryngitis und eine sehr suspekte Verdickung der interarytaenoidealen Schleimhaut. Über beiden Lungenspitzen finden sich leichte Dämpfungen, rechts dabei etwas kleinblasiges, nicht klingendes Rasseln. Röntgenologisch leichte Trübung beider Spitzen. Temperatur subfebril bis 37,4. Auf Tuberkulin bestand leichte Reaktion bis 37,4. Rascher Rückgang aller Erscheinungen unter spezifischer Therapie.

Auch für die Nebennieren zeigen derartige Schübe eine gewisse Vorliebe, wie das schon aus dem gelegentlichen Vorkommen von Solitärtuberkeln dieses Organs bei Tuberculosis fibrosa densa erhellt. Es kommt dadurch nach den Beobachtungen PIÉRYS zum Auftreten addisonähnlicher Zustände, die aber im Gegensatz zum echten Addison heilbar und regressiv sind. Einen derartigen, wohl auf diese Weise zu erklärenden Fall habe ich in meiner Arbeit über die Bedeutung der Phrenicusdruckpunkte mitgeteilt (W. NEUMANN [8], Beobachtung 9).

Beobachtung 26. Ein junges Mädchen M. L. erkrankte unter zunehmender Schwäche mit brauner Pigmentierung des ganzen Körpers und der Schleimhäute. Bei der Untersuchung an der Klinik fanden sich rechterseits MUSSYsche Druckpunkte auf der Höhe einer Tuberkulinreaktion, wohl als Ausdruck eines primären Herdes der dem Zwerchfell benachbarten rechten Lungenbasis, eine Diagnose, die durch eine mehrere Monate später nachfolgende exsudative Pleuritis dieser Seite noch mehr gesichert werden konnte. Gegenwärtig geht es dem Mädchen nach überstandener Pleuritis ausgezeichnet, und auch die braune Pigmentierung des Körpers hat sich beträchtlich gebessert.

Nun müssen aber nicht immer echte tuberkulöse Strukturen, also echte Solitärtuberkeln in den Nebennieren auftreten. Viel häufiger kann es unter dem Einflusse der Bacillenüberschwemmung auf dem Wege über miliare Herdnekrosen im Sinne von HUEBSCHMANN zur Induration dieser Drüsen kommen, wie Kiyokawa und auch Sézary gezeigt haben. Das trifft aber nicht nur für die Nebennieren, das trifft auch für alle übrigen Drüsen mit innerer Sekretion zu. Ich habe diese Beeinflussung der Drüsen mit innerer Sekretion bei chronischen miliaren Prozessen durch Bestimmung der Abderhaldenschen Abbaukurve, ausgeführt im chemischen Institut des Prof. Freund, studiert und habe

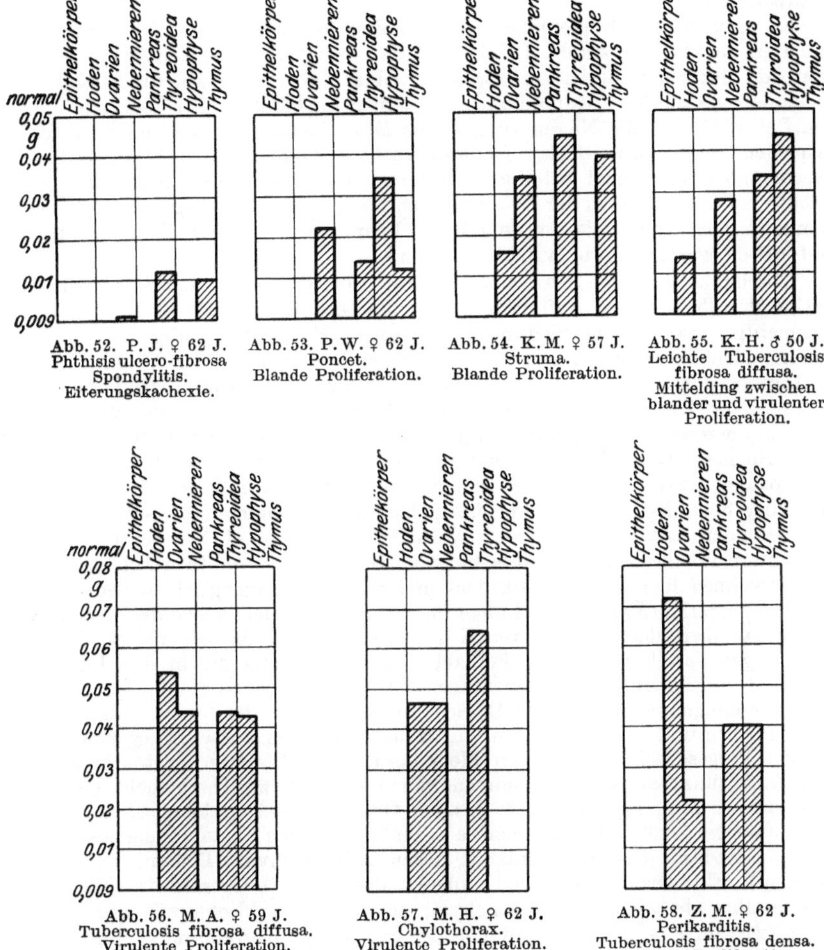

Abb. 52. P. J. ♀ 62 J.
Phthisis ulcero-fibrosa
Spondylitis.
Eiterungskachexie.

Abb. 53. P. W. ♀ 62 J.
Poncet.
Blande Proliferation.

Abb. 54. K. M. ♀ 57 J.
Struma.
Blande Proliferation.

Abb. 55. K. H. ♂ 50 J.
Leichte Tuberculosis
fibrosa diffusa.
Mittelding zwischen
blander und virulenter
Proliferation.

Abb. 56. M. A. ♀ 59 J.
Tuberculosis fibrosa diffusa.
Virulente Proliferation.

Abb. 57. M. H. ♀ 62 J.
Chylothorax.
Virulente Proliferation.

Abb. 58. Z. M. ♀ 62 J.
Perikarditis.
Tuberculosis fibrosa densa.
Virulente Proliferation.

gefunden, daß Fälle von virulenter Proliferation hohe Abbauwerte erkennen lassen, während bei der gleich zu erörternden blanden Proliferation diese Werte viel geringgradiger sind, wenn auch immer noch positiv ausfallen. Ich lasse die betreffenden Abbildungen aus meiner seinerzeitigen Arbeit hier folgen (W. Neumann [26]).

An der Schilddrüse kann sich der akute hämatogene Schub zunächst als akute Strumitis kennzeichnen, wie ich das schon wiederholt gesehen habe. Noch viel häufiger führt er aber zu den Äußerungen eines mehr minder ausgesprochenen Hyperthyreoidismus, auf den ich noch eigens zurückkommen werde. Sind mehr weniger alle Drüsen mit innerer Sekretion daran beteiligt, dann kommt es zur chronischen Magerkeit trotz guten Appetits, von der wir schon einmal bei einer Unterart der abortiven Tuberkulose hörten, kommt es zu der eigentümlichen, fieberlosen, oft hochgradigen Kachexie, die zur pluriglandulären Atrophie hinüberleitet.

Es weicht die Reihenfolge der Lieblingslokalisationen der gutartigen miliaren Schübe, wie sie die Klinik aufdeckt, in ziemlich beträchtlicher Weise von den miliaren Schüben letal fortschreitender Tuberkulose ab, die LUBARSCH zusammengestellt hat. Er fand unter 278 Fällen von hämatogener Verschleppung die Leber 201mal, die Nieren 165mal, die Milz 152mal, das Gehirn 38mal, die Knochen 26mal, die weiblichen Genitalien 20mal, die männlichen 11mal und die Nebennieren nur 15mal beteiligt. Das mag teils davon herrühren, daß wir leichte miliare Schübe in der Leber klinisch überhaupt kaum diagnostisch fassen können, teils davon, daß viele miliare Eruptionen, z. B. in den Gelenken, autoptisch wieder schwer aufzufinden sind.

Überhaupt zeigt, wie SCHMINCKE mit Recht betont, die metastatische Lokalisation der Tuberkulose Auffälligkeiten. „Es lassen sich bei aller Vielheit der Formen gewisse typische Siedlungen erkennen. Einige der häufig in Betracht kommenden Bedingungen scheinen geklärt, andere nicht. So läßt sich sagen, daß wachsende Organe zur metastatischen Erkrankung neigen. Wir verweisen hier auf die Knochentuberkulosen, besonders mit dem Sitz in der Nähe der Wachstumszone, der Epiphysenlinien beim Kinde, die Genitaltuberkulose Jugendlicher. Wir nehmen an, daß durch das Organwachstum gewissermaßen alle lokalen Kräfte in Anspruch genommen werden, so daß zur Abwehr akzidenteller Schädlichkeiten nichts übrig bleibt. Bei anderen Organen können wir besondere anatomische Strukturverhältnisse, die das Haften der Bakterien erleichtern für die häufigere metastatische Erkrankung verantwortlich machen. Wir erwähnen hier die von ROMBERG und SAWADA kennengelehrte Bedeutung der Lymphverhältnisse in der Lunge für das stärkere Befallenwerden derselben bei Miliartuberkulose im späteren Kindesalter, die sich daraus erklärt, daß in dem engen Capillargebiet der Follikel sich zwangsläufig die in den Lungenkreislauf eingebrachten Bacillen fangen. Die besonders recht häufigen Metastasenvereinigungen, solche der Drüsen, serösen Häute, des Urogenitalsystems, der Knochen und Gelenke, Augen und Haut können wir vorläufig registrieren." Diesen Vergesellschaftungen von Metastasen in bestimmten Systemen sucht nun A. STERNBERG näher zu kommen, indem er nachzuweisen versucht, daß die Tuberkulose Neigung zeigt, sich in allen Organgruppen zu lokalisieren, deren Zusammengehörigkeit durch gemeinsame embryologische Abstammung bestimmt wird: Entoderm (Lunge, Kehlkopf, Darm), Mesenchym (Drüsen, Knochen, Serosen), Ektoderm (Haut und Auge), Mesoderm (Urogenitalsystem). Im Kindesalter überwiegt das Mesenchym, nach der Geschlechtsreife das Ektoderm, was für eine Abhängigkeit von der endokrinen Korrelation spricht. Die Lungenresistenz sei absolut bei Vergesellschaftung mit Lokalisation in Haut und Auge, geschwächt wenn Mesenchym und Mesoderm erkrankt sind.

Gelegentlich findet man bei der virulenten Proliferation auch ganz seltene Lokalisationen, die dann ein ganz abnormes Krankheitsbild hervorrufen. So habe ich selbst jetzt einen Fall in Beobachtung, wo die Ovarien die ersten hämatogenen Metastasen der Tuberkulose vorstellen.

Beobachtung 27. Ein 14jähriges Mädchen M. H. wurde während eines Landaufenthaltes sehr blaß und matt und ein zugezogener Arzt fand im Bauch faustgroße Tumoren. Die Operation förderte einen kindskopfgroßen tuberkulösen Ovarialtumor zutage. Der

Allgemeinbefund zeigte nur eine Pleuraanwachsung über dem rechten Mittellappen, einen Lichen scrophulosorum und rechtsseitiges Bronchialdrüsensyndrom bei vergrößerter Milz.

Daß multiple Solitärtuberkel des Knochenmarks einen ganz merkwürdigen, fast leukämieähnlichen Blutbefund bedingen, habe ich schon im ersten Teil erwähnt (s. S. 18). Fand doch auch SWIRTSCHEWSKAJA bei einer 45jährigen Frau mit Miliartuberkulose neben blutbildendem Knochenmark auch myeloides Gewebe in der Milz und vereinzelte erythro- und leukoplastische Herde in der Leber. OPITZ und SILBERBERG konnten bei ausgedehnter Tuberkulose von Leber und Milz einen hepatolienalen Symptomenkomplex beobachten. Manchmal kann auch scheinbar die Milz allein tuberkulös erkrankt sein wie im Falle von ESSER und in dem von MAGNUS-ALSLEBEN, wodurch dann das klinische Bild einer Polycythämie entsteht. In einem Falle meiner Beobachtung kam es neben einer Lungentuberkulose mit interstitieller Pankreatitis ohne tuberkulöser Struktur bei histologischer Untersuchung zum Bilde der akuten Fettnekrose. Wir haben es bei der virulenten Proliferation meist mit Leuten im mittleren Lebensalter oder mit Kindern zu tun, wenn auch alte Leute davon nicht verschont bleiben. Sie erkranken an Kopfschmerz, Abgeschlagenheit, Appetitlosigkeit, Kräfteverlust und Fieber bis 37,5⁰ und mehr. Gefragt, wie lange sie sich nicht wohl fühlen, datieren sie den Beginn der Erkrankung schon auf ein oder mehrere Monate zurück, bevor sie sich genötigt gefühlt hätten, ärztliche Hilfe aufzusuchen. Die Familienanamnese ergibt meist starke Tuberkuloseheredität. Man vergleiche darüber nur die unter Beobachtung 1 angeführte Anamnese, welche einen typischen Fall von derartigen benignen miliaren Schüben oft mit ganz theatralischem Bild darstellt. Wir hören dann weiter, daß sie immer blaß gewesen sind, daß sie häufig rheumatische Schübe hatten, wir hören von einer oder mehreren Hämoptoen in der Vorgeschichte, hören von pleuritischen Schüben, von wiederholten tuberkulösen Halslymphdrüsen, von Analfisteln usw.

Die physikalische Untersuchung ergibt keine, oder nur eine leichte Dämpfung über beiden Spitzen mit etwas abgeschwächtem Atmen oder mit sakkadierendem Inspirium. Man hört einige feine, mehr trockene Rasselgeräusche (entweder ⌐ oder ∧⌐), wobei die Bilateralität der Erscheinungen ein besonderes Charakteristicum bildet. Manchmal findet man daneben auf einer oder auf beiden Lungenspitzen die Erscheinungen einer Tuberculosis fibrosa densa mit Bronchialatmen, das gelegentlich so intensiv werden kann, daß man zur Zeit eines Fieberschubes kaum die Differentialdiagnose zwischen einer lobären Oberlappenpneumonie und einer derartigen Affektion stellen kann, falls man den Patienten nicht von früher her kennt. Von subjektiven Beschwerden haben wir trockenen Husten mäßigen Grades, im ganz uncharakteristischen Sputum keine Tuberkelbacillen, namentlich nicht zur Zeit eines ersten Schubes. Oft findet sich eine geringgradige Hämoptoe. Es besteht immer Fieber, manchmal mit exzessiv hohen Temperaturen, manchmal ohne besondere Tagesschwankungen, also von kontinuierlichem Charakter. Dabei sind die Allgemeinerscheinungen, das Krankheitsgefühl, meist nicht so hochgradig als man nach der Fieberhöhe erwarten sollte, oft wird die hohe Temperatur nur durch Temperaturmessungen entdeckt. PALLARD hat darauf aufmerksam gemacht, daß diese Art des Fiebers in ganz spezifischer und dann auch diagnostisch verwertbarer Weise durch eine Einreibung von flüssigem Guajacol behoben werden kann. Ich kann diese Beobachtung aus meiner Erfahrung auch vielfach bestätigen, wenn auch die Entfieberung meist nicht so prompt vor sich geht, wie PALLARD das schildert. Das Fieber zeigt eine längere Dauer, 5—6 Wochen und mehr, und geht dann allmählich lytisch in subfebrile und endlich in normale Temperaturen über.

Röntgenologisch findet man bei diesen Fällen etwas verstärkten Hilusschatten und leichte Verschleierung beider Spitzen, bei längerem Bestande entspricht das Bild der kleinknotigen, disseminierten Tuberkulose im Sinne von GERHARTZ (2) mit meist im Oberlappen lokalisierten, scharf begrenzten, gleich großen Knötchenhäufchen, die meist entlang der Bronchien liegen.

Die spezifischen Reaktionen bei dieser Form von Tuberkulose zeigen ein mannigfaches Verhalten. Verschiedene Grade von Allergie und positive oder auch negative Anergie können vorliegen. Mit dem Eigenserum geprüft, ergibt sich bei diesen Fällen häufig eine paradoxe Reaktion, aber doch nicht konstant und nicht ausschließlich genug, um diese Reaktion zur Diagnose derartiger Fälle heranziehen zu können.

Die Prognose dieser Fälle ist eine relativ gute, trotz des oft bedrohlichen Bildes, und zwar ist die Prognose um so günstiger, je dichtere und ältere Läsionen man antrifft. Besteht eine reine Miliaris discreta im ersten Schub, also ohne Verdichtungserscheinungen, dann ist noch ein Moment von prognostischer Wichtigkeit. Finden sich bei einem derartigen Falle mehrere Organe gleichzeitig befallen, wie wir das besonders augenfällig bei der Polyserositis sehen werden, dann ist die Prognose relativ gut. Bei gleicher Intensität der Erscheinungen ist aber die Prognose bedeutend schlechter, wenn die verschiedenen Schübe nicht gleichzeitig, sondern hintereinander kommen, durch relativ kurze, freie Intervalle voneinander getrennt. Denn sind die Zwischenräume zwischen den einzelnen Schüben durch Monate getrennt, dann haben wir es meist mit ganz gutartigen Schüben einer unspezifischen Tuberkulose, der Tuberculose inflammatoire von PONCET, zu tun, die sich klinisch in der gleich später zu erörternden Pleurite à répétition äußert. Bei Schüben, die aber in einigen Wochen aufeinander folgen, haben wir es mit einer bösartigen Form der Miliaris discreta zu tun, welche BARD mit dem Namen *Tuberculosis miliaris migrans* bezeichnet und welche eine absolut infauste Prognose gibt. Eigene Beobachtungen darüber scheinen diesen auf den ersten Blick recht paradox klingenden Gesetzen recht zu geben. So erwähne ich hier nur das Beispiel eines derartigen Falles, dessen unheilvollen Ausgang ich erst vor kurzem erlebte.

Beobachtung 28. Es handelt sich um eine etwa 30 jährige Frau V. K., zu der ich von einem Laryngologen gerufen wurde. Ich sah die Patientin erstmalig am 13. Februar 1920. Sie hatte im September des Vorjahres eine Dacryocystitis bekommen, über deren Ätiologie die behandelnden Ärzte zunächst im Unklaren blieben. Als sich die tuberkulöse Genese derselben herausstellte, kam sie aus Ungarn nach Wien. Da fand der untersuchende Laryngologe neben einer exulcerierenden Tuberkulose des linken Tränensackes eine ausgesprochene Miliartuberkulose der Uvula und des weichen Gaumens. Um nun zu wissen, ob ein energisches operatives Vorgehen am Platze sei oder ob er sich mehr auf eine symptomatische Behandlung beschränken solle, wollte er den Lungenbefund wissen. Der ergab nun bei der hochfieberhaften Patientin eine kleinherdige, beiderseitige Oberlappentuberkulose, links frischen, rechts älteren Datums. An ein energisches Vorgehen war also nicht zu denken. Zunächst schien es auch gar nicht notwendig zu sein, denn nach 2—3 Wochen war die Schwellung, und waren die miliaren Knötchen des Gaumens fast vollständig geschwunden. Aber diese Freude dauerte nur kurze Zeit. Schon 8 Tage später traten unter neuem Temperaturanstieg neue Schübe in der gleichen Gegend auf. Einige Wochen später kam es zu starken Leibschmerzen, zu Aufblähungen des Abdomens, zu diarrhöischen Stühlen und zu einem leichten Flüssigkeitserguß in das Peritoneum, ein paar Wochen darauf zu einer Miliartuberkulose im Kehlkopf, wieder später zu einer trockenen Pleuritis erst einer, dann der anderen Seite, und so erlag die Patientin nach vielerlei Qualen ihrem Leiden, das einen typischen Fall einer derartigen Miliaris migrans vorstellt.

Nach diesen Vorbemerkungen über die Miliaris discreta wollen wir nun der Reihe nach die klinischen Bilder betrachten, welche eine derartige Tuberkuloseform in der Lunge vor allem hervorruft.

1. Die Typhotuberkulose von Landouzy.

Zunächst kommt hier die Typhotuberkulose in Betracht, welcher Name sicher uns Deutschen viel besser liegt als der ursprünglich von Landouzy dafür geprägte einer Typhobacillose. Die Krankheit ist die Äußerung eines Organismus, bei dem es erstmalig zum Einbruch von reichlich Tuberkelbacillen in die Blutbahn kommt, ohne daß eine tödliche allgemeine Miliartuberkulose daraus entstünde. Darum begegnen wir dieser Form auch fast ausschließlich nur bei jungen Menschen um die Pubertät herum und bei Kindern. Wir haben eine wochenlange Kontinua mit einem breiten weichen Milztumor. Immerhin ist die Fieberkurve oft viel unregelmäßiger als beim echten Typhus. Meist besteht dabei auch ein beschleunigter Puls und nicht die relative Bradykardie des Typhus. Eine Leukopenie mit relativer Lymphocytose findet sich häufig auch bei der Typhotuberkulose, dafür fehlt aber jede Bronchitis, es fehlen Durchfälle oder Verstopfung, es treten keine Roseolen auf. Nach einer mehrwöchigen Dauer heilt die Krankheit aus, die jungen Leute genesen. Aber während sich beim echten Typhus nun ein Heißhunger einstellt und rasche Gewichtszunahmen erfolgen, bleiben diese Kranken mager, bleiben sie blaß. Nach einigen Wochen oder auch nach mehreren Monaten demaskiert sich auch diese Tuberkulose, und es kommt irgendwo eine tuberkulöse Manifestation zum Vorschein, sei es in der Lunge, sei es im Peritoneum oder in der Pleura. Bei Kindern kann auch eine nach Monaten auftretende Meningitis in Erscheinung treten. Als typisches Beispiel dafür möchte ich eine Beobachtung eigener Erfahrung mitteilen.

Beobachtung 29. Im Herbst 1917 wurde ich zu einem 15 jährigen Mädchen G. R. gerufen, welches schon seit 4 Wochen an einem typhusähnlichen Fieber krank darniederlag. Sie zeigte bei der Untersuchung einen ausgesprochenen Milztumor, eine hohe Kontinua, aber keine Roseolen. Der Hausarzt hatte sie als echten Typhus behandelt, bei der langen Dauer der Krankheit war ihm aber etwas ungemütlich geworden. Ich dachte nun wegen des typischen Alters der Patientin und deshalb, weil ich ihre Mutter mit offener Tuberkulose behandelt hatte, an eine Typhotuberkulose und ließ darum zunächst auf Typhus bakteriologisch untersuchen. Aber weder die Agglutination, noch die Kultur bestätigen diese Diagnose. Daher konnte ich die Überzeugung aussprechen, daß es sich um eine Typhotuberkulose handle. Da ich auf Unglauben stieß, weil die Lunge vollständig gesund sei, machte ich gleich darauf aufmerksam, daß sich nach Monaten die Sache klären werde, indem irgendwo eine Tuberkulose zum Vorschein kommen werde. Die Patientin genas dann von ihrem Fieber, blieb aber schwach und zart. Genau nach einem Jahr wurde ich wieder hingerufen. Nun hatte sie wieder hohes Fieber und die genaue Untersuchung ergab einen serös-hämorrhagischen Erguß der rechten Lungenbasis mit starker Mitbeteiligung des Zwerchfells. Auf Tuberkulin ging das Exsudat rasch zurück. Seither habe ich Patientin wiederholt noch gesehen. Sie leidet jetzt an einem hie und da subfebrile Erscheinungen machenden Primärkomplex.

Es kann nicht genug hervorgehoben werden: für Typhotuberkulose spricht vor allem das Fehlen aller Lungenerscheinungen, denn haben wir eine Bronchitis, dann spricht das gerade mehr für Typhus, haben wir andere deutliche Lungensymptome, dann haben wir eben keine Typhotuberkulose mehr vor uns. Ich muß auch auf die von Landouzy gegebene Schilderung des Krankheitsverlaufes besonderes Gewicht legen, weil viele deutsche Autoren unter Typhotuberkulose etwas ganz anderes verstehen. So polemisiert Scholz gegen den Namen Typhotuberkulose bei einem Falle, wo eine massige Invasion von Tuberkelbacillen in die Blutbahn zu reichlichen miliaren Tuberkeln geführt hatte, und wo der Kranke unter sepsisähnlichem Bilde rasch zugrunde ging. Das deckt sich aber gar nicht mit dem Wesen der Typhotuberkulose, sondern ist eben eine Miliartuberkulose, die unter septischem Fieber verläuft. Wir müssen also wohl auseinanderhalten: typhöses Fieber mit tödlichem Verlauf unter den Erscheinungen von allenthalben auftretenden miliaren Tuberkeln ist eine Miliartuberkulose, typhöses Fieber mit Ausgang in vorübergehende Heilung und erst späterem Auftreten von irgendwelchen tuberkulösen Manifestationen ist die Typhotuberkulose

von LANDOUZY. Auch bei der Typhotuberkulose treten Bacillen in die Blutbahn über. Das beweisen die Untersuchungen von AUSSET et BRETON, welche
in 14 Fällen von Typhotuberkulose 5mal positive Meerschweinchenversuche
bekamen. Aber diese gelegentliche Überschwemmung mit Tuberkelbacillen
ist niemals so massenhaft, die Bacillen nie so vortretend, daß eine deutliche
Miliartuberkulose daraus entstünde. Schon HUTINEL macht darauf aufmerksam,
daß ein derartiges Krankheitsbild bei Kindern zuweilen nur durch eine intrathorakale Drüsentuberkulose hervorgerufen wird. Dann verstehen wir auch,
warum AUSSET und BRETON von ihren 14 Fällen bei 9 keine Tuberkelbacillen
fanden. Der Bacilleneinbruch ist eben relativ spärlich und rasch wieder vorübergehend.

Eine derartige Typhotuberkulose ist vor allem deshalb oft auch katamnestisch
von großer Bedeutung, weil sie unklare Lokalisationen im Inneren des Körpers
sofort in ein helles Licht zu setzen vermag. Diesbezüglich sei nur folgende
Beobachtung hier mitgeteilt.

Beobachtung 30. Ein 20jähriger Jurist kommt mit seinem Vater, einem Arzt, zu mir,
weil er plötzlich auf einem Auge erblindet war. Die ophthalmologische Untersuchung ergab eine Atrophie des Nervus opticus. Da tauchte die Frage der Ätiologie auf und, weil
die Wassermannsche Reaktion auf Syphilis negativ ausfiel, sollte durch eine genaue Lungenuntersuchung die Frage geklärt werden. Schon die Anamnese war ganz bezeichnend. Drei
Monate vor der Erblindung hatte er eine typhusähnliche Krankheit durchgemacht, ohne
daß ein wirklicher Typhus bakteriologisch oder durch eine WIDALsche Agglutination sichergestellt worden wäre. Das allein mußte schon den Verdacht erregen, daß hier kein echter
Typhus, sondern eine derartige Typhotuberkulose vorgelegen hätte. Es wurde daher noch
hinterher die Agglutinationsprobe angestellt, die trotz der kurzen Zeit nach überstandener
hochfieberhafter Erkrankung normale Werte zeigte. Diese und der Befund eines proliferierenden Primärkomplexes, wie ich ihn gleich im Anschlusse schildern werde, ließen eine
Typhotuberkulose mit Sicherheit diagnostizieren und damit auch die tuberkulöse Natur
der Opticusatrophie, wohl durch eine Thrombophlebitis tuberculosa der Vena ophthalmica
im Sinne von OLOFF.

2. Der proliferierende Primärkomplex. (Siehe Abb. 194.)

So nenne ich jenen Lungenbefund, wo sich nichts weiter feststellen läßt
als eine Schwellung der Tracheobronchialdrüsen, wo aber gewisse Veränderungen
im übrigen Körper sich bemerkbar machen, welche die Folge wiederholter Einbrüche von Tuberkelbacillen in die Blutbahn darstellen. Wenn man nämlich
viele Fälle von rein organbeschränkter Lungentuberkulose, wie wir sie im vorigen
Kapitel betrachtet haben und von Tuberkulosen mit chirurgischen, also sicher
auf dem Blutwege entstandenen Metastasen vergleicht, wird man die Wahrnehmung machen, daß sich diese zwei Gruppen vor allem durch zwei Befunde
voneinander unterscheiden. Im Falle der organbeschränkten Lungenphthise
finden wir die Radialgefäße wenigstens bei jüngeren Leuten weich und zart,
sofern keine begleitende Arteriosklerose und keine Hypertension des Blutdrucks
vorliegt. Bei den Fällen von Lungentuberkulose aber mit hämatogenen Metastasen ist die Radialgefäßwand fast stets verdickt, freilich ohne Kalkeinlagerung,
ganz ohne Hypertonie, ja meist sogar mit Hypotonie. Man erkennt diese Wandverdickung daran, daß das blutleer gepreßte Gefäß als Strang palpabel bleibt,
während ja ein normal gebautes Gefäß dann dem palpierenden Finger ganz ent-
schwindet. Dieses Zeichen kann uns aber auch in Fällen, wo eine deutliche
Metastase fehlt oder wo bei innerlich verstecktem Sitz die tuberkulöse Natur
dieses inneren Leidens, eines Hirntumors z. B. in Frage steht, als Leitstern
dienen. Während bei organbeschränkter Tuberkulose die Milz eine ganz normale
Größe zeigt, sofern wir es mit der gutartigen Form der abortiven Tuberkulose
oder einer Pleurite à répétition, ja selbst mit einer Tuberculosis cavitaria stationaria zu tun haben, oder eine breitkuppige, mäßig derbe Beschaffenheit aufweist

wie in den Fällen von echter Phthisis fibrocaseosa confirmata, mindestens vom zweiten Schub an, finden wir bei Lungentuberkulose mit gleichzeitigen hämatogenen Metastasen die Milz als messerscharfen, harten Tumor gerade unter dem Rippenbogen. Gerade diese Art von Milztumor ist von großer praktischer Bedeutung. Die Milz fängt eben als Polizeiorgan des Blutes die darin kreisenden Keime ab und sucht sie zu vernichten. Und diese Betätigung der Milz geht mit ihrer Schwellung einher. Es dient uns daher diese Art von Milztumor, zu dessen Nachweis es freilich einer ganz besonderen Technik der Palpation bedarf, als weiterer Leitstern bei unseren Feststellungen. Er zeigt einen virulent proliferierenden tuberkulösen Prozeß an, bei dem vor längstens drei Monaten noch hämatogene Schübe stattgefunden haben müssen. Er belehrt uns durch sein Fehlen bei unzweifelhaft hämatogen entstandenen Lungentuberkuloseformen oder irgendeiner chirurgischen tuberkulösen Metastase, daß schon längere Zeit kein neuer Bluteinbruch erfolgt ist, daß also die Prognose sich aufzuhellen, günstiger zu gestalten beginnt. Zur Illustrierung des Gesagten möchte ich zwei Beobachtungen mitteilen, die ich gelegentlich schon in einer Arbeit über die spezifische Therapie gebracht habe (W. Neumann [28]).

Beobachtung 31. Ein Dr. E. K. aus Jugoslavien wird am 27. Juli 1921 mit 47 kg an meiner Abteilung aufgenommen. Er zeigt eine Tuberculosis ulcero-fibrosa mit Kavernen im linken Oberlappen und schweren profusen Diarrhöen. Mit der spezifischen Kur kommt er von 4/VI = 0,0002 cmm bis auf 14/II = 7 cmm. Nur mit 5 kg Gewichtszunahme, also mit 52 kg verläßt er die Abteilung, aber als erfreuliches Zeichen läßt sich die früher deutlich tastbare Milz nicht mehr fühlen. Auch heute noch geht es ihm ausgezeichnet, wie ich von einem seiner Bekannten jüngst hörte.

Beobachtung 32. Einen griechischen Arzt Ch. P. sah ich am 26. Oktober 1924 mit der gleichen Tuberkuloseform und mit kleinen Kavernen beider Spitzen. Durch eine klimatische Kur am Semmering in Verbindung mit Tuberkulininjektionen nahm er 16 kg zu. Seine Milz blieb aber auch am Ende der Kur noch palpabel. Ein Jammerbrief vom Oktober 1926 zeigte, daß der schöne Erfolg der Kur nicht von Dauer war. Seit Monaten hatte er wieder hochfebrile Schübe und dürfte unterdes wohl schon seinem Leiden erlegen sein.

Wegen der diagnostischen und prognostischen Wichtigkeit solcher Feststellungen muß ich ein paar Worte über die Durchführung der Milzpalpation einflechten. Man lagere den Kranken auf die rechte Körperseite, drücke mit der rechten Hand den Rippenbogen nach vorne, lege die linke Hand mit dem linken Zeigefinger parallel dem Rippenbogen in das Hypochondrium, ohne zu drücken oder zu walken. So bleibt die Hand ruhig liegen während des ganzen Inspiriums. Erst mit dem Beginn des Exspiriums geht man ruckweise, aber auch wieder ohne zu drücken in die Tiefe, geht beim nächsten Inspirium wieder etwas mit der Hand zurück und so gelingt es gewöhnlich schon beim zweiten Exspirium die Milz einwandfrei zu fühlen und damit die Diagnose virulente Proliferation schon einigermaßen wahrscheinlich zu machen.

Finden wir also die Zeichen eines Primärkomplexes und daneben noch rigide Gefäße von der oben geschilderten Beschaffenheit und die typische, harte, scharfrandige Milz, dann haben wir einen proliferierenden Primärkomplex vor uns und die tuberkulöse Natur etwaiger versteckter Organveränderungen gewinnt damit schon eine große Wahrscheinlichkeit. Diesbezüglich nur zwei Beobachtungen.

Beobachtung 33. Am 12. September 1919 sah ich den 14jährigen Gymnasiasten F. L. Er war im Winter 1918 erkrankt. Damals hatte er angeblich nach einer leichten Halsentzündung immerfort erhöhte Temperatur gezeigt. Nach einiger Zeit stellten sich Schwellungen der Gelenke, besonders der Knie und der Knöchel ein, so daß zeitweise der Fuß ganz unbeweglich war und er 4 Monate zu Bette lag. Auch stellten sich Schmerzen in der Mitte des Rückens ein, so daß er sich häufig nicht aufsetzen konnte. Jetzt hat er immer noch zeitweise erhöhte Temperatur bis 37,6 und Herzklopfen, leidet an großer Müdigkeit und Appetitlosigkeit. Der blasse, schmächtige Bursche zeigt ausgesprochene Scaphoidscapulae und auf den Lungen den Befund einer beiderseitigen proliferierenden Bronchialdrüsentuberkulose: ausgesprochene KRÄMERsche Dämpfungsfelder, ausgesprochene Spinalgie des III. bis VI. Dorns, D'Espine. Großer, harter Milztumor. Mikropolyadenopathie. An den Gelenken gegenwärtig kein objektiver Befund. Auch kein Stauchschmerz der Wirbelsäule. Dagegen am Herzen eine deutliche Mitralinsuffizienz mit Verbreiterung der absoluten Herzdämpfung bis zum rechten Sternalrand, einem musikalischen systolischen Geräusch an der Herzspitze und starker Akzentuation des zweiten Pulmonaltones.

Die Differentialdiagnose mußte also hier entscheiden zwischen einer Miliaris discreta mit Mikropolyadenopathie, tuberkulösem Gelenkrheumatismus und tuberkulöser Endokarditis an der Mitralis oder einer rekurrierenden Endokarditis an der Mitralis, ausgehend von einer fraglichen Angina in der Anamnese mit Polyarthritis rheumatica bei gleichzeitiger Bronchialdrüsentuberkulose. Eine vorgenommene Tuberkulinallergieprüfung mit negativer Stichreaktion auf 0,01 cmm ATK, trotz zweimaliger Wiederholung, schien bei dem leicht fiebernden Kranken eher zugunsten der letzteren Annahme zu sprechen, aber der weitere Verlauf brachte bald die Aufklärung im ersteren Sinne. Denn als ich ihn im März 1920 wiedersah, hatte er eine ausgesprochene, in Ausheilung begriffene Spondylitis vertebrae thorac. VI. mit Gibbus, einen in Heilung begriffenen Fungus des rechten Kniegelenks und einen noch fistelnden Fungus des linken Sprunggelenks.

Beobachtung 34. Am 6. Dezember 1917 sah ich die 11 jährige J. B., welche seit einem Jahr über Schmerzen in der linken Sakroiliacalgegend klagte und dabei gleichzeitig Ischiassymptome bot, ausgesprochene Ischiadicusdruckpunkte linkerseits und deutlich positiven Lassègue zeigte. Die Diagnose der Chirurgen war zweifelhaft. Sie dachten zunächst an einen Bluterguß in das Becken, da die Erkrankung nach einem Rodelunfall aufgetreten war, und die Röntgenaufnahme des Beckens keinen positiven Anhaltspunkt ergab. Bei dem kleinen Mädchen fanden sich nun normale Lungenverhältnisse, aber ausgesprochene rechtsseitige KRÄMERsche Dämpfung, Spinalgie III.—V. Brustwirbeldorn, dabei kein Stauchschmerz von Kopf oder Schulter her. Es fand sich ein D'Espine bis hinunter zum IV. Dorn, ein harter, derber Milztumor. Mit Rücksicht auf den Befund einer proliferierenden Bronchialdrüsentuberkulose erschien mir die Annahme eines cariösen Prozesses im Sakroiliacalgelenk am allerwahrscheinlichsten und der spätere Verlauf, das Auftreten eines kalten Abscesses in dieser Gegend, auftretende Temperatursteigerungen, die starke Reaktion auf kleine Tuberkulindosen und der positive Röntgenbefund sicherten dann die Diagnose.

Wie diagnostizieren wir also einen Primärkomplex?

Die Diagnose stützt sich a) auf den Nachweis der tracheobronchialen Drüsenschwellung, b) auf den Nachweis der Erkrankungen der bronchopulmonalen Drüsen und c) auf den Nachweis des Primärherdes.

a) Das Tracheobronchialdrüsensyndrom.

Am leichtesten feststellbar erscheint der Nachweis der Vergrößerung der Tracheobronchialdrüsen. Freilich muß man sich zur Vermeidung von diagnostischen Irrtümern stets vor Augen halten, daß alle diese Zeichen nur eine Schwellung dieser Drüsengruppe anzeigen, über die tuberkulöse Natur derselben durchaus nichts aussagen. Wir finden daher das gleiche Syndrom auch bei Schwellungen dieser Drüsen nach Pertussis, nach Morbillen oder nach einer Rubeola, wir finden sie bei allen akuten Infektionskrankheiten überhaupt, welche mit Lymphdrüsenschwellungen einhergehen, wir finden sie bei infektiösen Bronchitiden, namentlich bei und nach Grippe (siehe KIRCH [2] und MORO [2]), wir finden sie bei unspezifischen Pneumonien usw. Erst eine weitere Beobachtung, eventuell die Anstellung einer spezifischen Reaktion kann uns im Zweifelsfalle Aufschluß geben, ob wir ein Recht haben, diese gefundene Schwellung auf eine Tuberkulose zurückzuführen.

Die Forschungen der letzten Jahre und die vereinten Bemühungen der verschiedensten Forscher haben uns nun eine ganze Reihe von klinischen Symptomen kennengelehrt, bei deren Kombination sich mit recht großer Sicherheit eine Schwellung der Tracheobronchialdrüsen annehmen läßt. Man vergleiche darüber die Zusammenstellung von DE LA CAMP (1, 2). Als solche Symptome haben wir der Reihe nach:

α) Die KRAEMERsche Dämpfung, die ich schon im ersten Teile beschrieben habe. Freilich hat KRAEMER (1) recht, wenn er sagt:

„Man darf sich nicht vorstellen, daß diesen Dämpfungen lauter tuberkulöses Material zugrunde liegt. Dazu ist die Prognose der Bronchialdrüsentuberkulose eine viel zu gute. Ich glaube vielmehr, daß sie in der Hauptsache auf Verdickungen und Durchtränkungen des pleuralen, interlobären und interstitiellen Bindegewebes zurückzuführen sind, verursacht durch Stauungen und Entzündungsvorgänge, zu denen die Lage der tuberkulösen Drüsen im Hilus besonders leicht Veranlassung gibt. Diese zumeist also unspezifischen Veränderungen können sich auch weiter in die Ferne erstrecken und so gehören Spitzendämpfungen und kleinere Pleuritiden ebenfalls dazu. Sehr anschaulich hat RANKE die Vorgänge am Hilus mit Schwellungen, Entzündungen und Vernarbungszuständen am Halse und im Gesichte bei Halsdrüsentuberkulose verglichen. Daß dann durch Druck auf die Bronchien und auf das Lungengewebe Abschwächungen und Verschärfungen der Atmung, gelegentlich auch Geräusche besonders pleuritischer Natur eine Folge der Bronchialdrüsentuberkulose mit ihren sekundären Veränderungen sein können, ist leicht zu verstehen."

Ebenso hat NÄGELI und sein Schüler GÄLTZ darauf hingewiesen und sie haben durch genaue Röntgenbefunde ihre Auffassung gestützt, daß man oft bei typischer Bronchialdrüsentuberkulose Schallabschwächungen über den Spitzen findet, die nicht durch tuberkulöse Veränderungen bedingt sind, sondern einer Kompressionswirkung auf Bronchien und Gefäße und dadurch hervorgerufenen Atelektasenbildungen entsprechen. Wir haben dann positiven Lungenspitzenbefund, der meist als Lungenspitzenkatarrh diagnostiziert wird, Dämpfungen, Verengerungen der KRÖNIGschen Felder, wobei aber bei einer gelegentlichen Autopsie die Lungenspitzen ganz gesund betroffen werden.

Trefflich schildert RANKE die Verhältnisse, die zu den bronchitischen Geräuschen in der Lungenspitze führen, wenn er sagt:

„Für die Erkennung des chronischen aktiven Primärkomplexes in der Lunge spielt die streng lokalisierte Bronchitis in dem Abflußgebiet zwischen Herd und Lungenwurzel eine große Rolle. Bei jahrelangem Bestande derselben — wie es die meisten ausheilenden, abheilenden chronischen Fälle charakterisiert — wird der befallene Bronchus von Bindegewebsmassen schließlich geradezu erwürgt. Die Schleimhaut atrophiert bis auf geringfügige Reste. Es entsteht so ein vergleichsweise sehr wenig elastischer Strang mit großer Neigung zu zentripetaler Retraktion. Da ähnliche Vorgänge auch um die Blutgefäße herum stattfinden, hier allerdings meist ohne die Durchgängigkeit des Blutgefäßes zu alterieren, so entsteht ein Stromsystem in einem von Toxin durchflossenen Lymphgefäßgebiet, das einen befallenen Lungenteil dauernd verändert. Diese Stränge sind also Bindegewebswucherungen, ausgehend von den Lymphscheiden um die Gefäße und Bronchien und sind zum weitaus größten Teile als Wirkungen der tuberkulösen Durchtränkung bei bestehender histologischer Giftüberempfindlichkeit aufzufassen. Nur ein ganz geringer Teil der Veränderungen besteht aus echten Tuberkeln und verdankt also seine Ausbildung der Ansiedlung einer Bacilleneinzelkolonie."

„Diese Stränge sind zunächst auf dem Röntgenbilde gefunden worden, auf dem sie ja auch ganz besonders in die Augen fallen. Die Veränderungen in der Lunge machen da auscultatorisch und perkutorisch häufig sehr bemerkbare Erscheinungen: Leichte Dämpfungen, oft mit tympanitischem Beiklang infolge der Entspannung, Nachschleppen bei der Atmung, chronische, mehr minder streng lokalisierte Bronchitis und nicht selten auch rauhes und leises Atmen des von den chronisch veränderten Bronchien versorgten Lungengewebes. Wer die schweren Veränderungen derartiger Bronchien gesehen hat, begreift, daß die von ihnen versorgten Lungengebiete teilweise oder ganz atelektatisch sein müssen. Die volle Atelektase beschränkt sich dabei gewöhnlich auf kleinere Einzelgebiete, während die Entspannung und relative Luftleere je nach der Ausdehnung des Primärkomplexes auch recht beträchtliche Partien des Lungenlappens umfassen kann."

β) Die KORANYIsche Dämpfung über den Wirbeldornen III—VI.

γ) Die PETRUSCHKYsche Spinalgie, einschließlich der NEISSERschen Sondenpalpation.

δ) Das D'ESPINEsche und das BAROTsche Zeichen, auf dessen Wert erst jüngst wieder KOOPMANN und CEPELLINI hingewiesen haben.

ε) Die Anisokorie.

ζ) KUTHYs Striae venosae.

Dazu gehört dann noch das HOFFMANNsche Bronchialdrüsensymptom, Schmerzen unter dem Brustbein und im Interscapularraum, dazu gehört das leider sehr seltene SMITH-FISCHERsche Zeichen, ein Venensausen, dem Nonnensausen vergleichbar über dem Manubrium sterni oder rechts daneben bei zurückgebeugtem Kopf.

Dazu gehört endlich noch der radiologische Nachweis. Freilich ist die allgemeine Ansicht der Ärzte, daß für den Nachweis der Tracheobronchialdrüsenschwellung die Röntgendurchleuchtung das Idealverfahren sei, daß man ohne positiven Röntgenbefund keine Bronchialdrüsentuberkulose diagnostizieren dürfe, nicht richtig. LOREY hat zuerst an der Hand der SUKIENNIKOWschen Bilder gezeigt, daß die vergrößerten und geschwellten Bronchialdrüsen sämtlich in den Mittelschatten fallen, daher bei der Durchleuchtung von vorne her oder umgekehrt überhaupt nicht darstellbar sind. Tatsächlich haben mich wiederholte Autopsiefälle gelehrt, daß bis apfelgroße tuberkulöse und carcinomatöse Bronchialdrüsen sich dem röntgenologischen Nachweis entziehen können. Was man gewöhnlich als verstärkten Hilusschatten bezeichnet, sind entweder eine verstärkte Gefäßzeichnung bei Stauungen im kleinen Kreislauf oder die vergrößerten bronchopulmonalen Drüsen, welche die Bronchien erster und zweiter Ordnung in die Lunge hineinbegleiten. Diese erzeugen die fleckige Verdichtung in der Hilusgegend. Nur gut, daß sie sich bei einem Primärkomplex gleichzeitig mit der Tuberkulose der Tracheobronchialdrüsen auch vergrößert finden.

Weitere Zeichen der Tracheobronchialdrüsenschwellung sind ferner Symptome, bedingt durch den Druck der vergrößerten Drüsen auf die Gebilde im hinteren Mediastinum. Schon die oben erwähnte Anisokorie gehört ja hierher und ebenso die KUTHYschen Venen. Doch wurden diese Symptome oben erwähnt, weil sie keine subjektiven Beschwerden verursachen, sondern direkt aufgesucht werden müssen. Druck auf den Vagus oder Splanchnicus dagegen führt zu Beschwerden, die ganz fernab von der Lunge liegen und die Gedanken des Kranken, häufig auch die des Arztes in ganz andere Bahnen lenken. Darum werden die davon ausgelösten Beschwerden ja mit Recht Masken der Tuberkulose genannt. Ich werde über diese Masken noch im Zusammenhang zu sprechen haben. Druck der vergrößerten Drüsen auf diese Nerven können zu extrasystolischen und respiratorischen Arhythmien Veranlassung geben, zu Bradykardie und Tachykardie, so daß eine sogenannte Herzneurose entsteht, hinter der sich eine Bronchialdrüsentuberkulose verstecken kann. Im Abdomen können sich derartige Druckwirkungen äußern in Zuständen von Atonie des Magens, von spastischen Zuständen an der Gallenblase mit Stauungsgallenblase, wie ich es selbst einmal einwandfrei autoptisch bei einem derartigen Falle sah, in vagotonischen Zuständen des Magens mit Hypersekretion als Vorläufer eines Ulcus oder direkt zu einem Ulcus führend.

b) Der Nachweis der bronchopulmonalen Drüsen.

Der Nachweis des zweiten Gliedes des Primärkomplexes, der der bronchopulmonalen Drüsen kann nur radiologisch geschehen. Schade nur, daß der einwandfreie Nachweis derselben nur dann gelingt, wenn der Primärherd und die bronchopulmonalen Drüsen schon verkalkt sind, also schon so gut wie abgeheilt, während die frischen Drüsen nur undeutliche Flecken geben, die eine sichere Deutung nicht zulassen.

c) Der Nachweis des Primärherdes.

Für gewöhnlich ist der Primärherd sehr klein, kirschengroß, und läßt sich daher einwandfrei auch im Röntgenbilde erst nachweisen, wenn Kalksalze oder Kohlenpigment sich darin abgelagert haben. Größere Primärherde führen sehr bald zu einer allgemeinen Generalisation und fallen dann unter das Bild der Pubertätstuberkulose mit ihren gleichzeitigen hämatogenen und bronchogenen Herden, wie ich sie im 4. Kapitel schildern werde. Darum können auch frische Primärherde meist nur in ihren Fernwirkungen erkannt bzw. vermutet werden. Dabei kommt es ganz auf ihren Sitz an, kommt auch darauf an, ob infolge starker primärer Allergie eine größere kollaterale Entzündung im Sinne von Tendeloo sich um den an sich kleinen Primärherd entwickelt oder nicht (rückbildungsfähige, nicht zerfallende Frühinfiltrate). Wir wissen aus den Untersuchungen von Küss und von Ghon, daß die Primärherde der Kinder und Jugendlichen meist in den tiefen Lungenabschnitten liegen, dem Zwerch·fell bzw. dem Mediastinum benachbart sind. Zwerchfellnahe Herde können in frischen Fällen zu den Erscheinungen einer Pleuritis diaphragmatica führen mit all den Schmerzausstrahlungen, die ich seinerzeit in einer eigenen Arbeit beschrieben habe (W. Neumann [8]). Wir finden also in solchen Fällen neben tracheobronchialen Drüsenschwellungen noch Mussysche Druckpunkte, wir finden bei linksseitiger Zwerchfellpleuritis irradiierende Schmerzen in der Magengegend, die an Ulcus ventriculi oder duodeni denken lassen, wir finden bei rechtsseitigen Herden Schmerzsymptome, die den Verdacht auf eine Cholecystitis nahe·legen, eventuell auch Ausstrahlungen gegen die Appendix zu, die an eine Appendicitis simplex denken lassen. Wir können auch ausstrahlende Schmerzen in die Nierenfelder zu Gesicht bekommen, die an eine Nephrolithiasis gemahnen usw. Siehe darüber das spätere Kapitel über die Tuberkulosemasken. Sie führen auch zu Schmerzen in der Schultermuskulatur, die als Rheumatismus gedeutet werden können usw. usw. Sind die Entzündungsvorgänge schon im Abklingen begriffen, so können umschriebene Pleuraadhäsionen zurückbleiben, die den Verdacht auf einen derartigen Folgezustand nach abgeheiltem oder bei abheilendem basalen Primärherd nahelegen, zumal, wenn keine akute Pneumonie oder Pleuritis in der Vorgeschichte des Kranken eine andere Erklärung dafür liefert.

Sitzt der frisch entzündliche Primärherd dem mediastinalen Pleurablatt benachbart, so kann die dadurch entstehende Pericarditis externa zu sehr lästigen Herzschmerzen führen, zu subjektiven Herzpalpitationen ohne sicht- oder fühlbar vermehrte Herzaktion. Alte Prozesse dieser Art können eine umschriebene Denudation irgendeines Herzabschnittes hinterlassen usw.

Sitzt der entzündliche Primärherd in der Lungenspitze, wie dies bei Kindern gelegentlich, bei älteren Individuen mit primärer Infektion gewöhnlich der Fall ist, dann führt ein solcher Herd zu den Erscheinungen einer Spitzenpleuritis. Wir haben eine einseitige Verengerung eines Spitzenfeldes vor uns, haben eine Schallverkürzung dieser Spitze, oft, aber nicht immer mit horizontaler unterer Begrenzung, hören unreines Atmen oder auch nicht so selten kleinblasiges, trockenes, unspezifisches Rasseln, kurz alles das, was Bard als Tuberculosis abortiva einer Spitze beschrieben hat, was Neisser und Bräuning Tuberkulosoid nennen. Es sind das die Fälle, welche zum modernen Sturmlauf gegen die Überbewertung des Lungenspitzenkatarrhs geführt haben, so daß jetzt im Gegensatz zu früher behauptet wird, daß aus Spitzenherden überhaupt keine fortschreitende destruktive Tuberkulose werden kann, was wieder in dieser Form ganz falsch ist. In älteren Fällen dieser Art bildet sich eine Spitzenkappe aus, die jetzt dank den Bemühungen Fleischners (4) auch radiologisch nachweisbar ist (siehe Abb. 181 und 185), die sich physikalisch durch enge Spitzenfelder, durch oft horizontal abschneidende Dämpfungen, auscultatorisch durch etwas unreines Atmen verrät ohne Verstärkung der Flüsterstimme, die sich vor allem auch offenbart durch lymphogen entstandene, kleine, harte, indolente axillare Drüsen, eventuell durch einige kleine Drüsen in der entsprechenden Supraclaviculargrube.

Durch Obliteration des Pleuraspaltes über der Spitze haben sich eben neue Lymphbahnen ausgebildet, welche jetzt ein Fortschreiten der Tuberkulose auf dem Lymphwege bis in diese Drüsen gestatten, die sonst durchaus nicht zu ihrem Abflußgebiete gehören.

3. Die akute Polyserositis.

Haben wir es mit einer Polyserositis zu tun in dem Sinne, daß wir eine beiderseitige Pleuritis finden, daneben Erscheinungen einer Peritonitis und einer Perikarditis feststellen können, dann ist die hauptsächlichste dafür in Betracht kommende Tuberkuloseform die Miliaris discreta, auf deren Häufigkeit als Ursache einer Pleuritis exsudativa erst jüngst wieder GRAU hingewiesen hat. Bei der allgemeinen Miliartuberkulose treten wohl auch Knötchen in allen möglichen serösen Häuten auf, es kommt aber wegen der Malignität des Prozesses nicht zu einer Exsudation, daher nicht zu den Erscheinungen einer Polyserositis. Die Pleuraergüsse, die zwar nach den zutreffenden Beobachtungen JOUSSETS zum Wesen der Miliartuberkulose gehören, sind nur ganz geringgradig, 1—2 Querfinger hoch. Die Prognose der Polyserositis ist meist eine recht gute, immerhin können gerade durch Mitbeteiligung des Perikards schwere Herzstörungen zurückbleiben, die dem Leben relativ rasch ein Ziel setzen. KIRCH (3) hat aus meiner Abteilung erst jüngst mehrere Fälle davon mitgeteilt, bei denen sich die ungünstige Beeinflussung des Herzens durch ein ganz auffälliges Kleiner- und Unfühlbarwerden des Pulses bemerkbar machte. Außerdem sind später nachfolgende Solitärtuberkel des Gehirns oder der Nieren zu fürchten, deren Folgen sich oft erst Monate nachher bemerkbar machen.

Wichtig für die Diagnose einer Polyserositis ist das gleichzeitige Auftreten der Ergüsse in den verschiedenen Körperhöhlen als Ausdruck dafür, daß sie *einem* Schub ihre Ursache verdanken. Kommen die Patienten erst mit den ausgebildeten Exsudaten zur Beobachtung, so kann man hinterher noch die Gleichzeitigkeit des Schubes daraus erschließen, daß die aus den verschiedenen Höhlen gewonnenen Punktionsflüssigkeiten makroskopisch und mikroskopisch ein annähernd gleiches Aussehen bieten, daß auch die RIVALTAsche Reaktion in gleicher Stärke ausfällt. Ganz anders stellt sich die Sache dar, wenn der exsudative Schub in die verschiedenen serösen Höhlen nacheinander erfolgt, wenn wir es also mit einer Miliaris migrans der serösen Höhlen zu tun haben. Bekommen wir die Kranken erst zu einem späteren Zeitpunkte zu Gesicht, wenn sich schon Exsudat in beiden Pleurahöhlen ausgebildet hat, dann spricht für das Nacheinander der verschiedenen Exsudate, also für die prognostisch viel ungünstigere, nach meiner Beobachtung fast immer tödliche Miliaris migrans, wenn die verschiedenen Exsudate aus den verschiedenen Höhlen ein ganz verschiedenes Aussehen bieten, hämorrhagisch und sehr zellreich, z. B. aus einer Seite der Pleura, serös und klar aus der anderen usw. sind. Eine typische Beobachtung dieser Art gibt folgende Krankengeschichte wieder:

Beobachtung 35. Am 8. Januar 1920 wurde die 44jährige Frau B. H. zunächst auf der dermatologischen Abteilung des Wilhelminenspitals aufgenommen, nach zwei Tagen aber auf meine Abteilung transferiert. Ihre Anamnese ist schon typisch für derartige Fälle. Ihre Mutter starb an Lungenentzündung, eine Schwester an Lungentuberkulose. Sie selbst war immer gesund, bis September 1918. Damals hatte sie eine „Grippe" von kurzer Dauer mit Fieber und Husten. Dann war sie wieder vollständig gesund. Zu Ostern 1919 stellte sich Brennen im Bauch ein, mit häufigem Harndrang. Nach kurzer Zeit Besserung des Zustandes. Nach sechs Wochen kam es zur Schwellung des linken Fußrückens bis zum Sprunggelenk. Am 27. Mai plötzlich Schmerzen im rechten Schultergelenk, nachher der rechten Brustseite, dann der Kreuzgegend und endlich des rechten Fußes. Die Schmerzen waren sehr heftig und wurden als Muskelrheumatismus behandelt. Sie ließen dann wieder nach. Ende November trat plötzlich eine Geschwulst am unteren Ende des Brustbeines auf. Dieselbe war anfänglich klein und wuchs mit der Zeit. Bald darauf trat eine ähnliche Geschwulst im unteren Drittel des linken Unterarmes, knapp oberhalb des Handgelenkes, auf, und eine weitere am rechten Knie. Auch am oberen Orbitalrand ist eine kleine, leicht eindrückbare Vorwölbung entstanden. Es wurden nun Gummata diagnostiziert. Bald nach ihrer Aufnahme auf die dermatologische Abteilung traten Atembeschwerden ein, und da ein Rippenfellexsudat konstatiert wurde, wurde sie auf meine Abteilung transferiert. Die Probepunktion bei der hochfieberhaften Patientin mit positivem Wassermann ergab rechts in der Pleura ein stark getrübtes, hämorrhagisches Exsudat, links eine klare, seröse Flüssigkeit. Am 12. Februar war rechterseits bei der Punktion kein Pleuraexsudat mehr zu erhalten. Am 28. März stellen sich Erscheinungen eines Flüssigkeitsergusses ins Peritoneum ein, und die Punktion ergibt eine seröse, leicht hämorrhagisch gefärbte Flüssigkeit. Im April traten die Erscheinungen eines Ergusses in den Herzbeutel auf. Am 7. Mai machten sich Symptome einer tuberkulösen Meningitis mit rechtsseitiger Facialisparese bemerkbar und motorische Aphasie. Ein paar Tage darauf wird sie bewußtlos und stirbt am 11. Mai.

Die Obduktion ergibt: Polyserositis. Miliartuberkelaussaat in die Pleura und in beide Oberlappen der Lunge, Verwachsung beider Pleurablätter im Oberlappen, eitrige Bronchitis, käsige Tuberkulose des Perikards. Concretio pericardii cum corde, fettige Degeneration des Herzfleisches, tuberkulöse Peritonitis. Tuberkulöse Geschwüre im Ileum. Konglomerattuberkel beider Nieren, multiple Knochentuberkulose. Hochgradige Stauung und Fettinfiltration der Leber. Akuter Milztumor. Meningitis tuberculosa. Hirnödem.

Wenn wir an der Hand dieses Obduktionsbefundes die Krankengeschichte nach rückwärts überschauen, so haben wir den typischen Fall einer wandernden Miliartuberkulose vor uns. Eine hereditär belastete Kranke bekommt zu Ostern 1919 eine Miliartuberkulose des Bauchfells von ganz flüchtiger Natur, sich äußernd in Bauchschmerzen und Blasenstörungen. Dann kommt es zu miliaren Schüben in die verschiedenen Gelenke nacheinander, GRAUs tuberkulöser Polyarthritis. Daran schließen sich verschiedene Knocheneiterungen tuberkulöser Natur, welche auch wieder nacheinander auftreten. Dazu gesellen sich Ergüsse in die rechte und später in die linke Pleura; unter unseren Augen kommt es zu einer tuberkulösen Perikarditis, dann zu einem neuerlichen Schub ins Peritoneum und endlich zu einer tuberkulösen Meningitis, während die Ergüsse in Pleura und Herzbeutel, schon wieder aufgesaugt, rechts zu fibrösen Anwachsungen Anlaß gegeben haben. Die Lues und der positive Wassermann dürfen uns in der Diagnose derartiger Fälle nicht irremachen. Überhaupt habe ich die Beobachtung gemacht, daß bei tuberkulösen Polyserositiden sehr häufig eine Lues nach der Anamnese und nach dem Blutbefund mit einherläuft, und daß die Polyserositiden in diesen Fällen, auch wenn sie nicht den wandernden Typus zeigen, fast durchwegs letal verlaufen.

Dieselbe schlechte Prognose zeigen diese wandernden Miliartuberkulosen auch dann, wenn die übrigen serösen Höhlen von der Tuberkulose frei bleiben, und nur in den zwei Pleurahöhlen sich verschiedenartige Exsudate finden. Wenigstens habe ich davon fast alle Fälle durch den Tod verloren.

Haben wir also das klinische Bild einer Polyserositis vor uns, entweder mit einem einmaligen Schub in mehrere seröse Höhlen oder nach dem Typus der Miliaris migrans nacheinander, so geht man im großen und ganzen, wenigstens unter schlechten Ernährungsverhältnissen, nicht fehl, wenn man zunächst eine Tuberkulose als Ursache dafür ansieht. Absolut verläßlich ist aber eine derartige Annahme keineswegs, denn es kommen, bei septischen Prozessen vor allem, gelegentlich auch Polyserositiden von beiden Verlaufsarten, mehr freilich nach Art der wandernden Miliartuberkulose zur Beobachtung. Ich selbst habe schon mehrere Fälle davon gesehen. Freilich ließ in diesen Fällen immer eine vorwaltende Polynucleose der Punktionsflüssigkeit die andersartige Ursache sicherstellen. Auch sah ich derartige Fälle im Verlauf schwerer Grippe auftreten. Außerdem führten in den Kriegs- und Nachkriegsjahren, bei der großen Neigung zu Ödembildung und Transsudation in die serösen Höhlen, bei halbwegs kachektischen Zuständen alle möglichen Krankheiten zu klinischen Bildern einer Polyserositis, indem sich Höhlenhydrops zur konsumierenden Krankheit dazugesellte. Die Punktion einer dieser Höhlen und der typische Befund eines Transsudats vermag dann die Sachlage zu klären.

Von einer selbstbeobachteten oder in der Vorgeschichte einwandfrei feststellbaren Polyserositis lassen sich in gleicher Weise wichtige diagnostische Schlüsse ziehen, wie ich das schon bei der Typhotuberkulose und beim proliferierenden Primärkomplex durch Beispiele belegt habe. Für diese Form kann ich auf die Krankengeschichte verweisen, welche ich weiter oben in der Beobachtung Nr. 24 schon gebracht habe, wo Hirndrucksymptome bei einer selbstbeobachteten Polyserositis uns die Diagnose Solitärtuberkel des Gehirns erlaubten, die dann durch Autopsie ihre Bestätigung fand.

4. Die abgelaufene Polyserositis, Polyserositis peracta.

Finden wir zwar keine frische Exsudation mehr in die serösen Höhlen, dafür aber Zeichen einer totalen Verwachsung sämtlicher seröser Häute, wie dies

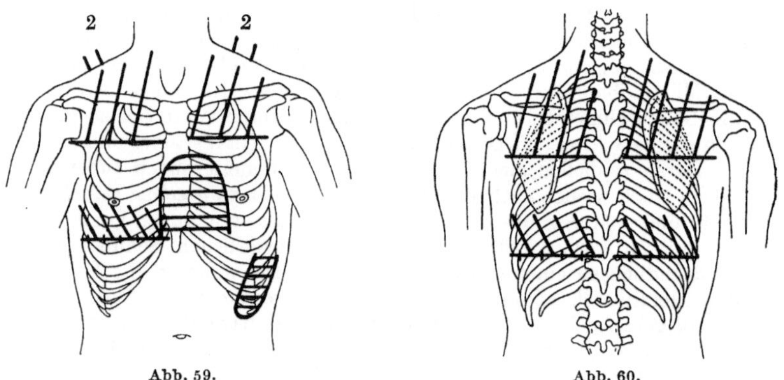

Abb. 59.   Abb. 60.

Abb. 59 und 60. Polyserositis peracta.

beifolgende Thoraxschemen (Abb. 59 und 60) zeigen und hören wir in der Vorgeschichte entweder von einer akuten Polyserositis oder von einer bilateralen Pleuritis, einer Perikarditis oder Peritonitis, da häufig ein oder die andere seröse Exsudation übersehen wird, dann haben wir die Polyserositis peracta vor uns. Wir haben in solchen Fällen wegen der beiderseitigen Spitzenkappen beiderseits enge, aber fast gleichweite Spitzenfelder, beiderseits Spitzendämpfungen, beide Pleuren unten ringsum adhärent und unverschieblich bei normalen oder höherstehenden Lungengrenzen. TURBANsche Verschleierung. Ferner haben wir ebenfalls Verwachsungen an der Basis des Mittellappens und eine vollständige Denudation des Herzens. Dabei wieder derbe Radialgefäße und eine harte scharfrandige Milz. Ein kurzer zutreffender Name empfiehlt sich für diese Veränderungen besonders deshalb, weil derartige Befunde sehr häufig zu erheben sind. Wir wissen dann erstens, daß wir uns auf das negative Ergebnis der Auscultation nicht allein verlassen dürfen, weil bei dieser Form von abgelaufener Polyserositis öfters latente Kavernen durch das Röntgenbild aufgedeckt werden können, wir wissen aber auch ferner, daß hier hämatogene tuberkulöse Metastasen sehr häufig vorkommen; eine unklare Geschwulst im Bauch, zunächst nicht deutbare Zeichen von Erkrankungen innerer Organe müssen dann tuberkulöse Herde daselbst nahelegen.

5. Die trockene Polyserositis, Polyserositis sicca.

Den gleichen physikalischen Befund wie im vorstehenden Abschnitt kann man aber auch erheben, ohne daß die hochfieberhafte, niemals unbemerkt vorübergehende Vorgeschichte einer akuten Polyserositis sich nachweisen ließe. Trotzdem ist ein derartiger Fall im gleichen Sinne verwertbar, im gleichen Sinne zu beurteilen. Darum möchte ich auch dieses physikalische Syndrom mit einem eigenen Namen hervorheben, um den einheitlichen physikalischen Befund zu kennzeichnen, der hier wohl auch durch hämatogene zerstreute Tuberkuloseknötchen im Lungenparenchym und an der Pleuraoberfläche entsteht, ein Schub der nicht mit einer wahrnehmbaren stärkeren Exsudation verlaufen war. Die diagnostische Wichtigkeit derartiger Befunde möge folgende Beobachtung beleuchten.

Beobachtung 36. Ein Kaufmann aus Prag mit positiver Wassermannscher Reaktion erkrankt an Schmerzen in der Wirbelsäule, die zunächst als syphilitische Spondylitis aufgefaßt werden, zumal der Röntgenbefund der Wirbelsäule negativ ausfällt. Zur Sicherung der Diagnose kommt er nach Wien, wo ein großes Konsilium statthat, bei dem mir die Untersuchung der Lungen zufällt, vor allen Dingen zur Ausscheidung bzw. Stützung der Diagnose Tuberkulose. Die Anamnese diesbezüglich ergibt gar keine Anhaltspunkte, der physikalische Befund deckt aber einwandsfrei eine Polyserositis sicca auf. Daraufhin kann ich mit größter Wahrscheinlichkeit trotz der Lues oder eigentlich gerade wegen dieser die Schmerzen auf eine tuberkulöse Spondylitis zurückführen, die sich auch nach wenigen Wochen durch Destruktion einiger Brustwirbelkörper einwandfrei erhärten läßt.

Ich sagte eben trotz bzw. gerade wegen der vorhandenen Lues. Seit Jahren schon mache ich nämlich die Beobachtung, daß eine alte Lues, eine Tabes also, eine Mesaortitis oder auch nur eine seropositive Lues geradezu zu virulent proliferierender Tuberkulose prädestiniert erscheint. Wenigstens sieht man bei den Autopsien derartiger Fälle immer wieder, daß sie neben ihrer alten Organ oder Nervenlues noch eine der in diesen Kapiteln zu beschreibenden Formen der hämatogen-proliferierenden Tuberkulosereihe als Nebenbefund aufweisen. Ich werde im dritten Teil meines Buches von einer hochfieberhaften Pleuritis bei einem Tabiker berichten, dessen Fieber auf eine antiluetische Therapie gut zurückging und wo die Autopsie doch als Ursache dafür eine miliare Aussaat in der Pleura aufdeckte (siehe S. 312).

6. Die virulente Pleurite à répétition.

Schon im vorigen Kapitel hatte ich unter D über Fälle berichtet, bei denen sich infolge wiederholter ganz geringfügiger Reinfektionen und wohl auch infolge einer ganz bestimmten Artung des betreffenden Individuums die Tuberkulose ausschließlich an den Pleuren abzuspielen scheint, bei denen es also zu Spitzenpleuritiden, zu Spitzenkappen, zu interlobären trockenen Pleuritiden und infolgedessen zu Verdickungen der interlobären Pleura kommt, bei denen sich basale trockene Pleuritiden entwickeln usw. Diese Form hat, wenn abgelaufen, in ihren klinischen Äußerungen viel mit einer trockenen Polyserositis gemein, unterscheidet sich aber dadurch, daß die Verwachsungen nicht universell sind, sondern nur an umschriebenen Stellen der Pleura auftreten. So kann ein derartiger Fall beispielshalber rechts eine basale Pleuraverwachsung aufweisen, während der Mittellappen eine gute Verschieblichkeit zeigt. Das Herz zeigt nicht eine totale Denudation, sondern nur eine von rechts oder nur von links her. Bei den wiederholten Reinfektionen zeigen die Kranken normale Gefäße und eine normale Milz; man stößt aber auf den gleichen physikalischen Befund mit rigiden Radialgefäßen und mit harter scharfrandiger Milz, eventuell sogar mit irgendeiner chirurgischen Tuberkulosemanifestation, wo also diese verschiedenen Pleuraverwachsungen nicht der Ausdruck wiederholter Reinfekte, sondern der einer virulenten hämatogenen Proliferation sind. Auch ein solcher Befund kann uns wichtige Fingerzeige geben für eine unklare innere Lokalisation, über deren Ätiologie wir zunächst aus dem Organbefund selbst keine bindenden Schlüsse ziehen können. Darum muß dieses häufige klinische Syndrom, von dem beifolgende Thoraxschemen (Abb. 61 und 62) eine Vorstellung geben sollen, besonders hervorgehoben werden und ich benenne sie demnach mit dem Namen virulente Pleurite à répétition.

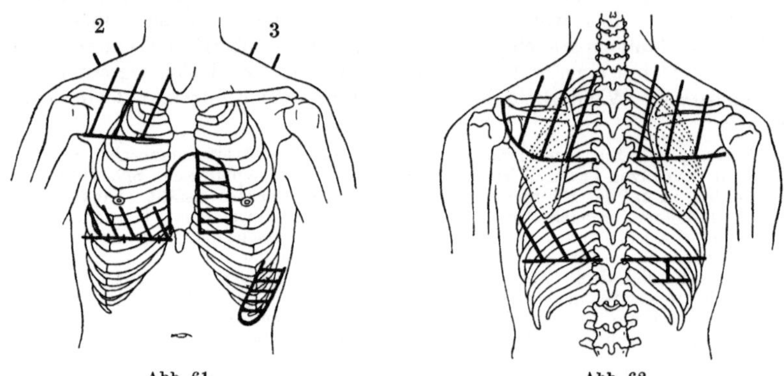

Abb. 61.   Abb. 62.

Abb. 61 und 62. Virulente Pleurite à répétition.

7. Die Tuberculosis fibrosa diffusa. (Siehe Abb. 191.)

In ihrer anatomischen Struktur deckt sich die Tuberculosis fibrosa diffusa, an deren Besprechung wir jetzt gehen, vollkommen mit dem RANKEschen Schema III, wie sie Abb. 63 bringt.

Ich benenne sie nach BARD Tuberculosis fibrosa diffusa, obwohl schon LAENNEC diese Form als *catarrh sec* wohl beschrieben und der Tuberkulose zuerkannt hat. DUMAREST hat diese Tuberkulose neuerdings als diffuse Sklerose der Lunge beschrieben und betont dabei, daß die Diagnose nur radiologisch möglich sei. Wohl mit Unrecht, wie wir gleich hören werden. Es kommt dabei zum Aufschießen kleiner, über das ganze Lungenparenchym zerstreuter hämatogener Tuberkel, die so klein sind, durch das sich rasch entwickelnde, kompensatorische Emphysem der gesund gebliebenen Lungenanteile so überdeckt werden, daß sie sich weder für die klinische Untersuchung noch auch im Beginn wenigstens auf der Röntgenplatte verraten. Nur dann, wenn durch Zufall oder aus konstitutionellen Gründen ein großer Teil dieser Herdchen nahe der Pleuraoberfläche zu liegen kommen, kann während der akuten Phase an verschiedenen Stellen ein feines pleurales Reiben sich bemerkbar machen, nach abgelaufenem Schub eine partielle oder auch totale Obliteration der Pleurahöhle sich ausbilden, so das schon oben beschriebene Bild der Polyserositis sicca bzw. der virulenten Pleurite à répétition bietend. Haben die subpleuralen Herde zu einer ausgedehnten Exsudation in einer serösen Höhle geführt, dann scheidet diese Tuberkuloseform auch aus diesem Abschnitte aus; sie hat uns ja schon als akute oder abgelaufene Polyserositis im 3. und 4. Abschnitt des Kapitels beschäftigt. Die Fieberschübe dieser Tuberkuloseform sind ein abgeschwächter ·Abklatsch der unter 1. dieses Kapitels beschriebenen Typhotuberkulose, denn nur der erste Einbruch in die Blutbahn verläuft stürmisch unter einem typhusähnlichen Bilde. Je öfter der Organismus von solchen Schüben heimgesucht worden ist, desto milder verläuft dieses Ereignis. Nun haben wir ja auch von Fieberschüben im 2. Kapitel gelegentlich der bronchogenen Reinfektion gehört. Sie bilden ja als eines der von mir schon beschriebenen Alarmzeichen (W. Neumann [34, 35]) eine wichtige Phase im Verlaufe einer Tuberkulose. Von einem zweiten derartigen Alarmzeichen, der serösen Exsudation in die Pleurahöhle, habe ich gelegentlich der akuten Polyserositis gesprochen, über ein drittes, die Hämoptoe, werde ich noch später gesondert zu sprechen kommen. Die Bedeutung dieser Alarmzeichen liegt darin, daß sie zumeist den Augenblick markieren, wo die Tuberkulose in den Lungen einen gewaltigen Schritt nach vorwärts macht. Sie werden in ihrer Bedeutung noch

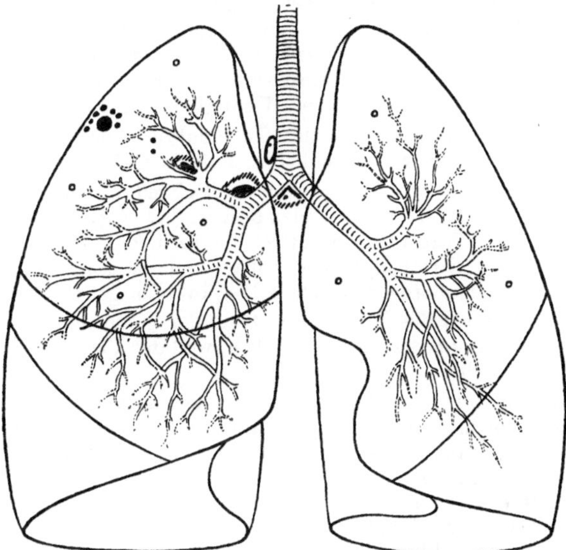

Abb. 63. Rankes Schema III. Chronische geringfügige Generalisation im Anschluß an leichte teilweise abheilende, teilweise langsam progrediente Primärinfektion. Hämatogen-proliferierende Reihe (Tuberculosis fibrosa diffusa).
Zeichenerklärung siehe Abb. 79.
(Aus Bandelier-Roepke: Klinik der Tuberkulose. 4. Aufl. Bd. I. 1920.)

viel zu wenig gewertet, werden oft nur als Komplikation der Lungentuberkulose aufgefaßt, sind aber in Wirklichkeit die Meilensteine, welche anzeigen, wieweit die Krankheit schon gediehen ist, sind die Meilensteine, welche den Arzt und den Kranken aufmerksam machen, daß die bisher vielleicht ganz harmlose Tuberkulose in eine neue Entwicklungsphase tritt. Sie legen dem Arzte nahe, daß man jetzt nicht mehr zögern, nicht mehr fackeln darf, daß man nun alles daran setzen muß, um der Krankheit endgültig an den Leib zu rücken. Ihr Ausbleiben ist aber andererseits wieder eine große Beruhigung für den Kranken selbst. Denn gerade phthiseophobisch veranlagte Kranke leben bei einem kleinen fibrösen Herd wie unter einem Damoklesschwert. Sie glauben jetzt und jetzt, von Tag zu Tag krieche die Tuberkulose langsam weiter und gehe unmerklich in unrettbare Schwindsucht über. Dem ist nun glücklicherweise nicht so. Ohne eines oder das andere dieser erwähnten Alarmzeichen vollzieht sich das nicht. Eine derartige Erkenntnis birgt nicht nur einen großen Trost für die hilfesuchenden Kranken in sich, sie schließt auch eine große Beruhigung für Arzt und Pflegerin und für Angehörige offener Tuberkulosen in sich, die einer ständigen Infektion ausgesetzt sind. Auch bei solchen Leuten treten ja, je nach ihrer Veranlagung, oft schwere Phthiseophobien auf. Durch die Kenntnis der Alarmzeichen kann man solchen Beängstigungen sehr viel an Boden nehmen.

Nun macht aber schon PIÉRY auf einen großen Unterschied zwischen den Fieberschüben der bronchogenen Aspiration und der hämatogenen Aussaat aufmerksam, der sich auch meiner Erfahrung nach vollinhaltlich bewahrheitet. Ich habe schon oben bei der Phthisis fibrocaseosa auf das schwere grippeähnliche Fieber hingewiesen mit allen subjektiven Beschwerden einer solchen, die einen derartigen Kranken unfähig machen, seinem Berufe nachzukommen. Ganz anders verlaufen die Fieberschübe der hämatogenen Proliferation. Da sind die subjektiven Beschwerden selbst bei einer Fieberhöhe von 40° recht gering, so daß man die erhöhte Temperatur oft mehr durch das Thermometer als durch das Krankheitsgefühl des Kranken selbst erkennen kann. Es ist das ein Punkt, der manchmal auch von diagnostischer Wichtigkeit sein kann.

Die klinische Symptomatologie der Tuberculosis fibrosa diffusa zerfällt nach PIÉRY, dem ich mich voll anschließen muß, in mehrere Phasen.

a) Die Phase des Beginnes. Dieser ist so schleichend und geht so unmerklich aus einem proliferierenden Primärkomplex hervor, daß er gar nicht festzustellen ist. Man vergleiche darüber die negative Vorgeschichte der Fälle NATHERs, welcher in operierten Strumen frische miliare Schübe fand, ohne daß diese Patienten von ihrem hämatogenen Schub Beschwerden gehabt hätten.

Das Übersehenwerden des Beginnes ist trotz der Fieberschübe während der hämatogenen Streuung um so leichter möglich, weil das Fieber subjektiv wenig Beschwerden verursacht, wie wir eben hörten.

b) Die Phase der Lungenerscheinungen. Wir haben dann einen jugendlichen Emphysematiker vor uns mit typischem Faßthorax. Die Literatur über dieses Emphysem bei Tuberkulose stellen BANDELIER und ROEPKE auf Seite 145 ihrer Klinik der Tuberkulose sehr schön zusammen. Auf die differentialdiagnostischen Momente machte in einer kürzlich erschienenen Arbeit P. HECHT aufmerksam, wobei er den Hauptwert auf den Röntgenbefund, den positiven Sputumbefund und die Blutsenkungsprobe legte. Immerhin sind diese Verhältnisse noch lange nicht Gemeingut selbst der Fachärzte. Denn nur so ist es verständlich, wenn BÜTTNER-WOBST 12 Fälle von Emphysem unter den ehemaligen Heilstättenpatienten schlechtweg als Fehldiagnose bewertet, ohne auf das Alter der betreffenden Kranken Rücksicht zu nehmen.

Die Gesichtsfarbe ist eine sehr gute, meist sind die Patienten hochrot. Bei höheren Graden der Krankheit sind diese Leute dyspnoisch, sogar orthopnoisch und zeigen wiederholt Asthmaanfälle, die mit dem Asthma nervosum eine große Ähnlichkeit haben. Die physikalische Untersuchung ergibt nichts weiter als die Zeichen eines Emphysems mit einer begleitenden Bronchitis. Auf die tuberkulöse Genese macht höchstens eine eventuell vorhandene Pleuraadhäsion aufmerksam, für die sich keine akute Pneumonie in der Anamnese auffinden läßt. Es macht darauf aufmerksam, daß die Spitzenfelder enge sind, während wir sie bei einem universellen Emphysem auch erweitert finden sollten, es macht darauf aufmerksam, daß die Spuraclaviculargruben eingezogen sind, die beim reinen Emphysem polsterförmig vorgewölbt sein sollten. Im Sputum sind keine Tuberkelbacillen zu finden, doch konnte ich in typischen Fällen zunächst durch Tierimpfung eine chronische Impftuberkulose beim Meerschweinchen erzeugen. Einen dieser Fälle, den ich in der Arbeit mit MATSON (Beobachtung 2) beschrieben habe, habe ich nun seit mehr denn 10 Jahren in konstanter Beobachtung. Die Patientin bekam unter meinen Augen wiederholt Schübe von trockener

Pleuritis, sonst fühlte sie sich leidlich wohl. Nach neueren Beobachtungen scheint da wieder der typische harte und scharfrandige Milztumor der proliferierenden Tuberkulose einen Fingerzeig für die Diagnose abgeben zu können. Wenigstens fand ich bei dem jugendlichen Emphysem tuberkulöser Genese, also auf dem Boden einer Tuberculosis fibrosa diffusa, immer diesen Milztumor. Können wir also Lues, können wir eine alte Malaria oder einen kürzlich überstandenen Typhus ausschließen, zeigt die Milz die typische scharfrandige Form, dann liegt diese Tuberkuloseform am nächsten.

c) Die Phase der Herzlungenerscheinungen. Zu den Erscheinungen des Emphysems mit seinen asthmatischen Schüben gesellt sich noch eine Erweiterung des rechten Herzens dazu und Zeichen der Herzmuskelinsuffizienz, namentlich in Gestalt von Arhythmia perpetua.

Die Krankheit macht eben erst in dem 40.—50. Jahr des Lebens deutliche Erscheinungen, findet sich nach TRIPIER besonders häufig bei Nephrosklerotikern und scheint auch bei alten Luetikern häufig vorzukommen, was ja nach dem oben Gesagten wohl selbstverständlich erscheint.

d) Komplikationen und Art des Exitus. Der Exitus erfolgt gewöhnlich durch kardiale Insuffizienz. Dahin gehört wohl ein großer Prozentsatz der vielen Fälle von Myodegeneratio cordis bei alten Leuten, die uns in den Spitälern begegnen. Doch können auch in diesem Stadium der Krankheit neue, massige tuberkulöse Schübe auftreten und dem Leben dann noch rascher ein Ziel setzen. So kann es zu einer käsigen Pneumonie kommen. Einen derartigen Verlauf bei der sonst ganz ähnlich gelegenen Tuberculosis fibrosa densa werden wir später sehen. Oder es kommt zu kongestiv-pneumonischen Prozessen um die alten, schwieligen Tuberkuloseherde herum, meist mit Lungenödem kombiniert. Oder es kommt zu einem allgemeinen miliaren Schub, wie wir ihn bei den Autopsien derartiger Leute gelegentlich als Nebenbefund erheben können.

Die Differentialdiagnose solcher Zustände ist je nach der Phase ganz verschieden. Betrachten wir zu dem Zwecke zunächst die pulmonäre Phase. Da haben wir einen bronchitischen Schub vor uns. Hier kann es sich um eine gewöhnliche Bronchitis handeln, die gar nichts mit Tuberkulose zu tun hat. Vergesellschaftet sich aber diese Bronchitis mit mehr weniger hohen Graden von Emphysem, ist sie chronisch rezidivierend, und finden wir im Beruf keine Schädlichkeiten (Staub, Rauch, giftige Gase bei Chemikern oder in der Industrie), welche uns dafür eine hinreichende Erklärung abgeben könnten, dann müssen wir an eine tuberkulöse Natur dieser Bronchitis denken. Das wird um so wahrscheinlicher, wenn die bronchitischen Geräusche besonders stark oder ausschließlich über den Spitzenpartien der Lunge lokalisiert sind. Es wird auch wahrscheinlich, wenn die Bronchitis nur einseitig entwickelt war. Aber auch da gibt es noch eine Reihe von Möglichkeiten, die wir schon an verschiedenen Stellen dieses Buches erörtert haben, die ich aber der großen Wichtigkeit halber hier noch einmal zusammenfassend besprechen muß. Es kann sich also

α) um eine Bronchitis infolge Bronchialdrüsentuberkulose handeln. Der Patient ist stark allergisch gegen Tuberkulin, zeigt Zeichen eines Primärkomplexes. Er hat kein Sputum oder wenn, so ist es sowohl mikroskopisch als auch für den Tierversuch vollständig bacillenfrei. RACH bespricht diese Form als idiopathische Bronchialdrüsentuberkulose, die nach ihm sich hauptsächlich in rezidivierenden Bronchitiden äußert.

β) Es handelt sich um eine spezifische oberflächliche Bronchitis. Hier haben wir vollständig normalen Lungenbefund, höchstens auch wieder die Zeichen einer Bronchialdrüsentuberkulose dabei, aber positiven Bacillengehalt im Sputum (siehe später).

γ) Es kann sich um eine sekundäre fibröse Phthise bzw. eine stationäre Kaverne handeln mit ihrer Neigung zu akuten, mischinfektiösen Bronchitiden. Hier sind die bronchitischen Schübe gewöhnlich mit Fieber verbunden und eine genaue Untersuchung deckt die alte fibrös indurierte Spitzentuberkulose oder Spitzenkaverne auf. Die Leukocytenzahl im Blut ist dabei gewöhnlich erhöht. Die Milz ist breit und stumpf.

δ) Es kann sich um eine tuberkulöse Peribronchitis handeln. Die Bronchitis ist grobblasig, das Sekret reichlich, das Sputum ist massig, rein eitrig, zeigt fötiden Geruch und eine dreischichtige Beschaffenheit. Das Sputum enthält einzelne Tuberkelbacillen oder zeigt wenigstens positive Meerschweinchenimpfung.

ε) Es kann sich um eine Emphysembronchitis bei Tuberculosis fibrosa densa handeln. Wir werden dann Dämpfungen über der Spitze finden, Retraktion der Lungenspitze und mehr weniger Zeichen der Verdichtung des Spitzenparenchyms. Dabei haben wir meist positiven Sputumbefund mit spärlichen Bacillen. Harte, scharfrandige Milz.

ζ) Oder es handelt sich um die Emphysembronchitis der Tuberculosis fibrosa diffusa, die wir jetzt im Auge haben. Dieser Zustand ist am schwersten zu erkennen, aber auch hier scheint der Meerschweinchenversuch immer positiv zu sein. Auch hier eine harte, scharfrandige Milz.

Im *Stadium der Herzschwäche* liegt am nächsten die Verwechslung mit Myodegeneratio cordis infolge Nierensklerose. Da liefert das Herz die wichtigsten differentialdiagnostischen Momente. Bei Nierensklerose die Hypertrophie und Dilatation des linken Ventrikels, bei Tuberculosis fibrosa densa und diffusa die Verbreitung und Hypertrophie des rechten Ventrikels. Bei der Arteriosklerose eventuell einen Galopprhythmus, der bei diesen Zuständen fehlt.

Das leitet uns nun zur Frage über, ob nicht vielfach auch das Altersemphysem auf dem Boden einer derartigen Tuberculosis fibrosa densa bzw. diffusa entsteht. Ich habe diesem Punkt seit einigen Jahren meine Aufmerksamkeit geschenkt, seitdem ich in einem allgemeinen Spital sehr viele alte Leute mit Arteriosklerose und Emphysem zu Gesicht bekomme, und muß gestehen, daß ein Großteil der Altersemphyseme auf Tuberkulin spezifisch reagiert, nicht nur auf einen Pirquet oder auf eine Stichreaktion, was ja nicht auffällig wäre, sondern auch auf subcutane Injektion, freilich meist erst bei größeren Dosen von 1—4,5 cmm Alttuberkulin. Eine von der reagierenden Dosis an begonnene spezifische Therapie scheint meinen bisherigen Erfahrungen nach auch bei diesem sonst so trostlosen Altersemphysem mit der begleitenden Bronchitis und der Herzschwäche günstig einzuwirken. Ist gleichzeitig ein positiver Wassermann vorhanden, so muß natürlich auch eine antiluetische Kur eingeleitet werden, um einen möglichst vollständigen Erfolg zu erzielen. Wir sehen daraus, wie so die fortschreitende Erkenntnis der Tuberkulose eine Brücke schlägt zu den so häufigen Emphysemen und Myodegenerationen alter Leute und auch diese Zustände einer spezifischen Therapie zugänglich macht. Es spielen eben die beiden Pole chronisch interner Leiden, die Tuberkulose und die Syphilis, eine weit größere Rolle auch beim Zustandekommen der typischen Alterskrankheiten als wir uns bisher träumen ließen. Gleichwie die Wassermannsche Reaktion aus dem großen Heer der Atheromatosen die luetische Mesaortitis ausschälte und einer spezifischen Therapie zugänglich machte, so vermag auch die Tuberkulose und die Syphilis aus dem Heer der Emphysematiker ein Gutteil ätiologisch scharf zu fassen und von einem gewöhnlichen Altersemphysem abzugrenzen, zu Nutz und Frommen der Therapie, namentlich wichtig aber für die Verhütung neuer Infektionen von diesen immer fließenden Infektionsquellen aus.

8. Die Tuberculosis fibrosa densa. (Siehe Abb. 186, 188—190.)

Sind nun bei einer derartigen Aussaat in die Lungen die Knötchen besonders
dicht über den Spitzen zusammengedrängt, wie dies schon bei einer allgemeinen
Miliartuberkulose nicht so selten zur Beobachtung kommt, wie es aber bei
dieser virulenten Proliferation sich sehr häufig ereignet, dann folgt daraus eine
symmetrische Induration beider Lungenspitzen, von BARD Tuberculosis fibrosa
densa benannt, von DUMAREST als perinoduläre Sklerose bezeichnet. Pathologisch anatomisch kennzeichnet sie sich durch mehr minder großen Knoten
von dichtem Schwielengewebe in den Lungenspitzen. Sagt doch HUEBSCHMANN:

„Etwas anderes aber erscheint hier noch von Wichtigkeit zu sein, nämlich die Tatsache, daß die Spitzendisposition bei der Inhalationsinfektion offenbar keine besondere
Rolle spielt, wie es aus der Lokalisation des Primärherdes hervorgeht. Bei der Blutinfektion
jedoch zeigt sich die Bevorzugung der Spitzen sehr deutlich, so auch z. B. bei der akuten
Miliartuberkulose, bei der bekanntlich in vielen Fällen die Tuberkel in den kranialen Teilen
reichlicher sind und schneller wachsen als in den caudalen. Ferner möchte ich hier eine
Anzahl eigener Beobachtungen anführen, nach denen bei Vorhandensein eines Primärherdes in den anderen Teilen der Lunge sich isoliert Miliartuberkelherde in der einen oder
anderen Lungenspitze fanden.“

Diese Schwielen setzen sich aber im Gegensatz zu den Schwielen der abortiven Tuberkulose oder der sekundär-fibrösen Phthise nicht aus narbigen,
streifigen Zügen zusammen, sondern haben im Schnitt ein granuliertes, an
Granit erinnerndes Aussehen. Es finden sich in derartigen Herden schwarze,
graue und gelbe Knötchen gemengt vor. Es entspricht das dem Bilde, welches
BAYLE von der melanotischen Phthise entwirft. Diese knotigen Verdichtungsherde entstehen eben aus wiederholten diskreten, miliaren Schüben. PIÉRY
nennt diese Tuberkuloseform mit guten Gründen die der Skrofulösen, der Arthri-
tiker und Herpetiker. Ihre Erkennung ist sehr wichtig. Denn wir haben da
eine offene Tuberkulose vor uns, die oft eine jahrzehntelange Lebensdauer
aufweist, also eine relativ günstige Prognose gibt, Sie ist auch deshalb so wichtig,
weil wir bei einer derartigen Tuberkuloseform allen Grund haben, irgendwelche
eventuell schwer zu erkennende, sonstige hämatogen entstandene Tuberkuloseherde anzunehmen, z. B. einen Solitärtuberkel des Gehirns, Solitärtuberkel der
Nebennieren, des Herzfleisches, die sonst einer Diagnose nur sehr schwer zugänglich sind.

Die physikalischen Zeichen solcher Prozesse sind die Zeichen symmetrischer
Verdichtung beider Lungenspitzen, enge KRÖNIGsche Felder und mehr minder
ausgesprochene Dämpfung. Dabei reichen die Spitzendämpfungen rückwärts
meist weiter hinunter als bei der abortiven Tuberkulose oder bei inzipienten
sekundär-fibrös-käsigen Phthisen, deshalb schon, weil hier die Spitzendämpfung
sich fast regelmäßig mit einer Bronchialdrüsendämpfung kombiniert, die den
Reinfektionsprozessen nicht zukommt. Gleichzeitig zeigen die Dämpfungen
wegen ihres Ausgangs von den Hilusdrüsen her oft eine ganz eigenartige Ausbreitung nach den Seitenteilen des Thorax hin. Die Dämpfung geht von dem
betreffenden Wirbeldorn nicht horizontal nach außen wie bei pleuralen Tuberkuloseformen, sie geht auch nicht entlang der Ober-Unterlappengrenze in den
seitlichen Partien nach unten wie bei den bronchogenen Prozessen, sondern
geht in der Gegend des lateralen Schulterblattrandes wieder nach oben, so daß
sie nur die paravertebralen Anteile des Oberlappens und des Unterlappens
befällt. Sie sind also von aufsteigendem Typus. Am besten veranschaulicht
dies die Abb. 9 im ersten Teil. Daneben finden wir über den Lungenspitzen verstärkten Stimmfremitus und Bronchophonie bzw. Pectoriloquie der Flüsterstimme und mehr minder deutliches Bronchialatmen. Rasselgeräusche fehlen
fast vollständig, höchstens haben wir einige wenige bronchitische Geräusche
vor uns, die aber sehr flüchtiger Natur sind und nur selten gehört werden.

Finden sich frische miliare Knötchen neben alten fibrösen Herden, dann kann es auch zu reichlichem Rasseln über den Spitzen kommen. Es findet sich kleinblasiges, zum Teil auch klingendes Rasseln. Dabei zeigen diese Rasselgeräusche im Gegensatz zu denen bei den gewöhnlichen Phthisen eine große Beständigkeit. Sie dauern durch Wochen und Monate in derselben Weise fort, durchlaufen also nicht den typischen Entwicklungsgang über Käserasseln zu gurgelnden Geräuschen, denn diese kleinen Knötchen geben zunächst keinen Anlaß zu einer Kavernenbildung. Eigentlich gehören freilich Fälle mit derartigen feuchten Rasselgeräuschen nicht mehr zur *Tuberculosis fibrosa densa,* sondern stellen einen neuen Schub von *Miliaris discreta* vor. Aus praktischen Gründen empfiehlt es sich aber, den Ausdruck *Miliaris discreta* für ganz bestimmte Fälle vorzubehalten. Zum Unterschied von den abgeschlossenen, keine frischen Herde aufweisenden Fällen von typischer Tuberculosis fibrosa densa bezeichne ich sie daher als *Tuberculosis fibrosa densa mit frischem miliarem Schub.* Wichtig für die Erkennung dieser Tuberkuloseform ist auch, daß dabei meist auch an anderen Stellen der Lunge Veränderungen auscultatorischer Natur, vor allem Rasselgeräusche, gehört werden, denn entsprechend der hämatogenen Entstehungsweise sind die Herde nicht so wie bei der echten Phthise zunächst nur auf die Spitze beschränkt, sondern überall in der Lunge zerstreut, wenn auch die dichtesten und meisten Herde in den Lungenspitzen zusammengedrängt sind. Worauf diese Prädilektion der Lungenspitzen für Tuberkulose beruht, ist immer noch nicht geklärt. JÄGER macht erst neuerdings wieder auf die geschützte Lage der Lungenspitzen als Grund dafür aufmerksam, so daß Hustenstöße zu fortgesetzten Traumen infolge ihrer Dehnung führen. MELNIKOFF wieder meint, daß die Blutversorgung der Lungenspitzen geringer sei als die der unteren Lungenabschnitte.

Ein weiteres, diagnostisch wichtiges Moment ist das begleitende, meist sehr ausgesprochene, lokalisierte, supplementäre Emphysem, also Überlagerung der Herzdämpfung von rechts oder von links her bei normalen oder ebenfalls tieferstehenden hinteren Lungenrändern. Ein für diese Tuberkulose ganz unerläßliches und charakteristisches Symptom ist ein derber, harter, scharfrandiger Milztumor. Die abortive Tuberkulose weist überhaupt keinen Milztumor auf. Bei aktiven phthisischen Prozessen ist er namentlich im späteren Verlauf zu finden, hat aber eine mehr plumpe, der Typhusmilz vergleichbare Beschaffenheit.

Sputum ist meist vorhanden und enthält häufig einige wenige Tuberkelbacillen. Ihr Vorkommen bei einer hämatogenen Tuberkulose muß zunächst verwunderlich erscheinen, findet aber seine Erklärung durch die schönen Untersuchungen HUEBSCHMANNs, die er an vielen Fällen von Miliartuberkulose vornahm und worüber er sich selbst folgendermaßen äußert:

„Man kann aber auch die vorwiegend produktive Form der Miliartuberkulose der Lunge nicht ohne weiteres als interstitielle bezeichnen, weil auch bei ihr schon sehr schnell Einbrüche in die Alveolen und die kleinen Bronchien vorkommen. Es muß darauf immer wieder hingewiesen werden, um der Meinung Abbruch zu tun, jeder intracanaliculäre Herd müßte auch intracanaliculär, bronchogen entstanden sein.“

Auch Hämoptoe in kleinerem Ausmaße kommt hier häufig vor. Ja es gibt Fälle darunter, wo die Hämoptoen sich sehr häufig wiederholen. Übrigens belehrten mich Erfahrungen der letzten Jahre immer wieder, daß die sogenannte initiale Hämoptoe zum größten Teil bei dieser Tuberkuloseform vorkommt, während nur ein viel kleinerer Teil der schon ausgebildeten Kaverne eines bronchogenen Reinfektionsschubes seine Entstehung verdankt. Bei einer aus heiterstem Himmel erfolgenden profusen Hämoptoe denke man daher zunächst immer an eine Tuberculosis fibrosa densa oder auch diffusa. Aus wie verschiedenen Gründen eine Lungentuberkulose bluten kann, das hat uns ja HOLLÓ gezeigt. Wenn es sich um eine frische Hämoptoe handelt, dann wird sie meist von anderen Exacerbationszeichen des Lungenleidens begleitet. Hier verdient namentlich das schon vorher einsetzende Fieber volle Beachtung. Bei Lungentuberkulosen, die mit Bronchialdrüsenschwellung verlaufen, können blutige Streifen im Sputum Folge der Bronchitis bei Hiluskatarrh sein, können bedingt sein durch eine Stauung infolge perifokaler Kongestion, kommen bei konsekutiver Bronchiektasie vor. Sie können aber auch die Folge von arteriellen Tuberkeln embolischen Ursprungs sein, weshalb ja auch die Miliartuberkulose nicht so selten mit blutig gemischtem Auswurf verläuft. Ebenso zeigt ja auch AUF-RECHT, daß Blutungen keineswegs ein Zeichen von destruktiven Prozessen sind, sondern auch eine Regeneration im infiltrierten Gewebe einleiten können. Die Tuberculosis fibrosa densa ist fieberlos oder weist höchstens leicht subfebrile Temperaturen auf. Doch kommt nicht gar so selten bei derartigen Kranken auch höheres Fieber vor, oft ganz exzessiv hohe Temperaturen ohne morgendliche Remission. Das Fieber stört dabei das Allgemeinbefinden derartiger Kranker recht wenig, so daß es oft nur durch Temperaturmessungen entdeckt wird. Freilich gehören derartige Fieberschübe eigentlich auch nicht mehr zum Bilde der in Rede stehenden Krankheit, sondern charakterisieren neue miliare Schübe, wie sie im Beginn und auch sonst während des Verlaufes nicht so selten sind und sich durch Auftreten frischer, lange Zeit fortbestehender Rasselgeräusche verraten. Das Allgemeinbefinden ist meist ein ganz gutes. Die Patienten können dick und fett und wohl gefärbt aussehen, andere wieder sind mager und kachektisch. Abbauprüfungen im Sinne von ABDERHALDEN auf Substanzen von Drüsen mit innerer Sekretion zeigten mir in letzter Zeit immer häufiger, daß diese frühzeitig einsetzende Kachexie vielfach endokrinen Ursprungs ist. Es kommt zu Übergängen, zu einer Phthisis ulcero-fibrosa cachectisans, wo die intracanaliculären Einbrüche eine bronchogene Tuberkulose aufpfropfen. Doch ist die Kachexie in diesem Stadium noch leicht rückgängig zu machen und kann wieder einem ausgezeichneten Aussehen Platz machen. Zur Zeit frischer miliarer Schübe bieten derartige Kranke direkt das Aussehen, das ich im ersten Teil als phthisischen Aspekt geschildert habe. Blässe mit Cyanose und Nasenflügelatmen zeigen die schwere Vergiftung an.

HOLLÓ beschreibt diese Form als interstitielle Form seiner juvenilen Tuberkulose mit folgenden prägnanten Worten:

„Die zur Schrumpfung neigenden, sich bloß auf das Interstitium beschränkenden fibrösen Formen zeigen ein etwas abweichendes Bild. Es treten da in primärer oder sekundärer Weise eher habituelle Veränderungen in den Vordergrund. Die Kranken werden irgendwie frühalt und saftlos. Sie sind mager, ihr Gesicht ist eingefallen, runzelig. Ihre Haltung gebückt. Manche leiden viel an Husten, und dann wird ihr Lungenbefund in auffallend frühem Alter durch ein allgemeines oder partielles Emphysem kompliziert; der reichlich schleimige Auswurf sowie der Röntgenbefund lassen nicht selten auf Bronchiektasien schließen. Der Auswurf ist öfter mit blutigen Streifen gemischt."

Der Röntgenbefund bei derartigen Fällen ergibt eine Verdunkelung beider Spitzen, entsprechend der Bilateralität des Prozesses, und verstärkte Hiluszeichnung. GERHARTZ besonders hat diese Form röntgenologisch von den übrigen Tuberkuloseformen abgetrennt und nennt sie chronisch fibröse, peribronchitische Knötchentuberkulose, welche durch meist im Oberlappen lokalisierte, scharf begrenzte, gleich große Knötchen charakterisiert ist.

Immunbiologisch weisen derartige Fälle ein wechselndes Verhalten auf, je nach dem Immunitätszustand. Es hängt dies eben ganz davon ab, ob und wie lange vor Anstellung der Prüfung ein größerer Bacillenschub durch die Blutbahn gerollt ist. Denn ein solcher Schub kann für lange Zeit die Allergie ganz zum Schwinden bringen. Darum mußte ja auch SCHULTZ zur Meinung kommen, daß bei Knochen und Gelenkstuberkulose der Wert der Tuberkulindiagnostik ein sehr beschränkter ist. Manchmal zeigen sie ausgesprochene Allergie zurzeit einer vollständigen Ruheperiode, manchmal sind sie sogar positiv anergisch; kurz nach höheren neuerlichen Fieberschüben und zur Zeit von drohender Kachexie bieten sie auch negative Anergie. Bei einer Neutralisation nach GRETE SINGER weisen diese Fälle oft paradoxe Reaktion auf, derart, daß das mit dem Eigenserum versetzte Tuberkulin eine stärkere Stichreaktion zeigt als das Tuberkulin allein. Aber diagnostisch brauchbar ist auch diese Methode nicht, weil sie viel zu inkonstant sich erweist. Als Beispiel eines derartigen Erkrankungsprozesses möchte ich die folgende Krankengeschichte mitteilen, die wegen der langen Beobachtung am besten die relative Gutartigkeit dieser offenen Tuberkuloseform beleuchtet.

Beobachtung 37. Am 14. November 1911 sah ich erstmalig die damals 31jährige Hebamme E. P. Sie gab an, daß sie vor zwei Jahren eine starke Lungenblutung gehabt hätte. Seit einem Jahr hat sie Husten. Temperatursteigerungen hat sie subjektiv niemals bemerkt, doch hätten gelegentliche Messungen in der Achselhöhle 37,5 ergeben. An der linken

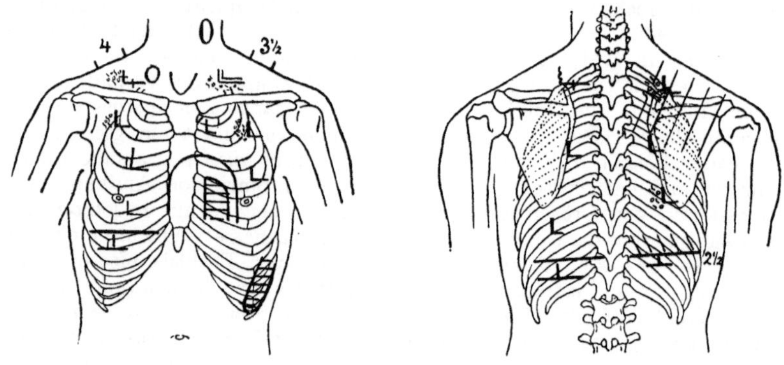

Abb. 64.   Abb. 65.

Abb. 64 und 65. Tuberculosis fibrosa densa mit frischen miliaren Schüben.

Halsseite einige vergrößerte Lymphdrüsen bis Bohnengröße. Den Befund über der Lunge gibt beifolgendes Thoraxschema wieder (Abb. 64 und 65). Dieser Befund wechselte während einer nunmehr 12jährigen Beobachtung nur insofern, als gelegentlich kein Rasseln zu hören war, manchmal wieder auch feuchte Rasselgeräusche in Erscheinung traten. Gelegentlich traten höhere Fieberschübe auf und starke Beschwerden. Die Röntgenuntersuchung ergab Verdunkelung beider Spitzen. Das Sputum war wiederholt positiv. Patientin hat schon wiederholte Tuberkulinkuren hinter sich und schaut jetzt wieder so gut aus, trotzdem sie die ganzen Jahre niemals ihren Beruf aufgegeben hatte, daß ein Amtsarzt gelegentlich eines Milchzeugnisses gar nicht glauben wollte, daß sie eine offene Tuberkulose habe. Die Spitzendämpfungen sind hier weniger deutlich ausgeprägt, weil sie, wie so oft bei diesen Fällen, durch das begleitende Spitzenemphysem stark überlagert sind.

Der Verlauf und der Ausgang dieser Krankheit sind nun sehr verschiedenartig. Es lassen sich diesbezüglich verschiedene Möglichkeiten unterscheiden.

1. Die Krankheit verläuft in der Regel so, wie das oben angeführte Beispiel (Beobachtung 37) zeigt. Die Kranken fühlen sich nicht ganz wohl, sind aber doch die ganze Zeit über arbeitsfähig, bis der Zusammenbruch erfolgt.

2. Dieser Zusammenbruch geht häufig in Form der gleich zu besprechenden Phthisis ulcero-fibrosa vor sich, kann aber auch dadurch sich äußern, daß es zu einer allgemeinen subakuten Miliartuberkulose kommt, wie das namentlich während der Hungerjahre 1919—1921 in Wien zu beobachten war.

Auch GRAU (4) macht ja auf die besondere Häufigkeit dieser Form bei Heeresangehörigen der neueren Zeit aufmerksam. Es breiten sich dabei die kleinblasigen Rasselgeräusche über die ganze Lunge aus, die Patienten beginnen hoch zu fiebern, werden kachektisch und meist treten meningeale Erscheinungen terminal dazu. Dabei ergibt dann die Autopsie eigentlich keine typische tuberkulöse Meningitis, denn es fehlt das sulzige Exsudat an der Basis des Gehirns und in den Sylvischen Gruben. Wir haben vielmehr ein Krankheitsbild vor uns, welches Deycke mit Recht als *meningeale Tuberkulose* von der Meningitis tuberculosa abtrennt. Wir haben zwar Hyperämie des Gehirns, haben auch mehr weniger reichlich kleinere und größere Miliartuberkel an den Lieblingsstellen der Hirnhauttuberkulose, aber ganz ohne Exsudat. Dementsprechend weist auch die Lumbalpunktion zwar Vermehrung des Liquors und Erhöhung des Druckes auf, die Lumbalflüssigkeit setzt auch ein Spinnwebenhäutchen ab, zeigt positiven Nonne-Apelt und Pandy, meist fehlt aber eine Pleocytose oder ist nur ganz geringgradig ausgeprägt. Bacillen können im Lumbalpunktat nicht gefunden werden. Als Beispiel dieser Verlaufsart sei folgende Beobachtung mitgeteilt.

Beobachtung 38. Am 8. April 1920 sah ich den 39jährigen Staatsobergeometer H. A. das erstemal. Er gab an, daß er 1910—1911 durch drei Monate an Lungenspitzenkatarrh

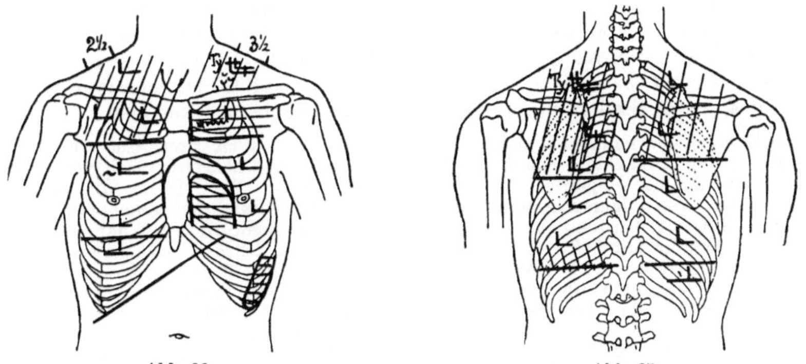

Abb. 66.   Abb. 67.
Abb. 66 und 67. Befund einer Phthisis cavitaria ulcerosa.

gelitten habe, der aber dann vollständig ausgeheilt sei. Seit der Zeit leide er an einem veralteten Bronchialkatarrh, doch sei er sich nicht bewußt, auf der Lunge angegriffen zu sein. Den Feldzug habe er vollständig mitgemacht, wurde am Ellbogen verwundet und dann zu Hinterlandsdiensten verwendet. Anläßlich des Zusammenbruches der Monarchie litt er vorübergehend an einer Geistesstörung mit Bewußtseinsverlust, doch sei er dann wieder ganz genesen. Nun leide er an Fieber bis 38,5, an allgemeiner Schwäche und an Schwindelanfällen. Den Lungenbefund des blassen, deutlich cyanotischen, recht kachektischen Mannes gibt beifolgendes Thoraxschema (Abb. 66 und 67). Es zeigt eine große Kaverne im linken Oberlappen mit starker Pleuraverdickung, namentlich an den vorderen, oberen Lungenanteilen sowie eine starke Verdichtung der rechten Spitze. Dabei finden sich als Ausdruck von kleineren miliaren Schüben auch rechts neben der Wirbelsäule und basal kleine subpleurable Herde. Das Sputum zeigt mäßig reichliche, homogene, schlanke Tuberkelbacillen. Er wurde auf meiner Abteilung aufgenommen und bekam 14 Tage später deutliche Zeichen einer tuberkulösen Meningitis. Die Lumbalpunktion entleerte unter erhöhtem Druck reichlich xanthochromen Liquor. Dieser zeigte deutlich Nonne-Apeltsche und Pandysche Reaktion negative Sublimatprobe, leichte Pleocytose mit 30 Zellen lymphocytärer Natur im Kubikmillimeter, deutliches Absetzen eines Spinnwebenhäutchens, darin keine Tuberkelbacillen nachweisbar. Die von Dr. Lampl vorgenommene Autopsie ergab ein größeres Cavum des linken Oberlappens, kleinere des rechten. Ältere und frischere granuläre Tuberkulose in beiden Lungen, frische miliare Schübe in der linken Lunge. Ältere Verwachsungen der linken Lunge. Vikariierendes Emphysem der rechten. Subakute Meningitis tuberculosa mit starkem Hydrocephalus internus und externus. Hyperämie und Ödem des Gehirns. Tuberkulöse Darmgeschwüre. Miliartuberkeln der Leber. Granuläre Tuberkulose beider Nieren und Tuberkulose des Larynx.

Ich teile mit Absicht diese Krankengeschichte mit, weil der Lungenbefund die Weiterentwicklung der Tuberculosis fibrosa densa über eine Phthisis ulcerofibrosa zur Phthisis cavitaria ulcerosa kennzeichnet. Man beachte die ausgesprochenen Kavernensymptome über dem linken Oberlappen. Durch Mischinfektion und durch die oben erwähnten intracanaliculären Einbrüche HUEBSCHMANNs entstehen aus den ursprünglich vorhandenen, kleinen bronchiektatischen Höhlen große, unregelmäßig geformte Hohlräume. Deshalb findet man wohl auch bei diesen Formen oft ganz ausgesprochene Leukocytose des Blutes. So in einem Falle 35000, ohne daß die Blutkultur pyogene Keime ergeben, und ohne daß die nachträgliche Autopsie irgendeine komplizierende Eiterung oder eine Pneumonie aufgedeckt hätte.

3. In anderen Fällen wieder kann die begleitende chirurgische Tuberkulose dem Leben ein Ziel setzen, wobei die Lungentuberkulose nur als Nebenbefund vom pathologischen Anatomen konstatiert wird. So kann eine Nierentuberkulose, wenn sie beiderseitig ist, tödlich enden. In anderen Fällen treten die Erscheinungen der schon oben erwähnten selbständigen Darmtuberkulose mehr in den Vordergrund. Es kommt zu großen Tumoren in der Ileocöcalgegend, die einen chirurgischen Eingriff notwendig machen. Es kann zu Erscheinungen von Darmstenose kommen, weil gerade diese selbständige Darmtuberkulose bei Tuberculosis fibrosa densa zur Ausheilung neigt. In einem meiner Fälle war es auf Grund der alten tuberkulösen Geschwüre und der sekundären Narbenbildung an zwei Stellen zur Entwicklung eines Krebses gekommen.

Beobachtung 39. Es handelt sich um eine 41jährige, verwitwete Hausbesorgerin M. R. die am 17. Januar 1911 die Klinik NEUSSER aufsuchte. Infektionsgelegenheit von seiten des Mannes, der nach 7jähriger Ehe an Lungentuberkulose starb. In der Jugend sehr bleichsüchtig. Vor 6 Jahren bekam sie einen Lungenspitzenkatarrh rechterseits mit Bruststechen und Fieber, Hüsteln, aber ohne Diarrhöe und ohne Auswurf. Vor 2 Jahren bekam sie eine Darmkolik mit heftigem Erbrechen und Durchfall. Seither leidet sie an Magenschwäche. Der geringste Diätfehler verursacht ihr Magen- und Darmkrämpfe. Seit 6 bis 8 Wochen hat sie sehr häufig derartige Anfälle. Diese Anfälle dauern 3 Minuten an. Sie aß in den letzten 3 Wochen sehr wenig, weil sie sich vor den Schmerzen fürchtete.
Der Befund ergab eine schwielige Tuberkulose beider Lungenoberlappen mit beiderseitigen Pleuraadhäsionen, verlängertes Exspirium über der Spitze und etwas Knacken im Inspirium, namentlich links, stark verengte KRÖNIGsche Felder. Das Abdomen war leicht kugelig vorgewölbt. Um den Nabel herum Darmsteifung, laute Durchspritzgeräusche. Wir schickten sie zur Operation an die Klinik EISELSBERG mit der Diagnose: Enterostenosis (mindestens an zwei Stellen) durch heilende Darmtuberkulose. Schwielige Tuberkulose beider Lungenoberlappen, beiderseitige Pleuraadhäsion. — Die von Professor HABERER vorgenommene Operation ergab den Dünndarm, das Coecum und das Colon ascendens sehr stark gebläht und hypertrophisch. Entsprechend der BAUHINschen Klappe eine zirkulär stenosierende Narbe. Die Hauptstenose sitzt ungefähr in der Höhe der Flexura coli hepatica und ist durch einen zirkulär liegenden Tumor bedingt, der nur ein bleistiftdickes Lumen erkennen läßt. Im Coecum ausgedehnte Narben nach tuberkulösen Geschwüren, auch im Colon transversum zirkulär verlaufende Narben nachweisbar. Der Darm vom untersten Ileum bis zum Colon transversum wird entfernt. Die histologische Untersuchung ergab an zwei Stellen ein Carcinom auf Grund einer alten tuberkulösen Narbe. Der Patientin geht es bis heute ausgezeichnet.

In anderen Fällen wieder führt die Perforation eines Darmgeschwürs den Tod herbei. So in folgender Beobachtung, die ich speziell deshalb anführe, weil sie so recht die Richtigkeit der Ausführungen DEYCKEs beleuchtet, daß die selbständige Darmtuberkulose bei ihrer Perforation gar keine stürmischen Erscheinungen hervorruft, sondern nur unter zunehmender Kachexie verläuft. Brechen dagegen begleitende Darmgeschwüre bei gewöhnlicher Phthise durch, wie ich das mehrmals gesehen habe, so verläuft dieses Ereignis stets unter dem Bilde einer typischen Perforationsperitonitis.

Beobachtung 40. Im März 1919 sah ich den 17jährigen Buchdruckerlehrling E. W., einen hochgradig blassen, mageren, cyanotisch aussehenden Burschen, der seit 2 Jahren angeblich an Lungenspitzenkatarrh leidet. Am Hals ausgebreitete, bis eigroße Lymphdrüsen beiderseits. Er wurde damals auf einer Spitalsabteilung aufgenommen und nach einem Spitalsaufenthalt vom 26. März bis 12. Juli in gutem Zustande entlassen. Sein Körpergewicht hatte sich von 38 kg auf 45 kg gehoben, und er sah blühend aus. Er fühlte sich dann wohl bis Januar 1920. Zu dieser Zeit kam es zu neuerlicher Abmagerung, zu hochgradiger Schwäche, zu Stechen, Husten, Nachtschweißen. Dabei guter Appetit und regelmäßiger Stuhl. Als ich ihn im März 1920 wieder zu Gesicht bekam, sah er ganz elend und verfallen aus und wurde daher auf meiner Abteilung aufgenommen. Seinen Lungenbefund gibt beifolgendes Thoraxschema (Abb. 68 und 69) wieder. Der Röntgenbefund ergab Verdichtungsherde in beiden Spitzen und in beiden Oberlappen. Die Hilusschatten beiderseits verbreitert. Das Zwerchfell beiderseit frei beweglich. Hochgradige Kachexie. Es kam zu Ödemen. Die Temperaturen waren subfebril bis 38°. Im Sputum keine Tuberkelbacillen. Am 26. März ist das Urinieren nur mit Anstrengung unter Anwendung der Bauchpresse möglich, der Harn entleert sich nur ruckweise. Dabei ergibt der cystoskopische

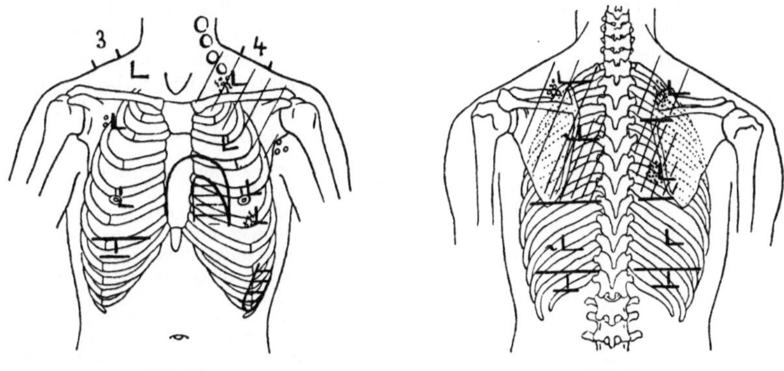

Abb. 68.   Abb. 69.

Abb. 68 und 69. Tuberculosis fibrosa densa.

Befund keine abnormen Verhältnisse. Die Stühle waren immer normal an Zahl und Konsistenz. Am 1. April kam es zum Exitus. Die von Dr. Dressler vorgenommene Autopsie ergab: Schwielige Konglomerattuberkulose des linken Oberlappens mit frischer tuberkulöser Aussaat. Circumscripte Herde von Miliartuberkeln in beiden Unterlappen. Konglomerattuberkulose und gelatinöse Pneumonie im rechten Oberlappen. Verkäste bronchiale Lymphdrüsen beiderseits. Einzelne Pleuraadhäsionen auf beiden Seiten. Vereinzelte, ausgedehnte tuberkulöse Geschwüre der Bauhinschen Klappe mit Übergreifen auf das Coecum. Perforation des Geschwürs. Abgesackte eitrige Peritonitis im Douglas. Große, verkäste Tuberkeln der rechten Niere. Milztumor.

In anderen Fällen werden die im Laufe der Krankheit sich entwickelnden Solitärtuberkeln des Gehirns zur Todesursache. Dabei ist mir aufgefallen, daß in den letzten Jahren dieses sonst doch so seltene Krankheitsbild besonders häufig in Erscheinung tritt. Es dürfte das wohl ebenfalls auf Ernährungsschädigung des Krieges zurückzuführen sein. Diesbezüglich nur eine Beobachtung, die so recht das Heimtückische dieser Krankheit zeigt.

Beobachtung 41. Am 13. April 1920 wurde das 61 Jahre alte Fräulein L. H. auf meine Abteilung gebracht. Sie liegt bewegungslos da, spricht nur mühsam, Stuhl und Urin gehen unwillkürlich ab. Wir erfahren von ihrer Umgebung und von ihr, daß sie niemals ernstlich krank gewesen sei, doch habe sie mit 16 Jahren an Blutarmut gelitten, mit 50 Jahren sei es bei ihr zu rheumatischen Schmerzen im ganzen Körper gekommen, die bis heute fortbestehen. Am 9. April kniete sie abends nieder, fiel dann um und konnte sich nicht mehr erheben. Vier Tage blieb sie in ihrer Wohnung allein liegen, ohne das Bewußtsein zu verlieren. Dann wurde sie vermißt, die Wohnung gewaltsam geöffnet, und sie in das Spital eingeliefert.

Sie kam in ganz elendem, verhungertem Zustand zu uns. Sie ist blutarm und außerordentlich mager. Die Temperaturen waren bis 39° erhöht. An verschiedenen Stellen der Lunge finden sich subkrepitierende Rasselherde und links paravertebral eine ausgesprochene

KRÄMERsche Dämpfung. Nach einigen Tagen — 25. April — trat über dem rechten Unterlappen pleurales Reiben auf. Am 26. April kam es zu Schüttelkrämpfen in den beiden Händen, am 29. April zu Zuckungen der Hände, der Gesichtsmuskulatur, zu einer Ptose des linken Augenlides, zu Echolalie; bald darauf starb sie. Ihre Leukocytenzahl war 8870. Am Hals links eine Kette vergrößerter Lymphdrüsen. Mit Rücksicht auf die gleichzeitig bestehende Grippeencephalitis-Epidemie in Wien und mit Rücksicht auf einen Herpes ihrer Oberlippe dachten wir an diese Krankheit als Ursache ihrer Erscheinungen und waren einigermaßen überrascht als die Autopsie folgenden Befund ergab: Disseminierte, miliare und submiliare Aussaat in beiden Lungen, in die Pleura, in die Milz. Multiple Konglomerattuberkel im Gehirn (rechter Frontallappen, Occipitallappen, motorische Rindenregion links, die Insula Reili links und im Kleinhirn). Konglomerattuberkel der Leber, der Nieren, im Endokard des linken Vorhofes und im Herzmuskel des linken Ventrikels. Rechtsseitige verkäste bronchiale Lymphdrüsen.

In wieder anderen Fällen treten addisonähnliche Bilder auf. Es kommt nicht zu einem typischen Addison, denn eine totale Verkäsung beider Nebennieren findet sich ja meist bei freien Lungen. Vielmehr kommt ein derartiges addisonoides Bild dadurch zustande, daß sich einzelne Solitärtuberkel in den Nebennieren entwickeln, wie ich das schon mehrmals gesehen habe. Finden sich Zeichen anderer Solitärtuberkel, so ist dieser Zustand sogar einer Diagnose zugänglich. So gelang sie mir in folgendem typischem Falle.

Beobachtung 42. Am 11. März 1914 wurde der 29jährige montenegrinische Hauptmann P. G. von mir auf die Klinik ORTNER aufgenommen. Er hatte 1910 zu husten angefangen, hatte damals starkes Stechen in der Brust verspürt sowie Nachtschweiße, Fieber und Mattigkeit geboten. Bald sei er aber davon wieder genesen und war imstande, vom September 1912 bis Frühjahr 1914 als Offizier im serbisch-bulgarischen Kriege klaglos Dienst zu tun. Doch wurde er während seiner Dienstleistung plötzlich heiser, und kam nun nach Wien, weil er seit vier Wochen Doppelbilder bemerkte. Der Lungenbefund ergab nun eine größere Kaverne des rechten Oberlappens und auch über der linken Spitze deutliche Kavernensymptome mit amphorischem Atmen. Außerdem eine Pleuraadhäsion der rechten Basis, kleine miliare Schübe über dem rechten Mittellappen, also die typischen Zeichen einer Phthisis ulcero-fibrosa cachectisans bzw. cavitaria ulcerosa. Dabei bestand eine linksseitige Trochlearislähmung, zu der sich nach kurzer Zeit die Erscheinungen einer Meningitis gesellten. Unter unseren Augen bildete sich eine hochgradige Adynamie und starke Pigmentation der Mundschleimhaut aus. Als er am 28. Mai 1914 starb, diagnostizierte ich daher eine beiderseitige kavernöse Oberlappentuberkulose vom Typus der Phthisis ulcero-fibrosa cachectisans, einen Solitärtuberkel in der Gegend des linksseitigen Trochleariskerns mit folgender Meningitis tuberculosa und Solitärtuberkeln der Nebenniere. Die von Dr. KERN vorgenommene Autopsie ergab nun in Übereinstimmung damit folgenden Befund: Chronische Tuberkulose mit Kavernenbildung in beiden Lungen. Im rechten Oberlappen eine ungefähr apfelgroße, von Schwielengewebe umgebene Kaverne. Mehrere in Schwielen eingebettete Miliartuberkeln daselbst. Eine größere, von Schwielengewebe umgebene Kaverne im linken Oberlappen und zahlreiche Miliartuberkeln. Unterlappen beiderseits frei von Tuberkulose. Schwielige Verwachsungen beider Pleurablätter. Solitärtuberkel im linken Thalamus opticus. Meningitis tuberculosa basalis und frische Knötchen in den SYLVIschen Furchen beiderseits. Chronischer Hydrocephalus internus mit Drucksteigerung und Abplattung der Hirnwindungen und Verdickung der Leptomeningen an der Konvexität. Ein verkäster Tuberkel in der linken Niere, mehrere verkäste Tuberkel in beiden Nebennieren.

Doch lassen sich, wie mich spätere Erfahrungen lehrten, derartige Solitärtuberkel der Nebenniere nicht mit absoluter Sicherheit diagnostizieren, denn es kommen gerade bei dieser Form der Tuberculosis fibrosa densa noch andere Möglichkeiten in Betracht, welche ein addisonähnliches Krankheitsbild hervorrufen. Zunächst kann es sich dabei um einen hochgradigen Lipoidschwund der Nebennieren handeln. Gerade bei dieser Tuberkuloseform kommt es aber häufig zu einer allgemeinen Blutdrüsensklerose im Sinne von FALTA. Bei dieser kann aber unter Umständen auch das addisonähnliche Bild in den Vordergrund treten. Die Entstehung einer derartigen Blutdrüsensklerose ist uns wohl verständlich, seitdem wir aus den sorgfältigen histologischen Untersuchungen KEHLs wissen, daß eine Tuberkelbacilleninvasion der Schilddrüse zu ganz unspezifischen Sklerosierungen und Atrophien dieses

Organs führt. Man vergleiche darüber auch die Ausführungen von Poncet und Lériche über die Beziehungen unspezifischer Tuberkulose zur Thyreoidea und zu den Blutdrüsen überhaupt, ferner die Befunde Nathers über Miliartuberkel in Strumen. Tatsächlich habe ich schon mehrfach Fälle dieser seltenen Blutdrüsensklerose gesehen und immer nur bei einer bestehenden Tuberculosis fibrosa densa. Auch die Fälle, die in der Literatur verzeichnet sind, und die Falta in seiner zusammenfassenden Arbeit darüber erwähnt, boten ja alle, soweit Obduktionsbefunde vorliegen, eine Tuberkulose als pathologisch-anatomischen Nebenbefund. Der Wichtigkeit des Gegenstandes halber sei eine derartige Beobachtung in folgendem mitgeteilt.

Beobachtung 43. H. S., 38 Jahre alt, wurde am 30. Mai 1919 auf meine Abteilung aufgenommen. Sie hatte erst mit 20 Jahren die erste Menstruation bekommen, die einige Jahre immer regelmäßig verlaufen sei, mit 28 Jahren aber ausgeblieben und nicht mehr wiedergekehrt sei, ohne daß sie eine Ursache dafür anzugeben wußte. Vor zwei Jahren hat sie angeblich einen Lungenspitzenkatarrh durchgemacht, der nach drei Monaten geheilt sei. Erst vor drei Monaten hat sie wieder Krankheitszeichen geboten. Sie bekam Schmerzen in den Füßen, Stechen in der Brust, Fieber, Kopfschmerzen, Appetitlosigkeit und Diarrhöe sowie rasch zunehmende Abmagerung.

Patientin bot nun ein ganz eigentümliches, fast skeletiertes Aussehen des Gesichtes und des Körpers dar, ein Zustand, der noch dadurch besonders auffällig wurde, weil eine begleitende Sclerodermie des Gesichtes und der Hände den vollständigen Fettmangel noch besonders deutlich hervortreten ließ. Außerdem ließ ein ausgesprochener Hydrocephalus ihren skeletierten Kopf noch besonders grotesk erscheinen. Beide Krönigschen Felder waren etwas verengt, rechts 4, links 3 cm. Beiderseits hinten oben Lungenspitzendämpfungen, links bis zum fünften, rechts bis zum dritten Brustwirbeldorn, darüber etwas scharfes Inspirium ohne Rasseln, also der typische Befund einer Phthisis fibrosa densa. Daneben ausgesprochene Durchfälle von dünnflüssigen, normal gefärbten Stühlen. Im Stuhl Tuberkelbacillen nachweisbar. Röntgenologisch nur eine Verschleierung beider Spitzen, besonders der rechten, und eine leichte Verdichtung beider Hilusschatten. Am 16. September kam sie zur Autopsie, die von Prof. Landsteiner vorgenommen wurde. Es fand sich eine Konglomerattuberkulose der Lunge mit älteren Kavernen der rechten Spitze, verkäsende Tuberkulose der bronchialen und retroperitonealen Lymphdrüsen. Rechtsseitige tuberkulöse Pleuritis. Polyglanduläre Atrophie sämtlicher Drüsen mit innerer Sekretion mit Sclerodermie des Gesichtes und der Hände. Chronischer Hydrocephalus mit entzündlichen Residuen an den Leptomeningen.

Solche mehr weniger ausgesprochene, auch autoptisch sichergestellte Fälle von multipler Blutdrüsensklerose bei Fällen von Tuberculosis fibrosa densa habe ich nun schon mehrfach zu Gesicht bekommen und glaube, daß ein derartiger Lungenbefund ein wichtiges Unterstützungsmittel für die Diagnose dieses in leichten Graden recht schwer zu diagnostizierenden Zustandes ist.

Die *Behandlung* dieser Fälle richtet sich nach der Form und dem Stadium der betreffenden Krankheit. Fälle von *Tuberculosis fibrosa densa* ohne Fieber oder höchstens mit subfebrilen Temperaturen und ohne zunehmende Abmagerung eignen sich ganz gut für eine ambulante Tuberkulinkur. Sie können dadurch nach längerer, konsequenter Behandlung in einen ganz stationären Zustand übergeführt werden, wo keine neuen Schübe mehr drohen. Fälle von Phthisis fibrosa densa mit Abmagerung gehören am vorteilhaftesten in eine Heilanstalt oder in ein Krankenhaus. Die Ruhe- und Mastkur und die möglichst bald vorgenommene spezifische Kur kann hier, wie meine Beobachtung 44 lehren wird, recht bald dauernden Wandel schaffen. Man muß diese Form und ihre günstigen Heilungsaussichten auch bei recht elendem Aussehen schon deshalb kennen, weil man sonst leicht geneigt ist, derartige Fälle für eine Heilstättenkur als aussichtslos, für ganz ungeeignet zu halten, was aber durchaus nicht der Fall ist. Bei fieberhaften Fällen und bei Fällen mit Rasselgeräuschen, die also frische Schübe aufweisen, muß auch eine Krankenhaus- bzw. Heilstättenkur eingeleitet werden, und verspricht auch hier meist einen vollen Erfolg. So stellt sich diese Tuberkulosegruppe als eine Krankheitsgruppe dar, welche die aufgewendete Mühe der Behandlung in vielen Fällen auf das Schönste lohnt. Auf diesem Wege kann man den Übergang dieser Fälle in eine Phthisis ulcero-fibrosa cachectisans oder in eine allgemeine Miliartuberkulose verhindern. Aussichtslos werden derartige Fälle nur dann, wenn Solitärtuberkel des Gehirns, Tuberkel der Nebennieren oder eine multiple Blutdrüsensklerose vorliegen. In anderen Fällen von chirurgischer Manifestation müssen eventuell chirurgische Eingriffe Wandel zum Bessern schaffen, so bei tumorartiger Coecumtuberkulose, bei einseitiger Nierentuberkulose, bei Darmstenose oder bei sekundärer Carcinose. Aber auch dann muß unbedingt neben der chirurgischen Behandlung eine spezifische und allgemeine Kur Platz greifen. Denn der chirurgisch anzugehende Herd stellt eben bei diesen Fällen immer nur einen Herd dar, während noch viele andere, dem Messer des Chirurgen unzugänglich, in der Lunge und in den übrigen Organen des Körpers verbleiben und das Leben des Kranken immer neuerdings bedrohen. Chirurgische Maßnahmen allein sind bei diesen Fällen nur halbe Maßnahmen.

Die glänzende Beeinflußbarkeit der Fibrosa densa durch Tuberkulin wie überhaupt aller Fälle von virulenter Proliferation hängt sicher mit den wiederholten hämatogenen Schüben zusammen. Es treffen eben gerade für diese Tuberkuloseform die Feststellungen von LÖWENSTEIN (l. c. S. 301) zu, welcher schreibt:

„Die Resorption von größeren Antigenmengen ist die notwendigste Voraussetzung der Entwicklung von Antikörpern. Solange eine Tuberkuloseinfektion rein lokal bleibt. kommen aber nur minimalste Antigenmengen zur Resorption, so kleine Mengen, daß sie selbst bei längerer Inkubation die anderen Organe nur überempfindlich machen. Deshalb kommt es auch nie zu einer Antikörperbildung, solange die Tuberkulose rein lokal bleibt. Auch im Tierexperiment konnte Verfasser das nachweisen. Injiziert man eine bestimmte Menge Typhus- oder Tuberkelbacillen in die vordere Augenkammer von Kaninchen, so kommt es nicht zur Agglutininbildung, während dieselbe Menge intravenös injiziert eine lebhafte Agglutininbildung zur Folge hat."

Hier nur ein paar Worte über die Indikationsstellung zur Unterbrechung der Schwangerschaft. Zeigen sich bei einem derartigen Spitzenbefund Kachexiesymptome, also Abmagerung, hochgradige Blässe, mechanische Übererregbarkeit der Muskulatur, zeigen sich eventuell Metastasen an lebenswichtigen Stellen des Körpers, also Zeichen von Hirntuberkeln, von Nierentuberkulose, von Addisonoid oder Erscheinungen einer Darmtuberkulose, dann halte ich den Abortus für dringendst indiziert, ohne Rücksicht auf die Dauer der Schwangerschaft. Bei anderen Fällen, bei reinen Fällen von Tuberculosis fibrosa densa mit gutem Ernährungszustand entscheidet zunächst, ob feuchte Rasselgeräusche sich über den Lungen finden als Ausdruck eines frischen miliaren Schubes. Dann ist der Abortus ebenfalls indiziert. Gibt die Auscultation keine frischen Erscheinungen, dann richtet sich unser Verhalten nach den Temperaturen. Temperatursteigerungen über 37,5° axillar geben auch hier in einem Frühstadium der Schwangerschaft vor dem vierten Monat die Indication zur Unterbrechung ab, Temperatursteigerungen über 38° sogar in jedem Monate der Schwangerschaft. Bei Temperaturen darunter kann die Schwangerschaft ausgetragen werden. Bevor man aber ein Votum in diesem Sinne abgibt, muß unbedingt eine Röntgendurchleuchtung vorgenommen werden. Denn gerade bei Fällen dieser Gruppe sind latente Kavernen sehr häufig, gerade hier leistet oft das Röntgenbild zur Aufdeckung der Schwere der Veränderungen mehr wie Perkussion und Auscultation, wie auch GRAU betont.

9. Phthisis ulcero-fibrosa nach Tuberculosis fibrosa densa. (Siehe Abb. 198.)

Eine Fortentwicklung zu kavernösen Prozessen stellt sich bei der Tuberculosis fibrosa densa vor allem im höheren Alter durch die herabgesetzte Vitalität der Gewebe ein. ARNSTEIN macht dafür besonders die Arteriosklerose verantwortlich. In jüngeren Jahren können sonstige schwächende Momente dazu Veranlassung geben. So machen WINKELBAUER und FRISCH auf den unheilvollen Einfluß aufmerksam, den peptische Geschwüre des Magens auf eine fibröse Tuberkulose ausüben derart, daß sie dadurch häufig florid werden unter dem Bilde von käsigen Pneumonien. Daß wir durch die Verhältnisse des Krieges und der Hungerblockade ein ungeheuer gehäuftes Auftreten dieser Tuberkuloseform sahen, wurde schon oben erwähnt. Die gleichen Erfahrungen hatte ja auch GÜTERBOCK gemacht. Es beginnen dann diese alten Schwielen zu zerfallen, indem es von den vielen intracanaliculären Einbrüchen aus zu endogenen bronchogenen Herden kommt. Auch GRAU (7) vertritt ja diesen Standpunkt, wenn er meint, daß für die exsudative Form wahrscheinlich eine überstürzte exogene Infektion und Reinfektion, für die chronisch tertiäre Phthise endogene Reinfektion in Betracht kommt. Diese bronchogenen Schübe können hochfieberhaft verlaufen und so durch dieses Alarmzeichen sich verraten, sie können auch über ein sogenanntes Frühinfiltrat gehen, was aber nicht sooft zur Beobachtung kommt. Auf jeden Fall stellen diese Fälle Beispiele dafür dar, daß auch aus Spitzenherden sich eine kavernöse Lungentuberkulose entwickeln könne, daß also die ganze moderne Lehre von REDEKER, ULRICI, LYDTIN, die behauptet, daß aus Spitzenherden niemals eine Phthise entsteht, in dieser schroffen Form sicher nicht zu Recht besteht.

Zu den Zeichen der Verdichtung, der Dämpfung, dem Bronchialatmen, dem erhöhten Stimmfremitus gesellen sich mehr weniger ausgesprochenes Gurgeln und klingende Rasselgeräusche mit etwas musikalischem Beiklang. Es kommt zur Amphorophonie der Flüsterstimme. Vor allem macht sich eine hochgradige Kachexie geltend, die oftmals bei dem wenig ausgesprochenen Befund an ein verstecktes Carcinom des Magen-Darmkanals denken läßt. Der Patient wird blaß, magert ab, zeigt idiomuskulären Wulst. Wir haben dann die *Phthisis ulcero-fibrosa cachectisans* BARDS vor uns, welche GERHARTZ nach dem Röntgenbild als disseminierte, peribronchitische Greisentuberkulose bezeichnet, KUTHY-WOLFF-EISNER kachektisierende Tuberkulose nennen. Diese Autoren machen auf die Schwierigkeit der Diagnose aufmerksam, und ebenso UNVERRICHT, weil trotz der Abmagerung der starre Thorax und das begleitende Emphysem die bestehende Tuberkulose vollständig verdecken kann. In ähnlichem Sinne äußert sich auch SCHLESINGER, der ebenfalls auf die hervorstechende Kachexie und die Verwechslungsmöglichkeit mit Carcinom aufmerksam macht, ebenso DEYCKE (l. c. S. 138). Man vergleiche darüber auch die Ausführungen HANSEMANNS, RANKES, TAUSZKS, HOPPE-SEYLERS und HAWES über die Alterstuberkulose. Eine genaue Perkussion freilich wird derartige Zustände immer aufdecken. Man bemerkt auf jeden Fall die beiderseitigen, stark verengten KRÖNIGschen Felder, wenn auch die Dämpfungen wegen des begleitenden Emphysems oft nicht sehr deutlich sein sollten. Gelegentlich fällt sogar bei diesen Fällen auch die Sputumuntersuchung negativ aus, und so kann nur eine wiederholte Untersuchung vor einer Fehldiagnose schützen. Wichtig ist diese Ausgangsform der Tuberculosis fibrosa densa heutzutage besonders deshalb, weil unter den gegenwärtigen Einflüssen des Krieges und des noch ärgeren Friedens mit seiner Aushungerung der Bevölkerung diese Tuberkuloseform auch in jüngeren Jahren zu einer derartig zerfallenden und mit ausgesprochener Kachexie einhergehenden Phthise ausartet, was unter den Vorkriegsverhältnissen fast nur in hohem Alter oder nur bei ganz unzweckmäßiger Lebensweise der Fall war. Die rechtzeitige Erkennung ist hier insofern wichtig, als eine sofort eingeleitete Heilstätten- bzw. Krankenhauskur in Verbindung mit spezifischer Therapie geradezu Wunder wirken kann. Ich erwähne diesbezüglich nur eine Beobachtung.

Beobachtung 44. Die 48jährige Witwe W. T. suchte am 11. April 1919 die Klinik ORTNER auf. Ihre Anamnese ergab ausgesprochene Tuberkuloseheredität. Ihre Mutter starb an Auszehrung, ihr Vater hatte in der Jugend häufig Bluthusten und soll jetzt asthmaleidend sein. Sie selbst war als Kind immer schwächlich und bekam im Anschluß an Masern mit 5 Jahren ein chronisches Augenleiden, das bis zum 17. Lebensjahr anhielt. Mit 10 Jahren bekam sie Drüsenschwellungen am Halse, die nach 2 Jahren aufbrachen. Mit 26 Jahren litt sie an Rippenfellentzündung. Mit 36 Jahren bekam sie wieder multiple Drüsenschwellungen am Halse, von denen wieder mehrere aufbrachen. Mit 30 Jahren hatte sie Lungenspitzenkatarrh und mit 40 Jahren wurde eine Herzneurose diagnostiziert. Seit dieser Zeit hat sie immer Schmerzen im Rücken und in der Brust, trockenen Husten und Nachtschweiß. Auswurf früher reichlich, ein paarmal leicht mit Blut untermischt. Weihnachten 1918 bekam sie geschwollene Füße. Sie kam nun in einem elenden Zustand, 45 kg schwer, fahl und kachektisch mit idiomuskulärem Wulst in die Klinik. Der Sputumbefund war positiv. Den Lungenbefund zur Zeit der Aufnahme gibt beifolgendes Thoraxschema (Abb. 70 und 71) wieder. Wir ersehen daraus Zerfallserscheinungen über der rechten Spitze bei beiderseitigen

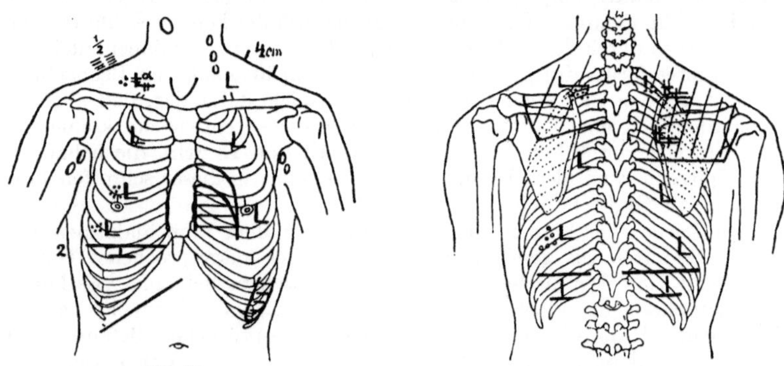

Abb. 70.   Abb. 71.

Abb. 70 und 71. Phthisis ulcero-fibrosa cachectisans.

fibrösen Verdichtungen, also den typischen Befund der Phthisis ulcero-fibrosa cachectisans. Schon der erste Aufenthalt an der Klinik vom 11. April bis 14. Juli 1919 brachte unter Tuberkulintherapie, beginnend mit 0,002 cmm, eine rasche Gewichtszunahme auf 56 kg. Eine zweite Aufnahme vom 19. November 1919 bis 21. Juli 1920 brachte eine weitere Gewichtszunahme bis 68 kg, ein Verschwinden der Tuberkelbacillen und fast vollständiges Verschwinden aller Symptome über den Lungen.

Wie unheilvoll die schlechten Ernährungsverhältnisse Wiens auf diese Tuberkuloseform wirkten, erhellt wohl am besten daraus, daß die meisten Autopsien der Jahre 1919 und 1920 in unserem Spital derartige Tuberkulosefälle betrafen, während 1921 fast ausschließlich Reinfektionsphthisen meine Abteilung bevölkerten und zur Autopsie kamen.

10. Phthisis ulcero-fibrosa nach Tuberculosis fibrosa diffusa. (Siehe Abb. 197.)

Eine Sonderstellung nehmen die kavernösen Lungenprozesse ein, welche sich bei der unter 7. geschilderten Tuberculosis fibrosa diffusa entwickeln. Denn während bei der vorigen unter 9. beschriebenen Form die Spitzeninduration einen sicheren Wegweiser abgibt, das indurierte Gewebe ferner die Kavernenbefunde immerhin ziemlich eindeutig dem Ohre fortleitet, bleiben Kavernen, die in einer emphysematösen Lunge mit zerstreut fibrösen Knötchen auftreten, häufig vollkommen latent, ja können oft auch dann nicht gehört werden, wenn man aus dem Röntgenbilde ihre Lage genau kennt, selbst dann, wenn sie recht beträchtliche Größe haben. Darum habe ich auch diese Form schon seit längerer Zeit von den übrigen abgetrennt, denn ihre Diagnostik macht ganz besondere Momente notwendig.

Können wir aus den unter 7. beschriebenen Merkmalen eine Tuberculosis fibrosa diffusa diagnostizieren, wird nun das bei dieser Form gewöhnlich höchstens katarrhalische Sputum mit einigen wenigen Tuberkelbacillen ballig und wimmelt es von Tuberkelbacillen, dann liegt schon der Verdacht auf eingetretene Kavernenbildung, der Verdacht auf einen Übergang in die Phthisis ulcero-fibrosa nahe. Auch muß man daran denken, wenn kopiöse Hämoptoe sich dabei einstellt. Irgendwo wird man auch öfters ein Zentrum mehr feuchter, wenn auch ziemlich klangloser Rasselgeräusche finden, das dann den Verdacht noch mehr verstärkt. Hier leistet das Röntgenbild die allergrößten Dienste, denn das zeigt, wie das Bild 199 aus dem Röntgenteile von FLEISCHNER dartut, eine kreisrunde Aufhellung in emphysematösem Gewebe bei vermehrter Strich- und Fleckzeichnung, kann unter Umständen auch ganz große Kavernen aufdecken, die wir durch die physikalische Untersuchung nicht finden konnten

NB. Bei diesen latenten Kavernen, denen wir ja auch schon oben bei der abgelaufenen Polyserositis begegnet sind und auf die wir noch einmal bei den postpleuritischen Tuberkuloseformen stoßen werden, sei hier eine latente kavernöse Tuberkulose erwähnt, deren pathogenetische Stellung mir mangels von Obduktionsbefunden noch vollkommen unklar ist, die ich aber doch schon so häufig gesehen habe, daß sie eine besondere Besprechung verdient. Es sind das Fälle, wo sich radiologisch ein Cavum findet, welches meist mit einem breiten Bronchus gegen den Lungenhilus hin drainiert erscheint. (Siehe Thoraxschemen Abb. 72 und 73 und Röntgenbild Abb. 74.)

Beobachtung 45. Ein 43jähriger Musikprofessor F. F. kommt an der Abteilung am 17. März 1928 zur Aufnahme. Seine Frau leidet an offener Tuberkulose der Lunge, ein Sohn an einer Drüsentuberkulose. Er selbst erkrankte 1916 während seiner militärischen Felddienstleistung an einer Pleuritis exsudativa links, während der er acht Monate lang eine Höhenkur in Aflenz durchmachte. Nachher mußte er wieder ins Feld, bekam aber schon drei Monate später wieder eine Rippenfellentzündung derselben Seite mit positivem Sputum. Wieder sieben Monate in einem Spital. Nun fühlte er sich wohl bis 1924. Von da aber bekommt er fast alljährlich hohe grippeähnliche Fieberschübe, immer mit positivem Sputum

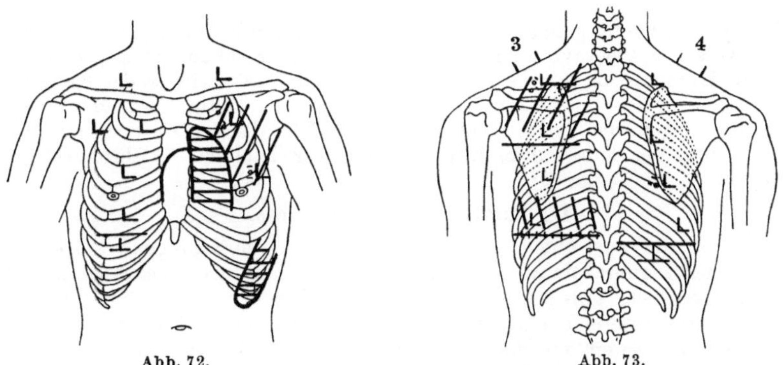

Abb. 72.				Abb. 73.

Abb. 72 und 73. Tuberculosis postpleuritica fibrosa.

und wird nun an meine Abteilung gewiesen, weil radiologisch eine Kaverne festgestellt wird. Der physikalische Befund, wie ihn beifolgende Thoraxschemen wiedergeben (Abb. 72 und 73), zeigt den Befund einer Tuberculosis postpleuritica fibrosa sinistra und nirgends Kavernenzeichen. Die Röntgenuntersuchung aber, aufgenommen von Dr. POHL im Institut HAUDEK, lautet: „Links das ganze Lungenfeld etwas weniger hell als rechts, besonders in den basalen Anteilen. Wandständige lamelläre Pleuritis: basal mit etwas streifigen Kalkeinlagerungen. Der linke Sinus nicht spitz. Links infraclavicular größere, mäßig harte Schattenflecke mit deutlicher zentraler Kaverne. Diese Kaverne ist durch einen breiten

Streifen mit dem Hilus verbunden (drainierender Bronchus). Links Spitzenpleuraschwiele.
Rechts infraclavicular ein kleiner harter Fleck. Zarteste Spitzenschwiele: sonst frei."

Trotz wiederholter Versuche gelingt ein Pneumothorax nicht und lassen wir daher
eine linksseitige Phrenikotomie durchführen.

Die Form, die radiologisch schon von RAABE beschrieben worden ist, verdient
deshalb eine besondere Erwähnung, weil meiner Erfahrung nach trotz des guten
Aussehens derartiger Kranker, trotz des minimalen Auscultationsbefundes die
Prognose gar nicht so günstig zu stellen ist, wenigstens was eine volle Ausheilung

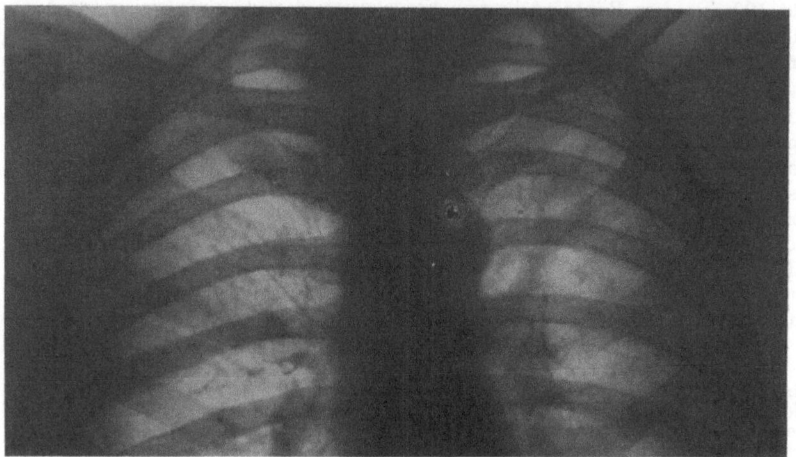

Abb. 74. Kaverne mit drainierendem Bronchus links.

betrifft. Denn häufig gelingt kein künstlicher Pneumothorax wegen zu starker
und universeller Pleuraverwachsungen oder, wenn er schon gelingt, so führt
auch eine Kompression von 1—2 Jahren nicht zum Verschwinden der Kaverne.
Wenn wir dann den Pneumothorax auflassen, ist sie in alter Form und Größe
wieder da. Nach dem ganzen Verlaufe dieser Fälle dürften sie doch eine besondere Abart der Tuberculosis ulcero-fibrosa nach Tuberculosis fibrosa diffusa
darstellen.

11. Phthisis cavitaria ulcerosa.

Während die aus einem Reinfektionsschub hervorgegangene stationäre
Kaverne meist supraspinat liegt, durch Pleuraadhäsionen ausgezeichnet ist
und durch ein sehr gutes Allgemeinbefinden, haben wir als Endprodukt der
hämatogen proliferierenden Reihe noch eine Form zu betrachten, wo die metallischen oder wenigstens musikalisch knarrenden oder schluchzenden Kavernenzeichen sich vor allem infraclavicular ausprägen, oft vergesellschaftet mit alter
chirurgischer Tuberkulose, meist ausgezeichnet durch einen hohen Grad von
Kachexie und durch mediastinale pleuritische Schwarten.

Die Temperatur derartiger Fälle von Cavitaria ulcerosa ist oft ganz normal
oder nur wenig erhöht, die Leukocytenzahl im Blute oft beträchtlich vermehrt.
Was aber diese Form vor allem charakterisiert, sind die Zeichen einer Mitbeteiligung und Schädigung des Allgemeinbefindens. Bei der Tuberculosis
cavitaria stationaria hatten wir es mit gut aussehenden, sich vollständig wohl
fühlenden Kranken zu tun. Kranke mit Phthisis cavitaria ulcerosa dagegen

sind hochgradig mager, blaß und kachektisch, und ihre Muskulatur zeigt mechanische Übererregbarkeit und idiomuskulären Wulst.

Ein weiteres Unterscheidungsmittel dieser Form gegenüber weit vorgeschrittenen desperaten Phthisen bietet die spezifische Reaktion. Während eine derartig kachektische vorgeschrittene Phthise fast durchwegs anergisch ist, negativ anergisch im Sinne HAYEKs, zeigen solche Fälle von Tuberkulose trotz ihrer Kachexie ausgesprochene Überempfindlichkeit gegen Tuberkulin. Die Stichreaktionen sind meist sehr ausgeprägt, es reagieren derartige Kranke bei normaler oder höchstens leicht subfebriler Temperatur schon auf kleinste Tuberkulindosen (Verdünnung 1 : 100 000 oder gar 1 : 1 000 000) mit recht beträchtlichen Temperatursteigerungen.

Demnach ist auch die Prognose derartiger Fälle lange nicht so ungünstig wie bei gleichweit vorgeschrittenen Fällen von gewöhnlicher Phthise, andererseits aber lange nicht so aussichtsreich wie bei den stationären Kavernen, denn derartigen Kranken drohen allerhand Gefahren. Die Kachexie, die Auszehrung können weiter zunehmen, es treten kachektische Ödeme auf, und so erfolgt der Tod, ein Ausgang, der unter den Einflüssen der Kriegsernährung besonders häufig war. In anderen Fällen pfropfen sich akut-bronchitische Schübe durch Mischbakterien auf die Krankheit auf und können so mit hohem Fieber dem Leben ein Ziel setzen. Eine weitere Verschlimmerung droht ihnen dadurch, daß die Krankheit sich von den Spitzenkavernen aus intracanaliculär weiter verbreitet, und so das Bild einer gewöhnlichen Phthise entsteht, die sich nur durch im Vordergrund stehende Kachexie von den gewöhnlichen Phthisen unterscheidet. Auch kann es gelegentlich zu einer allgemeinen Miliartuberkulose kommen, wie überhaupt diese Fälle zu umschriebenen miliaren Schüben an verschiedenen Lungenteilen besonders disponiert sind.

Die Therapie muß bei diesen Kranken sehr aktiv sein. Hier ist eine energische Heilstättenkur mit ihrem hygienisch-diätetischem Regime am Platze, unterstützt von einer in langen Etappen immer wiederholten Tuberkulinkur. Wenn ein freier Pleuraspalt besteht, wird man einen künstlichen Pneumothorax anlegen, sonst zu einer Lungenplombierung mit Paraffin seine Zuflucht nehmen. Die Tuberkulintherapie in Verbindung mit Mischvaccine gibt oft glänzende Resultate. Ich verfüge über Beobachtungen derartiger Fälle, die unter ständiger wiederholter Tuberkulinkur sich schon durch mehr als 10 Jahre mit diesem Leiden in erwerbsfähigem Zustande befinden. Dabei ist ihr Allgemeinbefinden im Laufe der Jahre und der wiederholten Kuren eher ein günstigeres geworden als früher, wenn auch noch genügende Kachexie besteht, um noch nicht von einem Übergang in die stationäre Form der kavernösen Phthise sprechen zu können.

Beobachtung 46. Wir haben es mit einer zur Zeit der Aufnahme 40 Jahre alten, verheirateten Hutstaffiererin J. F. zu tun, die erstmalig am 2. Oktober 1911 an der Klinik NEUSSER zur Aufnahme kam. Sie hatte sich die ganze Zeit über gesund gefühlt, bis sie zu Ostern 1910 beim Nähen eine profuse Hämoptoe bekommen hatte. Zehnmal spuckte sie an diesem Tage einen ganzen Mund voll von dunkelschaumigem Blut aus. Der Bluthusten hielt noch weitere drei Tage an. Wegen zunehmender Schwäche kam sie im August 1910 in die Ambulanz der Klinik, wo mit ihr eine ambulante Tuberkulinkur mit BE begonnen wurde. Zweimaliger Spitalsaufenthalt, das erstemal vom 2. Oktober 1911 bis 25. November 1911, das zweitemal vom 22. April 1912 bis 4. Mai 1912, sonst immer nur ambulante Behandlung, wobei wir in wiederholten Kuren öfters bis 100 mg ATK und BE gaben. Gleich bei der Aufnahme zeigte sie die Zeichen von hochgradiger Kachexie mit einer Kaverne im rechten Oberlappen. Unter der durch all die Jahre fortgesetzten Kur kam es zu hochgradigen Schrumpfungserscheinungen dieses Lungenlappens und zu starker Verziehung des Herzens nach rechts. Das Sputum war die ganze Zeit über positiv. In letzter Zeit überhaupt kein Sputum mehr. Den Lungenbefund aus einer späteren Phase ihrer Erkrankung gibt beifolgendes Schema wieder. Wir können fast von einer Ausheilung, fast von einem Übergang der ulcerösen, kavernösen Form in die stationäre Form sprechen, doch besteht immerhin auch heute noch etwas mechanische Übererregbarkeit der Muskulatur (siehe Abb. 75 und 76).

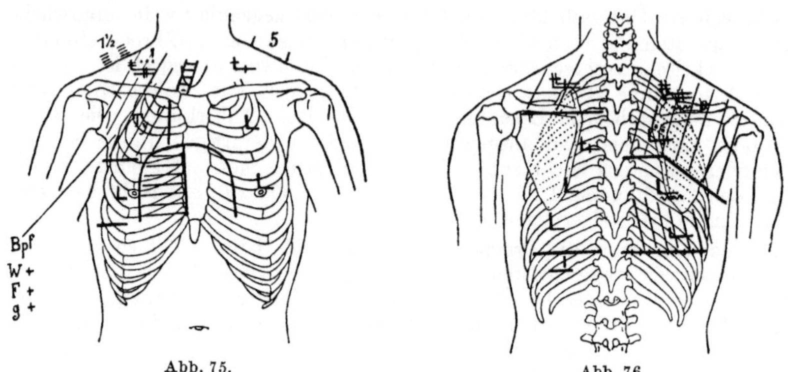

Abb. 75.   Abb. 76.
Abb. 75 und 76. Phthisis cavitaria ulcerosa.

Durch die intensive Dämpfung in der Infraclaviculargrube erinnern diese Fälle oft an den Befund bei einem Oberlappenbronchuscarcinom, für welches ja diese starren infraclavicularen Dämpfungen geradezu pathognomonisch sind, wie wir im dritten Teile noch hören werden. Bei genauem Zusehen aber sind die Unterschiede doch deutlich genug. Da die Dämpfung ihre Entstehung einer verdickten und schrumpfenden pleuralen Schwarte verdankt, zeigt sie kein Überschreiten der Mittellinie wie beim Carcinom, es findet sich dabei gewöhnlich auch eine Denudation der betreffenden Herzhälfte, linkerseits auch fast regelmäßig eine Denudation des linken Vorhofes, so daß an die Herzdämpfung sich ein kaminartiger Aufsatz anschließt. Man hört in den meisten Fällen über der starren Dämpfung die Zeichen einer Kaverne. Am besten versinnbildlicht wohl wieder ein genauer Thoraxbefund eines derartigen Falles die betreffenden Verhältnisse.

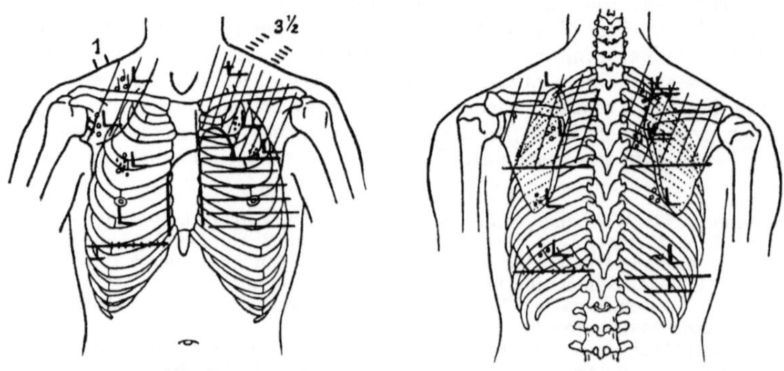

Abb. 77.   Abb. 78.
Abb. 77 und 78. Phthisis cavitaria ulcerosa des linken Oberlappens.

Beobachtung 47. Sie betrifft eine 24jährige, verheiratete Frau F. Schw., welche am 12. Juni 1923 unsere Abteilung aufsuchte und hier am 19. September des gleichen Jahres verstarb. Der Lungenbefund war der einer Phthisis cavitaria ulcerosa des linken Oberlappens; ich füge hier den genauen Lungenbefund in zwei Schemen (Abb. 77 und 78) bei, weil er am besten die betreffenden Verhältnisse im Gegensatze zum Bronchuscarcinom wiedergibt und weil sich hier auch die bei Bronchuscarcinom von mir noch nicht beobachtete Denudation des linken Vorhofes zeigt.

Als weiteres wichtiges Unterscheidungsmittel ergibt das Sputum bei einer Phthisis ulcero-fibrosa und Cavitaria ulcerosa immer Tuberkelbacillen. Fehlen sie konstant, sind die Erscheinungen bei Perkussion und Auscultation abweichend von dem typischen Befund, dann muß man an Oberlappenbronchuscarcinom denken. Es kommt eben immer wieder eine der Thesen von L. Brown zur Geltung, welche besagt:

„Wenn bei einem auf Tuberkulose verdächtigen Lungenbefund Auswurf fehlt oder Tuberkelbacillen bei wiederholter Untersuchung stets vermißt werden, so denke man an Bronchiektasie, Syphilis, Influenza, Tumor und Hodgkin."

Siehe darüber auch meine Arbeit über Lungensyphilis und Fadenpilzerkrankung der Lunge (W. Neumann [18]).

C. Die blande Proliferation.

Einer dritten Art von hämatogener Aussaat von Tuberkelbacillen begegnen ·wir zunächst bei jenen meist älteren Kranken, die gar nicht den Lungenarzt bzw. den Internisten aufsuchen, sondern bei denen sich die Lungenveränderungen unter so unmerklichen Krankheitszeichen abspielen, daß nur die Metastasen, das Augenrheumatoid Beschwerden verursachen. Die Kranken bekommen Schmerzen im Auge, sei es durch eine Iritis oder eine Iridocyclitis oder auch durch eine Scleritis. Ihr Sehvermögen nimmt plötzlich oder allmählich ab oder schwindet ganz wegen einer Chorioiditis bzw. einer Opticusatrophie durch spezifische Periphlebitis ophthalmica, durch Netzhautabhebungen oder Glaskörpertrübungen. Bei derartigen Augenaffektionen denkt man wohl zunächst an Syphilis als Krankheitsursache. Kann aber diese wegen eines negativen Ausfalls der Wassermannschen Reaktion ausgeschlossen werden, so tritt sofort die Frage einer etwaigen Tuberkulose in den Vordergrund des Interesses. Dann heißt es die Lunge genau untersuchen. In einem kleineren Teil der Fälle deckt dann die physikalische und die Röntgenuntersuchung eine der im vorigen Abschnitte B geschilderten Formen der virulenten Proliferation auf. Noch häufiger aber sind die Veränderungen auf der Lunge noch leichter, geradezu unspezifischer Natur, erinnern an die Tuberculose inflammatoire, die unspezifische Tuberkulose von Poncet und werden von Ärzten, die diese Form der Lungenveränderungen nicht kennen, meist vollständig übersehen, sehr zum Schaden der Kranken. Denn ihr Augenleiden könnte durch eine energische spezifische Kur wieder geheilt werden, während sonst die Krankheit unfehlbar weiterschreitet. Nach dem schon oft zitierten Gesetz von Piéry und Arbez über den Parallelismus der tuberkulösen Erscheinungen im gleichen Organismus sind dann die Lungenveränderungen sehr geringfügiger Natur und decken sich mit den Symptomen, die ich schon im 2. Kapitel unter dem Namen der Pleurite à répétition bei wiederholten leichten Reinfekten beschrieben habe. Es gibt eben eine dreifache Wurzel der Pleurite à répétition, neben den wiederholten leichten Reinfekten auch eine virulente und dann auch eine blande hämatogene Aussaat. Amrein beschreibt die gleiche Tuberkuloseform als eine, die dem Sekundärstadium der Tuberkulose genetisch angehört, sich aber hauptsächlich mehr oberflächlich an der Pleura abspielt. Wahrscheinlich ist die Ursache dafür eine geringe Virulenz der im Blute kreisenden Tuberkelbacillen. Auf Grund von Schilfsäckchenversuchen konnte Guillery derartige Augenveränderungen im Tierexperiment hervorrufen und schließt daraus auf eine toxische Genese. Abgesehen davon, daß Toxine bei Tuberkelbacillen nicht bekannt sind, wie erst jüngst Hübschmann in seinem Referat auf der deutschen Pathologentagung in

Wien betonte, erscheint es sehr auffällig, daß wir solche Toxämien nur bei Erwachsenen und nicht bei Kindern begegnen, denen die blande Proliferation vollständig abgeht. Verständlich wird dieser Umstand, wenn wir eine hämatogene Streuung annehmen, die bei den wenig gefeiten Kindern nur eine maligne oder virulente sein kann, während bei den stark immun gewordenen Erwachsenen häufig eine solche blandbleibende Streuung unterlaufen muß. Konnte doch HAUSER selbst bei allgemeiner Miliartuberkulose durch Impfung in die Kanincheniris bedeutende Virulenzunterschiede feststellen. Während die Pleurite à répétition nach wiederholten Reinfektionen ohne Metastasenbildung einhergeht, treten hier hämatogene Metastasen auf, die sich mit Vorliebe an den Augenhäuten, in einer anderen Reihe nur an den Gelenken, in einer dritten an den Augen und in den Gelenken zugleich abspielen. Ein drittes Organ, wo eine derartige blande Proliferation Metastasen setzt, sind dann noch gewisse Drüsen mit innerer Sekretion, doch kommt es hier wegen der geringen Toxizität und Virulenz der Bacillen nicht zu einer Atrophie dieser Drüsen, vielmehr nur zu Reizzuständen eventuell mit Lymphocyteninfiltration. Man kann das dann, wie ich schon oben erwähnt habe, durch die ABDERHALDENsche Abbaureaktion auf die Substanzen von Drüsen mit innerer Sekretion erkennen, welche Reaktion aber bedeutend geringer ausfällt wie bei der virulenten Proliferation. Klinisch erkennt man das durch Reizzustände, besonders durch Dysfunktion eventuell Hyperfunktion dieser Drüsen. Am leichtesten erkenntlich ist dies an der Thyreoidea, wo mehr weniger ausgesprochene Grade von Hyperthyreoidismus dabei auftreten. Wegen der geringen Virulenz der Tuberkelbacillen kommt es hier auch nicht zur Verdickung der Gefäßwände, fehlt auch die harte, scharfe Milz. Dagegen verbindet sie sich häufig mit einem tuberkulösen Rheumatismus mehr weniger schwerer Natur bis zu den ausgesprochenen Formen der ankylosierenden Gelenksentzündung; sie kombiniert sich häufig mit Endokarditis an der Mitralklappe, mit einer sogenannten Albuminurie prétuberculeuse im Sinne TEISSIERS und mit Strumen. Nach PIÉRY soll auch die Enteritis mucomembranacea eine Manifestation einer derartigen Tuberkulose sein, wofür mir wohl ebenfalls mehrere Beobachtungen zur Verfügung stehen. Trotzdem wage ich noch nicht, dabei einen ätiologischen Zusammenhang anzunehmen. Einer meiner Fälle freilich spricht scheinbar direkt für die engen Beziehungen zwischen Colitis mucomembranacea und Tuberkulose.

Beobachtung 48. Ein 20jähriger Chemiker E. P. erkrankte anläßlich seiner militärischen Dienstleistung an schwerer Hämoptoe. Ich sah ihn erstmalig im Sommer 1917. Eine chronische Spitzenkaverne im Sinne einer Tuberculosis cavitaria stationaria des linken Oberlappens war damals der Befund. Daneben hochgradige nervöse Störungen, eine Herzneurose infolge einer trockenen Pleuritis der linken Lungenbasis und der linken Pleura mediastinalis, sowie eine ausgesprochene Colitis mucomembranacea, die ihn sehr quälte und direkt lebensüberdrüssig machte. Durch eine Sanatoriumskur in Verbindung mit einer spezifischen Behandlung wurde er so wesentlich gebessert, daß der Befund über den Lungen derzeit fast negativ ist; die Colitis hat sich vollständig gegeben, die nervösen Herzstörungen sind völlig geschwunden, nur wird der Kranke jetzt von einem schmerzhaften Rheumatismus in den Fußgelenken gequält.

Schwierig und manchmal unmöglich kann die Unterscheidung gegenüber einer Miliaris discreta sein. Wenigstens bestehen derartig fließende Übergänge zwischen beiden Formen, daß oft die Unterscheidung auf Schwierigkeiten stößt. Man vergleiche nur die virulente Pleurite à répétition, die sich nur durch den Milztumor von der blanden unterscheidet. Die Unterscheidung geben dann ferner die Metastasen. Während die Metastasen der Miliaris discreta und der Tuberculosis fibrosa densa typische Tuberkel vorstellen, begegnen uns bei der mehr gutartigen, durch weniger virulente Bacillen verursachten Pleurite à répétition unspezifische Entzündungen an den Augen, an den Gelenken und auch sonst im Körper. Ich habe ja schon oben erwähnt, daß Lungen- und Pleuraveränderungen der Pleurite à répétition häufig jedes charakteristische Merkmal einer Tuberkulose vermissen lassen, so daß es selbst unter dem Mikroskop schwer fallen kann, die bestehende Pleuraverdickung oder die Lungenspitzenschwiele auf Tuberkulose zurückzuführen. Nun kennen wir ja im Auge Veränderungen, die man ehemals mangels einer anderen Ätiologie als rheumatische oder rheumatoide bezeichnete. Ich erinnere nur an die Iritiden, Iridocyclitiden, Scleritiden usw. Die Ophthalmologen MICHEL und STOCK haben die tuberkulöse Natur dieser Rheumatoide erkannt, v. HIPPEL hat uns dann auch gelehrt, daß diese „rheumatischen" Augenaffektionen sich großartig durch Tuberkulin beeinflussen lassen. Dadurch haben wir hier den augenscheinlichen Beweis für die Realität der unspezifischen Tuberkulose PONCETs vor uns. Nach dem schon im ersten Teile erörterten Gesetz von PIÉRY und ARBEZ aber zeigen sämtliche tuberkulöse Manifestationen ein und desselben Individuums zur gleichen Zeit denselben Entwicklungsgrad und dieselbe Entwicklungstendenz. Haben wir also in den Augen deutliche Erscheinungen von unspezifischer Entzündung vor uns, dann haben wir allen Grund, auch die gefundenen Veränderungen in den Lungenspitzen und in der Pleura als unspezifische Tuberkuloseform, eben als blande Pleurite à répétition aufzufassen und damit dem Patienten ein sehr günstiges Horoskop zu stellen. Findet der Ophthalmologe dagegen Aufschießen miliarer Tuberkel in irgendeinem Bulbusabschnitt, dann werden wir mit größter Sicherheit auch in den Lungen miliare Knötchen diagnostizieren müssen und wir haben dann eine Miliaris discreta bzw. eine der Formen der virulenten Proliferation vor uns.

Die klinischen Zeichen dieser Krankheitsform habe ich schon im 2. Kapitel geschildert, bin auch auf die mehr pleuralen Veränderungen dabei im Abschnitt 6 der virulent proliferierenden Reihe besonders eingegangen. Ich brauche dem also hier kaum mehr etwas hinzuzufügen. Eine Schwierigkeit bereitet hier die Frage, ob die gefundenen Veränderungen spezifischer Natur sind oder nicht. Denn es ist nicht zu leugnen, daß auch eine andere Infektion zu derartigen Bildern Veranlassung geben kann. So haben wir ja gerade nach der Grippe so häufig Veränderungen der Pleura vor uns, die sich auch oft in so rudimentärer Weise ausprägen können. Die tuberkulöse Natur wird wahrscheinlich, wenn die Pleuraveränderungen sich an der Lungenspitze und an der Oberunterlappengrenze lokalisieren, was bei der Grippe meist nicht so der Fall ist, weil dabei die basale Pleura hauptsächlich oder ausschließlich betroffen wird. Die tuberkulöse Natur wird wahrscheinlich, wenn die Fieberbewegungen geringgradig sind, während akut-infektiöse, trockene Pleuritiden meist hochfebril beginnen, da sie capillaren Bronchitiden und subpleuralen, broncho-pneumonischen Herden ihre Entstehung verdanken.

Die Röntgenuntersuchung derartiger Fälle ergibt sehr wenig Aufschluß. Wir sehen nur scharf begrenzte Hilusschatten, hie und da mit einigen peribronchitischen Strängen gegen die Basis und gegen die Spitze zu. Wir sehen oft eine leichte, mehr schleierhafte und nicht fleckige Spitzentrübung. Neuerdings hat FLEISCHNER (4) durch eine doppeltunregelmäßige Kontur der oberen Lungenspitzenbegrenzung derartige Spitzenpleuraschwielen auch der röntgenologischen Erkennung zugänglich gemacht. Wir sehen manchmal schlechtere Verschieblichkeit des betreffenden Zwerchfellabschnittes, häufig aber nur eine schlechtere Aufhellung der Pleurasinus, manchmal zipfelförmige Ausziehungen des Zwerchfells.

Die spezifische Reaktion bei diesen Fällen ist sehr verschiedenartig. Meist besteht eine ziemlich hochgradige positive Anergie. Das ist namentlich bei fieberlosen und leicht subfebrilen Fällen der Fall. Sie reagieren häufig erst auf

Dosen von 10 cmm Alttuberkulin an. Besteht ein ausgesprochener Fieberschub bis 38⁰, dann sind die Kranken stark allergisch und beantworten schon 0,02 cmm Alttuberkulin mit ausgesprochener Reaktion. Mit dem Eigenserum geprüft, zeigen sie ein sehr differentes Verhalten, immerhin kommt auch hier nicht so selten paradoxe Reaktion vor.

Die Prognose derartiger Fälle ist eine absolut gute. Es kommt höchstens zu totaler Synechie der Pleurablätter, über deren Einfluß auf die Morbidität des betreffenden Individuums und auf die Herzkraft wir noch in einem späteren Abschnitt sprechen müssen. Niemals gehen derartige Prozesse in Phthise über. Mit Rücksicht darauf erübrigt sich für solche Fälle meist eine kostspielige Heilstätten- oder Sanatoriumskur. Meist werden hier sehr günstige Heilresultate und dauernde Beseitigung der immer wiederkehrenden Schübe durch eine Tuberkulineinreibungskur mit Ateban oder durch eine ambulante Tuberkulininjektionskur erzielt. Fieberlose Fälle werden also am besten mit einer Tuberkulineinreibungskur behandelt, wie ich das bei den Bronchialdrüsentuberkulosen erörtern werde. Schon einige wenige Einreibungen üben auf die begleitenden Schmerzen eine oft überraschende Wirkung aus. Bei fieberhaften Fällen ist eine Injektionskur mit Tuberkulin von großem Wert und leistet bei diesen Fällen genau so gute Dienste, wie dies die Ophthalmologen für die „rheumatischen" Augenaffektionen nachgewiesen haben.

Ist die Diagnose dieser Form über jeden Zweifel erhaben, wie das durch eine längere Beobachtung solcher Kranker immer möglich ist, dann bildet diese Tuberkuloseform auch niemals eine Anzeige zur Unterbrechung einer bestehenden Gravidität. Nur wenn die Diagnose noch nicht durch eine längere Beobachtung gesichert werden konnte, würde ich bei einem fieberhaften derartigen Falle einer Unterbrechung einer ganz jungen Gravidität zustimmen.

IV. Die generalisierte Tuberkulose im unmittelbaren Anschlusse an die Primärinfektion. RANKEs Schema II.

Die generalisierte Tuberkulose im unmittelbaren Anschlusse an eine Primärinfektion zeichnet sich durch Beschreiten aller drei Ausbreitungswege aus, welche den Tuberkelbacillen überhaupt im Körper offenstehen. Wir finden daher in solchen Fällen neben den lymphogenen Herden in den Tracheobronchialdrüsen noch hämatogen zerstreute Herde über den ganzen Lungen und oft auch im sonstigen Organismus, finden aber auch bronchogene Aspirationsherde, die hier wohl zumeist endogen entstanden sein dürften und langsam oder rasch in kavernösen Zerfall übergehen. Dabei haben wir vor allem zwei Verlaufsarten zu unterscheiden, eine akut galoppierende Form, die innerhalb einiger Monate tödlich endet, die Phthisis caseosa, und eine chronisch verlaufende Form, deren Dauer sich über mehrere Jahre hinzieht.

A. Phthisis caseosa = die galoppierende Schwindsucht.
(Siehe Abb. 218.)

Ist schon bei der Phthisis fibrocaseosa incipiens häufig das den phthisischen Aspekt bietende Allgemeinaussehen ganz im Beginn ausschlaggebender für die Diagnose als der physikalische Befund, der erst mit den späteren zweiten oder dritten Schüben die einwandfreien charakteristischen Züge bekommt, so gilt das in noch höherem Grade für diese maligneste Form der beginnenden Phthise. Die Kranken sehen hochgradig blaß aus, zeigen dabei meist einen guten Panniculus adiposus. Die beginnende galoppierende Schwindsucht ist mehr vergiftet als abgezehrt. Der Husten ist viel intensiver, die allgemeine Abgeschlagenheit und Mattigkeit ist eine viel ausgesprochenere. Die Dyspnoe ist hochgradig. Schon frühzeitig zeigt sich ein idiomuskulärer Wulst, das Myödem. Schon zu Beginn ist hohes Fieber vorhanden, welches starke Schwankungen zeigt und zu profusen Nachtschweißen führt.

Die Lungenuntersuchung zu Beginn ergibt noch keinen besonders charakteristischen Befund. Wir hören entweder überhaupt nur sehr wenige und undeutliche Rasselgeräusche (siehe die nachfolgenden Thoraxbefunde Abb. 82 und 83) oder wir hören über beiden Lungen pfeifende und schnurrende Geräusche,

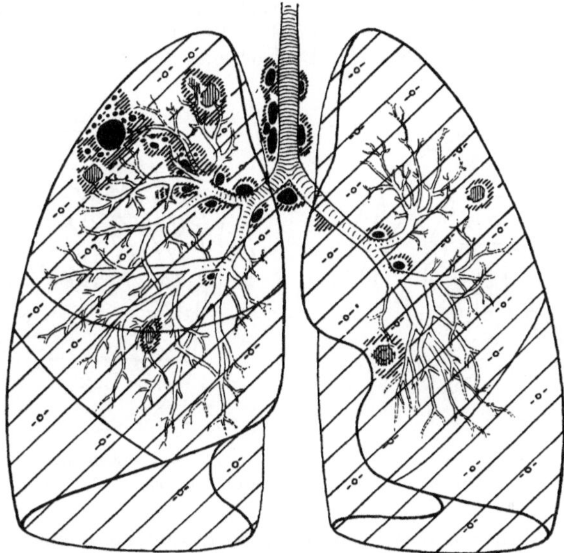

Abb. 79. RANKES Schema II. Generalisierte Tuberkulose in direktem Anschluß an eine Inhalationsinfektion. Ausbreitung auf dem Blut-, Lymph- und Bronchialweg. (Chronische Pubertätstuberkulose.)

● = lymphogene, ○ = hämatogene, ⦀ = intrakanalikuläre Ausbreitungsweise, ▨ = entzündliche Reaktion in der Umgebung der Herde.

(Aus BANDELIER-ROEPKE: Klinik der Tuberkulose. 4. Aufl. Bd. I, 1920.)

untermischt mit feuchtem Rasseln, welches an einer oder der anderen Stelle besonders in den Vordergrund tritt, so daß man mit Recht an eine grippöse Bronchopneumonie denken muß. Aber schon nach einigen Tagen (10 etwa) werden die Rasselgeräusche feucht, es tritt Gurgeln auf und nach Ablauf von 2—3 Wochen hat man Kavernensymptome vor sich, welche die Sachlage mit einem Schlage klären.

Sehr rasch, innerhalb weniger Wochen geht diese *Phthisis caseosa incipiens* in die Phthisis caseosa confirmata über und wird ohne Grenze von der *Phthisis caseosa desperata* gefolgt, so daß die ganze Krankheit bis zum Tode 2—6 Monate dauert. Der Exitus geht häufig unter den Erscheinungen eines Pneumothorax vor sich, weil hier wegen der mangelnden Bindegewebsreaktion die Kavernen sehr leicht durch die Pleura perforieren. Das Auftreten eines Spontanpneumothorax ist sogar für diese Form der Tuberkulose ein ganz besonders charakteristisches Symptom. In manchen Fällen wird der Tod durch eine profuse Hämoptoe, durch das Auftreten einer tuberkulösen Meningitis oder einer allgemeinen Miliartuberkulose beschleunigt.

Für die Phthisis caseosa confirmata ist die große Feuchtigkeit der Rasselgeräusche, ihre Reichlichkeit und ihre verschiedene Größe an den verschiedenen Stellen des Thorax charakteristisch. Dabei sind die Rasselgeräusche wegen der fehlenden Bindegewebsreaktion und der dadurch bedingten mangelhaften Resistenz des Lungengewebes auch als klingende und gurgelnde Geräusche niemals von der Brillanz und Schärfe, wie sie die gewöhnlichen Phthisen und namentlich die sekundär-fibrösen Phthisen aufweisen, so daß sich auch daraus ein wichtiger differentialdiagnostischer Gesichtspunkt gewinnen läßt. Es führt das direkt über zu den anauscultatorischen Phthisen, die ich seinerzeit beschrieben habe (W. Neumann [1], Beobachtung 1). Die Atmung ist dabei

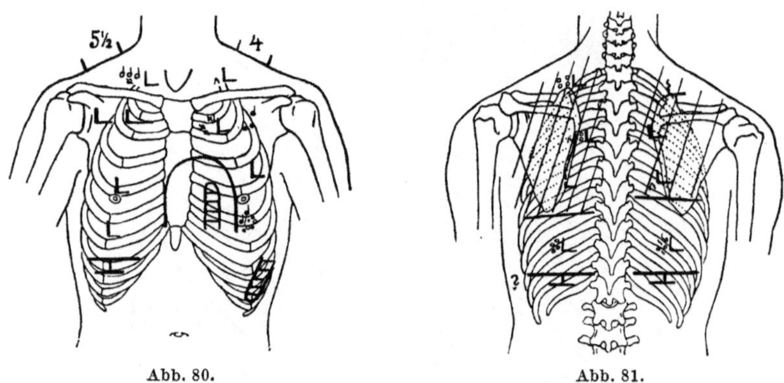

Abb. 80.   Abb. 81.

Abb. 80 und 81. Befund bei Phthisis caseosa.

immer sehr deutlich und scharf, und die Rasselgeräusche scheinen darauf aufgepfropft zu sein, nur an einzelnen Stellen besteht etwas Bronchialatmen oder amphorisches Atmen. Diese Abweichungen des Atemgeräusches zeigen aber nirgends einen vorherrschenden Charakter. Auch sind im Gegensatz zu den bronchopneumonischen Affektionen die Erscheinungen doch einigermaßen über den Lungen fixiert. Man hört also durch Tage und Wochen das Gurgeln, das amphorische Atmen oder Bronchialatmen an den gleichen Stellen, während diese Erscheinungen bei der tuberkulösen Bronchopneumonie eine große Beweglichkeit erkennen lassen.

Den Lungenbefund eines derartigen Falles von käsiger Phthise gibt beifolgendes Thoraxschema wieder (Abb. 80 und 81).

Beobachtung 49. Es handelt sich um eine 35jährige verheiratete Engländerin A. U., die am 24. Februar 1920 meine Abteilung aufsuchte. Sie war immer gesund gewesen und erst seit Weihnachten 1919 krank. Wieweit trotz der kurzen Krankheitsdauer ihr Lungenprozeß schon vorgeschritten ist, ergibt wohl am besten der physikalische Lungenbefund, der auch gleichzeitig erkennen läßt, wie wenig brillant die Rasselgeräusche und Atemveränderungen sich darstellen. Der Röntgenbefund zur Zeit ihrer Aufnahme, ungefähr zur gleichen Zeit wie der physikalische Befund, den die Thoraxschemen wiederspiegeln, ergab ausgebreitete Infiltration beider Spitzen und Oberlappen, rechts mehr homogene Infiltration, links zahlreiche strangförmige und rundliche Herde in den Spitzen, Oberlappen und in der Hilusgegend. Zwerchfell schlecht verschieblich, besonders links.

Das Sputum ist anfangs schmutzig-braunrot und wird später rein gelb. In einigen Fällen, den hämoptoischen Formen von Bäumler und A. Fränkel, beginnt die Krankheit mit blutigem Auswurf durch Tage und Wochen, der mit ziegelrotem und mit rostfarbenem Sputum abwechselt. Gleich zu Beginn, manchmal aber erst nach längerem Krankheitsverlauf, wimmelt der Auswurf von Tuberkelbacillen, vor allem homogenen, kurzen, untermischt mit wenigen perlschnurartigen Bacillen.

Die Milz derartiger Fälle ist ebenfalls oft vergrößert, aber womöglich noch weicher und weniger deutlich palpabel, wie bei der gewöhnliches Phthise. In vielen Fällen, namentlich zu Beginn, fehlt überhaupt jegliche Milzvergrößerung, selbst für die Perkussion.

Die spezifische Reaktion bei diesen Fällen kann vollständig im Stiche lassen, denn, wie wir noch aus späteren Beobachtungen erfahren werden, sind derartige Fälle selbst noch wenige Wochen vor dem Tode ganz gehörig allergisch gegen Tuberkulin.

Auch hier wieder erhebt sich die Frage, unter welchen Umständen diese Erkrankung auftritt. Denn, wenn wir einen genauen Einblick hätten, könnte dieser Punkt auch für die Diagnose von Wichtigkeit sein. Da ist vor allen Dingen zu beachten, daß diese Tuberkulose eine besondere Eigentümlichkeit der ersten Kindheit ist, daß sie also besonders häufig im 2.—10. Lebensjahr auftritt. Dann zeigt sie noch einmal einen Frequenzgipfel zu Beginn der Mannbarkeit. Sie schließt sich besonders häufig an Masern und Keuchhusten an und ebenso an Grippe. Sie kommt besonders häufig bei Leuten zur Beobachtung, die aus früher tuberkulosefreier Umgebung in die Städte oder in ein tuberkulös durchseuchtes Milieu übersiedelt sind, so bei Studenten, bei Dienstmädchen, meiner Erfahrung nach auch bei Tabak- und Zündhölzchenarbeiterinnen, z. B. in Hallein und Schüttenhofen, wo die Bauernmädchen aus der ländlichen Umgebung dann mit vielen, oft offen tuberkulösen Arbeitsgenossinnen in einem engen Raum zusammengepfercht arbeiten müssen. Dahin gehören ja auch gewisse Beobachtungen TELEKYs bei Leuten, die während des Krieges in die Städte zugewandert waren. Es ist das ferner die Tuberkuloseform, welche GRUBER in den deutschen Gefangenenlagern besonders bei den Negerfranzosen sah, die in der Jugend noch keine Tuberkuloseinfektion durchgemacht hatten. Darum sagt er auch mit Recht:

„ASCHOFF und NICOL sehen in den freien Lymphwegen ein Hauptmoment der Bevorzugung des lymphatischen Systems durch die Phthise im Kindesalter. Da die Neger sich, soweit mein Material in Betracht kommt, fast absolut analog verhalten — bei einem einzigen notierte ich Schwellung und Härtung der mediastinalen Lymphdrüsen, welche auch nur beschränkt vom phthisischen Prozeß befallen waren —, so dürfte dieser Schluß von einer mechanischen Bedeutung des freien Lymphabflusses aus den Lungen im Sinne eines durchlässigen Filters für das Zustandekommen ausgebreiteter Lymphorganphthise tatsächlich von Bedeutung sein."

Kommt doch auch SELTER (1) zur Meinung, daß die Kurve der Tuberkulosesterblichkeit am stärksten in den Ländern gefallen ist, in welchen die Industrialisierung eine Zusammendrängung großer Massen herbeigeführt und damit die besten Bedingungen für eine tuberkulöse Durchseuchung geschaffen hat. Wie stark die Gelegenheit zur Infektion in tuberkulösen Familien ist, ergibt sich wohl am besten aus den Zahlen von BERNARD-DOBRÉ, LELONG. Wurden kleine Kinder in den tuberkulösen Familien belassen, so beträgt die Mortalität bis zu 23 Monaten nach der Geburt 82%. Wurden sie einige Monate nachher entfernt, so betrug die Mortalität 70%, wurden sie sofort nach der Geburt aus dem tuberkulösen Milieu genommen, nur mehr 5,7%. Die galoppierende Phthise findet sich vor allem bei Alkoholikern, bei Diabetikern und bei den Tuberkulosen, die sich während der Gravidität oder während des Stillgeschäftes entwickeln. Besonders interessant war mir eine seinerzeitige Beobachtung, wo ein Fleischhauergehilfe durch eine Noma eine derartige Entstellung seines Gesichtes bekam, daß er seine Stellung und seinen Beruf aufgeben mußte. Er zog nun vom Lande nach Wien, wohnte hier in einer Kellerwohnung und fristete mit seiner Familie vom Taglohn sein Dasein. Die Folge war eine rasch zum Tode führende galoppierende Phthise. Auch hier gilt noch mehr wie bei der vorigen Form, daß man es einem Patienten vor dem Ausbruch der Krankheit absolut nicht ansehen kann, wann und ob er eine solche Phthise bekommt. Mußten wir schon bei der gewöhnlichen Phthise darauf hinweisen, daß die Heredität bei derartigen Fällen keine oder höchstens eine untergeordnete Rolle spielt (siehe darüber die verschiedenen Arbeiten REICHES), so tritt das bei der käsigen Phthise noch mehr in den Vordergrund. Die Tuberkulosen der hereditär Belasteten sind meistens mehr gutartiger Natur, nicht phthisisch, während gerade die galoppierende Phthise bei ganz gesunden Individuen unter dem Einflusse von akuten Schädigungen des Organismus zur Entwicklung kommt, sofern dazu noch eine massige Infektionsgelegenheit sich gesellt. Solche akute Schädigungen stellen Ösophagusstenosen, lange eiternde Schußverletzungen und andere Schwächungen des Organismus dar.

So in folgender

Beobachtung 50. Eine 17 jährige Kontoristin A. Sch. hatte seit einem Jahre etwa einen lungentuberkulösen Stiefvater. Die ganze Zeit der Kindheit war sie vollkommen gesund gewesen. Im Juni 1919 trank sie in selbstmörderischer Absicht Laugenessenz und zog sich

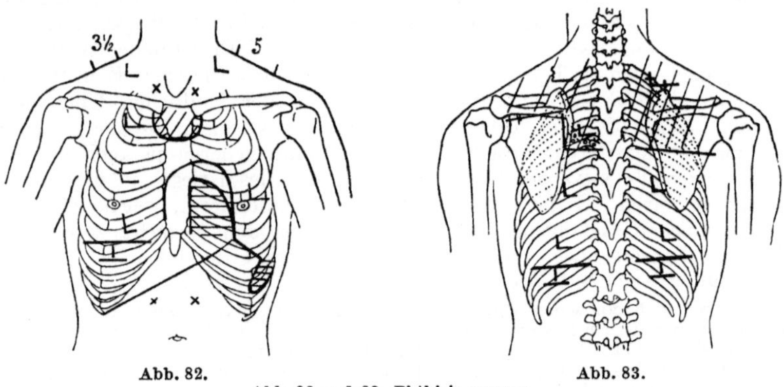

Abb. 82.   Abb. 83.

Abb. 82 und 83. Phthisis caseosa.

eine hochgradige Verengerung der Speiseröhre zu. Sie wurde an der Klinik EISELSBERG im November 1919 gastrostomiert und mit Bougierung ohne Ende behandelt. Zu Weihnachten 1919 stellte sich nun Husten ein, Fieber, Abmagerung und viel Auswurf, nachdem schon einen Monat vorher die Menses cessiert hatten. Am 27. Januar wurde sie von der Klinik an meine Abteilung transferiert. Die Lungenuntersuchung vom nächsten Tage gibt beifolgendes Thoraxschema wieder (Abb. 82 und 83). Der Befund war also ein noch recht dürftiger. Aber der gute Ernährungszustand bei starker Cyanose mit Nasenflügelatmen, das hohe remittierende Fieber bei einer Leukocytenanzahl von 7200 ergab schon damals die Diagnose käsige Phthise, wenn auch das Sputum zunächst noch vollständig negativ war. Am 18. Februar trat in der Hilusgegend beiderseits deutliches Käserasseln auf, über den Spitzen war es zu dieser Zeit nur durch Hustenstöße auslösbar. Der Sputumbefund wurde erst am 19. März positiv, mit massenhaft langen und kurzen, homogenen und segmentierten Tuberkelbacillen. Am 23. April kam die Kranke zur Autopsie, welche die Diagnose: käsige Phthise ohne Heilungstendenz vollinhaltlich bestätigte.

Interessant ist dabei die Tatsache, daß die Patientin auf Stichreaktion mit Alttuberkulin sich vollkommen allergisch erwies und auch ganz einwandfrei das von GRETE SINGER zur Differentialdiagnose bösartiger Tuberkulosefälle von gutartigen angegebene Neutralisationsphänomen ergab. Also auch die spezifische Reaktion läßt bei derartigen galoppierenden Phthisen vollständig im Stich.

Diese Beobachtungen über das Vorkommen der käsigen Phthise, sowie die pathologisch-anatomischen Feststellungen BEITZKEs, welcher dabei wohl ausgedehnte Drüsenverkäsungen, aber keine verkalkten Primärherde fand, machen es wahrscheinlich, daß diese Formen endogene Reinfektionen, d. h. also Fortsetzungen der Kindertuberkulose sind. BEITZKE nennt sie käsige Pubertätsphthisen, RANKE generalisierte Phthisen.

Röntgenologisch ist zunächst nicht viel anzufangen, ganz im Gegensatz zur gewöhnlichen Phthise und zu den käsigen Pneumonien. Man sieht hie und da einige dunkle Flecken, abgesehen von den homogenen und undeutlichen Drüsenschatten neben dem Mediastinum. Man sieht eben die wenig indurierten, nicht mit Kalksalzen und auch nicht mit Kohlenpigment deutlich gemachten Herde gerade so undeutlich wie frische Bronchopneumonien. Man muß dabei auch an die Verhältnisse denken, die DUKEN für die bronchopneumonischen Herde der Kinder sehr treffend dargestellt hat, und die uns lehren, daß das kompensatorische Emphysem der Nachbarschaft auch ziemlich umfangreiche Herde für die Röntgenstrahlen vollständig unsichtbar machen kann. Erst nach längerem Verlauf wird der Röntgenschatten auch hier etwas deutlicher.

Es geht uns bei diesen Fällen genau so wie es HAUDEK und SCHLESINGER für das Frühstadium der Grippe in der Epidemie des Herbstes 1918 feststellen konnten. Auch hier fällt ja die Röntgenuntersuchung trotz des klinischen Befundes noch vollständig negativ aus.

Die Prognose ist bei richtiger Diagnose fast absolut infaust. Die einzige Möglichkeit zur Heilung scheint meiner Beobachtung nach ein spontaner Pneumothorax zu sein. Tritt er freilich auf der relativ weniger weit erkrankten Seite ein, dann ist unmittelbare, ärgste, zu Tobsuchtsanfällen anlaßgebende Erstickungsgefahr die Folge und der Tod erfolgt binnen kurzer Frist. Befällt das Ereignis aber die stärker vorgeschrittene Seite, dann kommt es zwar auch zu höchstgradiger Dyspnoe, die Patienten kommen ganz blaucyanotisch zur Aufnahme, aber wenn man ständig bei bestehendem Ventilpneumothorax die Druckverhältnisse im Auge behält und bei drohendem Überdruck und zu starker Verlagerung der Nachbarorgane, von Herz und Leber, eine druckentlastende Punktion vornimmt, so kann man unter Umständen auch solche Fälle retten. Von dieser Erfahrung ausgehend, ist es vielleicht angezeigt, auch bei so bösartigen Fällen von Phthise mit einem künstlichen Pneumothorax es zu versuchen. Freilich müßten die Anverwandten darauf vorbereitet sein, daß es ein Vabanquespiel ist, und daß dabei der Tod eventuell noch viel früher eintreten kann, als es sonst der Fall wäre. Eine Beobachtung darüber habe ich schon früher mitgeteilt (siehe Beobachtung 10). Denn es kommt sehr gerne bei einem Pneumothorax solcher akuter Fälle zu Exsudation, die sich selbst durch eine rechtzeitige Tuberkulintherapie nicht verhindern läßt. Dieses Exsudat wird hier oft eitrig, es kommt im Laufe der Behandlung sehr oft zu einer rapiden Verschlechterung der relativ gesunden Seite, auch wenn sie zu Beginn der Pneumothoraxfüllungen anscheinend noch frei befunden worden sein sollte. Es sind das alles Momente, welche selbst die bei der echten Phthise so segensreiche Kompressionsbehandlung wenig aussichtsreich erscheinen lassen.

B. Die chronische Pubertätsphthise im Sinne von BEITZKE.

Neben der eben beschriebenen, innerhalb einiger Monate zum Tode führenden Form der generalisierten Phthise, gibt es auch noch eine chronische, über Jahre sich hinstreckende Erscheinungsform, wobei aber ebenfalls lymphogene Herde, hämatogene Herde und bronchogene Herde sich in buntem Durcheinander mischen. Ihre Unterscheidung von der echten Reinfektionsphthise erscheint aus zwei Gründen vor allem wichtig. Erstens sind das Fälle, wo eine spezifische Kur selbst bei vorhandenen Kavernen oft großartige Wirkung ausübt, wie ich das erst jüngst an einem Falle dargelegt habe (W. NEUMANN [27]), zweitens müssen wir hier bei Anlegung eines Pneumothorax auf der kavernös zerstörten Seite immer damit rechnen, daß mit der Zeit auch die andere Seite trotzdem weiter schreitet. Es kommt zunächst zu kleinen, dichtgedrängten Herden auf dem Blutwege, die dann zusammenfließen, so daß auch hier oft eine Pneumothoraxtherapie versagt. Radiologisch schauen diese Prozesse mit ihren Kavernen neben einer reichlichen Flecken- und Strichzeichnung einer Tuberculosis ulcero-fibrosa täuschend ähnlich, klinisch aber verraten sie sich durch eine ganz bestimmte Lokalisation der auscultatorischen Zerfallserscheinungen. Man braucht sich bloß zu vergegenwärtigen, wie bei 10—15jährigen Kindern eine kavernöse Tuberkulose sich darstellt, um die differentialdiagnostischen Gesichtspunkte klar vor Augen zu haben. Während auch eine weit vorgeschrittene echte Reinfektionsphthise des Erwachsenen fast stets die deutlichsten Höhlensymptome über den hinteren Partien der Supraspinata und in der Hilusgegend, entsprechend der Spitze des Unterlappens erkennen läßt, finden wir bei solchen jungen Individuen ausgesprochenen Tympanismus mit dem Geräusch des gesprungenen Topfes, mit WINTRICHschem, GERHARDTschem und FRIEDREICHschem Schallwechsel, mit metamorphosierendem Atmen aller Art in der Infraclaviculargrube und das ist nebst dem Nachweis der harten scharfrandigen Milz, der Gefäßrigidität, der frühzeitigen Mitbeteiligung auch basaler Lungenabschnitte, das Hauptmerkmal dieser Tuberkuloseform.

Rudimentäre Formen der chronischen Pubertätstuberkulose stellen die Fälle vor, wie ich einen in meiner Beobachtung 15 gebracht habe, bei denen sich also der erste Schub in der obersten Axilla bemerkbar macht. Naturgemäß bestehen alle möglichen Übergänge von einfachen Primärherden ohne Zerfall und ohne Streuung einerseits, den chronischen Pubertätstuberkulosen in der Mitte und den galoppierenden Phthisen anderseits. Solange nur das Frühinfiltrat besteht, wird sich die Unterscheidung oft schwer treffen lassen. Das Frühinfiltrat der echten Reinfektionsphthise macht hohes Fieber und zeigt schon innerhalb von 1—2 Wochen Kavernenbildung. Auch sind die Frühinfiltrate der Pubertätstuberkulose fast niemals so umfangreich, daß sie den Lappenrand so schön zur Darstellung brächten wie die Reinfektionsphthisen. Ob aber ein rundliches oder keilförmiges Infiltrat der Lunge nur einer Kongestion um den Primärherd herum seine Entstehung verdankt und sich daher vollständig zurückbilden kann, oder einer tuberkulösen Aspirationspneumonie, das läßt sich oft erst im Laufe von mehreren Monaten entscheiden, wenn man während dieser Frist wiederholt das Sputum auf Bacillen untersucht und wiederholt Lungenaufnahmen macht; um so mehr als der klinische Befund oft lange Zeit ganz dürftig ausfällt. Positives Sputum und eine zentrale Aufhellung vermögen dann häufig erst nach Monaten die Sachlage im Sinne einer Pubertätstuberkulose zu klären. Sowie sich durch Bacillen oder kavernöse Aufhellung ein solches Infiltrat als zur Pubertätstuberkulose gehörig dokumentiert, gehen wir mit einem Pneumothorax dagegen vor, Einseitigkeit vorausgesetzt. Je längerer Zeit es bis zu den Zerfallserscheinungen bedurfte, um so günstiger ist die Prognose.

Wie schon der Name besagt, findet sich diese Tuberkuloseform besonders um die Pubertät herum, aber noch häufiger in noch jüngeren Lebensjahren. Sie ist aber auch im höheren Alter anzutreffen, falls ein bisher von der Tuberkulose noch unberührt gebliebenes Individuum einer massiven Infektion ausgesetzt ist. Als Beispiel eines vorgeschrittenen Falles mit dem typischen Befund eines Zerfallsprozesses in der Infraclaviculargrube sei folgende Beobachtung gebracht.

Beobachtung 51. Die 15jährige Praktikantin M. W. kam am 8. September 1928 an meiner Abteilung zur Aufnahme. Ihr Vater war 1916 an Lungentuberkulose gestorben. Schon ein Jahr darauf wurde bei ihr ein „Lungenspitzenkatarrh", also wohl irgendeine spezifische Infektion von seiten des Vaters festgestellt, doch sei ihr Befinden immer recht gut gewesen. Nur seit zwei Monaten wird sie von Husten gequält, der einen halben Monat später von gelbgrünem reichlichem Auswurf begleitet war. Anfangs nur leicht subfebrile

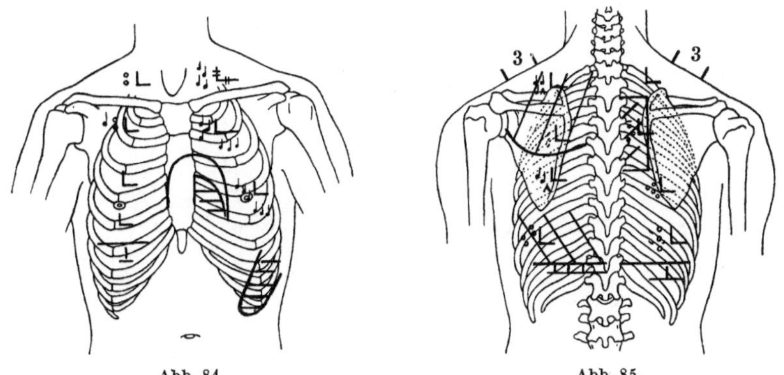

Abb. 84.   Abb. 85.

Abb. 84 und 85. Fortgeschrittene Pubertätsphthise.

Temperaturen bis 37,9. Seit einigen Wochen überhaupt kein Fieber mehr, trotzdem aber 5 kg Gewichtsverlust. Die gracile Patientin mit blasser Beauté phthisique, mit rigiden Gefäßen und breiter stumpfer Milz zeigt nun einen physikalischen Befund, wie ihn beifolgende Schemen wiedergeben.

Die gleichzeitig von Dr. Pohl vorgenommene Röntgenuntersuchung lautete:

„Rechts in Mittelhöhe (Basis des rechten Oberlappens) spärliche, mäßig harte Flecke. Links die obere Hälfte ganz dunkel, weich verschattet mit zahlreichen communicierenden Kavernen und Erweiterung der zentralen Bronchien. Im Seitenbild lobäre Begrenzung der Verdichtung auf den Oberlappen."

Mit Rücksicht auf das Fehlen von Kavernen und homogenen Infiltrationen rechts wird eine Pneumothoraxtherapie eingeleitet. Doch wie so häufig bei derartigen Prozessen muß diese Behandlung nach einigen Wochen aufgegeben werden, weil sich nun auch eine homogene Verschattung des ganzen rechten Mittellappens einstellt.

V. Der Primärkomplex von Ranke. Rankes Schema I.

Wie wir schon hörten, setzt sich die Diagnose eines solchen Zustandes zusammen aus der Diagnose der geschwellten Tracheobronchialdrüsen, aus der Vergrößerung der bronchopulmonalen Drüsen und aus der Diagnose des Primärherdes. Inwiefern eine solche vollständige Diagnose unserer Erkenntnis zugänglich ist, habe ich beim proliferierenden Primärkomplex im 3. Kapitel, Abschnitt 2 schon auseinandergesetzt und kann daher füglich darauf hin verweisen, denn das gleiche gilt auch hier. Nur fehlen dann alle Zeichen, die auf eine hämatogene Aussaat hindeuten, wir finden also weiche Radialgefäße, wir finden eine palpatorisch und perkutorisch normale Milz, wir finden keine Zeichen einer chirurgischen Tuberkulose. Durch einen derartigen Befund wird sich in manchen günstig gelegenen Fällen die Diagnose Primärkomplex mit positiver Sicherheit stellen lassen. Sie kann dann noch durch einen radiologischen Befund eine weitere Bestätigung erfahren, zumal dann, wenn bereits eingetretene Verkalkungen in diesen Herden die ganze Kette von der Peripherie der Lunge bis zum Hilus hin deutlich hervortreten lassen. In den meisten Fällen freilich wird es häufig weder der klinischen noch der radiologischen Untersuchung

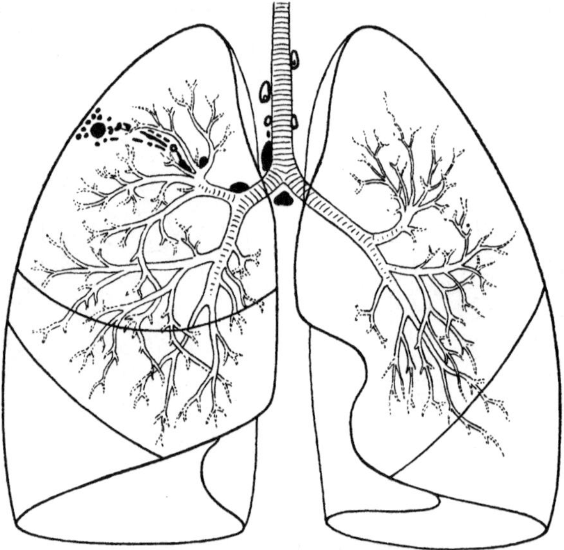

Abb. 86. RANKES Schema I. Primärkomplex, bestehend aus Primärherd in der Lunge mit lymphogener Ausbreitung, die sich sowohl in Resorptionstuberkeln wie in Drüsenmetastasen zeigt. Die Ausbreitung beschränkt sich in ihren anatomischen Manifestationen auf die direkte Umgebung des Primärherdes und die von ihm zentralwärts führende Lymphbahn.
Zeichenerklärung siehe Abb. 79.
(Aus BANDELIER-ROEPKE: Klinik der Tuberkulose. 4. Aufl. Bd. I. 1920.)

möglich sein, dafür einwandfrei den Beweis zu erbringen. Für die Praxis des Lungenspezialisten ist das schließlich auch gar nicht notwendig. Es genügt, wenn er in einem gegebenen Falle die Abwesenheit einer Neigung zu hämatogenen Ausstreuungen, die Abwesenheit von Kavernen, die Abwesenheit von Infiltraten und homogenen Schattenbildungen feststellen kann; wenn wir dann diese Fälle von Tuberkulose als *lokalisiert bleibende Tuberkulosen ohne Neigung zu Zerfall oder zu Infiltration und ohne Neigung zu einer Ausstreuung in die Blutbahn* bezeichnen, so ist für die Prognose und für die Behandlung und Deutung des Falles alles Notwendige getan. Ob wir dann diesen langen Namen anwenden wollen oder ob wir zur kurzen Kennzeichnung eines derartigen Zustandes den fiktiven Ausdruck „einfacher Primärkomplex" bzw. „Bronchialdrüsentuberkulose" gebrauchen wollen, ist mehr weniger Geschmackssache. Zu einer derartigen Fiktion haben wir nach VAIHINGER auf jeden Fall das Recht.

Denn wir wissen ja durch diesen Philosophen des Als-Ob, daß es absolute Wahrheiten überhaupt nicht gibt, daß alle Begriffe nur Fiktionen sind, die aber dadurch ihre Berechtigung haben, weil sie sich nützlich erweisen. Mit dem fiktiven Begriff „einfacher Primärkomplex" haben wir nun einen bedeutsamen Schritt in unserer prognostischen Einstellung einem gegebenen Falle gegenüber getan. Wir wissen dann, daß aus diesem Falle keine bösartige Tuberkulose werden kann, wenn nicht neue massive Reinfektionen das Krankheitsbild gänzlich ändern oder wenn nicht ganz ungünstige äußere Verhältnisse, Kummer und Sorgen, Nachtwachen, häufige Wochenbetten und lange Lactation am Mark des Lebens zehren. Aber auch dann vollzieht sich dieser Umschwung zum Bösen nicht allmählich, nicht unbemerkt, sondern verläuft mit Alarmzeichen, auf die ich schon weiter oben eingegangen bin und die für den Tuberkulosearzt von größter Wichtigkeit sind. Wir haben als solche Alarmzeichen ja bereits hohe Fieberschübe mit oder ohne grippale Beschwerden, wir haben profuse Hämoptoe und pleuritische Exsudationen kennen gelernt.

Haben wir nun auf Grund mehrerer dieser Befunde die Diagnose: Bronchialdrüsentuberkulose gestellt, so erhebt sich sofort die Frage nach der klinischen Bedeutung dieser Feststellung. Diesbezüglich möchte ich auf Grund einer langjährigen persönlichen Erfahrung und auf Grund einer Verfolgung des Schicksals von vielen Patienten mit Bronchialdrüsentuberkulose durch mehrere Jahre hindurch folgende praktisch brauchbare und leicht festzustellende Einteilung der Bronchialdrüsentuberkulose vorschlagen. Ich unterscheide:

1. Die inaktive Bronchialdrüsentuberkulose. Wir finden positiven Krämer, positiven Koranyi, D'Espine oder Barot, wir finden Anisokorie und KUTHYsche Striae venosae. Der Patient hat aber kein Fieber, keine weiteren subjektiven, auf Tuberkulose verdächtigen Beschwerden, der Befund wird vielmehr zufällig bei einer genauen Untersuchung erhoben.

Da muß man ganz im Sinne HAYEKs dann zur immunbiologischen Prüfung seine Zuflucht nehmen. Findet man a) mehr weniger ausgesprochene Allergie, dann verdient der Fall trotzdem unsere energische Behandlung. Denn dann ist der Prozeß noch nicht zur Heilung gekommen und eine Vernachlässigung kann sich furchtbar rächen. Mir ist da immer die Erfahrung in trauriger Erinnerung, die ich mit einem jungen Mädchen machte.

Beobachtung 52. Da sah ich am 18. Februar 1912 erstmalig die damals 11 jährige Volksschülerin M. G., ein schon gut entwickeltes, aber noch nicht menstruiertes Mädchen mit lymphatischem Habitus, mit Scaphoidscapulae und leichtem Strabismus infolge Hypermetropie. Sie wurde mir deshalb gebracht, weil beim Vater eine progressive Paralyse ausgebrochen war und die wohl unterrichtete Mutter wissen wollte, ob nicht eine hereditäre Syphilis beim Kinde vorliege. Die Wassermannsche Reaktion war negativ. Keine Zeichen von hereditärer älterer oder frischer Lues. Das Mädchen war pastös, hatte mehrere kleine Lymphdrüsen am Halse und bot den Befund einer inaktiven Bronchialdrüsentuberkulose rechts. Kein Milztumor. Im Urin eine leichte Eiweißopalescenz ohne renalen Sedimentbefund. Eine Tuberkulinprüfung und eventuelle Tuberkulinbehandlung wurde damals von seiten der Mutter abgelehnt, die vollständig damit zufrieden war, daß das Kind frei von Syphilis war. Am 16. September 1918 sah ich sie als 17 jährige Lehramtskandidatin wieder. Sie war eine sehr gute Schülerin. Der Befund über den Lungen war der einer Tuberculosis fibrosa densa der rechten Spitze. Rechts Krönig nur $1^1/_2$ cm breit gegenüber 5 cm links, ausgesprochene Spitzendämpfung rechts hinten bis zum dritten Brustwirbeldorn mit anschließender KRÄMERscher Dämpfung, vorne Dämpfung bis zur Clavicula. Dabei aber kein pathologisches Atmen und keine Nebengeräusche. Spinalgie positiv, tastbare Milz. Sie ging wieder in das Pädagogium zurück und so konnte auch jetzt keine spezifische Behandlung durchgeführt werden. Am 12. Juli 1919 sah ich sie ein drittes Mal. Sie fühlte sich müde, hatte fortwährend Herzklopfen bei jeder geringsten Gelegenheit, sie schwitzte viel bei Tag und Nacht, war gänzlich appetitlos und bemerkte eine eigentümliche Überempfindlichkeit an der Haut der Fußsohle. Die objektive Untersuchung des blassen Mädchens ergab den gleichen Befund wie früher über den Lungen. Der Milztumor in gleicher

Größe. Im Urin kein Eiweiß, ebenso wie bei der zweiten Untersuchung. Als neues Symptom machten sich gelegentliche Extrasystolen am Herzen bemerkbar. Im November 1919 bekam sie eine tuberkulöse Meningitis und starb.

Wir können hier Schritt für Schritt das Fortschreiten der Tuberkulose von den Bronchialdrüsen mit miliaren Schüben in die rechte Lungenspitze und schließlich in die Meningen hinein verfolgen. Hätte gleich bei dem 11jährigen Mädchen eine energische spezifische Therapie eingesetzt, vielleicht nur in der Form von Tuberkulineinreibungen, so habe ich nach meinen jetzigen Erfahrungen die feste Überzeugung, daß das unheilvolle Ende sich hätte vermeiden lassen. Auf jeden Fall bildet für mich diese Erfahrung eine stete Warnung, überhaupt keinen positiven Befund über den Lungen leicht zu nehmen, namentlich nicht den Befund einer Bronchialdrüsentuberkulose, die noch alle möglichen Eventualitäten für die Zukunft offen läßt. Wer nur einmal eine derartige Erfahrung gemacht hat, wird sich hüten, auch bei anscheinend noch so leichtem Befund einfach die Kranken mit einigen leeren Worten zu vertrösten und ruhig wegzuschicken. Findet sich also eine mehr weniger ausgesprochene Allergie, dann bin ich bei derartigen Fällen unbedingt für eine spezifische Kur. Freilich erübrigt sich eine Injektionskur. Hier muß ich auch nach meinen Erfahrungen HAYEK vollständig recht geben, daß eine Einreibungskur mit steigender Tuberkulinmenge vollständige Dauerheilungen herbeiführen kann. Eine solche Kur belastet den Patienten weder mit Zeit noch mit Geld und ist leicht durchführbar. Die Wirksamkeit einer derartigen Behandlung ist ja durch PETRUSCHKY (2) im verseuchten Dorfe Helga auch klinisch in großem Maßstabe erwiesen, und auch tierexperimentell hat jüngst erst WIDEROE SOPHUS an Meerschweinchen den Beweis dafür erbracht.

Ich verschreibe daher in einem derartigen allergischen, wenn auch klinisch inaktiven Falle von Bronchialdrüsentuberkulose Ateban, zunächst $1^0/_0$, dann der Reihe nach $2-5-10-20^0/_0$, welches aus Alttuberkulin und Hydrolan besteht mit einem Zusatz von 0,1 Terebinth. rectif.

Der Terpentinölzusatz hat den Zweck, die Hornschicht der Haut leichter für das Tuberkulin durchlässig zu machen, wie aus den Untersuchungen von HEINZ hervorgeht. Hydrolan wird von mir in neuester Zeit als Salbengrundlage gewählt, da sich nach neueren Feststellungen Jod mit Hydrolan, auf die Haut eingerieben am raschesten im Urin nachweisen läßt. Von dieser Salbe wird nun jeden Abend vor dem Schlafengehen ein 2 cm langer Salbenzylinder eingerieben. Als Applikationsstellen werden am besten haarfreie Stellen des Stammes ausgewählt, mit Vorteil solche, unter denen sich spezifische Veränderungen nachweisen lassen, in unserem Falle also die Hilusgegend und eventuell die Schulterpartien. Die verschiedenen Stellen werden turnusweise der Reihe nach, jedesmal nur eine Stelle, durch 5 Minuten damit eingerieben, dann zur Vermeidung der Verschmutzung der Wäsche mit einem trockenen Lappen sorgfältig gereinigt. Tritt eine Hautreaktion oder gar eine Temperaturerhöhung auf, so wird mit der Behandlung ausgesetzt bis die Efflorescenzen abgeheilt sind, die Temperatur wieder die frühere Höhe hat, und dann wieder angefangen. Werden die Einreibungen der ersten $1^0/_0$igen Salbe reaktionslos vertragen, und ist das Quantum aufgebraucht, dann geht man zu einer $2^0/_0$igen über, dann zu einer 5-, 10-, $20^0/_0$igen Atebansalbe, wenn es notwendig erscheint, wenn also die Beschwerden nicht schon früher gewichen sind.

Zeigt sich bei einer inaktiven Bronchialdrüsentuberkulose b) positive Anergie, dann kann man von einer Behandlung vollständig absehen. Man wird dem Kranken nur einschärfen, bei auftretenden Beschwerden sich wiederum einzufinden, um nicht eine Durchbrechung seines Durchseuchungswiderstandes (v. HAYEK) zu übersehen und die oben skizzierten bösen Folgen zu vermeiden.

2. *Die aktive Bronchialdrüsentuberkulose.* Wir finden neben den oben erhobenen Befunden noch mehr weniger ausgesprochene Spinalgie, subjektive Schmerzen zwischen den Schulterblättern, oft in der Tiefe des Thorax (HOFFMANNs Bronchialdrüsensymptom), wir finden eventuell hohes Fieber oder wenigstens subfebrile Temperaturen, finden schlechtes Aussehen, zunehmende Abmagerung und neben mehr weniger hohen Graden von Blutarmut trockenen Husten, oft von bellendem Charakter. Außerdem machen sich bei dieser aktiven Bronchialdrüsentuberkulose häufig alle möglichen, zunächst nicht auf eine Lungendrüsenerkrankung bezogenen Beschwerden geltend, auf die ich erst in einem späteren Kapitel eingehen kann. Hier sei nur daran erinnert, daß Beschwerden von seiten des Herzens, des Magens, der Bauchhöhle durch eine aktive Bronchialdrüsentuberkulose bedingt sein können. Diese Beschwerden sind vor allem durch die perifokale Entzündung im primären Herd und an den Bronchialdrüsen im Sinne RANKEs verursacht.

In einem solchen Falle muß man unbedingt eine Behandlung einleiten. Auch hier kann man zunächst eine Einreibungskur in der oben skizzierten Art versuchen. Sollte diese nicht den gewünschten Erfolg bringen, dann wird man eine Injektionskur durchführen, die sicher vielfach bessere Resultate zeitigt als eine einfache Heilstätten- oder Spitalkur, denn diese allein leistet bei dieser Form der Tuberkulose kaum besonders viel. Das Fieber derartiger Bronchialdrüsentuberkulosen sehnt sich nach Tuberkulin, sagt KRÄMER mit Recht.

Die Spitzenveränderungen der Bronchialdrüsentuberkulose haben, wenn sie einseitig sind, große Ähnlichkeit mit dem Befund einer abortiven Tuberkulose eventuell einer sekundär-fibrösen inzipienten Phthise. Ihnen kommt eine verschiedene Wertigkeit zu. Die erste Möglichkeit ist die, daß die Spitzendämpfungen im Sinne KRÄMERs und NÄGELIs nur durch Zirkulationsstörungen in der betreffenden Lungenspitze verursacht sind, bedingt durch den Druck der vergrößerten Drüsen. Die zweite Möglichkeit ist die, daß wir neben der Bronchialdrüsentuberkulose noch einen primären Herd in der betreffenden Lungenspitze haben, so daß dieser mit der Bronchialdrüsentuberkulose den Primärkomplex im Sinne von RANKE vorstellt. Es entspricht das dann einer Form der Tuberculosis abortiva.

Eine die Bonchialdrüsentuberkulose begleitende Conjunctivitis eczematosa freilich darf man nicht als metastatische Tuberkulose auffassen und deshalb schon die Bronchialdrüsentuberkulose unter die proliferierende Gruppe einreihen. Meiner Erfahrung nach findet sich bei solchen Augenaffektionen zwar häufig als einzige Tuberkulosemanifestation in den Lungen eine Bronchialdrüsentuberkulose ohne Milztumor. Die Conjunctivitis eczematosa stellt daher nicht eine Tuberkelbacilleninvasion dar, sondern hier dürfte wohl die Meinung KÖLLNERs zu Recht bestehen, der sie auf Grund seiner Tuberkulinerfahrungen und wegen der günstigen Beeinflussung derartiger Augenerkrankungen durch eine die Tuberkulinallergie aufhebende Masernerkrankung als ausgesprochenes Überempfindlichkeitsphänomen an den Bindehäuten auffaßt, die mit einer Tuberkuloseinfektion der Conjunctiva und Cornea nichts zu tun hat. Siehe darüber auch GUILLERY.

Bei dieser Gelegenheit noch ein paar Worte über das Verhalten des Arztes bei bestehender Gravidität in Fällen von Bronchialdrüsentuberkulose. Eine inaktive Bronchialdrüsentuberkulose bietet keinen Anlaß, eine bestehende Schwangerschaft zu unterbrechen; eine aktive dann, wenn die Temperatur 37,5° bei kontrollierter Achselmessung überschreitet.

VI. Die exsudative Pleuritis und die Änderungen des Verlaufes der Lungentuberkulose, die in ihrem Gefolge auftreten.

1. Die Pleuritis exsudativa.

Auf die gewöhnlichen physikalischen Symptome dieser Erkrankung gehe ich hier gar nicht ein, weil die ja allgemein bekannt sind. Es genügt wohl, wenn ich auf die Gesichtspunkte hinweise, welche im ersten Teil meines Buches dargelegt sind: auf die genaue Feststellung der beiderseitigen Lungenbasen nach Wirbeldornen, auf das Vorhandensein des Groccoschen Dämpfungsdreiecks, auf die Ausfüllung des Traubeschen Raumes von oben her bei linksseitigen Prozessen; auf das Verhalten des Stimmfremitus und der Flüsterstimme bei diesen Krankheitszuständen; auf die genaue Festlegung der oberen Begrenzungslinie usw. usw., denn nur bei einem derartigen Vorgehen ist es möglich, geringgradige, nur einige Querfinger hohe einseitige Ergüsse und eventuell, was noch schwieriger ist, geringfügige doppelseitige nachzuweisen. Die entgehen meiner Erfahrung nach selbst gewiegten Ärzten, wenn sie sich nicht eine genaue Untersuchungstechnik zu eigen gemacht haben.

Was uns viel mehr interessiert, ist die Frage, woraus wir auf eine tuberkulöse Genese des betreffenden Rippenfellexsudates schließen können. Den nächsten Aufschluß darüber gibt uns die Beschaffenheit des Exsudates.

a) Wir finden bei der Probepunktion eine eitrige Flüssigkeit, haben es also mit einem *Empyem* zu tun. Da gibt meiner Erfahrung nach den besten diagnostischen Rückhalt die Untersuchung auf Mikroorganismen im Grampräparat und durch Kultur. Findet man pyogene Keime darin (Streptokokken, Staphylokokken, Diplokokken oder gram-negative Stäbchen der Coli-Typhusgruppe), dann kommt meist eine Tuberkulose gar nicht in Frage. Ein steriles Empyem spricht mit größter Wahrscheinlichkeit für einen tuberkulösen Ursprung, selbst wenn sich Tuberkelbacillen darin nicht nachweisen lassen, was ja färberisch äußerst selten und höchstens mit einiger Sicherheit durch eine Meerschweinchenimpfung gelingt. Mischinfizierte Emypeme kommen bei Tuberkulose wohl auch vor, sind aber meiner Erfahrung nach äußerst selten, namentlich dann selten, wenn der eitrige Rippenfellerguß das erste manifeste Krankheitszeichen einer Tuberkulose darstellt. Etwas anderes ist es wohl bei einem Pyopneumothorax, der relativ häufig außer Tuberkelbacillen noch andere Krankheitskeime enthält, der aber klinisch ganz andere Symptome macht als ein einfaches Empyem. Nicht nur zur ätiologischen Diagnose brauchen wir diese Untersuchung auf pyogene Keime im Empyemeiter, wir brauchen sie auch als Richtlinie für unsere Therapie. Ein Empyem mit pyogenen Bakterien bedarf unbedingt breiter chirurgischer Eröffnung mittels Thorakotomie, ein steriles Empyem wird am besten zunächst gar nicht angerührt, sondern spezifisch behandelt und erst dann, wenn die Eiteransammlung eine lebensbedrohliche Höhe erreichen sollte, oder wenn ein beständiges Steigen wahrnehmbar würde, oder wenn ein Durchbruch droht, oder auch, wenn sich das Exsudat absolut nicht resorbieren will, würde man zu einer Bülauschen Heberdrainage oder zum Ausblasen des Eiters sich entschließen. Neuerdings spülen wir mit Vorteil mit Pregelscher Lösung, haben auch manchmal mit gutem Erfolg 0,001 Triphal, Solganal oder Lopion in 100 ccm sterilen Wassers gelöst eingespritzt. Bei dickflüssigem, sehr krümeligem Eiter haben sich 12 Stunden vor der vorzunehmenden Punktion Injektionen von 100 ccm einer Salzsäurepepsinlösung nach Hermannsdorfer sehr bewährt. Die Formel dafür lautet:

Rp. Pepsin   20,0
     Acid. hydrochlor. concentr.
     — carbolic.   āā 2,0
     Aqua destill.   400,0

Wie verläßlich das eben angegebene Kriterium ist, geht wohl am besten aus folgender Krankengeschichte, hervor, wo eine fistelnde Eiterung des linkeß Schultergelenks neben einem Empyem den Verdacht auf einen cariösen Prozeß recht nahe legte, wo aber im Empyemeiter sich reichlich Diplokokken nachweisen ließen, so daß wir auf Grund dieses Befundes zur Diagnose einer postgrippösen Pneumokokkenpyämie uns entschlossen. Die spätere Autopsie gab dieser Auffassung dann auch vollständig recht.

Beobachtung 53. Am 9. Juni 1920 kam die 52jährige ledige Lottoschreiberin H. F. an meiner Abteilung zur Aufnahme. Sie war immer gesund gewesen, doch hatte sie in den letzten Jahren häufig katarrhalische Erscheinungen geboten, leichtes Fieber, Husten, zeitweise Bruststechen. Vor 7 Wochen erkrankte sie plötzlich nach Erkältung mit Erbrechen, Schwindelgefühl und Schüttelfrost. Am folgenden Tage spürte sie intensives Stechen hauptsächlich auf der rechten Brustseite. Sie hustete und warf ein zähschleimiges Sputum aus. 8 Tage später traten in der linken Schulter Schmerzen auf. Die Schultergegend war gerötet, geschwollen, Bewegungen im Schultergelenk etwas schmerzhaft. Es bildete sich ein Absceß aus, der nach einigen Tagen spontan nach außen durchbrach und angeblich dünnflüssigen, nicht stinkenden Eiter entleerte. Die stechenden Brustschmerzen sind seither ganz geschwunden. Husten und mäßiger Auswurf bestehen aber weiter. Kein Schüttelfrost mehr.

Die klinische Untersuchung zeigt nun fast ganz normale Temperatur, abends nur 37,0° erreichend, rechterseits auf der Lunge den Befund eines Ergusses, hinten vom Angulus scapulae, vorn von der fünften Rippe nach abwärts. Die sofort vorgenommene Punktion ergab dickrahmigen Eiter mit Pneumokokken im Grampräparat und durch Kultur. Die Röntgenuntersuchung zeigte einen interlobären Sitz dieses Empyems. Am linken Oberarm, im oberen Drittel nahe der vorderen Axillarlinie ist eine Fistelöffnung sichtbar, aus der sich dünnflüssiger Eiter entleert. Das linke Schultergelenk ist geschwollen, nur wenig druckschmerzhaft, die Bewegungen im Gelenk etwas eingeschränkt. Patientin zeigt eine mäßige Leukocytose von 12 300. Im weiteren Verlauf kam es bei der Kranken, die jeden operativen Eingriff ablehnte, zu den Erscheinungen einer rechtsseitigen Coxitis und zu einer Eiteransammlung auch in der linken Pleurahöhle. Am 11. August 1920 erlag sie ihrer Krankheit. Wir diagnostizierten auf Grund der vorliegenden Befunde rechtsseitiges interlobäres und linksseitiges freies Empyem, alte metastatische eitrige Omarthritis links und Coxitis rechts. Der Obduktionsbefund gab uns vollständig recht. Es fand sich keine Spur von Tuberkulose.

b) Der häufigste Punktionsbefund bei pleuritischem Exsudat ist freilich eine seröse, mehr oder weniger gelb gefärbte, hie und da leicht getrübte Flüssigkeit, der Befund einer *Pleuritis serosa.* Bei einem derartigen Ergebnis muß man auf jeden Fall die Cytodiagnose in Anwendung bringen. Man färbt also das Sediment des Exsudats nach GIEMSA, JENNER oder sonstwie und sieht nach, was für zellige Elemente darin vorwiegen. Akute Ergüsse haben vorwiegend polynucleäre Leukocyten, solche chronischer Natur, und da vor allem die tuberkulösen, weisen hauptsächlich Lymphocyten auf. Absolut verläßlich ist freilich dieses Kriterium nicht, denn mir sind schon mehrfach seröse Ergüsse lymphocytärer Natur begegnet, wo die Autopsie eine rekurrierende Endokarditis als Ursache dafür ergab. Ebenso habe ich schon einige Male Fälle von metapneumonischer, seröser, lymphocytärer Pleuritis nach Grippe beobachtet. Andererseits habe ich auch schon bei polynucleären Ergüssen eine Tuberkulose der Pleura gefunden. Auch Pleuraergüsse durch Bronchuscarcinom können serös und lymphocytär sein, sind also auf diese Weise von Tuberkulose nicht zu unterscheiden. Immerhin gibt doch der Befund eines lymphocytären Exsudates eine ziemlich große Wahrscheinlichkeit für eine tuberkulöse Genese. Hat sich dabei der Rippenfellerguß schleichend entwickelt, dann kann man der tuberkulösen Ätiologie fast sicher sein. Für ein derartiges seröses, lymphocytäres Exsudat kehrt sich also die These BROWNs um, denn dann muß man vor allem an Tuberkulose denken und erst das Gegenteil beweisen. Die These lautet:

„Abnorme physikalische Zeichen in einer Spitze sollen als tuberkulös gedeutet werden, bis das Gegenteil bewiesen ist, Zeichen an der Basis sollen als nicht tuberkulös angesehen werden, bis der Beweis dafür erbracht ist."

Eine besondere Stellung nehmen da die Exsudate ein, wo sich ausschließlich oder vorwiegend eosinophile Zellen finden, denn auch meine Erfahrungen geben da FASCHINGBAUER und MAYER recht, daß man ein derartiges Exsudat bei Tuberkulose sehr selten findet. In meinen Fällen von eosinophilen Ergüssen bestand als Grundkrankheit fast immer eine rekurrierende Endokarditis mit polyarthritischen Gelenksschwellungen, und ich habe davon doch schon eine ziemlich große Anzahl gesehen. Nur in ganz wenigen Fällen mußte ich dafür in Übereinstimmung mit französischen Autoren eine kardiale Stauung in Anschlag bringen. Bei nephrogenem Hydrops habe ich bisher kein eosinophiles Exsudat gesehen, wohl aber bei Sarkomatose der Pleura.

c) Eine dritte Gruppe umfaßt die mehr weniger *hämorrhagisch-serösen Pleuritiden*. Für diese kommt außer Carcinose fast nur Tuberkulose in Frage, denn die traumatischen Blutergüsse in den Rippenfellraum können wir wohl füglich außer acht lassen. Daß es auch andere Möglichkeiten dafür gibt, zeigt die wohl vereinzelt dastehende Beobachtung von CLAIRMONT, der im Anschluß an eine chronische cystische Erkrankung des Pankreas eine merkwürdige Pleuritis auftreten sah, und zwar jeweils im Zusammenhang mit der Menstruation, wo sich ein steriles, bräunliches, zellfreies, fetthaltiges Exsudat ausbildete, das nach Operation des Pankreas nicht mehr wiederkehrte. Bei der tuberkulösen Pleuritis haemorrhagica besteht die Blutbeimengung ohne Hämolyse, weil ja den Tuberkelbacillen keine hämolysierende Eigenschaft zukommt. Das Exsudat wird daher nach Zentrifugieren wasserklar und ohne rötliche Färbung. Hämolyse scheint vor allem bei Neoplasmen und bei hämolytischen Streptokokken im Pleuraexsudat vorzukommen. Man vergleiche darüber COBETs Untersuchungen zur Feststellung infizierter Hämothoraxformen nach Lungenschuß.

Wir ersehen also daraus, daß bei serösen lymphocytären und bei hämorrhagischen Ergüssen die tuberkulöse Ätiologie von vornherein das Wahrscheinlichere ist. Andere Anhaltspunkte für die tuberkulöse Ätiologie eines Rippenfellexsudates ergibt dann noch die Sputumuntersuchung, die man in keinem Falle unterlassen darf. Denn nicht gar so selten ergeben sich positive Bacillen, wo man sie gar nicht vermutet hätte. Der Lungenspitzenbefund dagegen läßt sich hier kaum verwerten, denn wir haben schon oben gehört, daß durch Kompressionswirkung des Exsudats, ferner durch fibröse Auflagerungen auf den Spitzenpartien der Lunge als Fortleitung der Pleuraentzündung sich Spitzendämpfungen und Verengerungen der KRÖNIGschen Felder finden können, ohne daß ihnen autoptisch eine Tuberkulose daselbst entsprechen müßte. Auch Rasselgeräusche sind über den Spitzen in dieser Hinsicht nicht verläßlich, denn, wie ich schon im ersten Teile auseinandergesetzt habe, werden Reibegeräusche über den Spitzenanteilen der Lunge wegen der mangelhaften seitlichen Verschiebung der betreffenden Pleuraanteile verkürzt und ähneln dadurch Rasselgeräuschen.

Haben wir nun nach den eben gegebenen Grundsätzen die tuberkulöse Genese einer Pleuritis exsudativa mehr weniger sichergestellt, so erhebt sich zunächst die Frage, welche Lungenveränderungen dem Exsudat zugrunde liegen, wie sich also die darunterliegende Lunge verhält. Diese Frage ist eine sehr wichtige, weil sich daraus die Prognose der Pleuritis ergibt, ist aber auch oft eine sehr schwierige, denn es kommen dafür die mannigfachsten Veränderungen in Betracht.

1. Zunächst kann ein primärer Herd im Sinne von Küss und von GHON Anlaß zu einem Rippenfellexsudat geben. Es braucht nur dieser Herd recht

nahe der Pleuraoberfläche zu liegen, dann wird gerade bei diesen frischen, noch stark reaktionsfähigen Fällen eine Flüssigkeitsausscheidung in den Pleuraraum erfolgen. Bei einem solchen Kranken ist dann die übrige Lunge vollständig frei von Veränderungen und die Aussicht auf eine vollständige Heilung gegeben, denn durch die Mitbeteiligung des großen Lymphraums der Pleura an der Bekämpfung des an sich kleinen Primärherdes wird oft eine vollständige und dauernde Heilung herbeigeführt. Es wären das Fälle von idiopathischer, schleichend einsetzender Pleuritis exsudativa, wo das rein seröse Exsudat sich auch durch Überimpfung auf Meerschweinchen frei von Tuberkelbacillen erweist. Die Diagnose wird nach Ausbildung des Exsudates sehr schwierig sein, speziell die Abgrenzung von anderen, gleich näher zu erörternden Fällen bei Bronchialdrüsentuberkulose. Möglich ist sie, wenn man den Fall vorher gekannt hat, aus verschiedenen diagnostischen Zeichen, wie MUSSYschen Druckpunkten usw., die Lage des primären Herdes feststellen konnte und dann sich eine Rippenfellentzündung dazu gesellte. Man vergleiche darüber meine Beobachtung 9, W. NEUMANN (8). Daß derartige Primärherde nicht gar so selten Rippenfellexsudate setzen, geht für mich aus der vielfachen Beobachtung hervor, daß sie sich als erste Zeichen einer tuberkulösen Infektion häufig bei den bisher gesunden Familienmitgliedern einer offenen Lungentuberkulose entwickeln. Es geht aber auch aus einer gelegentlichen mündlichen Mitteilung Prof. HAMBURGERS hervor. Während des Krieges hatte er in einem Tuberkulosespital endlich einmal mehrere Soldaten angetroffen, die vollständig tuberkulinanergisch waren und auch keine Stichreaktion gaben, die er daher als vollkommen tuberkulosefrei ansprechen konnte. Waren diese Leute längere Zeit mit offenen Tuberkulosen beisammen gewesen, so stellte sich allmählich eine Tuberkulinallergie ein und die ersten Krankheitszeichen bestanden bei mehreren von ihnen in einer Pleuritis exsudativa. Hier hätten wir also direkt einen experimentellen Beweis dafür, daß primäre Herde häufig zu einer idiopathischen, dann das erste Signal der Tuberkulose abgebenden Pleuritis führen können.

2. Eine zweite Möglichkeit zur Entstehung seröser pleuritischer Exsudate gibt eine Bronchialdrüsentuberkulose ab. Nach den sorgfältigen anatomischen Feststellungen SUKIENNIKOWs scheinen besonders rechtsseitige Pleuraergüsse dadurch zu entstehen; denn nach dieser im WALDEYERschen Institute gemachten, äußerst verdienstlichen Arbeit verteilen sich die tracheobronchialen Lymphdrüsen auf drei Räume, den rechten, den linken und den unteren Tracheobronchialraum. Die topographischen Grenzen des *rechten Tracheobronchialraums* sind nun hinten die Trachea und der rechte Bronchus, vorn die Vena cava superior, links die Aorta ascendens und rechts das rechte Mediastinalblatt der Pleura, unten der rechte Tracheobronchialwinkel und die rechte Arteria pulmonalis. Der *linke Tracheobronchialraum* zeigt folgende Begrenzungen: hinten Oesophagus und Aorta descendens, vorn Arteria pulmonalis und Aorta ascendens, links Ligamentum arteriosum, rechts Trachea, unten den Tracheobronchialwinkel, oben den Arcus aortae. Der *untere Tracheobronchialraum* hat folgende Grenzen: vorn das Perikard, hinten den Oesophagus, rechts die Wirbelsäule und die anliegenden Gefäße und Nerven, unten die zum linken Vorhof ziehenden Pulmonalvenen. Wir ersehen daraus, daß nur die rechten tracheopulmonalen Lymphdrüsen zur Pleura in inniger Beziehung stehen. Eine Tuberkulose dieser Drüsengruppe kann daher leicht entweder auf die Pleura übergreifen oder wenigstens auf dem Wege einer kollateralen Entzündung im Sinne TENDELOOs eine Exsudation in diesen Pleuraraum hinein bedingen. Eine derartige Pleuritis wird auch idiopathisch schleichend einsetzen, rein serös und tuberkelbacillenfrei sein und sich ebenfalls durch eine relativ rasche und restlose Ausheilung auszeichnen. Während des Lebens ist es freilich sehr schwer, mit Sicherheit sagen

zu können, daß eine Pleuritis exsudativa rechts durch eine Bronchialdrüsentuberkulose verursacht sei, darum fehlt mir auch ein einwandfreier Beweis zur Erhärtung der von mir vertretenen Meinung. Aber ich kann für diese Ansicht eine andere Beobachtung anführen, die besonderes Interesse verdient. Aus den oben dargelegten topographisch-anatomischen Beziehungen der Bronchialdrüsengruppe geht hervor, daß die im unteren Tracheobronchialraum gelegenen Lymphdrüsen vorn in unmittelbarer Nachbarschaft des Perikards liegen. Wenn also eine rechtsseitige Bronchialdrüsentuberkulose zu Ergüssen in die rechte Pleurahöhle mit recht gutartiger Prognose führen kann, so müßten die unteren Tracheobronchialdrüsen zu ähnlichen Ereignissen im Perikard Veranlassung geben können. Das ist nun in der Tat recht häufig der Fall, wenn man auch in der Literatur dafür gar keinen Anhaltspunkt findet. Diese Perikarditiden sind sehr leichter und flüchtiger Natur. Wegen der prinzipiellen Wichtigkeit dieses Vorkommens sei eine derartige Beobachtung mitgeteilt.

Beobachtung 54. Am 10. Juni 1920 wurde an die Klinik Ortner der 27jährige Vorarbeiter J. Sch. aufgenommen. Keine Tuberkuloseheredität. Mit 9 Jahren Atembeschwerden, weshalb er tonsillektomiert wurde. Mit 17 Jahren wieder Atembeschwerden, namentlich nach körperlichen Anstrengungen, verbunden mit Herzklopfen, dabei Husten mit etwas schleimigem Auswurf. In einer klinischen Ambulanz wurde damals ein „Lungenspitzenkatarrh" festgestellt. Bei der Musterung 1914 wurde er wegen Herzneurose zurückgestellt. 1917 hatte er plötzlich wieder sehr starke Atemnot mit Herzklopfen, Husten, Kopfschmerzen, täglich abendlichem Erbrechen, großer Abgeschlagenheit, Nachtschweißen und abendlichen Temperaturen. Ein Landaufenthalt brachte die Symptome zum Schwinden, und Patient fühlte sich bis Mai 1920 gesund. Zu dieser Zeit wieder Atemnot, Herzklopfen, namentlich bei körperlichen Anstrengungen, große Müdigkeit, abendliche Temperatursteigerungen bis 38°, Nachtschweiße, kein Husten. Da die Beschwerden immer stärker wurden, suchte er die Klinik auf.

Die klinische Untersuchung ergab nun die Erscheinungen einer proliferierenden Bronchialdrüsentuberkulose linkerseits mit Krämerscher Dämpfung, Koranyischer Dämpfung, Petruschkyscher Spinalgie über IV. bis VII., D'Espineschen Zeichen bis VII. und mit einem harten, derben, palpablen Milztumor. Am 10. Juni fand sich eine deutlich dreieckige Herzdämpfung, nach links über den Spitzenstoß hinausgehend, rechts den Ebsteinschen Winkel abschrägend. Dabei über allen Ostien ein typisches, kratzendes, perikardiales Geräusch. Schon am 15. Juni waren diese Geräusche nicht mehr nachweisbar, die Herzdämpfung wesentlich kleiner, und bald konnte Patient geheilt entlassen werden.

3. Zu anderen einseitigen Pleuritiden kann dann jede oberflächlich gelegene Tuberkulose der Lunge Veranlassung geben, nur müssen wir uns da gegenwärtig halten, daß weit vorgeschrittene Phthisen mit starker Beeinträchtigung des Allgemeinbefindens gewöhnlich nicht mehr die Fähigkeit haben, auf pleuranahe Herde mit Exsudation zu antworten. Immerhin kommen aber Pleuraergüsse auch bei recht schweren destruktiven Prozessen der darunterliegenden Lunge vor, namentlich zur Zeit einer Aspiration infektiösen Materials gegen die Basis zu. Dann finden wir aber auch immer schon Tuberkelbacillen im Exsudat, wenigstens durch den Tierversuch, während die rein kollateralen sterilen Ergüsse nur bei weniger bösartigen Prozessen der Lunge in Erscheinung treten. Hierher gehören jene Fälle, wo nach größeren körperlichen Anstrengungen, verbunden mit stark keuchender Atmung Pleuritiden auftreten, nach Bergsteigen also, nach Tanz, größeren Fußpartien, sportlichen Übungen usw. Dieses Ereignis wird gewöhnlich auf Verkühlung durch Überhitzung des Körpers und auf einen eventuell daraufhin genommenen kalten Trunk zurückgeführt, beruht aber meist auf diesen forcierten Atemzügen bei Vorhandensein von Infektionsmaterial in den oberen Lungenpartien. Ich habe von derartigen Pleuritiden schon sehr viele Fälle beobachten können. So ist der Fall der Beobachtung 13 in W. Neumann (5) in unmittelbarem Anschlusse an eine Besteigung des Schneeberges bei Wien zurückzuführen. Diese Fälle von Pleuritiden, welche durch forcierte Atmung auf dem Wege über einen metastatischen, der Pleura benachbarten, tuberkulösen Aspirationsherd entstehen, sowie die auf gleichem Wege ent-

stehenden, klinisch zumeist unter dem Bilde einer Pleuropneumonie oder chronischen Pneumonie verlaufenden Kongestivtuberkulosen (siehe Kapitel VIII) erklären nach meiner Beobachtung auch, warum der kalte Trunk bei erhitztem Körper bei Laien und Ärzten in der Ätiologie der Pneumonie noch eine so große Rolle spielt. Es gehören in diese dritte Gruppe der Pleuritiden alle jene mit positivem Bacillenbefund im Sputum, deren Prognose sich vor allem nach der Schwere der Lungenveränderungen richtet. Es gehören hierher die Ergüsse mit positivem Bacillennachweis darin, selbst wenn er nur durch den Tierversuch möglich wäre, es gehören hierher gelegentlich auch hämorrhagisch gefärbte Exsudate, wenn diese auch sonst nur einer Tuberkulose der Pleura ihre Entstehung verdanken. Es sind dies auch die Fälle, welche bei Resorption des Exsudates zu den von mir schon einmal beschriebenen postpleuritischen Resorptionsrheumatismen Veranlassung geben, und bei denen der mehr weniger schwere Verlauf dieses Rheumatismus uns einen Anhaltspunkt gibt für die Schwere der darunterliegenden Lungenveränderungen. Ich habe in meiner damaligen Arbeit mehrere Typen unterschieden und kann diesen Auseinandersetzungen nichts Neues hinzufügen. Ich unterschied damals leichte Bursitiden nach harmlosen exsudativen Pleuritiden, Arthralgien bei leichten Lungenveränderungen, einen entzündlichen Rheumatismus der kleinen Gelenke, der Finger und Zehen bei relativ bösartiger, disseminierter Konglomerattuberkulose und hochgradige, an eine akute Polyarthritis rheumatica erinnernde Gelenksaffektionen bei verkäsender Pleuropneumonie mit einem unter dem Exsudat liegenden, ausgedehnten Destruktionsprozeß.

Haben wir also eine einseitige, seröse, exsudative Pleuritis vor uns, so können wir zunächst nicht sagen, welcher Lungenprozeß darunter verborgen liegt, obwohl dies sehr wichtig wäre und eine sichere Handhabe für eine genaue Prognosestellung abgeben würde. Bin ich außerstande, mit Sicherheit sagen zu können, welcher Lungenprozeß die Ursache für das Exsudat abgibt, dann begnüge ich mich mit einer mehr sinnfälligen Einteilung der Pleuritiden. Ich unterscheide dann geschlossene und offene Formen, solche also ohne und mit Tuberkelbacillen im Sputum. Ich unterscheide, ob das Exsudat hämorrhagisch ist oder nicht. Wie schon oben erwähnt, deutet eine hämorrhagische Beschaffenheit auf tuberkulöse Veränderungen der Pleuren selbst hin, entweder Konglomerattuberkulose oder Miliartuberkulose der Pleura, wenn auch seröse Ergüsse dabei gelegentlich einmal vorkommen. Bei allen Pleuraergüssen wäre dann noch zu entscheiden, ob der Meerschweinchenimpfversuch eine Tuberkulose hervorruft oder nicht. Im letzteren Falle haben wir es wahrscheinlich mit exsudativen Formen zu tun, welche einer kollateralen Entzündung im Sinne TENDELOOS ihre Entstehung verdanken, während bei positivem Impfversuch Tuberkulose der Pleura oder wenigstens der Einbruch tuberkulöser Massen in die Pleurahöhle das Wahrscheinlichere ist. Geschlossene Formen von exsudativer Pleuritis mit negativem Impfversuch haben wir rechts- oder linksseitig bei primärem Herd, rechtsseitig auch noch bei Bronchialdrüsentuberkulose zu erwarten. Offene Formen von exsudativer Pleuritis finden sich bei phthisischen Prozessen, welche pleurabenachbart sind, namentlich bei Aspirationsherden gegen die Basis hin. Sie sind also im allgemeinen viel ernster zu beurteilen, wenn auch hier eine spezifische Therapie zunächst genau so günstig wirkt wie bei den geschlossenen Formen. Freilich ist die Prognose für die Zukunft weit trüber.

Die Deutung der Lungenspitzenbefunde wird dadurch noch schwieriger, weil noch die Möglichkeit besteht, daß die Lungenspitzen an sich vollständig frei sind und die sich darüber vorfindenden Dämpfungen, Verengerungen der KRÖNIGschen Felder und pathologische Befunde bei der Auscultation nur durch Kompressionswirkung und Zirkulationsstörungen in den oberen Lungenanteilen

bedingt sind, wie wir das schon bei der Bronchialdrüsentuberkulose besprochen
haben. Auf derartige Verhältnisse dabei haben GOLDSCHEIDER und JAGIĆ hingewiesen. Doch sprechen Verengerungen der KRÖNIGschen Felder meiner Erfahrung nach oft für eine pathologische Veränderung der Lungenspitzen selbst,
denn durch Kompressionswirkung kommt meist, wie ich mich wiederholt
überzeugen konnte, eher eine Verbreiterung der betreffenden Felder zustande,
wohl durch das begleitende vikariierende Emphysem der Spitzenanteile und die
Relaxation des Lungengewebes daselbst verursacht.

Die *Behandlung* von Fällen von Pleuritis exsudativa muß vor allem eine
spezifische sein. Durch jahrelange Untersuchungen habe ich feststellen können,
daß hier das Alttuberkulin vielfach geradezu zauberhaft wirkt, und BANDELIER
und ROEPKE konnten in ihrer 10. Auflage diese meine Erfahrungen vollinhaltlich bestätigen. Auch STUHL hat sich unabhängig von mir über die günstige
Wirkung einer spezifischen Therapie ausgesprochen. Immerhin konnte er einen
vollen Effekt nicht beobachten, weil er meist bei den schwächsten Dosen von
DENYS- und ROSENBACHschem Tuberkulin stehen blieb. In einer späteren
Arbeit freilich teilt auch er vollinhaltlich meine Ansicht, obwohl er für ambulante Zwecke mit kleineren Tuberkulindosen beginnt wie ich. Je länger ich mich
mit dieser Frage beschäftige, desto überzeugender sind für mich die dabei erhaltenen Resultate. Sie führen zu einer raschen, restlosen Aufsaugung des
Exsudats bei den einseitigen serösen Exsudaten infolge primären Herdes oder
tuberkulöser Bronchialdrüsen, sie führen auch bei den einseitigen offenen tuberkulösen Pleuritiden ein rasches Verschwinden des Fiebers und eine rasche Aufsaugung des Exsudats herbei und vermögen sicherlich die darunterliegende
Tuberkulose noch am besten zu beeinflussen. Die Resultate der spezifischen
Therapie sind ebenso großartig bei den echten Polyserositiden, die durch gleichzeitige gutartige miliare Schübe in die serösen Höhlen entstehen. Selbst bei
der wandernden Miliartuberkulose vermag sie, wie schon die Beobachtung 35
zeigt, die einzelnen Ergüsse zur Aufsaugung zu bringen, wenn auch bei derartigen Fällen selbst Tuberkulin das letale Ende nicht aufzuhalten vermag.
Die spezifische Behandlung dieser Ergüsse wird nach den Grundsätzen durchgeführt, die ich im X. Kapitel ausführlich darlegen werde.

Die Polyserositis, die sich nun ordnungsgemäß anschließt, kann ich hier
weglassen, weil ich darüber schon ausführlich im Kapitel über die hämatogene
Proliferation gesprochen habe. Dort habe ich auch einer Varietät der echten
Polyserositis, der Exsudation bei der Miliaris migrans gedacht.

Eine bestehende Gravidität wird bei sicher tuberkulösem Ursprung des
Exsudats unterbrochen, falls die Schwangerschaft noch nicht zu weit vorgeschritten ist und eine ausgesprochene Fiebersteigerung besteht. Bei fehlenden
Temperatursteigerungen würde ich eine Indikation zur Unterbrechung der
Schwangerschaft nur dann für gegeben halten, wenn Tuberkelbacillen im Sputum
auf eine darunterliegende zerfallende Lungentuberkulose hindeuten oder eine
solche schon von früher her wahrscheinlich ist. Polyserositiden und wandernde
Miliartuberkulose mit Ergüssen indizieren eine Unterbrechung in jeder Phase
der Schwangerschaft.

Als *Anhang zu den tuberkulösen Pleuritiden* verdienen noch vier Zustände
Erwähnung, die in den klinischen Symptomen gelegentlich eine große Ähnlichkeit mit einer exsudativen Pleuritis bieten und die auch wegen ihrer tuberkulösen Genese hierher gehören. Ich rechne dazu:

a) Die Peripleuritis. Darunter versteht RIEDINGER die Eiteransammlung,
welche sich in dem Gewebe zwischen der Pleura costalis und der Innenfläche
der Brustwandung an den verschiedensten Abschnitten und in verschiedener

Ausdehnung bildet. Solche Ansammlungen tuberkulösen Ursprungs finden sich vor allem in zweierlei ganz charakteristischen Formen.

a) Peripleuritis e carie costae. Findet sich ein cariöser Prozeß an der Innenfläche einer Rippe, und kommt es im Anschluß daran zum Senkungsabsceß, so kann sich der Eiter nach innen zu vorwölben, außerhalb der Fascia endothoracica ausbreiten und so bei einer gewissen Größe das Bild eines abgesackten Empyems täuschend nachahmen. Bei geringer Eitermenge wird wohl die ganz verschiedene Form der nachweisbaren Flüssigkeitsansammlung im Thoraxraum die Diagnose gestatten, bei größerer Ausdehnung sind aber Verwechslungen mit wirklichem Empyem nur allzu leicht möglich. Findet sich daneben noch, wie sehr häufig, auch eine Vorwölbung nach außen hin, so wird die Diagnose bei einiger Achtsamkeit relativ leicht. Doch auch da können Fehldiagnosen gemacht werden, wenn man nicht die Schmerzhaftigkeit der Rippen beachtet. Am besten hat sich mir ein Symptom bewährt, das ich bei derartigen Prozessen immer wieder feststellen konnte. Besteht ein abgesacktes Empyem, so ist eine derartige Absackung nur möglich, wenn die benachbarten Pleurablätter fest miteinander verlötet sind, denn sonst würde sich das Empyem eben weiter über den ganzen Pleuraraum ausbreiten. Finde ich daher bei einem Kranken, bei dem Symptome auf abgesacktes Empyem hindeuten, unmittelbar neben dem Flüssigkeitserguß gut verschiebliche Lungenränder, dann kann man sicher sein, daß die Eiteransammlung nicht im Pleuraraum, sondern extrapleural gelegen ist und die Diagnose einer derartigen Peripleuritis ist gemacht. Die umgekehrte Regel gilt freilich nicht. Denn nur zu oft führt eine extrapleurale Eiteransammlung auch zu seröser Exsudation in die Pleurahöhle hinein und im weiteren Verlaufe zu Verwachsungen. Daß höher im Thorax gelegene derartige Eiteransammlungen gelegentlich zu Verwechslungen mit interlobärem Empyem Veranlassung geben, ist wohl selbstverständlich, denn sie sind suspendiert, sind also von allen Seiten von Lungenschall umgeben. Hier kann unter Umständen das von ORTNER nachgewiesene Symptom des paravertebralen Kreissektors die Entscheidung bringen, denn bei peripleuritischen Eiteransammlungen wird eine derartige circumscripte Hinüberdrängung des Mediastinums wohl immer vermißt.

β) Peripleuritis spondylitica. Eine besondere Form der Eiteransammlung findet sich bei spondylitischen Prozessen der Brustwirbelkörper. Ich habe als erster darauf aufmerksam gemacht (W. NEUMANN [6]), daß bei den meisten derartigen Fällen sich eine vom erkrankten Wirbel ausgehende, nach unten zu sich dreieckig verbreiternde, paravertebrale Dämpfung einseitig oder doppelseitig findet, ebenfalls wieder häufig mit gleich daneben gut verschieblichen Pleurarändern, bedingt durch einen retropleuralen Senkungsabsceß. SGALITZER hat dann die Verhältnisse dieser paravertebralen Abszeßbildung bei Wirbelcaries genau röntgenologisch untersucht und konnte einen derartigen Absceß in zwei Drittel aller Spondylitiden der Brustwirbelsäule nachweisen. Eine derartige Absceßbildung ist nun auch klinisch nach den von mir festgelegten Symptomen sehr leicht feststellbar und wird häufig die Vermutungsdiagnose einer Spondylitis tuberculosa ganz wesentlich stützen können, wenn Gibbusbildung noch fehlt und auch ein ausgeprägter Stauchschmerz noch nicht vorhanden ist. Ja, SGALITZER macht in seiner Arbeit mit Recht darauf aufmerksam, daß schmerzhafte Destruktionsprozesse der Wirbelsäule, welche ohne diese paravertebrale Eiterung verlaufen, an Wirbellues oder Tumormetastase denken lassen müssen. Er hat auch die weiteren Schicksale derartiger Abscesse und ihre weitere Ausbreitung studiert und gefunden, daß die von den unteren Brustwirbeln ausgehenden Abscesse sich gewöhnlich, der Schwere folgend, bis zum Zwerchfell herabsenken. Bei weiterer Eitersekretion wachsen sie aber nach aufwärts bis zu dem obersten Brustwirbel empor. „Das Steigen des Abscesses dauert vermutlich solange an, bis sein wachsendes Gewicht den den Zwerchfelldurchtritt erschwerenden Bindegewebswiderstand am Hiatus aorticus zu durchbrechen vermag." Als Beispiel für einen solchen Perkussionsbefund sei zu meinen bisher in der oben erwähnten Arbeit publizierten noch folgender Fall mitgeteilt:

Beobachtung 55. Eine im Januar 1921 aufgenommene Frau M. K. zeigt spastische Lähmung beider Beine mit Oppenheim, Babinski und mit Fußklonus. Fehlende Bauchdeckenreflexe, erhaltene Mamillarreflexe. Bogige Kyphose mit Gipfel am III. Brustwirbeldorn. Schlaffes Fettpolster, keine Kachexiesymptome, wohl aber fahles Kolorit. Klopfschmerz des III. Brustwirbels, daselbst auch Stauchschmerz von Kopf und Schulter her. Hyperästhesie in beiden Ulnarisgebieten. Den Perkussionsbefund gibt beifolgendes Thoraxschema wieder (Abb. 87). Wir ersehen daraus eine typische Tuberculosis fibrosa densa beider Spitzen, besonders der linken, und den typischen Senkungsabsceß (spondylitisches Dreieck) rechts mit der Spitze am erkrankten Wirbel.

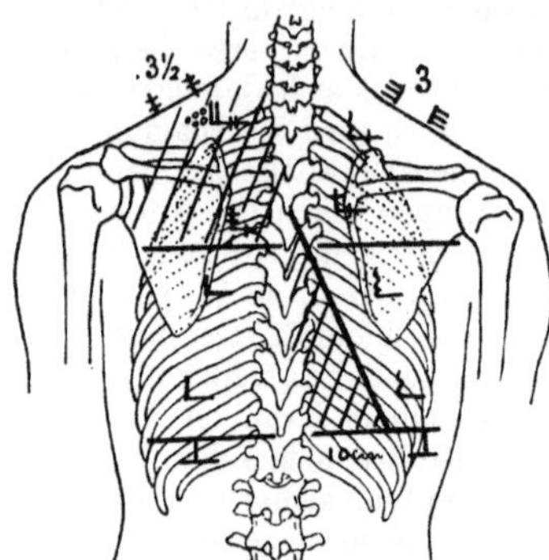

Abb. 87.
Paravertebrales spondylitisches Dreieck.

Zuletzt hat Hoesslin auf ein analoges, ebenfalls aus dem Senkungsabsceß sich erklärendes Symptom die Aufmerksamkeit gelenkt. Es ist dies eine der Koranyischen Brustwirbeldorndämpfung analoge Dämpfung über den Dornen, unter denen der prävertebrale Absceß liegt, also meist der unteren Brustwirbel. Auf den gleichen Befund machen übrigens auch Schwank und ebenso Schede aufmerksam.

b) Das interlobäre seröse pleuritische Exsudat. Eine besondere Besprechung verdient in diesem Rahmen noch die interlobäre seröse Pleuritis, die nach unseren, sich häufenden Beobachtungen der letzten Monate auch bei der Tuberkulose gar nicht so selten ist. 14 solcher Fälle hatte schon Sabourin vor mir beschrieben, nur durch physikalische Untersuchung festgestellt, wovon drei autoptisch verifiziert werden konnten. Freilich läßt sie sich, wie diese Beobachtungen zeigen werden, klinisch nur schwer fassen. Da hilft vor allem eine genaue Röntgenuntersuchung die Diagnose sichern. Durch klinische Untersuchung kann höchstens eine Vermutungsdiagnose gestellt werden, denn so augenfällig wie beim interlobären Empyem stellen sich hier die Dämpfungen wohl kaum dar. Durch die sorgfältigen und wertvollen Untersuchungen von Kreuzfuchs und Schuhmacher sind wir über die Nomenklatur dieser Pleuritis zu einer sicheren Grundlage gekommen. Daher will ich die Bezeichnungen dieser Autoren hier vorausschicken. Wir unterscheiden darnach eine Pleuritis interlobaris sinistra schlechtweg, während die Pleuritis interlobaris dextra in eine superior, eine inferior und eine media zerfällt (siehe Abb. 88). Die einfachsten Verhältnisse bietet da die linksseitige interlobäre Pleuritis. Wegen der praktischen Wichtigkeit sei die Krankengeschichte des von mir beobachteten Falles einer solchen näher mitgeteilt.

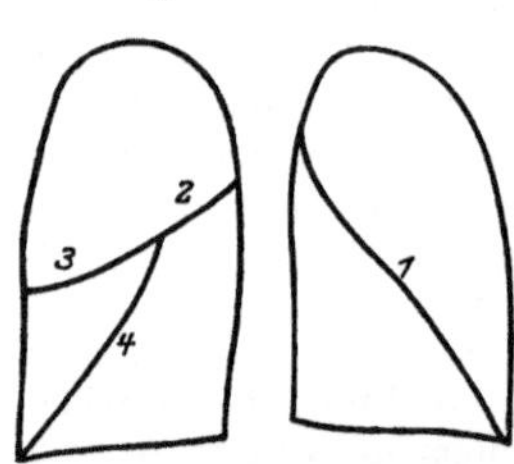

Abb. 88. 1 Pleuritis interlobaris sinistra. 2 Pleuritis interlobaris dextra superior. 3 Pleuritis interlobaris dextra media. 4 Pleuritis interlobaris dextra inferior.

Beobachtung 56. Es handelt sich um eine 36jährige Fabrikdirektorsfrau G. J., die am 13. April 1921 an meiner Abteilung zur Aufnahme kam. Ihre Mutter war an einer Lungentuberkulose gestorben. Im Jahre 1914 hatte die Kranke selbst eine „akute Bronchitis" mit Fieber bis 38⁰ und trockenem Husten durchgemacht, womit sie 14 Tage bettlägerig war. Seither häufig trockener Husten. 1920 trat zeitweise Mattigkeit auf. Im Oktober 1920 verstärkte sich der Husten und es kam zu zeitweisem Frösteln. Im März 1921 erkrankte sie plötzlich an Frösteln und Hitzegefühl mit Fieber über 39⁰ und trockenem Husten. Nach Ablauf dieser hochfieberhaften Attacke blieben doch noch abendliche Temperatursteigerungen und Nachtschweiße zurück; sie war 3 Monate bettlägerig und ging dann aufs

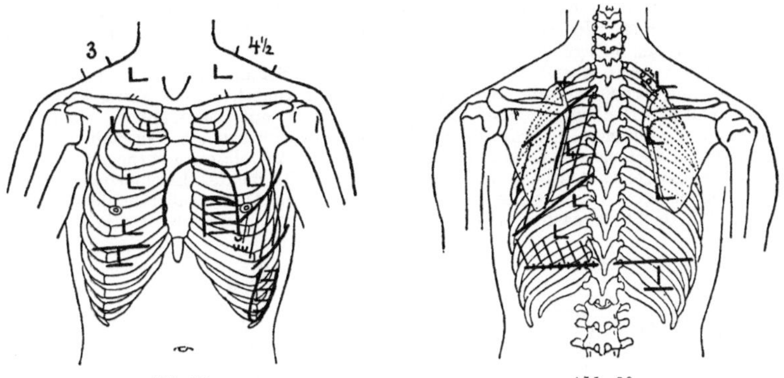

Abb. 89. Abb. 90.

Abb. 89 und 90. Befund bei Pleuritis interlobaris sinistra.

Land. Aber im Anschluß an die Reise traten wieder Temperaturen bis 39⁰ auf, Mattigkeit und Kopfschmerzen, und deshalb kam sie ins Spital. Den klinischen Befund der Patientin ergibt beifolgendes Thoraxschema (Abb. 89 und 90). Freilich muß bemerkt werden, daß dieser Befund erst aufgenommen wurde, als schon der Röntgenbefund vorlag. Da ließ sich dann durch tiefe Perkussion ganz deutlich der schräg verlaufende Dämpfungsstreifen, entsprechend der linksseitigen Lappengrenze, auffinden, ohne ORTNERs para-

vertebralen Kreissektor. Bei leichter Perkussion verriet sich diese Dämpfung aber nur durch einen ausgesprochenen Tympanismus. Das Einzige, was einer genauen Untersuchung nicht entgangen wäre, war die absolute Dämpfung in der obersten linken Axilla. Hier ergab auch eine Probepunktion ein seröses, hellgelbes, sehr zellarmes Exsudat mit Lymphocyten. Den Röntgenbefund (Dozent Dr. HAUDEK) zeigt beifolgende Skizze, die die Verhältnisse klar zur Anschauung bringt (Abb. 91). Die Kranke hatte bei febrilen Temperaturen bis 38⁰ nur ganz wenig eitriges Sputum, welches keine spezifischen Erreger erkennen ließ. Nur einmal wurde ein zähes, grünes Klümpchen ausgehustet, worin sich Tuberkelbacillen fanden. Ist schon darnach an der tuberkulösen Natur dieses interlobären Ergusses nicht zu zweifeln, so wird dieselbe noch deutlicher durch prompte Wirkung von Alttuberkulininjektionen auf das Fieber und das

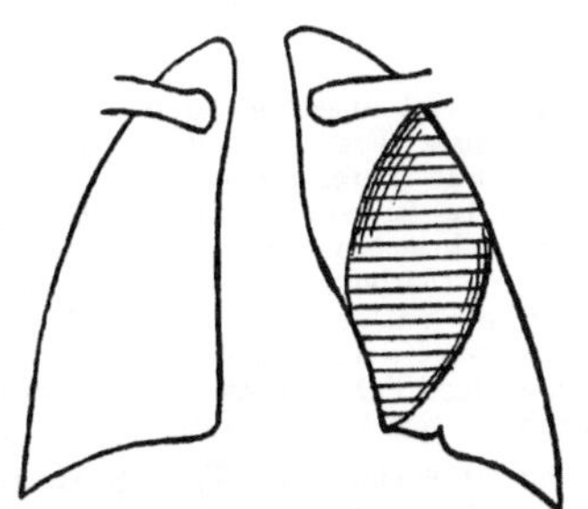

Abb. 91. Röntgenskizze einer Pleuritis interlobaris sinistra.

Allgemeinbefinden der Patientin. In bezug darauf und in bezug auf die reaktive Polyurie verhielt sich die Kranke genau so, wie ich das für die Pleuritis exsudativa überhaupt nachgewiesen habe (W. NEUMANN [5]).

Sonst sah ich von interlobären Ergüssen bei Tuberkulose nur noch 2 Fälle von Pleuritis interlobaris dextra inferior. Die eine Beobachtung betrifft einen 50jährigen Hilfsarbeiter und imponierte klinisch zunächst nur als febriler leichter Erguß bzw. als eine Pleuraadhäsion der rechten hinteren unteren Lungenbasis. Erst die Röntgenuntersuchung deckte hier den interlobären Erguß auf. Wiederholte Punktionen konnten aber nicht zur Flüssigkeitsansammlung heran. Ebenso ging es mit einem jungen Mädchen, wo die Krankheit wahrscheinlich von einem Primärherd an der Fissura interlobaris dextra inferior ausgegangen war. Diesen

Fall möchte ich ebenfalls etwas genauer besprechen, weil er die Schwierigkeit der Diagnose aufs beste veranschaulicht.

Beobachtung 57. Die 13jährige Bürgerschülerin E. L. kam am 28. Juni 1921 an meine Abteilung. Keine Tuberkuloseheredität. In der letzten Zeit litt die kleine, etwas blaß aussehende, aber sonst gut genährte Patientin öfter an starken Nachtschweißen. Seit 2 Monaten besteht starker Husten. Wenn sie auf der linken Seite liegt, kommt dabei Auswurf. Der Hausarzt soll bei ihr ein Angegriffensein der linken Lungenspitze konstatiert haben. Wegen einer akuten Mittelohrentzündung wurde sie am 2. April operiert. Ende April traten plötzlich rechts unten heftige Schmerzen im Rücken auf, die in den Bauch und in den rechten Fuß ausstrahlten. Am Abend des ersten Tages dieser Schmerzen traten auch heftiger Schüttelfrost und Erbrechen auf. Sie kam damit in ein Spital, wo ein Nierenabsceß diagnostiziert wurde. Behandlung aber nur symptomatisch mit Thermophor. Nach einer Woche kamen die Schmerzen wieder sehr heftig und wieder wurde ein Nierenabsceß rechts diagnostiziert. Als ich sie zuerst sah, bot sie nur über dem Mittellappen vorne etwas Pfeifen und Knacken und zeigte deutliche MUSSYsche Druckpunkte rechts. Leicht eingeschränkte Verschieblichkeit der rechten Seite gegenüber der linken. Dabei leicht subfebrile Temperaturen. Ich dachte zunächst an einen Primärkomplex als Ursache der in die rechte

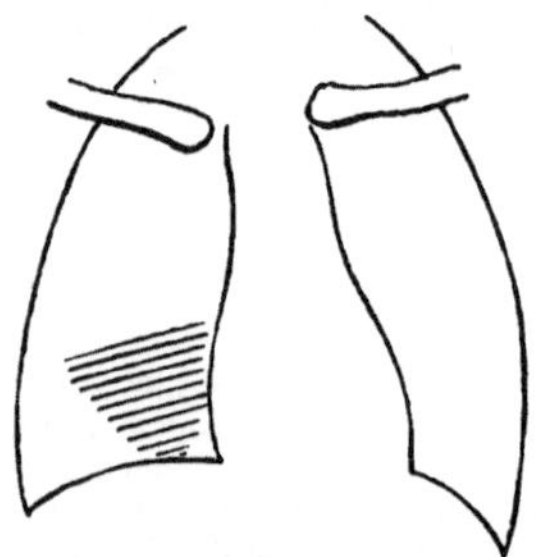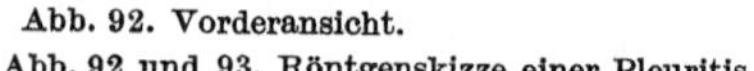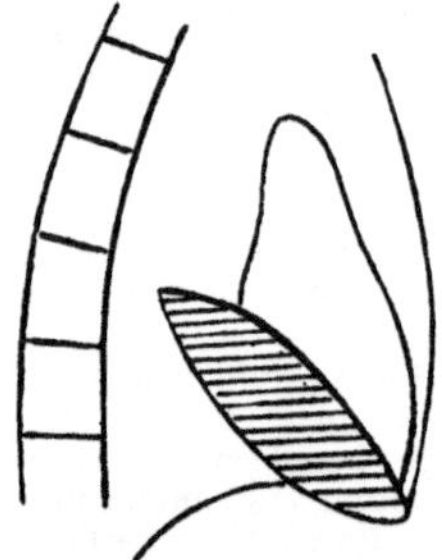

Abb. 92. Vorderansicht.   Abb. 93. Seitenansicht.

Abb. 92 und 93. Röntgenskizze einer Pleuritis interlobaris dextra inferior.

Nierengegend ausstrahlenden Schmerzen, denn der Urinbefund bot vollständig normale Verhältnisse. Erst die Röntgenuntersuchung deckte einen interlobären Erguß rechts zwischen Mittel- und Unterlappen auf. Die von Dr. FLEISCHNER angefertigte Röntgenskizze füge ich hier bei (siehe Abb. 92 und 93). Aber auch als uns die Diagnose bekannt war, konnte selbst bei genauester Lungenuntersuchung nur eine Hilusdämpfung vom II. bis zum VII. Brustwirbeldorn rechts festgestellt werden und eine angedeutete streifenförmige Dämpfung entlang der Oberunterlappengrenze rechts, etwas eingeschränkte Beweglichkeit der rechten Zwerchfellhälfte und etwas hoher Stand der Lungenbasis rechts vorn. Patientin wurde einer Tuberkulinkur unterzogen und nach 3 Monaten war auch röntgenologisch der Erguß bis auf kleine Reste vollständig geschwunden.

c) Der spontane Pneumothorax. Gewöhnlich stellt ein spontaner Pneumothorax keine Früherscheinung der Lungentuberkulose dar und doch kann sich gelegentlich auch eine beginnende, bisher unbekannt gebliebene Lungentuberkulose durch das Auftreten eines spontanen Pneumothorax verraten. Wir haben schon oben gehört, daß ein Pneumothorax bei der käsigen Phthise durch Ruptur einer Kaverne entsteht. Auch bei der fibrös-käsigen Phthise kommt er gelegentlich einmal vor, wie mich eigene Autopsiefälle lehrten. Doch liegt in diesen Fällen die Perforationsöffnung nicht in der Kaverne, sondern tritt neben dieser an emphysematös geblähten Stellen auf, speziell unmittelbar in der Nachbarschaft von strangförmigen Verwachsungen. LJUNGDAHL hat nun gelegentlich solcher Fälle darauf hingewiesen, daß selbst gutartige Pleuritiden, wie sie von den Hilusdrüsen ausgehen, Adhäsionen verursachen, die zur Erweiterung der Lungenalveolen in ihrer Nachbarschaft führen. Diese können dann gelegentlich bersten und zum spontanen Pneumothorax Veranlassung geben. Das Fehlen von klinisch nachweisbaren Lungenveränderungen bei diesem Pneumothorax, die

Gutartigkeit des Krankheitsverlaufes und die Möglichkeit zu Rezidiven ließ
sich durch die Annahme einer Mediastinaldrüsentuberkulose als Ausgangspunkt
der zum spontanen Pneumothorax führenden Veränderungen erklären. Ähnliche Beobachtungen hatte ja auch Fiori einige Jahre vorher schon veröffentlicht. In jüngster Zeit hat besonders Bernh. Fischer auf derartige Ereignisse
hingewiesen und besonders auf ein bullöses Spitzenemphysem als Ursache für
den häufig rezidivierenden Spontanpneumothorax aufmerksam gemacht. Er
zeigt, daß anfangs stürmische Symptome auftreten, während die späteren Erscheinungen ganz harmlos sind, und daß zwischen einem Spontanpneumothorax
und einem substantiellen Emphysem keine Beziehungen bestehen. Meiner
Beobachtung nach wird dieses Ereignis häufig durch ein Trauma verursacht,
das die Lunge oder den Thorax trifft. So in folgender

Beobachtung 58. Sie betrifft einen 21jährigen ledigen Beamten K. Sp., der am 20. Juni
1918 an der Klinik Ortner Aufnahme fand. Sein Vater war an Tuberkulose gestorben.
Als Kind und später immer gesund. Im Frühjahr 1918 hatte er eine „Bronchitis". Er
hatte Stechen auf der Brust und im Rücken, hustete und hatte einen schmutzig-grauen
Auswurf. Damit war er 10 Tage bettlägerig. Kein Fieber. Dann war er wieder vollkommen
gesund. Am 16. Juni badete Patient und sprang dabei ins Wasser. Dabei verspürte er
sofort einen heftigen Stich im Rücken und in der Brust rechterseits. Es trat Atemnot auf,
da er nur ganz oberflächlich atmen konnte und bei jedem Atemzug heftiges Stechen verspürte. Er mußte sich ins Bett legen. Seit 19. Juni ist insofern eine Besserung aufgetreten,
als er im Bett schmerzfrei ist, selbst bei tiefen Atemzügen. Wenn er aber herumgeht, treten
sofort wieder die Atembeschwerden in heftiger Weise auf, insbesondere beim Stiegen-
steigen. Darum kommt er an die Klinik. Die physikalische Untersuchung ergab am Tage
der Aufnahme sehr stark abgeschwächtes Vesiculäratmen über der ganzen rechten Thoraxhälfte im Vergleich zu links, wo scharfes Vesiculäratmen hörbar war. Mit bloßem Ohr
oder mit einem kurzen Stethoskop hört man ein deutliches, wenn auch sehr schwaches
metallisches Atmen. Die Lungenränder stehen beiderseits sehr tief, am XII. Brustwirbeldorn, aber beiderseits gut respiratorisch verschieblich. Es besteht eine Überlagerung der
absoluten Herzdämpfung von rechts her um einen Querfinger. Es findet sich deutliche
metallische Stäbchenplessimeterperkussion rechts. Die Milz palpabel, die Leber um zwei
Querfinger nach abwärts gerückt. Die röntgenologische Untersuchung (Dr. Freud) zeigt
das rechte seitliche Lungenfeld in einer Ausdehnung von Handbreite von einem Pneumothorax eingenommen. Der Rand der retrahierten Lungenlappen ist 3—5 Querfinger vom
rechten Wirbelsäulenrand zu sehen. In der retrahierten Lunge ist am Übergang zwischen
Ober- und Mittellappen ein stufenförmiger Schatten zu bemerken. Das Mediastinum ist
nach links verdrängt und bewegt sich respiratorisch nach rechts. Schon am 2. Juli war
an der rechten Basis deutliches, reibendes Knistern zu hören und am 22. Juli konnte Patient
vollständig geheilt das Spital verlassen.

In einem anderen Falle, einen Dozenten der Philosophie betreffend, kam der
erste Pneumothorax gelegentlich einer Skipartie zustande, der dann im Laufe
von zwei Jahren dreimal rezidivierte, jedes Rezidiv wieder von einer Skipartie
ausgelöst. In einem Falle, einen alten Kaufmann betreffend, waren die ersten
Erscheinungen gelegentlich des Schuhbindens in der Früh aufgetreten und
machten derartig bedrohliche Symptome, daß die zwei behandelnden Ärzte
an eine Angina pectoris dachten. Hier brachte ein Absaugen der überschüssigen
Luft und Verringerung der intrathorakalen Spannung rasch Erleichterung und
für Jahre volle Genesung.

In anderen Fällen wieder entsteht der Pneumothorax ganz unbemerkt. So
beobachtete ich das vor Jahren noch an der Klinik Neusser, wo die Aufnahme
einer alten Frau wegen langsam zunehmender Atemnot erfolgte, und wo die
physikalische Untersuchung einen zart metallische Erscheinungen gebenden
Pneumothorax ergab.

Nicht unerwähnt soll bleiben, daß Nathan Barlow und James Thompson
in 64$^0/_0$ aller Fälle von Lungentuberkulose und in 75$^0/_0$ aller schweren Fälle kleine
umschriebene Pneumothoraces am Hilus und am Mediastinum radiologisch
beobachteten, eine Beobachtung, die auch von Fleischner wiederholt bestätigt
werden konnte.

Wie wir sehen, sind die physikalischen Zeichen eines derartigen Pneumothorax recht geringfügiger Natur. Nur eine genaue Lungenuntersuchung wird sie auch ohne Zuhilfenahme einer Röntgenuntersuchung aufdecken können. Hierher gehört vor allem das Abhorchen der Thoraxwände mit dem bloßen Ohr oder mit dem von mir im ersten Teil beschriebenen kurzen Stethoskop, denn durch längere Hörrohre werden die zarten, metallischen Phänomene meist ausgelöscht. Die Erscheinungen sind deshalb so geringfügig, weil es dabei so gut wie niemals zu einer Exsudation in die Pleurahöhle kommt. Es kommt also weder ein Sero-, geschweige denn ein Pyopneumothorax zustande. Diese Flüssigkeitsansammlung ruft aber die typischen Pneumothoraxsymptome hervor. Auch wächst die Spannung im Thoraxraum nicht so gewaltig, wie dies beim Ventilpneumothorax einer vorgeschrittenen Lungentuberkulose der Fall ist, so daß ausgesprochene Verdrängungserscheinungen nicht zu konstatieren sind. Wir wissen ja gerade aus den vielfachen Erfahrungen beim künstlichen Pneumothorax, wie rudimentär die Symptome eines derartigen geschlossenen Pneumothorax bei nicht genügender Wandspannung sind. Wenn jemand mit den vom Ventilpneumothorax her gewohnten Begriffen der Pneumothoraxsymptome an die Untersuchung eines künstlichen Pneumothorax herangeht, wird er höchst überrascht sein, so wenig Veränderungen bei der Auscultation und Perkussion zu finden. Selbst die Stäbchenplessimeterperkussion ergibt dabei oft kaum einen deutlichen metallischen Klang. Wir müssen eben bei der Symptomatologie eines Pneumothorax drei verschiedene Zustände unterscheiden. Die klassischen Symptome des Pneumothorax macht ein Überdruckpneumothorax, der beim Ventilpneumothorax vorgeschrittener Lungentuberkulose entsteht. Die Perforationsöffnung ist infiltriert und läßt daher mit jedem Inspirium lange Zeit Luft in den Pleuraraum eintreten, die bei der Exspiration daraus nicht entweichen kann. Ein Atmosphärendruckpneumothorax, wie er beim offenen Pneumothorax der Fall ist, und wie ich ihn im Felde bei penetrierenden Lungenverletzungen häufig finden konnte, macht fast gar keine metallischen Phänomene. Noch weniger ruft sie der Unterdruckpneumothorax hervor, dessen Symptomatologie wir namentlich an den Fällen von künstlichem Pneumothorax studieren können. Beim spontanen Pneumothorax beginnender Lungentuberkulosen im Sinne der obigen Beobachtungen und im Sinn LJUNGDAHLs schließen sich die aus zartem, nicht verdicktem Lungengewebe bestehenden Öffnungen sehr bald, so daß es nur vorübergehend zu den klassischen Erscheinungen des Überdruckpneumothorax kommt. Die geplatzten Ränder verkleben dann miteinander infolge des plastischen Vermögens der nicht krankhaft veränderten Pleura und mit der zunehmenden Resorption der Luft wird daraus ein Unterdruckpneumothorax mit seinen nur ganz rudimentären Symptomen.

Da wird oft das manchmal sogar nur wenig abgeschwächte Atemgeräusch der Pneumothoraxseite, eine Unverschieblichkeit der Lungenränder trotz fehlender Verschleierung, manchmal ein Hinaufrücken des Lungenrandes bei tiefer Inspiration, also eine paradoxe Bewegung des Zwerchfells einen Fingerzeig für die Diagnose abgeben. Dennoch ist für den Lungenspezialisten heutzutage von großer Wichtigkeit die Diagnose „künstlicher Pneumothorax einer Seite" zu stellen. Mir wenigstens ist es nicht gar so selten vorgekommen, daß Patienten diesen Eingriff in der Anamnese ganz verschweigen, sich gewissermaßen überzeugen wollen, ob man durch die Untersuchung den vollzogenen Eingriff feststellen kann. Sie kommen lächelnd in die Ordination und sagen: „Bitte, ich möchte Ihnen zunächst meine Krankengeschichte nicht erzählen, untersuchen Sie mich zuerst und sagen Sie, was Sie bei mir finden." Sie denken in ihrer Laienmentalität, wenn der Arzt nicht imstande ist, eine so große Luftansammlung im Brustraum zu erkennen, wie soll er dann die viel kleineren

Veränderungen in der Lunge mit Sicherheit feststellen. Sie haben ja keine Ahnung davon, wie symptomlos ein derartiger künstlicher Pneumothorax sein kann, wenn er kein Exsudat enthält und wenn kein Überdruck vorliegt. Seitdem habe ich es mir zur Gewohnheit gemacht, jedesmal wenigstens einen verstohlenen Blick auf die Axillen des Kranken zu werfen, ob ich nicht dort die typischen punktförmigen Narben nach wiederholter Füllung sehe. Diese sind dann ein Wegweiser für die oft so schwierige Entscheidung, die doch zur Gewinnung des Vertrauens beim Kranken von großer Wichtigkeit ist.

d) Die großknotige Pleuratuberkulose. Im Anschlusse an die exsudativen Pleuritiden wäre noch ein ganz seltener Zustand zu erwähnen, der sich anatomisch durch das Auftreten großer tuberkulöser Knoten am parietalen Blatt der Pleura offenbart. Ich selbst habe davon bisher einen Fall beobachtet und in meiner Arbeit über die Phrenicusdruckpunkte mitgeteilt. In den Lehrbüchern der Lungentuberkulose konnte ich bisher keine Angabe darüber finden. Nur Deycke erwähnt kurz diese Form, indem er S. 216 seines Buches schreibt:

„Endlich gibt es Fälle, wo innerhalb der schwartigen Pleuramassen der tuberkulöse Vorgang ungestört weiterschreitet. Daraus entwickeln sich käsige Knoten. Diese käsige schwartige Erkrankung des Rippenfells gehört zu den bösartigen Tuberkuloseformen, die meist unter hohem Fieber und schnellem Kräfteverfall unaufhaltsam zum Tode führen. Das ist wichtig zu wissen, weil solche Fälle manchmal bei der ersten Untersuchung keine besonders ausgedehnten Lungenerscheinungen zeigen und bei der völligen Verlötung des Pleuraraums auch keine unmittelbaren Zeichen dieser eigenartigen Krankheitsform nachweisen lassen.“

Mein Fall (siehe Beobachtung 17 in Neumann [8]) starb nach längerem fieberhaftem Verlaufe unter den Erscheinungen einer akuten Gastrektasie, bedingt durch eine Einbettung des rechten Nervus splanchnicus in diese Pleuraknoten. Leider war dieser Fall durch mannigfache andere Krankheiten kompliziert, durch eine luetische Spondylarthritis, durch eine postendokarditische Aorteninsuffizienz und Mitralstenose, weshalb sich die Symptome der knotigen Pleuratuberkulose daraus nicht rein ausschälen ließen. Immerhin kann man aus meiner Beobachtung folgende, für die Diagnose wichtige Punkte erschließen, die vielleicht in einem nächsten Falle die Diagnose ermöglichen werden. Wir haben ein auf fortschreitende Tuberkulose verdächtiges Fieber mit hohen Gipfeln vor uns, ohne daß sich über den Lungenspitzen auch durch längere Beobachtung eine Erklärung dafür finden ließe. Dabei trat unter unseren Augen zunächst ein spärlicher Erguß einer Seite auf, der dann unmittelbar von dem Auftreten tuberkulöser Lymphdrüsen in den Supraclaviculargruben und in den Axillen gefolgt war. Doch müssen erst weitere Beobachtungen gleicher Fälle das klinische Bild dieser Krankheit vervollständigen.

2. Tuberculosis postpleuritica fibrosa.

Eine Sonderstellung nehmen die Lungenprozesse ein, wo sich gleichzeitig ausgedehnte Pleuraadhäsionen finden. Wie ich schon bei der Tuberculosis cavitaria stationaria ausgeführt habe, verursacht die dadurch erfolgende frühzeitige Ruhigstellung der Lunge eine lang dauernde Einseitigkeit des Prozesses, andererseits wird die Tuberkulose durch die überstandene Pleuritis im günstigen Sinne beeinflußt. Es rührt dies zum Teil davon her, daß die Mitbeteiligung des großen Lymphraumes der Pleura an dem tuberkulösen Prozeß günstige Immunitätsverhältnisse schafft. Das wissen wir schon aus vielen Erfahrungen; namentlich die begleitenden Pleuritiden trockener und exsudativer Natur beim künstlichen Pneumothorax machen sich nicht nur auf die tuberkulösen Prozesse der gleichen Seite, sondern auch der Gegenseite in heilendem Sinne geltend. Man vergleiche darüber die Erfahrungen v. Muralts, Kachs und Schröders. Eine gewöhnliche fibrös-käsige Phthise wird durch frühzeitige Mitbeteiligung der Pleura zur unendlich viel gutartigeren Tuberculosis fibrocaseosa postpleuritica, eine Miliaris discreta wird zur gutartigsten Tuberkulose, die wir überhaupt kennen, zur rezidivierenden trockenen Pleuritis, wenn die ersten Herde zufälligerweise recht nahe an der Pleura lokalisiert sind usw. Zum Teil mag die weit bessere Prognose derartiger Fälle auch davon herrühren, daß die Tuberkulose bei den pleuritischen Formen sich lymphogen weiter verbreitet, wie dies AMREIN und KUTHY zur Erklärung der Gutartigkeit derartiger Prozesse annehmen, denn ein solcher Infektionsmodus bedingt sicherlich einen viel milderen Krankheitsverlauf als die ganz besonders bösartige intracaniculäre Ausbreitung und die hämatogene Aussaat. Faßt doch auch WALDER die Pleuritis als einen natürlichen Heilungsversuch auf. Andere Autoren freilich kommen zu einem davon abweichenden Standpunkt. So meint BRANDT-VEDAL, daß durch eine begleitende exsudative Pleuritis die Tuberkulose mindestens im ungünstigen Sinne beeinflußt werde.

Häufig begegnen wir namentlich älteren Patienten, die wegen Atembeschwerden, „Asthma" und deutlicher Cyanose in ärztliche Behandlung kommen und wo wir bei der Untersuchung die Zeichen einer pleuritischen Adhäsion, oft nur einseitig, manchmal aber auch beiderseitig finden. Erkundigen wir uns nach der Vorgeschichte, dann erfahren wir, daß der Kranke einmal vor vielen Jahren ein pleuritisches Exsudat gehabt hat, welches dann völlig ausgeheilt war und welches keine Beschwerden hinterlassen hat. Nur seien sie seither immer sehr leicht zu Verkühlungen geneigt gewesen. In Ausnahmsfällen hören wir nur von trockenen Pleuritiden in der Anamnese oder die Kranken wissen überhaupt nicht, wie sie zu dieser Rippenfellverwachsung gekommen sind. Wir finden also bei ihnen eine basale mehr weniger hohe Dämpfung mit Unverschieblichkeit der Lungenränder, wir haben ausgedehnte, oft bis zur Lungenspitze hinaufreichende TURBANsche Verschleierung. Bei tiefem Inspirium zeigen sich respiratorische Einziehungen der seitlichen Intercostalräume. Die ganze befallene Thoraxhälfte weist oft deutliche Zeichen einer Schrumpfung, eines Retrécissement thoracique, auf. Bei der Auscultation hört man nur etwas abgeschwächtes Vesiculäratmen darüber, nur nach innen zu vom Angulus scapulae, dort, wo der Unterlappenbronchus der Lungenoberfläche am nächsten kommt, etwas abgeschwächtes oder sogar ziemlich ausgeprägtes hauchendes Bronchialatmen. Hören wir von keiner akuten Pneumonie von kurzer Dauer in der Vorgeschichte, bestehen auch nicht die Narben nach einem durchgebrochenen oder operierten Empyem, dann gehen wir meist nicht fehl, wenn wir eine derartige Schwarte auf eine tuberkulöse Genese zurückführen. Eine Empyemnarbe schließt andererseits eine Tuberkulose nicht absolut aus, wenn wir es seinerzeit mit einem sterilen Empyem zu tun hatten. Das Vorhandensein einer Lungenspitzendämpfung derselben Seite spricht nicht ohne weiteres dafür, denn sie kann ausschließlich nur durch eine dicke, kappenförmige Verdickung der Pleura auch über den Lungenspitzen bedingt sein, wie ich auf Grund meiner Autopsieerfahrungen konform mit EHRMANN sagen muß. Höchstens könnte noch eine Spitzendämpfung der Gegenseite dafür verwertet werden. Aber immerhin kommt auch hier nicht so selten neben der basalen Pleuraadhäsion der einen Seite eine Pleuraverdickung der anderen Spitzenpartie vor. Gegenüber einer exsudativen Pleuritis unterscheidet sich dieser Zustand durch das negative GROCCOsche Dreieck, durch das Freibleiben des TRAUBEschen Raums, durch den negativen Erfolg einer Probepunktion, durch den meist afebrilen Verlauf.

Zur Diagnose dieser Krankheitsform gehört unbedingt das Fehlen von Tuberkelbacillen im Sputum. Sind solche zu finden, dann liegt bei gleichem

Befund eine Phthisis postpleuritica fibrocaseosa corticalis vor, über die ich gleich später sprechen werde. Dagegen führt aber die Verimpfung des Sputums in der größten Mehrzahl zu einer Impftuberkulose beim Meerschweinchen, muß also wohl MUCHsche Granula enthalten. Ist die Diagnose gestellt, dann wird man sich noch durch Stichreaktionen und durch probatorische Tuberkulininjektionen von dem Grade der bestehenden Allergie des Kranken überzeugen. Besteht dabei bei gutem Allgemeinbefinden vollständige Anergie, also eine positive Anergie im Sinne VON HAYEKs, dann ist eine Behandlung überhaupt nicht nötig. Bei mehr weniger hohem Grad von Allergie wird eine spezifische Therapie am raschesten den Zustand günstig beeinflussen, soweit das überhaupt möglich ist. Die Krankheit hat ja an sich gar keine Neigung zum Weiterschreiten der Tuberkulose, ist also in dieser Beziehung vollständig harmlos. Immerhin ist aber auch dieser Zustand nicht ganz ohne Gefahr. Zunächst besteht bei diesen Fällen eine große Neigung zu akuten Infektionen des Bronchialbaums. So weist WALZ gelegentlich der ersten Nachkriegsgrippepandemie nach, daß besonders Leute mit Pleuraadhäsionen dieser Krankheit erliegen, und kommt auf Grund dieser Beobachtungen zu folgenden Schlüssen:

„Die zur Obliteration der Pleurahöhle führende, totale, adhäsive Pleuritis prädisponiert infolge mangelhafter Entfaltbarkeit der Lunge in hohem Grade zu Bronchopneumonien und verschlechtert deren Prognose infolge der Beeinträchtigung der Lungen- und Herztätigkeit erheblich."

Darum finden wir auch bei diesen Zuständen nicht so selten während einer akuten Verschlimmerung pneumonische Herde unter den Adhäsionen, so daß eine Verwechslungsmöglichkeit mit der gleich später zu erörternden hyperplastischen tuberkulösen Pneumonie gegeben ist. Man vergleiche darüber auch die Beobachtungen NEUGARTENs. Das rasche Verschwinden des pneumonischen Befundes, die gleichzeitige Leukocytose wird die Differentialdiagnose stellen lassen. Ferner neigen derartige Fälle auch noch leichter wie eine normale Lunge zu dem zarten Ödemrasseln, welches, an der Basis lokalisiert, MACKENZIE mit Recht als Zeichen einer drohenden Herzschwäche hingestellt hat. Die Ausdehnung eines derartigen Ödemknisterns über große Anteile des Unterlappens bei fehlendem Ödemsputum kann so bei anderweitigen fieberhaften Zuständen leicht zu Verwechslungen mit bronchopneumonischen Herden, mit Miliartuberkulose oder mit miliaren Abscessen Veranlassung geben. Diesbezüglich ist ein Fall meiner Beobachtung sehr lehrreich.

Beobachtung 59. Am 15. Oktober 1920 kam ein 68 jähriger Hilfsarbeiter in einer Nähmaschinenfabrik F. H. an meine Abteilung. Ein Bruder von ihm war an Lungentuberkulose gestorben. Seit 40 Jahren etwa leidet der Patient an „Asthma", oft verbunden mit starkem Herzklopfen und Husten. Damit lag er auch öfter vorübergehend zu Bett. Vor 11 Wochen kam der Kranke in ein Wiener Spital, da er nicht urinieren konnte. Nach Katheterisieren besserte sich im Laufe einer Woche sein Zustand so weit, daß er nach weiteren 4 Wochen entlassen werden konnte. Seither mußte Patient alle Stunden etwa urinieren, stets mit leichten Schmerzen verbunden. Vor zwei Tagen trug der Kranke zwei Säcke Kohle zwei Stockwerke hoch hinauf. Am Abend des gleichen Tages stellten sich heftige Schmerzen im Kreuz ein, und zwar in der Gegend des 3. und 4. Lumbalwirbels, und heftige Schmerzen beim Urinieren. Von da ab ist der Urin weiß und von fetzigen Massen durchsetzt. Durch die Rettungsgesellschaft kommt er ins Spital.

Wir hatten nun einen kachektischen, hoch fieberhaften Mann vor uns. Außer den starken Schmerzen im Kreuz und einer rectal palpablen, schmerzhaften Prostata war als auffälligster Befund über der linken Lunge eine basale Dämpfung nachweisbar, mit reichlichem, feinblasigem Subkrepitieren. Dasselbe Krepitieren ohne Dämpfung auch in geringem Grade rechts hörbar. Wir dachten daher zunächst an eine Miliartuberkulose, ausgelöst von einer Caries der Lendenwirbelsäule oder von einer Prostatatuberkulose. Auslösungsursache das Trauma. Dagegen spricht aber der Blutbefund von 22 000 Leukocyten. Als der Patient 14 Tage später am 29. Oktober 1920 seinem Leiden erlag, lautete daher unsere Diagnose: Akute Prostatitis mit Absceßbildung und Cystitis. In beiden Lungenunterlappen bronchopneumonische Herde eventuell mit Absceßbildung. Akute Spondylitis des vierten

Lumbalwirbels, metastatisch entstanden. Diffuse chronische Bronchitis. Lungenemphysem. Geringgradige Arteriosklerose der Aorta. Periphere Mediasklerose. Geringe exzentrische Herzhypertrophie. Die von Prof. WIESNER vorgenommene Autopsie ergab: Allgemeine Pyämie. Vereiterung der Samenblase (im Eiter Staphylokokken). Prostatahypertrophie. Hypertrophie der Blasenmuskulatur. Cystitis. Endokarditis an der Ansatzstelle der Mitralklappe und eitrige Myokarditis unterhalb dieser Stelle. Ältere und frische embolische Abscesse beider Nieren. Akuter Milztumor. Eitrige Pachymeningitis im Sakralkanal. Emphysem der rechten Lunge. Pleuritische Schwarte der linken Lunge.

Wir sehen also, und das ist das Lehrreiche des Falles, daß die Lungenerscheinungen nicht durch pneumonische Herde und Abscesse, sondern nur dadurch hervorgerufen waren, daß unter der Pleuraschwarte das infolge der Herzschwäche aufgetretene Lungenödem besonders ausgebildet war und zu Rasselgeräuschen Anlaß gegeben hatte, wodurch die Diagnose zunächst in falsche Bahnen geriet. Ein solches Vorkommen ist nun bei der Tuberculosis postpleuritica fibrosa überhaupt sehr häufig, und dann kann die Diagnose oft unüberwindliche Schwierigkeiten bereiten.

Eine Bedeutung erlangen diese Pleuraadhäsionen auch deshalb, weil sie gelegentlich zu einem unvermuteten, plötzlichen Tod Veranlassung geben können, wie dies jüngst erst wieder LACASSAGNE und MARTIN betont haben. KOLISKO freilich, der über eine große Erfahrung bei Autopsien plötzlicher Todesfälle verfügt, leugnet diese Möglichkeit einer Mors subita.

Die Differentialdiagnose dieser Zustände betrifft außer der Phthisis fibrocaseosa postpleuritica vor allem die hyperplastischen tuberkulösen Pneumonien, über die ich später sprechen werde. Hier haben wir eine vorhergegangene Pneumonie, dort ein pleuritisches Exsudat in der Anamnese, hier haben wir lang andauerndes, unregelmäßiges Fieber, welches der Tuberculosis postpleuritica fibrosa meist fehlt. Wir haben auch bei der hyperplastischen tuberkulösen Pneumonie reichlich subkrepitierendes Rasseln und reichliches Sputum.

Auch für die *Tuberculosis postpleuritica fibrosa* gilt, was ich oben schon für die Tuberculosis fibrosa diffusa und für die Polyserositis peracta und sicca entwickelt habe, daß man sich niemals mit dem klinischen Befund allein zufrieden geben darf. Denn man kann auf Grund der physikalischen Untersuchung allein niemals sagen, wie die Lunge darunter aussieht. Es kann die pleuritische Schwarte das Resultat von miliaren Herden, sie kann die Folge einer größeren Höhle, das Resultat von größeren Verdichtungsmassen sein und doch klinisch die gleichen Erscheinungen geben. Erst das Röntgenbild klärt uns darüber auf. Oft ist es negativ, der günstigste Fall; oft sieht man mehr weniger ausgedehnte Herd- und Fleckenschatten oder auch Kavernenbildungen darunter. Darum darf bei einem derartigen Falle die Röntgenuntersuchung niemals unterlassen werden. Denn die Genese einer Postpleuritica fibrosa ist ebenso mannigfaltig wie die einer Pleuritis exsudativa.

3. Tuberculosis postpleuritica fibrocaseosa. (Siehe Abb. 216.)

Schon im vorigen Abschnitte habe ich erwähnt, daß wir beim Befund einer Postpleuritica fibrosa mit positivem Sputum aus praktischen Gründen besser von einer Tuberculosis postpleuritica fibrocaseosa sprechen, weil wahrscheinlich eine bei diesem Krankheitsbilde so häufig ganz latente Kaverne dahinter stecken kann. Ganz einwandfrei wird diese Klassifizierung, wenn man unter der Pleuraschwarte Kavernensymptome hört. Ich habe schon im 2. Kapitel dieses Teiles erwähnt, daß es bei frühzeitiger Obliteration des Pleuraraumes einer Seite zu lange stationären und ferner zu rein einseitig bleibenden Zerstörungen einer ganzen Lunge kommen kann. Deshalb verdient diese Form eine besondere

Beachtung. Denn diese Fälle geben scheinbar ein gutes Objekt für eine Pneumothoraxtherapie ab, die aber fast stets an einer lückenlosen Pleura-adhäsion scheitert. Das sind die Fälle, die zu anderen Maßnahmen einer Kollapstherapie die Indikation geben, also zu einer Phrenicotomie, zu einer extrapleuralen Thorakoplastik, eventuell wenn die Zerfallsprozesse nur im Oberlappen vorliegen, zu einer extrapleuralen Plombenfüllung der Lunge mit Paraffin.

Die Diagnose solcher Fälle stützt sich vor allem auf die Gleichmäßigkeit der Rasselgeräusche über eine große Ausdehnung hin, auf ihre Oberflächlichkeit und Deutlichkeit und, wie schon erwähnt, trotz der weit vorgeschrittenen, tief herunter reichenden Veränderungen durch ihre Einseitigkeit. Ein weiteres Unterscheidungsmittel gibt die Abgrenzung der Spitzendämpfungen. Während, wie schon erwähnt, bei der gewöhnlichen Phthise die untere Grenze der Spitzen-dämpfung eine gebrochene Linie darstellt, erst horizontal bis zur Oberunter-lappengrenze geht und dann, der Ausdehnung des Oberlappens entsprechend, sich nach unten erstreckt, während bei der Tuberculosis fibrosa densa die Spitzen-dämpfung sich mehr paravertebral ausbreitet und daher gegen die Schulter wieder ansteigt, breiten sich pleurale und daraus hervorgehende corticale Lungen-prozesse horizontal aus. Die Entscheidung bringt die mehr weniger hohe Pleura-schwarte der gleichen Seite.

Beobachtung 60. Am 29. Oktober 1919 sah ich das 18jährige Fräulein G. B. in der Ordi-nation. Sie hatte zwei Jahre vorher eine Rippenfellentzündung überstanden und zeigte nun bei sehr gutem Aussehen, wenn auch vom Charakter der Beauté phthisique, folgenden Lungenbefund (Abb. 94 und 95). Wir erkennen daraus, daß wir es mit einer sekundären

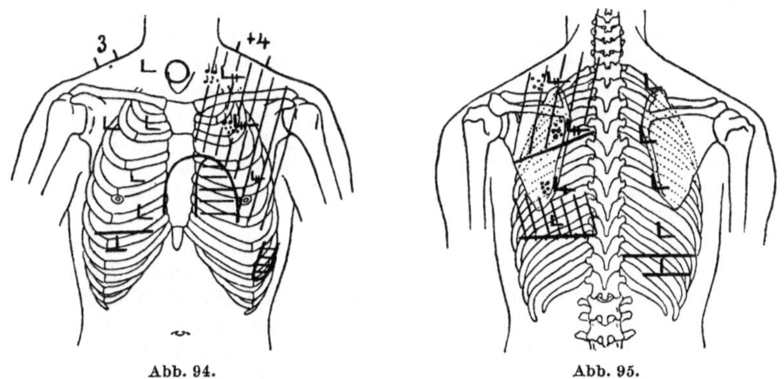

Abb. 94.   Abb. 95.
Abb. 94 und 95. Phthisis postpleuritica fibrocaseosa.

postpleuritischen Phthise zu tun haben, nach stationärer Kaverne der linken Lungen-spitze, einem der typischen Ausgänge der Tuberculosis cavitaria stationaria, wie wir schon oben hörten. Im Sputum finden sich äußerst spärliche, perlschnurartige, kurze und lange Tuberkelbacillen. Ein künstlicher Pneumothorax gelang ganz gut, wenn auch mit etwas Schmerzen, und zeitigte gleich nach der Anlegung ein günstiges Resultat, indem Husten und Sputum rasch zurückgingen und die Patientin sich noch wohler fühlte als vorher. Weil aber die Adhäsionen der Oberlappenkavernen zu fest waren und sich trotz wieder-holter Einblasungen nicht lösen wollten, vielmehr jede neue Einblasung immer stärkere Schmerzen verursachte, wurde im Frühjahr eine Paraffinplombe angelegt, welche tadel-los wirkte und das Sputum ganz zum Verschwinden brachte. Sie erlag aber 4 Monate später der Perforation eines tuberkulösen Darmgeschwürs mit den klassischen Symptomen einer Perforationsperitonitis, nicht so schleichend, wie ich das bei der Tuberculosis fibrosa densa erwähnt habe.

VII. Klinisch wohl umschriebene Lungenprozesse tuberkulöser Natur, die sich nicht einheitlich in das RANKEsche Schema einfügen lassen.

1. Die oberflächliche spezifische Bronchitis.

Eine ganz eigenartige Form der Tuberkulose bedarf noch der Besprechung, die ich doch schon so oft gesehen und auch durch Jahre hindurch verfolgt habe, daß ich ihre Realität anerkennen muß. Durch Zufall habe ich einen dementsprechenden Obduktionsbefund gesehen, den ich später ausführlich bringen werde und der einiges Licht auf die zugrunde liegende Tuberkuloseform wirft. Sonst müßte man an die Fälle denken, welche BORST beschrieben hat. Es handelt sich dabei um eine disseminierte Tuberkulose, die auf die feinen Bronchien beschränkt bleibt und wo die Individuen während des Lebens das Bild eines Asthma bronchiale geboten hatten. Es könnte sich auch um die Fälle handeln, welche ABRIKOSOFF beschrieb. Er schildert eine meist zentral verkäsende Bronchitis und Peribronchitis in einem kleinen Spitzenbronchus, den er nach seiner histologischen Struktur als ersten Herd einer Reinfektion auffaßt, wo es aber zu keiner besonders kräftigen Entwicklung des umgebenden tuberkulösen Granulationsgewebes kommt, sondern die Herde die Durchschnittsgröße eines Primärherdes häufig nicht erreichen und zum Unterschied von diesem mit ihrer Abheilung eine besonders dicke Schwiele schiefrigen Narbengewebes aufweisen. Physikalisch findet man in den hinteren und oberen Partien einer oder beider Lungen einige trockene Rasselgeräusche, also Pfeifen und Schnurren oder trockenes, kleinblasiges Rasseln. Nach einer gewissen Reihe von derartigen spitzenbronchitischen Schüben können sie sich verallgemeinern, und es kommt zu derartigen Rasselgeräuschen auch über der Basis, hier meist gemischt mit klanglosem, feuchtem, grobblasigem Rasseln. Die Atmung ist dabei allenthalben vesiculär, aber schlürfend, das Sputum spärlich, enthält aber mehr weniger reichlich Bacillen. Dabei ist nirgends eine ausgesprochene Dämpfung auffindbar. Die Krankheit verbindet sich häufig mit einem Emphysem und gelegentlich mit asthmatischen Zuständen vom Typus des Asthma nervosum.

Über positivem Sputumbefund bei normalem Lungenbefund finden sich ja auch sonst in der Literatur Angaben. So erinnere ich nur an die Beobachtung BERKAs, der bei einem 46jährigen Arzt bei vollständigem Wohlbefinden und normalem Lungenbefund massenhaft Tuberkelbacillen im Auswurf fand.

Dabei kann sich meiner Beobachtung nach das Leiden bei bestem Allgemeinbefinden durch Jahre und Jahre erstrecken, ohne daß es zu einer Verschlimmerung käme. Wahrscheinlich würden derartige Fälle noch häufiger gesehen werden, wenn die Untersuchung des Auswurfs allgemein gehandhabt und geübt würde. Der von mir am längsten beobachtete Fall betrifft:

Beobachtung 61, einen jetzt 36jährigen Bankbeamten H. L., den ich erstmalig im März 1913 zu Gesicht bekam. Seit der Zeit habe ich ihn in ständiger Beobachtung und immer war sein Lungenbefund fast gänzlich negativ. Die KRÖNIGschen Felder beiderseits sind gleich weit, es besteht eine Spur einer Verkürzung des Schalles über der linken Spitze. Hier ist immer etwas rauhes Inspirium hörbar, gelegentlich etwas Sakkadieren in der linken Fossa supraclavicularis, gelegentlich einige undeutliche, ganz flüchtige, mehr trockene Rasselgeräusche. Dreimal in langen Zwischenräumen konnte ich einige wenige Tuberkelbacillen in seinem Sputum nachweisen, namentlich zur Zeit einer Hämoptoe. Sonst geht es dem Patienten ausgezeichnet; die Temperaturen sind manchmal etwas subfebril, waren es namentlich im Anfang seiner Krankheit, jetzt sind sie ganz normal. Einen wirklich ausgiebigen bronchitischen Schub, wie er zum Bild dieser Krankheit gehört, habe ich bei ihm bisher nicht beobachten können. Freilich schont sich der Kranke auch sehr sorgfältig und vermeidet jede größere Überanstrengung, obwohl er beruflich durch Jahre hindurch recht ausgiebig tätig ist.

Für solche Fälle gelten so recht die Worte, welche Bard von ihnen gebraucht:

„Quand on ne remarque que les charactères bronchiques des accidents et qu'on méconnait la nature tuberculeuse on y attache une importance insuffisante. Au contraire, le jour où la nature tuberculeuse est reconnue, on passe à l'extrême inverse et on impose volontiers aux malades des resolutions hors de proportion avec la réalité des choses."

In der ersten Zeit zeigten meine Fälle etwas subfebrile Temperatur, die später aber ganz normal wurde. Die spezifische Reaktionsfähigkeit ist in vielen Fällen sehr gering. So reagierte eine Frau dieser Beobachtungsreihe erst auf 5 cmm Alttuberkulin deutlich und konnte in kurzer Zeit bis zu 100 cmm gebracht werden.

Als Nebenbefund bei derartigen Tuberkuloseformen erwähnt Piéry auch eine häufige Mitbeteiligung des Pharynx und des Kehlkopfs an der Tuberkulose, am häufigsten in der Form einer granulierenden Entzündung ohne Exulceration und ohne Tiefergreifen des Krankheitsprozesses. Ich habe davon bisher 2 Fälle gesehen, wo bei positivem Sputumbefund ein ganz seichtes spezifisches Geschwür des Larynx auftrat, welches unter vierwöchiger Schweigekur und spezifischer Behandlung mit Alttuberkulin vollständig ausheilte. Einer dieser Kranken bietet nun seit 10 Jahren gar keine Beschwerden mehr von Seite seiner Lunge und seines Kehlkopfes dar und hat den ganzen Weltkrieg in sehr anstrengender und verantwortungsreicher Tätigkeit mitgemacht, ja im Jahre 1922 sogar eine lobäre schwere Pneumonie überstanden, ohne rückfällig zu werden. Sonst ist mir bei derartigen Kranken nur eine starke Neigung zu Acne des Rückens aufgefallen. Zwei Fälle meiner Beobachtung zeigten ein leicht blutendes Zahnfleisch, so daß ich im ersten Moment an eine Phthiseophobie durch Hämosialemese dachte (siehe III. Teil); auch zeigten mehrere Patienten stark neuropathische Züge, ausgesprochene Dermographie und überhaupt die Zeichen einer Vasoneurose.

Da in dem bisherigen Falle keine fortlaufenden Röntgenuntersuchungen vorliegen, möchte ich diesmal einen weiteren Fall dieser sonderbaren offenen Tuberkulose von absolut guter Prognose mitteilen, den ich seit 1920 in ständiger Beobachtung habe.

Beobachtung 62. Es handelt sich um eine 20jährige Kontoristin H. F., welche erstmalig am 3. November 1920 meine Abteilung aufsuchte. Eine Schwester von ihr war an Tuberkulose gestorben. Sie bekam im vorjährigen Winter Husten und Heiserkeit, hatte aber keine Temperaturen und auch sonst keine Krankheitserscheinungen. Da sie seit 6 Wochen wieder hustete und wieder heiser wurde, kam sie zur Untersuchung.

Die gut genährte und gut gefärbte Patientin mit leichter Struma zeigt etwas akzidentelle systolische Geräusche über dem Herzen, zeigt eine normale Milz und normale Gefäße, eine leichte Verengerung des rechten Spitzenfeldes und eine leichte Schallverkürzung daselbst, etwas Anwachsung der linken hinteren Lungenbasis. Kein Rasseln. Das Sputum enthält ganz vereinzelt teils homogene, teils segmentierte Bacillen. Trotzdem war der Röntgenbefund, aufgenommen von Dr. Mittler, fast ganz normal. Er lautete: „Spitze von normaler Helligkeit, Hilusschatten minimal verdichtet, sonst ganz normaler Lungenbefund." Die Temperatur war bei der Aufnahme leicht subfebril, wurde aber durch einige Tuberkulinosen ganz normal und blieb so. Rasche Gewichtszunahme auf der Abteilung, von 51,50 bis zu 54,50 nach einem Monat. Fast gar keine Allergie gegen Tuberkulin.

Einen Monat nach der Entlassung hatte Pat. wieder im Bureau gearbeitet, hatte nur alljährlich ihren normalen Urlaub bekommen. Das Sputum blieb die ganze Zeit über positiv und war es auch wieder bei einer genauen Nachprüfung am 19. Juni 1928. Der Lungenbefund auch heute noch der gleiche. Der diesmal sehr genau erhobene Röntgenbefund von Dr. Pohl ergibt: „Links Spitzenpleuraschwiele mit einigen subpleuralen Herden, die eine erbsengroße Aufhellung einschließen. Das rechte Spitzenfeld nur ganz leicht von oben medial her eingeengt. Im linken Spitzenfeld und noch bedeutend dichterstehend rechts in den oberen zwei Dritteln des Lungenfeldes kleine Flecken und eine wabige, ganz zarte Verschattung. Links im Unterfeld neben dem Herzen, nach dem Seitenbild weit vorne in der Lingula gelegen, eine mehr zusammenhängende, leichte, wenig dichte

Verschattung. Kavernen sind nicht nachweisbar. Das Röntgenbild paßt im ganzen zur Annahme einer diffusen Bronchitis mit Peribronchitis. Rechts basal etwas verdächtig auf kleine Bronchiektasien. Links in der Lingula ein frischer exsudativer Prozeß."

Fast den gleichen Röntgenbefund zeigte nun ein anderer Kranker, der 4 Wochen später einer posthämoptoischen tuberkulösen Bronchopneumonie erlag. Da wir daneben noch ältere Veränderungen fanden, die als anatomisches Substrat einer oberflächlichen spezifischen Bronchitis gedeutet werden können, sei er hier mitgeteilt.

Beobachtung 63. Der 19jährige Monosfahrer E. Sch. wurde mit schwerer Hämoptoe am 29. August 1928 an meine Abteilung gebracht. Keine Heredität in der Familie, immer gesund gewesen. Nur hatte er öfter an Nasenbluten gelitten. Nie Husten, niemals Auswurf. Am Abend vorher hatte er eine schwere Kiste zu heben gehabt und hatte gleich darauf blutigen Auswurf und Nasenbluten bekommen.

Der physikalische Befund ergab zur Zeit der Aufnahme nur etwas Schallverkürzung rechts und daselbst etwas feuchtes, klangloses unspezifisches Rasseln. Das Sputum positiv mit mäßig zahlreichen langen und kurzen segmentierten Stäbchen. Der von Dr. FLEISCHNER aufgenommene Röntgenbefund zeigte: Rechts im Mittelfeld mäßig harte, fleckig-streifige Verschattung. Links im Spitzenfeld und in Mittelhöhe Gruppen weicher Flecken und Streifen. Die Basen frei. Zwerchfell und Sinus frei.

Bei Fortdauer der Hämoptoe, die immer massiger wurde, entwickelte sich nun ein hochfieberhaftes Krankheitsbild zunächst mit feinem, subpleuralem Rasseln über der ganzen Lunge; ein am 24. September aufgenommener Lungenbefund zeigte beide Lungenfelder diffus von zahllosen erbsengroßen und größeren, weicheren Herden besetzt, die im rechten Mittelfeld konfluieren. Mit dieser akuten, durch Aspiration von infiziertem Blut entstandenen tuberkulösen Bronchopneumonie kam er am 25. September zum Exitus. Die von Prof. WIESNER vorgenommene Autopsie ergab nun folgendes: „Subakute disseminierte, käsig-eitrige, tuberkulöse Bronchitis in beiden Lungen und herdförmige akute glatte Pneumonie in allen Lungenlappen. Vikariierendes Emphysem der Lunge. Mehrere ältere, zum Teil abgekapselte, zum Teil in ektasierten Bronchien gelegene eingedickte Käseherde in beiden Oberlappen.

Beschreibung des Lungenpräparates: Beide Lungen stark gebläht, die linke am Unterlappen mit zartem, frischem Fibrin belegt. An der Vorderfläche des rechten Oberlappens umschriebene, synechiale Verwachsungen. In der Umgebung und an beiden Spitzen mäßige narbige Einziehungen der Oberfläche. Am Schnitt im linken Oberlappen vorne ein haselnußgroßer, abgekapselter Käseherd, ferner verstreut in beiden Lungen in ektasierten und wandverdickten Bronchien eingedickte Käsemassen. Disseminiert rein käsig-eitrige Herde von röhrenförmiger, zum Teil auch acinöser Gestalt, die sich zum Teil in die Bronchien fortsetzen. Die Umgebung solcher kleiner interbronchialer Käseherde ebenfalls umschrieben. In der linken Spitze neben einer kleinen, bohnengroßen, käseerfüllten Kaverne regionäre miliare Knötchenaussaat. Außer dieser über den Lungen makroskopisch keine Knötchenbildung erkennbar. Makroskopisch echte tuberkulöse Kavernen nicht auffindbar."

Hier hat uns also der Zufall, die Entstehung einer rasch tödlichen tuberkulösen Bronchopneumonie, einen Obduktionsbefund in die Hände gespielt, der ganz einer spezifischen oberflächlichen Bronchitis entsprach. Warum es gelegentlich zu diesem Bilde, zu einem solchen Verlauf der tuberkulösen Infektion kommt, entzieht sich natürlich vorerst noch vollständig unserer Erkenntnis.

2. Die tuberkulöse Peribronchitis bzw. die Bronchitis tuberculosa profunda cum vel sine bronchiectasia. (Siehe Abb. 193.)

Besser und schärfer umrissen ist diese Tuberkuloseform BARDs, die ich in vivo diagnostiziert, wiederholt auf dem Sektionstisch gesehen habe. Freilich scheint auch hier die Pathogenese keine einheitliche zu sein. Schon PIÉRY macht darauf aufmerksam, daß man bei Vorhandensein von Bronchiektasien bei einem Tuberkulösen immer auch auf Syphilis untersuchen muß. Meine Fälle von tuberkulöser Peribronchitis zeigten zum Teil einen positiven Wassermann. Außerdem fand sich in den Lungen eine ausgesprochene Anthrakose der Bronchialdrüsen, und der pathologische Anatom war geneigt, die dabei auffindbaren Veränderungen, die Umscheidung der Bronchien mit anthrakotischen Bronchialdrüsen und die Wucherung dieser anthrakotischen Massen in das

Bronchiallumen hinein mit Stenosierung der Bronchien und Bronchiektasienbildung peripherwärts davon, auf die Anthrakose allein zurückzuführen. Was das Wesentliche dabei ist, und ob vielleicht nur durch zweifache Kombination von Anthrakose und Tuberkulose, gelegentlich auch durch eine komplizierende Syphilis diese eigenartige Peribronchitis zustande kommt, vermag ich heute noch nicht zu sagen. Da müssen noch weitere Beobachtungen gemacht werden, die dartun sollen, ob sich dieses Krankheitsbild nur bei dieser Kombination findet oder ob ein oder der andere Faktor wegfallen kann und welcher. Übrigens sagt auch Marchand darüber:

„Ich bin schon längst zur Überzeugung gelangt, daß die sämtlichen schwarz indurierten, teilweise verkalkten, aber daneben auch oft schmierig erweichten Drüsen am Hilus und weit darüber hinaus, die noch oft als einfach anthrakotisch induriert betrachtet werden, sämtlich von alter Tuberkulose aus der Kindheit (selten aus späterer Zeit) herrühren."

Zum besseren Verständnis dieser Krankheitsform sei vor allem die Krankengeschichte eines derartigen, genau obduzierten Falles mitgeteilt.

Beobachtung 64. Am 27. Dezember 1920 wurde die 55jährige Bedienerin W. P. auf meine Abteilung aufgenommen. Tuberkulosebelastung in der Anamnese insofern, als zwei Schwestern an Tuberkulose gestorben waren. Sie selbst litt seit vielen Jahren an Husten und hatte vor 12 Jahren eine linksseitige Rippenfellreizung. Vor 3 Jahren hatte sie „Kopfgrippe". Sie war damals im Gesicht und an den Beinen geschwollen, hatte heftige Kopfschmerzen, häufig Erbrechen und auffallend geringe Harnmengen. Die Farbe des Urins soll braunrot gewesen sein. Sie war 11 Tage lang krank. Dabei hohes Fieber und fünfmal Anfälle von Bewußtlosigkeit mit Zuckungen, besonders in den Augenlidern. Seit der „Grippe" kann sich Patientin nicht mehr erholen. Sie hustet sehr viel, leidet an Atemnot, besonders bei körperlichen Bewegungen. Manchmal verstärken sich die Beschwerden bis zu Anfällen von Erstickungsgefühl mit Todesangst. Dabei fortwährend Kopfschmerzen.

Wir hatten nun eine hochgradig abgemagerte Frau mit rudimentären Tabessymptomen vor uns. Ihrem Munde entströmte ein foetider Geruch. Das Sputum ist eitrig, geballt und riecht foetid. Auf den Lungen finden sich beiderseitig Pleuraadhäsionen und Zeichen einer diffusen, schnurrenden und grobrasselnden Bronchitis. Sie war hochfebril. Die Patientin starb schon 2 Tage nach der Aufnahme, und wir diagnostizierten bei ihr: Chronische Bronchitis mit Bronchiektasien infolge (luetischer oder tuberkulöser?) Peribronchitis bei rudimentärer Tabes. Der genaue, von Prof. Wiesner aufgenommene Obduktionsbefund besagt: Diffuse zylindrische Bronchiektasien und chronisch-eitrige Bronchitis in beiden Lungen. Fibröse Schrumpfung und anthrakotische Pigmentation der Bifurkationslymphdrüsen sowie peribronchial schrumpfende Bindegewebswucherung mit Anthrakose an den Bifurkationsstellen der Hauptbronchien, besonders entlang ihrer Seitenäste mit partiellem Einbruch in die Bronchuswand, mit Stenose des Lumens einzelner Bronchialäste. Chronische Peribronchitis entlang den feinsten Verzweigungen im rechten Lungenunterlappen. Diffuse Anwachsung beider Lungen bei obsoleter adhäsiver Pleuritis. Traktionsdivertikel des Oesophagus an der Vorderwand desselben in der Höhe der trachealen Bifurkation und Ausbildung einer kurzen Schleimhautbrücke zwischen den Divertikeln. Drei Querfinger breit unter dieser Stelle ein seichtes chronisches Schleimhautgeschwür des Oesophagus von Linsengröße mit absolut glattem Rand und glatter Basis, welchem an der Außenfläche des Oesophagus ein kleiner, umschriebener, fibröser, anthrakotischer Herd entspricht (Lymphdrüse?). Im linken Lungenhilus eine kleinbohnengroße, anthrakotische und verkalkte Lymphdrüse. In den Lungenspitzen kleine anthrakotische Schwielenherde. Concretio cordis cum pericardio totalis. Parenchymatöse Degeneration des Herzmuskels. Mäßige venöse Stauung der Leber. Subakuter Milztumor. Rechtsseitige Hydronephrose bei Abknickung des Harnleiters infolge Adnexverwachsungen. Retroflexio uteri. Intermurales Myom. Atresie des inneren Muttermundes. Tabes dorsalis des Lendenmarks.

Was nun die klinische Symptomatologie dieser Zustände anlangt, so zeigt die physikalische Untersuchung keinen ausgesprochenen und keinen charakteristischen Befund. Wir haben stark abgeschwächtes, atrophisches Vesiculäratmen infolge des Emphysems, wir haben allenthalben schnurrende und giemende und grobblasige, nicht klingende Rasselgeräusche, entsprechend der diffusen Bronchitis. Wichtig ist das Sputum, denn es ist reichlich, manchmal direkt dreischichtig und hat einen foetiden Geruch. Es enthält keine elastischen Fasern, hie und da einen Tuberkelbacillus oder ist auch häufig ganz bacillenfrei. Doch scheint meinen Erfahrungen nach das Sputum immer eine langsam verlaufende, chronische Impftuberkulose bei Meerschweinchen hervorzurufen. Die Patienten sind hochgradig dyspnoisch, werden später direkt orthopnoisch. An sich ist also der Befund gar nicht charakteristisch. Haben wir aber eine Emphysembronchitis mit oder ohne Bronchiektasiesputum bei relativ jungen Individuen, so muß man immer an eine derartige Ursache denken. Es hat ja erst jüngst EDELMANN gezeigt, daß bei Emphysem Jugendlicher häufig ein positiver Wassermann zu finden sei. Haben wir also keine ausgesprochene Ursache für das Emphysem, also vor allem keinen in Berufsschädlichkeiten gelegenen Anhaltspunkt für eine Pneumokoniose, dann ist es in jedem Falle ratsam, neben einer Wassermannschen Blutuntersuchung auch noch das Sputum auf Meerschweinchen zu verimpfen. Man wird überrascht sein, wie oft man positive Resultate erhält. Und damit ist schon ein wichtiger Grundstein für die Diagnose tuberkulöser Peribronchitis gelegt. Unter Umständen kann auch eine Prüfung auf Tuberkulinallergie mit Stichreaktion und subcutaner Injektion die Ätiologie noch weiter klären. Ihr Ausfall wird uns auch einen Anhaltspunkt dafür geben, ob wir bei vorhandener Allergie noch von einer Tuberkulinkur eine günstige Beeinflussung des Krankheitszustandes zu erwarten haben oder nicht. Auf eine volle Heilung dürfen wir aber bei ausgesprochenen Krankheitsbildern dieser Art nicht mehr rechnen. Aber immerhin habe ich oft weitgehende Besserungen und Remissionen gesehen. Die praktische Bedeutung der Erkennung dieses Krankheitsbildes liegt auch nicht so sehr in der Therapie, sie liegt vor allen Dingen in der Erkennung und Unschädlichmachung dieser Infektionsquelle. Ich habe schon in meiner Arbeit mit MATSON darauf aufmerksam gemacht, daß derartige Fälle von sogenanntem Altersemphysem und von sogenannter Altersbronchitis bei Großeltern häufig eine unheilvolle Infektionsquelle abgeben können für eine ganze Generation von Enkelkindern, die bei der arbeitenden Bevölkerung tagsüber der Pflege der Großeltern anvertraut sind. Bei einem Emphysem, bei einer Altersbronchitis an infektiöse Tuberkulose zu denken, ist eben noch nicht Allgemeingut der Ärzte.

VIII. Pneumonische Prozesse bei Lungentuberkulose.

Der Tuberkulose als solcher kommt als einer herdförmigen Erkrankung mit dazwischenliegendem, lufthaltigem Lungenparenchym kein echtes Bronchialatmen zu. Sind die Herde älter und durch Konfluenz zu größeren Massen geworden, so tritt zwar Bronchialatmen auf, es bekommt aber durch darin liegende, erweiterte Bronchien und Kavernen einen hauchenden Charakter. Hören wir daher über einer tuberkulösen Lungenpartie ein echtes, hohes Bronchialatmen, wie wir es von der Pneumonie her kennen, dann haben wir immer eine besondere Verlaufsart vor uns. Hat jemand einen fibrösen Herd in der Lungenspitze, z. B. eine abortive Tuberkulose oder eine sekundär-fibröse gewöhnliche Phthise oder eine kleine, stationäre Kaverne, und schont er sich nicht, dann kann es zu einer Toxinüberschwemmung aus dem tuberkulösen Herd heraus kommen, die sich in einer mehr weniger ausgedehnten pneumonischen Infiltration offenbart. (Ein Spätinfiltrat, welches auch unter die Gruppe der in den letzten Jahren soviel besprochenen „Frühinfiltrate" einzureihen ist".) Derartige Anlässe sind ferner berufliche Überarbeitung, mangelhafte Nachtruhe, zu fleißiges, nächtelanges Studieren, sich in kurzer Zeit wiederholende Wochenbetten, lang ausgedehntes Stillen usw. usw. Diese Prozesse verlaufen hochfebril und werden über den oberen Lungenanteilen bei nicht genügender Kenntnis einfach als phthisische Infiltration bezeichnet; über den Unterlappen aber geben sie häufig zu Verwechslungen mit gewöhnlichen, mehr chronisch verlaufenden Pneumonien Anlaß. Deshalb muß ich diese Prozesse hier zusammenhängend besprechen. TROJE und TANGL fassen diese Verschlimmerung der Tuberkulose als eine rein toxische auf, weil man die Tuberkelbacillen nicht in den Herden selbst, sondern nur in der Peripherie antrifft. Dafür spricht auch, daß AUFRECHT solche pneumonische Verdichtung nach Anwendung größerer Tuberkulindosen beobachten konnte, die dann wieder bei kleinen Dosen verschwanden. Er nennt das paratuberkulöse Entzündung. Ich selbst habe auch schon derartige Beobachtungen gemacht. Ein Beispiel möge das erläutern.

Beobachtung 65. Sie betrifft ein Fräulein in den Dreißigerjahren, L. H., welche an einer Tuberculosis fibrosa diffusa mit besonders stark vorwaltenden Erscheinungen von seiten des Darmes litt. Niemals Tuberkelbacillen im Sputum. Eine Tuberkulinkur brachte das Körpergewicht gewaltig in die Höhe, die Darmbeschwerden zum Verschwinden. Weil von den behandelnden Ärzten leichte Reaktionen nicht als solche bewertet worden waren und daher die Dosen trotzdem gesteigert worden waren, trat nun plötzlich ein hochfieberhafter Schub auf, als dessen Ursache sich Bronchialatmen in der rechten Hilusgegend mit Knisterrasseln, röntgenologisch ein gleichmäßiges Infiltrat fand, das die untere Hälfte des rechten Oberlappens bis zur Lappengrenze homogen ausfüllte, so fast an ein interlobäres Exsudat erinnernd. Nach Aussetzen des Tuberkulins in einigen Wochen vollständiger Rückgang der Erscheinungen und seither vollkommenes Wohlbefinden.

Wir unterscheiden dabei verschiedene Formen. Am häufigsten verläuft diese Form in der Gestalt der *Tuberculosis congestiva* nach BARD, die sich pathologisch-anatomisch charakterisiert als feuchter kongestionierter Herd von lobulärer oder lobärer Ausbreitung, der auf Druck eine blutig-seröse Flüssigkeit austreten läßt und sich mikroskopisch durch Tuberkelbildung in einem Lungengewebe mit ausgedehnter Desquamativpneumonie (BUHL) und intensiver Kongestion der Lungencapillaren auszeichnet (PIÉRY). Die Schnittfläche erinnert an die einer Milz, weshalb GRANCHER den Namen Splenopneumonie bzw. Pneumonie massive dafür prägte. In anderen Fällen haben wir eine *gelatinöse Pneumonie* vor uns. Hier waltet die Desquamativpneumonie vor, die Erfüllung der Alveolen mit abgestoßenen und gewucherten Alveolarendothelien, welche zum Teil einer weitgehenden Verfettung verfallen sind. Die Schnittfläche der Lunge bekommt dadurch ein gelatinöses Aussehen. Die beiden bisher erwähnten Prozesse sind einer vollständigen Rückbildung fähig, namentlich die kongestive Tuberkulose. Das sind dann die rückbildungsfähigen Infiltrate, welche in der neueren Literatur eine so große Rolle spielen und welche die Lehre von GRÄFF und KÜPFERLE über die Bösartigkeit der exsudativen Herde vollständig über den Haufen warfen. Das ist die Epituberkulose der Kinder, wie sie die CZERNYsche Schule, ELIASBERG und NEULAND, aufstellt, die SIMON Hiluspneumonie, ENGEL Paratuberkulose nennt, die von SCHEVKI bei Erwachsenen auch als epituberkulöse Infiltration beschrieben wurde, von FASSBENDER als rückbildungsfähiges Infiltrat, ebenso von HAUDEK, von REDEKER in einer großen Reihe von Arbeiten, von LYDTIN, von KLINGENSTEIN u. a. Es kann aber auch sein, daß bei genügender Virulenz der Bacillen von vornherein oder über eine gelatinöse Pneumonie hinweg sich eine totale Verkäsung der Lungenalveolen einstellt. Wir haben dann die *käsige Pneumonie* vor uns. Dieses käsige Material zerfällt und führt bei genügender Lebensdauer des Kranken zu ausgedehnten Kavernenbildungen. Es kann aber auch zu einer Organisation des käsigen Exsudates kommen, worauf besonders A. FRAENKEL, TRIPIER, ORTH und CEELEN hingewiesen haben. Es entsteht dabei im Alveolargerüst ein nicht spezifisches Granulationsgewebe, und es kommt zu einer *tuberkulösen Carnifikation.* So entstehen die Lungencirrhosen oder die hyperplastischen tuberkulösen Pneumonien (siehe darüber SCHMINCKE). Neben diesen durch die Wirkung der Tuberkelbacillen selbst entstehenden pneumonischen Prozessen kommen auch noch gewöhnliche pneumonische Herde vor, welche einer Mischinfektion ihre Entstehung verdanken, und welche PIÉRY als *Poussées pneumoniques* bei der gewöhnlichen Phthise bezeichnet. Wir besprechen also der Reihe nach:

1. Die kongestive Tuberkulose = Phthisis fibrocaseosa congestiva BARDs = epituberkulöse Infiltration CZERNYs = Splenopneumonie GRANCHERs = Paratuberkulose = Pneumonie massive.

Wir haben es mit einer hochfebrilen, oft hämoptoischen Form der Tuberkulose zu tun, die namentlich zur Zeit der Pubertät auftritt und entweder primär als erstes Zeichen der Tuberkulose oder sekundär bei schon chronisch tuberkulösen Kranken beobachtet wird. Nach den Feststellungen der CZERNYschen Schule ist diese Tuberkuloseform auch bei jungen Kindern nicht selten, und ich selbst habe einen typischen Fall davon bei einem vierjährigen Mädchen gesehen. Bei den primären Fällen haben wir in der Anamnese frühere gutartige, hauptsächlich abortive Spitzentuberkulosen, die bisher noch keine ernstlichen Erscheinungen gemacht haben. Bei den Phthisen treten solche Schübe vor allem, wie schon oben erwähnt, bei Leuten auf, die sich nicht schonen können oder wollen, sich übermüden oder überarbeiten. Ein derartiger Fieberschub dauert einige Wochen und heilt gewöhnlich vollständig aus. Jeder Schub zeigt die Merkmale einer abgeschwächten Pneumonie. Der Kranke bekommt Schüttelfröste mit Seitenstechen, seine Temperatur erhebt sich auf 39—40°. Es stellt sich intensiver Husten ein. Manchmal freilich ist der Beginn ein mehr schleichender, so daß die Kranken sich erst nach 2—3 Tagen zu Bett legen müssen.

Die physikalische Untersuchung ergibt nun gewöhnlich über einem Unterlappen oder in der Nachbarschaft der Lappengrenze, zwischen innerem Schulterblattrand und 5. Brustwirbeldorn, ferner auch vorne in der Gegend der Mamilla, also links vor allem in der Gegend der Lingula eine ausgesprochene Dämpfung. Der Stimmfremitus ist darüber vermehrt. Doch ist dieses Symptom nicht konstant. Es findet sich hier ausgesprochenes Bronchialatmen und ein Zentrum subkrepitierender Rasselgeräusche. Die Rasselgeräusche sind sehr dicht, besonders groß, etwas feucht und klingend. In anderen Fällen ist das echte Krepitieren einer Pneumonie hörbar. Die Stimme zeigt darüber ausgesprochene Bronchophonie oder Ägophonie, die Flüsterstimme ausgesprochene Pectoriloquie. Rund um den pneumonischen Herd hört man eine mehr weniger dichte Zone von irgendwelchen Rasselgeräuschen, die aber nur ganz flüchtiger Natur sind, in einigen Tagen ganz zurückgehen und als Anschoppungsgeräusche auf der stark serösen Durchtränkung der Nachbarschaft der Herde beruhen.

Das Fieber hält nun in der Höhe von 39° etwa eine Woche an, wird dann etwas niedriger, so daß die Abendgipfel nur ungefähr 38° erreichen. Dann kommt es zum Abfall der Temperatur, lange bevor die physikalischen Zeichen die geringste Änderung erfahren haben. Die Kranken schwitzen stark bei Tag und Nacht, das Sputum ist häufig hämoptoisch und zeigt kleine, zerschlissene Stückchen von Eiter. Im Sputum sind, je nachdem wir es mit einer primären oder sekundären Form zu tun haben, entweder erst nach wochenlangem Verlauf Tuberkelbacillen nachweisbar oder gleich von vornherein. Gegenüber einer gewöhnlichen Pneumonie fehlt die Leukocytose, fehlt die Verminderung der Chloride im Harn und fehlt die Vermehrung des Fibrinnetzes im nativen Bluttropfen.

Jeder Schub heilt vollständig aus, nur bleibt eine große Neigung zu Rezidiven an der gleichen Stelle bestehen. Bei unzweckmäßigem Verhalten kommt es an der einmal befallenen Stelle zu einer neuerlichen Kongestivpneumonie. Nach mehreren Wiederholungen bilden sich Nekrosen aus, es entstehen Kavernen, und es kann sich so aus einer abortiven Tuberkulose z. B. eine Phthise entwickeln. Die Prognose ist aber wegen der guten Rückbildungsfähigkeit eine weit bessere als wenn wir eine gewöhnliche Phthise von gleicher Ausdehnung vor uns hätten. Daher ist die Kenntnis dieser Fälle ungemein wichtig, weil man sonst die Prognose eines Tuberkulosefalles ganz falsch beurteilt. Erst jüngst haben CZERNY und seine Schüler ELIASBERG und NEULAND diese Form der kongestiven Tuberkulose unter dem Namen epituberkulöse Infiltration bei kleinen Kindern beschrieben. Sie machen ebenfalls darauf aufmerksam, daß die Prognose bei weitem nicht so schlecht ist, als man auf den ersten Befund hin glauben sollte. CZERNY schreibt z. B., daß bei kleinen Kindern die Tuberkulose oft unter dem Bilde einer pneumonischen Infiltration mit Dämpfung und Bronchialatmen sich ausbilde, die manchmal einen ganzen Lappen umfaßt. Derartige Pneumonien könnten monate-, ja jahrelang bestehen und sich dann zu kleinen tuberkulösen Herden zurückbilden. Eine solche pneumonische Tuberkulose gebe im allgemeinen eine weit bessere Prognose als die wegen ihres geringen perkutorischen und auscultatorischen Befundes viel schwerer diagnostizierbare Tuberkuloseform der Kinder.

Zur Unterstützung und zum besseren Verständnis des Gesagten seien einige Fälle eigener Beobachtung hier mitgeteilt, die gleichzeitig auch die Schwierigkeit der Diagnose dartun mögen.

Beobachtung 66. Am 21. November 1919 kam die 25jährige, verheiratete Hilfsarbeiterin M. Tr. an meine Abteilung. Ihre Mutter war einer Hämoptoe erlegen. Sie selbst war niemals ernstlich krank gewesen. Vor 4 Tagen bekam sie — 4 Monate gravid — einen Schüttelfrost mit hohem Fieber, Husten, schleimigem Auswurf und Atemnot. Sie hatte innerhalb der letzten Jahre kurz hintereinander schon mehrere lebende Kinder geboren. Wir fanden bei der hochfebrilen Patientin, welche lytisch entfieberte und bei der es im Laufe der Krankheit zum spontanen Abortus kam, eine pneumonische Infiltration des rechten Unterlappens mit hoch bronchialem Atmen und vereinzelten Rasselgeräuschen. Das spärliche Sputum war etwas schleimig. Die Leukocytenzahl ihres Blutes war 6400, also normal. Es kam im weiteren Verlauf zu einem pleuritischen Exsudat über der befallenen Lungenpartie von geringer Ausdehnung. Das Punktat serös, klar, mit stark positivem Rivalta, cytologisch fast ausschließlich Lymphocyten enthaltend. Als sie am 10. Januar fieberfrei und bei gutem Allgemeinbefinden entlassen wurde, waren immer noch die Infiltrationserscheinungen des Unterlappens nachweisbar.

Es fehlt bei diesem Falle zwar der zwingende Beweis, daß da eine kongestive Tuberkulose vorlag, zumal wir die Patientin seither nicht mehr zu Gesicht bekommen haben. Aber diese Annahme wird mir doch am wahrscheinlichsten, weil wir hier eine typisch auslösende Ursache für derartige Prozesse in den gehäuften Wochenbetten vor uns haben, weil die Pneumonie einen lang schleppenden Charakter zeigte, nicht kritisch endete, weil die Leukocytenzahl im Blut eine normale war, die Chloridverminderung im Urin fehlte, und weil ein lymphocytäres, seröses Exsudat sich dazu gesellte. Einen absoluten Beweis wird man überhaupt kaum je erbringen können, selbst die bei der Gutartigkeit dieser Prozesse nur gelegentlich einmal mögliche Autopsie wird bei unseren jetzigen Kenntnissen keine volle Klärung bringen können. Wir sehen dann eben pneumonische Herde in einer Lunge mit älteren tuberkulösen Herden oder gar pneumonische Infiltration um tuberkulöse Herde herum. Die pneumonischen Herde zeichnen sich dabei dadurch aus, daß sie ein sehr blutreiches, rotes Aussehen haben, nicht gelb oder grau hepatisiert sind. So beobachtete ich einen derartigen Fall, den ich der prinzipiellen Wichtigkeit halber noch erwähnen möchte.

Beobachtung 67. Vom 4. Februar 1919 bis 26. Juni 1919 hatten wir einen 51jährigen Hilfsarbeiter J. D. an der Abteilung wegen einer Phthisis postpleuritica fibrocaseosa mit positivem Bacillenbefund behandelt. Seine Erkrankung ging auf eine linksseitige Rippenfellentzündung im Jahre 1912 zurück. Schon 1917 hatten sich Schwellungen der Füße und Atembeschwerden eingestellt, ebenso 1919, weshalb er ins Spital kam. Im Laufe einer spezifischen Kur bis 100 cmm ATK und unter Cardiacis wird er vollständig beschwerdefrei entlassen. Er kann ein ganzes Jahr ungestört arbeiten. Anfang Oktober 1920 bekommt er nun ein Erysipel der linken Gesichtshälfte, das sich über den Kopf ausbreitete. Nach zwei Wochen ist dieses verheilt. Aber nun kommt es wieder zu Schwellungen der Beine und zu Atembeschwerden, weshalb er neuerdings unsere Abteilung aufsucht. Am 22. Oktober

1920 war er vollkommen fieberlos und starb am 4. November unter den Erscheinungen einer kardialen Insuffizienz mit Hirnödem. Die Obduktion (Dr. LAMPL) ergab eine ältere kavernöse Tuberkulose des linken Oberlappens mit schieferiger Induration, eine schwielige Tuberkulose der rechten Lungenspitze, multiple Tuberkel der rechten Lunge mit schieferiger Induration. Mächtige pleuritische Schwarte über der ganzen linken Lunge. Kompressionsatelektase des linken Unterlappens. Emphysem der rechten Lunge. Lungenödem. Atherom der Aorta und der peripheren Gefäße. Coronarsklerose. Kalkeinlagerungen in der Aortenklappe. Concretio cordis totalis. In der Lunge waren nun in beiden Unterlappen lobulärpneumonische Herde sichtbar, welche sich durch eine ganz merkwürdige rote Färbung auszeichneten.

Hier haben wir also eine rote Lobulärpneumonie bei schwieliger Phthise vor uns, und der fieberlose Verlauf, das Auftreten nach einer schwächenden akuten Infektion bei geschädigtem Herzen legt wieder den Gedanken nahe, daß es sich dabei um eine kongestive Tuberkulose gehandelt haben könnte. Klarheit werden wir darüber erst bekommen, wenn wir uns zur Regel machen, alle diese Pneumonien histologisch zu untersuchen, dann wird sich herausstellen, ob gerade die bei phthisischen oder überhaupt tuberkulösen Individuen gefundenen Veränderungen häufiger dem histologischen Bilde entsprechen, das PIÉRY davon entwirft. Vielleicht könnten auch Verimpfungen solcher makroskopisch tuberkulosefreier pneumonischer Lungenstückchen auf Meerschweinchen durch ein positives Impfresultat Klärung bringen.

Bei den bisher beschriebenen Fällen komme ich über ein gewisses Maß von Wahrscheinlichkeit nicht hinaus. Sicher haben wir es aber mit derartiger kongestiver Tuberkulose in den folgenden zwei Beobachtungen zu tun. Es handelt sich da beide Male um Soldaten, die unter den Strapazen des Kriegsdienstes daran erkrankten.

Beobachtung 68. Es handelt sich zunächst um einen 49jährigen Landsturmsappeur J. Hr., der von 1916—1918 wegen allgemeiner Körperschwäche bei einer Arbeiterabteilung Felddienst gemacht hatte und im Januar 1918 an Brustschmerzen, Husten und Auswurf erkrankte. Einen Befund vom 2. April 1918 gibt beifolgendes Thoraxschema wieder (Abb. 96). Wir ersehen daraus eine pneumonische Infiltration der Lingula des linken Oberlappens. Der Patient war zu der Zeit schon afebril und nahm an Gewicht zu. Sein klinischer Befund im Mai des gleichen Jahres hatte auch hinten über dem linken Oberlappen hochbronchiales Atmen ergeben, was im Juni schon nicht mehr nachweisbar war. Die röntgenologische Untersuchung am 17. Mai 1918 ergab eine dichte Infiltration der ganzen linken Lunge. Im Sputum einige wenige Tuberkelbacillen. Diese Tuberkelbacillen verschwanden aus dem Sputum ab September 1918 für dauernd und am 2. Oktober 1918 war auch das bronchiale Atmen über der unteren Hälfte des Oberlappens nicht mehr hörbar. Der Röntgenbefund vom 17. September konnte nur mehr eine diffuse Infiltration des linken Oberlappens feststellen. Die Erscheinungen hatten sich somit wesentlich zurückgebildet.

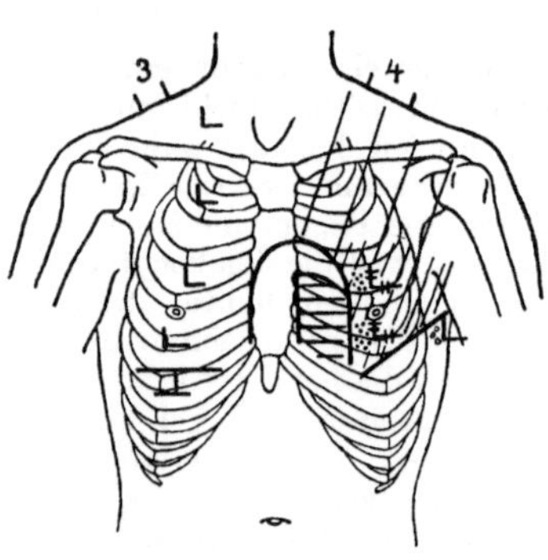

Abb. 96. Befund einer kongestiven Tuberkulose der Vingula.

Hier haben wir also, leider in etwas lückenhafter Beobachtung, wie sie sich aus dem überreichen Material eines Kriegsspitals ergibt, einen Kranken vor uns, der im Mai 1918 noch eine dichte pneumonische Infiltration des ganzen linken Oberlappens erkennen ließ, bei dem ich dann im Juni noch eine pneumonische Infiltration der unteren Partie des linken Oberlappens feststellen konnte, während die Infiltration hinten oben ganz geschwunden und durch Vesiculäratmen mit kleinblasigen, nicht klingenden Rasselgeräuschen ersetzt war. Einige Monate später hellt sich der Röntgenbefund auf, der Befund einer Pneumonie ist auch in den unteren Anteilen des linken Oberlappens verschwunden. Die Tuberkel-

bacillen haben sich aus dem Auswurf verloren. Patient hat dabei von 65 kg
auf 71,70 kg zugenommen.

Beobachtung 69. Einen analogen, aber etwas anders gelegenen Herd wies der 20 jährige
Landesschütze A. D. auf, der am 3. April 1918 im Kriegsspital 1 zur Aufnahme kam. Nach
zweimonatiger Abrichtung und 5 Monaten Felddienst war er an Lungenspitzenkatarrh
und Ruhr erkrankt und wurde nach Besserung seines Zustandes mit C-Befund einem Ar-
beitersammelkader zugeteilt. Da erkrankte er wieder an Herz- und Lungenbeschwerden
und kam dann in das Spital zu mir. Den Befund
vom 5. April 1918 zeigt beifolgendes Thoraxschema (Abb. 97). Wir ersehen daraus ein hellklingendes Subkrepitieren entlang der Oberunter-
lappengrenze links. Im Sputum sehr spärliche
Tuberkelbacillen nachweisbar. Der Röntgenbefund
vom 4. April ergab: fleckige Trübung des rechten
Oberlappens bis zur vierten Rippe und dreieckiger
Schatten, vom linken Hilus ausgehend, mit der
Basis nach außen, also auch hier einen ganz deutlichen Befund einer pneumonischen Infiltration.
Auch dieser Patient nahm dabei von 55 kg auf
62 kg zu. Bei einer Nachuntersuchung am
3. Oktober 1918 waren die Tuberkelbacillen aus
seinem Auswurf verschwunden und der pneumonische Herd hatte sich vollständig aufgehellt.

Häufig können diese kongestiven Tuberkuloseherde für die klinische Untersuchung
ganz symptomlos verlaufen und erst durch
eine Röntgenuntersuchung aufgedeckt werden, wenn sie das Resultat einer übermäßig

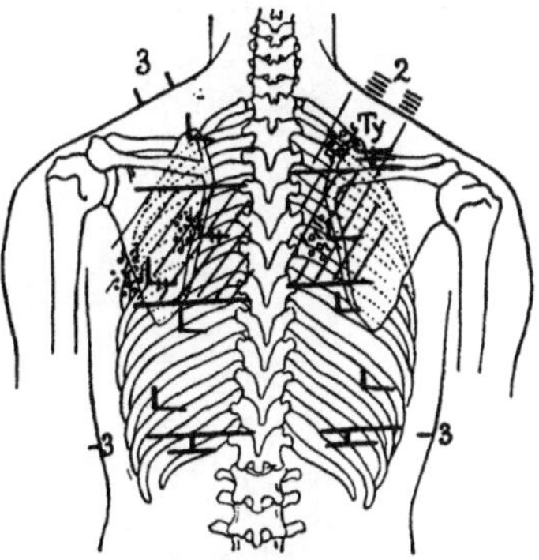

Abb. 97.
Befund einer Kongestivtuberkulose links.

starken perifokalen Entzündung vorstellen im Sinne von LYDTIN. Ob dazu eine
Superinfektion notwendig ist, wie dies FASSBENDER annimmt, deren Möglichkeit
auch REDEKER (1) zugibt, möchte ich unentschieden lassen. Ihr Auftreten vor
allem im Rahmen der Pubertätsphthise mit ihrer ausgesprochenen Neigung
zu perifokalen Entzündungen um die gesetzten Herde herum sprechen eher
gegen die Notwendigkeit einer Superinfektion und lassen die Erscheinungen
nur durch eine hohen Allergie des befallenen Individuums erklären. Wie lange
derartige kongestive Pneumonien bestehen können, um sich doch dann vollständig zurückzubilden, möge folgende Beobachtung dartun:

Beobachtung 70. Die 23 jährige Näherin B. R. wird am 5. Mai 1923 an meiner Abteilung
aufgenommen und zeigt bei einem remittierenden Fieberverlauf mit Gipfeln bis 38,4 eine
massige Infiltration des rechten Unterlappens, dabei normale Leukocytenzahl, erhaltene
Eosinophile, normalen Chloridgehalt im Urin und wenig belegte Zunge. Das beifolgende
Röntgenbild zeigt die dabei vorliegenden mächtigen Veränderungen. Das Sputum war
negativ. Noch zur Zeit ihrer Entlassung, im Juli 1923, war die Infiltration des rechten
Unterlappens für die klinische und die Röntgenuntersuchung die gleiche. Trotzdem fühlte
sich Patientin wohl, begann aber bald nachher etwas mehr zu husten und auszuwerfen.
Erst im Winter 1926/27 wurde ein frischer Katarrh auf der linken Spitze festgestellt und,
als sie am 12. Juli 1927 neuerlich zur Aufnahme kam, fanden sich nur mehr Reste der ehemaligen pneumonischen Infiltration des rechten Unterlappens in Gestalt von Pleuraadhäsionen, dafür aber wiesen jetzt der linke Oberlappen und etwas weniger ausgesprochen
der rechte die klinischen und radiologischen Zeichen einer Tuberculosis ulcerofibrosa auf
mit positivem Sputum; daneben noch eine Narbe nach einer Caries der Mandibula mit
Scrophuloderma und ein speckig belegtes Geschwür am inneren Knöchel bei Tuberkulose
des Sprunggelenks (siehe Abb. 98 und 99).

Die Differentialdiagnose muß bei einem solchen Befund verschiedene Möglichkeiten ins Auge fassen:

1. Zunächst erinnert das Bild stark an eine Grippe mit Capillarbronchitis
und bronchopneumonischen Herden. Hier entscheidet das Vorkommen während
einer Grippezeit, die stark belegte Zunge, das stark gestörte Allgemeinbefinden
für Grippe.

2. Von einer gewöhnlichen Pneumonie unterscheidet sich die kongestive Tuberkulose, wie schon unsere Beobachtung 70 lehrt, durch die fehlende Leukocytose, das Fehlen eines Fibrinnetzes und den normalen Chloridgehalt des Urins.

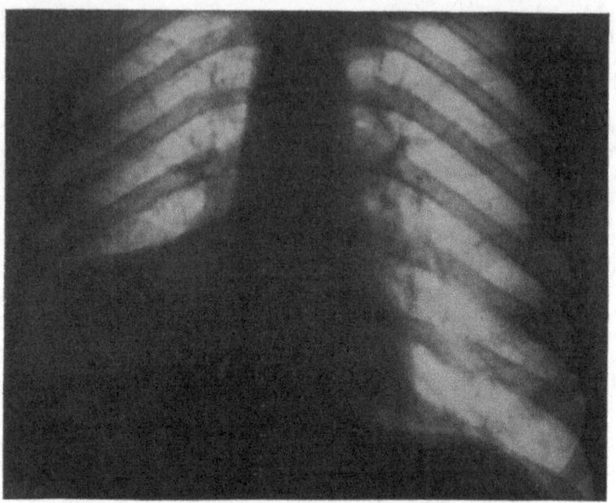

Abb. 98. Röntgenbild 1923.

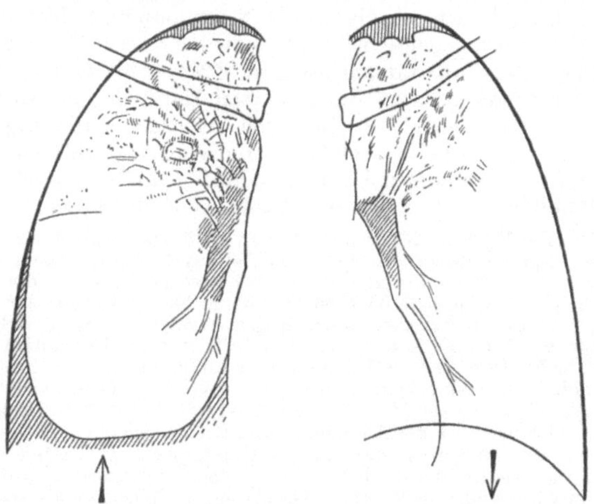

Abb. 99. Röntgenskizze 1927. Infiltrat aufgesaugt.
Abb. 98 und 99. Kongestivtuberkulose.

Nach Piéry muß man bei jeder Pneumonie an eine kongestive Tuberkulose denken, wenn Tuberkulose-Antezedentien oder Tuberkuloseheredität besteht, wenn die Krankheit gelegentlich einer Überanstrengung, eines Surmenage, ausbricht, wenn die Zeichen einer vorausbestehenden Spitzenaffektion sich finden, oder wenn gar das Sputum Tuberkelbacillen erkennen läßt.

3. Auch eine akute, serös-fibrinöse Pleuritis kann differentialdiagnostisch in Betracht kommen, doch haben wir bei kongestiver Tuberkulose einen hellen TRAUBEschen Raum, keine Verlagerung der Nachbarorgane, des Herzens und der Leber. Auch finden wir bei der kongestiven Tuberkulose ein Rasselzentrum mitten im gedämpften Bezirk, schließlich ist die Probepunktion negativ. Freilich kann auch bei der kongestiven Tuberkulose eine Pleuritis sich hinzugesellen, wie unsere Beobachtung 66 zeigt.

4. Große Ähnlichkeit mit einer kongestiven Tuberkulose an der von derartigen Prozessen besonders beliebten Lappengrenze (siehe Beobachtung 69) bietet auch eine interlobäre, serös-fibrinöse Pleuritis, namentlich dann, wenn das Exsudat stark entwickelt ist und zu einer ausgiebigen Kompression der angrenzenden Lungenlappen führt. Hier wird das Röntgenbild Klarheit schaffen, wie meine Fälle 56 und 57 beweisen.

5. Sind die bisher erwähnten Möglichkeiten alle von relativ guter Prognose, so daß wir bei einer Verwechslung in der Prognosestellung eigentlich keinen groben Fehler begehen, so haben wir nun noch ein paar Möglichkeiten zu erörtern, die prognostisch ganz anders, viel ungünstiger liegen. Hier kommt vor allem die Verwechslungsmöglichkeit mit der gewöhnlichen Phthise in Betracht. Dabei ist wichtig und folgenschwer, daß auch die gewöhnliche Phthise bei überarbeiteten und abgemüdeten Menschen mehr Bronchialatmen zeigt als bei sich schonenden Kranken, denn dann sind die phthisischen Herde stark hyperämisch.

6. Namentlich schwierig wird die Differentialdiagnose gegenüber einer tuberkulösen Pneumonie, der gleich zu besprechenden gelatinösen und käsigen Pneumonie. Der Verlauf, das viel schwerere Krankheitsbild geben da die Differentialdiagnose ab, wie wir gleich hören werden. Von einer rückbildungsfähigen und sich wirklich zurückbildenden gelatinösen Pneumonie wird die kongestive Tuberkulose wohl überhaupt nicht abzutrennen sein.

2. und 3. Die gelatinöse und die käsige Pneumonie. (Siehe Abb. 217.)

Diese beiden Formen, die prognostisch doch wesentlich auseinandergehen, weil die gelatinöse Pneumonie einer Rückbildung fähig ist, die käsige Pneumonie im günstigsten und dazu noch seltenen Falle in eine Cirrhose übergehen kann, meist aber zum Zerfall und zum tödlichen Ende führt, müssen gleichzeitig besprochen werden, weil eine Differentialdiagnose bei der ersten Untersuchung überhaupt ganz unmöglich ist, weshalb wohl auch die bisher darüber vorliegenden klinischen Arbeiten keine Unterscheidung machen. Auf gelegentliche Differenzierungsmöglichkeiten werde ich im Laufe meiner Ausführungen zurückkommen. Schon bei den vorigen unter der Kongestivtuberkulose abgehandelten Fällen der Beobachtung 68 und 69 ist es ja eigentlich nicht möglich, mit Sicherheit zu sagen, ob wir pathologisch-anatomisch eine Kongestivtuberkulose oder eine gelatinöse Pneumonie gefunden hätten.

Die käsige und die gelatinöse Pneumonie schließt sich häufig an eine profuse Hämoptoe an, namentlich dann, wenn die Hämoptoen mit Narkoticis behandelt und die Patienten aus Angst vor der Blutung möglichst flach ins Bett gelegt werden. Sie entsteht dann wohl durch Überschwemmung des Bronchialbaumes bis in seine feinsten Verzweigungen mit bacillenhältigem Blut. Auf dieselbe Ursache sind die Fälle zurückzuführen, wo ein Kranker mit bestehender Phthise sich starken körperlichen Überanstrengungen aussetzt. Sie beginnt meist schleichend mit Seitenstechen. Der Kranke wird immer schwächer und matter, bis er sich endlich nach einigen Tagen zu Bett legen muß. Dann erst beginnt er zu husten, es stellt sich ein Schüttelfrost ein und hohes Fieber. Selten beginnt die käsige Pneumonie ganz akut mit Schüttelfrost wie eine echte Pneumonie.

Von den klinischen Symptomen steht die starke Dyspnoe im Vordergrund, ferner die hochgradige Mattigkeit und die Magerkeit mit starkem idiomuskulärem Wulst. Der Auswurf ist klebrig, gelb und haftet sehr zäh am Spuckglas. Zuerst enthält er nur unspezifische Diplokokken, aber schon nach 14 Tagen oder erst nach einem Monat finden sich hie und da Tuberkelbacillen. Diese werden immer reichlicher, bis sie mit dem beginnenden Zerfall in großer Menge auftreten. Vielleicht spielt zur weiteren Differenzierung auch noch die Methode von BALINT eine Rolle, d. h. die Beachtung der Anordnung der elastischen Fasern. Wie die Nachprüfung FREUNDLICHs nämlich zeigt, lassen die elastischen Fasern bei der käsigen Pneumonie eine alveoläre Anordnung erkennen, während sie bei gewöhnlichen Phthisen in Bündeln oder regellos verteilt sind. Übrigens würden elastische Fasern im Auswurf überhaupt auch für käsige Pneumonie und gegen gelatinöse Pneumonie sprechen. An der Stelle, wo über Seitenstechen geklagt wird, hört man nun die Zeichen einer Pneumonie mit Dämpfung, erhöhtem Stimmfremitus, krepitierendem und subkrepitierendem Rasseln und Bronchialatmen. Das Fieber erhebt sich bis 40⁰, der Puls ist stark beschleunigt, 130 und mehr, die Respirationsfrequenz beträgt 50, die Zunge ist belegt. Das Bronchialatmen hat etwas amphorischen Beiklang, und die subkrepitierenden Rasselgeräusche werden mit jedem Tag größer und feuchter. Besonders wichtig ist für die Differentialdiagnose, daß mit fortschreitender Nekrotisierung das Bronchialatmen häufig schwindet und einem absoluten Stillschweigen auf der erkrankten Lunge Platz macht. Daraus resultiert dann die von RENAUT sogenannte dissociation des signes physiques, worunter er versteht, daß Bronchialatmen und Dämpfung nicht miteinander parallel gehen. An Stellen stärkster Dämpfung hört man kein Bronchialatmen mehr, an Stellen mit hypersonorem Schall aber sehr lautes Bronchialatmen. Es sind also Dämpfung und Bronchialatmen nicht gleichzeitig und parallel miteinander wie bei der echten Pneumonie, sondern folgen einander. Für die gelatinöse Pneumonie als den Vorläufer der käsigen Pneumonie scheint eine Bronchitis mit eigentümlichem, an Taubengurren erinnerndem Schnurren und Giemen charakteristisch zu sein. Wenigstens konnte ich schon manchmal daraus eine gelatinöse Pneumonie diagnostizieren, die dann autoptisch ihre Bestätigung fand. Sonst sind beide Prozesse wohl schwer auseinander zu halten. Immerhin gibt die Dauer der Erkrankung einigen Aufschluß. Bei kurzer Dauer haben wir meist noch gelatinöse Infiltration, bei längerem Bestehen kommt es endlich zu immer umfänglicheren Verkäsungen dieser Partien. Unter Umständen kann auch ein Begleitsymptom von diagnostischer Bedeutung werden, worauf KIRCH (8) zuerst die Aufmerksamkeit lenkte. Es hat nämlich nach seiner Beobachtung, die ich vollinhaltlich bestätigen kann, die käsige Pneumonie eine große Neigung zu Thrombophlebitiden. Freilich wissen wir, daß solche auch bei der gewöhnlichen Phthise in ihrer Endphase etwas Alltägliches sind. Haben wir aber eine akute Krankheit vor uns, wo die Diagnose zwischen gewöhnlicher Pneumonie, kongestiver Tuberkulose oder käsiger Pneumonie schwankt, dann spricht eine auftretende Thrombose entschieden für käsige Pneumonie.

Die Prognose ist eine überaus ernste. Der Tod kann entweder in 1—2 Monaten nach ausgedehnter Höhlenbildung erfolgen oder schon früher toxisch nach 3—4 Wochen ohne Einschmelzung. Ausnahmsweise freilich kann auch dieses Leiden in eine chronische Phthise übergehen, ja POWELL und HARTLEY machen mit Recht darauf aufmerksam, daß viele Fälle von stationären großen Kavernen auf eine ehemalige käsige Pneumonie zurückzuführen seien.

Wegen der eminenten praktischen Bedeutung dieser bösartigen Tuberkuloseform seien zwei meiner Beobachtungen mitgeteilt, um die Verschiedenheiten im physikalischen Befund zu zeigen, je nachdem sich die käsige Pneumonie um präexistente Kavernengruppen entwickelt oder einen bisher unberührt gebliebenen Lappen befällt.

Beobachtung 71. Ein 60jähriger Pfründner K. E. war vom 1. August 1919 bis 4. Oktober 1919 an meiner Abteilung gelegen wegen skorbutischer Form der hämorrhagischen Diathese. Als Nebenbefund fand sich damals eine Phthisis fibrosa densa mit besonders starken Veränderungen im linken Oberlappen. Am 7. Oktober 1920 kam er ein zweites Mal zur Aufnahme. Er war im Sommer dieses Jahres stark abgemagert, seit 4 Wochen vollständig appetitlos. Er stürzte auf der Straße zusammen und wurde von der Rettungsgesellschaft ins Spital gebracht. Den Lungenbefund des nun leicht subfebrilen, hochgradig kachektischen Patienten geben beifolgende Thoraxschemen wieder (Abb. 100 und 101). Wir sehen

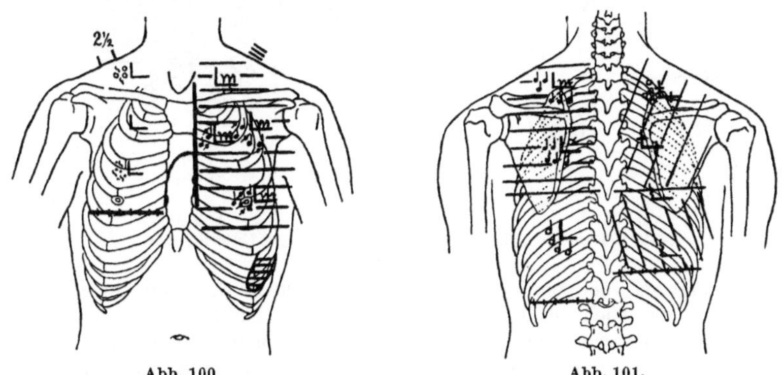

Abb. 100.   Abb. 101.
Abb. 100 und 101. Befund einer gelatinösen Pneumonie im linken Oberlappen.

daraus, wie nach dem Renautschen Gesetz bei absoluter Dämpfung über dem linken Oberlappen nirgends ein Bronchialatmen hörbar ist, das Atemgeräusch vielmehr von den im infiltrierten Lungenparenchym liegenden Kavernen einen metallischen oder amphorischen Klang bekommt. Die Autopsie des am 23. Oktober verstorbenen Kranken zeigte nun chronische Tuberkulose des linken Oberlappens mit hühnereigroßen, käsig belegten Kavernen. Konfluierende gelatinöse Pneumonie des linken Oberlappens, stellenweise in Verkäsung übergehend, nirgends erweicht. Multiple, käsige, pneumonische Herde im linken Unterlappen. Kleine tuberkulöse Schwiele der rechten Lungenspitze.

Beobachtung 72. Ein 35jähriger lediger Musiklehrer M. T. wurde am 15. Juli 1920 aufgenommen. Ein Bruder an Bauchfellentzündung gestorben. Im Februar 1920 erkrankte Patient an einer „Grippe", die leicht verlief. Seit dieser Zeit hustete er, einmal mit blutig tingiertem Sputum. Er bekam Nachtschweiße, Temperatursteigerungen bis 40⁰ ohne lokale Schmerzen. Den Lungenbefund des blassen, äußerst kachektischen Mannes geben beifolgende Thoraxschemen (Abb. 102 und 103) wieder. Der Obduktionsbefund vom 4. August 1920 (Dr. Dressler) lautet: Narbige Tuberkulose der linken Lungenspitze, käsige Konglomerattuberkel im rechten Oberlappen. Käsige Pneumonie des rechten Unterlappens. Tuberkulose der Pleura beiderseits. Hämorrhagisches, fibrinöses Exsudat beiderseits. Verwachsungen der Pleurablätter rechts. Akuter Milztumor.

Bei typischem Befund wie in den Beobachtungen 71 und 72 ist die Diagnose nicht so schwierig und wird namentlich durch das schwer beeinträchtigte Allgemeinbefinden gegenüber einer Kongestivtuberkulose erleichtert. In beiden Fällen war daher auch unsere klinische Diagnose in Übereinstimmung mit dem Obduktionsbefund. Wenn aber die Erscheinungen der Infiltration nicht so ausgesprochen sind, dann stößt die Diagnose auf große Schwierigkeiten, kann aber immerhin durch den Röntgenbefund ermöglicht werden, der eine gleichmäßige, nicht herdförmige Infiltration ergibt. Unmöglich kann die Differentialdiagnose werden gegenüber einer Pneumonie bei kachektischen Individuen oder bei sehr alten Leuten. Da kann nur der Tuberkelbacillennachweis im Sputum in diesem oder jenem Sinne entscheiden. Schwierig ist auch die Differentialdiagnose einer gewöhnlichen Pneumonie bei einem Phthisiker. Aber ganz abgesehen davon, daß das ein sehr seltenes Ereignis ist, gestattet hier die Differentialdiagnose das Verhalten der Chloride im Urin, welche bei käsiger

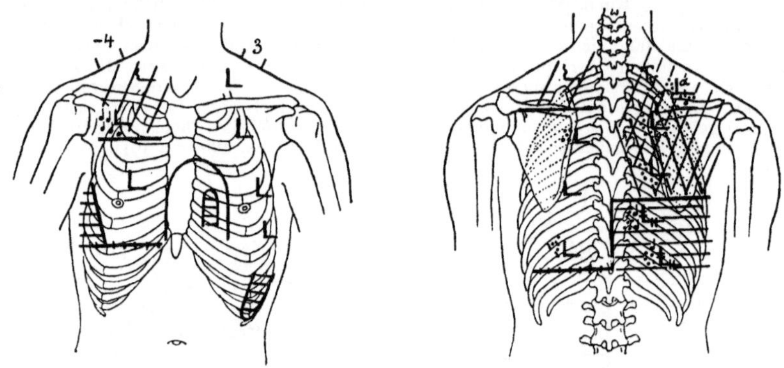

Abb. 102.   Abb. 103.

Abb. 102 und 103. Käsige Pneumonie des rechten Unterlappens.

Pneumonie normal, bei genuiner vermindert sind. Die Leukocytenzahl im Blute, die uns so wesentlich in der Differentialdiagnose der Kongestivtuberkulose und einer echten Pneumonie hilft, ist hier nicht brauchbar, denn auch bei der käsigen Pneumonie kommen hohe Leukocytenwerte vor, leider aber auch nicht konstant genug, um als diagnostisches Symptom verwendet werden zu können. So hatte der Patient der Beobachtung 72 15 540 Leukocyten im Kubikmillimeter.

4. Pneumonia hyperplastica fibrosa.

Die chronisch indurative Pneumonie kennzeichnet sich anatomisch dadurch, daß ein ganzer Lappen in eine braune, schieferige Masse umgewandelt ist, derart luftleer, daß ein ausgeschnittenes Stück im Wasser zu Boden sinkt. Mikroskopisch findet sich eine Verdickung der Interalveolarbalken, welche so hochgradig sein kann, daß die Alveolen vollständig verschwinden. Die Alveolen werden aber nicht nur durch den Druck dieser interalveolären Züge zusammengepreßt, es wachsen auch direkt fibröse Zapfen in die Alveolen hinein.

Die Krankheit entsteht meist bei alten fibrösen Phthisen, die von einer Tuberculosis congestiva oder von einer gelatinösen Pneumonie betroffen werden. Im Beginn ist die Differentialdiagnose nicht zu stellen. Wenn aber selbst nach Monaten und Jahren die Verdichtung sich nicht löst, sondern weiter bestehen bleibt mit ihrer Dämpfung, ihrem Bronchialatmen und der Pectoriloquie der Flüsterstimme, dann kann man mit einiger Wahrscheinlichkeit eine derartige Diagnose stellen, kann aber immer noch dadurch desavouiert werden, daß sich endlich die Verdichtung doch noch löst. Ein Beispiel dafür bietet

Beobachtung 73. Es handelt sich hier um eine 19 Jahre alte Küchengehilfin M. E., die vom 11. Mai 1920 bis 12. August 1920 und dann ein zweites Mal vom 27. April 1921 bis 12. August 1921 an meiner Abteilung lag. Keine Tuberkuloseheredität. Im 13. Lebensjahr hatte Patientin zweimal einen Abszeß im Rachen, angeblich ohne Fieber. Sie konnte nicht schlucken und nicht sprechen. Sie wurde im Halse ausgeschnitten und gebrannt. Dann war sie immer gesund. Anfangs Mai 1920 erkrankte sie mit Stechen auf der Brust, vorwiegend rechterseits, mit Fieber und Abgeschlagenheit. Sie hatte mäßigen Husten, leichte Atemnot und wurde 6 Tage nach Beginn der Erkrankung bettlägerig. Kein blutiges oder rostfarbenes Sputum, kein Herpes. Die Untersuchung ergab eine pneumonische Infiltration des rechten Unterlappens mit normaler Leukocytenzahl von 5200. Im August 1920 verließ sie unsere Abteilung bei Fortbestehen der Infiltrationserscheinungen und fühlte sich dementsprechend auch noch immer nicht vollkommen gesund. Im Februar 1921 mußte sie ihre Arbeit als Küchengehilfin wieder aufgeben, weil sich ihr Zustand immer mehr verschlechterte. Sie hatte wieder starkes Stechen auf der rechten Brust, starken Husten mit etwas Auswurf, starke Nachtschweiße und Fieber, sowie wenig Appetit. Sie lag nun 13 Wochen zu Hause und wollte vor 3 Wochen wieder an ihre Arbeit gehen, aber der Zustand verschlimmerte sich noch mehr. Deshalb wurde sie von der Fürsorgestelle wieder in unser Spital gewiesen. Immer noch zeigte sich die pneumonische Infiltration des rechten Unterlappens, ein Befund, der unverändert bestehen blieb, trotzdem die Patientin unter Tuberkulin fieberlos wurde und an Gewicht zunahm. Auch jetzt wieder wie während des ganzen Verlaufs keine Tuberkelbacillen im Sputum. Den Lungenbefund

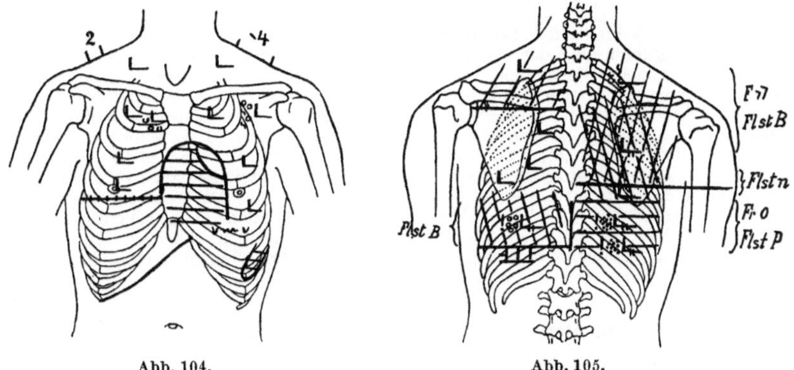

Abb. 104.   Abb. 105.
Abb. 104 und 105. Befund einer chronisch indurativen Pneumonie.

kurz vor ihrer Entlassung im Juni 1921 gibt beifolgendes Thoraxschema wieder, welches die betreffenden auscultatorischen und perkutorischen Befunde am besten veranschaulicht (siehe Abb. 104 und 105).

Der Tod kann in solchen Fällen in 6 Monaten oder in 1 Jahr erfolgen. Häufiger aber ist die Krankheit nicht tödlich und verträgt sich mit langer Lebensdauer.

5. Pneumonische Schübe im Laufe der gewöhnlichen Phthise durch Mischbakterien.

Ich habe schon bei der sekundären fibrösen Phthise und besonders bei den stationären Kavernen erwähnt, daß diese Formen besondere Neigung aufweisen, an infektiösen Bronchitiden zu erkranken. Ich habe auch dort eine Krankengeschichte (Beobachtung 18) gebracht, die zeigt, wie eine derartige infektiöse Bronchitis zu lobulärpneumonischen Verdichtungen führen kann. In der gleichen Weise kann es auch zu einer konfluierenden Lobulärpneumonie kommen. Die Prognose ist natürlich eine weit bessere, als wenn alle diese Verdichtungsherde tuberkulöser Natur wären, daher müssen wir uns trotz der nicht unerheblichen Schwierigkeiten bemühen, in jedem Falle zu einer sicheren Meinung darüber zu kommen. Das beste Kriterium in dieser Beziehung ist die Leukocytenzählung, welche bei diesen mischinfektiösen Pneumonien erhöhte Werte zeigt, bei phthisischen Prozessen gewöhnlich normal ist, abgesehen von manchen Fällen von käsiger Pneumonie. Da aber die käsige Pneumonie ein verhältnismäßig schweres Krankheitsbild darstellt, wird sich doch meist die wichtige Differentialdiagnose machen lassen. Diesbezüglich nur ein Fall, der auch in anderer Hinsicht von Interesse ist.

Beobachtung 74. Am 6. November 1922 wird der 35jährige Bundesbeamte F. R. an meiner Abteilung aufgenommen. Er sei vor drei Monaten an Grippe mit Lungenentzündung erkrankt und könne sich seither nicht mehr erholen. Der Befund seiner Lunge ist der einer Phthisis fibrocaseosa des linken Oberlappens mit Gurgeln und Käserasseln am linken Hilus und schluchzendem Rasseln links vorne im III. Intercostalraum. Das Sputum positiv, die Temperatur im Maximum 37,1 axillar.

Deshalb beginnen wir mit einer Tuberkulinkur und geben als erste Dosis 4/V ATK, also 0,002 mg. Zwei Tage später stellt sich unter Schüttelfrost eine Temperaturerhöhung auf 40⁰ ein, die nun als Continua weiterbestehen bleibt. Es entwickeln sich dabei die Zeichen einer Verdichtung im rechten Unterlappen mit Bronchialatmen und reichlichem Krepitieren. Schwer gestörtes Allgemeinbefinden.

Wir stehen nun vor der bangen Frage, ist das die Folge der Tuberkulininjektion, ist das eine dadurch ausgelöste käsige Pneumonie? Was sollen wir seiner Frau sagen, die selbst ein Jahr früher mit einer Phthisis fibrocaseosa des rechten Oberlappens monatelang bei uns gelegen hatte?

Die Leukocytenzählung ergab 22000 mit 85⁰/₀ polynucleären Zellen ohne Eosinophile, der Urin zeigt Verminderung der Chloride, die Zunge ist pappig belegt. Wir schließen daraus auf eine croupöse Pneumonie, beruhigen die Frau und behandeln den Mann nach unserem seit Jahren mit bestem Erfolg erprobten Verfahren, ihm jeden Tag eine subcutane Injektion von 0,001 Strychnin und dreimal je 1—2 ccm Ol. camphoratum verabfolgend. Auch hier kommt es zu einer raschen Abheilung der Pneumonie. Am 16. November hatte der initiale Schüttelfrost eingesetzt, schon am 22. November tritt kritische Entfieberung ein und nun erholt sich der Kranke sehr rasch. Von besonderem Interesse dabei ist, daß seine Phthise dadurch nicht im mindesten ungünstig beeinflußt wurde. Das zeigt so recht, wie falsch die allgemeine Ansicht ist, daß Mischinfektionen vor allem an den Verschlechterungen einer Phthise, an ihrem schubweisen Fortschreiten die Schuld tragen. Hier war selbst eine croupöse Pneumonie vorübergegangen, ohne die kranke Lunge zu verschlechtern, ohne an der Stelle ihres Sitzes Tuberkulosierung zu hinterlassen.

6. Die tuberkulöse Pleuropneumonie.

Dem Wesen nach besteht sie aus einer käsigen Lobär- oder käsigen Lobulärpneumonie, welche von einer akuten exsudativen Pleuritis begleitet wird. Da zeigt sich nun wieder ein Gesetz, auf das ich schon mehrmals hingewiesen habe, daß durch einen Erguß der Lungenprozeß günstig beeinflußt wird. Während ja eine rein käsige Pneumonie eine fast absolut tödliche Krankheit vorstellt, kann es hier unter dem Einfluß der Exsudation in die Pleurahöhle zu einer teilweisen Ausheilung kommen, und es entwickelt sich dann daraus die Phthisis fibrocaseosa postpleuritica.

Die Pleuropneumonie beginnt nun mit einem akuten pleuralen Erguß, der größer erscheint, als er in Wirklichkeit ist. Der Erguß überschreitet kaum die Mamillen vorne und die Spina scapulae rückwärts, und trotzdem hört man ausgesprochenes Bronchialatmen und die Nachbarorgane — Herz und Leber — sind stark verlagert. Wir haben eben jenen Zustand vor uns, den die Franzosen als „pseudogros épanchement" bezeichnen. Es rührt das davon her, daß die unter dem Erguß liegende Lunge starr infiltriert und daher nicht so zusammendrückbar ist wie eine normale Lunge. Daher muß auch ein mittelmäßiger Erguß vor allem auf die Nachbarorgane verdrängend wirken. Diese Infiltration bedingt es auch, daß wir über der ganzen Dämpfung nichtklingendes oder klingendes Rasseln hören. daß wir oberhalb des Fluidums pleurales Reiben hören, daß der Stimmfremitus meist bis zur Basis erhalten ist. Wir haben dabei hohes Fieber und ausgesprochene Dyspnoe, die auch durch eine Punktion des Exsudates keine Besserung erfährt. Nach 4—5 Wochen weicht das Exsudat, aber die Allgemeinsymptome bleiben. Es bleibt das Fieber, der Husten besteht weiter oder tritt jetzt erst auf. Es kommt zu Auswurf mit spärlichen Tuberkelbacillen. Es bleibt eben die pneumonische Infiltration zurück, die dann stellenweise kavernös zerfällt. Indem sich das Allgemeinbefinden hebt, der Patient Fett ansetzt, entwickelt sich daraus dann die Phthisis fibrocaseosa postpleuritica. Ein typisches Beispiel für diese Verlaufsform stellt folgende Beobachtung dar:

Beobachtung 75. Am 18. Oktober 1920 kam der 23jährige Maurergehilfe J. B. an meine Abteilung. Mit 11 Jahren litt er an skrophulösen Drüsen. Mit 15 Jahren hatte er angeblich Lungenspitzenkatarrh. Sonst war er immer gesund. Im Oktober 1920 bekam er plötzlich Fieber und Seitenstechen mit trockenem Husten. Bei 10000 Leukocyten bietet er die Erscheinungen einer Pleuropneumonie. Klares, schwachgelbliches Exsudat, darin vorwiegend Lymphocyten. Hohes Fieber. Ursprünglich von gutem Ernährungszustand, kam er im Verlaufe seiner nunmehr fast ein Jahr bestehenden Krankheit sehr herunter, zeigte ausgesprochene Kachexie mit Pityriasis tabescentium und mechanischer Übererregbarkeit der Muskulatur. Seine Temperatur war monatelang hochfebril von stark remittierendem Charakter. Erst seit etwa 8 Wochen beginnt er bei normal gewordener Temperatur sich zu erholen, an Gewicht zuzunehmen, aber immer noch zeigen die Lungen denselben Befund wie zur Zeit der Aufnahme. Er wird durch beifolgende Thoraxschemata (Abb. 106 und 107) veranschaulicht, die einer Untersuchung vom 27. Juli 1921 entstammen.

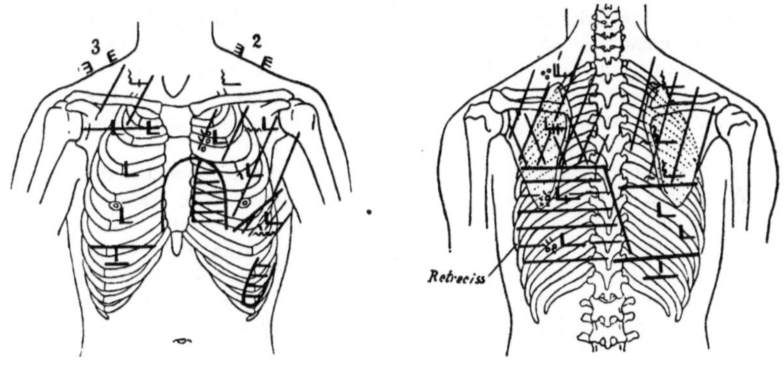

Abb. 106.   Abb. 107.

Abb. 106 und 107. Befund einer tuberkulösen Pleuropneumonie.

Die Differentialdiagnose zur Zeit des pleuralen Ergusses gegenüber einer andersartigen Pleuritis, also einer infolge eines Primärkomplexes z. B., läßt sich nur aus der unverhältnismäßigen Schwere der Symptome vermuten. Die Untersuchung der Spitzenpartie ergibt keine Zerfallsherde in der Spitze und läßt daher die Diagnose einer phthisischen Pleuritis ausschließen. Treten dann an der Exsudatgrenze Verdichtungserscheinungen in den Vordergrund eventuell gar Kavernensymptome dazu, dann läßt sich die Diagnose mit Sicherheit stellen. Das positive Punktionsergebnis unterscheidet die prognostisch viel ungünstigere Pneumonia caseosa. Viel leichtere Erscheinungen macht die Kongestivtuberkulose, die ja ebenfalls, wie eine unserer Beobachtungen (Beobachtung 66) lehrt, gelegentlich mit einem leichten Erguß auftreten kann.

Erwähnen muß ich noch, daß ich bei dieser Pleuropneumonie bisher schon manchmal zur Zeit der Resorption des pleuralen Ergusses das Bild einer schweren hochfieberhaften Polyarthritis beobachtet habe, welche sich wie eine akute rheumatische Polyarthritis verhielt und von Gelenk zu Gelenk übersprang, ohne freilich bisher je Endokardveränderungen zu setzen (siehe W. NEUMANN [5], Beobachtung 1, 2).

IX. Akut verlaufende bösartige tuberkulöse Prozesse.

1. Die akute tuberkulöse Bronchopneumonie.

Hier interessiert uns vor allem eine bösartige galoppierende Tuberkuloseform, die klinisch meist immer mit der Phthisis caseosa zusammengeworfen wird, die aber pathologisch-anatomisch ein ganz anderes Krankheitsbild vorstellt. FRAENKEL bespricht diese Tuberkuloseform als akute peribronchitische oder knotenförmige Tuberkulose. Sie soll bei Kindern sehr häufig sein, worüber mir eigene Erfahrungen fehlen; aber auch bei Erwachsenen habe ich sie nun schon wiederholt angetroffen, so daß ich die Klinik dieser Erkrankung, auch auf eigene Erfahrungen gegründet, recht scharf umreißen kann.

Pathogenetisch entsteht sie dann, wenn größere tuberkulöse Massen in den Bronchialbaum einbrechen und hier zunächst eine Verkäsung der Bronchuswände in toto und auf lange Strecken hin erzeugen. Wir sehen dabei im Schnitt der Lunge die Bronchien als verkäste gelbe Doppelkreise noch mit erhaltenem Lumen, und außer diesen total verkästen Bronchien sehen wir noch hie und da typische lobulärpneumonische, also phthisisch-tuberkulöse Herde bzw. ausgedehnte gelatinöse oder käsige Pneumonie.

Der Beginn der Erkrankung ist ein plötzlicher mit hochgradiger Dyspnoe, einer Respirationsfrequenz von 40 und mehr, mit livid-cyanotischem Gesicht, intensivem, häufigem, aber mühsamem Husten mit sehr spärlichem Auswurf. Sehr bald sind darin massenhaft Tuberkelbacillen sichtbar. Das Fieber ist sehr hoch, sogar 40° überschreitend, und zeigt morgendliche Remissionen. Die Pulsfrequenz ist höher als 130.

Die physikalischen Zeichen sind bilateral und über die ganze Brust generalisiert. Wir hören Subkrepitieren, feine, trockene oder feuchte Rasselgeräusche über sehr ausgedehnten Gebieten. Wir haben dabei zunächst keine Zeichen einer Verdichtung oder einer Kavernenbildung. Meist haben wir auch keine Dämpfung über den Lungen, sondern im Gegenteil einen hypersonoren, sehr vollen Schachtelton. Wichtig ist hier zur Diagnose die von RENAUT sogenannte „association paradoxale des signes physiques". Es finden sich bei dieser Krankheit Zeichen von Bronchitis, von Parenchymverdichtungen, von Pleuritis, aber nirgends kommt es zu vollen klinischen Bildern mit den dazugehörigen Symptomen, sondern diese bestehen nur andeutungsweise. Als diagnostische Regel läßt sich aufstellen, daß jede Bronchopneumonie, die ätiologisch nicht vollständig geklärt ist, also nicht eine Fremdkörperbronchopneumonie, nicht eine nach Keuchhusten, Masern oder Diphtherie ist, zu Grippezeiten nicht eine bei Grippe, den Verdacht auf eine tuberkulöse Bronchopneumonie erwecken muß. Eine bakteriologische Untersuchung wird dann diesen Verdacht rasch sichern.

Die Prognose ist eine absolut infauste und die Krankheitsdauer nur auf Wochen beschränkt.

Zwei eigene Beobachtungen mögen das Gesagte erläutern.

Beobachtung 76. Die erste Beobachtung betrifft einen 30jährigen Privatbeamten J. K., der am 30. November 1920 an meine Abteilung kam. Er war immer gesund gewesen ohne Tuberkuloseheredität. Doch wurde er während des Weltkrieges zu keiner Dienstleistung herangezogen, weil er immer sehr schwächlich und blutarm war. Im Januar 1920 kam es das erstemal zu Husten, zu Nachtschweißen und Frösteln während des Tages. Die Attacke dauerte 14 Tage und wurde von seinem Hausarzt als überstandene Grippe gedeutet. Dann fühlte er sich wieder wohl. Aber schon im April kam es wieder zu Schüttelfrösten und Fieber bis 39°, zu Husten und Nachtschweißen, zu Appetitlosigkeit, Abmagerung und Mattigkeit. Er ging aufs Land und erholte sich dort sehr gut. Rasch nahm er 2 kg an Gewicht zu und wurde vollständig afebril, also die typische Anamnese eines phthisischen Schubs. Mitte August kam es aber nach starken Strapazen zu leichtem Fieber, zu starkem Husten und zu Auswurf. Er suchte deshalb Ende September ein Spital auf. Dort gesellten sich Mitte Oktober Heiserkeit und Schmerzen im Hals dazu und gelegentliche Durchfälle von mehreren Tagen. Dann kam er auf meine Abteilung.

Der hochgradig abgemagerte, kachektische und cyanotische Patient mit polsterförmigem Ödem der Rückenhaut, blauem Ödem der unteren Extremitäten bot folgenden Lungenbefund dar (Abb. 108 und 109). Wir ersehen daraus die Residuen der zwei phthisischen Schübe in den Oberlappen. Besonders auffallend ist aber, daß große Teile seiner Lunge einen hellen, hypersonoren Schall geben, mit ganz geringem auscultatorischen Befund, daß seine Leber hochgradig vergrößert, die Milz geschwollen ist. Sein physikalischer Befund kontrastiert ganz auffällig mit seinem schwer gestörten Allgemeinbefinden, und wir

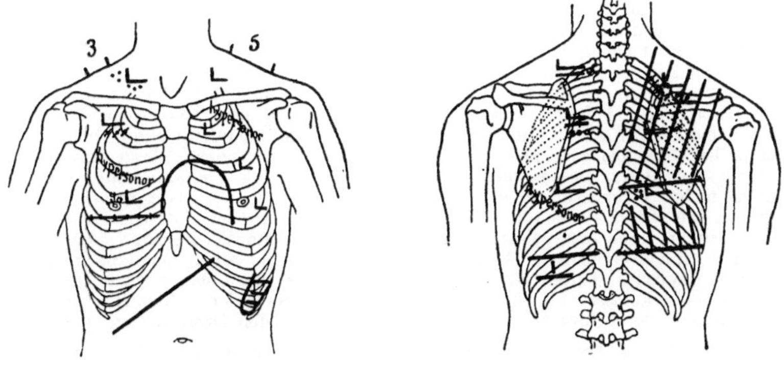

Abb. 108.　　　　　　　　　　　　　　Abb. 109.
Abb. 108 und 109. Tuberkulöse Bronchopneumonie.

konnten daraus eine tuberkulöse Bronchopneumonie diagnostizieren. Am 13. Dezember kam er zum Exitus. Die von Prof. WIESNER vorgenommene Autopsie ergab nun folgenden Befund: Alte bronchiektatische und tuberkulöse Kavernen im rechten Lungenoberlappen, etwas unterhalb der Lungenspitze gelegen. Einzelne Kavernen mit fetzigen Wandungen ohne Grenze gegen das umgebende Lungenparenchym. Ulceröse tuberkulöse Bronchitis der Bronchialäste des rechten Oberlappens, des rechten Hauptbronchus, des linken Hauptbronchus und seiner Verzweigungen im Ober- und Unterlappen mit Ektasien der Bronchien, Sekretstauung und Verkäsung der Wände. Ausfüllung des Lumens fernerer Bronchialverzweigungen mit Käsemassen mit stellenweisem Durchbruch der Verkäsungen durch die Bronchuswand in das umgebende Lungengewebe. Herdförmige infiltrierende Tuberkulose im linken Lungenunterlappen. Frische Bronchiektasienbildung mit Eiteransammlung im rechten Unterlappen. Diffuse ulceröse Tuberkulose der Trachea, des Kehldeckels. Tuberkulose der Tonsillen. Schwere ulceröse Tuberkulose des Dünn- und Dickdarms. Hochgradige Steatose der Leber. Fettige Degeneration der Nieren, subakuter Milztumor. Akute Auflockerung der Milz.

Hier war also eine akute tuberkulöse Bronchopneumonie von einer älteren Spitzenkaverne ausgegangen und hatte so ziemlich alle Bronchien befallen. Anders in der zweiten

Beobachtung 77. Eine 53jährige, verheiratete Volksschullehrerin M. G. kam am 3. Januar 1921 an der Abteilung zur Aufnahme. Sie gab folgende Anamnese. Ihre Mutter war einem Lungenleiden erlegen. Vor 10 Jahren Myomoperation. Sonst war sie niemals ernstlich krank gewesen. Seit 2 Jahren hustet die Patientin und hat seit einem halben Jahr

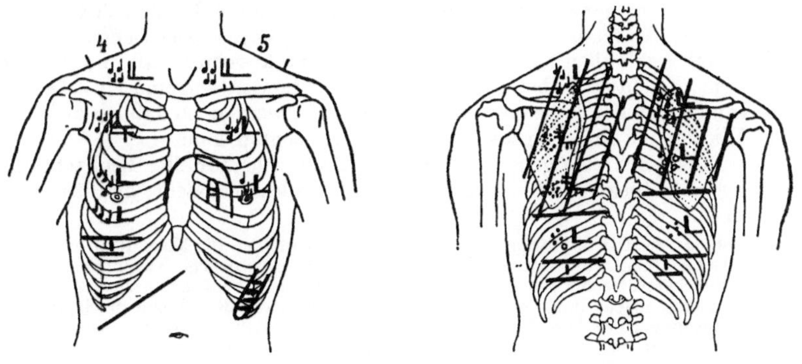

Abb. 110.　　　　　　　　　　　　　　Abb. 111.
Abb. 110 und 111. Befund einer verkäsenden Bronchustuberkulose und ausgedehnten gelatinösen Pneumonie.

einen grüngelblichen Auswurf, sonst aber keine Beschwerden. Seit 3 Wochen hustet sie
viel mehr, trotzdem ist der Auswurf spärlicher wie sonst. Bis zu den Weihnachtsferien
ist sie ihrem Beruf nachgegangen. Sie hat nun seit kurzer Zeit furchtbare Atemnot und
in der letzten Zeit auch Fieber. Die Patientin war hochgradig cyanotisch, kam am 1. Januar 1921 ganz außer Atem
zu mir. Den Lungenbefund an diesem Tag geben beifolgende Thoraxschemen wieder
(Abb. 110 und 111). Es fällt uns dabei wieder auf, daß wir allenthalben gurgelnde Rasselgeräusche haben, dabei aber macht sich die „association paradoxale" besonders bemerkbar. Denn trotz dieser, sonst für eine schwere kavernöse Phthise charakteristischen Rasselgeräusche fehlen Verengerungen der KRÖNIGschen Felder, fehlen ausgesprochene Dämpfungen. In den oberen Partien des linken Unterlappens ist Bronchialatmen, wie wir sehen
werden, bedingt durch eine gelatinöse Pneumonie. Die Autopsie der am 7. Januar verstorbenen Kranken ergab nun: Akute gelatinöse Pneumonie beider Oberlappen und des
linken Unterlappens. Tuberkulöse Aspirationsbronchitis, mächtige verkäste Bronchial-
lymphdrüsentuberkulose. Durchbruch einer verkästen Drüse in den rechten Hauptbronchus
knapp unterhalb der Bifurkation. Durchbruch einer verkästen Drüse in den Oesophagus.

Hier haben wir also eine typische Bronchopneumonie vor uns, welche von
durchgebrochenen, verkästen tracheobronchialen Drüsen ausgegangen war und
welche neben einer verkäsenden Bronchustuberkulose noch zu ausgedehnter
gelatinöser Pneumonie Veranlassung gegeben hatte.

2. Bronchitis capillaris tuberculosa.

Eine noch akutere, innerhalb von 3—4 Tagen tödliche Form der Tuberkulose,
die aber äußerst selten ist, so daß ich selbst bisher nur wenige Fälle davon zu
Gesicht bekommen habe, ist die tuberkulöse Capillarbronchitis. Sie kann bisher
vollständig Gesunde befallen, aber auch bei abgezehrten Phthisikern vorkommen.
Hier habe ich sie besonders nach thorakoplastischen Operationen beobachtet.
Bei Kindern soll sie sehr häufig sein, findet sich aber gelegentlich auch einmal
bei Erwachsenen. Der Beginn ist ganz brutal. In einigen Stunden schon kommt
es zu hochgradigster Dyspnoe mit ganz blau gefärbtem Gesicht, bei 60—80 Re-
spirationen, bei 150 Pulsen und einer Temperatur von 40⁰. Der Husten ist
äußerst heftig und entleert etwas schleimig-eitriges Sputum, in dem aber keine
Tuberkelbacillen zu finden sind, wenn sie nicht schon von früher her im Sputum
vorhanden waren. Die Perkussion ergibt ausgesprochene Tympanie oder normalen Lungenschall, die Auscultation pfeifende Rasselgeräusche und subkrepitierendes Rasseln. Zwei meiner Fälle betreffen Soldaten, die während ihrer
Felddienstleistung eine Phthise bekamen und die deshalb krank ins Hinterland
abgingen. Hier fühlten sie sich bald recht wohl und nahmen an Gewicht zu.
Mit einemmal setzte die akute Verschlimmerung ein, indem hohes Fieber auftrat, die Patienten ganz blau wurden, sich vor Atemnot kaum rühren, sich
nicht einmal zur Untersuchung im Bette aufsetzen konnten. Der Lungenbefund
zu dieser Zeit ergab allenthalben tympanitischen Perkussionsschall und überall
Pfeifen und Krepitieren bei stark abgeschwächtem Atemgeräusch. Leider
konnte von keinem der Fälle eine Autopsie gemacht werden, so daß ich auf eine
genaue Wiedergabe ihrer Krankengeschichte verzichten kann.

Seitdem habe ich eine genaue, auch autoptisch sichergestellte Beobachtung
dieser ungemein theatralisch verlaufenden Tuberkulose gemacht, die hier mitgeteilt sei.

Beobachtung 78. Die 20jährige Kontoristin A. Pf. kam am 16. März 1920 erstmalig
in meine Beobachtung. Die Untersuchung ergab eine ausgesprochene Tuberculosis postpleuritica fibrocaseosa rechts mit positivem Sputum. Sie geht zunächst nach dem Süden
(Gardone-Riviera), macht dann eine Tuberkulinkur durch und läßt sich erst im September
1921 zur Anlegung eines künstlichen Pneumothorax überreden. Trotz der bestehenden
Verwachsungen führt er langsam zu einem weitgehenden Kollaps der rechten Seite, wenn
auch ganz oben in der adhärenten Spitze die Kaverne immer noch sichtbar bleibt. Glänzendes Wohlbefinden. Im Mai 1924 tritt ein pleuritisches Exsudat im Pneumothoraxraum
auf, erst nach der 33. Füllung, weshalb sie in das Spital aufgenommen wird. Ihr Befinden

ist bald wieder ein sehr zufriedenstellendes und kann ihr daher am 30. Juni 1924 ohne Bedenken ein längerer Urlaub gewährt werden, weil sie wegen eines Sommerurlaubs Umschau halten möchte. Noch am 5. Juli hatte ich Gelegenheit, die Kranke bei bestem Wohlbefinden zu sehen. Am nächsten Tage aber, am 6. Juli, kam sie mit starker Cyanose und Dyspnoe, einer hohen Pulsfrequenz und einer Temperatur von 39,3 wieder zur Aufnahme. Rasch stieg die Temperatur über 40°, ihre Cyanose wurde immer ärger und ärger, über der ganzen linken Lunge hört man ausgedehntes, feinstes krepitierendes Rasseln bei hypersonorem Schall, über der rechten metallisches Atmen von einer Kavernenperforation. Am 10. Juli trat der Tod ein. Wir diagnostizierten auf Grund dieses foudroyanten Verlaufes eine tuberkulöse Capillarbronchitis. Dr. FEYRTER konnte bei der Obduktion diese Diagnose vollinhaltlich bestätigen und hat die histologischen Eigentümlichkeiten dieses Falles ausführlich mitgeteilt. Auf diese Arbeit sei daher besonders verwiesen. Hier will ich nur das Obduktionsprotokoll anführen: „Im rechten Oberlappen eine alte, nicht progrediente, etwa kleinapfelgroße Kaverne, die nach vorne perforiert ist. Die Perforationsstelle stark zerklüftet. Sonst ist in der kollabierten bzw. komprimierten rechten Lunge so gut wie nichts von frischer Tuberkulose zu sehen. Sie ist trocken auf der Schnittfläche und etwas zäh. Vermehrung des Bindegewebsmantels der Bronchialzweige und -gefäße. Strahlig ausgeheilte, spärliche Tuberkuloseherde. Seropneumothorax rechts. Im Cavum thoracis reichlich serös-fibrinöse Flüssigkeit. Die verdickte Pleura pulmonalis von frisch gebildetem Fibrin bedeckt. Die Spitze des rechten Oberlappens, ein schmaler Streifen medial an der Vorderfläche und ein Teil der Basis des Unterlappens der rechten Lunge durch eine Schwiele an die Thoraxwand bzw. an das Zwerchfell fixiert. Der linke Oberlappen ist in seiner Spitze strangartig adhärent, sonst ist die Lunge frei. Im linken Oberlappen ein kaum kirschkerngroßes Cavum mit verkäster Wand (tuberkulöse Bronchiektasie). Sonst im linken Oberlappen spärliche, schiefrig indurierte, strahlig begrenzte, räumlich nicht ausgebreitete Bezirke von ausgeheilter Tuberkulose. Daneben im linken Oberlappen, viel reichlicher aber im ganzen linken Unterlappen herdförmige, knötchenförmige bzw. streifenförmige, stellenweise auch gegabelte, graurötliche bis graugelbe Verdichtungsherde, die nach Form und Verteilung mit den feineren Bronchialzweigen in Zusammenhang zu stehen scheinen (histologisch Bronchiolitis tuberculosa). Das dazwischenliegende Lungengewebe schlaff infiltriert von roter Farbe. Die ganze linke Lunge von hämorrhagischem Ödem durchtränkt."

Die Differentialdiagnose muß vor allen Dingen a) eine gewöhnliche *capilläre Bronchitis* ausschließen. Diese ist ja bei Erwachsenen auch recht selten, immerhin habe ich ähnliche Bilder bei der Grippe gesehen und auch bei Gasvergiftungen im Felde. Über capilläre Bronchitis nach Salpetereinatmung vergleiche die interessante Beobachtung H. SCHLESINGERs (4). Der erste Fall von Grippe betraf eine junge Apothekerin, die noch vor der Grippepandemie 1918 zur Beobachtung kam und welche am Tage vorher noch in den Kellerräumen ihrer Apotheke Flaschen abgefüllt hatte. Bald nachher erkrankte sie auf das schwerste. Als ich sie 20 Stunden nach Ausbruch der Krankheit sah, war sie hochgradig cyanotisch und orthopnoisch. Über den Lungen hypersonorer Schall und allenthalben feinstes Knistern. Zwetschgenbrühartiges Ödemsputum. Noch während der Untersuchung starb sie. Da der Verdacht einer Gasvergiftung, acquiriert in den Kellerräumen der Apotheke, nicht von der Hand zu weisen war, wurde die sanitätspolizeiliche Obduktion eingeleitet, die dann eine nekrotisierende absteigende Bronchitis und capilläre Bronchitis ergab. Im Bronchiallumen ausschließlich und reichlich hämolytische Staphylokokken.

b) Von einer *tuberkulösen Bronchopneumonie* unterscheidet sie der viel raschere, viel stürmischere Verlauf. Auch findet man bei der Bronchopneumonie schon nach 3—4 Tagen Verdichtungserscheinungen über den Lungen, die der tuberkulösen capillären Bronchitis vollständig abgehen.

c) Eine große Ähnlichkeit hat diese capilläre Bronchitis im klinischen Verlauf noch mit einer Form der allgemeinen Miliartuberkulose, die ich auch schon mehrfach beobachtet habe, einer Form, welche die französischen Autoren mit dem Namen „Granulie à forme suffocante" bezeichnen. Wir haben da auch ausgesprochene Cyanose und Dyspnoe vor uns, aber es fehlen hier alle auscultatorischen und perkutorischen Veränderungen über der Lunge.

X. Tuberkulosemasken oder larvierte Tuberkulosen.

In den bisherigen Kapiteln haben wir die verschiedenen Formen der Lungentuberkulose an uns vorüberziehen lassen, von der Voraussetzung ausgehend, daß sie die für ein derartiges Leiden typischen subjektiven Symptome bieten, daß die Kranken also wegen Nachtschweißen, Bruststechen, Husten, Fieber, Abmagerung usw. zum Arzt kommen, so daß unsere Aufmerksamkeit gleich auf die Lunge gelenkt wird. Wir haben nun noch die Fälle zu besprechen, welche nicht wegen solcher durchsichtiger Beschwerden den Arzt aufsuchen, sondern bei denen irgendein anderes Organ, irgendein anderes Symptom im Vordergrund der Beschwerden steht, so daß vielfach gar nicht an die Lunge oder überhaupt gar nicht an eine tuberkulöse Ursache dafür gedacht wird. Man nennt diese Zustände am besten mit SOKOLOWSKI Tuberkulosemasken oder larvierte Tuberkulose. Aber gerade durch den Vergleich der ersten Arbeit SOKOLOWSKIs über diesen Gegenstand mit unseren heutigen Kenntnissen erkennen wir den großen Fortschritt, den die medizinische Forschung auf dem Gebiete der Tuberkulose gemacht hat. SOKOLOWSKI führt z. B. noch die Bronchitis und die Pleuritis als Masken der Tuberkulose an, von denen wir heute wissen, daß sie vielfach zu den typischen Äußerungen einer beginnenden oder sogar vorgeschrittenen Tuberkulose gehören. Am zweckdienlichsten erscheint es mir, wenn ich zunächst alle die verschiedenen Organsysteme durchnehme, hinter deren Symptomen sich eine Tuberkulose verbergen kann.

A. Fieberhafte Zustände, hinter welchen sich eine beginnende Lungentuberkulose verbirgt.

Während die meisten Tuberkulosemasken bei den chronischen und vor allem bei den relativ gutartigen Tuberkulosen sich finden, welche HOLLÓ unter den Namen „juvenile Tuberkulose" zusammenfaßt, haben wir hier im ersten Abschnitt dieses Kapitels es fast ausschließlich mit bösartig verlaufenden Tuberkulosen zu tun. Deshalb bespreche ich sie auch an erster Stelle. Das geschieht auch, weil sie einen Übergang bilden von der allgemeinen Miliartuberkulose, die ja vielfach unter einem typhusähnlichen Bild verläuft, und den eigentlichen Masken der Tuberkulose. Hier haben wir nun zunächst zwei verschiedene Fiebertypen auseinanderzuhalten.

1. Das kontinuierliche typhusähnliche Fieber (SOKOLOWSKIs Pseudotyphus).

Wie wir schon aus den allgemeinen Erörterungen zur generalisierten Miliartuberkulose gesehen haben, kann sich hinter einem solchen typhusähnlichen Bilde eine Miliartuberkulose verstecken. Die Differentialdiagnose kann da recht schwierig werden und in der ersten Zeit fast unmöglich sein. Nach kurzer Zeit wird sie freilich heutzutage wesentlich dadurch erleichtert, daß wir durch Züchtung des Typhusbacillus aus dem Blute, aus den Roseolen und aus dem Stuhle, sowie durch die GRUBER-WIDALsche Agglutination schon sehr frühzeitig einen Typhus annehmen oder ausschließen können. Haben wir also selbst nach einwöchiger Dauer des Fiebers noch keine Roseolen und vor allem keine positive Agglutination für ein Bakterium der Typhusgruppe, dann muß der Verdacht auftauchen, daß sich dahinter eine Tuberkulose versteckt. Ich habe dabei natürlich nur jene Fälle im Auge, wo der Lungenbefund keine charakteristischen Zeichen aufweist. Denn auch eine Phthise, die Phthisis fibrocaseosa und die Caseosa, kann ja ein typhusähnliches Krankheitsbild geben; aber hier wird Husten, positives Sputum, werden mehr minder charakteristische Symptome über den Lungenspitzen, in der Axilla oder im Mohrenheimschen Dreieck die Diagnose bald klären. Scheide ich also diese Fälle aus unseren gegenwärtigen Betrachtungen aus, so kommen vor allem drei Tuberkuloseformen dabei in Betracht: die allgemeine Miliartuberkulose, die Typhotuberkulose von Landouzy und die Tuberkelbacillensepsis. Bei allen dreien findet sich eine Vergrößerung der Milz.

a) Die *allgemeine Miliartuberkulose* bietet davon das schwerste Krankheitsbild. Da wird nach den Richtlinien des betreffenden Kapitels eine schmerzhafte Vergrößerung der Leber mit Ikterus oder die sogenannte *Trias* von Jousset (weniger typischer Fieberverlauf wie bei Typhus, spurenweise Albuminurie, Anfälle von Polypnoe bzw. dauernde Polypnoe) die Diagnose im Sinne einer Miliartuberkulose klären. Oder es treten zum typhösen Krankheitsbild beiderseitige, 2—3 Querfinger hohe, seröse lymphocytäre, pleuritische Ergüsse auf, die dann eine sichere Diagnose gestatten, oder es tritt ein zartes Reiben über den verschiedenen Partien der Pleura auf, oder es entwickelt sich das Bild der katarrhalischen Miliartuberkulose der Lungen. Die larvierte Tuberkulose demaskiert sich und zeigt ihr wahres Gesicht mit ihrer absolut infausten Prognose.

b) *Die Typhotuberkulose.* Nach der Schwere des Krankheitsbildes schließt sich daran Landouzys Typhobacillose an, die wir zweckmäßig Typhotuberkulose nennen. Die Prognose freilich ist eine ganz andere, quoad vitam, ganz gutartige. Hier haben wir wieder eine Continua mit Milztumor vor uns. Auch hier ist oft die Fieberkurve unregelmäßiger als beim echten Typhus.

Alles übrige habe ich schon oben unter der Tuberkuloseform der virulent proliferierenden Reihe beschrieben, weshalb darauf verwiesen sei.

c) Sehr verworren sind die Begriffe auf dem Gebiete der Tuberkelbacillensepsis. Einige Autoren, wie z. B. Scholz und Fischer verstehen darunter eine unter septischen Erscheinungen verlaufende, schwerste Miliartuberkulose mit tödlichem Ausgang. Eine derartige Unterscheidung zu machen liegt aber kein Grund vor. Denn daß die Miliartuberkulose unter den verschiedensten klinischen Bildern verlaufen kann, haben wir ja oben gesehen, wir müßten dann höchstens von einer allgemeinen Miliartuberkulose unter dem Bilde eines septischen Fiebers sprechen. Ich habe in einer Arbeit aus dem Jahre 1910 (W. Neumann [1], Beobachtung 5) unter diesem Namen ein Krankheitsbild beschrieben, welches sich kennzeichnet durch den septischen Verlauf mit Ikterus, akutem Gelenksrheumatismus und positivem Bacillengehalt im Blute, welches aber nicht eine einfache Miliartuberkulose vorstellt. Denn dieser akute Zwischenfall ging in Heilung aus, wenn auch eine zerfallende Tuberkulose eines ganzen Unterlappens sich daran anschloß. In diesem Sinne hat auch Gerhartz (2) diese Form in sein kurzes Lehrbuch der Lungentuberkulose aufgenommen. Löwenstein hat diesen Namen hauptsächlich Fällen von Infektion des Menschen mit Hühnertuberkelbacillen gegeben, wo jeder Blutstropfen von Tuberkelbacillen wimmelte, wo aber auch der Ausgang kein letaler war. Die Priorität für diesen Namen gebührt wohl Piéry, welcher darunter ein meist leichtes Krankheitsbild versteht, das sich vor allem durch Tuberkelbacillen in der Blutbahn auszeichnet. Er führt als Beispiele für eine derartige Tuberkelbacillensepsis Fälle an, wo die jungen Patienten recht gut genährt seien, aber ständig an Gewicht verlieren, immer blaß und blässer werden, an Kopfschmerzen und allgemeiner Schwäche leiden, intermittierende Albuminurie oder orthostatische Albuminurie und leichte Erhöhungen der Temperatur aufweisen, und bei denen sich dann als Krankheitsursache Tuberkelbacillen im Blute nachweisen lassen. Das sind aber eigentlich nichts weiter wie Fälle von proliferierendem Primärkomplex, und daher geht es wohl nicht an, diese mit Tuberkelbacillensepsis zu bezeichnen.

Aus diesem Wirrsal der Meinungen herauszukommen, gibt es nur einen Weg. Wir behalten den Namen *Septicotuberkulose* für jene Fälle bei, welche ich zuerst gekennzeichnet habe: Tuberkelbacillen in der Blutbahn, septisches Fieber, septischer Krankheitsverlauf, aber Ausgang in partielle Heilung. Die Fälle, welche LÖWENSTEIN dabei im Auge hat, wo reichliche Tuberkelbacillen im Blute sich finden, wo aber nicht das letale Krankheitsbild einer Miliartuberkulose auftritt, bezeichnen wir dann am besten als *Tuberculobacillämie*, die Fälle, die SCHOLZ beschreibt, als allgemeine Miliartuberkulose mit sepsisähnlichem Verlauf. Die Fälle endlich, welche die Ophthalmologen als Febris uveo-parotidea bezeichnen (siehe die Fälle GJESSINGS), wo unter Fieber eine tuberkulöse Irido-cyclitis auftritt, die sich mit Schwellung der Ohrspeicheldrüse kombiniert, gehören ihrem ganzen Wesen nach zur diskreten Miliartuberkulose. Dazu gehört auch die MIKULICZsche Krankheit. Habe ich doch schon im ersten Teil eine Beobachtung von FREY mitgeteilt, wo beim Lupus erythematodes dieser Symptomenkomplex auftrat und wo die histologische Untersuchung der Parotis Tuberkulose ergab. Weiters hat HEINE die Augenerkrankungen beim MIKU-LICZschen Symptomenkomplex studiert und bei 8 Fällen 3mal eine Iritis tuber-culosa, 1mal eine Stauungspapille und 2mal Doppelbilder ohne nachweisbare Ursache gefunden. Die Fälle, welche PIÉRY als Tuberkelbacillensepsis bezeichnet, stellen Fälle von proliferierendem Primärkomplex vor.

2. Intermittierendes bzw. cyclisches Fieber bei Tuberkulose (SOKOLOWSKIs Pseudomalaria).

Wir haben schon oben bei der Phthise gehört, daß das Fieber jedes phthisi-schen Schubs sich dadurch auszeichnet, daß zunächst ein je nach der Größe der bronchogenen Herde verschieden lang dauerndes, kontinuierliches Fieber auftritt, das dann in ein remittierendes und endlich in ein intermittierendes Fieber übergeht. Die erste Phase kann manchmal zu Verwechslungen mit Typhus Anlaß geben, wie wir eben gehört haben. Wird die Continua und das remittierende Stadium der phthisischen Attacke übersehen, wie es recht häufig vorkommt, weil ja genaue Temperaturmessungen in der häuslichen Behandlung erst bei länger dauernden Fieberzuständen durchgeführt werden, so kann es geschehen, daß erst die intermittierende Phase zur Kenntnis des Arztes kommt, und daß daraus auf eine Malaria geschlossen wird, um so mehr, als dabei immer auch die Milz vergrößert gefunden wird. Denn intermittierendes Fieber und Milztumor gelten ja vielfach als absolut beweisend für Malaria. Heutzutage kann diese Verwechslungsmöglichkeit wohl nicht mehr recht in Betracht kommen, weil wir ja im Plasmodiennachweis ein sicheres Kriterium einer Malaria haben. Wo ein derartiger Nachweis nicht gelingt, haben wir gar kein Recht mehr. Malaria anzunehmen und müssen dann an eine Phthise denken. Ich kenne eine Reihe von Fällen, welche lange Zeit als Malaria behandelt wurden, und wo dann die physikalische Untersuchung eine einwandfreie, schon ziemlich weit vor-geschrittene Phthise als Ursache der sogenannten Malaria ergab. In Ländern, wo Malaria endemisch herrscht, kommt diese Verwechslung noch viel häufiger vor. So sehe ich immer wieder Patienten aus den Balkanländern, die angeblich an Malaria leiden, wo die Untersuchung keine Plasmodien, wohl aber eine gehörige Phthise entdeckt. Heutzutage, wo der Weltkrieg auch unsere Länder mit so vielen Malariakranken überschwemmt hat, wird auch bei uns wieder diese Diagnose häufiger gestellt werden. Eine genaue Untersuchung wird aber sicher vor einer solchen Verwechslung schützen. Indessen muß man an diese Möglichkeit denken und sich nicht von der Regelmäßigkeit des Fieberverlaufes täuschen lassen, denn auch das tuberkulöse Fieber verläuft häufig nach Art einer Quotidiana. Ja, es kommen bei Tuberkulose sogar direkt cyclische Verlaufsarten vor, die eine große Ähnlichkeit mit einer Tertiana oder Quartana bieten. Es gibt auch Fälle von Tuberkulose, die in ihrem Verlauf ein chronisches Rückfallfieber aufweisen, wie wir es von rezidivierenden Pyelitiden, namentlich aber von der Lymphogranulomatose her kennen. Ob diese Fälle von Phthise eine pathologisch-anatomische oder pathogenetische Besonderheit aufweisen, vermag ich nicht zu sagen, weil mein Material darüber noch viel zu lückenhaft ist. Übrigens darf uns ein chronisches rekurrierendes Fieber bei Tuberkulose nicht gar so Wunder nehmen. Im Wesen der schubweise verlaufenden Phthisis fibrocaseosa liegt ja ein derartiger Fiebertypus, freilich mit oft monatelangen Remissionen. Denken wir uns die Intervalle zwischen den einzelnen Schüben verkürzt, so haben wir bereits ein Fieber vor uns, das schon mehr an das Rückfallfieber erinnert. Solche Fälle habe ich schon beobachtet, doch waren das keine Masken, weil der deutliche physikalische Befund keinen Zweifel aufkommen ließ.

B. Herzbeschwerden oder Herzsymptome als erste Zeichen einer beginnenden Tuberkulose.

Von den chronischen Tuberkulosen, die wir jetzt zu betrachten haben, verstecken sich viele hinter objektiven Zeichen am Herzen oder hinter subjektiven Herzbeschwerden.

1. Objektive Veränderungen am Herzen.

a) *Vergrößerung der Herzdämpfung.* Namentlich eine Denudation des Herzens von rechts her kann für eine Vergrößerung und Dilatation des rechten Ventrikels gehalten werden und zur Diagnose Herzerweiterung oder bei Vorhandensein von akzidentellen Geräuschen sogar zu der eines Klappenfehlers führen, während nur ein mediastinal oder diaphragmal gelegener Primärherd am rechten Herzrand die Ursache dafür ist. Denselben Zustand verursacht auch eine abgelaufene Mediastinitis im Rahmen einer Pleurite à répétition. Dasselbe kommt zustande durch sekundäre Aspirationsherde nach Hämoptoe oder bei Phthise. Es kann eine Denudation von links her zu sichtbarer Herzaktion in weitem Umkreise, und so zu subjektiven und scheinbar auch objektiven Zeichen einer erhöhten Herzaktion, einer Herzpalpitation führen, was dann gewöhnlich als Neurosis cordis gedeutet wird. Auch hier kommen wieder Primärherde im linken Mediastinum und die so häufige Aspirationstuberkulose in der Lingula in Betracht. Zu einer Vergrößerung der Herzdämpfung und zu dreieckiger Form derselben, die dann gewöhnlich fast in toto eine absolute ist, führt ein tuberkulöser Erguß im Perikard. Ein solcher kann ein Teilsymptom einer allgemeinen Polyserositis sein, kann durch eine verkäste Perikardtuberkulose verursacht sein, einfach durch Überkriechen der Entzündung von der benachbarten Lunge und Pleura auf den Herzbeutel, kann aber auch nur ganz flüchtiger Natur sein, ausgelöst von einer perifokalen Entzündung der unteren tracheobronchialen Lymphdrüsen bei einem Primärkomplex. Ein Beispiel dafür habe ich schon weiter oben mitgeteilt (siehe Beobachtung 54). Wie dort erwähnt wurde, liegt ja die untere tracheobronchiale Lymphdrüsengruppe vorne direkt dem Herzen an. Diese kollaterale Entzündung nach TENDELOO, diese perifokale Entzündung nach RANKE bringt es meiner Ansicht nach auch mit sich, daß man am Herzbeutel so häufig die rein entzündliche Form der Tuberkulose beobachtet, worauf DEYCKE (l. c. S. 220) und auch HOFFMANN aufmerksam machen.

b) *Herzgeräusche.* Eine frische Pleuritis am Herzrand, sei es an der Herzspitze, sei es an der Basis, entsprechend der Auscultationsstelle der Pulmonalis,
führt zu einem mehr kratzenden, akzidentellen, systolischen Geräusch, welches
im Sinne H. MÜLLERs pneumokardial entsteht, welches, wie ich in einer längeren
Arbeit ausgeführt habe, exspiratorisch verstärkt oder allein hörbar ist und sich
häufig mit MUSSYschen Druckpunkten der gleichen Seite kombiniert und so
seine entzündliche Genese offenbart. Es kommt ein solches wieder bei Primärherden im Mediastinum oder im Zwerchfell zur Beobachtung, kann aber auch
einfach durch eine perifokale Entzündung der Lymphdrüsen im vorderen
Mediastinum verursacht sein oder durch ein Übergreifen der Entzündung von
den erkrankten Bronchialdrüsen auf die Pleura bzw. auf das Perikard. Dafür
kommen wieder besonders die unteren tracheobronchialen Lymphdrüsen in
Betracht. Aber nicht nur frische Entzündungen, auch alte Verwachsungen
und Verziehungen durch mediastinitische Schwielen können zu derartigen
Herzgeräuschen führen. Darüber sagt DEYCKE (l. c. S. 217) ganz treffend:

„In Fällen von Pleuritis pericardiaca treten oft Störungen des Blutlaufes ein und diese
äußern sich auch physikalisch durch geräuschartige Veränderungen der Herztöne, die besonders an der Basis des Herzens deutlich sind. Mir scheint, daß diese Geräusche weniger
im entzündlichen Beginn der Erkrankung als vielmehr bei narbiger Umwandlung in Erscheinung treten. Es handelt sich eben um Zusammenschweißungen, Verziehungen und
Verdrängungen, die sich weniger am Herzen als an den großen Gefäßen abspielen.“

Auch eine Stenosierung eines Pulmonalarterienastes durch eine sekundär-
fibröse Phthise, namentlich im linken Oberlappen, führt zu einem lauten systolischen Geräusch, hörbar links oder rechts unter dem Schlüsselbein, oft auch
ein tastbares Schwirren veranlassend, und verleitet häufig zur Diagnose eines
Herzfehlers, wie MADER zuerst gezeigt hat. Selbst bei einem tatsächlichen
endokarditischen Befund an den Mitralklappen darf man die Tuberkulose
nicht aus dem Auge lassen, schon deshalb nicht, weil ja die reinen Mitralstenosen,
das *Rétrécissement pur* von DUROZIER, bei Tuberkulose gar nicht so selten vorkommen. Es ist das wohl ein angeborener Zustand, eine zu kurz angelegte Mitralklappe, welche zwar vollständig schlußfähig ist, daher auch keine Insuffizienz-
geräusche erzeugt, welche aber eine so enge Öffnung bietet, daß diese als Stenose
sich klinisch offenbart. Aber auch tuberkulöse endokarditische Prozesse können
sich an den Herzklappen abspielen, nach den bisher darüber vorliegenden
Beobachtungen wohl nur an der Mitralklappe. Mit Recht sagt DEYCKE (l. c.
S. 227):

„Auch das Endokard wird häufiger, als man früher glaubte, bei der Tuberkulose in
Mitleidenschaft gezogen. Jedenfalls sieht man bei Leichenöffnungen recht oft, wenn man
nur darauf achtet, feine papilläre Auflagerungen und Wucherungen an den Klappen, in
denen Tuberkelbacillen nachweisbar sind. Klinisch spielen diese Veränderungen allerdings nur eine untergeordnete Rolle. Denn meist werden die Beschläge auf den Herzklappen nicht so groß und mächtig, daß sie wesentliche Herz- und Kreislaufstörungen hervorrufen. Immerhin sind sie aber doch groß genug, um bisweilen auch endokardiale Geräusche zu erzeugen und auf die Dauer die Tätigkeit und Kraft des Herzens zu lähmen.“

Auch MOELLER spricht ja direkt von einer tuberkulösen Endokarditis.
Mein unter Beobachtung 33 mitgeteilter Fall spricht ja auch direkt in dem Sinne,
daß hier zunächst eine tuberkulöse Mitralinsuffizienz vorgelegen hat. Wenigstens macht das der weitere Verlauf sehr wahrscheinlich. Derartige Zustände
kommen vor allem beim proliferierenden Primärkomplex und seinen Folgezuständen in Betracht. Man vergleiche über diesen Gegenstand die Arbeiten
von BERTIER, BRAILLON und von NOBECOURD, besonders aber die schönen
Untersuchungen LIEBERMEISTERs.

Wie eine solche tuberkulöse Endokarditis zustande kommen kann, hat mir
ein Zufallsbefund bei einer Miliartuberkulose recht schön vor Augen geführt.

Beobachtung 79. Bei der Autopsie eines an allgemeiner Miliartuberkulose verstorbenen Mannes fanden sich in den halbmondförmigen Klappen der Pulmonalis je 2—3 Miliartuberkel. Wäre das keine tödliche Krankheit gewesen, hätte der Patient diese Tuberkelausbildung überstanden, so wäre es mit der Zeit zu einer Auflockerung des Klappenendothels gekommen, zu verrukösen Auflagerungen auf diese rauhen Stellen der Klappen und eine verruköse Endokarditis an der Pulmonalis wäre die Folge gewesen. Freilich hätte dann später kein Anatom die ursprüngliche Genese ablesen können.

Dann kommen direkt perikarditische Geräusche in Betracht, wenn eine Tuberkulose auf den Herzbeutel übergreift und hier eine umschriebene flüchtige Perikarditis erzeugt, wie sie namentlich bei Tuberkulose der unteren tracheobronchialen Drüsen zustande kommt. Eine gutartige Miliartuberkulose des Perikards führt im Rahmen einer Polyserositis auch zu einer derartig reibenden Perikarditis, die freilich meist beträchtlich länger anhält.

c) *Störungen des Herzrhythmus* werden sehr häufig durch eine Tuberkulose verursacht. Schon im I. Teile habe ich auf die Beobachtungen von DE LA CAMP aufmerksam gemacht, wonach vergrößerte Bronchialdrüsen durch Druck auf den Vagus oder Sympathicus zu extrasystolischen und respiratorischen Arrhythmien Veranlassung geben können. Wir haben dabei auch die Beobachtungen GRÖBERs erwähnt, wonach man diese durch Druck erzeugten Arrhythmien mittels des VALSALVAschen Versuchs noch deutlicher machen kann. Wir müssen also auch bei Herzarrhythmien anscheinend nervöser Natur an einen Primärkomplex denken und unser Augenmerk darauf richten. Der Druck auf den Vagus bzw. auf den Sympathicus oder eine sekundäre Neuritis dieser Nerven kann dann auch Bradykardie oder eine stark beschleunigte Herzaktion veranlassen. So kommen dadurch nach den Beobachtungen BERTIERs Anfälle von paroxysmaler Tachykardie zustande, und nach PAL derartige Anfälle in Kombination mit exspiratorischer Dyspnoe, die an Asthma bronchiale denken lassen. Einen derartigen Fall habe ich selbst in einer früheren Arbeit mitgeteilt (W. NEUMANN [8], Beobachtung 18).

Ob es einmal möglich sein wird, eine Kompression des rechten Vagus von der des linken zu unterscheiden, ist eine Frage der Zukunft. Wissen wir doch durch KLEEMANN, daß der rechte Vagus zum Sinusknoten zieht und der Regulierung der Atmung vorsteht, während der linke Vagus den Tawaraknoten beeinflußt und die Regulierung der Herzarbeit besorgt. Wissen wir doch weiter durch MOSLER und WERLICH, daß der rechte Vagus im Mündungsgebiet der rechten oberen Hohlvene sich verliert und somit rechtsseitige Vagusreizung im Experiment die Reizbildung und Reizfrequenz beeinflußt, während der linke Vagus in der Vorhofkammergrenze und im Septum sich verzweigt und daher hauptsächlich auf die Reizleitung einen Einfluß ausübt.

2. Subjektive Herzbeschwerden.

Endlich haben wir noch die *subjektiven Herzbeschwerden* zu betrachten, die durch eine versteckte Tuberkulose hervorgerufen werden. Die subjektiv wahrnehmbaren Herzrhythmusstörungen, die manchmal sehr lästig werden, fallen mit dem zusammen, was ich schon oben von den objektiv wahrnehmbaren Arrhythmien besprochen habe. Eine besondere Erwähnung verdienen aber oft sehr lästige, von Patienten geklagte Herzpalpitationen, denen objektiv gar keine Verstärkung der Herzaktion entspricht. Sie kommen dann zustande, wenn das normal arbeitende Herz an eine entzündlich veränderte Pleura anschlägt oder wenn seine Tätigkeit durch Adhäsionen, durch Verwachsungen zwischen Pleura und Perikard behindert ist. Wir kennen ja diese Beschwerden nunmehr durch die Untersuchungen von ZONDECK und KAMINER an Patienten mit alten Lungenschüssen, und es liegt ganz nahe, sie auch nach abgelaufener tuberkulöser Mediastinopleuritis auf dieselbe Ursache zurückzuführen. Weiterhin kommen *Herzschmerzen* in Betracht, die sich bis zu Anfällen von Angina pectoris steigern können. Solche Fälle auf tuberkulöser Basis sind von HUCHARD (1), HEINE, ORTNER (1) und ROSENBACH beschrieben worden. Sie kommen bei tuberkulöser Perikarditis vor, bei Perikarditis externa, bei alten Adhäsionen zwischen Pleura und Perikard und bei Pleuritis diaphragmatica. Es ist also kein Wunder, daß speziell Primärkomplexe, welche sehr häufig in dieser Gegend liegen, in ihrem Drüsenanteile sich immer dort abspielen, dazu Veranlassung geben.

Daß übrigens der Herzmuskel selbst von den Tuberkelbacillen bei hämatogen proliferierender Tuberkulose affiziert werden kann, wissen wir aus den Untersuchungen von MASSINI und von LUSCHER über die tuberkulöse Myokarditis; konnte doch der erste Autor im Herzmuskel mittels Tierversuches Tuberkelbacillen nachweisen.

Wir haben also in dieser gedrängten Übersicht gesehen, daß hauptsächlich Primärkomplexe und eventuell noch die Pleurite à répétition zu solchen Masken, zu objektiven und subjektiven Herzbeschwerden Veranlassung geben. Wir müssen also bei jedem Falle, der wegen Herzbeschwerden zu uns kommt, auch an diese Möglichkeit denken und danach unsere Untersuchung einrichten. Bei anderen tuberkulösen Prozessen kommen ja auch derartige Beschwerden vor, doch sind dann die objektiven Zeichen an der Lunge meist so ausgeprägt, daß bei einer halbwegs genauen Untersuchung ein Übersehen der Grundkrankheit nicht vorkommen kann. Ich erinnere hier nur an die Herzbeschwerden der Tuberculosis cavitaria stationaria, an die bei ausgedehnten Pleuraschwarten, bei ausgedehnten sekundären, fibrösphthisischen Prozessen mit starker Verziehung des Herzens nach rechts oder links usw. usw., ohne darauf näher einzugehen.

C. Lungentuberkulose, unter der Maske eines Leidens des Verdauungstraktes sich verbergend.

1. Abdominaltrias: Ulcus ventriculi oder duodeni, Cholecystitis und Appendicitis.

Hier kommen vor allen Dingen jene Zustände in Betracht, welche W. ZWEIG als Abdominaltrias zusammengefaßt hat, d. h. jene Kranken, bei denen man im Zweifel sein kann, ob wir es mit einem Ulcus ventriculi, mit einem Ulcus duodeni, einer Cholecystitis oder einer Appendicitis zu tun haben und bei denen auch häufig alle diese Diagnosen der Reihe nach gestellt werden. ZWEIG glaubt dafür embolische Prozesse vom Darm aus als gemeinsame Ursache anschuldigen zu müssen. Ein Großteil davon wird aber sicher durch eine Tuberkulose verursacht. Das ergibt sich für mich indirekt aus einer Feststellung G. B. GRUBERs (2). Ihm fällt auf, daß die Klinik die meisten Ulcera ventriculi bei jungen Leuten im zweiten und dritten Jahrzehnt diagnostiziert, daß die pathologische Anatomie aber die meisten Ulcera ventriculi, und zwar nicht nur die abgeheilten, die Narben, in späterem Alter antrifft. Diese Feststellung beweist wohl zur Genüge, daß viele unserer Ulcusdiagnosen nicht wirklich Ulcera im anatomischen Sinne sind. Der Möglichkeiten zu einer tuberkulösen Genese dieser Beschwerden gibt es eine große Reihe. Ich habe schon in einer früheren Arbeit (W. NEUMANN [8]) darüber ausführlich gesprochen. Ich konnte zeigen, daß eine Pleuritis diaphragmatica, sei es infolge eines Primärherdes am Zwerchfell, sei es infolge einer Pleurite à répétition, sei es infolge Aspiration nach Hämoptoe oder nach Phthise gegen die Basis zu über dem Umwege der MUSSYschen Druckpunkte zu Schmerzpunkten führen kann, welche an ein Ulcus ventriculi, an ein Ulcus duodeni, eine Cholecystitis bzw. eine Cholelithiasis oder eine Appendicitis denken lassen.

Denselben Mechanismus hat scheinbar schon vor mir LOEPER vertreten, nach mir dann RENNER und in letzter Zeit PLASCHKES und WEISS. Letztere Autoren weisen darauf hin, daß dabei das Röntgenbild manchmal eine eigentümliche Formveränderung aufweist, die auf eine von der Pleura fortgeleitete Fundusperigastritis schließen läßt. Es kann aber auch eine Kompressionswirkung auf den Vagus bzw. eine toxische Neuritis dieses Nerven zu Magen- bzw. Duodenalsymptomen führen. (Siehe die Beobachtungen von POTAIN, REITTER und SINGER.) Dieser Mechanismus ist uns heuzutage noch verständlicher geworden, weil wir ja wissen, daß vagotonische Reizzustände direkt die Vorläufer des Ulcus vorstellen, wie aus den Untersuchungen von BERGMANN, wie aus den vielen Arbeiten HOLLERs und seines Mitarbeiters VECSLER hervorgehen. Daß selbst Veränderungen des dorsalen Vaguskerns, in anderen Kernen der Medulla oblongata und in der Substantia reticularis die Ursache für spastische Zustände im Dünndarm, im Magen und selbst für ein spastisches Ulcus pepticum jejuni abgeben können, wissen wir aus den schönen Untersuchungen STEINDLs. Auch kann eine Kompressionswirkung tuberkulöser Drüsen auf den Splanchnicus zum Bilde von akuter oder mehr chronischer Magenatonie führen, wie diesbezügliche Beobachtungen von mir zeigen (W. NEUMANN [8], Beobachtung 17). Zeigen doch die Untersuchungen von SCHRANZ, daß selbst beim chirurgischen arteriomesenterialen Duodenalverschluß die Magenatonie das Primäre ist, was auch KÖNNECKENs Tierversuche dartun. Durch Innervationsstörungen, sei es Vaguslähmung, Sympathicuslähmung oder direkte Beeinflussung der Wandnervengeflechte, wird eine Magenatonie hervorgerufen. Diese geht in eine Dilatation über und ruft eine Abknickung des Duodenums an der Stelle am leichtesten hervor, wo es am stärksten fixiert ist. Es ist dies die Duodeno-Jejunalgrenze. Auf die Häufigkeit von atonischen Zuständen im Magen bei Bronchialdrüsentuberkulose hat ja auch LEB jüngst hingewiesen. Ich habe erst vor kurzem eine zusammenfassende Arbeit über dieses Thema gebracht, worauf an dieser Stelle verwiesen sei (W. NEUMANN [31, 32]). Es kann ferner eine Tuberkulose der Mesenterialdrüsen an der kleinen oder großen Kurvatur zu Symptomen eines Ulcus ventriculi führen, ganz zu schweigen von dem sehr seltenen tuberkulösen Magengeschwür, dessen Symptomatologie noch nicht sichergestellt ist (SPENGLER). DEMEL konnte jüngst unter 1568 Ulcusfällen dreimal eine derbe, höckerige Tuberkulose der Pylorusgegend nachweisen. LOEW hat dagegen einen der seltenen Fälle von infrapapillärer tuberkulöser Duodenalstenose mitgeteilt. Es kann sich auch um leichte peritoneale miliare Aussaat im Oberbauch handeln wie in den Fällen von SCHNEIDER. In einem Falle von PAGEL war es zur hämorrhagischen Nekrose der Schleimhaut und Submucosa des Duodenums gekommen, weil eine tuberkulöse Endarteriitis der entsprechenden Gefäße bei cirrhotischer Lebertuberkulose und ausgedehnter Miliartuberkulose bei einem 62jährigen Manne vorlag. Für einen cholecystitischen Symptomenkomplex kommt außer diesen Möglichkeiten noch dazu, daß tuberkulöse Drüsen ad portam hepatis oder knotige Netztuberkulose bzw. eine schwielige Induration des Netzes zu Verengungen der Gallenwege führt, wofür ich bereits zwei Beobachtungen mitgeteilt habe. Siehe W. NEUMANN (8), Beobachtung 22, wo eine chronischfibröse tuberkulöse Omentitis zur Verengung des linken Ductus hepaticus geführt hatte mit Stauungsikterus ohne Gallenfarbstoff im Urin und ohne Acholie der Stühle. In Beobachtung 23 jener Arbeit bedingt ein Adhäsionsstrang nach verheilter Darmtuberkulose ebenfalls eine Verengerung der Gallenwege. Eine *Appendicitis* kann auch wieder durch Irradiation vom Phrenicus aus vorgetäuscht werden. So kommt dieser Symptomenkomplex wahrscheinlich bei der rechtsseitigen exsudativen Pleuritis zustande. KLEINSCHMIED freilich macht dafür eine Vermittlung der retroperitonealen Lymphbahnen verantwortlich. Die Bauchdeckenspannung dabei ist wohl einfach durch den Schmerzpunkt zu erklären, wenn auch HILDEBRANDT an eine Reizung der Intercostalnerven durch die Pleuritis denkt. Ebenso aber kann eine Tuberkulose des Wurmfortsatzes vorliegen oder eine Colica appendicularis bzw. eine Appendicitis simplex, bedingt durch den Follikelreichtum der Appendix und Schwellung der lymphatischen Organe im Verlaufe einer Tuberkulose. Deshalb faßt wohl auch LANDOUZY (3) selbst die akute Appendicitis als eine Funktion der Tuberkulose auf. Daß gerade die Cöcalgegend eine Prädilektionsstelle für meteoristische und spastische Kolikerscheinungen abgibt, berichtet KLOTZ. Endlich wissen wir aus den Untersuchungen von KEPPLER und ERKEN, daß auch die tuberkulösen Drüschen im Ileocöcalwinkel häufig appendicitische Symptome machen. In einem Falle von VOGELER hatte eine Dünndarmtuberkulose zu lokalem Spasmus des Dünndarms und so zu appendicitischen Symptomen geführt. Ebensolche Beobachtungen liegen von GIHRELS, HOLLENBACH und SCHMIEDEN vor. Von letzterem erfahren wir, daß eine derartige Mesenterialdrüsentuberkulose auch direkt unter schweren entzündlichen Erscheinungen mit Bauchdeckenspannung und selbst Ileussymptomen verlaufen kann. Daß eine Peritonealtuberkulose in 11 Fällen die falsche Indikation für eine Appendektomie abgab, zeigt uns die Zusammenstellung von HELLY. Wir sehen also eine große Mannigfaltigkeit von Möglichkeiten, warum es im Verlaufe der Tuberkulose zur Abdominaltrias von ZWEIG kommen kann. Dabei muß besonders darauf hingewiesen werden, daß nichts schwerer ist, als die einwandfreie Diagnose einer Mesenterialdrüsentuberkulose. DEYCKE sagt darüber (l. c. S. 228):

„Bei der Diagnose der Mesenterialdrüsentuberkulose fehlt meist jede diagnostische Sicherheit. Es bleibt also hier nichts anderes übrig, als sich von einer genauen Beobachtung des Allgemeinbefindens, des Körpergewichtes, etwaiger Verdauungsstörungen, des Fiebers, im ganzen also mehr durch Eindrücke als durch zuverlässige Zeichen leiten zu lassen."

LÖWENSTEIN (l. c. S. 353) macht auf die Wichtigkeit reaktiver Magenkrämpfe aufmerksam, die 20 Stunden nach einer Tuberkulininjektion auftreten, und die er auf eine Schwellung der Mesenterialdrüsen und Dehnung des peritonealen Überzuges zurückführt. KULENKAMPF weist auf einige Symptome hin, wie man mesenteriale Prozesse von peritonealen unterscheiden könne. Er faßt als mesenteriale Symptome einen subjektiv empfundenen, dumpfen, nicht genau lokalisierbaren Druckschmerz auf und Kolikschmerzen. Objektiv sei eine circumscripte Druckempfindlichkeit da, bei vollkommen freien Bauchdecken. Dazu gesellen sich nicht selten mesenteriales Erbrechen und gelegentlich Schüttelfröste. Bei peritonealen Erscheinungen sei charakteristischer Perforationsschmerz da. Objektiv finde sich eine reflektorische Bauchdeckenspannung, perkutorische Hyperästhesie, selbst bei schwächstem Beklopfen Druckempfindlichkeit der Bauchdecken und des Douglas, Singultus, Erbrechen. Alle diese Symptome können uns wohl gelegentlich weiter helfen, aber Sicherheit verschaffen auch sie nicht. SNAPPERs schöne Beobachtung, wo eine ausgedehnte Tuberkulose der retroperitonealen Drüsen zu einer Schädigung der Nervengeflechte daselbst und so zu einer Porphyrinurie geführt hatte, steht so vereinzelt da, daß eine Porphyrinurie kaum diagnostisch herangezogen werden kann. Da möchte ich wieder besonders darauf hinweisen, daß der Nachweis eines Primärkomplexes in den Lungen immerhin einen gewissen Wegweiser ergibt, auch Mesenterialdrüsen anzunehmen. Denn auch autoptisch findet man oft beide zusammen vor.

Es kann uns da nicht wundernehmen, daß wir derartige Beschwerden so häufig in der Vorgeschichte der Tuberkulose finden, daß uns so häufig Patienten begegnen, welche wegen Ulcusbeschwerden, wegen Beschwerden in der Gallenblasengegend, wegen appendicitischer Symptome zu uns kommen, und wo eine genaue Untersuchung dafür eine beginnende Tuberkulose, einen Primärkomplex, eine allgemeine Drüsentuberkulose, speziell auch eine im Mesenterium wahrscheinlich macht. Doch kann natürlich bei irgendeiner Tuberkulose auch ein Ulcus ventriculi, ein Ulcus duodeni, eine Cholelithiasis oder eine Appendicitis als selbständiges Leiden auftreten, denn ein Ausschließungsverhältnis zwischen diesen Krankheiten gibt es leider nicht. Wir können uns also die Sache nicht so einfach machen, daß wir bei Klagen dieser Art untersuchen, ob eine Allergie gegen Tuberkulose besteht oder irgendwo Lungenveränderungen, die auf einen Primärkomplex oder sonst eine Tuberkulose hindeuten, und dann ohne weiteres diese Beschwerden darauf zurückführen. Da würden uns oft folgenschwere Irrtümer unterlaufen. In praxi stellt sich vielmehr diese neue Erkenntnis folgendermaßen dar:

Es müssen zunächst alle Untersuchungsmethoden herhalten, die uns zur Verfügung stehen, um ein Ulcus ventriculi oder duodeni zu erkennen. Dahin gehören genaue Untersuchungen der Sekretions- und Motilitätsverhältnisse des Magens, dahin gehört genaue Untersuchung auf okkulte Meläna, dahin gehört ein genauer radiologischer Magendarmbefund. Finden sich damit keine sicheren Ulcuszeichen, dann wird die Diagnose auf Pseudoulcus bei beginnender Tuberkulose gestellt, wenn tuberkulöse Zeichen an der Lunge des Kranken bestehen. Es ist das für unser ärztliches Handeln von größter Wichtigkeit, denn ich brauche dann keine Schonungsdiät einzuführen. Sie ist sogar bei derartigen Zuständen direkt zu widerraten, weil sie zu einem rascheren Fortschreiten der Tuberkulose Veranlassung geben kann. Ich lasse vielmehr alles essen, lasse sehr kräftig essen, wie wir es bei Tuberkulösen gewohnt sind. Ich gebe auch kein Atropin oder Papaverin, um eventuell nicht durch Verminderung der Magensaftsekretion die Verdauung zu schwächen. Ich gebe vielmehr einfache Tuberkulineinreibungen in gleicher Weise, wie ich das bei den Bronchialdrüsentuberkulosen auseinandergesetzt habe (siehe oben). Der Erfolg tritt dann oft sehr rasch ein und der Patient wird beschwerdefrei.

Nicht so eindeutig stellt sich die Differentialdiagnose dar, wenn wir zwischen Cholecystitis bzw. Cholelithiasis und beginnender Tuberkulose, d. h. also Primärkomplex rechts schwanken. Denn für eine Cholecystitis haben wir leider keine so einwandfreien Methoden der Sicherstellung, wie sie uns nunmehr für das Ulcus ventriculi und duodeni zur Verfügung stehen. Immerhin kann hier eine Gallenblasendarstellung mit Bromtetragnost weiterhelfen. Doch kommt man oft über ein non liquet nicht hinaus, wie dies auch aus einer Beobachtung hervorgeht, die ich in einer früheren Arbeit niedergelegt habe (siehe W. NEUMANN [8], Beobachtung 21). In praxi verhalte ich mich dann so, daß ich gegen beide Grundleiden vorgehe. Ich lasse also eine leichte Karlsbader Kur in der NAUNYNschen Form machen, also morgens nüchtern ein Glas Karlsbader Mühlbrunn, dann noch eine Stunde Liegenbleiben mit Thermophor auf der Gallenblasengegend und dann erst Frühstück. Diese schonende Kur schadet auch bei beginnender Tuberkulose nicht. Als Medikament gebe ich analog dem SINGERschen Gallenblasentee

Rp. Herb. Absinthii
Herb. Equiseti
Herb. Agrimoniae Eupatoriae
Flor. Chamomillae aa 10,0
Fol. menth. piper.   20,0.

Davon mehrmals täglich eine Schale recht heiß. Außerdem lasse ich wieder Tuberkulineinreibungen machen.

Ebenfalls schwer ist unser Verhalten zu normieren, wenn die Frage auftaucht, ob Appendicitis vorliegt oder nur eine der tuberkulösen Pseudoappendicitiden.

Dennoch ist diese Entscheidung von einschneidendster Bedeutung. Haben wir es mit einer wirklichen Appendicitis zu tun, so kann über kurz oder lang einmal eine lebensbedrohliche gangränöse Entzündung auftreten, die bei tuberkulöser Genese nicht so leicht zu befürchten ist. Findet man also eine deutliche Schwellung des Wurmfortsatzes, findet man außer Mc Burney auch noch Blumenberg und Rovsing positiv eventuell auch Schmerzhaftigkeit an typischer Stelle bei im Hüftgelenk überstrecktem rechtem Oberschenkel, findet man eine ausgesprochene Défense musculaire eventuell abgeschwächten oder fehlenden rechten unteren Bauchdeckenreflex, dann rate ich auf jeden Fall zur Operation. Ebenso gehe ich vor, wenn sich der Lanzsche Druckpunkt oder der K-Punkt von Kümmel findet. Der Lanzsche Punkt findet sich, wie bekannt, zwischen dem rechten und den linken zwei Dritteln der Verbindungslinie der Spinae iliacae superiores, der K-Punkt von Kümmel 1—2 cm unter dem Nabel, in der Mittellinie oder knapp neben derselben. Denn selbst, wenn wir dann nur eine Tuberkulose des Wurmfortsatzes finden, so schadet das nichts. Im Gegenteil. Wir wissen aus den Untersuchungen von Bialokur (1) und Schleisick, daß gerade dann eine Appendektomie auch sehr gut auf eine gleichzeitige Lungentuberkulose einwirken kann. Findet sich kein derartiges Zeichen einer lokalen Erkrankung des Wurmfortsatzes und seines peritonealen Überzuges, so daß ich einen irradiierten Appendixschmerz annehmen kann, dann gehe ich mit spezifischer Therapie vor. Ich gebe wieder Einreibungen mit Ateban, wenn die Ursache in einem Primärkomplex liegt oder in einer Pleurite à répétition, ich gebe Injektionen, wenn wir auf den Lungen Zeichen einer Tuberculosis fibrosa densa oder gar einer Phthise finden.

2. Dyspeptisch-atonische Zustände.

Auch einfache dyspeptische und atonische Zustände können eine Tuberkulose zur Grundlage haben. Oft wird hier mangels jeder greifbaren Ursache einfach eine Neurasthenie dafür verantwortlich gemacht. Bestehen aber Zeichen einer Tuberkulose im Sinne eines Primärkomplexes oder einer chronisch-rezidivierenden Pleuritis sicca, dann denke man an Tuberkulose als Ursache dafür und behandle danach. Denn Piéry hat recht, wenn er viele Dyspepsien auf seine Pleurite à répétition zurückführt. Daß eine chronische Magenatonie durch eine Beteiligung der Nervi splanchnici am tuberkulösen Prozeß verursacht werden kann, haben wir oben schon gesehen.

3. Schlingbeschwerden.

Eine weitere Möglichkeit zu Masken von seiten des Verdauungstraktes gibt der Oesophagus ab. Hier spielen zunächst Kardiospasmen mit sekundärer Dilatation des Oesophagus eine Rolle, wie ich sie bei schwartiger Tuberkulose des Zwerchfells, speziell um den Hiatus oesophageus herum gesehen habe. Diesbezüglich nur ein Fall eigener Beobachtung.

Beobachtung 80. Ein 46 jähriger Schauspieler F. H. sucht die Klinik Ortner am 8. Febr. 1918 auf. Früher war er immer gesund gewesen, doch leidet er schon seit längerer Zeit an einem „Lungenspitzenkatarrh". Vor etwa einem Jahr hatte er heftige Nachtschweiße, verbunden mit starker Abmagerung, wenig Husten, Stechen in den Schultern. Seit etwa einem Monat spürt er bei tiefem Atemholen mäßiges Stechen in den unteren linken Thoraxpartien. Er hustet sehr wenig mit geringem schleimigen Auswurf. Seit 15 Tagen ungefähr magert der Patient rasch ab. Er bemerkt, daß er größere und härtere Bissen nur mit Mühe herunterbringt und hat immer das Gefühl, als ob die Speisen zu wenig eingespeichelt seien. „Es war immer ein Würgen, ein Kampf, so einen Bissen herunterzubringen." Das Passagehindernis lokalisiert er in der Gegend des Rippenbogenwinkels. Häufig kommt es zum Erbrechen größerer Brocken. Der Zustand wurde immer ärger und seit 1. Februar kann er auch keine flüssige Nahrung mehr herunterbringen. Er hat das Gefühl, als ob seine ganze

Speiseröhre verschlossen wäre. Wenn Gase aufsteigen, so gelangt der Bissen herunter, doch muß ihn der Patient sofort erbrechen. Er leidet auch an Aufstoßen von saurem, bitterem Geschmack. Er fühlt nirgends Schmerzen. Seit seiner Erkrankung bemerkt Patient öfter, daß sein Herz sehr langsam schlage, was er früher nie beobachtet hatte. Seit ein paar Tagen ist er heiser. Früher starker Raucher bis 100 Zigaretten im Tag und starker Trinker (vier Liter Wein täglich). Mit 20 Jahren Lues, die aber mit Injektionen und Schmierkuren vollkommen ausgeheilt sein soll. Seit einigen Tagen leidet er an Harnbeschwerden, insbesondere wenn er viel getrunken hat. Es kommt der Urin sehr langsam unter leichten Schmerzen. Zeitweilig Nykturie. Keine Hämaturie. In der letzten Zeit trüber Urin. Seine Befunde ergaben nun ganz normale Temperatur, eine niedrige Pulsfrequenz von 56—64 Pulsen. Das wichtigste aus dem allgemeinen Status ist folgendes: Ein hochgradig magerer Patient ohne Ödem, das Gesicht eingefallen, fast mumifiziert. Haut ganz trocken, Zunge trocken, schinkenförmig. Seine Spitzenfelder sind beiderseits breit. Links endet der Lungenschall in der Höhe des VII. Brustwirbeldorns. Die basale Dämpfung darunter zeigt deutliches GROCCOsches Dreieck und eine 4 Querfinger hohe Verschleierung bei leichtester Perkussion. Über der Dämpfung abgeschwächter Fremitus, das Vesiculäratmen daselbst stark abgeschwächt. Oberhalb der Dämpfung in der Höhe des VI. Brustwirbeldorns etwas feinblasiges Rasseln hörbar. Über der Lingula der Lunge weiches pleurales Reiben. Ebenso in der Axilla. Die basale Dämpfung steigt etwas in der Axilla an und fällt nach vorne zu wieder ab.

Danach war ein pleuritisches Exsudat mit Sicherheit anzunehmen und die hierauf vorgenommene Probepunktion ergab ein klares, gelbes Exsudat mit positivem Rivalta. Mikroskopisch vorwiegend Lymphocyten neben einzelnen Erythrocyten. Die Röntgenuntersuchung des Oesophagus ergab Passagestörung im Oesophagus an der Kardia. Erweiterung des Oesophagus auf etwa 4 Querfingerbreite. Der urologische Befund lautete auf Striktur der Pars pendula urethrae. Patient ist aber imstande, den hochgestellten und cystitischen Urin ganz zu entleeren.

Auf Grund dieser Befunde sandten wir den Patienten am 17. Februar zur Gastrostomie an die Klinik EISELSBERG mit der Diagnose: Pleuritis serosa tuberculosa sinistra. Schwartige Tuberkulose des Zwerchfells mit Constriction des Oesophagus. Totale Oesophagusstenose mit Dilatation des Oesophagus. Die Gastrostomie wurde vorgenommen, wobei der Palpationsbefund eher für ein Kardiacarcinom zu sprechen schien. Am 22. Februar schon kam der Patient zur Autopsie. Der Obduktionsbefund von Prof. WIESNER lautete: Ulceröse Oesophagitis in spindelig erweitertem und muskulär verdicktem Oesophagus. Chronisch hypertrophischer Magenkatarrh. Chronische Tuberkulose der linken Lungenspitze und subakute tuberkulöse Pleuritis linkerseits. Pericarditis tuberculosa externa. Kompression der linken Lunge infolge serös-fibrinösen Ergusses.

Aber auch Traktionsdivertikel des Oesophagus durch geschrumpfte tracheobronchiale Lymphdrüsen können zu Schluckbeschwerden führen. Das lehrt uns folgende

Beobachtung 81. Es handelt sich um eine 61jährige verheiratete Pfründnerin A. Z., die am 13. Dezember 1920 meine Abteilung aufsuchte und am 26. März 1921 hier starb. Aus ihrer Anamnese ist für uns von Bedeutung eine Cholelithiasisattacke vor 8 Jahren, die nach 2 Jahren vollständig zum Stillstand kam. Dann traten im Frühjahr 1920 Asthmaanfälle auf. Eine seit 7 Wochen bestehende heftige Ischias des linken Beines führt sie dann ins Spital. Hier traten im Verlaufe der Beobachtung, welche eine Miliartuberkulose der Lunge bei Phthisis ulcero-fibrosa cachectisans ergab, noch Schluckbeschwerden in Erscheinung, die nach dem Röntgenbefund des Doz. HAUDEK durch einen Spasmus des Oesophagus ausgelöst waren, verursacht durch eine Periösophagitis. Der Obduktionsbefund ergab neben einer subakuten Miliartuberkulose der Lunge, ausgehend von einer alten kleinen Kaverne der linken Lungenspitze eine tuberkulöse Peribronchitis mit Bronchiektasien. Eine schwielige Periösophagitis und Übergreifen des tuberkulösen Prozesses auf den Oesophagus mit Bildung eines umfangreichen Geschwüres an der Oesophagusvorderwand. Als Ursache der linksseitigen Ischias eine Caries des linken Darmbeines mit Senkungsabsceß gegen das Foramen obturatorium.

D. Tuberkulose, hinter Bildern einer Affektion von Drüsen mit innerer Sekretion sich verbergend.

Hatten wir es bisher hauptsächlich mit Masken zu tun, die durch einen Primärkomplex und die ihn begleitende Drüsentuberkulose verursacht waren, so kommen wir jetzt zu Krankheitsformen, die auf eine hämatogen sich

verbreitende Tuberkulose zurückgehen. Schon bei der Besprechung der Tuber-
culosis fibrosa densa hatte ich die pluriglanduläre Insuffizienz gestreift, welche
nach mehreren Beobachtungen von mir durch eine derartige hämatogen entstandene Tuberkulose bedingt war. Siehe auch den Fall von SIREDY und
LEMAIRE, wo eine Wirbelcaries mit polyglandulärer Dystrophie zusammentraf.
Damit will ich freilich nicht sagen, daß jede multiple Blutdrüsensklerose im
Sinne FALTAs durch eine solche Tuberkulose verursacht sein müßte. So hat ja
FRISCH (1) einen Fall mitgeteilt, wo ein positiver Wassermann und Rückgang
der Insuffizienzerscheinungen von seiten der Drüsen mit innerer Sekretion auf
eine antiluetische Therapie hin auf Lues als Ursache hinzuweisen scheint, wenn
auch daneben noch ausgesprochene Tuberkulinallergie bestand. Auch weisen
MERKLEN, DAVAUX und DESMOULIÈRE ebenfalls auf solche Zustandsbilder bei
Syphilis hin. Überhaupt ist dieses Gebiet ätiologisch noch recht wenig bebaut,
was wohl zum Teil damit zusammenhängt, daß unsere Kenntnisse über Erkrankungen durch Wegfall oder Änderungen der Inkrete noch recht jungen Datums
sind. Dabei sei auch darauf aufmerksam gemacht, wie schwer die Veränderungen der endokrinen Drüsen nachzuweisen sind. Denn mit Recht sagt
BRUNO O. PRIBRAM:

> „Auch in der Klinik sind wir ja nur in der Lage, die ganz groben Veränderungen an
> den endokrinen Drüsen (Tumorbildung usw.) nachzuweisen, während wir kein nachweis-
> bares Kriterium über die Schwankungen des Funktionszustandes haben, die wohl die größte
> Mehrzahl der Fälle betreffen, bei denen wir einen negativen Befund erheben. Wir sind also
> ausschließlich auf den Zufall angewiesen, der uns bei gröbstnachweisbaren Veränderungen
> einer Blutdrüse klinisch eine derartige Erkrankung zuführt."

Neuerdings sind wir durch ABDERHALDENs Abbaureaktion des Blutserums
der Kranken auf Substanzen von Drüsen mit innerer Sekretion etwas besser
gestellt, zumal seitdem diese ursprünglich recht komplizierte Methode durch
SELLHEIM eine wesentliche Vereinfachung erfuhr. Ich habe schon oben Tabellen
mitgeteilt, die die Größe des Abbaues bei blander und virulenter Proliferation
belegen, Tabellen, die nach dem Vorgang von GROEDEL und HUBERT ent-
worfen worden sind. Diese Autoren hatten derartige Tabellen zur Erklärung
psychischer und konstitutioneller Anomalien herangezogen.

1. Am deutlichsten zeigen sich die dabei in Betracht kommenden Verhältnisse bei der *Schilddrüse*. HAMBURGER statuierte 1853 ein absolutes Ausschließungsverhältnis zwischen Tuberkulose und Struma und glaubte durch ein
Mittel, welches künstlich eine Struma zu erzeugen imstande sei, eine Phthise
heilen zu können. Dieser Glauben erhielt sich lange Zeit. Noch mein Lehrer
NEUSSER hielt daran fest. Man glaubte danach berechtigt zu sein, bei vorhandener Struma eine Tuberkulose ausschließen zu können. Dieses Leitmotiv
schien sehr bedeutungsvoll, um so mehr, als ja gerade die BASEDOWsche Krankheit wegen der Ähnlichkeit der subjektiven Beschwerden mit Tuberkulose:
Neigung zu Schweißen, subfebrile Temperaturen, Abmagerung, oft zu Verwechslungen mit Tuberkulose Anlaß gibt. Wenn also durch eine deutlich
schwirrende Struma und durch andere Symptome, wie Gräfe, Möbius, Stellwag,
Tremor oder durch die Reaktion von NICHOLSON und GOETSCH die thyreo-
toxische Ätiologie der Beschwerden sichergestellt sei, glaubte man Tuberkulose ausschließen zu können. Eine derartige Differentialdiagnose war ja auch
die Absicht von NICHOLSON und GOETSCH als sie ihr Verfahren ausarbeiteten.
Sie injizierten $^1/_2$ ccm Adrenalin. Werden die hyperthyreotoxischen Symptome
dadurch gesteigert, so liegt ein echter Hyperthyreoidismus vor; eine umkompli-
zierte Tuberkulose dagegen reagiere negativ. Im gleichen Sinne formulierte
noch mein zweiter Lehrer ORTNER (2) in einer eigenen Arbeit die Differentialdiagnose zwischen Tuberkulose und Basedow.

Bald aber mehrten sich die Beobachtungen über Zusammentreffen von Tuberkulose und Basedow bzw. Struma. Zunächst erkannte man, daß die Lungentuberkulose bei Struma oder Basedowsymptomen häufig sehr gutartig war. Man vergleiche darüber BIALOKUR (2), LÖFFLER, HUFNAGEL (1, 2, 3), SAATHOFF, J. BAUER (4), MASSUR. Zur Not ließ sich das noch mit der beiden Krankheiten gemeinsamen Wurzel der degenerativen Konstitution erklären, wie J. BAUER (2) das tut. Denn auf diesem Boden entsteht eine strumöse Degeneration, auf dem gleichen Boden aber entwickeln sich gewöhnlich auch mehr gutartige Formen von Tuberkulose. Aber bald erkannte man, daß die beginnende Tuberkulose direkt Strumen und hyperthyreotoxische Symptome hervorzurufen vermöge. So sagt KOCHER, daß „das Tuberkulosetoxin zweifellos auf die Schilddrüse wirkt" und „im Anfange einer Tuberkulose, oft noch bevor diese manifest wird, zu Anschwellungen der Schilddrüse und Hand in Hand damit zu Symptomen eines Hyperthyreoidismus führt." Bezeichnet er doch in seiner jüngsten zusammenfassenden Darstellung die Basedowsche Krankheit als Folge einer funktionellen Erkrankung der Schilddrüse, welche ihrerseits durch enterogenen oder toxischen Ursprung hervorgerufen wird. Auch CHVO-STEK äußert sich in gleichem Sinne: „Die Symptome des Basedows sind in vielen Fällen die ersten Äußerungen einer Tuberkulose, die dann nur später offenbar wird." Eine besondere Häufigkeit der Vereinigung von Forme fruste eines Hyperthyreoidismus und Tuberkulose konstatierten auch SERGENT und MIGNOT. Direkt einer Herdreaktion gleichzusetzende Schwellung der Thyreoidea nach Tuberkulininjektion beobachtete BENEDIKT. Nachdem, was ich später über den tuberkulösen Rheumatismus zu sagen haben werde, spricht auch der Fall von DEUTSCH im gleichen Sinne, wo bei einem 37jährigen Fräulein die ersten Erscheinungen von Gelenkserkrankung zur Zeit der schwersten Basedowsymptome aufgetreten waren. Denn beide können sehr leicht auf eine virulent proliferierende Tuberkulose zurückgeführt werden. Dazu kommen noch die Beobachtungen NATHERs, der häufig in exstirpierten Strumen Miliartuberkeln nachweisen konnte, was er freilich für ein einfaches Nebeneinander hält und nur im Sinne einer häufig möglichen gutartigen hämatogenen Aussaat verwertet. Aber immerhin besteht doch sicherlich ein inniger Zusammenhang. Darauf deuten Erfahrungen hin, die ich als langjähriger interner Konsiliarius der Klinik EISELSBERG machen konnte. Da sah ich manchmal nach Strumektomie wegen Basedow oder wegen Trachealkompression eine bösartige Tuberkulose, vielfach in Form einer käsigen Pneumonie manifest werden. Mit einer Narkoseschädigung der Lunge kann das nicht zusammenhängen, weil an dieser Klinik Strumektomien nur in Lokalanästhesie gemacht werden. Dazu kommen weiter die interessanten Beobachtungen SUSANIs, der häufig bei parenchymatöser Struma einen entzündlichen oder proliferierenden Primärkomplex feststellen konnte. Durch alle diese Beobachtungen werden die Beziehungen verständlich, die PONCET zwischen Struma und seiner Tuberculose inflammatoire aufgestellt und die anfangs oft einem skeptischen Lächeln begegneten, nur von J. HOLLÓ zunächst Bestätigung fanden. Die Sachlage wird noch klarer, wenn man die Tuberkuloseformen betrachtet, welche sich bei hyperthyreotoxischen Zuständen finden. Ich achte darauf schon seit einer langen Reihe von Jahren und konnte immer entweder eine Pleurite à répétition, also die leichteste Form der hämatogenen Tuberkulose (PONCETs Tuberculose inflammatoire, die ich jetzt blande Proliferation nenne), oder eine Tuberculosis fibrosa densa bzw. einen proliferierenden Primärkomplex nachweisen. Ja, ich halte die Forme fruste eines Basedow direkt für ein Charakteristicum derartiger Tuberkulosefälle und habe auch in vielen Fällen thyreotoxischer Symptome gute Besserungen von einer Tuberkulintherapie gesehen. Dasselbe haben übrigens auch ALTHEN und KROSCHINSKI beschrieben. Wir müssen also auf Grund der immer zahlreicher werdenden Beobachtungen schließen, daß eine Struma und auch eine Basedowstruma häufig die erste Antwort des Organismus auf eine Tuberkelbacilleninvasion der Schilddrüse auf dem Blutwege darstellt. Diese Annahme wird um so wahrscheinlicher, weil wir auch bei der Syphilis über ähnliche Beobachtungen verfügen. Gleichwie neben hämatogenen Tuberkuloseformen auch Syphilis die Ätiologie für eine pluriglanduläre Atrophie abgeben kann, genau so steht es mit dem Basedow. So beschreibt STÜMPKE einen Morbus Basedowii bei schwerer sekundärer Syphilis, der durch eine Neosalvarsankur günstig beeinflußt wurde. Ich selbst habe ebenfalls die Entwicklung eines Morbus Basedowii im Verlaufe einer allgemeinen Organsyphilis (Bronchusgumma, Mesaortitis luetica) gesehen. Ich werde über diesen Fall noch ausführlich im III. Teil berichten.

Besonders lehrreich für einen syphilitischen Morbus Basedowii sind die Beobachtungen von KOOPMANN über konjugale und luetische Basedowsche Erkrankung. Daß auch andere Infektionen zu einem Hyperthyreoidismus führen können, lehren die Mitteilungen von TROELL, der einen Zusammenhang zwischen infektiösen Krankheiten und Morbus Basedowii fand, lehren auch die Beobachtungen von CHAGAS über die nach ihm benannte Krankheit, welche durch das Trypanosoma Cruci, das Schizotrypanum, hervorgerufen wird. Er fand in den vergrößerten Schilddrüsen endemischer Kröpfe die Krankheitserreger, gleichwie auch eine die chronische Chagaskrankheit begleitende Melanodermie auf Beziehungen dieser Krankheit zu den Nebennieren hindeutet.

Damit wäre auch eine neue, ätiologisch begründete Behandlung für dieses so häufige Leiden gegeben.

Beobachtung 82. Wegen der noch vielfach bestrittenen Beziehungen zwischen Morbus Basedowii und Tuberkulose sei es mir gestattet, eine beweisende Beobachtung dieser Art aus jüngster Zeit hier anzufügen.

Es handelt sich dabei um einen 45jährigen Krankenhausverwalter J. P., der erstmalig am 28. Mai 1920 an meiner Abteilung aufgenommen wurde. Sein Vater war an einer „Myokarditis", seine Mutter an einer Pleuritis gestorben. Er selbst sei immer gesund gewesen. 1913 wurde bei ihm eine Herzneurose diagnostiziert. Im Oktober 1919 stellte sich ein Anfall von Herzklopfen mit Angstgefühl, Schwäche und Zittern ein, der 3 Stunden dauerte. Ein gleicher Anfall im Monate darauf. Schon seit dem ersten Anfall merkte der Kranke ein Größerwerden seiner Schilddrüse und litt seither ständig an Herzklopfen, ohne Tremor, ohne Verdauungsstörungen, mit konstantem Herabgehen seines Körpergewichtes um 10 kg seit Beginn der Herzneurose, so daß es zur Zeit der Aufnahme nur mehr 38 kg betrug. Gleichzeitig machte sich ein Tic convulsiv bemerkbar, er bekam Platzangst und leichte Ermüdbarkeit der Augen.

Bei der Aufnahme bot der Herr die typischen Zeichen eines Basedow. Dabei hatte er ständig subfebrile Temperaturen und zeigte bei der Durchleuchtung eine leichte Trübung der rechten Spitze bei sonstigem Emphysem der Lungen und einem Tropfenherz. Er bleibt bis 23. Juli und verließ nach hydriatischen Prozeduren und nach Arseninjektionen gebessert unsere Anstalt.

Ein zweites Mal kommt er zur Aufnahme am 9. Juli 1921. Zu seinen früher geklagten Beschwerden hatten sich seit April noch Anfälle von Herzklopfen mit Ohnmachtsanwandlungen gesellt. In den letzten Wochen war es zu blitzartigen Schmerzen in den Schläfen gekommen, wobei er blaß wurde und die Besinnung zu verlieren glaubte. Immer noch waren die ausgesprochenen Zeichen eines Hyperthyreoidismus vorhanden, so daß wir bei der ersten Diagnose blieben, nur noch mit Angiospasmen verbrämt. Er verläßt uns am 1. August.

Ein drittes Mal kommt er am 29. Juni 1923. Die bisherigen subfebrilen Temperaturen stiegen allmählich bis auf 38,4, es war zu Kurzatmigkeit und zu starkem Husten gekommen. Wir fanden nun beiderseits Spitzenfelder von 3 cm, wir fanden bei guter Pleuraverschieblichkeit beiderseitige Spitzendämpfungen mit lateralem Aufsteigen gegen die Schultern, wir hörten allenthalben Pfeifen und Schnurren und an verschiedenen Stellen seines Brustkorbes kleinblasiges trockenes Rasseln. Wir bemerkten, daß die absolute Herzdämpfung von beiden Seiten von Lunge überlagert war, und konstatierten eine harte scharfrandige

Milz. Deshalb diagnostizierten wir eine Tuberculosis fibrosa diffusa und die Röntgenaufnahme gab uns vollständig recht. Beiderseits nach unten zu abnehmende Verschattung durch grobe, dichte, zumeist harte Herd- und Strangschatten, oben rechts mehrere, links eine kleine Kaverne. Am rechten Zwerchfell eine Zacke.

Wir finden und sehen also die alten Reste wiederholter hämatogener Schübe. Eine daraufhin eingeleitete Tuberkulinkur führt unter rascher Gewichtszunahme zu einem fast völligen Rückgang der thyreotoxischen Erscheinungen. Die für derartige Fälle typische Tuberkulinempfindlichkeit beleuchtet am besten die Dosenfolge, wobei wegen Dauerreaktionen ausfallende Dosen mit 0 bezeichnet werden: 0,002—0,003—0,003—0—0—0—0 bis 0,0002—0,0003—0—0—0—0—0—0,0002—0,0003—0,0003—0,0003—0,0003—0,00045 bis 0,00045—0,0007—0,001—0,0015—0,002—0,003—0,0045—0,007—0,01—0,015—0,02 bis 0,03—0,045—0,07—0,1. Doch war der Erfolg nicht von Dauer, denn ein Jahr später erlag er seiner fortschreitenden Tuberkulose.

Während die akute Überschwemmung der Schilddrüse mit Tuberkelbacillen oder ihrer Toxine zu einer gesteigerten Funktion derselben führt, so zu einfachen Strumen oder auch zu Basedowbildern Veranlassung gibt, kann eine folgende Atrophie der Drüse, wie sie aus den anatomischen Untersuchungen von KEHL sich mit Sicherheit ergibt, zu Ausfallserscheinungen der Schilddrüse und so zu mehr minder ausgesprochenen Symptomen eines Myxödems bei Tuberkulose führen. Nach PONCET und LERICHE gehören hierher andauernde Eingenommenheit des Kopfes (Cephalée persistante), Migräneanfälle, fliegende Ödeme, kurz dauernde Steifheit der Gelenke (raideurs articulaires), Atonie der Muskeln und der sehnigen Gebilde, Ichthyosis der Haut, Haarschwund, geistige Apathie usw. Das würde dann direkt zu den Zuständen hinüberführen, die wir bei der multiplen Blutdrüsensklerose finden und die so häufig sich ätiologisch mit einer Tuberculosis fibrosa densa verknüpfen.

2. Daß auch die Nebenschilddrüsen zur Tuberkulose in inniger Beziehung stehen, geht schon aus den Beobachtungen H. SCHLESINGERs (3) hervor, Dieser Autor fand häufig bei beginnender Tuberkulose das Facialisphänomen positiv und konnte sein erstes Auftreten häufig auf der Höhe einer Tuberkulinreaktion beobachten. Daß dabei nicht nur eine mechanische Nervenübererregbarkeit bei Tuberkulose die Ursache ist, geht wohl auch aus seinen Versuchen hervor, bei chronisch secalevergifteten Patienten durch Tuberkulininjektionen das Facialisphänomen auszulösen, was in keinem Falle gelang. Vielmehr müssen wohl auch hier weit nähere Beziehungen zur Tuberkulose bestehen. Ich selbst habe viele Fälle gesehen, wo eine ausgesprochene Tetanie das erste Symptom einer Tuberkulose war, und zwar wieder eines proliferierenden Primärkomplexes oder seiner Folgezustände.

3. Daß die *Nebennieren* in innigem Konnex mit der Tuberkulose stehen, ist eine allgemein bekannte Tatsache. Ich habe schon im ersten Teile außer auf den Addison, der ja meist einer totalen Verkäsung der Nebennieren seine Entstehung verdankt, noch auf addisonoide Zustände hingewiesen, die in Solitärtuberkeln einer oder beider Nebennieren ihr anatomisches Substrat finden. Ich habe dort auch auf den Lipoidschwund in den Nebennieren hingewiesen, der sich bei braun pigmentierten Tuberkulösen gelegentlich findet. Das geht übrigens auch aus der Beziehung der Tuberkulose zur multiplen Blutdrüsensklerose hervor, wo sich ebenfalls häufig fibröse Verdickungen und Schrumpfungen der Nebenniere nachweisen lassen. SÉZARYS und KIYOKAWA haben diese fibrösen Schrumpfungen der Nebenniere besonders studiert, ebenso LAFITE und MASSCARY die einfachen Pigmentationen der Tuberkulösen in ihrer Beziehung zur Nebenniere. Man vergleiche auch die tierexperimentellen Untersuchungen von SORGO und HABETIN. Erwähnt sei hier noch der interessante Fall von LEICHTENSTERN, wo eine verkäste mesenteriale Lymphdrüse das Ganglion solare zerstörte und dadurch das typische Bild eines Addison entstand. Auf Grund dieser Beobachtungen stellt sich HUISMANN direkt vor, daß der

Sympathicus überhaupt eine große Bedeutung für die endokrinen Drüsen habe
und so wäre es leicht verständlich, daß eine Mesenterialdrüsentuberkulose
zu allen möglichen Erscheinungen Anlaß geben könne.

4. Daß auch in der *Hypophyse* gelegentlich Tuberkel anatomisch gefunden
werden, wissen wir aus Obduktionsbefunden von SIMMONDS. Denn bei der
SIMMONDSschen hypophysären Kachexie findet man nach CURSCHMANN pathologisch-anatomisch als Ursache eine Sklerosierung oder eine tuberkulöse bzw.
eine syphilitische Zerstörung der ganzen Hypophyse. BOCK bringt zwei Hypo-
physengangcysten und eine Tuberkulose der Hypophyse zur Mitteilung, bei
denen sich eine Dystrophia adiposo-genitalis zeigte. LICHTWITZ teilte einen
Fall eines 21jährigen jungen Mannes mit, der die Erscheinungen einer hypophysären Kachexie neben Diabetes insipidus bot und wo die Autopsie einen
verkalkten tuberkulösen Prozeß daselbst aufdeckte. Daß die Syphilis sich
sehr gerne an der Hypophyse lokalisiert, wissen wir aus zahlreichen Erfahrungen,
man vergleiche darüber nur die Zusammenstellungen von SCHULMANN und
LICHTWITZ. So kann die Syphilis nach APERT und BROCA eine Dystrophia
adiposo-genitalis zur Folge haben. Auch die kongenitale Syphilis setzt häufig
Veränderungen an der Hypophyse; fand doch SCHMIDT in 47$^0/_0$ seiner Fälle
hypophysäre Veränderungen dabei. Daß eine hypophysäre Kachexie, speziell
wenn sie nach einer Schwangerschaft auftritt, durch eine übermäßige, sonst
physiologische Rückbildung des Hypophysenvorderlappens bedingt sein kann,
legt REYE in einer sehr schönen Arbeit dar. Auf derartige oder auch unspezifische tuberkulotoxische Veränderungen der Hypophyse führen HUTINEL,
BABONEUX und PAISSEAU eine gelegentlich beobachtete auffällige Adipositas
bei lymphatischen Kindern zurück. Ob damit oder mit der Schilddrüse oder
eventuell auch mit dem Pankreas die Glykosurie zusammenhängt, die sich
gelegentlich in der Vorgeschichte einer Tuberculosis fibrosa densa findet und
die dann später wieder verschwindet, die also nicht einen echten schweren
Diabetes mit sekundärer Phthise darstellt, läßt sich heutzutage noch nicht entscheiden. Man vergleiche darüber CLAUDE et PROSAK, die diese Glykosurien
auf Hypophysenveränderungen zurückführen. Autopsien derartiger Fälle fehlen
mir bisher vollständig. Erst kürzlich sah ich den Bruder eines Kollegen, 45 Jahre
alt. Er war an einem leichten Diabetes erkrankt, der aber rasch auf strenge
Diät zurückging und ohne Acidose verlief. Aber trotz Verschwindens seines
Zuckers fühlte sich der Kranke nicht wohl und wurde daher von verschiedenen
Ärzten untersucht, die aber nichts Besonderes in den Lungen feststellen konnten.
Eine Röntgenuntersuchung, die hinter dem Rücken dieser Äizte auf Veranlassung seines Bruders vorgenommen wurde, zeigte nun eine ausgedehnte,
kleinherdige Tuberkulose der ganzen Lunge, und der von mir erhobene klinische
Befund alle Zeichen einer recht weit vorgeschrittenen Tuberculosis fibrosa densa
mit starkem Emphysem und hartem Milztumor.

5. Schon im vorigen Abschnitt mußte es zweifelhaft erscheinen, ob die
gelegentlichen Glykosurien in der Vorgeschichte hämatogen-proliferierender
Tuberkulose auf die Hypophyse oder auf das *Pankreas* zurückzuführen sind.
Nun ist wohl nach ARTHUR MAYER eine wirkliche Tuberkulose des Pankreas
sehr selten. „Dagegen scheint die funktionelle Insuffizienz des Pankreas bei
Tuberkulose keineswegs selten", sagt der gleiche Autor in seiner Zusammenfassung. Man vergleiche auch darüber unsere Beobachtungen über Fettnekrose bei interstitieller Pankreatitis infolge proliferierender Tuberkulose
(K. SCHUBERTH).

6. Ein letztes Organ mit innerer Sekretion, welches bei Tuberkulose häufig
Erscheinungen macht, sind die *Keimdrüsen*. Ich habe schon im ersten Teil auf
die Pigmentation von Phthisikern hingewiesen, welche an Chloasma uterinum

erinnert. Ich habe auch dort schon erwähnt, daß sehr häufig bei schwerem Verlauf der Tuberkulose ein Ausbleiben der Menstruation das erste Signal der Verschlimmerung sein kann. Sagt doch auch SCHWERMANN, daß bei Frauen eine plötzlich auftretende Amenorrhoe ohne positiven gynäkologischen Befund auf beginnende Tuberkulose sehr verdächtig sei und eine genaue Untersuchung des Respirationsapparates vorgenommen werden müsse. Auch WALTHARD sagt:

„Es kann nicht genügend hervorgehoben werden, daß bei Menorrhagien, Oligo- oder Amenorrhöen, wenn sich am Genitale keine erklärende Ursache findet, der gesamte Organismus auf Tuberkulose zu durchforschen ist." „Vielfach ist die Menorrhagie ein Frühsymptom der Nierentuberkulose. Sie tritt zu einer Zeit auf, in welcher noch alle übrigen Symptome fehlen. Man begnüge sich in diesen Fällen von Menorrhagien nicht, das Urinsediment nur einmal cytologisch zu untersuchen. Wer das Urinsediment systematisch acht und mehr Tage nach Tuberkelbacillen durchmustert, wird frühzeitig eine beginnende Nierentuberkulose als einzige Ursache der Menorrhagie zu erkennen vermögen."

Bedeutungsvoll sind in dieser Hinsicht auch die Untersuchungen von NOVAK und GRAFF, welche in dem Curettement von 30 Amenorrhöen 6mal Tuberkulose der Uterusschleimhaut fanden. Auf der anderen Seite muß auch eine vorzeitige Menarche wohl beachtet werden, weil sie nach SCHERER oft der Ausdruck einer besonders schweren Infektion ist, weshalb man Patientinnen dieser Art besonders sorgfältig untersuchen muß. Dabei fällt nun auf, daß die bisher erwähnten Organe mit innerer Sekretion vor allem bei hämatogen entstandenen Tuberkuloseformen erkranken, daß dagegen die hypogenitalen Symptome zumeist bei schwerer Phthise, namentlich der galoppierenden, in Erscheinung treten. Ob das nicht mit der komplizierten Gefäßversorgung der Genitalien zusammenhängt? Denn zu Testikel und Ovarien kommt eine dünne Arterie von hoch oben oft rechtwinkelig von der Arteria renalis her, so daß Bacillen viel schwerer in dieses Organ gelangen können. Auch aus meinen Untersuchungen mit WITTGENSTEIN über das Schicksal intravenös injizierter Tuberkelbacillen bei Hunden ging ja hervor, daß wir Tuberkelbacillen in allen möglichen Organen regelmäßig finden konnten, nur in den Ovarien ließen sie sich selten und nur gelegentlich nachweisen.

Immerhin machen sich auch bei proliferierender Bronchialdrüsentuberkulose Symptome vom Genitale geltend in Form von Dysmenorrhöe. schmerzhafter Menstruation, Menorrhagie usw. Man vergleiche darüber die Arbeiten von HOLLOS und EISENSTEIN, man vergleiche darüber auch die ausführliche Arbeit von PONCET und LERICHE (1). Das anatomische Substrat dafür ist noch nicht sicher festgestellt, möglich, daß tuberkulöse Pelveoperitonitiden, möglich, daß tuberkulöse Lymphome im Retroperitonealraum und im Douglas die Veranlassung dazu geben. Macht doch ALBERT BAUER besonders auf eine Beckenhyperämie durch die sitzende Lebensweise und durch Verdauungsträgheit als Ursache für Metrorrhagie und Menorrhagie aufmerksam. Daß auch bei Tuberkulose unspezifische Veränderungen der Keimdrüsen vorkommen, hat BRACK gezeigt, ein Gleiches mit nachfolgendem genitalen infantilen Eunuchoidismus auf syphilitischer Grundlage BUSCHKE und GUMPERT besprochen. ROSCHDESTWENSKY hat gleichsinnige Veränderungen an Hoden von Lungentuberkulösen nachgewiesen, die er auf eine tuberkulöse Toxämie von langer Dauer zurückführt. Auf jeden Fall sind sich die meisten Tuberkulintherapeuten darüber einig, daß derartige Beschwerden oft auffällig günstig durch eine spezifische Kur beeinflußt werden. Siehe darüber vor allem KRÄMER (4) und HAYEK (3).

7. Zum Schlusse dieses Abschnittes muß noch einmal der multiplen Blutdrüsensklerose gedacht werden, auf die ich schon bei der Fibrosa densa ausführlich eingegangen bin. Man muß bei jeder hämatogen proliferierenden

Tuberkulose daran denken. Wenn im Gegensatz zur Fieberlosigkeit und zur geringen Aktivität der Lungenerscheinungen eine auffallende Abmagerung sich bemerkbar macht, dann wird man gut tun, auf Abbauprodukte der Drüsen mit innerer Sekretion im Blutserum Untersuchungen anzustellen. Das wird häufig die Sachlage klären. Diese Feststellung, die nicht nur theoretisches Interesse hat, ist auch für die Therapie von Wichtigkeit. Hier kann eine Bluttransfusion von einem gesunden Individuum oft die Abmagerung wunderbar beeinflussen, hier können polyhormonale Präparate, Horminum masculinum oder femininum Gutes stiften, hier liegt auch eine Domäne für Insulinmastkuren vor.

Übrigens sind in der letzten Zeit eine Reihe von Arbeiten erschienen, die sich mit der Ätiologie der multiplen Blutdrüsensklerose befassen. PETSCHACHER und HÖNLINGER führen ihren Fall auf eine Tuberkulose zurück. In 3 Fällen von HERZBERG fanden sich neben rheumatoiden Erscheinungen noch pluriglanduläre Störungen, was im Sinne meiner früheren Ausführungen und im Sinne der Auseinandersetzungen im folgenden Abschnitte über den tuberkulösen Rheumatismus auch mit großer Wahrscheinlichkeit für eine tuberkulöse Genese spricht. Eine luetische Ursache kann man bei den Fällen von HIRSCH (2, 3) annehmen, wie sie um so wahrscheinlicher werden, weil die histologischen Untersuchungen CARRERAS ja in den meisten Drüsen mit innerer Sekretion bei Syphilis deutliche Veränderungen nachweisen konnten.

E. Beginnende Tuberkulose, hinter einem Rheumatismus sich verbergend.

1. Wenn ich hier von Rheumatismus als Maske einer Tuberkulose spreche, meine ich damit nicht jenen Rheumatismus, womit wir aus Bequemlichkeit oder weil wir zunächst keine Ursache dafür finden, einen jeden Schmerz an irgendeiner Körperstelle benennen, uns vielleicht mit dem Gedanken abfindend, daß er einer Verkühlung, also einer Kältegelose im Sinne SCHADES, seine Entstehung verdankt. Ich meine hier jenen typischen Rheumatismus mit Schmerzen, Schwellung und Rötung der Gelenke, der mit Fug und Recht nach altem Herkommen so genannt wird. Wir sehen nun einen derartigen Rheumatismus sehr häufig im Laufe der Tuberkulose. Über seine Beziehungen zur Resorption eines pleuritischen Exsudates habe ich schon mehrfache Beobachtungen gemacht und darüber schon berichtet. Ich gehe auf diesen *tuberkulotoxischen Resorptionsrheumatismus* hier nicht näher ein, weil er bei der pleuritischen Grundkrankheit wohl keine Maske der Tuberkulose darstellt. Aber nicht nur bei exsudativen Formen der Pleuratuberkulose begegnen wir ihm. Wir treffen ihn auch bei den trockenen Pleuritiden an, die ich in diesem Teile als Pleurite à répétition beschrieben habe. Wir begegnen einem Rheumatismus der Gelenke auch bei der Miliaris discreta und der Tuberculosis fibrosa densa, wie ich an den betreffenden Stellen schon auseinandergesetzt habe. Häufig kann nun das Lungenleiden ganz zurücktreten und dafür die aus den wiederholten miliaren Schüben in die Gelenke hervorgehende chronische, deformierende oder ankylosierende Arthritis das Bild beherrschen. Die Affektion wird dann gewöhnlich als „Gicht" oder „chronischer Rheumatismus" angesprochen. Einen typischen Fall sah ich erst jüngst.

Beobachtung 83. Am 15. November 1920 wurde ich zu der 56jährigen Frau M. P. gerufen, deren Sohn mit offener, recht weit vorgeschrittener Phthise an meiner Abteilung lag. Die Frau war schon lange bettlägerig wegen einer Schwellung und Versteifung beider Kniegelenke und wegen langjähriger ankylosierender „gichtischer" Veränderungen der kleinen Gelenke von Fingern und Zehen. Der Lungenbefund ergab eine typische beiderseitige Tuberculosis fibrosa densa mit frischen Rasselgeräuschen und etwas Zerfall in beiden

Oberlappen. Eine Tuberkulintherapie führte eine weitgehende Besserung der Gelenksbeschwerden herbei.

Wir müssen also bei jedem Rheumatismus und gerade bei den Formen, welche nicht mit Endokarditis sich vergesellschaften, an eine Tuberkulose als Ursache denken, und eine genaue Untersuchung der Lungen wird dann entweder einen proliferierenden Primärkomplex, eine miliare Spitzentuberkulose oder eine Tuberculosis fibrosa densa finden lassen. Dabei ist mir wieder aufgefallen, daß auch hier die Syphilis dasselbe Bild erzeugen kann wie die Tuberkulose. Übrigens erwähnt auch ROMERGB (2) diese Form des syphilitischen Rheumatismus. Er sagt:

„Hinziehende Arthritiden finden wir in $9^0/_0$ der Luetiker. Meist polyartikulär, vor allem an den großen Gelenken erscheinen etwas schlaffe Schwellungen durch Gelenksergüsse ohne nennenswerte Beteiligung oder mit nur mäßiger Verdickung der Gelenkskapsel, ohne entzündliche Rötung der überkleidenden Haut, mit lästigen Schmerzen und starker Bewegungshemmung. Gewöhnlich besteht hinziehendes geringes Fieber.“

H. SCHLESINGER hat in neuester Zeit eine ganze Monographie über diese Arthrolues tarda veröffentlicht. Die Form der multiplen Gelenksentzündung ist für Tuberkulose nicht charakteristisch. Immerhin zeichnen sich viele Fälle davon durch Schwellung der regionären Drüsen aus, viele auch durch einen Milztumor, der eben der tuberkulösen Grundkrankheit zukommt. Nur bei den Rheumatismen, welche die blande Pleurite à répétition begleiten, fehlt er.

Unser praktisches Vorgehen ist bei Fällen von Rheumatismus am besten folgendes: Haben wir eine Polyarthritis vor uns, ohne Mitbeteiligung des Endokards, ohne Leukocytose im Blute, dann haben wir die Pflicht, eine Wassermann-Reaktion anzustellen und auf Tuberkulose genau zu untersuchen, eventuell auch bei nicht sehr eindeutigem Befund mit Hilfe spezifischer Reaktionen. Läßt sich eine septische Polyarthritis durch Eitermikroben, läßt sich eine luetische ausschließen, dann empfiehlt sich unbedingt eine Tuberkulintherapie. Denn eine solche zeitigt selbst bei den schwer destruierten alten Formen von tuberkulösem Rheumatismus noch recht gute Resultate; sie leistet bei frischen Fällen dieser Gruppe Vorzügliches, so daß es zum Schaden des Arztes und des Patienten ausschlägt, wenn man derartige chronische Polyarthritiden einfach in Bäder schickt und symptomatisch behandelt. Die einzig richtige Therapie ist hier eine kausale. Man darf sich auch von dem allgemeinen Aussehen nicht täuschen lassen. Diese Fälle sind ja häufig entsprechend ihrer Grundkrankheit mager, aber auch ein guter Panniculus daɪf uns nicht verleiten, einfach eine uratische Arthritis anzunehmen, denn gerade der proliferierende Primärkomplex kommt ja selbst bei recht fetten Patienten zur Beobachtung. Zur Illustration des eben Gesagten sei es mir gestattet, folgende Krankengeschichte mitzuteilen.

Beobachtung 84. Die 43 Jahre alte Pfründnerin V. T. kam erstmalig am 20. März 1920 an meiner Abteilung zur Aufnahme. Im Jahre 1914 war sie mit Schmerzen im rechten Schultergelenk erkrankt, wobei gleichzeitig eine Rippenfellentzündung bestanden habe. Einige Monate später trat Schwellung und Schmerzhaftigkeit des rechten Ellbogengelenkes auf. 1915 Erkrankung der Knie- und Sprunggelenke beiderseits. Atophanbehandlung führt rasch Besserung herbei. 1916 Schwellung des linken Handgelenkes und aller Fingergelenke. 11 Schwefelbäder in Baden bringen Besserung. 1917 ist sie durch $2^1/_2$ Monate an einer Universitätsklinik wegen der gleichen Beschwerden, Burrowumschläge, Heißluft, Argochrominjektionen. Nun liegt sie $1^1/_2$ Jahre zu Hause. Es kommt zur Deformierung der Gelenke, zur Versteifung aller Extremitäten, zur Bewegungseinschränkung der Wirbelsäule. Von April 1919 bis Februar 1920 liegt sie nun auf einer inneren Abteilung. Radiumbäder, Heißluft, Stauung, Atophan, Milch- und Fibrolysininjektionen, Massage bringen sie doch so weit, daß sie mit Stöcken herumgehen kann. Aber zu Hause wird sie wieder schlechter und so kommt sie an meine Abteilung.

Wir finden bei der physikalischen Untersuchung der Lungen beide Spitzenfelder auf 2 cm verengt, über beiden Spitzen horizontal abschneidende Dämpfungen, rechts bis zum

IV., links bis zum III. Dorn mit etwas unreinem Inspirium. Die linke Lungenbasis ist unbeweglich mit 4 Querfinger hoher Verschleierung, links vorne infraclavicular und über der Lingula etwas klangloses inspiratorisches trockenes Rasseln hörbar. Radiologisch nur leicht verschleierte, inspiratorisch weniger gut sich aufhellende Basis links bei guter Zwerchfellbeweglichkeit. Wir hatten also den Befund einer Pleurite à répétition vor uns. Darum nahmen wir einen PONCETschen Rheumatismus an. Wir gehen zu Tuberkulin über. Zunächst diagnostische Gaben von 0,2—1,0—4,5, die anstandslos vertragen werden. Erst 10,0 löst eine leichte Reaktion aus. Nun Weiterbehandlung mit folgenden Dosen: 10,0 bis 15,0—20,0—30,0—45,0—70,0—100,0—100,0—100,0—100,0—150,0—200,0—300,0 bis 450,0—450,0—450,0—700,0—700,0—1000,0—1000,0.

Im Juli 1920 kann sie leidlich ohne Stöcke gehen und wird entlassen. Im Oktober 1922 treten neuerdings heftige Schmerzen in den Knien und in der rechten Schulter auf, und seit Januar 1923 ist sie wieder außerstande, zu gehen. Sie kommt daher am 28. April wieder zur Aufnahme. Der physikalische Lungenbefund ist der gleiche. Die Temperaturen sind aber diesmal erhöht bis 37,5. Wir beginnen wieder mit einer Tuberkulinkur. Dosenfolge: 0,2—0,3—1,0—4,5—10,0—15,0—30,0—45,0—70,0—100,0—100,0—100,0—150,0—100,0 bis 10,0—15,0—15,0—20,0—20,0—30,0—45,0—70,0—70,0—100,0. Wir sehen sie also schon bedeutend empfindlicher gegen Tuberkulin als das erstemal. Am 27. August verläßt sie unsere Abteilung. Den erreichten Erfolg beleuchtet wohl am besten der vom 4. September datierte Brief, dessen Eingangsworte ich daher anführen möchte, zumal ja der PONCETsche Rheumatismus noch viel umstritten ist. „Nur mit schwachen, nichtssagenden Worten kann ich Ihnen den heißesten Dank bringen für Ihre menschenfreundliche Güte, die mich armen, bewegungslosen Krüppel wieder auf die Beine gebracht, meiner Familie die sorgende Hausmutter wieder geschenkt hat. Was wäre aus mir und meinem Haushalt geworden ohne Sie und ohne Ihren Assistenten . . .“

Auch die lange so rätselhafte Arthritis deformans ist häufig tuberkulöser Natur. AXHAUSEN hat ja festgestellt, daß es zunächst zu ganz blanden mykotischen Embolien insbesonders tuberkulöser Natur kommt, die zu einer epiphysären Nekrose und so zu einer Arthritis deformans führen. LANZ schließt auf eine tuberkulöse Genese aus dem fast stets positiven Ausfall der WILDBOLZschen Eigenharnreaktion. Nach unseren schon bei den endokrinen Erkrankungen gemachten Erfahrungen können wir darauf auch schließen bei Fällen, bei denen sie sich wie der Fall von DEUTSCH mit Morbus Basedowii oder wie die Periarthritis destruens von UMBER, mit pluriglandulärer Atrophie vergesellschaftet. Auch BIER betont ja das häufige Vorkommen von Lungentuberkulose bei chronischem Gelenkrheumatismus, BONN, PAYER und PEIPER schreiben der Tuberkulose bei der Entstehung der chronischen deformierenden Arthritis eine große Bedeutung zu. Das erklärt auch die guten Tuberkulinerfolge bei dieser Krankheit, welche PONNDORF mit seinen Impfungen und welche PAUL mit seiner Cutivaccine erzielt. Übrigens ist auch der bakteriologische Beweis für die häufige Besiedlung des Knochenmarks mit Tuberkelbacillen erbracht worden. So fand KOIZUMI bei 6 Fällen von menschlicher Miliartuberkulose in $50^0/_0$, bei 24 Fällen sonstiger menschlicher Tuberkulose in $75^0/_0$ Tuberkelbacillen im Knochenmark. Damit ist das embolisierende Substrat direkt nachgewiesen, welches AXHAUSEN für die Entstehung der Deformierungen aus dem histologischen Bilde erschlossen hat.

Schon der oben mitgeteilte Fall hat ja gezeigt, daß man mit einer anderweitigen Proteinkörpertherapie derartige Erfolge nicht erreicht. Das gleiche möge noch der folgende Fall dartun, der vor der Tuberkulinbehandlung sich allen möglichen Kuren unterzog.

Beobachtung 85. Einen 44jährigen Advokaten Dr. J. J. sah ich erstmalig am 27. Juli 1921. Schon 10 Jahre litt er an immer zunehmenden Gelenksschmerzen. Seine Schwester war ein Jahr vorher an einer Miliartuberkulose mit besonderer Beteiligung des Peritoneums gestorben. Die Untersuchung ergab einen etwas kachektischen Herrn mit beiderseitigen Spitzenkappen und einer Adhäsion der linken Pleura. Kein Rasseln. Aus allem und aus dem Befund an den Gelenken ließ sich mit größter Wahrscheinlichkeit eine ankylosierende deformierende Arthritis im Sinne PONCET erschließen, daher riet ich zu einer Tuberkulininjektionskur. Der Hausarzt wollte aber nicht recht daran glauben, stellte dem Herrn noch einem Internisten vor, der sich meiner Meinung nicht anschloß, wegen Alveolar-

pyorrhöe auf einen Rheumatismus infolge Oral sepsis schloß, ihm alle
Zähne extrahieren ließ, ihn mit Radium, Caseosan und sonstigen Protein-
körpern behandeln ließ und ihm Rheumatikerbäder empfahl. Der Erfolg
dieser Behandlung war, daß der Herr nach Jahresfrist vollständig ans
Bett gefesselt war, wegen seiner starken Spondylarthritis und daß er
seinem Beruf nicht mehr nachgehen konnte. In dieser Not erinnerte
er sich an meinen Rat und nun wurde vom Hausarzt nach meiner
Angabe eine Tuberkulinkur durchgeführt. Anfangs stellten sich starke
Herdreaktionen in den Gelenken ein. Aber schon nach 6 Wochen ging
es zusehends besser. Er erlangte seine Beweglichkeit wieder und ist nun,
abgesehen von den Deformierungen, vollkommen gesund und arbeitsfähig. Seit Jahren gebraucht er schon keine Kur mehr, aber immerhin
bekommt er von Zeit zu Zeit wieder ziehende Mahnungen in den
Gelenken, ein ganz eigentümliches Gefühl, das er nicht definieren kann.
Daraufhin läßt er sich von seinem Arzt eine größere Tuberkulindosis
injizieren und hat dann wieder für lange Zeit Ruhe.

Wie zauberhaft entfiebernd Tuberkulininjektionen beim
akuten tuberkulösen Rheumatismus wirken können, auch
wieder nicht als Folge einer unspezifischen Reiztherapie, sondern
spezifisch verursacht, möge folgende Beobachtung lehren.

Beobachtung 86. Der 37jährige Fiaker F. Z. wurde am 7. April
1928 an meiner Abteilung aufgenommen mit folgender Anamnese.
Eine Schwester war mit 16 Jahren an Lungentuberkulose gestorben,
als er selbst 19 Jahre alt war. Ein Bruder leidet an Diabetes. Er selbst
bekam am 5. April aus voller Gesundheit plötzlich Schmerzen in beiden
Füßen, so daß er nicht gehen konnte, begleitet von hohem Fieber. Sein
Blutbefund ließ eine leichte Leukocytose von 12000 ohne Eosinophile
erkennen, weshalb wir auf einen pyogenen akuten Gelenksrheumatismus
schlossen, wenn auch die Linksverschiebung bei 86% Segmentkernigen
und 5% stabkernigen polynucleären Leukocyten recht geringfügig war.
Darum gaben wir Atophanylinjektionen und leiteten eine unspezifische
Eiweißkörpertherapie mit Peptoninjektionen ein. Diese Behandlung
hatte aber selbst durch 17 Tage gar keinen Einfluß auf die Gelenksschmerzen und Gelenksschwellungen und keinen auf die Temperatur.
Nun entschlossen wir uns mit Rücksicht auf die Tuberkulosefälle in
seiner Familie zu einem Versuch mit Tuberkulin. Bereits die erste Dosis
von 4/V ATK = 0,002 cmm brachte die Temperatur herunter, auf 0,007
trat eine längere Fieberreaktion auf, worauf dann die Temperatur völlig
normal und die Gelenke vollkommen schmerzfrei wurden, so daß er
bald darauf gesund entlassen werden konnte. Siehe Kurve.

Eine besondere Besprechung verdienen dabei besondere
Lokalisationen, so die im Mandibulargelenk, auf welche Holló
aufmerksam macht, und auch in den Wirbelgelenken, die
tuberkulöse Spondylarthritis; letztere macht sehr lästige
Symptome und wird meist verkannt. Gegen eine Spondylitis
spricht der fehlende Stauchschmerz vom Kopfe und Schulter
aus, spricht auch der röntgenologische Befund, welcher keine
Destruktion der Wirbelkörper aufweist. Ich habe diese Form
von Rheumatismus bisher hauptsächlich bei der Pleurite
à répétition getroffen, und wir müssen also bei allen Wirbel-
säulenschmerzen, welche diese Tuberkuloseform begleiten, an
eine tuberkulöse Spondylarthritis denken.

Eine weitere besondere Form des chronischen „tuberkulotoxischen“ Rheumatismus stellen chronische Tendovaginitiden
dar und die Dupuytrensche Contractur, die ich ebenfalls wieder
besonders bei der Pleurite à répétition beobachtet habe. Daß
bei der Dupuytrensche Contractur auch histologisch in der
Aponeurosis palmaris sich Tuberkel finden, beweist der Fall
von Exner. Die relative Häufigkeit dieser Ätiologie erhellt

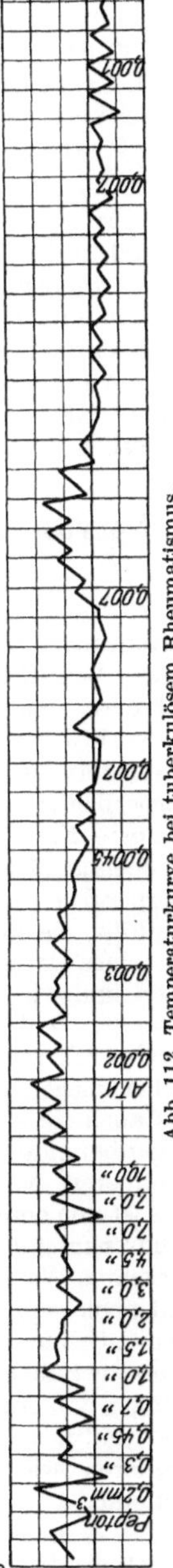

Abb. 112. Temperaturkurve bei tuberkulösem Rheumatismus.

auch aus den Erfahrungen Löwensteins (l. c. S. 403), der bei 3 Fällen von Dupuytrenscher Contractur nach Alttuberkulin-Injektion derart starke Entzündungen und schmerzhafte Verstärkung der Contractur sah, daß nur aus diesem Grunde mit der spezifischen Behandlung ausgesetzt werden mußte.

Hier verdienen auch noch die Nodosités juxtaarticulaires Erwähnung, deren Vorkommen bei Tuberkulose jüngst Volk und Brünauer an 6 Fällen belegt haben.

2. Im Anschluß an den tuberkulösen Rheumatismus muß noch der Ischias gedacht werden, denn auch sie ist sehr häufig tuberkulöser Genese. Sie kann entstehen durch tuberkulöse Drüsen im Becken oder wie in einem meiner Fälle durch verkäste Drüsen in der Incisura ischiadica, die zu einer fortgeleiteten Entzündung des Nervus ischiadicus geführt hatten. Siehe darüber auch die Beobachtung 81. Man muß also auch bei einer Ischias an eine Tuberkulose denken und seine Untersuchung danach einrichten, wenn nicht ein ausgesprochenes Kältetrauma des Nerven vorliegt oder eine traumatische Zerrung des Nerven ausgeschlossen werden kann.

F. Nervöse Erkrankungen, hinter denen sich eine Tuberkulose verbirgt.

1. Hier verdient zunächst einmal die *Neurasthenie,* die *Nervosität* unsere Beachtung. Schon in der Einleitung meines Buches habe ich auf das Vage dieses Begriffes hingewiesen, der wohl nicht mehr sagt, als wenn wir jeden Schmerz, den wir nicht deuten können, als „rheumatisch" bezeichnen. Die Nervosität verdankt eben ihre Entstehung entweder einer angeborenen Minderwertigkeit des Zentralnervensystems oder einer Erschöpfung desselben durch körperliche und geistige Übermüdung, durch Überarbeitung oder Sorgen, durch gestörte Nachtruhe usw. Liegen aber derartige, aus der Anamnese leicht zu erhebende Momente nicht vor, dann muß man an eine innere Störung des Körpergleichgewichtes denken. Sie kann die Folge sein einer allgemeinen Syphilis, sie kann die eines anderen schweren, konsumierenden Leidens sein, wie eines Carcinoms, eines Diabetes, einer Störung der Inkrete usw., usw., sie kann und wird aber auch sehr häufig durch eine beginnende Tuberkulose verursacht. Daß vielfach als nervös angesprochene Magenschmerzen und Magenbeschwerden entweder durch ein Ulcus duodeni oder durch eine beginnende Tuberkulose bedingt sind, habe ich schon in diesem Kapitel gezeigt. Ich habe das auch für die sogenannte Herzneurose dargetan. Es gilt aber nicht nur für Organbefunde, die wir mangels eines genauen Einblicks bisher als nervös bezeichneten, es gilt auch für eine allgemeine Neurasthenie in gleichem Maße. Das ist von eminent praktischer Bedeutung. Denn gerade durch eine ätiologische Umgrenzung der Neurasthenie bekommen wir für unser therapeutisches Handeln wirksame Waffen in die Hand. Die Patienten werden nicht mehr für sich selbst und noch mehr für den behandelnden Arzt zur lästigen Qual. Es kann also die Neurasthenie direkt die Folge einer tuberkulösen Infektion darstellen. Es kann aber auch in anderen Fällen wieder so sein, wie dies Hayek zum Ausdruck bringt, daß angeborene Neurastheniker mit ihrem labilen Nervensystem viel eher und in bedeutend erhöhtem Maße auch auf eine tuberkulöse Infektion hin reagieren, wie sie das auf jede Noxe tun. So sagt Hayek (l. c. S. 305) sehr treffend:

„Nach meinen Erfahrungen kommen auffallend viele Neurastheniker in den Anfangsstadien der Lungentuberkulose zur Behandlung, also in einem Stadium, wo meist rasch wieder positive Anergie zu erzielen ist und wo das unrichtige, anaphylaktisierende Verfahren die bestehenden anaphylatoxischen Erscheinungen noch verstärkt. Und warum der

Neurastheniker auffallend häufig so früh zur Behandlung kommt, ist leicht zu erklären. Neurasthenie bedeutet ja erhöhte Erregbarkeit auf äußere und innere Reize, die beim Nervengesunden noch unter der Beobachtungsschwelle bleiben. Ein Neurastheniker wird daher viel früher auf die leise Mahnung anaphylatoxischer Reize — die ersten Zeichen aktiver Tuberkulose — reagieren als ein Nervengesunder."

Das deckt sich ungefähr mit dem, was HOLLÓ zur Erklärung der Bevorzugung von Frauen in der Gruppe der juvenilen Tuberkulose aussagt (siehe oben S. 143).

2. Eine besondere Besprechung verdient der *Kopfschmerz.* Es hat erst jüngst FRISCH (2) sehr schöne Beobachtungen darüber mitgeteilt und er kommt auf Grund seiner Untersuchungen und der Röntgenuntersuchungen SCHÜLLERs bei seinen Fällen zur Ansicht, daß ein Kopfschmerz häufig als erstes Symptom der Tuberkulose in Erscheinung tritt, bedingt durch eine Meningitis serosa, sei es durch eine gutartige Miliartuberkulose der Meningen oder durch tuberkulotoxische Einflüsse auf die Hirnhäute. Für letztere scheinen besonders die Fälle zu sprechen, bei denen er ganz analog zu meinen Beobachtungen über den tuberkulösen Rheumatismus konstatieren konnte, daß nach Resorption von tuberkulösem Exsudat aus dem Peritoneum oder der Pleura der tuberkulöse Kopfschmerz zuerst in Erscheinung tritt. Wichtig scheint mir auch seine Feststellung, daß zwischen röntgenologisch feststellbarer Hirndrucksteigerung und Liquordruck bei der Lumbalpunktion kein Parallelismus, sondern geradezu ein gewisser Antagonismus besteht. FRISCH erklärt das wohl mit Recht dadurch, daß bei Verlegung des Foramen Magendi der Liquordruck bei der Lumbalpunktion erniedrigt erscheint, die Röntgenuntersuchung dann aber naturgemäß sehr beträchtliche Hirndrucksteigerung ergeben muß und umgekehrt.

Schon vor FRISCH hatte HERRSCHMANN (1, 2, 3) auf ähnliche Beobachtungen hingewiesen, die er durch eine rudimentäre Meningitis erklärte und worüber er dann später noch eine Reihe von Beobachtungen mitgeteilt hat. Gleiche Beobachtungen stammen auch von GILBERT (1, 2), welcher bei frischen Aderhautentzündungen ohne Mitbeteiligung der Uvea heftige Kopfschmerzen finden konnte, die er auf eine gleichzeitige Meningitis serosa zurückführt. Für ein häufiges Zusammentreffen der Migräne mit tuberkulösen Zuständen tritt KUGLER in seinem wertvollen Buche über die Neurosen ein.

3. Im Anschlusse daran sei noch erwähnt, daß umschriebene tuberkulöse Meningitiden oder Solitärtuberkel auch ein Bild geben können, welches an Paralysis agitans erinnert, wie dies DEIST von einem Herd im Gebiete der Insula Reili berichtet, während ich selbst einen Fall von Monathetose mit gutem Erfolge durch Tuberkulin heilen konnte (W. NEUMANN [33]). Es soll hier auch erwähnt werden, daß LANGER auf die Beziehungen einer Enuresis mit frischer Tuberkuloseinfektion bei Kindern aufmerksam macht, die er durch Tuberkulin heilen konnte.

4. Zuletzt seien noch psychische Störungen erwähnt, hinter denen sich eine Tuberkulose verstecken kann. Ich gehe dabei auf die verschiedenen psychiatrischen Bilder nicht ein, die eine tuberkulöse Meningitis im Inkubationsstadium bieten kann. Ich will auch auf die nervösen psychischen Störungen im Zusammenhang mit Tuberkulose nicht näher eingehen; nur auf den merkwürdig häufigen Befund von Selbstmord bei frischer Miliartuberkulose, welchen KOOPMANN erheben konnte, möchte ich hier verweisen. Schließt doch KOOPMANN selbst daraus, daß frische tuberkulöse Prozesse mit größter Wahrscheinlichkeit als ursächliches Moment für Selbstmord anzusehen seien. Außerdem kann ich mir nicht versagen, auf eine interessante Arbeit MENZELs zu verweisen, der bei bestimmten Formen meines Formenkreises der Tuberkulose ein ganz eigenartiges psychisches Verhalten feststellen konnte, das seiner Meinung nach und

auch nach meiner Erfahrung wohl recht gut zur Differentialdiagnose herangezogen werden kann. Er unterscheidet vor allem drei Gruppen von Tuberkulose. Zunächst gutartige Tuberkulosen, wofür er die Tuberculosis abortiva als Paradigma erwähnt, wozu aber vor allem die Fälle gehören, welche ich als einfachen Primärkomplex beschrieben habe, zeigen das Bild der Schwindsuchthypochonder und der überängstlichen Tuberkuloseneurotiker. Die virulente Proliferation zeigt eine ausgesprochene optimistisch-euphoristische Einstellung ihrer Krankheit gegenüber. Als dritte Gruppe bespricht er die Phthisis fibrocaseosa und die chronische Pubertätsphthise, welche Mangel jeder Krankheitseinsicht, eine unbekümmerte Lebensfreude und Lebensgier, aufweist, die Belehrungen des Arztes und der besorgten Anverwandten lachend in den Wind schlägt, dabei aber der somatischen Beauté phthisique vergleichbar, doch „ein Verwesungsbukett über dem schäumenden Wein dieser scheinbar übersprudelnden Lebensfreudigkeit" bietet.

Was aber eine besondere Auseinandersetzung erheischt, ist die Beziehung der Tuberkulose zur Dementia praecox. Zunächst herrscht Einstimmigkeit darüber, daß bei dieser Krankheit die Tuberkulose unverhältnismäßig häufiger anzutreffen ist als bei anderen Geisteskrankheiten in Irrenanstalten. So bringt Löw folgende Zahlen: Bei Sektionen von Dementia praecox 59,65^0/$_0$ Tuberkulose, bei Epilepsie 27,18—8,6^0/$_0$, bei progressiver Paralyse 11,304^0/$_0$, bei der senilen Demenz 10^0/$_0$. Auf Grund analoger Befunde kommt WOLFER direkt zum Schluß, daß die Dementia praecox durch eine Toxinwirkung der Tuberkelbacillen entstehe. In einer neueren Arbeit geht dann WOLFER (2) des näheren auf diese Auffassung ein. Als Herdreaktion aufzufassende Verstimmungszustände, welche MAGENAUER bei einer Tuberkulin- oder Ektebinbehandlung Schizophrener sah, würden in diesem Sinne sprechen.

Tatsächlich habe auch ich schon auffallend viele Fälle von Dementia praecox unter meinem Tuberkulosematerial gesehen. Die Tuberkuloseform entspricht dann zumeist einer hämatogenen Form der Tuberkulose, vor allem der Tuberculosis fibrosa densa. Als typisches Beispiel sei der Fall eines Kollegen erwähnt, der sich auch als Dichter einen Namen gemacht hat und den ich seit dem ersten medizinischen Semester kenne.

Beobachtung 87. Ein jetzt 45jähriger Dr. phil. H. M. Seine Mutter zeigt vereiterte Halslymphome. Er selbst hatte in der Kindheit eine schwere fieberhafte Bronchialdrüsentuberkulose. Mit 24 Jahren hatte er einen ausgesprochenen tuberkulösen Rheumatismus fast sämtlicher Gelenke, mit 27 Jahren ein Erythema nodosum an den Tibien. Jetzt ist er schwer dement in einer Irrenanstalt.

Gegen die tuberkulöse Genese scheint nun zu sprechen, daß man bei den Autopsien derartiger Fälle außerdem noch auffällig viele infantilistische Veränderungen der Genitalien findet. So konstatiert das L. FRÄNKEL in 70^0/$_0$ der Fälle. Auch WITTE fand in den Hoden der Schizophrenen Veränderungen, die er als Ausdruck einer angeborenen Minderwertigkeit auffaßt. FRÄNKEL kommt daher zur Meinung, daß die Basis der Krankheit eine Blutdrüsenerkrankung sei mit starker Hypofunktion der Keimdrüsen. In diesem Sinne sprechen ja auch die Ergebnisse des ABDERHALDENschen Dialysierverfahrens bei dieser Krankheit. Tatsächlich sind durch Hodentransplantationen bei derartigen Kranken recht bemerkenswerte Erfolge erzielt worden. Dennoch läßt sich zwischen beiden Auffassungen eine Brücke schlagen. Wir müssen dabei auf die experimentellen Untersuchungen von MAREOZZI und von ESMONET verweisen. welche Tuberkelbacillen in die Arteria spermatica brachten und dadurch eine ausgesprochene entzündliche Reaktion im Hoden auslösen konnten, der dann eine erhebliche Sklerose dieses Organs folgte. Dann wäre uns verständlich, wie ein proliferierender Primärkomplex auf dem Umwege über eine sekundäre

Hodenatrophie zur Dementia praecox führen könnte. Daß das bei der großen Fülle derartiger Tuberkuloseformen so selten vorkommt, hat seinen Grund in der komplizierten Gefäßversorgung des Hodens, auf die ich schon oben eingegangen bin, hat wohl auch seinen Grund darin, daß auch noch die Vererbung der schizoiden Veranlagung eine wesentliche Rolle dabei spielt. Freilich können die Verhältnisse auch so liegen, daß gerade Menschen mit schizothymem Körperbau im Sinne Kretschmers vermöge ihrer besonderen Körperkonstitution vor allem zu hämatogen proliferierenden Tuberkuloseformen disponiert sind, und daraus die relative Häufigkeit dieser Tuberkuloseformen bei Dementia praecox sich erklärt. Dasselbe könnte ja auch für die schon im ersten Teil geschilderte Beauté phthisique gelten. Hier erhebt sich ebenfalls die Frage: Ist dieses eigentümliche Aussehen die Folge der phthisischen Veränderungen in der Lunge oder ist es schon präexistent, und sind Individuen von derartigem Körperbau eben besonders für bronchogen sich ausbreitende Tuberkulosen disponiert? Dafür scheinen wenigstens Feststellungen jüngster Zeit zu sprechen, wo wir eine typische Beauté phthisique durch Monate in Beobachtung hatten, ohne daß sich je irgendein Anhaltspunkt für eine ältere oder frischere Tuberkuloseinfektion gezeigt hätte. Wo da die Wahrheit liegt, werden wohl erst Dauerbeobachtungen derartiger Fälle klären.

4. Anhangsweise sei in diesem Rahmen erwähnt, daß auch viele Augenleiden das erste Zeichen einer beginnenden Tuberkulose, wieder von den proliferierenden Formen derselben, sein können, namentlich in der Form der Pleurite à répétition. Das habe ich oben schon gestreift. Ich möchte an dieser Stelle nur darauf hinweisen, daß nach unseren heutigen Kenntnissen selbst Glaskörperblutungen (Stock, C. v. Hess) und Chorioiditiden (C. v. Hess), die sympathische Ophthalmie (Hirsch), Guillery und Merz Weigandt, einzelne Fälle von genuiner Optikusatrophie (Oloff), ja nach einigen frappanten Beobachtungen Schnaudigls auch Fälle von Myopie auf eine Tuberkulose zurückzuführen sind. Besonders Hirsch (4, 5) hat sich mit diesen Zusammenhängen in mehreren Arbeiten eingehend beschäftigt und meint zuletzt, daß der innere Zusammenhang zwischen Myopie und Tuberkulose als klinisch erwiesen gelten kann. Eine ähnlich verlaufende Frequenzkurve wie bei diesen beiden Krankheiten sei sonst nicht bekannt.

XI. Indikation und Durchführung einer spezifischen Kur.

Schon im Laufe meiner bisherigen Ausführungen haben wir gesehen, daß in manchen Fällen eine systematisch durchgeführte Tuberkulinkur ein glänzendes Heilmittel bei der Tuberkulose bildet und daher nicht versäumt werden sollte. So habe ich zeigen können, daß es das souveräne Mittel bei pleuritischen Exsudaten vorstellt, ob sie nun spontan entstanden sind oder im Laufe eines künstlichen Pneumothorax auftreten. Darum wenden wir auch Tuberkulin mit bestem Erfolge bei allen Fällen von künstlichem Pneumothorax an, sobald er etabliert ist, hier im prophylaktischen Sinne. Ich habe auch durch Beispiele belegt, daß Tuberkulinkuren glänzend wirken beim tuberkulösen Rheumatismus, habe auf die gute Wirksamkeit einer solchen Therapie bei den Formen der virulent proliferierenden Reihe hingewiesen und betont, daß sie auch von guter Wirksamkeit sind bei lokal bleibenden Prozessen, woselbst sie aber auch einfach durch Atebankuren, also durch eine percutane Tuberkulinsalbenkur ersetzt werden können, wie ich im Kapitel über den einfachen Primärkomplex auseinandergesetzt habe. Ich habe auch gezeigt, daß selbst die Kavernen der Phthisis ulcerofibrosa und der chronischen Pubertätsphthise sich dadurch zum vollständigen Schrumpfen bringen lassen. Es sei diesbezüglich nur auf eine speziell sich damit beschäftigende Arbeit von mir verwiesen (W. Neumann [28]). Einem vielfachen Wunsche meiner Schüler und Freunde entsprechend will ich im Anschlusse an die klinische Darstellung der verschiedenen Tuberkuloseformen nun auch einen Leitfaden der Tuberkulintherapie anfügen, der aber natürlich nur das Wichtigste und für die Behandlung Notwendigste bringen soll.

1. Leitsatz: Eine Tuberkulintherapie darf niemals darauf ausgehen, möglichst rasch hohe Dosen von Tuberkulin zu erreichen, weil der Erfolg der Kur nicht von der Höhe der Dosis abhängt, nicht von der Höhe der erreichten Tuberkulinimmunität. Sagt doch auch Selter mit Recht: „Die Tuberkulintherapie wurde von mir als eine spezifische Reiztherapie erklärt, wird in diesem Sinne auch heute wohl nur noch ausgeführt.“ Die Hauptsache ist, daß man möglichst bald zur optimalen Dosis kommt, d. h. der Dosis, welche noch keine schädliche Allgemeinreaktion hervorruft, aber schon deutlich den Herd beeinflußt. Auf dieser optimalen Dosis wird nun so lange geblieben, als sie noch günstig wirkt, und dann erst wird weiter gegangen.

2. Leitsatz: Wir haben also jedenfalls möglichst rasch die optimale Dosis zu finden. Das ist von um so größerer Bedeutung, als es durchaus falsch ist, von dem Grundsatz auszugehen, daß möglichst kleine Dosen sicher weniger schädlich sind wie größere. Denn wir wissen aus vielen Erfahrungen, dem auch mein Schüler Starlinger (3) in einem sehr lesenswerten Aufsatze über die spezifische Therapie Ausdruck verliehen hat, daß kleinste Dosen unter Umständen Fieber und Allgemeinbeschwerden hervorrufen können, während eine mittlere Dosis anstandslos vertragen wird, daß erst bei starken Dosen wieder Reaktionen in Erscheinung treten. Das sehen wir oft bei subfebrilen Fällen. Es gibt Fälle, wo kleinste Dosen die Subfebrilität noch mehr erhöhen, wo mittlere Dosen, d. h. also unsere Optimaldosen, das Fieber schlagartig herabsetzen, wo Dosen, die wieder größer sind wie die optimale, wieder reaktive Temperaturen hervorrufen. Ich kann also nicht einfach mit allerkleinsten Dosen beginnen und beständig weitergehen, denn dann kann ich niemals mit Sicherheit sagen, ob eine etwa zu beobachtende Reaktion daher stammt, daß ich noch nicht die optimale Dosis erreicht habe oder ob ich sie bereits überschritten habe. Nun zeigt die Erfahrung, welcher ich schon in meiner ersten Tuberkulinarbeit (W. Neumann [1]) Ausdruck gegeben habe, welche dann Frisch und Eiselsberg in vielen sorgfältigen Versuchen auf breitester Basis bestätigen konnten, daß die Dosis, welche die erste Stichreaktion bei intracutaner Anlegung hervorruft, mindestens zehnmal so klein ist als die Dosis, welche bei subcutaner Injektion eine Allgemeinreaktion hervorruft. Wir geben daher in jedem Falle zunächst intracutane Injektionen, und zwar legen wir zunächst drei weit voneinander gelegene intracutane Quaddeln an mit $^{1}/_{10} = ^{2}/_{20}$ ccm der Verdünnung Alttuberkulin 1 : 1 000 000 = Serie VI, dieselbe Menge von 1 : 100 000 = Serie V und 1 : 10 000 = Serie IV. Nach unserer Schreibart also mit den Tuberkulinmengen 2/VI —2/V und 2/IV. Tritt auf keine dieser Gaben eine Rötung und Schwellung auf, dann legen wir 48 Stunden später noch intracutane Quaddeln mit 2/III und 2/II an. Von der Tuberkulinkonzentration, welche die erste deutliche Stichreaktion aufweist, werden $^{3}/_{20}$ ccm, also entweder 3/VI oder 3/V oder 3/IV oder 3/III oder 3/II als erste subcutane Dosis gegeben.

3. Leitsatz: Die typische Dosenfolge beruht auf der Sechserbasis des logarithmischen Systems von Paterson resp. auch nach Fuld, wonach die nächste Dosis immer um 50% mehr beträgt als die vorhergehende Dosis. Die Reihenfolge ist daher

3/VI	4/VI	6/VI	9/VI	14/VI	20/VI	3/V	4/V usw.
0,00015 cmm	0,0002	0,0003	0,00045	0,0007	0,001	0,0015	0,002 usw.

4. Leitsatz: Die Dosis wird jeden 4. Tag, sofern eine etwaige Reaktion schon vollständig abgeklungen ist, also etwa zweimal die Woche gegeben. Wir wählen an unserer Abteilung aus praktischen Gründen immer 2 bestimmte Tage, also Dienstag und Freitag, so daß einmal der Zwischenraum zwischen den Injektionen 4, das andere Mal 3 Tage beträgt.

5. Leitsatz: Die Wahl der nächsten Dosis hängt davon ab, wie sich der Kranke nach der Anfangsdosis verhält. Da kommen verschiedene Möglichkeiten in Betracht:

a) Der Kranke zeigt weder Rötung noch Schwellung an der Injektionsstelle, zeigt keine Steigerung der Beschwerden, zeigt keine Erhöhung der Körpertemperatur im Vergleich zu den Tagen vorher. Dann wird die Dosis jedesmal verdoppelt, also   3/VI — 6/VI — 14/VI — 3/V usw.

b) Die Injektion macht eine Rötung der Einstichstelle, ruft aber sonst keine Erscheinungen hervor; die Dosis wird dann in typischer Weise um je 50% gesteigert, also   3/VI — 4/VI — 6/VI — 9/VI — 14/VI usw.

c) Die Injektion ruft neben Steigerungen der subjektiven Beschwerden auch eine leichte Erhöhung der Temperatur hervor, um 0,1—0,4° höher, als die Messungen der Vortage erwiesen haben. Die Dosis wird dann so lange wiederholt, als sie in dieser Weise wirkt, also

3/VI — 3/VI — 3/VI usw.

d) Die Injektion ruft eine Steigerung der Temperatur von 0,5—0,9° hervor, dann wird die Dosis um eine Stufe verringert, also z. B.

3/VI — 20/VII — 14/VII usw.

e) Die Injektion ruft eine Steigerung von mehr als 1° hervor, dann wird auf $^1/_{10}$ der vorher gegebenen Dosis zurückgegangen, also

3/VI — 3/VII — 3/VIII usw.

f) Die der Injektion folgende Temperaturerhöhung von 0,5° oder mehr hält als Dauerreaktion längere Zeit an. Da wird gewartet bis die Temperaturen wieder zum vorherigen Niveau zurückgegangen sind und dann wird ebenfalls mit $^1/_{10}$ der reaktiven Dosis fortgesetzt, also

3/VI — 0 — 0 — 3/VII — 0 — 0 — 3/VIII usw.

6. Leitsatz: In der Regel wird als Reaktion eine Temperaturerhöhung aufgefaßt, die frühestens 6 Stunden nach der Injektion einsetzt, spätestens innerhalb 48 Stunden nachher sich bemerkbar macht. In stark fibrösen Fällen kommt es sehr häufig zu sogenannten Spätreaktionen, welche eventuell erst am 3. oder 4. Tag nachher einsetzen. Daher werden auch später auftretende Temperatursteigerungen für die Therapie als Reaktion aufgefaßt und danach vorgegangen, weil man sonst unmerklich aus fieberlosen oder subfebrilen Fällen von Tuberkulose hochfieberhafte macht.

7. Leitsatz: Eine solche Tuberkulinkur wird nicht endlos lange fortgesetzt. Sie findet ihr natürliches Ende, wenn die höchste Dosis, bei meinen Fällen gewöhnlich 20/I = 100 cmm ATK, in absehbarer Zeit erreicht wird. Das ist aber bei einem sehr vorsichtigen Vorgehen nicht die Regel. Wird dieser natürliche Abschluß nicht erreicht, so wird nach einer Kurdauer von 3 Monaten eine 1—2monatige Pause eingeschaltet, denn erst während der Pause sieht man, wie weit man in der Kur vorgeschritten ist, erst während der Pause verlieren die Kranken eventuell ihre Bacillen, ihr Sputum, während unter der Fortsetzung der Kur durch die immer wieder auftretenden Herdreaktionen der Lungenprozeß nicht zur Ruhe kommen kann.

8. Leitsatz: Ungeeignet für eine Tuberkulinkur sind alle hochfieberhaften Fälle ohne deutliche seröse Exsudation in die serösen Körperhöhlen oder in die Gelenke. Da wird zunächst exspektativ auf ein Herabgehen der hohen Temperaturen gewartet.

9. Leitsatz: Bei fieberlosen geschlossenen Fällen, dann bei allen exsudativen Fällen und ebenso bei der prophylaktischen Kur nach angelegtem Pneumothorax kann die Injektionskur auch durch eine systematische Atebaneinreibungskur ersetzt werden.

Das Heer der nichttuberkulösen Lungenspitzenveränderungen und der fälschlich sogenannten Lungenspitzenkatarrhe.

In den bisherigen Teilen habe ich den Gang der Untersuchung bei Verdacht auf Lungentuberkulose genau geschildert und die verschiedenen Entwicklungsformen der Tuberkulose dargelegt, soweit sich derzeit darüber schon etwas Abschließendes sagen läßt. Der gegenwärtige Teil soll die mit allen jenen Krankheiten beschäftigen, welche immer wieder als Lungenspitzenkatarrh angesprochen werden, bis eine genaue Untersuchung, der spätere Verlauf oder eventuell das Ergebnis der Autopsie uns über das Irrige aufklärt und die richtige ätiologische Deutung des Falles herbeiführt. Naturgemäß gliedert sich dieser Teil in zwei Abschnitte. Im ersten sollen alle jene Lungenveränderungen besprochen werden, die nicht tuberkulöser Ätiologie sind, aber zu ähnlichen subjektiven und objektiven Symptomen Anlaß geben, so daß man zunächst an eine beginnende Lungentuberkulose denkt. Der zweite Abschnitt umfaßt jene Fälle, welche nur wegen gewisser subjektiver Symptome als Lungenspitzentuberkulose angesehen werden, obwohl die genaue Untersuchung der Lungen gar keine diesbezüglichen Veränderungen erkennen läßt. Diese Trennung läßt sich aber nur unvollkommen durchführen, wie gleich das erste Kapitel dartun wird, welches die Geschwülste des Thoraxinnern behandeln soll.

I. Die nichttuberkulösen Lungenveränderungen.

A. Tumoren der Bronchien, der Lungen, der Pleura und des Mediastinums.

Schon ein *Carcinom* eines thoraxfernen Organs kann besonders bei jugendlichen Individuen alle Allgemeinsymptome einer beginnenden Tuberkulose hervorrufen. Es tritt zunehmende Abmagerung auf, Schwäche und Hinfälligkeit, es stellen sich subfebrile Temperaturen ein. Wird dann bei einem derartigen Falle eine leichte Schalldifferenz der Lungenspitzen entdeckt, so ist die Fehldiagnose Lungenspitzenkatarrh ganz naheliegend. Ein solches Vorkommen hat Büttner-Wobst bei den Nachprüfungen ehemaliger Heilstättenpatienten festgestellt, ebenso Heinecke. Aus meinem Material möchte ich als Typen zwei Beobachtungen anführen.

Beobachtung 88. Sie betrifft zwei Mädchen in den Zwanzigerjahren, welche wegen ständiger Abmagerung von den verschiedensten Ärzten als Lungenspitzenkatarrhe behandelt worden waren und welche dann unter anderen auch mich aufsuchten. Ich konnte bei der genauesten Lungenuntersuchung keine Veränderungen über den Lungenspitzen und auch sonst an den Pleuren oder am Lungenhilus entdecken, fand dagegen einen Tumor oberhalb der Symphyse, der dann von einem zu Rate gezogenen Gynäkologen als *Ovarialtumor* diagnostiziert und exstirpiert wurde, wonach eine vollständige Heilung eintrat.

18*

Besonders deutlich aber illustriert dies die folgende Beobachtung, welche auch einen Beleg für die Bemerkung von MATTHES abgibt, daß *Magencarcinome* jugendlicher Individuen häufig wegen ihrer chronischen Subfebrilität für eine beginnende Tuberkulose gehalten werden.

Beobachtung 89. Am 8. November 1920 kam die 36jährige verheiratete Pflegerin M. V. an meine Abteilung. Keine Tuberkuloseheredität in der Familie. Als junges Mädchen war sie chlorotisch, sonst aber immer gesund. Im April 1917 kam sie als Krankenpflegerin ins Feld und erkrankte im November 1917 mit Temperatursteigerungen bis 38⁰, mit Schwäche und Müdigkeit und Neigung zu Schwindelanfällen. Nach sechsmonatiger Spitals- und Heilstättenbehandlung wegen „Lungenspitzenkatarrh" besserte sich der Zustand ein wenig, doch blieben die Temperaturen, wenn auch in geringerem Maße, weiter bestehen. Seither ist der Zustand wechselnd. Zeitweilig machte die Patientin einige Wochen lang Dienst, war aber seit Oktober 1919 beständig in Anstaltsbehandlung. Seit mehr als einem Jahr bestanden auch Magenbeschwerden, die anfangs sich nur in Erbrechen äußerten, das nach Anstrengungen auftrat und während der Nacht sistierte. Seit dem Frühjahr 1920 kamen noch Schmerzen hinzu, die von der Nahrungsaufnahme anfangs ganz unabhängig waren, dann eher nach festen Speisen auftraten. Zeitweilig Erbrechen und Aufstoßen einer sauren Flüssigkeit. Vor 10 Tagen ein heftiger Schmerzanfall mit Erbrechen, in dessen Verlauf ein Tetanieanfall sich einstellte. Seit einem Brechdurchfall im Jahre 1917 wechseln Obstipation und Diarrhöe, in der letzten Zeit vorherrschend Verstopfung. Appetitlosigkeit. Menses regelmäßig.

Wir hatten eine hochgewachsene, grazile und blasse Kranke vor uns, die ständig Temperaturen zwischen 37,2—37,8⁰ aufwies. Die Lungengrenzen zeigten normale Verhältnisse, die Spitzenfelder waren beiderseits gleich breit (4,5 cm), in beiden Hilusgegenden KRÄMERsche Dämpfungsfelder und Spinalgie über 4 und 5. Über der rechten Supraspinata und über beiden Hilusgegenden etwas trockenes, kleinblasiges Rasseln, zum Teil von leicht knarrendem Charakter. Palpable Milz. Radiologisch fand sich ein dreieckiges, eichelgroßes Drüsenpaket im hinteren mittleren Mediastinum, dem Oesophagus von rechts her anliegend, beim Schluckakt deutlich mitgehoben, wahrscheinlich mit dem Oesophagus verwachsen, jedoch denselben nicht stenosierend. Im rechten Oberlappen ein kleiner Kalkherd. Der rechte Hilusschatten vergrößert, sonst Lunge normal. Der Magen war ptotisch, entleerte schnell, zeigte nach 4 Stunden einen zarten Restbeschlag. Es bestand schnelle Füllung der oberen Dünndarmschlingen. An der kleinen Kurvatur des Antrum duodeni eine kleine Narbe und ein Druckpunkt daselbst, höchstwahrscheinlich einem Ulcus entsprechend (Dozent HAUDEK). Keine Reaktion bis auf 10 mg Alttuberkulin. Aushebrung des Magens ergab Anacidität. Wir kamen in der Diagnose nicht weiter und vermuteten eine Tuberculosis miliaris discreta in Kombination mit einem Ulcus ventriculi. Die Reaktionslosigkeit gegenüber Tuberkulin sprach wohl gegen eine derartige Tuberkuloseform, die Anacidität gegen ein Ulcus. Eine Probelaparotomie ein halbes Jahr später ergab ein inoperables Magencarcinom.

Schon diese Beobachtung erhellt, wie schwer manchmal die Differentialdiagnose zwischen beginnender Tuberkulose und okkultem Carcinom fallen kann, wenn das okkulte Carcinom zunächst gar keine lokalen Symptome macht oder wie hier im späteren Verlauf mehrdeutige Symptome aufweist, die Subfebrilität dagegen, die chronische Abmagerung und das ständige Schwächegefühl unser diagnostisches Denken in ganz andere Bahnen, in die einer beginnenden Tuberkulose lenken. Noch schwieriger wird die Differentialdiagnose, wenn das okkulte Carcinom seinen Sitz im Thoraxinnern hat. HAMPELN betont als gemeinsames Charakteristicum aller Fälle einen geringen Husten, der in den mittleren Lebensjahren einsetzt, meist trocken ist oder mit mäßigem, oft blutig tingiertem Auswurf verläuft, bei leichten Störungen des Allgemeinbefindens und mit leichten Temperatursteigerungen. Wir haben da eine Symptomengruppe vor uns, wie sie für beginnende Tuberkulose typisch erscheint, so daß Fehldiagnosen diesbezüglich an der Tagesordnung sind. Dann müssen wir uns vor Augen halten, daß nach den Feststellungen BRIESES *Bronchuscarcinome* gar nicht so selten sind, fand er doch unter 12 971 Autopsien überhaupt 1287, also 10⁰/₀ Carcinome, und darunter wieder 60 primäre Carcinome der Bronchien und der Lungen, also 4,5⁰/₀ sämtlicher Carcinomkranken. Wir müssen uns auch der Zusammenstellung von LUBARSCH erinnern, der beim Carcinom innerer Organe 17⁰/₀ Fehldiagnosen feststellte, die beim Sarkom innerer Organe auf 28% stieg. Unter den Fehldiagnosen nimmt das Lungencarcinom nun einen beträchtlichen Anteil ein. Meist werden die Metastasen je nach ihrem Sitz als Grundleiden angesprochen.

Die Diagnostizierbarkeit der primären Bronchuscarcinome hängt von ihrem Sitz ab. Recht leicht und schon sehr frühzeitig lassen sich durch eine genaue physikalische Untersuchung der Lungen *Carcinome* erkennen, die von einem *Oberlappenbronchus* ihren Ausgang nehmen. Sie sind auch die häufigsten von ihnen. Dabei ist ihre Diagnose von einschneidender praktischer Bedeutung, um so mehr als sich die Kranken noch zu einer Zeit sehr wohl fühlen können, wo die physikalischen Symptome schon ganz eindeutig sind. Die Kranken haben dann oft noch 2—4 Jahre Lebensdauer vor sich. Verfüge ich doch über eine Beobachtung, wo ein Herr nach bereits festgestellter Diagnose eines Bronchuscarcinoms sich verheiratete und nach den Angaben seiner Frau seinen ehelichen Pflichten noch recht getreulich nachkam. Das wichtigste diagnostische Merkmal dieser Fälle, ob sie nun wegen einer Hämoptoe oder wegen *Herzschmerzen* nach Art einer Angina pectoris oder wegen noch vagerer Beschwerden zum Arzt kommen, ist eine starre Dämpfung in den medialen Partien der Fossa infraclavicularis, welche das Manubrium überschreitet, also bis zum gegenüberliegenden Manubrialrand reicht und in die Herzdämpfung nicht übergeht. Dabei hört man darüber nur abgeschwächtes Atmen und keine Infiltrationserscheinungen, wie man sie bei einer derartigen Dämpfung erwarten sollte. Erst viel später gesellen sich deutliche Kompressionserscheinungen der Gebilde im vorderen und hinteren Mediastinum dazu: einseitige Venenstauung am Halse und im Gesichte oder am entsprechenden Oberarm, noch viel später machen sich ödematöse Schwellungen des Halses und des Gesichtes geltend. Der physikalische Befund wird am besten durch folgendes Thoraxschema illustriert:

Beobachtung 90. Am 22. Februar 1922 kam der 59jährige Steueramtsdirektor Th. Kl. zur Aufnahme an die Abteilung. Er war immer gesund gewesen bis Mitte Oktober 1921. Damals bekam er einen starken, aber trockenen Husten und kurze Zeit darauf Schmerzen nahe und links neben dem Herzen, welche sich bis zum Schulterblatt hinaufzogen. Er ging zu verschiedenen Ärzten, die teils Arteriosklerose, teils Emphysem diagnostizierten. Mitte November gesellten sich noch Herzbeschwerden dazu: starkes Herzklopfen, Unregelmäßigkeit des Pulses, Atemnot. Die Ärzte gaben ihm Coffein und Diuretin. Teilweise glaubte er nach dieser Behandlung eine Erleichterung zu verspüren. Bald darauf strahlten die Schmerzen in den linken Oberarm bis zum Ellbogengelenk aus. Ein Lungenspezialist, den er aufsuchte, verordnete ihm pneumatische Kammern, und wieder trat eine leichte Besserung auf. Vor 14 Tagen begann sein linker Arm anzuschwellen und es traten ausstrahlende Schmerzen in die linke Hals- und Gesichtshälfte auf, sowie ein Druckgefühl in der Magengegend. Jetzt bestehen konstant dumpfe Schmerzen im linken Arm, welche nach Bewegungen unerträglich werden. Er hat sehr schlechten Appetit, kann des Nachts nicht schlafen und hat in den letzten 5 Monaten 7 kg verloren.

Wir haben einen mageren, etwas kachektischen Mann vor uns, dessen linker Arm viel massiger ist als der rechte. Die Haut des linken Oberarmes ist teigig. In der Mitte des oberen Sternums sind erweiterte Venen sichtbar, die von da auf den linken Oberarm übergehen. Den physikalischen Befund ergeben beifolgende Thoraxschemen (Abb. 113 und 114). Der von Dozent HAUDEK aufgenommene Röntgenbefund ergibt eine kleinhühnereigroße Intumescenz um den Hilus, die Grenzen unscharf, nicht ganz regelmäßig. Keine typische, flächenhafte Ausstrahlung wie bei Bronchuscarcinom. Keine Seitwärtsverdrängung des Mediastinums bei der Atmung. Der linke Oberlappen ein wenig luftleerer und etwas verstärkte Lungenzeichnung daselbst. Das obere Mediastinum durch Drüsenschatten verbreitert. Hügelige, unregelmäßige Schattenvorsprünge auch im linken mittleren Mediastinum in der Höhe des Tumors. Die mediastinalen Intumescenzen, von denen die obere keine Bewegung beim Schluckakt zeigt, sind als metastatische Drüsen zu deuten. Zwerchfellkuppe und Sinus frei. Die Spitzenfelder frei von Herden. Der Befund spricht für einen linksseitigen Hilustumor, von den Drüsen oder Bronchien ausgehend.

Physikalisch ist der klassische Befund eines linksseitigen Oberlappencarcinoms gegeben, der sich durch Kompressionswirkung auf die Gebilde für die linke Gesichtshälfte, für den Hals und Oberarm ohne Zweifel manifestiert.

Sonstiger Befund negativ. Patient wird mit Tiefenbestrahlungen behandelt. Im April gesellt sich noch ein linksseitiger seröser Erguß dazu, rein lymphocytär ohne Tumorelemente. Im Mai erliegt er seinem Leiden, ohne daß eine Autopsie hätte vorgenommen werden können.

Der an dem beschriebenen Falle erhobene physikalische Befund ist so typisch, daß er mit absoluter Sicherheit die Diagnose eines Carcinoms eines Oberlappenbronchus gestattet. Nur bei einer Tuberkuloseform habe ich bisher einen etwas ähnlichen Befund beobachten können. Es ist das die *Phthisis ulcero-fibrosa* und die *Phthisis cavitaria ulcerosa*, die Endstadien einer hämatogenen Lungentuberkulose also. Diese Formen erzeugen sehr oft starke pleurale Verdickungen

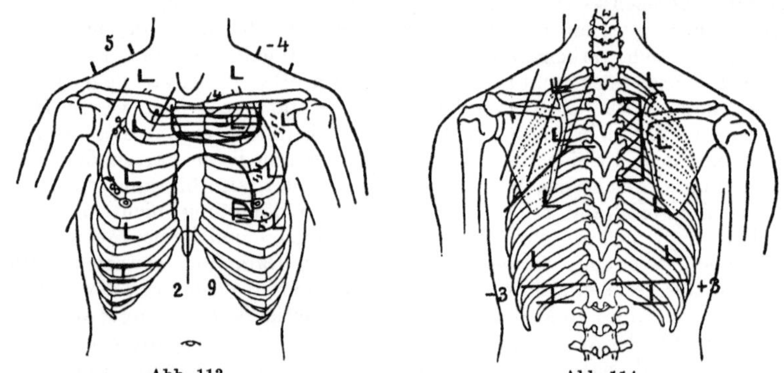

Abb. 113.   Abb. 114.
Abb. 113 und 114. Befund bei linksseitigem Oberlappenbronchuscarcinom.

in den medialen Partien der Infraclaviculargrube und können so im ersten Augenblick an Bronchuscarcinom denken lassen. Fälle davon habe ich im zweiten Teil bei der Tuberculosis cavitaria ulcerosa mitgeteilt.

Eine erst jüngst gemachte sehr interessante Beobachtung, einen 54jährigen Kaufmann betreffend, lehrt so recht die Wichtigkeit zweier differentialdiagnostischer Momente, des Fehlens von Tuberkelbacillen im Sputum und des Fehlens einer Denudation des linken Herzens sowie des linken Vorhofes. Bei diesem Herrn nämlich erinnerte der physikalische Befund durch eine fast absolute Dämpfung der linken Infraclaviculargrube, freilich ohne Überschreitung der Mittellinie, bei fehlendem pathologischem Atmen und fehlenden Rasselgeräuschen, zunächst ganz an ein Oberlappenbronchuscarcinom. Aber dabei war der linke Vorhof denudiert, ebenso die linke Herzhälfte, und es fanden sich massenhaft Tuberkelbacillen im zuletzt stinkenden Sputum. Die von Dr. SPRING am 13. November 1924 durchgeführte Autopsie zeigte als Ursache dieses ungewöhnlichen Befundes folgende merkwürdig verlaufende Tuberkulose:

Der vordere Anteil des linken Oberlappens derb pneumonisch infiltriert. Die Pneumonie von diffus-grauweißem Aussehen. Die Pleura darüber zeigt frische fibrinöse Auflagerungen. Gegen das Zentrum zu und hiluswärts sehen wir einen gangränösen, kavernösen Zerfall der Pneumonie. Diese Höhle mit frischem Blut und mit stinkendem Eiter erfüllt. Diese Gangränhöhle communiciert mit dem aufsteigenden Bronchus des linken Oberlappens, der an der hinteren und oberen Wand bei seinem Austritt aus dem Lungenhilus und Übergang in den linken Hauptbronchus zerstört ist. Hier finden wir Reste von anthrakotischen und jetzt erweichten Drüsen. An dieser Stelle liegt eine kleinapfelgroße, mit frischem Blut erfüllte und von den Bronchus- und Drüsenresten begrenzte Höhle, deren Wand mit dem Aortenbogen und mit dem Oesophagus schwielig verwachsen ist. Auch im Oesophagus selbst finden wir frisches, geronnenes Blut und das Lumen der Speiseröhre communiciert durch zwei in Bifurkationshöhe gelegenen Öffnungen mit der vorher beschriebenen Höhle am Lungenhilus. Diese Kommunikation kam dadurch zustande, daß die vorher beschriebenen anthrakotisch erweichten Drüsen auch in den Oesophagus durchbrachen.

Die Aorta zeigt hochgradige Atheromatose mit Durchwanderung anthrakotischen Pigments benachbarter Drüsen in die Intima und geschwürigem Zerfall an diesen Stellen. Keine Kommunikation zwischen Aorta und der Zerfallshöhle. Hochgradige Blutaspiration in sämtlichen Lungenlappen mit vikariierendem Emphysem der freien Lungenpartien. Außerdem über die ganze linke und rechte Lunge verstreut glasige Knötchen von über Stecknadelkopfgröße. Die Lungen zeigen nirgends Adhäsionen, nur ist die Mediastinalseite des linken Oberlappens mit dem Herzbeutel schwielig verwachsen und in diesem Schwielengewebe eingelagert kleine gelbgrüne Eiterherde.

Subakuter großer Milztumor, Fettleber. Die Nieren zeigen hochgradige fettige Degeneration. In ihrer Rinde verstreut größere linsengroße Absceßchen mit schwieliger Wand und zahlreiche kleinere verwaschene weiße Knötchen vom Aussehen der Tuberkel.

Etwas schwieriger wird schon die Diagnose, wenn das *Bronchuscarcinom in die peripher davon liegenden sekundären Bronchiektasien einwuchert* und so den Oberlappen starr infiltriert. Dann tritt Bronchialatmen über dem ganzen Oberlappen auf, es findet sich röntgenologisch ein abgegrenzter, dichter Schatten eines ganzen Oberlappens, so daß der Verdacht einer chronischen Pneumonie sehr nahe liegt. Wir haben es mit der *lobären Form des Bronchuscarcinoms* im Sinne von HAMPELN zu tun. In einem meiner Fälle konnte ich den Übergang aus dem typischen physikalischen Befund in den einer chronischen Infiltration direkt beobachten, wie beifolgende Krankengeschichte und Thoraxschemen dartun.

Beobachtung 91. Zu Weihnachten 1919 sah ich den 56jährigen Schlossermeister W. F. zum erstenmal in der Ordination. Er war mir von einem Kollegen zugeschickt worden mit der Frage, ob wegen des Lungenspitzenkatarrhs des Kranken eine spezifische Kur angezeigt sei. Er hatte schon 20 Jahre lang einen chronischen Husten. Nach einem Ausflug im Juni 1919 wurde der Husten sehr heftig, dauerte unverändert an und führte zu Weihnachten zu einer leichten Hämoptöe. Deshalb suchte er den Arzt auf, der ihn zu mir sandte. Ich konnte schon damals den typischen Befund eines rechtsseitigen Oberlappenbronchuscarcinoms erheben (siehe Thoraxschemen 115 und 116). Ich schrieb diesbezüglich

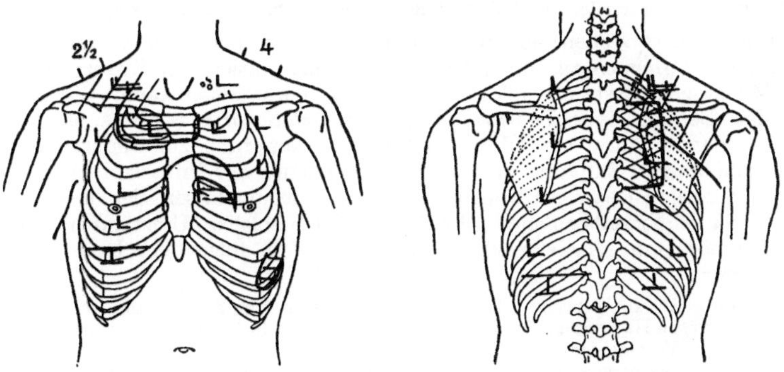

Abb. 115.   Abb. 116.

Abb. 115 und 116. Befund eines rechtsseitigen Oberlappenbronchuscarcinom.

auch dem Kollegen und riet zu einer Arsenkur. Der Kranke heiratete, weil seine Braut über die Infektiosität der Erkrankung beruhigt werden konnte. Am 10. Juni 1922 kam er das zweite Mal an der Abteilung zur Aufnahme. Der Befund hatte sich insofern geändert, als jetzt Bronchialatmen und eine starre Oberlappendämpfung sich dazu gesellt hatte, was die Diagnose etwas zweifelhaft machte. Den Befund zu der Zeit geben die folgenden Thoraxschemen wieder (Abb. 117 und 118). Wir hatten jetzt einen Mann mit schlaffen Resten eines ehemals reichlichen Fettpolsters vor uns, der Säcke unter den Augenlidern zeigte. Der Röntgenbefund am 15. April 1922, aufgenommen von Dr. FLEISCHNER, ergab einen schmalen, glockenförmigen Thorax mit breit aufgekrempelten Rippenbogen, rechts enger als links. Rechts, das obere Drittel einnehmend, ein sehr dichter, flächiger, homogener

Schatten, nach unten unscharf bogig begrenzt. Sonst Lungen hell, rechter Herzzwerch-
fellwinkel gedeckt. Herz links verbreitert, angedeutet aortisch. Der verschattete Bezirk
rechts oben in annähernd gleicher Ausdehnung wie vor zwei Jahren. Zusammenfassung:
Chronischer, verdichtender Prozeß des rechten Oberlappens. Pneumonie? Tumor? Am
9. Mai 1922 kam Patient zur Autopsie. Diese, vorgenommen von Prof. WIESNER, ergab:
Carcinom des Bronchus für den rechten Lungenoberlappen, übergreifend auf den absteigenden Bronchusast. Obturation des Bronchiallumens des Oberlappenstammes und zapfen-
förmiges Einwachsen der Tumormassen in Bronchiektasien der rechten Oberlappenspitze.
Ausfüllung derselben mit teils zerfallenden Aftermassen und teilweise Destruktion der
Bronchialwandung. Die oberen Partien dieses Lappens sind in ein grobes Wabenwerk

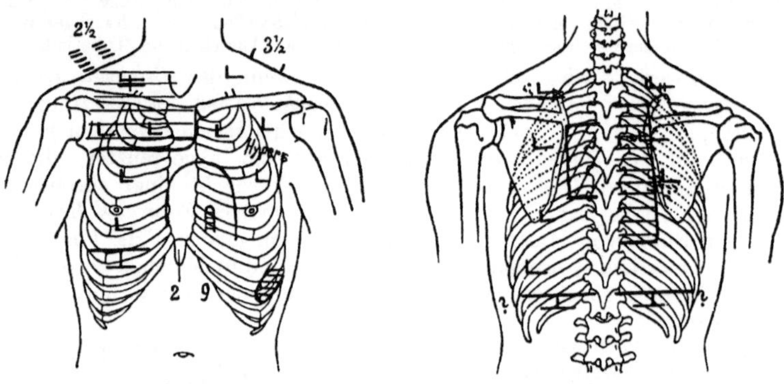

Abb. 117.Abb. 118.

Abb. 117 und 118. Starre Infiltration des rechten Oberlappens (lobäre Form des Bronchuscarcinoms).

umgewandelt, welches von erweiterten Bronchien und schmalen indurierten Septen von
Lungengewebe aufgebaut ist, wobei diese Septen anthrakotisch pigmentiert sind, gleichwie
die zugehörigen Lymphdrüsen. Das ganze veränderte Lungengewebe grenzt sich nach abwärts
scharf durch eine schmale, aus induriertem Lungengewebe aufgebaute Kapsel ab, usw.

Wieder anders stellen sich die Verhältnisse dar, wenn wir es mit einem
kavernogenen Carcinom zu tun haben, wie das bei stationären Kavernen nach
jahrzehntelangem Bestande gelegentlich einmal vorkommen kann. Wir haben
dann den Befund einer *Tuberculosis cavitaria stationaria* vor uns, aber abweichend davon vorne ein Überschreiten der Dämpfung zur anderen Seite,
wieder eine starre Dämpfung in den medialen Partien der Infraclaviculargrube.
Es tritt himbeergeleeartiges Sputum auf. Im Sputum lassen sich trotz aller
Mühe keine Tuberkelbacillen nachweisen. Unter solchen Umständen gelingt
diese Diagnose mit relativ großer Sicherheit wie in folgendem Falle eigener
Beobachtung.

Beobachtung 92. Im Februar 1921 werde ich konsiliariter zu dem 66jährigen Vertreter
F. P. gerufen wegen Hämoptoe. Seine Familienanamnese ergibt keine Tuberkuloseheredität.
Auch in seiner Vorgeschichte wenig charakteristische Daten. Während seiner aktiven
Militärdienstzeit fiel er gelegentlich einer Ausrückung im Jahre 1898 plötzlich zusammen
unter Schwindel und Erbrechen, ohne jedoch das Bewußtsein zu verlieren und ohne irgendwelche Schmerzen zu verspüren. Er wurde in ein Spital gebracht und dort wegen eines
„periurethralen Abscesses" operiert. Erst nach 4 Monaten konnte er aus dem Spital entlassen werden. Ein halbes Jahr später kam er in das Allgemeine Krankenhaus und wurde
hier wegen eines Abscesses in der rechten Unterbauchgegend operiert (es besteht noch die
Narbe davon in der rechten Leistenbeuge). Die Nachbehandlung daselbst dauerte 8 Monate.
Aber auch nach seiner Entlassung bedurfte es noch eines weiteren Jahres, bis die Operations-
wunde vollständig geschlossen war. Dann war er immer gesund, abgesehen von zeitweiligen
Katarrhen. Zu Weihnachten 1920 stellte sich nun ein starker Husten ein mit spärlichem
Auswurf, der zuletzt blutigen Charakter annahm. Es kam zu Stechen in der rechten Seite,
zu einer rapiden Gewichtsabnahme in den letzten Wochen und zu vollständiger Entkräftung
ohne jegliche Temperatursteigerung. Er hatte einen sehr mangelhaften Appetit und merkte
ferner einen Ekel vor Fleisch.

Die Untersuchung ergab nun einen hochgradig kachektischen Mann mit himbeergelee-artigem Sputum. Er zeigte Trommelschlägelfinger, eingesunkene Augen und eingefallene Wangen. Kein Fieber, im Sputum keine Tuberkelbacillen. Das Ergebnis der physikalische Untersuchung zeigen beifolgende Thoraxschemen (Abb. 119 und 120). Der radiologische Befund (Dr. FLEISCHNER) ergibt den rechten Oberlappen fast zur Gänze in eine Gas und Flüssig-keit enthaltende Höhle umgewandelt, wobei sich die Oberlappengrenze nach unten scharf lobär abgrenzt. Die Lunge zeigt sonst beiderseits stark vermehrte Zeichnung und ver-mehrte Helligkeit, Hilusschatten vermehrt. Zwerchfell und Pleura frei. Die Rippenknorpel sind verkalkt, die Trachea und das Oberlappengebiet ist nach rechts verlagert. Der Rönt-genologe kam daher zur Meinung, daß es sich um einen auf den rechten Oberlappen be-schränkten, ihn aber nicht ganz einnehmenden Einschmelzungsprozeß handelt, der keinen Anhaltspunkt für Tumor, keinen für Echinokokken oder für Tuberkulose gibt. Der Sek-tionsbefund (Prof. WIESNER) ergibt aber konform mit meiner ersten Annahme ein Car-cinom des rechten Oberlappenbronchus im Bereiche eines kavernösen Raumes bei chronisch

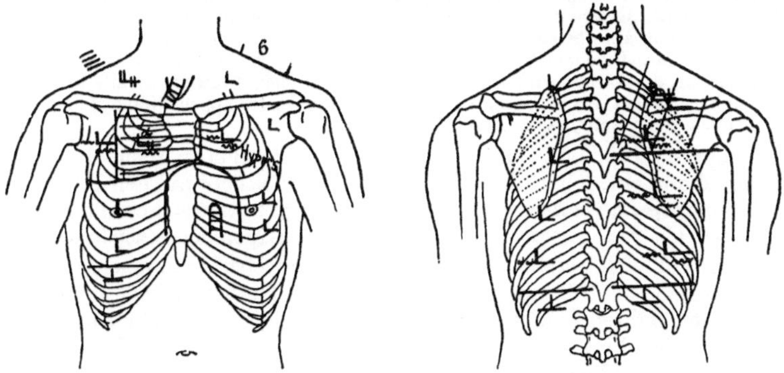

Abb. 119.   Abb. 120.

Abb. 119 und 120. Befund eines kavernogenen Carcinoms des rechten Oberlappenbronchus.

indurativer Pneumonie und pleuritischer Schwartenbildung nach abgelaufener Pleuritis adhaesiva. Zylindrische Bronchiektasien des umgebenden Lungengewebes. Stenose des rechten Bronchus für den Oberlappen infolge carcinomatöser Infiltration desselben. Diffuse eitrige Bronchitis im linken Unterlappen. Vikariierendes Emphysem der linken Lunge usw.

Gelingt also die Diagnose eines primären Oberlappenbronchuscarcinoms aus den angegebenen Symptomen relativ leicht derart, daß mir seit Festlegung dieser Befunde schon jahrelang kaum mehr ein Oberlappenbronchuscarcinom diagnostisch entgangen ist, ist sogar die Diagnose eines kavernogenen Carcinoms des Oberlappens unter Umständen möglich, so bietet die Diagnose eines *Unter-lappencarcinoms* fast unüberwindliche Schwierigkeiten. Entweder versteckt es sich, wie zumeist, hinter einer serösen Pleuritis, so daß weder radiologisch noch klinisch sich ein greifbarer Anhaltspunkt für das Carcinom ergibt (HAMPELNs *pleurale Form*), oder, wie in einem meiner Fälle, hinter einer circum-scripten Bronchiektasie eines Unterlappens (HAMPELNs *bronchiale Form*). Im ersten Falle wird die Diagnose wahrscheinlich, wenn bei einem rein serösen Exsudat die eingeleitete Tuberkulintherapie selbst bis zu den höchsten Dosen keine Temperatursteigerung und vor allem auch keine reaktive Polyurie (W. NEUMANN [5]) bzw. Oligurie (KIRCH [5]) hervorruft. So gelang uns schon in einem Falle diese Diagnose bei einer jungen Lehrerin, bevor sie ein Jahr später durch auftretende Drüsentumoren in der linken Axilla und dann durch die Autopsie sichergestellt werden konnte. Im zweiten Falle, einen 60jährigen Direktor eines großen Warenhauses betreffend, der von einem quälenden Husten gefoltert wurde, daneben noch Zeichen einer Tabes und einer luetischen Meningo-myelitis bot, dachte ich wegen des konstanten Rasselzentrums im rechten Unterlappen zunächst an eine luetische Bronchialstenose mit circumscripter

Bronchiektasie, und erst die Sektion deckte neben den metaluetischen Veränderungen auch noch ein kleines Bronchuscarcinom des rechten Unterlappen-
hauptbronchus auf. Oft ist die Diagnose erst dann möglich, wenn Metastasen
in anderen Organen, vor allem in den Knochen, die Aufmerksamkeit auf einen
malignen Tumor lenken, auch können die Beschwerden von seiten der Knochen
in Ausnahmefällen selbst die ersten Zeichen der Krankheit darstellen.

Beobachtung 93. Vor 15 Jahren wurde an die Klinik NEUSSER ein 45jähriger Beamter
aufgenommen, weil er wegen einer quälenden Ischias von Ambulatorium zu Ambulatorium,
von Arzt zu Arzt gegangen war, ohne Aufnahme oder Heilung finden zu können. Der Befund über den Lungen ergab weiter nichts als ein ausgesprochenes *juveniles Emphysem*
ohne Wassermann und ohne Reaktion auf Tuberkulin. Er hatte auch keine staubige Beschäftigung, so daß auch eine Pneumokoniose als Ursache seines Emphysems ausgeschlossen
werden konnte. Die Ursache seines Emphysems und ebenso die seiner Ischias blieben zunächst ganz unklar. Gelegentlich einer Vorstellung des Kranken in einem Kurse entdeckte
ich eine Verdickung am oberen Rande des Sternums, die auf einen metastatischen Tumor
sehr verdächtig war. Eine genaue Untersuchung seiner Knochen ergab nun auch eine Carci-
nommetastase in der Lendenwirbelsäule und erst auf diesem Umwege konnte als Ursache
seines Emphysems ein Bronchuscarcinom des rechten Unterlappens festgestellt werden,
das dann auch seine autoptische Bestätigung fand.

Man könnte diese Form analog der Einteilung HAMPELNs in eine bronchiale,
eine pleurale und eine lobäre Form entweder mit Rücksicht auf den Emphysem-
befund als *emphysematische Form* oder noch besser mit Rücksicht auf die Haupt-
beschwerden als *rheumatoide Form* des Bronchuscarcinoms bezeichnen.

Übrigens soll sich gerade der endemische Schneeberger Lungenkrebs nach
ROSTOSKI durch ein frühzeitiges Emphysem mit Kurzatmigkeit auszeichnen.
In den letzten Jahren häufen sich die Fälle, bei denen sich ein Unterlappenbronchuscarcinom hinter einer chronischen Pneumonie, meist auch mit einer
Zerfallshöhle ohne Tuberkelbacillen im Sputum versteckt, so daß uns nach
Kenntnis dieser Tatsache ein derartiger Befund bei einem älteren Menschen
schon immer sehr verdächtig erscheint. MAYRHOFER (2) hat aus meiner Ab-
teilung über eine Reihe derartiger Fälle berichtet. Man könnte sie als chronischpneumonische Form des Bronchuscarcinoms bezeichnen. Außerdem sind uns
schon wiederholt Fälle begegnet, wo die Hirnmetastasen eines versteckten
Unterlappenbronchuscarcinoms in Form einer mehr schleichend einsetzenden
Hemiplegie das erste Krankheitszeichen darstellen, welches die Kranken ins
Spital brachte. Über derartige Fälle hat MAYRHOFER in der gleichen Arbeit
berichtet. *Hemiplegische Form des Bronchuscarcinoms.*

Unmöglich scheint die Diagnose des *multiplen malignen Lungenadenoms* zu
sein, von dem ich freilich bisher nur einen Fall gesehen habe. Die Erscheinungen
waren die einer hochfieberhaften Bronchopneumonie, freilich ohne Leukocytose,
was aber auch sonst bei der grippalen Bronchopneumonie nicht so selten ist.
In unserem Fall betrug die Leukocytenzahl gar nur 1600 Zellen mit erhaltenen
Eosinophilen. Der Fall sei für spätere Beobachtungen, die vielleicht doch noch
eine Fixierung des klinischen Bildes dieser seltenen Erkrankung bringen können,
etwas ausführlicher mitgeteilt.

Beobachtung 94. Der 68jährige Spenglergehilfe J. M. kam am 4. Februar 1919 auf meiner
Abteilung zur Aufnahme. Er hatte vor 20 Jahren eine akute Gelenksentzündung, vor 15
und 10 Jahren eine Lungenentzündung überstanden. Nun leidet er seit 4 Jahren an Atemnot, Schwindelanfällen und Husten, der sich in den letzten Wochen angeblich nach einer
überstandenen Grippe, stark gesteigert hat. Stuhl in Ordnung, Appetit gut. Er zeigt zunächst subfebrile Temperaturen bis 38°, die nach einem Monat bis zu 39° hinaufgingen.
Urin ohne Befund, mit Ausnahme einer starken Diazoreaktion. Erythrocytenzahl 3880000,
Leukocyten 1600 mit 72% Neutrophilen, 6% Mononucleären, 3% Übergangsformen und
1% Eosinophilen. Seinen Lungenbefund ergeben beifolgende Thoraxschemen (Abb. 121
und 122). Sein Sputum war bacillenfrei. Eine Röntgenuntersuchung mußte leider unterbleiben, weil sie wegen der konstanten Hinfälligkeit des Kranken und seiner hochgradigen
Atemnot nicht möglich war. Der Exitus erfolgte am 18. April. Wir dachten zunächst an

grippöse Bronchopneumonie. Wegen der längeren Dauer der Krankheit tauchte auch der Verdacht auf eine Miliartuberkulose der Lunge auf, wofür die fehlende Leukocytose und das Vorhandensein der Diazoreaktion zu sprechen schien. Die von Prof. LANDSTEINER vorgenommene Autopsie ergab eine eitrige Bronchitis und multiple Knoten in beiden Lungen, die sich histologisch als maligne Adenome der Lunge erwiesen. Daneben bestand noch ein Atherom der Aorta.

Retrospektiv wäre eine annähernde Diagnose wenigstens auf malignen Tumor vielleicht doch möglich gewesen, denn wir hatten eine chronische Bronchopneumonie vor uns ohne Leukocytose, ohne Tuberkelbacillen im Sputum bei negativem Wassermann, was auch an malignen Tumor denken läßt. Möglicherweise hätte auch eine Röntgenuntersuchung der Lunge, die bei Tumorverdacht überhaupt sehr wertvoll ist, die richtige Diagnose stellen lassen. Der elende Allgemeinzustand des Kranken machte aber in unserem Falle eine solche unmöglich.

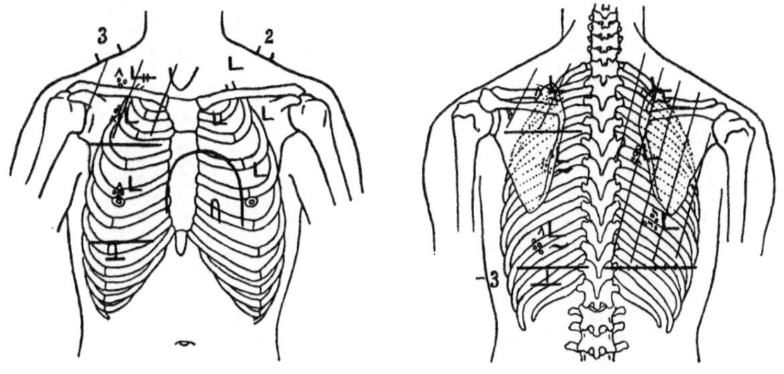

Abb. 121.   Abb. 122.
Abb. 121 und 122. Befund bei einem malignen Lungenadenom.

Diese multiplen Adenome bieten pathologisch-anatomisch fast die gleichen Verhältnisse wie die *metastatischen Carcinome* der Lunge, eventuell auch die *metastatischen Hypernephrome*, soweit sie auf dem Blutwege in die Lunge einbrechen und darin multiple Knoten setzen. Daß derartige metastatische Carcinomknoten häufig ganz der klinischen Beobachtung entgehen, ist ja eine bekannte Tatsache. Häufig verraten sie sich durch kein Zeichen, häufig wieder bieten sie gleich dem erwähnten Falle den Befund einer Bronchopneumonie mit multiplen Herden. Ein typisches Beispiel dafür gibt folgende Beobachtung.

Beobachtung 95. Am 14. April 1920 kam der 59jährige Eisenbahnportier F. J. an meine Abteilung. Er sei stets gesund gewesen, nur habe er vor 25 Jahren einmal blutigen Harn gehabt und ebenso wieder vor einem halben Jahr. Seit der letzten Hämaturie sei er erkrankt mit Fieber, Husten, Stechen in beiden Brustseiten, Mattigkeit und Hinfälligkeit. Er ist nicht imstande ohne Stock zu gehen. Sein Appetit sei in der letzten Zeit vollständig geschwunden. Wir hatten einen hochgradig kachektischen Mann vor uns mit idiomuskulären Wülsten. Er war cyanotisch. An beiden Halsseiten und in der linken Axilla waren bohnengroße, indolente, harte Drüsenschwellungen tastbar. Ein harter, ballottierender Tumor rechts unterhalb der Leber. Seinen Lungenbefund geben beifolgende Thoraxschemen wieder (siehe Abb. 123 und 124). Das Sputum war bacillenfrei, die Temperatur normal oder höchstens hie und da etwas subfebril. Im Urin Eiweiß mit vereinzelten hyalinen Zylindern und einigen Leukocyten. Die Wassermannreaktion negativ. Das Blutbild zeigte 2800000 Erythrocyten, 4000 Leukocyten mit 62% Neutrophilen, 20% Lymphocyten, 4% Mononucleären und 14% Übergangsformen. Der Röntgenbefund zeigte beide Lungen durchsetzt von sehr großen, vollkommen homogenen und sehr dichten Herden, die insbesondere in beiden Spitzen und Oberlappen etabliert sind. Auch im rechten Hilus ist ein solcher großer Herd. Auffällig ist, daß die in der Umgebung der Herde liegenden Partien des Lungengewebes, insbesondere auch beide Spitzen ein relativ normales Aussehen haben. Im linken Unterlappen findet sich eine mehr diffuse Verdichtung. Der Befund sehr suspekt auf Lungentumor (Dr. FLEISCHNER).

Auf Grund aller dieser Befunde konnten wir ein Hypernephrom der rechten Niere mit multiplen Hypernephrommetastasen in den Lungen diagnostizieren, eine Diagnose, welche durch die Autopsie am 24. Mai ihre vollständige Bestätigung fand.

Sind die metastatischen Knötchen in der Lunge sehr klein, hanfkorngroß, so kann direkt das Bild einer Miliartuberkulose vorgetäuscht werden, worauf SCHLESINGER aufmerksam macht und wovon KROKIEWICZ eine schöne sorgfältige Beobachtung mitgeteilt hat. Wir haben dann die *miliare Lungencarcinose* vor uns. Aber auch *Sarkome* können einen derartigen Röntgenbefund geben. Ebenso die von mir noch nicht beobachteten *Chorionepitheliome* der Lunge, sowie BOECKsche *Sarkoide*. Siehe die Beobachtungen von BLUM.

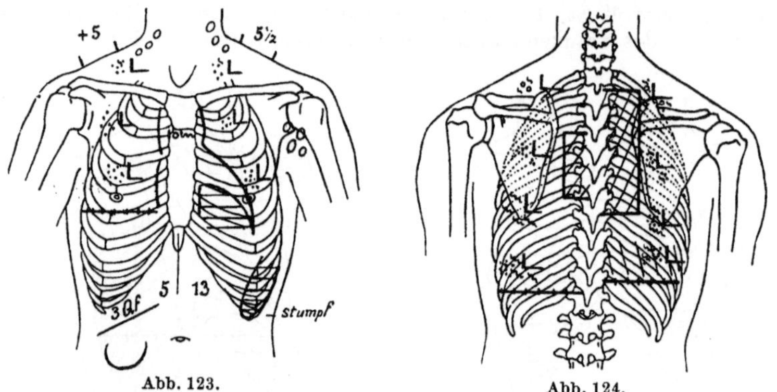

Abb. 123.   Abb. 124.

Abb. 123 und 124. Befund bei multiplen metastatischen Lungentumoren.

Das Bild einer Pleuritis, oft wohl mit einer starreren Dämpfung als sonst bei pleuritischem Exsudat, oft mit brettharter Resistenz und Retraktion der Thoraxwand, dabei oft auch mit hämorrhagischem Exsudat erzeugt ein metastatisches Carcinom, wenn es auf dem Lymphwege direkt durch die Thoraxwand durchwuchert. Wir können das häufig bei Carcinom der Mamma, selbst jahrelang nach scheinbar erfolgreicher Amputatio mammae sehen; ich beobachte das auch wiederholt nach Durchwucherung von Carcinommassen durch das Zwerchfell, vor allem bei Carcinom der Gallenwege, einmal des Ductus hepaticus. Ein derartiges lymphogenes Carcinom kann klinisch alle Symptome einer Polyserositis peracta, bzw. einer *Pleurite à répétition* hervorrufen, so daß nur Kompressionserscheinungen auf die Gebilde des Mediastinum die Diagnose in die richtige Bahn lenken können. Ich erinnere mich eines Falles, wo die klinische Untersuchung beiderseits nur Pleuraadhäsionen aufdeckte, so daß die Diagnose auf Grund dieser Untersuchung und der Beschwerden auf einen Folgezustand einer *Pleurite à répétition* hätte lauten müssen; aber eine Schwellung des rechten Armes legte die Vermutung eines Carcinoms nahe. Tatsächlich fand sich ein Magencarcinom und eine metastatische Carcinose des hinteren Mediastinums, was dann auch durch die Autopsie bestätigt wurde. Überhaupt zeigen die Lungenbefunde bei Carcinommetastasen in den Drüsen des hinteren Mediastinums oft ein ganz abenteuerliches Verhalten. Sie gleichen dann vollständig dem Bilde einer Lungensarkomatose, wie sie häufig jahrelang nach Amputation eines sarkomatösen Beines z. B. beobachtet werden können. Das gemeinsame Charakteristicum dieser Zustände ist der rasche und vollständige Wechsel der physikalischen Erscheinungen über den Lungen. Heute glaubt man eine exsudative Pleuritis vor sich zu haben, einige Wochen später schon zeigt sich das Bild eines ausgesprochenen Emphysems, wieder einige Wochen später das Bild einer pneumonischen Infiltration usw. Das Beispiel eines genau beobachteten Falles dieser Art, meine einzige derartige Beobachtung bei Carcinom, soll hier mitgeteilt werden. Bei Sarkom habe ich dagegen dieses Verhalten schon wiederholt zur Beobachtung bekommen und war zunächst geneigt, den Wechsel der Befunde auf die Wirkung der Röntgentherapie zurückzuführen. Ich mußte aber diesen ursprünglichen Gedanken fallen lassen, da auch von Röntgenstrahlen unbeeinflußte Fälle das gleiche wechselnde Bild zeigten.

Beobachtung 96. Die 40jährige Wehrmannsgattin A. St. wurde am 15. August 1922 auf meine Tuberkuloseabteilung geschickt. Ein Bruder hat Blutbrechen, sonst keine hereditäre Belastung in der Familie. Nach der ersten Geburt mit 19 Jahren war sie lange Zeit bettlägerig. Dann war sie noch 8 Jahre hindurch kränklich mit den verschiedensten Beschwerden. Von einem Arzt wurde ein Gallensteinleiden konstatiert. Während dieser Zeit hat sie 4 lebende Kinder geboren und daneben noch fünfmal abortiert. Vor 10 Jahren

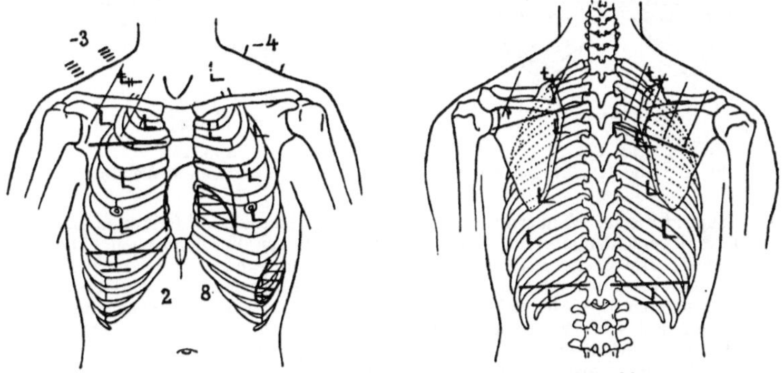

Abb. 125.   Abb. 126.

Abb. 125 und 126. Befund bei Carcinommetastasen in den hinteren mediastinalen Drüsen.

machte sie einen „Lungenspitzenkatarrh" durch mit Schmerzen im Rücken, der nach einem Landaufenthalt wieder gut geworden sei. Immerhin hatte sie hie und da noch Rückenschmerzen, war aber immer arbeitsfähig. Im Jahre 1913 hatte sie eine Bauchfellentzündung nach einer Auskratzung infolge starker Blutung. Sie bekam dann eine Geschwulst im Bauch, die erst vor 3 Jahren entfernt wurde. Der Operationsbefund der II. Universitäts-Frauenklinik lautet: Totalexstirpation wegen Carcinom der Portio und Tumoren beider Adnexe per laparotomiam. Histologischer Befund: Solides Carcinom. Im Dezember 1920 bekam sie Grippe mit Fieber durch 6 Wochen. Sie lag fast $2^{1}/_{2}$ Monate mit Atembeschwerden, Husten und Auswurf zu Bett. Auch nachher war sie noch krank und verlor im ganzen 6 kg an Körpergewicht. Manchmal Nachtschweiße, mangelhafter Appetit. Vor 3 Wochen Bluthusten, der sich ein paarmal noch wiederholte. Der Befund vom 17. August ergab eine magere, etwas anämische, hochfebrile Patientin, die jeden Tag Intermittenzen zwischen 36,5 und 40° zeigte, die eine Leukocytenzahl von 11 300 aufwies und keine abnormen Verhältnisse im Urin bot. Ihren Lungenbefund zeigen beifolgende Thoraxschemen 125 und 126. Zu gleicher Zeit ergab die Röntgenuntersuchung eine dichte, flächige Verschattung des rechten Oberlappens, scharf linear nach unten abgesetzt mit konkavem unteren Rand. Trachea rechts ausgebogen, also schrumpfender Prozeß des rechten Oberlappens. „Da sonst nichts auf Tuberkulose hinweist, läßt das Bild am ehesten die Deutung als carnifizierte Pneumonie zu" (Dr. FLEISCHNER). Ein Befund vom 14. Oktober 1921 ergab einen weiter vorgeschrittenen Prozeß, indem noch die Zeichen einer rechtsseitigen Pleuraveränderung dazu kamen (siehe Schemen 127 und 128). Noch weiter verändert zeigt sich der Befund vom 14. November. Die Patientin war nun stark cyanotisch und zeigte chloasmatische Verfärbung des Gesichts (siehe Schemen 129 und 130). Ein neuer Röntgenbefund vom 26. November ergab: „Das Bild ist heute wesentlich anders als am 17. August. Der Verdichtungsprozeß beschränkt sich einerseits nicht auf den rechten Oberlappen, andererseits fehlt die deutliche Ausprägung der Unterlappengrenze. Eine ziemlich homogene Verdichtung nimmt nahezu die mediale Hälfte des rechten Lungenfeldes ein mit vollständiger Deckung der rechtsseitigen Grenze des Mittelschattens. Das obere Drittel des Lungenfeldes ist im äußeren Bereich verschleiert. Innerhalb der nun fast drei Finger breiten, nach aufwärts gerückten und respiratorisch mit mäßigen Exkursionen sich paradox verschiebenden rechten Zwerchfellkuppe ziehen derbe Verdichtungsstränge, die hauptsächlich vorne liegen, gegen die äußere Thoraxwand. Der Luftgehalt im Sinus stark herabgesetzt, so daß die Zwerchfellkuppe kaum differenzierbar ist. Das Mediastinum in gleicher Stellung wie vor 2 Monaten, nicht nach rechts verzogen, eher ein wenig nach links verlagert.

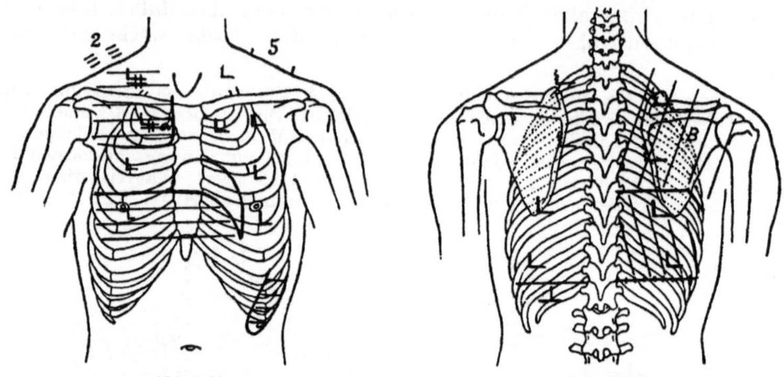

Abb. 127.   Abb. 128.

Abb. 127 und 128. Befund bei Carcinommetastasen im hinteren Mediastinum.

Deutliche inspiratorische Wanderung nach rechts. Die linke Zwerchfellkuppe tiefstehend, gut und normal verschieblich. Im linken Lungenfeld kleine Verdichtungen. Die Drüsen nicht vergrößert. Die Platte zeigt eine Andeutung von unregelmäßiger Grenzlinie zu den medial gelegenen Verdichtungen und dem sehr hellen emphysematösen Unterlappen. Die rasche und unregelmäßige Ausbuchtung der Verdichtung mit Durchbrechen der Lappengrenze und dem Fortschreiten vom Hilus bzw. Mediastinum her, die namentlich an den basalen Schatten deutlich erkennbar, sowie die Kompressionserscheinungen (rechtsseitige Bronchusstenose und Phrenicuslähmung) stellen die Annahme einer bloß chronischen

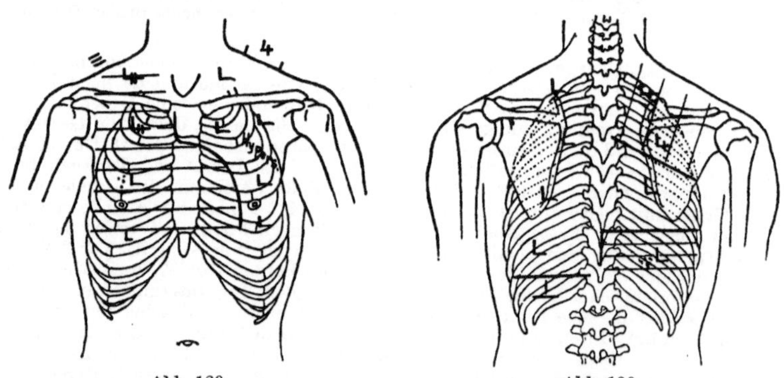

Abb. 129.   Abb. 130.

Abb. 129 und 130. Befund bei Carcinommetastasen im hinteren Mediastinum.

Pneumonie sehr in Frage, dagegen die eines infiltrierenden Tumors in den Vordergrund. Primäres Bronchuscarcinom ist wegen des erstgesehenen Bildes wenig wahrscheinlich, aber nicht auszuschließen, ein in den rechtseitigen Hilusdrüsen auf Lunge und Pleura übergreifender Tumor wahrscheinlich, vielleicht im Zusammenhang mit der seinerzeitigen Operation.“

Die Patientin zeigte dabei eine hohe Leukocytenzahl von 20500 (1. November), welche im weiteren Verlaufe auf 36000 stieg (8. November). Eine Probepunktion im Bereiche der basalen Dämpfung rechts vorne ergibt etwas Bronchusschleim, entstammt also wohl einer eitergefüllten Bronchiektasie. Leider verließ die Kranke in einem hochgradig kachektischen

Zustand unsere Abteilung, so daß ein Autopsiebefund nicht erhoben werden konnte. Analoge Erfahrungen aber an autoptisch sichergestellten metastatischen Sarkomen lassen es außer Zweifel erscheinen, daß wir es hier mit einem metastatischen Carcinom der mediastinalen Lymphdrüsen zu tun haben, nach einem vor 3 Jahren operierten Portiocarcinom mit Übergreifen auf Lungen und Pleura und Kompression des rechten Ober- und Mittellappenbronchus mit konsekutiv eitriger Bronchitis in den peripher gelegenen erweiterten Bronchien.

Daß aber auch Sarkome einen rein pleuralen Befund ergeben können, soll das folgende Beispiel lehren, wo es zu einem Sarkom der Lunge und der Pleura, wohl ausgehend von einem sarkomatös entartetem Myom gekommen war.

Beobachtung 97. Das 45jährige Fräulein A. W. wurde am 26. August 1920 an meiner Abteilung aufgenommen. Vor 10 Jahren hatte sie leichten Rheumatismus gehabt und war vor 1 Jahr wegen Uterusmyom an der Klinik WERTHEIM totalexstirpiert worden. Seit Mai hatte sie Stechen auf der rechten Seite ohne Fieber, ohne Husten und ohne Nachtschweiße. Vor 4 Wochen wurden die Beschwerden ärger, es kam Husten dazu und leichtes Fieber bis 38°. Einmal war Blut im Auswurf. Seit voriger Woche uriniert die Kranke in

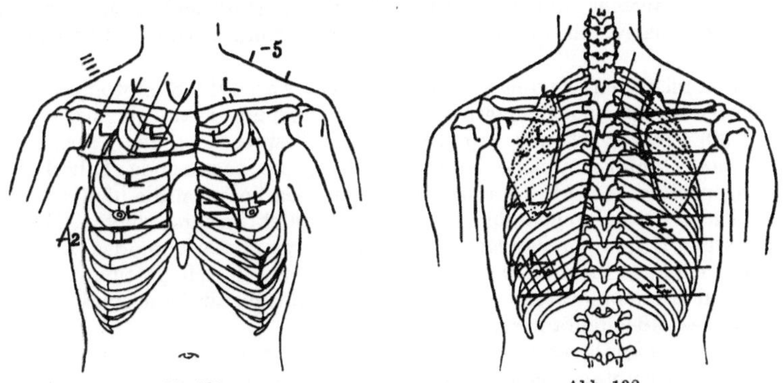

Abb. 131.   Abb. 132.
Abb. 131 und 132. Befund bei Sarcommetastasen der Pleura.

geringer Menge und mit Schwierigkeit, beide Unterschenkel sind in der Knöchelgegend geschwollen. Appetit erst seit voriger Woche sehr schlecht.

Wir hatten eine mäßig genährte, dyspnoische und cyanotische Frau vor uns, mit rechtsseitig gestauten Halsvenen und starken Venenzeichnungen auf der rechten Thoraxseite. Leichte Knöchelödeme. Den Thoraxbefund zeigen beifolgende Thoraxschemen (Abb. 133 und 134). Die Punktion rechts ergab ein hämorrhagisch-seröses Exsudat mit 360 Zellen im Kubikmillimeter; nach dem Zentrifugieren bleibt das darüberstehende Serum lackfarben (*Bard Symptom* für Pleuracarcinom gegenüber Tuberkulose). Schon 4 Tage später starb sie und die Autopsie (Dr. DRESSLER) ergab Sarkom der Pleura, übergreifend auf die Lunge mit multiplen, großknotigen Metastasen in beiden Lungen. Der primäre Tumor nicht mit Sicherheit feststellbar. Metastasen in den Nieren, hämorrhagische Pleuritis beiderseits.

Ist die Diagnose einer derartigen metastatischen Carcinose der Pleura relativ einfach, wenn man es mit einem Kranken zu tun hat, der schon wegen irgendeines Carcinoms in Behandlung steht, ist sie noch relativ einfach, wenn man Kranke vor sich hat, die schon vor längerer oder kürzerer Zeit wegen eines Carcinoms oder Sarkoms operiert worden sind, so kann sie sehr große Schwierigkeiten bereiten, wenn sie aus voller Gesundheit, wenn auch metastatisch, bei einem bisher okkult gebliebenen Carcinom oder Sarkom auftritt, sie kann auf große Schwierigkeiten stoßen, wenn man es mit einem primären *Endotheliom der Pleura* zu tun hat oder aber, wie in den weiter oben schon erwähnten Fällen ein pleuraler Erguß infolge primären Unterlappenbronchuscarcinoms vorliegt. Hier kann unter Umständen die schon von FRÄNKEL und HELLENDAHL betonte Gegenwart von *Carcinomzellen im Pleuraexsudat* die Entscheidung bringen,

hier kann das trotz Abzentrifugierens *lackfarben bleibende Exsudat* nach BARD
entscheidend sein, letzteres freilich nur dann, wenn durch eine bakteriologische
Untersuchung Streptokokken oder sonstige hämolytische Keime ausgeschlossen
werden können, die ja auch ihrerseits zu einer Lackfarbigkeit des Exsudat-
serums führen können (siehe COBET). Besonders NATTER-LARIER haben genau
die Cytologie derartiger carcinomatöser Pleuritiden beschrieben und sei diesbezüglich auf die betreffende Arbeit verwiesen. Hellrote, hämorrhagische
Exsudate, können ja ebensogut auch bei Tuberkulose vorkommen; nur der
schokoladefarbige Charakter der Punktionsflüssigkeit scheint direkt beweisend
für ein Neoplasma der Pleura zu sein, ist aber doch auch nach meinen Erfahrungen recht selten. Was sonst besonders von DIEULAFOY als Unterscheidungsmerkmal zwischen Tuberkulose und Carcinose der Pleura angeführt wird,.
der viel heftigere Schmerz bei Carcinose der Pleura, die lebhaftere Dyspnoe
dabei, die auch durch eine Punktion nicht gemildert wird, die stärkere Verdrängung des Herzens und die Pulsbeschleunigung trotz fehlenden Fiebers ist
wohl viel zu relativ, um als entscheidendes Kriterium Verwendung finden zu
können.

Schon in mehreren der obigen Beobachtungen waren die Symptome von den
vergrößerten Drüsen im Mediastinum im Vordergrund gestanden (siehe Beobachtung 90). Das führt uns unmittelbar zur Besprechung der *Tumoren des
Mediastinums* hinüber, welche häufig zur Diagnose beginnende Tuberkulose,
also Lungenspitzenkatarrh Veranlassung geben. Da kommen die häufigen akut
entzündlichen Schwellungen der Drüsen nach Infektionskrankheiten, Masern,
Keuchhusten, Grippe in Betracht, dann das Lymphosarkom, das Lymphogranulom, leukämische und luetische Drüsentumoren des Mediastinums, Aneurysmen und Dermoidcysten, endlich das Oesophaguscarcinom und Absceß-
bildungen des Mittelfellraumes.

Allen diesen raumbeschränkenden Prozessen des Mediastinums sind zunächst
perkutorische Symptome gemeinsam. Eine Manubriumdämpfung, die in die
Herzdämpfung übergeht oder nicht, eine KRÄMERsche Dämpfung hinten einseitig oder doppelseitig mit KORÁNYIscher Dämpfung über den Wirbeldornen;
daraus allein läßt sich wohl ein Tumor des hinteren Mediastinums vermuten.
Der Verdacht wird verstärkt und gewinnt an Sicherheit, wenn sich Drucksymptome auf die Gebilde des hinteren oder vorderen Mediastinums nachweisen lassen (siehe darüber auch HAMPELN [2]). Kompression der Vena cava
superior also oder einer der Venae anonymae, der Vena azygos oder hemiazygos,
kenntlich an Venenstauungen der oberen Körperhälfte, ein sichtbares Venennetz,
namentlich auch eine einseitige Venenstauung einer Hals- oder Kopfhälfte und
ein einseitiges kollaterales Venennetz, in den leichtesten Fällen als KUTHYs
Striae venosae sind da die führenden Zeichen. Subjektiv verrät sich diese
Venenstauung durch ein Gefühl von Schwere im Kopf, namentlich in gebückter
Stellung oder beim Niederlegen, verrät sich durch Schwindel, durch Nasenbluten usw. Manchmal werden auch die Arterien komprimiert, was bei
malignenTumoren gelegentlich vorkommt. Dann findet man Differenz in den
Pulsen am Hals und an den oberen Extremitäten zwischen rechts und links.
Bedingt kann das sein durch Thrombosen im Innern der Gefäße oder durch
Verzerrungen der Abgangsstelle der großen Gefäße aus dem Aortenbogen bei
aneurysmatischen Erweiterungen. Kompression der Trachea oder der Bronchien erzeugt beiderseitig oder, leichter erkennbar, nur einseitig eine Abschwächung des Atemgeräusches bei erhaltenem Lungenschall, macht inspiratorische
Einziehungen des Jugulums, einer oder beider Supraclaviculargruben und
inspiratorische Einziehungen des Epigastriums. Oft ruft sie einen weithin
hörbaren inspiratorischen Stridor hervor. Auch Tumoren, nicht nur Aneurysmen

bedingen nicht so selten das OLIVER-CARDARELLIsche Symptom der herz-synchronen Abwärtsbewegung des Kehlkopfes. Druck auf die Nerven im Mediastinum kann zu einem rauhen, bellenden Husten führen, zu anfallsweise auftretenden Dyspnoen, zu Anfällen von Asthma und von Angina pectoris, ferner zu Glottiskrämpfen, zur *Vox anserina*, zu Neuralgien des Nervus phrenicus mit den MUSSYschen Druckpunkten, zu Pupillendifferenz mit pathologisch weiterer Pupille, im Gegensatz zur Syphilis, wo die engere Pupille die krankhaft veränderte ist. Lähmung eines Recurrens verrät sich durch ständige Heiserkeit, verrät sich beim Betasten des Kehlkopfes während des lauten Sprechens durch nur einseitig wahrnehmbares Mitschwingen des Kehlkopfes mit der Vibration der Stimmbänder, verrät sich vor allem natürlich laryngoskopisch. Druck auf den Oesophagus erzeugt Dysphagie usw. Ich brauche auf all diese Dinge ja nur hinzuweisen, weil man in jedem Lehrbuch der inneren Medizin ausführlich darüber lesen kann.

Die Diagnose „*Mediastinaltumor*" ist also nach den physikalischen Befunden und nach den mehr weniger reichlich vorhandenen Drucksymptomen gar nicht so schwer. Schwierigkeiten bereitet aber häufig die nähere Einsicht in das Wesen, in die Ätiologie der vorhandenen Veränderungen. Aus praktischen Gründen muß man zunächst an die heilbaren Prozesse dieser Art denken, vor allem an Syphilis und Tuberkulose. Wir werden also in jedem Falle eine Wassermannsche Reaktion anstellen. Denn, wenn sie positiv ausfällt, müssen wir zuerst an ein *Aneurysma* denken. Dieses wird wahrscheinlich, wenn sich Geräusche am Herzen finden, wenn die vordere Manubriumdämpfung in die Herzdämpfung übergeht, wenn wir Differenzen im Radialpuls haben, wenn ein zweites pulsierendes Zentrum vorhanden ist. Fehlen derartige Symptome, welche ein Aneurysma beweisen, so kommt bei positivem Wassermann eine *syphilitische Mediastinitis* in Betracht, entweder *Gummen im Mediastinum* oder *luetisches Schwielengewebe*, das oft alle Symptome eines bösartigen Mediastinaltumors hervorrufen kann. Wie abenteuerlich manchmal die Syphilis sich äußern kann, möge folgende Beobachtung beweisen, die klinisch den Eindruck einer aleukämischen lymphatischen Leukämie, histologisch an einer Drüse, die wir durch Probeexcision gewannen, den eines *Lymphosarkoms* machte, wo wir aber wegen der positiven Wassermannschen Reaktion eine antiluetische Kur einleiteten und alle Veränderungen in kurzer Zeit zur Heilung brachten.

Beobachtung 98. Am 21. Juli 1921 kam der 55jährige verheiratete Gärtner J. E. an meiner Abteilung zur Aufnahme. Mit 4 Jahren hatte er eine Rippenfellentzündung, mit 21 Jahren während seines Militärdienstes eine geschwollene Leber mit Gelbsucht. 23 Jahre alt, machte er ein schweres Erysipel durch. Mit 33 Jahren war er als Gärtner auf einem Gut in Ungarn beschäftigt und erkrankte dort mit hohem Fieber, das der Militärarzt als Typhus, der Kreisarzt als Malaria bezeichnete. Patient übersiedelte deshalb nach Alt-Aussee, wo das Fieber sich allmählich besserte. Immerhin kommen noch alljährlich im August leichte Fieberanfälle vor. Seit einigen Jahren ist der Kranke magenleidend. Seine gegenwärtige Erkrankung begann im Februar 1921 mit Drüsenschwellungen im Nacken und im Gesicht. Die Drüsen am Hinterhaupt verursachten starke Schmerzen. Alle Drüsen wuchsen langsam heran. Allmählich kamen auch die übrigen Drüsen des Körpers an die Reihe. Gelegentlich bildeten sich einige solche geschwellte Lymphdrüsengruppen zurück. In letzter Zeit entstand die Schwellung der Drüsen um den Magen und die Schwellung der Milz. Im März und April hatte Patient heftiges Hautjucken, das jetzt wieder verschwunden ist. Der Appetit liegt ganz darnieder. Morgendliches Erbrechen. Zunächst stand er in einer Universitätsklinik in Behandlung, ohne Besserung zu finden. Dann wurde achtmal eine Röntgentiefenbestrahlung in einem anderen Spital vorgenommen, was auch zu keiner Besserung des Befindens führte. Von venerischen Krankheiten weiß er sich nur an einen Tripper als junger Mann zu erinnern, der wenig behandelt wurde und eine Verdickung eines Hodens zurückließ. Er hat zwei gesunde Söhne; seine Frau hatte nach dem zweiten lebenden Kind einen Abortus. Er selbst ist mäßiger Trinker und mäßiger Raucher.

Der kräftige, aber äußerst magere Kranke zeigt zunächst ein zyklisches intermittierendes Fieber mit Temperaturen bis 41,5°, manchmal von Quartana-, manchmal von

Tertianatypus. Der Temperaturanstieg vollzieht sich unter heftigsten Schüttelfrösten. Diese kommen gegen Nachmittag. Der Temperaturabfall ereignet sich während der Nacht mit starkem Schweißausbruch. Auch unmittelbar vor dem Fieberanstieg keine Malariaplasmodien im Blute. Dick belegte Zunge. Starke Pigmentierung der Haut. Namentlich auffällig ist ein 1 cm breiter, sehr dunkel pigmentierter Streif, der quer über die Stirne zieht und sich nach unten zu ins braun pigmentierte Gesicht fortsetzt, während nach oben davon bis zur Haargrenze eine breite vitiliginöse Zone sich bemerkbar macht. Diese Hautveränderung soll bei ihm aber schon seit der Jugend bestehen. Allenthalben im Körper finden sich große Drüsen von wechselnder, mäßig derber Konsistenz: beiderseits hinter dem aufsteigenden Ast der Mandibula, unter dem Ohrläppchen, am Ansatz beider Kopfnicker, einzelne Drüsen unter dem Kinn, eine ganze Gruppe von Drüsen in beiden Supraclaviculargruben und in beiden Achselhöhlen. Weiter unten in der Axillargegend liegen je zwei taubeneigroße, elastische Drüsen. Beiderseits in der Leistenbeuge zwei fast apfelgroße, harte Drüsenpakete. Die Drüsen sind weder mit der Haut noch mit der Unterlage verwachsen, gegeneinander gut abgrenzbar und gut verschieblich. Am Halse beiderseits erweiterte Venen, die als Netzwerk auch über den Brustkorb herablaufen. Den Lungen- und Herzbefund geben beifolgende Thoraxschemen wieder (Abb. 133 und 134). Die Pulsfrequenz beträgt 98.

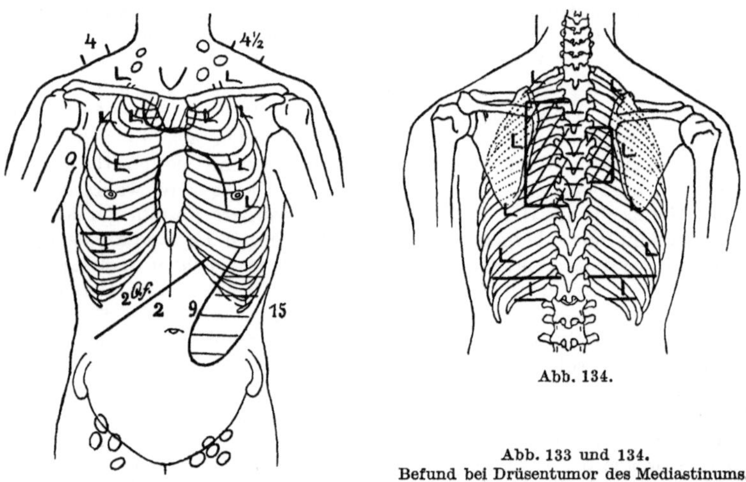

Abb. 134.

Abb. 133 und 134.
Befund bei Drüsentumor des Mediastinums.

Abb. 133.

Die Leber ist zwei Querfinger unter dem Rippenbogen palpabel, sehr derb und hart, aber glatt. Die Milz sehr vergrößert, sehr derb mit deutlichen Höckern besonders im unteren Anteil. Der Röntgenbefund (Dr. FLEISCHNER) ergibt einen breiten, oberen Mittelschatten. Die Aorta erscheint links verlagert mit weit vorspringendem Aortenknopf, rechts ist ein scharfer, ziemlich gerader Schattenrand, der (mitgeteilt?) pulsiert (Drüsentumor). Links in Hilushöhe ein bogig begrenzter, weichteildichter Schatten, hinter dem Herzen, aber vor der Aorta descendens ins Lungenfeld vorspringend (Drüsenschatten?). Das hintere Mediastinum ist von oben bis unten dicht verschattet, so daß bei schräger Durchleuchtung die Wirbel heller erscheinen. Keine wesentliche Verlagerung oder Verziehung von Trachea oder Oesophagus. Der Blutbefund ergab: 1950000 Erythrocyten, 4550 Leukocyten, darunter 69% Neutrophile, 1% Eosinophile, 13% Lymphocyten, 15% große Mononucleäre und 2% Übergangsformen. Eine freilich schon früher röntgenbestrahlte Drüse des Nacken wird exstirpiert und zur histologischen Untersuchung an unser pathologisches Institut eingesendet. Der Befund lautet: „Der Bau der Lymphdrüse nicht mehr erhalten. Die meist exquisit polymorphkernigen Kerne vielfach in Zerfall begriffen. Das Bindegewebsgerüst vermehrt. Deutliche Wucherung über die Kapsel der Drüse. Ob es sich um ein in ein echtes Sarkom übergehendes Lymphosarkom oder direkt um eine Sarkommetastase in einer Lymphdrüse handelt, ist nach dem vorliegenden Präparat nicht zu entscheiden. Hingegen erscheint der neoplasmatische Charakter außer Frage."

Die Wassermannsche Reaktion des Blutes war nun komplett positiv. Deshalb begannen wir mit einer spezifischen Kur, bestehend in Injektionen von Modenol. Schon nach der dritten Injektion hörten die Temperatursteigerungen vollständig auf, schon nach der vierten gehen die Halsdrüsen und die sonstigen Drüsen zurück. Nach der 14. Injektion verließ er geheilt unsere Abteilung, also am 1. September. Als er am 11. November des gleichen Jahres wegen eines Erysipels des Gesichtes, von der Nase ausgehend, wiederkam, hatte er ein um 10 kg größeres Gewicht, die Drüsen waren vollständig geschwunden, nur in der Leiste waren noch mehrere bohnengroße Drüsen tastbar. Die Leber ist noch zwei Querfinger unter dem Rippenbogen tastbar und derb, die Milz gleichfalls noch zwei Querfinger unter dem Rippenbogen zu finden. Die Wassermannsche Reaktion war jetzt negativ.

Fällt bei einem Mediastinaltumor die Wassermannsche Reaktion negativ aus, dann muß man zunächst mit allen zur Verfügung stehenden Mitteln eine tuberkulöse Genese beweisen oder ausschließen. Man wird daher eine Tuberkulinreaktion anstellen, am besten in Form der Einreibung mit konzentriertem Alttuberkulin nach dem Vorgehen von HAMBURGER und WIDOWITZ oder mit 20% Ateban. Im großen ganzen läßt sich aber sagen, daß bei tuberkulösen Tumoren im Mediastinum die Drucksymptome auf die Nachbarorgane meist nur rudimentär angedeutet sind. Zeigen sich deutliche Kompressionszeichen, dann rückt die tuberkulöse Ätiologie in weite Ferne. Ein deutlicher Ausfall einer Tuberkulinprobe würde für mich da trotzdem maßgebend sein und mich veranlassen, unbedingt eine therapeutische Tuberkulinkur anzuwenden. Denn es sind bei *tuberkulösen Mediastinaltumoren* nebst der Syphilis noch die besten threapeutischen Erfolge zu sehen. Allerdings beweist aber ein positiver Ausfall keineswegs den tuberkulösen Ursprung der vorliegenden Erkrankung. Es kann eben, wie so häufig, ein sonstiger tuberkulöser Herd neben einem andersartigen Mediastinaltumor einen positiven Ausfall verschulden. Daß aber auch die Tuberkulose gleichwie die Syphilis ganz absonderliche Krankheitsbilder erzeugen kann, die sich sehr gut beeinflussen und heilen lassen, dafür sei folgende Beobachtung ein Beweis.

Beobachtung 99. Am 19. Oktober 1910 kam die 39jährige Fabrikantenfrau J. H. an der Klinik NEUSSER zur Aufnahme. Es war bei ihr in Budapest eine HODGKINsche Krankheit diagnostiziert worden und bei der Erfolglosigkeit einer eingeleiteten energischen Röntgentherapie die Prognose ganz infaust gestellt worden. Tatsächlich schien der Befund zunächst für eine derartige Erkrankung zu sprechen. Große Lymphome in der rechten Ellenbogenbeuge und im Verlaufe des Sulcus bicipitalis des rechten Armes, sowie in der rechten Axilla, großer Tumor unter der rechten Clavicula, ein bis zum Nabel reichender Milztumor von harter Konsistenz ohne Höcker, aber mit typischen Einkerbungen am medialen Rand, eine Kette tastbarer Drüsen im Mesenterium bei normalem Blutbefund sprechen dafür. Auffällig war nur eine Ankylose des rechten Ellbogens wie nach Fungus und eine Fistelung mit serösem Eiter unter dem rechten Schlüsselbein. Das legte doch die Vermutung nahe, daß alle diese Veränderungen nur tuberkulöser Natur seien. Darum Einleitung einer spezifischen Injektionskur mit Alttuberkulin, die in mehreren Etappen durch Jahre hindurch fortgesetzt wurde. Die ganz kachektische, mit 42 kg zur Aufnahme gekommene Frau hat gegenwärtig ein Gewicht von 60 kg, die Milz ist bei der letzten Untersuchung am 9. Mai 1913 überhaupt nicht mehr vergrößert, die Drüsenpakete sind vollständig verschwunden, nur die fortbestehende Ankylose des rechten Ellbogens weist noch auf die ehemalige schwere Erkrankung hin. Außerdem bietet sie nun die Erscheinungen eines tuberkulösen Rheumatismus im Sinne PONCETS. Der Frau geht es auch jetzt, Sommer 1929, noch ausgezeichnet.

Läßt sich Tuberkulose und Syphilis ausschließen, dann rückt die *Lymphogranulomatose* ins diagnostische Kalkül, schon deshalb, weil sie ein recht häufiges Leiden vorstellt, wie mich viele Beobachtungen der letzten Jahre immer wieder lehren, dann auch deshalb, weil sie, wenigstens vorübergehend, sich häufig durch eine Röntgentherapie sehr gut beeinflussen läßt. Die Diagnostik dieser Krankheit gründet sich auf rekurrierende, hochfieberhafte Schübe, jeder von wochenlanger Dauer. In einem meiner Fälle war ein jahrelang anhaltendes, chronisches Rückfallfieber bei vergrößerter Milz das einzige Krankheitszeichen. Die Diagnose gründet sich ferner auf den Blutbefund mit einer oft hochgradigen Leukocytose und einem besonders hohen Prozentsatz von neutrophilen polynukleären Zellen, gründet sich auf den höckerigen, großen Milztumor als klinisches Äquivalent der Porphyrmilz. Freilich schließt eine normale Leukocytenzahl mit oder ohne

Vermehrung der eosinophilen Zellen eine Lymphogranulomatose nicht aus. Denn meiner Erfahrung nach stellt sich die Leukocytose erst dann ein, wenn die für Lymphogranulomatose typischen und fast nie ausbleibenden Knochenmarksmetastasen Platz gegriffen haben. Denn auch multiple solitäre Knochenmarkstuberkel können eine ganz ungewöhnliche Leukocytose hervorrufen, wie eine Beobachtung beweist, die ich schon im I. Teil, Seite 18 erwähnt habe. Denn diese Frau zeigte ebenfalls eine Leukocytose von 40 000 Leukocyten im Kubikmillimeter Blut. Die Diagnose gründet sich ferner häufig auch auf den hartnäckigen, in Hautveränderungen keine Erklärung findenden Pruritus, gründet sich in vielen Fällen bei Vorhandensein von Lymphdrüsenschwellungen auf einen negativen Ausfall aller Tuberkulinproben, während tuberkulöse Drüsen ja meist einen hohen Grad von Tuberkulinallergie aufweisen. Einige Fälle sollen die diagnostischen Leitgedanken dabei darlegen. Zunächst ein Fall, der dartut, wie das Lymphogranulom durch diffuse Infiltration der Nachbargewebe ganz groteske Krankheitsbilder hervorrufen kann.

Beobachtung 100. Am 25. Februar 1918 kam an der Klinik Ortner das 32jährige Dienstmädchen M. B. zur Aufnahme. Mit 11 Jahren hatte sie eine Bleichsucht durchgemacht und war seither immer blaß geblieben. Zu Ostern 1917 bemerkte sie eine haselnußgroße, nicht schmerzhafte Geschwulst im Jugulum, die langsam wuchs. Patientin ging deshalb zum Arzt, der eine hochgradige Blutarmut konstatierte und ihr Eisen verschrieb. Nach 6 Wochen erreichte die Geschwulst die Größe eines Knödels. Sie kaufte sich selbst in der Apotheke Jodsalbe und schmierte sich damit den Hals ein. Darauf sei die Geschwulst vergangen. Aber kurze Zeit nachher begannen die Lymphdrüsen an beiden Halsseiten anzuschwellen und vergrößerten sich in rapider Weise. Sie fühlte sich sehr matt und schwach. Seit 3 Monaten leidet sie an einem quälenden Jucken am ganzen Körper und seit 3 Wochen an Diarrhöe. Die Stühle sind wässerig und dunkelbraun gefärbt. In letzter Zeit hat sie einen heftigen, trockenen Husten. Ein Partus vor 7 Jahren. Seitdem sollen die Brüste sehr hart und fest sein. Aufhören der Menstruation mit Beginn der Erkrankung der Halsdrüsen.

Wir hatten eine ziemlich kleine, kachektische Patientin vor uns mit hochgradiger, fast skeletierender Abmagerung des ganzen Körpers. Das Gesicht zeigt eine ausgesprochen schmutzig graublasse Farbe. Knöchelödeme und Ödem am Sakrum. Hartes Ödem am Sternum. Die Haut der unteren Extremitäten ist überall bedeckt von hellerstückgroßen, dicken, schmutzig olivgrünen, runden Borken, untermischt mit langen Kratzeffekten und kleinen, hanfkorngroßen, weißen, seichten Narben. Dieselben Efflorescenzen, aber kleiner im Umfang am Stamme, ebenso an den Händen und am Oberarm. Hinter dem rechten Ohre eine Fistelöffnung, aus der sich ein dünner, mehr seröser Eiter entleert. Sehr schüttere Augenbrauen, angewachsene Ohrläppchen. Haar kurz, am Hinterkopf vollständig abgerieben ohne scharfe Grenze. Die Haare glanzlos, aber ziemlich festhaftend. Die Haut des Hinterkopfes auch mit Schrunden und Borken besetzt. Die linke Halsseite, von der Höhe des Jochbogens angefangen bis hinunter zur Mitte des Halses von einem derben, die Ohrläppchen abhebenden, aus mehreren einzelnen Knoten bestehenden, stellenweise deutliche Fluktuation zeigenden Tumor eingenommen. Die Haut darüber abhebbar, der Tumor nicht druckschmerzhaft. Von ihm setzt sich eine Kette von linsen- bis bohnengroßen Lymphdrüsen bis in die Supraclaviculargrube fort. Unter dem Kinn bis nußgroße, derbe Lymphdrüsen. An der rechten Halsseite multiple, nicht zusammenhängende, prall elastische Knoten, die unter dem Ohrläppchen, es abhebend, einen apfelgroßen Tumor bilden. Derbe Drüsenknoten in beiden Mohrenheimschen Gruben. Beiderseits im Sternoclaviculargelenk, besonders rechts, ein walnußgroßes Paket nebst einzelnen Drüschen in der rechten und noch größere in der linken Axilla. Zebrowskysche Drüsen in beiden seitlichen Thoraxpartien. Beide Mammae derb, das Drüsengewebe noch lappigen Bau zeigend, aber deutlich verdichtet. Mamilla rechts eingezogen, links verdickt, mit Schrunden bedeckt. Über der medialen Hälfte der linken Spina scapulae eine teigige, fluktuierende, wenig über die Oberfläche vorragende, etwa eigroße, sehr stark spontan und auf Druck schmerzhafte Geschwulst, die sich leicht infiltrierend bis gegen die Wirbelsäule erstreckt und ebenso auf den freien Trapeziusrand links sich hinaufzieht, so daß dieser mindestens doppelt so dick erscheint wie der rechte. Der laterale Rand des linken Trapeziusrandes ist knollig infiltriert. Die Haut darüber schwer abhebbar. Schamhaare vollständig fehlend, ebenso die Achselhaare. In der Schenkelbeuge bis bohnengroße, derbe, oberflächliche Lymphdrüsen. In der Ellbogenbeuge eine kleinhanfkorngroße Drüse. Rechte Pupille etwas weiter, beide prompt reagierend. Zähne zum großen Teil cariös. Kein Stauchschmerz der Wirbelsäule. Flankendämpfung des Abdomens. Den Lungenbefund dieses merkwürdigen Falles geben beifolgende Thoraxschemen (Abb. 135 und 136) wieder. Die Krankheit verlief mit leicht subfebrilen Temperaturen, sich meist bis zu 38,3° erhebend, nur an einem Tage 39,3° erreichend. Die Pulsfrequenz war um 108. Im Urin kein pathologischer Befund. Der Blutbefund ergab 2890000 Erythrocyten mit 40°/₀ korrigiertem Sahli, Leukocytenzahl 19900 mit 93°/₀ neutrophilen Polynucleären, 6°/₀ Lymphocyten und 1°/₀ mononucleären Zellen. Die wegen der Schwäche der Kranken nur sehr unvollkommene Röntgenuntersuchung ergab nichts Wesentliches. Am 6. März kam die Kranke ad exitum und wir diagnostizierten auf Grund der vorliegenden Befunde eine Lymphogranulomatose sämtlicher Lymphdrüsen in Kombination mit cariösen Prozessen an verschiedenen Stellen. Die von Professor Erdheim vorgenommene Sektion ergab folgenden Befund:

Lymphogranulomatose in allen Lymphdrüsen des Körpers, hauptsächlich in den Halslymphdrüsen mit Nekrose. Lymphogranulomatose des gesamten Mammaparenchyms beiderseits, sowie der ganzen linken Parotis. Infiltration der gesamten Muskulatur des Halses und des Thorax mit lymphogranulomatösem Gewebe. Zahlreiche Lymphogranulomknoten der Milz und des Knochenmarkes. Ein exulcerierter Knoten im rechten Sinus piriformis. In beiden Lungenspitzen zarteste Schwielen, aber nirgends im Körper aktive

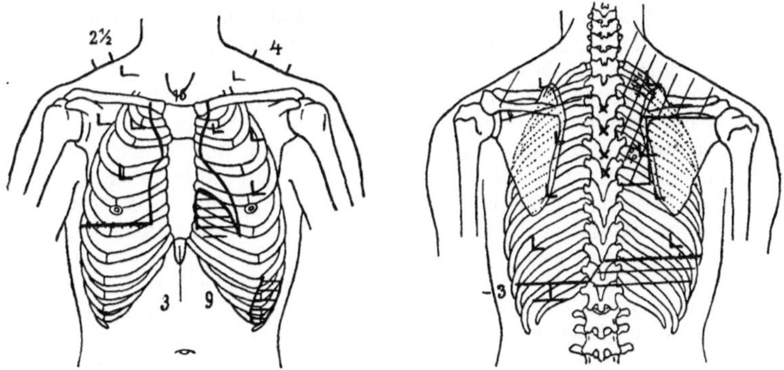

Abb. 135.   Abb. 136.
Abb. 135 und 136. Befund bei Lymphogranulom des Mediastinums.

Tuberkulose. Rechtsseitige eitrige Otitis media und Eiterung im Warzenfortsatz. Eitrige Periostitis über diesem und fistulöser spontaner Durchbruch durch die Haut hinter dem Ohr. Katarrhalische Otitis media linkerseits. Metastatische Abscesse in der Muskulatur der Fossa supraspinata und infraspinata links. Rechtsseitige eitrige Pleuritis und Douglasperitonitis. Hochgradiger allgemeiner Marasmus und braune Atrophie des Herzens.

Hier hatten wir also eine Lymphogranulomatose vor uns, auffällig durch die Infiltration der Mammae und der linken Parotis, so daß eine Zeitlang der Verdacht eines infiltrierenden Mammacarcinoms oder eines Parotismischtumors nahelag, kompliziert durch eine pyogene Sepsis, wohl ausgehend vom Mittelohr, mit multiplen Abscessen, die andererseits wieder an eine tuberkulöse Fistelbildung denken ließen. In einem anderen meiner Fälle war besonders die Nebenniere von den lymphogranulomatösen Massen infiltriert und die Krankheit rief so die Erscheinungen eines Addison hervor. Auch in die Pleura können von axillaren Drüsen aus die Lymphogranulommassen einwuchern und so zu einer serösen Pleuritis Anlaß geben, die dann den Verdacht einer Tuberkulose noch näher rückt. Eine Verwechslung mit Tuberkulose kommt namentlich bei zunächst noch isolierten Halslymphdrüsenschwellungen lymphogranulomatöser Natur vor. Hier hat sich uns zur Differentialdiagnose die Anstellung einer spezifisch diagnostischen Tuberkulinprobe percutan oder intracutan sehr bewährt. Ihr negativer Ausfall spricht entschieden für Lymphogranulomatose. Unsere ursprüngliche Auffassung freilich, daß sich ein positiver Ausfall im Sinne eines Ausschlusses dieser unheimlichen Krankheit wird verwerten lassen, hat sich leider nicht bewahrheitet. Denn seither sind uns schon einige Fälle zu

Gesicht gekommen, wo trotz positiver Tuberkulinreaktion eine Lymphogranulomatose in den Drüsen vorlag.

Wegen der noch immer recht strittigen Ätiologie des Lymphogranuloms, ob Neoplasma, ob Infektion, sei auf die interessante Beobachtung von WINKELBAUER und PRIESEL verwiesen, die eine placentare Übertragung der Lymphogranulomatose feststellen konnten.

Lassen sich Syphilis, Tuberkulose und Lymphogranulomatose als Ursache der gefundenen Mediastinaltumoren ausschließen, dann denke man zunächst an eine *akute postinfektiöse Adenopathie* nach Pneumonie, Keuchhusten, Masern, besonders aber nach Grippe. Diese Zustände machen zwar nur selten deutliche Tumorerscheinungen und führen mehr durch subjektive Beschwerden, einen Druck auf der Brust und einen quälenden, trockenen Husten zum Arzt. Manchmal machen sich lästige Herzbeschwerden geltend, denen objektiv eine Denudation des Herzens durch ein Drüsenpaket im vorderen Mediastinum entspricht. In der letzten Zeit haben wir zwei Beobachtungen gemacht, wo derartige postgrippale mediastinale Drüsenschwellungen zu einer Stenose des Oesophagus führten, so daß unser Röntgenologe an ein Oesophaguscarcinom dachte, bis nach einigen Wochen der Tumor vollständig verschwand und auch die Zeichen der gestörten Oesophaguspassage sich vollständig zurückbildeten. Es verdienen diese Fälle eine besondere Besprechung und reihen sich an die vorausgegangenen an, weil diese Zustände zwar langwierig, aber doch einer vollständigen Heilung zugänglich sind. Mein Assistent Dr. KIRCH (2) hat über eine Reihe derartiger Beobachtungen kurz berichtet und es sei auf die betreffende Arbeit verwiesen.

Die Behandlung derartiger Zustände ebenso wie der gleich zu besprechenden mediastinalen Abscesse besteht an meiner Abteilung in Peptoninjektionen, eventuell bei hochfieberhaften Zuständen in Verbindung mit rectaler Applikation von $3^0/_0$ Kollargol, je 10 ccm jeden zweiten Tag, wie dies KIRCH (4) schon seinerzeit ausführlich mitgeteilt hat. Ich bin mit dieser Behandlung ausnehmend zufrieden. Die Diagnose derartiger postinfektiöser Mediastinitiden stützt sich also auf eine vorausgegangene fieberhafte Lungenerkrankung von relativ kurzer Dauer, eine Pneumonie, eine Grippe mit bronchopneumonischen Herden, die nach Abklingen der akuten Erscheinungen von chronischen Beschwerden, Herzklopfen, trockenem Husten, Druck auf der Brust, leicht subfebrilen Temperaturen, Abgeschlagenheit, anhaltender Mattigkeit gefolgt wird. Lassen sich dann dabei die meist nur rudimentären physikalischen Zeichen eines Mediastinaltumors auffinden, lassen sich Syphilis, Tuberkulose und Lymphogranulomatose ausschließen, dann rückt die Diagnose postinfektiöse Adenopathie in unseren Gesichtskreis und wird die dementsprechende Therapie eingeleitet.

Ähnliche Symptome macht die *eiterige Mediastinitis,* wie sie namentlich nach Verätzungen des Oesophagus mit Natronlauge oder Salzsäure beobachtet wird, namentlich nach wiederholten Bougierungsversuchen, ebenso bei *Oesophaguscarcinom.* Die physikalischen Zeichen sind anfangs meist ganz geringfügiger Natur. Bald aber stellt sich eine Leukocytose ein als Ausdruck der Eiterung, bald kriecht die eiterige Entzündung auf die Lunge über und es machen sich die Erscheinungen einer *Bronchiektasie* bzw. einer *chronischen Lungengangrän* bemerkbar; es tritt also kopiöses, oft maulvolles, stinkendes Sputum auf. Eine Verwechslung mit Tuberkulose liegt dann wieder um so näher, als die Gangränherde nach Oesophagusperforation wieder besonders gern in den Oberlappen liegen. Dabei kann es vorkommen, daß in dem betreffenden Oberlappen alte tuberkulöse Schwielen gelegen sind; so können sogar Tuberkelbacillen gelegentlich im Sputum auftreten, die Diagnose zerfallende

Tuberkulose so noch näherrückend. Es kann dann die eigentlich viel ernstere Grundkrankheit ganz übersehen werden. Diesbezüglich ist folgende Beobachtung sehr lehrreich.

Beobachtung 101. Der 54jährige Schuhmachergehilfe F. H. hatte am 10. Februar 1921 unvorsichtigerweise Laugenessenz getrunken. Drei Wochen nachher kam es zu hochgradigen Stenoseerscheinungen des Oesophagus und derentwegen wurde eine Gastrostomie vorgenommen. Daraufhin ambulatorische Bougierung des Oesophagus. Nach einem nicht gelungenen solchen Bougierungsversuch vor 3 Monaten bekam der Kranke plötzlich Temperaturen bis 39° und wurde auf eine chirurgische Klinik aufgenommen. Es kam aber auch zu Husten mit mäßigem Auswurf; die physikalische Untersuchung auf einer internen Universitätsklinik lautete auf Lungentuberkulose und deshalb wurde der Kranke am 20. September 1921 meiner Abteilung zutransferiert. Den Thoraxbefund des fahlen, stark kachektischen Mannes geben beifolgende Schemen (Abb. 137 und 138) wieder. Sie zeigen uns eine Verdichtung des rechten Oberlappens mit Höhlenbildung und eine mächtige Pleuraschwarte. Obwohl gelegentlich einmal Tuberkelbacillen im Auswurf gefunden werden konnten, bewog uns doch der putride Charakter des Sputums und der ganze Verlauf der Krankheit

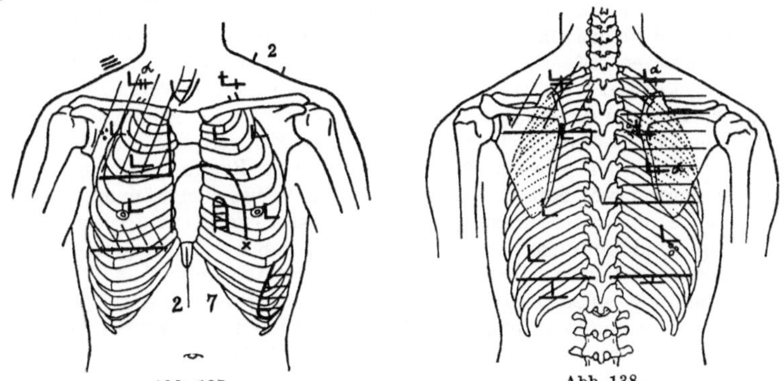

Abb. 137.   Abb. 138.

Abb. 137 und 138. Befund einer Gangränhöhle nach Oesophagusperforation.

zu folgender Diagnose: Oesophagusstenose nach Laugenessenzvergiftung mit Perforation des Oesophagus und eitriger, schwieliger Periösophagitis und Mediastinitis. Gangrän des rechten Oberlappens mit indurativer Pneumonie dieses Lappens bei präexistenter schwieliger Tuberkulose in beiden Lungenspitzen. Die am 13. April 1922 vorgenommene Autopsie bestätigte vollinhaltlich diese Diagnose, denn sie ergab eine gangräneszierende Pneumonie im rechten Oberlappen mit Bildung von taubeneigroßen Kavernen, deren Wandungen schon sämtliche geglättet sind. Die Kavernen mit den Bronchien communicierend. Ihr Inhalt eitrig putrid. Eine hilusnahe Kaverne in strohhalmbreiter Kommunikation mit dem Oesophagus. Restierendes Gewebe des rechten Oberlappens im Zustande der chronischen Induration. Stenose des Oesophagus von der Bifurkation an bis zur Kardia nach Laugenverätzung.... Alte Spitzenschwiele links mit dünnen Adhäsionen der hinteren Anteile der gesamten linken Lunge, dicke schwartige Verwachsungen des linken Unterlappens.

Bevor es freilich zu Gangränherden im Lungengewebe selbst kommt, solange sich die Veränderungen nur im Mittelfellraum abspielen, sind die Krankheitszeichen viel weniger ausgesprochen. Eine monatelang nach einer Verätzung des Oesophagus auftretende chronische Subfebrilität kann da das erste Zeichen sein, daß sich im Gewebe um die Speiseröhre herum etwas abspielt, wie mich schon mehrfache Beobachtungen lehrten. Auf der anderen Seite kann allerdings auch die chronische Unterernährung infolge der Oesophagusstenose zum Aufflackern einer rasch verlaufenden Tuberkulose Veranlassung geben, wie meine Beobachtung 50 im II. Teile dieses Werkes dartut. Nur eine genaue physikalische Untersuchung kann da die Entscheidung bringen.

Ist die Entzündung im Mediastinum nicht eiteriger Natur, dann stellt sich als Folgezustand eine *schwielige Mediastinitis* ein, die unter Umständen ebenfalls

die Zeichen eines Mediastinaltumors hervorrufen kann. Meist tuberkulöser
Natur nach abgelaufener *tuberkulöser Polyserositis* hat KIRCH (3) ihr eine größere
Arbeit an der Hand des reichen Materials meiner Abteilung gewidmet und dabei
als ein Frühsymptom bei Rückgang der akut entzündlichen Erscheinungen
auf das Flach- und Flacherwerden des Pulses aufmerksam gemacht. Weitere
Beobachtungen an meiner Abteilung zeigten aber, daß die gleichen Veränderungen auch auf nicht tuberkulösem Boden vorkommen können.

Während bei den bisherigen Fällen neben Mediastinalsymptomen noch
andere Drüsengruppen mitbeteiligt waren, wie bei der Syphilis, bei der Tuberkulose, beim Lymphogranulom, oder die Lunge bzw. die Pleura dabei Veränderungen aufwies, der Prozeß auch fieberhaft oder wenigstens subfebril verlief,
haben wir noch eine Gruppe von Mediastinaltumoren relativ gutartiger Natur
zu betrachten, die nur auf das Mediastinum beschränkt sind, gewissermaßen
lokale Prozesse vorstellen. Da kommt vor allem die *substernale Struma* in Betracht, denn sie führt ebenfalls nicht so selten zur Annahme einer beginnenden
Tuberkulose, wie auch HOLLÓ erwähnt. Denn der Druck auf die Trachea macht
sich um so heftiger geltend, je mehr der Strumaknoten zwischen Sternum und
Trachea eingeklemmt wird. Das kommt nun einmal dann in verstärktem Maße
zum Ausdruck, wenn die Schilddrüse noch mehr anschwillt, wie es während der
Menstruation oder während einer Gravidität der Fall ist. Da nun bei Tuberkulose auch oft in der *prämenstruellen Phase* und zu Beginn der Menstruation
oder einer Schwangerschaft die Symptome sich verstärken können, liegt der
Verdacht auf Tuberkulose um so näher. Die substernale Struma vermag ferner
direkt zu Spitzendämpfungen zu führen, weil dadurch die Schwingungsfähigkeit
der Lungenspitzen hinten vermindert wird, wie ELIAS gezeigt hat. Die physikalischen Befunde einer derartigen substernalen Struma sind recht dürftig.
Eine große Manubriumdämpfung, in die Herzdämpfung nicht übergehend, median
oder mehr nach rechts oder links zu gelegen, eine Spitzendämpfung beiderseits
hinten, auch eine KORÁNYIsche Dämpfung über den Wirbeldornen kann das
einzig Greifbare sein. Ist dabei eine deutliche Struma am Halse vorhanden,
läßt sich eventuell sogar der Mittellappen bis ins Jugulum hinein verfolgen,
dann ist die Diagnose wohl relativ einfach. Ebenfalls einfach bei einem Tauchkropf, der beim Schluckakt am oberen Rande der Incisura jugularis häufig
tastbar wird. Aber man darf nicht vergessen, daß substernale Strumen auch
ohne äußere Strumen vorkommen können und solche geben dann oft zu
Täuschungen Anlaß.

Noch ähnlicher einer Tuberkulose ist das *Teratom, die Dermoidcyste des
Mediastinums.* Die Diagnose ist wohl auf den ersten Blick kaum zu stellen.
Erst ein Ausschluß von Tuberkulose und Lues, erst die Wirkungslosigkeit einer
Röntgenbestrahlungstherapie, erst eine längere Beobachtung und Unveränder-
lichkeit der Dämpfungsgrenzen wird da die Diagnose mit einiger Sicherheit
stellen lassen, abgesehen von den seltenen Fällen, wo ausgehustete Haare oder
Zähne von vornherein die Aufmerksamkeit darauf lenken; ein Ereignis, welches
aber erst dann einzutreten pflegt, wenn das Teratom in die Lunge oder in einen
Bronchus durchgebrochen ist, eventuell auch dann, wenn durch Druckusur
sich eine Kommunikation mit der Trachea oder mit dem Hauptbronchus hergestellt hat. Bei Einbruch in die Pleurahöhle kann auch hier ein Exsudat auftreten, dessen Natur das Auffinden von Haarballen, von Grampositiven, ver-
hornten Epithelzellen zu diagnostizieren gestattet.

Die Diagnose der *Mediastinaltumoren auf Grund einer Leukämie* macht wohl
keine Schwierigkeiten. Der Blutbefund klärt sofort darüber auf, sofern wir es
mit einer lymphatischen oder myeloischen Leukämie zu tun haben, oder wenigstens mit einer sublymphämischen Leukämie. Schwierigkeiten kann nur die

aleukämische lymphatische Leukämie bereiten, da hier bei normaler Leukocytenzahl nur das prozentuale Überwiegen der Lymphocyten und das Vorkommen pathologischer Lymphocytenformen die Diagnose gestattet. Daß dann trotzdem noch Täuschungsmöglichkeiten gegeben sind, beweist ja meine Beobachtung 98, wo ein ähnlicher Blutbefund bei luetischen Drüsen im Mediastinum und im übrigen Körper festgestellt werden konnte.

Daran schließen sich noch die *Lymphosarkome des Mediastinums,* ausgehend von den Lymphdrüsen und die *primären Sarkome,* ausgehend von Thymusresten, endlich noch die *sekundären Mediastinaltumoren,* ausgehend von einem okkulten Carcinom des Oesophagus. Die sichere Diagnose dieser Zustände, wenn nicht eine Wismutfüllung des Oesophagus uns Klarheit verschafft, stößt auf große Schwierigkeiten und wird meist nicht mit Sicherheit zu stellen sein. Innerhalb der letzten Jahre habe ich zweimal ein Lymphosarkom des Mediastinums, beide Male bei jungen Mädchen von 18—20 Jahren beobachtet, wo die ersten Krankheitserscheinungen in einem typischen Asthma bronchiale bestanden. Die eingeleitete Röntgentiefentherapie führte zunächst zu einer Steigerung der sehr quälenden und heftigen Asthmaanfälle, mit der Zeit aber zu einem völligen Schwinden des Tumors. Damit war auch das Asthma geheilt. Die Diagnose wurde in dem einen Falle, wo sich auch eine derbe supraclaviculare Drüse fand, durch die histologische Untersuchung der excidierten Drüse, im zweiten Falle durch den ABDERHALDENschen Abbau auf Lymphosarkom sichergestellt. Überhaupt hat sich uns in den letzten Jahren zur ätiologischen Sicherstellung von mediastinalen oder Lungentumoren ein derartiger Abbau sehr bewährt. Nur muß dann die Probe auf Carcinom-, Sarkom-, Lymphogranulom- und Lymphosarkomgewebe angestellt werden.

Anders steht es mit der Erkennung von *Echinokokken der Lunge,* denn solche kommen zwar bei uns recht selten vor, immerhin aber doch häufig genug, daß die rechtzeitige Diagnose von einschneidender Bedeutung wird; denn eine Operation kann Heilung bringen. Wenn man freilich darauf warten wollte, bis im Sputum ausgeworfene Membranen, Enkelblasen oder mikroskopisch nachweisbare Haken die Diagnose von selbst aufdrängen, so würde man in den meisten Fällen die Zeit zur operativen Heilung versäumen. Wir müssen uns daher bemühen, schon früher diese Diagnose zu stellen. Die Schwierigkeiten, die sich einem da entgegenstellen, soll beifolgende Krankengeschichte erläutern.

Beobachtung 102. Die 21jährige Bulgarin J. K. kam im Juni 1921 in meine Beobachtung. Sie war bis 1918 immer gesund gewesen, hatte in diesem Jahre eine „Grippe" mit Fieber bis 39° aber fast ohne Beschwerden von seiten der Lunge gehabt, doch war sie mit dieser Temperatur 20 Tage bettlägerig. Seit der Zeit fühlt sie sich nicht mehr recht wohl. Sie begann nach der Fieberattacke zu husten, hatte fortwährend leichte Temperatursteigerungen, aber ohne Nachtschweiße und ohne Gewichtsverlust. Es bestand ein grünlicher Auswurf. Sie kam in eine Kuranstalt in Sofia, wo eine Mastkur eingeleitet wurde. Sie wurde dadurch dick und fett, aber der Husten blieb der gleiche. Seit einem Jahre wurde der Auswurf grünlich und übelriechend, besonders in der Früh und nach Bewegungen. Auch trat nun fast täglich eine leichte Hämoptoe auf, zumal nach größeren Anstrengungen. Bei tiefen Atemzügen verspürte sie Schmerzen in der hinteren unteren Thoraxpartie und sie hörte bei tiefen Atemzügen auf der rechten Seite Rasseln.
Wir hatten nun eine sehr fette, stark cyanotische Patientin vor uns mit Uhrglasnägeln und phthisischem Geruch. Nirgends Drüsen. Den Lungenbefund geben beifolgende Thoraxschemen wieder (Abb. 139 und 140). Ich konnte nach dem Befund, zusammengenommen mit dem freie Lungenspitzen ergebenden Röntgenbefunde und bei der Negativität des Sputums eine Tuberkulose ausschließen und dachte mit Rücksicht auf die nachgewiesene Pleuraadhäsion der rechten Basis zunächst an Bronchiektasie als Folgezustand der 1918 überstandenen Grippe. Es wurde eine Lagerungskur nach QUINCKE in Anwendung gebracht, intramuskuläre Injektionen von Balsamizis (Supersan) eingeleitet und eine Höhenkur am Semmering durchgeführt. Diese Kur zeigte aber gar keinen Erfolg. Darum entschloß ich mich zum künstlichen Pneumothorax rechts, um die Bronchiektasien zum Zusammenfallen zu bringen. Der Eingriff gelang ganz leicht. Zu meiner Überraschung hörte ich nun, daß

6 Stunden nachher ein schwerer Kollaps aufgetreten war, der die Patientin an den Rand des Grabes gebracht hatte. Das mußte stutzig machen, da ein derartiges Ereignis, weder bei Tuberkulose, noch bei Bronchiektasie, mir jemals vorgekommen war. Da traten wohl manchmal kleinere oder größere Luftembolien unmittelbar während eines solchen Eingriffes oder gleich nachher in Erscheinung, aber nicht nach einem 6 Stunden freien Intervall. Ich riet zu einer Aufnahme auf meine Abteilung zur genauen Untersuchung. Den

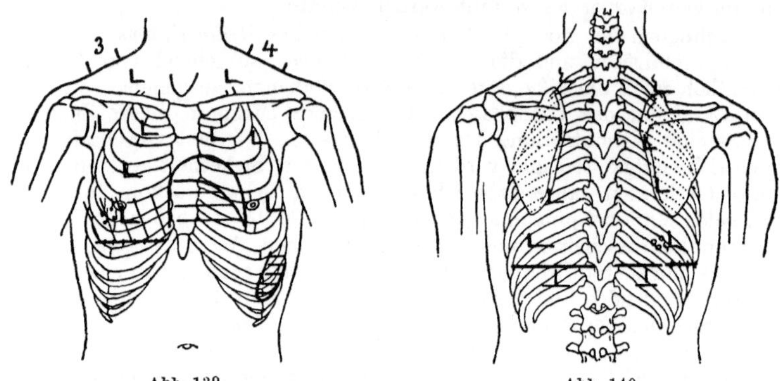

Abb. 139.   Abb. 140.
Abb. 139 und 140. Lungenbefund bei Echinococcus.

Lungenbefund vom 28. Oktober 1921 ergeben nun beifolgende Thoraxschemen (Abb. 141 und 142). Eine Punktion im Bereiche des rechts neu dazugekommenen Ergusses ergab eine wasserklare Flüssigkeit fast ohne Eiweißreaktion. Trotzdem keine Häkchen darinnen zu finden waren, war nun ein Echinokokkus der Lunge außer jedem Zweifel. Eine solche Annahme erklärte auch den merkwürdigen Shock 6 Stunden nach Anlegen eines künstlichen Pneumothorax. Wahrscheinlich war die Blase angestochen worden und beim Aufstehen 6 Stunden nach dem Eingriff war die Echinokokkenflüssigkeit in die Pleurahöhle

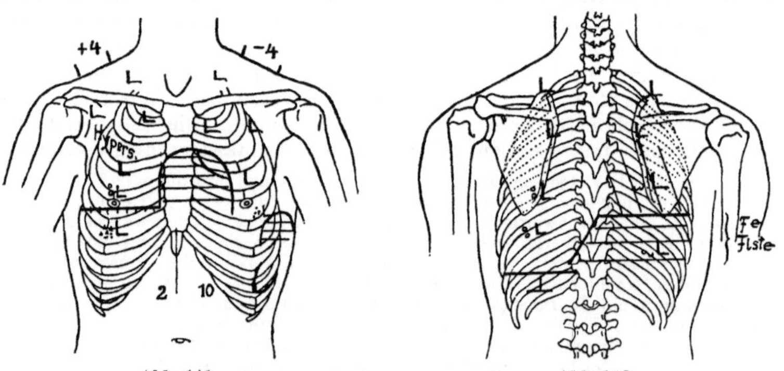

Abb. 141.   Abb. 142.
Abb. 141 und 142. Lungenbefund bei Echinococcus.

ausgetreten. Die mit dieser Kenntnis vorgenommene Röntgenuntersuchung ergab nun eine vollständige Bestätigung dieser Diagnose. Denn Dr. FLEISCHNER fand am 29. Oktober: „Die obere Lungenhälfte beiderseits frei, rechts die untere Lungengrenze vorne an der vierten Rippe in Form eines flachen, scharfen Bogens mit eingeschränkten Atembewegungen. Keine Zeichen von Hochziehung des Zwerchfelles. Der Sinus nicht frei entfaltbar. Am ehesten eine hyperdiaphragmale Bildung, weniger wahrscheinlich ein Lebertumor. Links über dem durch die Magenblase deutlich in normaler Höhe beweglichen, markierten Zwerchfell eine ebenso dichte, herzwärts etwas unscharf, axillarwärts scharf begrenzte, etwas kleinere Bildung. Darauf sitzt ein scharf kugelig begrenztes, reichlich walnußgroßes, allseits von der Wand durch 1—2 Finger dicke Lungenschicht getrenntes, ähnlich dichtes

Schattengebilde. Bei seitlicher Durchleuchtung ist die Verschattung so dicht, daß eine exakte Lokalisierung (Lappenzugehörigkeit) nicht möglich ist. Die Gebilde scheinen mehr vorne zu liegen. Im rechten Hilus zwei kleine, kalkdichte Schatten. In erster Linie Echinokokkus mit 3 Blasen (multipel sehr selten), die älteste rechts. Ferner Lungentumor." Der Blutbefund dieses Falles ergab ganz normale Verhältnisse. 4 800 000 rote, 7600 weiße mit 1⁰/₀ Eosinophilen. Trotzdem war nach dem Ergebnis der Probepunktion die Diagnose absolut sicher und konnte an die Operation geschritten werden. Sie wurde zweizeitig zunächst rechts vorgenommen. Es wurde eine über kopfgroße Echinokokkuszyste entleert. Bevor es noch zum Schluß der rechten Thoraxwunde gekommen war, erlag die Patientin einem neuen Kollaps, der nach dem Auscultationsbefund eines linksseitigen Pneumothorax wohl durch eine Ruptur der linksseitigen Echinokokkuscyste verursacht worden war. Autopsie konnte nicht gemacht werden.

Ich mache besonders auf den Befund der kreisförmigen Dämpfung der linken Axilla aufmerksam als physikalisch verdächtiges Moment eines Echinokokkus. Daß aber ein derartiger Befund auch bei anderen Zuständen vorkommen kann, mag folgender ganz exceptioneller Fall lehren.

Beobachtung 103. Im Dezember 1921 war mir von einem Kollegen der 23 jährige kriegsinvalide Lehrer J. B. zugeschickt worden mit der Frage, ob ich auch, wie ein Spezialarzt für Lungenkrankheiten, für die Anlegung eines rechtsseitigen Pneumothorax sei. Seine

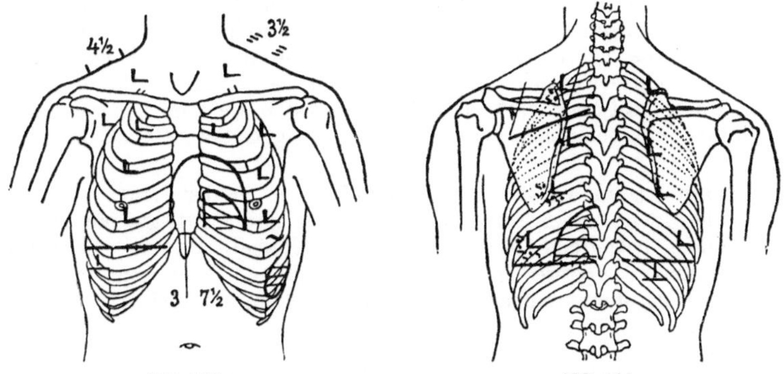

Abb. 143.   Abb. 144.
Abb. 143 und 144. Befund einer linksseitigen Bronchuscyste.

Anamnese ergab keine Tuberkuloseheredität. Doch sei er bis zum 14. Lebensjahre immer sehr blutarm gewesen. Mitte 1916 kam er an die Front. Ende 1916 erkrankte er an der russischen Front mit „Lungenspitzenkatarrh". Er war damit bis April 1917 im Sophienspital, wo eine linksseitige Rippenfellentzündung festgestellt wurde. Nachher war er zwei Monate in einem Kriegsspital für Tuberkulöse in Pflege, kam dann bis August 1918 zum Kader und machte von da ab bis Kriegsende Frontdienst an der italienischen Front. Im November 1918 bekam er wieder eine trockene Rippenfellentzündung, womit er 10 Tage zu Hause lag. Im Juni 1919 abermals die gleiche Erkrankung mit Stechen im Rücken links hinten unten und etwas Husten mit schleimig-eitrigem Auswurf. Im Januar 1920 wieder Auftreten der alten Beschwerden, wegen der er 19 Tage zu Hause lag. Er machte nun eine Bestrahlung mit künstlicher Höhensonne durch, spürte daraufhin vom 8. Dezember 1921 ein Stechen in der Brust und im Rücken, Husten mit etwas gelblichem Auswurf, aber kein Fieber und keine Nachtschweiße. Auch während der früheren Rippenfellentzündungen soll er niemals Temperatursteigerungen gehabt haben. Weil ihm der Arzt, der die Höhensonnenbehandlung durchgeführt hatte, zu einem Pneumothorax riet, sein Hausarzt aber damit nicht einverstanden war, wurde er mir zugewiesen.

Den Lungenbefund des grazilen, blassen Mannes geben folgende Thoraxschemen (Abb. 143 und 144) wieder. Wir hatten also eine leichte Spitzendämpfung links vor uns, mit undeutlichem auscultatorischem Befund darüber bei normaler Milz, wir hatten in der Anamnese wiederholt Schübe einer linksseitigen trockenen Pleuritis, also das Krankheitsbild, am ehesten dem Bilde einer Pleurite à répétition entsprechend. Auffällig war nun an der rechten Basis paravertebral eine bogige Dämpfung und rund um diese herum Atelektaseknistern, mit fein pleuralem Reiben untermischt. Um eine Spondylitis konnte es sich bei der vollkommenen Schmerzlosigkeit der Wirbel nicht handeln und so war die Sache zunächst ganz unklar. Die Temperatur war ganz normal, der Blutbefund ergab eine Leukocytose von 14000 mit 31% Lymphocyten und 3% Eosinophilen. Der Röntgenbefund (Dozent HAUDEK) lautete: „Genau über der linken Zwerchfellkuppe liegt im Unterlappen ein querovales, einen homogenen Schatten mit linker scharfer Grenze gebendes, eigroßes Gebilde, das die Bewegungen des linken Zwerchfelles, die ein wenig eingeschränkt sind, vollkommen mitmacht. Sinus frei. Im übrigen, abgesehen von geringen Verdichtungen, normaler Befund. Deutung: Gutartiger Tumor, wahrscheinlich Echinokokkus oder Cysticercus." Das Sputum war negativ, Wassermannreaktion im Blut negativ. Wir dachten auf Grund dieser Befunde an einen vereiterten Echinokokkus (Eosinophile und Leukocytose) oder an ein vereitertes Dermoid und sandten den Kranken zur Operation. Sie ergab nun einen vom linken Oberlappenbronchus bis an die Basis der Lunge hinabhängenden, apfelgroßen Tumor, der vollkommen frei beweglich war und sich bei der histologischen Untersuchung als vereiterte, *angeborene Bronchuscyste* erwies. Obwohl die Operation nicht komplikationslos verlief, vielmehr eine Infektion der Pleurahöhle eingetreten war durch Einreißen der Cystenwand und dies eine lange Nachbehandlung zur Folge hatte, genas der Kranke doch vollkommen und kann nicht genug für die Heilung seiner vieljährigen Beschwerden danken, wohl der beste Beweis dafür, daß die wiederholten pleuritischen Schübe auf Rechnung dieser vereiterten Bronchuscyste zu setzen sind.

Wenn wir unsere Beobachtung mit den drei Fällen von GOLD vergleichen, so sehen wir bedeutende Unterschiede. Die bisher über Bronchuscysten veröffentlichten Fälle betrafen kleine Kinder; zweimal stellen sie Zufallsbefunde bei der Obduktion dar, nur ein Fall hatte die klinischen Erscheinungen einer Lobulärpneumonie hervorgerufen. Außerdem waren alle drei untersuchten Fälle GOLDs rechtsseitig gelegen, so daß er daraus direkt ein Gesetz ableiten möchte. Unser Fall aber lehrt, daß Bronchuscysten auch im höheren Lebensalter klinische Erscheinungen hervorrufen können und daß sie auch links sitzen können.

Überhaupt wissen wir ja über Cystenbildungen in der Lunge noch recht wenig. Fälle davon hat SAUERBRUCH mitgeteilt, dann SULTAN, ein 23 Jahre altes Fräulein betreffend, JOËL (14jähriger Knabe), BREUSS, CLAIRMONT, endlich EIGLER. Letzterer gibt eine Übersicht und Einteilung der bisher vorgefundenen Cystenbildungen in der Lunge und unterscheidet:

A. Echte Cysten.

1. Cystische Mißbildungen, vom Oesophagus, von Nebenlungen ausgehend, Bronchuscysten.

2. Cysten infolge embryonaler Keimverlagerung oder Keimveränderung (Dermoidcysten, Cysten des lymphatischen Apparates).

B. Falsche Cysten.

1. Parasitärer Natur (Echinokokken).
2. Erweichungscysten.

Wegen der Mangelhaftigkeit unseres Wissens darüber sei noch kurz eine Beobachtung von mir mitgeteilt, eine Cyste an der vorderen Basis der rechten Lunge betreffend, die mit Erfolg von Prof. DENK operiert wurde, deren Natur aber leider auch durch die histologische Untersuchung nicht mit Sicherheit festgestellt werden konnte. Aller Wahrscheinlichkeit nach handelt es sich hier um eine Cyste durch Ausstülpungen des Herzbeutels, welche in ihrer Lage genau dem Falle von NOSSEN zu entsprechen scheint.

Beobachtung 104. Es handelt sich dabei um eine 29jährige verheiratete Federnschmükkerin A. U., welche vom 20. Juli 1925 bis 16. November 1925 und dann wieder vom 23. Februar 1926 bis 16. März 1926 an meiner Abteilung lag. Aus ihrer Vorgeschichte ist nur ein Gelenkrheumatismus im Jahre 1911 und ein Schädeltrauma mit folgender hochgradiger andauernder Schwerhörigkeit von Bedeutung. Die ersten Lungenerscheinungen meldeten sich 1923 mit einer Rippenfellreizung und subfebrilen Temperaturen. Diese Reizungen stellen sich seither immer wieder ein und führen die Kranke auch in unser Spital. Bei der außerordentlich fetten und blassen Frau bestand eine beständige subfebrile Temperatur bis 38⁰. Die physikalische Untersuchung, wie sie die beifolgenden Thoraxschemen (Abb. 145 und 146) wiedergeben, zeigen eine Dämpfung der vorderen basalen Seite der rechten Thorax-hälfte, welche in die Herzdämpfung unmittelbar übergeht, nur mit etwas Schnurren und hie und da etwas trockenem Rasseln. Die röntgenologische Untersuchung vom 29. Juli,

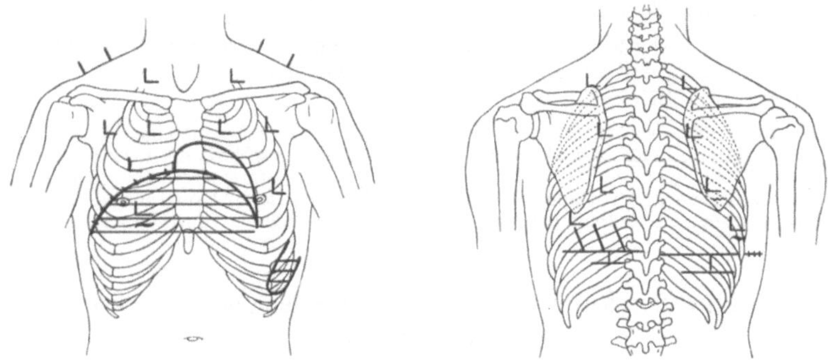

Abb. 145.   Abb. 146.

Abb. 145 und 146. Befund bei rechtsseitiger Cyste des Perikards.

die beifolgende Aufnahme wiedergibt (Abb. 147), lautet nach HAUDEK: „Der rechte Herz-kontur verschwindet unscharf in einem halbkugeligen, mitgeteilt kräftig pulsierenden Ge-bilde, das sich gegen die Umgebung ziemlich scharf abtrennt, in frontaler Richtung aber weniger scharf begrenzt ist; dem Zwerchfell und der vorderen Thoraxwand anliegend.

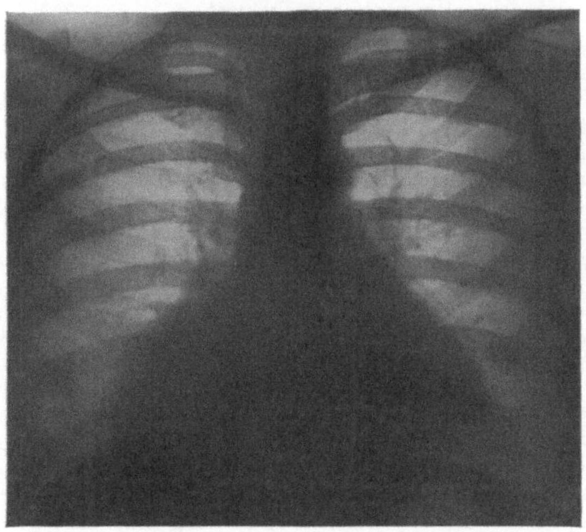

Abb. 147. Röntgenbild. Rechtsseitige Perikardcyste.

Wahrscheinlich abgesackter Erguß.“ Eine Punktion an dieser Stelle verläuft negativ. Der Blutbefund ergibt normale Leukocytenwerte ohne Linksverschiebung und mit nor-malen Werten für eosinophile Zellen. Auf 0,1 ccm Alttuberkulin 1 : 1000 tritt eine deut-liche Stichreaktion auf, doch haben angeschlossene Tuberkulininjektionen keinen Einfluß auf die Temperatur und keinen auf die Schmerzen. Wir diagnostizieren daher einen cystischen oder soliden Tumor rechts vorne im Mittellappen der Lunge und schicken die Patientin zur Operation. Sie wird am 19. März 1926 von Prof. DENK vorgenommen und ergibt einen cystischen, dem Perikard anliegenden, dünnwandigen Tumor mit wässerigem Inhalt, der durch keinen Stiel mit seinen Nachbarorganen in Zusammenhang steht.

An dieser Stelle muß dann noch des Defektes einer Lungenhälfte gedacht werden, der bisher in 11 Fällen genau beschrieben worden ist, wie DANNHEIM in jüngster Zeit berichtet. Mir selbst ist bisher ein derartiger Fall noch nicht untergekommen, so daß ich über den physikalischen Befund in vivo nichts auszusagen vermag. In einem Falle

Beobachtung 105, der die 27jährige Hausgehilfin M. G. betraf, zeigte das Röntgenbild wohl, daß die rechte Lunge fast die ganze linke Thoraxhälfte ausfüllte, doch ergab die vorgenommene Bronchographie, daß der linke Unterlappen mit stark erweiterten und dicht nebeneinanderliegenden Bronchien ganz hinter das Herz zu liegen kam, so daß der Fall nicht hierhergehört. Aufenthalt der Kranken an meiner Abteilung vom 21. Februar 1927 bis 8. Juni 1927.

B. Nichttuberkulöse chronisch entzündliche Prozesse in den Lungen.

1. Syphilis.

Besonders bedeutungsvoll ist die *Syphilis der Lunge,* denn sie wird meist deshalb verkannt und mit Tuberkulose verwechselt, weil man nicht an sie denkt. Sie gefährdet das Leben der befallenen Kranken und gibt bei richtiger Diagnose Gelegenheit zu den größten therapeutischen Triumphen. Denn dann kann man durch eine spezifische Therapie Kranke in einigen Wochen oder höchstens Monaten gesund machen, die schon am Rande des Grabes gewesen sind. Darum kann nicht ausführlich genug auf diese so wichtige Krankheit hingewiesen werden, wenn sie auch relativ selten vorkommt.

1. Zunächst ist im Auge zu behalten, daß die Syphilis in jedem Stadium ihres Verlaufes subfebrile oder selbst hochfebrile Temperaturen bedingt und schon dadurch allein zur Annahme einer Tuberkulose als Ursache der chronischen Febrilität Anlaß geben kann. Man vergleiche darüber die Feststellungen von CHIRAY und COURY. Darum begegnen uns ja auch in den Zusammenstellungen, die über Fehldiagnosen des Lungenspitzenkatarrhes handeln, immer wieder Fälle von latenter Syphilis (siehe DE LA CAMP, HOLLÓ, BÜTTNER-WOBST). Über die diagnostische Schwierigkeit, die ein solches Fieber bei latenter Lues machen kann, hat sich besonders HUBERT ausgelassen, wenn er sagt:

„Man fahndet nach einer tuberkulösen Veränderung, nach entzündlichen Erkrankungen der Nebenhöhlen und des Rachens, nach kryptogenetischer Sepsis, nach thyreotoxischen Störungen, und bei Frauen denkt man endlich an eine versteckte Eiterung an den Genitalorganen oder an eine Bakteriurie."

Besonders interessant sind die Fälle, welche HUGO KRAUS wohl als einer der ersten beschrieben hat, Fälle, bei denen irgendein verstecktes Gumma als einzige Manifestation den chronischen Fieberzustand bedingte. Deshalb wurden die Kranken in die Tuberkulose-Heilanstalt gebracht, ohne daß sich ihr Zustand gebessert hätte. Erst mit der Erkennung der wahren Ursache und mit Einleitung einer spezifischen Kur trat rasche Heilung ein.

Man muß daher in jedem Falle von länger dauernden Fieberbewegungen nebst der häufigsten Ursache dafür, der Tuberkulose, auch die Syphilis ins Auge fassen. Besonders wichtig ist da das *präexanthematische Stadium der Syphilis.* Wiederholt bin ich schon zu Kranken gerufen worden, weil sie zu fiebern begonnen hatten, weil sie einen trockenen Reizhusten hatten und der Arzt an eine beginnende Tuberkulose dachte. Auffallend waren im Krankheitsbild Klagen über heftige, besonders nächtlich sich steigernde Kopfschmerzen. Die luetische

Natur der Temperatursteigerungen klärte dann ein syphilitisches Exanthem auf, welches einen bis mehrere Tage nachher in Erscheinung trat. Wohl mit Recht macht CITRON für die Lungenerscheinungen eine frühzeitige viscerale Syphilis verantwortlich, also eine Überschwemmung des Lungenparenchyms mit Spirochäten. ROTHSCHILD versucht es, die klinischen Erscheinungen dieser Frühlues der Lunge festzulegen. Er fand fast stets einen bronchitischen Katarrh, vorwiegend in der rechten Hilusgegend, sowie namentlich über dem rechten Unterlappen mit meist grobblasigen Rasselgeräuschen und mit einem froschlaichähnlichen, körnigen Auswurf. Meine Beobachtungen sprechen dagegen, daß sich ein charakteristischer Lungenbefund bei derartigen Fällen erheben ließe. Ich fand in allen Fällen etwas undeutlichen Katarrh, oft mit leicht pfeifenden Geräuschen, ich fand hie und da etwas undeutliches, feinblasiges Rasseln oder Schnurren über den Basen, also nichts, was im Sinne einer spezifischen Bronchitis zu werten wäre und nichts, was nicht auch sonst bei jeder banalen Bronchitis vorkommen könnte. Nur die *nächtlichen Kopfschmerzen* machten mich jedesmal auf die luetische Genese der Bronchitis und der Fieberbewegungen aufmerksam.

Für *tertiäre Syphilis* als Ursache *chronischer Subfebrilität* sind die schon erwähnten klassischen Mitteilungen von H. KRAUS bahnbrechend geworden. Er bespricht Gummen an den Tonsillen, in der Leber usw. als Ursache dafür. Ich selbst habe eine Reihe von derartigen Fällen gesehen und kann nicht genug darauf aufmerksam machen, daß bei Verdacht auf tuberkulöses Fieber und bei minimalem, nicht eindeutig spezifischem Lungenbefund, vor allem aber bei Fehlen von Tuberkelbacillen im eventuell vorhandenen Auswurf unbedingt auch eine Wassermannsche Reaktion anzustellen sei. Überhaupt spielt ja die Syphilis speziell bei dem Material der Wiener Spitäler eine so große Rolle, daß eine Blutuntersuchung auf Syphilis in jedem nicht ganz klaren Falle verlangt werden muß. Man vergleiche darüber nur den Fall, den ich im ersten Kapitel gebracht habe, wo eine scheinbar aleukämische lymphatische Leukämie durch eine solche Untersuchung ihre ätiologische Aufklärung und damit auch ihre Heilung fand (Beobachtung 98).

Man muß aber auch bei einer profusen *Hämoptoe* an Syphilis denken. LIEBERMEISTER macht auf Fälle aufmerksam, wo infolge Aneurysma eine Blutung aus den Luftwegen auftrat, die als Tuberkulose angesprochen wurde. Ich selbst habe zwei Fälle beobachtet, wo eine letale Hämoptoe aus einem solchen kleinen luetischen Aneurysma erfolgte, welches in den linken Hauptbronchus eingebrochen war. Die ätiologische Diagnose dieser Hämoptoe war in meinen Fällen noch besonders schwierig, weil daneben noch eine kavernöse Lungentuberkulose bestand, die bei Syphilis nicht so selten ist, wie wir gleich hören werden.

2. Damit wenden wir uns zu den *Beziehungen zwischen der Syphilis und der Tuberkulose* überhaupt. Über die Häufigkeit einer derartigen Kombination bei Heilstättenpatienten gibt uns die Statistik KOERTENs und AMENDs eine Vorstellung, die in 3% gleichzeitige Syphilis feststellen konnten. Hier gibt es verschiedene Möglichkeiten. Zunächst ist es ein nicht so seltenes Ereignis, daß ein kleineres oder größeres Aneurysma oder auch nur eine diffuse Erweiterung des Aortenbogens einen Druck auf den linken Hauptbronchus ausübt und daß es dann in dieser Lunge zu einer kavernösen Phthise kommt. Diese Tuberkulose zeigt in ihren klinischen Eigentümlichkeiten meist die Befunde einer sekundären fibrösen, fibröskäsigen Phthise oder noch häufiger einer alten Phthisis ulcerofibrosa, kann aber auch das Bild einer akuten Form bieten, so einer tuberkulösen Pleuropneumonie wie in folgender Beobachtung, die gleichzeitig als Beispiel für den obenerwähnten Fall einer tödlichen Hämoptoe aus dieser Komplikation dienen mag.

Beobachtung 106. Es handelt sich um einen 42jährigen Journalisten A. Ch., der am 8. Februar 1921 den Zahlstock unserer Abteilung aufsuchte. Seine Mutter und seine Schwester waren an Lungentuberkulose gestorben. Er selbst bekam erstmalig im Jahre 1906 starke Schweiße und Husten mit etwas Auswurf, sowie Brustschmerzen beiderseits. Gleich zu Beginn war er durch zwei Monate ganz aphonisch und zeigte Schluckschmerzen. Ein dreimonatiger Landaufenthalt brachte vollkommene Genesung. 1911 kam es im Anschluß an eine Verkühlung zu starker Schwellung des Halses, und es bildeten sich hier sowie am rechten Arm und am Rücken eiternde Fisteln. Auch das heilte wieder aus. Nun bemerkte er seit drei Monaten starken Husten mit etwas Auswurf und Fieber, weshalb er ins Spital kam.

Wir hatten einen fahlkachektischen Mann vor uns mit hochfebrilen, leicht remittierenden Temperaturen bis 39⁰. Die Haut der linken Lendengegend zeigt Narben nach ausgeheilten Skrophulodermen. Das Sputum war trotz wiederholter Untersuchung immer negativ, was Tuberkelbacillen anlangt. Die Probepunktion ergab links hinten unten ein hämorrhagisches Exsudat. Den Lungenbefund geben die beifolgenden Thoraxschemen 148 und 149 wieder. Wir haben demnach eine alte Tuberculosis fibrosa densa beider Spitzen

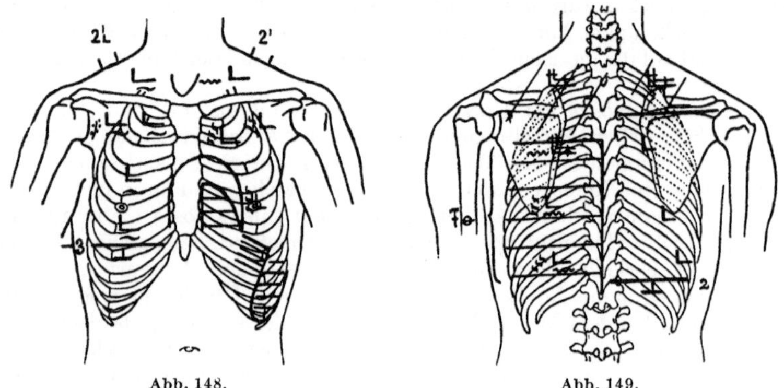

Abb. 148.   Abb. 149.

Abb. 148 und 149. Befund einer tuberkulösen Pleuropneumonie bei Syphilis.

vor uns und eine frische Pleuropneumonie des linken Unterlappens, nebst Zeichen einer trockenen Pleuritis, namentlich um das Herz herum. Röntgenologisch (Befund von Dr. FLEISCHNER) findet sich das linke Lungenfeld von mäßig dichten, homogenen Schatten bedeckt, wesentlich dichter als apikal (Pleuraschwarte, etwas abgesackte Flüssigkeit). Mediastinum nicht wesentlich verlagert, eher nach rechts. Rechtes Spitzenfeld mäßig verdunkelt; daselbst ein hirsekorngroßer Herd. Hilus vermehrt mit Kalkherden. Am 10. März kam es zu einer profusen Hämoptoe, der er unter den Zeichen der Erstickung erlag. Die Autopsie zeigte folgenden Befund: Käsige Pneumonie des linken Unterlappens und gelatinöse Pneumonie des linken Oberlappens. Fibrinös-hämorrhagische Pleuritis links mit reichlichem Exsudat. Tuberkulöse Schwielen in beiden Lungenspitzen mit verkreideten Herden und kleinen Kavernen. Die Trachea und die Bronchialverzweigungen sind mit frischem Blut erfüllt. Multiple Aneurysmen der Aorta ascendens und descendens infolge Mesaortitis luetica. Ein großer Aneurysmasack, den linken Bronchus komprimierend und arrodierend, Erweichung des Knorpels des Bronchus an dieser Stelle.

Damit sind aber die Beziehungen zwischen Syphilis und Tuberkulose noch keineswegs erschöpft. Wenn wir einen Einblick gewinnen wollen, wie die Syphilis auf eine Tuberkulose wirkt, müssen wir uns zunächst einmal Rechenschaft geben, bei welchen *Tuberkuloseformen eine begleitende Syphilis* mehr weniger häufig ist. Da drängt sich einem vor allem die Erfahrungstatsache auf, daß namentlich die Formen der proliferierenden, also hämatogen ausstreuenden Reihe bei alten Syphilitikern besonders oft vorkommen, also eine *Polyserositis,* eine *Tuberculosis fibrosa densa,* eine *Phthisis ulcero-fibrosa* oder eine *Phthisis cavitaria ulcerosa.* Daß das nicht ein einfaches Nebeneinander, ein zufälliges Zusammentreffen zweier häufiger Krankheiten ist, ergibt sich am besten aus der schon von vielen Beobachtern festgestellten Tatsache, daß erst eine antiluetische

Kur bei solchen Kombinationsformen eine Besserung herbeizuführen vermag. Darum kann es für Lungenheilanstalten und Lungensanatorien nicht eindringlich genug hervorgehoben werden, daß bei jedem Falle von Tuberkulose, besonders der obenerwähnten Art, die Pupillen sorgfältig auf Lichtreaktion geprüft werden müssen. Denn gerade bei der Tuberculosis ulcero-fibrosa findet sich eine Lichtstarrheit als Ausdruck einer wenn auch rudimentären, cerebralen Syphilis ungemein häufig. Eine Wassermannsche Reaktion verschafft dann Sicherheit. Bei positivem Ausfall muß dann sofort eine kombinierte antiluetische und antituberkulöse Therapie einsetzen. Sagt doch mit Recht ROMBERG:

„Besonders eindrucksvoll war mir der ungünstige Einfluß latenter Lues auf eine gleichzeitige Lungentuberkulose. Mehrfach sah ich einwandfreie Heilstättenbehandlung den Zustand nicht bessern, bis eine energische Salvarsankur oder auch Jodkalikur den Gesamtzustand und den örtlichen Befund in wenigen Wochen günstig beeinflußten. Es ist dringend zu wünschen, daß allgemein, besonders aber in Lungenheilanstalten mehr an diese Möglichkeit gedacht wird."

Ebenso sagt J. BAUER:

„Immerhin möchte ich darauf aufmerksam machen, bei jungen Individuen mit infantilistischem Habitus und den physikalischen und funktionellen Symptomen einer destruktiven Lungenphthise die Möglichkeit eines syphilitischen Lungenprozesses ganz besonders ins Auge zu fassen, zumal eben hier die richtige Diagnose von lebensrettender Bedeutung sein kann. Allerdings wird diese Erkrankung in der Regel tuberkulöser Natur oder zumindest gleichzeitig tuberkulöser Natur und nur ausnahmsweise rein syphilitischen Ursprunges sein."

Ist also schon aus therapeutischen Gründen die häufige Kombination der Syphilis mit proliferierenden Tuberkuloseformen von großer praktischer Bedeutung, so ist sie auch deshalb von Wichtigkeit, weil das Auftreten von hochfieberhaften Zwischenfällen bei einem Luetiker, das Auftreten von pleuritischem Exsudat, unser Augenmerk auf eine hämatogene Lungentuberkulose lenken muß. Ich habe schon in einer früheren Arbeit (W. NEUMANN [16]) das damit zu erklären versucht, daß bei Luetikern in die Blutbahn ausstreuende tuberkulöse Infektionen nicht zur Ruhe kommen, und diese Beobachtung konnten wir immer wieder machen. Das geht so weit, daß selbst ein günstiger Einfluß einer Quecksilber- oder Salvarsankur auf das Fieber, nicht für eine rein syphilitische Ursache des Fiebers sprechen muß, wie mich schon wiederholte Autopsiebefunde lehrten. Wir fanden dann doch miliare Tuberkel neben der alten Metalues. Freilich ist damit noch nicht die tuberkulöse Natur der miliaren Knötchen sichergestellt. Man muß sich eben auch erinnern, daß DIEULAFOY (l. c. S. 486) auch miliare Gummen beschrieb, die von Miliartuberkeln nicht zu unterscheiden seien:

„On découvre alors sur les bronches ou dans le tissu sclérosé péribronchique et perilobulaire des gommes parfois si petites qu'on ne saurait dire au premier abord si ce sont des granulations tuberculeuses ou des gommes microscopiques."

Immerhin sprechen unsere Beobachtungen dafür, daß Miliartuberkelaussaat bei alten Syphilitikern besonders häufig ist. Auch SERGENT macht darauf aufmerksam, daß hereditärluetische Kinder den verschiedenen Äußerungen der Skrofulotuberkulose, besonders tuberkulösen Knochenerkrankungen einen großen Tribut zahlen müssen. Diesen unheilvollen Einfluß einer unbehandelten Syphilis auf derartige Tuberkuloseformen beleuchtet am besten folgende Beobachtung.

Beobachtung 107. Es ist das eine 38 jährige Fabrikantenfrau J. P., die ich schon seinerzeit in der Arbeit mit MATSON (siehe W. NEUMANN und MATSON) als Fall 6 angeführt habe. Seit 10 Jahren hatte die Kranke mit der Lunge zu tun. Immer war ein Katarrh da und etwas Auswurf. Der Lungenbefund soll aber nur etwas Bronchitis mit Emphysem ergeben haben. Damit brachte sie drei Sommer in Reichenhall zu. Seit 7 Jahren kamen nun gelegentlich alle 2—3 Monate Fiebersteigerungen dazu, die oft 40° erreichten, nur 3—4 Tage

dauerten und ganz unerklärt schienen. Der Husten, der schleimige Auswurf, die Kurzatmigkeit wurden mit jedem Schub immer ärger. Nach einem Trauma des rechten Kniegelenkes kam es vor 4 Jahren zu einer schmerzhaften Schwellung dieses Gelenkes, die einige
Tage dauerte und auf Essigsaure Tonerde-Umschläge wieder verschwand, bis sich endlich eine ständige Schwellung dieses Knies entwickelte. Es kam zur Fistelbildung, wodurch
sich ein typischer Fungus dokumentierte, der künstliche Drainage des Gelenkes und Ruhigstellung durch Maschinenverbände notwendig machte. Zu ähnlichen, anfänglich wieder
verschwindenden schmerzhaften Schwellungen kam es in den Sehnenscheiden der linken
Hand, bis sich auch hier ein bleibendes Hygroma tuberculosum entwickelte.

Die sehr gut genährte, stark cyanotische Kranke hatte ausgeprägte Trommelschlägelfinger. In den oberen Anteilen der Lunge intensive Dämpfung mit hauchendem, fast amphorischem Atmen, sonst Tiefstand der Lungenränder. Überall pfeifende und giemende
und feuchte Rasselgeräusche. Tuberkelbacillen konnten nicht gefunden werden, dafür
aber gelang es MATSON *und mir,* in ihrem Auswurf MUCHsche Granula aufzufinden. Damit
schien der tuberkulöse Charakter der Veränderungen gesichert. Die eigentliche Lösung
des Rätsels aber ergab sich einige Jahre später. Denn da kam der Gatte der Frau zu mir
mit dem typischen Zeichen einer rudimentären Tabes und einer Mesaortitis luetica mit
luetischer Aorteninsuffizienz. Gefragt, wann er die Lues gehabt hätte, erfuhr ich, daß
dies ein Jahr vor seiner Eheschließung der Fall gewesen sei. Nun wurde auch bei der Frau
eine Wassermannsche Blutreaktion vorgenommen, die komplett positiv ausfiel. Also auch
hier wieder eine Syphilis, freilich wie so oft bei der Lungensyphilis, kompliziert mit einer
chronischen hämatogenen Tuberkulose. Leider kam die ätiologische Deutung des Falles
schon zu spät, denn selbst eine eingeleitete spezifische antiluetische Therapie konnte das
Ende nicht mehr aufhalten.

Außerdem sieht man bei Familienbeobachtungen, daß die *Nachkommen
von Syphilitikern* besonders zur Tuberkulose disponiert erscheinen, ohne selbst
luetisch zu sein. Ich kenne wenigstens viele Familien, wo fast sämtliche Kinder
der luetischen Eltern bei negativem Wassermann der Reihe nach an verschiedenen
tuberkulösen Krankheitsformen erkranken. Ob das die Folge einer minderwertigen Anlage ist oder ob die Ursache darin gelegen ist, daß alte Luetiker,
wie wir eben hörten, so häufig sehr chronische und sehr lange Zeit ohne wesentliche Störungen der Arbeitsfähigkeit ablaufende Tuberkuloseformen aufweisen,
die durch Jahrzehnte Gelegenheit zu leichten Infektionen der Nachkommenschaft
abgeben, läßt sich derzeit wohl nicht mit Sicherheit sagen. Schon oben haben
wir aus einer Äußerung J. BAUERs gesehen, daß er bei Kombination von Lues
hereditaria und Tuberkulose auf den infantilistischen Zustand der befallenen
jungen Leute aufmerksam macht. Das deckt sich wiederum mit Äußerungen
SERGENTs, der sagt:

„On sait aussi que la syphilis est une des maladies constitutionnelles qui produisent
le plus d'avortements, d'adénites strumeuses, des scrofules abâtardies, en un mot, de ces
êtres chétifs, de ces sujets malingres ou frappés d'infantilisme, qui sont pour la tuberculose
une proie facile."

Während in den bisherigen Fällen sehr chronische Tuberkuloseformen aus
der Kombination mit einer Syphilis hervorgingen und das eben im Wesen der
hämatogen entstehenden Tuberkulosereihe gelegen war, derart, daß LANDOUZY
in solchen Fällen den Ausdruck Vérolate de la tuberculose prägt, sehen wir
auf der anderen Seite, wenn auch viel seltener, wieder Fälle, wo eine frische
Syphilis eine rasch verlaufende galoppierende Phthise bedingt. In meiner
oben erwähnten Arbeit (W. NEUMANN [16]) habe ich der Vermutung Ausdruck
gegeben, daß das dann der Fall ist, wenn die Syphilis einen inzipienten Phthisiker befällt, während die bisher beschriebene Verlaufsart bei proliferierender
Tuberkulose in Verbindung mit Syphilis in Erscheinung tritt. Es kommt bei
Phthisikern unter dem Einfluß einer hinzutretenden Syphilis zu einer raschen
bronchogenen Propagation der Tuberkulose, die bald zu einem Pneumothorax,
innerhalb weniger Monate zum Tode führt, also in die Gruppe der Phthisis
caseosa gehört. Diesbezüglich sei auf die Arbeit von JACQUINET verwiesen.

3. Wenn wir uns nun der Syphilis der Lunge selbst zuwenden, so beschäftigt
uns zunächst die Frage der Häufigkeit dieses Leidens. Diesbezüglich wollen

wir zunächst einen pathologischen Anatomen hören. Rössle findet diese Krankheit nicht so selten und nicht so uncharakteristisch „als nach den allgemeinen, durch die Lehrbücher eingebürgerten Anschauungen angenommen wird. Insbesondere ist überall — neben den wirklich seltenen gummösen und kavernösen Formen — die interstitielle Syphilispneumonie mit indurativer Peribronchitis hervorzuheben. Lag bisher schon ihre pathologisch-anatomische Diagnose im Argen, wieviel mehr mußte sie klinisch übersehen werden. Und in der Tat: Nicht einer von 25 Fällen eigener Beobachtung ist vor dem Tode auch nur vermutet worden". Auch Winkler berichtet über einen Fall, der 15 Jahre lang unerkannt und unbehandelt blieb. Darin liegt für uns Internisten die Mahnung, die klinische Erkennungsmöglichkeit zu vertiefen und zu verfeinern, wenn auch nach H. Schlesinger die Diagnose der Lungensyphilis stets nur eine Wahrscheinlichkeitsdiagnose ist. Stetter empfiehlt aus diesem Grunde, bei nicht eindeutigem Tuberkulosebefund immer auch eine Wassermannsche Reaktion anzustellen und beobachtete, daß die Lues congenita tarda bei Adoleszenten oft zu Verwechslungen mit Tuberkulose Anlaß gibt. Er entdeckte so bei einem 20jährigen mit angeblicher Kehlkopftuberkulose, bei einem 19jährigen Mann mit einem Halsdrüsentumor eine Lues, bei einem 19jährigen mit Peritonitis einen Ascites infolge syphilitischer Leberschwellung, konnte dann auch die Bronchiektasien eines 46jährigen Mannes und eine scheinbar destruktive Lungentuberkulose eines 42jährigen als syphilitisch feststellen und durch eine antiluetische Behandlung vollkommen heilen. Eine Regel vor allem läßt sich aus meinen Beobachtungen und aus den Erfahrungen anderer Kliniker ableiten: Haben wir einen chronischen Infiltrationsprozeß mit Zerfallserscheinungen auf den Lungen vor uns und lassen sich trotz wiederholter Untersuchung keine Tuberkelbacillen im Sputum nachweisen, wie man es nach dem Befunde einer solchen Tuberkulose erwarten sollte, dann denke man unbedingt auch an eine Syphilis der Lunge und stelle eine Wassermannsche Reaktion an (siehe W. Neumann [18]). Zu den gleichen Schlußfolgerungen kommen übrigens auch Schröder, Kayser und Deycke (l. c. S. 191). Aufmerksam zu machen ist auch auf die Röntgenbefunde, die Grödel (1) als typisch für Lungensyphilis beschrieb: Bohnengroße bis höchstens markstückgroße, weiche bis mittelharte Schatten, die in größeren Abständen von den Hilusschatten zu sehen sind, während die übrigen Lungenfelder sich frei erwiesen. Ähnlich beschreibt die Röntgenbilder auch Schröder, der in der Hilusgegend dichte Schattenherde sah, oft dreieckig breit am Hilus aufsitzend und von hier breite Schattenstränge gegen die Peripherie und zu den unteren Lungenfeldern aussendend. Diese Schatten sind scharf nach unten begrenzt, so daß man an interlobäres Empyem denken könnte.

Nach diesen Vorbemerkungen wollen wir uns nun die verschiedenen klinischen Befunde bei Lungensyphilis ansehen, soweit meine eigenen Beobachtungen darüber reichen. Klinischer Einteilungen von Lungensyphilis gibt es ja eine große Menge. Ich möchte zunächst der Grödels (2) folgen, wenn sie auch nicht allen Fällen der Literatur gerecht wird. Doch können die übrigbleibenden dann noch selbständig Erörterung finden. Grödel (2) unterscheidet also zunächst:

a) Die *gummöse Form*. Wir haben da Gummen in den Bronchien vor uns. Ihre Symptomatologie ist sehr dürftig und sie bereiten der Diagnostik die größten Schwierigkeiten. Dennoch müssen wir trachten, sie möglichst frühzeitig zu erkennen, sonst folgt eine lange Leidensgeschichte und endlich der Tod des Kranken. Die Autopsie zeigt einem dann, daß man bei richtiger Frühdiagnose hätte helfen, den Tod hätte aufhalten können. Nach meinen Erfahrungen, die aus einem solchen traurigen Fall geschöpft sind, möchte ich als

20*

Leitpunkt für eine solche Diagnose folgendes hervorheben. Haben wir es mit einem Kranken zu tun, der ständig leichte Temperatursteigerungen aufweist, der ständig an Gewicht verliert, immerwährend an einem trockenen Reizhusten leidet, während die genaue Lungenuntersuchung ihn in keine der im II. Teil erwähnten Formen einreihen läßt, dann vergesse man ja nicht eine Wassermann-Reaktion anstellen zu lassen. Ein zweiter, freilich nur bei Frauen anwendbarer Punkt gipfelt in folgender Erfahrung: Hat man eine Frau, die in kinderloser Ehe lebt, vor sich, hört man, daß sie als Mädchen immer gesund und rosig war und daß es erst seit der Verheiratung mit ihrer Gesundheit schlecht steht, so denke man an Lues und lasse das Blut untersuchen. Zunächst die Krankengeschichte des Falles, der meiner Diagnose entging.

Beobachtung 108. Es handelt sich dabei um eine 40 jährige verheiratete Beamtenfrau E. H. Seit vielen Jahren in kinderloser Ehe verheiratet, gibt sie und ebenso ihr Vater, welcher Arzt ist, an, daß sie vor der Eheschließung immer gesund und kräftig gewesen sei, daß sie aber seither sich nicht mehr ganz wohl fühle. Am 1. Dezember 1911 kam sie zu mir. Sie hatte am 15. Oktober starkes Stechen rechts bekommen, so daß sie kaum atmen konnte. Ein Arzt hatte ihr Wismutemulsion mit Anästhesin verschrieben, worauf die Schmerzen aufhörten. Ihre gegenwärtigen Beschwerden waren starker Husten, starke Kurzatmigkeit beim Gehen, starkes Herzklopfen und starke Nachtschweiße. Der Husten sei krampfhaft, fast keuchhustenartig und vollständig trocken. Oft sei der Hustenreiz so stark, daß sich Erbrechen einstelle und dann sei mit einem Schlage der Hustenreiz vorbei.

Die physikalische Untersuchung ergibt normalen Blutdruck, eine Pulsfrequenz von 138, eine Respirationsfrequenz von 36, ausgeprägte Cyanose, etwas Exophthalmus mit Tremor der Finger, eine manubriale Dämpfung mit einem systolischen Geräusch über der Herzbasis, der rechte Ventrikel etwas nach rechts verbreitert. Spitzenfelder gleich weit, nirgends ein perkutorischer Befund über den Lungen. Die spezifischen Reaktionen auf Tuberkulose sind negativ, ebenso das Sputum. Ich kann daher nichts weiter diagnostizieren als eine substernale Struma mit leichten hyperthyreotoxischen Erscheinungen. Radiologisch fand sich keine Differenz der Spitzenfelder, keine Deviation der Trachea, kein Anhaltspunkt für substernale Struma. Zwerchfellwinkel beiderseits frei, eine deutliche Verbreiterung des Herzschattens nach beiden Seiten (13 cm gegen 11,5 der Norm). Auffallende Vorwölbung der linken Mittelbucht (Dilatation des linken Vorhofs?), geringe Dilatation der Aorta.

Im Laufe der Beobachtung werden die Basedowschen Erscheinungen immer deutlicher. Aber auch die Erscheinungen von seiten des Herzens prägen sich mehr aus. So hört man schließlich ein deutliches diastolisches Geräusch über der Aorta. Der Mann wird daraufhin auf Lues ausgeforscht, leugnet aber entschieden jegliche Infektion. Auch der Vater der Kranken weiß nichts von einer luetischen Erkrankung seiner Tochter. Plötzlich vollzieht sich nach jahrelangen Beschwerden eine dramatische Wendung. Eines Sonntags Nachmittag bekommt sie überaus heftige Schmerzen in der rechten Thoraxhälfte. Sie wird auf die Klinik NEUSSER gebracht und hier zeigt sich ein jauchiges Empyem der rechten Pleura und eine hochgradige Nephrose mit massenhaft Eiweiß im Urin. Daraufhin wird die Diagnose Syphilis gestellt, die dann auch durch die Autopsie ihre Bestätigung fand. Es hatte sich danach um ein Gumma des rechten Mittellappenbronchus gehandelt, das zerfallen und schließlich in die Pleura durchgebrochen war. Daneben bestand noch eine Mesaortitis luetica mit zwei kleinen Aneurysmen kurz über den Klappen und eine luetische Aorteninsuffizienz.

Wir ersehen aus dieser Beobachtung, daß die physikalische Untersuchung der Lungen die ganze Zeit hindurch fast negativ blieb, daß also selbst größere Gummen eines Bronchus sich weder klinisch noch radiologisch zu verraten brauchen. Bei einem nächsten Falle bei einer Fabrikantenfrau, die ich im Konsilium wegen eines Lungenspitzenkatarrhs sah, war ich schon gewitzigt. Die Kranke hatte ebenfalls einen Reizhusten, sie hatte leicht subfebrile Temperaturen. Auch hier war der Lungenbefund in bezug auf Tuberkulose negativ, nur über dem rechten Mittellappen zeigte sich an einer umschriebenen Stelle etwas Pfeifen und feinblasiges, klangloses Rasseln. Weil auch hier eine kinderlose Ehe vorlag, weil die Frau vor der Eheschließung vor vielen Jahren immer gesund gewesen war, riet ich zur Anstellung einer Wassermannschen Reaktion. Sie fiel komplett positiv aus. Eine spezifische Kur brachte nun bald vollständige Heilung. Ganz analog dürften auch die Fälle von lokalisierten Rasselgeräuschen im rechten Mittellappen zu deuten sein, welche H. SCHLESINGER (1) beschreibt. Wie solche Rasselgeräusche zustande kommen, ergibt sich wohl am besten aus den bronchoskopischen Untersuchungen ROMBERGs, welcher schreibt: „Bronchoskopisch war die Entstehung einer den rechten Hauptbronchus teilweise umfassenden Narbe aus einer zunächst nachgewiesenen örtlichen Prominenz der Schleimhaut, wohl einem Gumma, gut zu verfolgen, nachdem eine Hämoptoe die Aufmerksamkeit auf die neue Erkrankung gelenkt hatte. Hinter der Bronchostenose bestand eine hartnäckige Verdichtung um die hier ektatischen, massenhaften Eiter absondernden Luftwege. Ich lasse dahingestellt, ob die bei Syphilitischen öfters anzutreffenden peribronchitischen Verdichtungen an den Lungenpforten Überbleibsel leichter derartiger Erkrankungen sind.“

b) GRÖDEL unterscheidet weiterhin die *gummös-kavernöse* Form. Sie erinnert in ihren physikalischen Befunden noch am ehesten an eine sekundärfibröse Phthise. Hier gilt vor allem die Regel, daß der Verdacht auf Lues auftauchen muß, sobald trotz des recht unzweifelhaften kavernösen Befundes keine Tuberkelbacillen aufgefunden werden können. Eine eigene Beobachtung, wohl nicht autoptisch verifiziert, soll die Befunde und die Verhältnisse dabei darlegen.

Beobachtung 109. Eine 38jährige Frau, S. Sch., in kinderloser Ehe verheiratet, suchte mich am 13. Dezember 1919 auf. Sie litt schon jahrelang an einem Husten und war daher vor dem Kriege schon längere Zeit in einem Lungensanatorium gewesen, wo sie Tuberkulininjektionen bekommen hatte. Sie hatte auch nachher noch öfter Anfälle von Hämoptoe

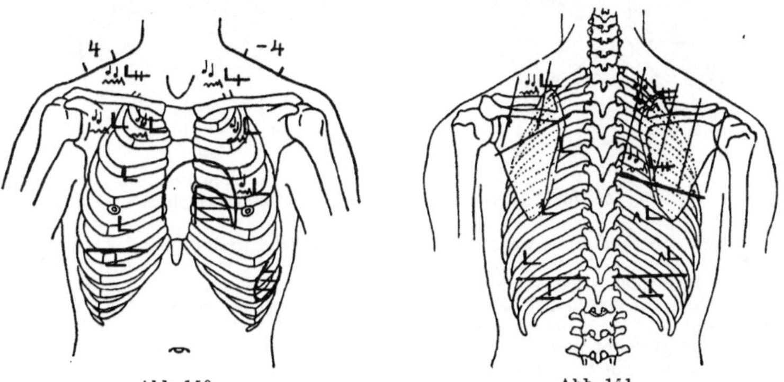

Abb. 150. Abb. 151.
Abb. 150 und 151. Befund bei gummös-kavernöser Lungensyphilis.

mit ziemlich reichlichem, hellrotem Blut, nahm im Verlaufe der Jahre von 88 kg auf 64 kg ab, zeigte gelegentlich Nachtschweiße, aber keine ausgesprochenen Fieberschübe. Eine zunehmende Kurzatmigkeit führte sie dann zu mir.

Die mäßig fette, sehr blasse Frau wies einen leichten Exophthalmus auf und zeigte über den Lungen den typischen Befund einer cirrhotischen Phthise des rechten Oberlappens und der linken Spitze mit gurgelndem Rasseln, untermischt mit reichlichem Knarren (siehe Schemen 150 und 151). Auffällig dabei waren an ihr die relativ weiten Spitzenfelder und die normale Milz. Da ihr Sputum trotz wiederholter Untersuchung keine Tuberkelbacillen erkennen ließ, wurde eine Wassermannsche Blutuntersuchung angeordnet, welche komplett positiv ausfiel. Eine antiluetische Behandlung, zunächst mit Merarsol. Jede Injektion rief hohe Temperatursteigerungen bis 40° Fieber hervor. Trotzdem aber nahm die Kranke dabei zu und die Lungenerscheinungen besserten sich zusehends. Leider verlor ich sie dann aus der Beobachtung, weil sie von Wien wegzog, ich kann daher keine Angaben über ihr späteres Schicksal machen. Immerhin sind die Befunde so charakteristisch, daß an der Diagnose gummös-kavernöse Form der Lungensyphilis nicht zu zweifeln ist.

c) Eine dritte Form, welche GRÖDEL unterscheidet, nennt er die *unkomplizierte interstitielle Form mit Bronchiektasien.* Klinisch möchte ich aber davon zwei Unterformen trennen.

a) Eine solche, wo die Lungen allenthalben reichlich kleinblasiges Rasseln bieten, so daß das Bild einer kleinherdigen Tuberkulose, einer Tuberculosis fibrosa densa oder einer ulcero-fibrosa entsteht. Den Befund dabei veranschaulicht am besten folgende Beobachtung:

Beobachtung 110. Eine Fabrikantenfrau H. K. wird mir am 7. Juni 1918 vom Hausarzt geschickt, da sie seit 12 Jahren an einem Lungenkatarrh leidet, der häufig mit Hämoptoe einherging, zeitweilig hochfebrile Perioden aufwies und der trotz Höhenkur am Semmering und in Davos nicht zur Ausheilung kam. Den Lungenbefund der Frau geben die beifolgenden Schemen (Abb. 152 und 153) wieder, die am ehesten einer Tuberculosis fibrosa densa mit frischer Aussaat bis gegen die Basis hin entsprechen würden. Auffällig ist hier nur wieder, ebenso wie in der vorherigen Beobachtung, die relative Breite der Spitzenfelder und der fehlende Milztumor. Da auch hier wieder eine kinderlose Ehe vorlag, da auch hier wieder trotz wiederholter Untersuchung das Sputum stets frei von Tuberkelbacillen gefunden worden war, ließ ich sofort eine Wassermannsche Reaktion anstellen, die komplett positiv ausfiel. Nun sofortige Vornahme einer antiluetischen Kur, die eine Befreiung von

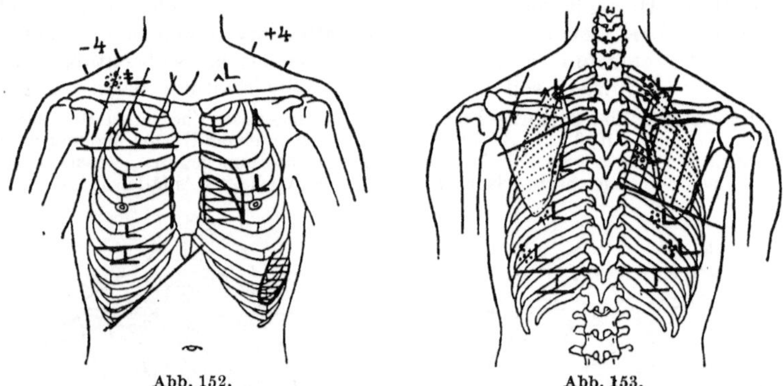

Abb. 152.   Abb. 153.
Abb. 152 und 153. Befund bei interstitieller Lungensyphilis.

den Beschwerden herbeiführte, wenn auch eine vollkommene Heilung bei der langen Dauer der Krankheit schon nicht mehr möglich war. Vielmehr entwickelten sich mit der Zeit ausgedehnte Bronchiektasien im rechten Unterlappen als Folge der Vernarbung. Das versinnbildlichen am besten 2 Röntgenbefunde. Der 1. wurde am 30. Oktober 1920 aufgenommen und lautete: „Der rechte Lungenhilus ist stark verdichtet und besteht aus einem Konvolut größerer und kleinerer, meist runder Verdichtungsherde. Der linke Hilus dagegen besteht aus einem dichten Netzwerk feinster Stränge, in welches eine große Zahl kleiner Drüschen eingesprengt ist. Ein großer Teil des rechten Lungenfeldes wird ausgefüllt von kleinen, runden, erbsen- bis kleinkirschengroßen Infiltrationsherden, die zum Teil zart und undeutlich abgegrenzt sind, zum Teil eine intensive Schattendichte besitzen und scharf begrenzt sind. Außer diesen runden Infiltrationsherden breiten sich fächerförmig vom Lungenhilus ausgehend streifige Verdichtungsherde aus. In der Umgebung des rechten Lungenhilus sind die runden und straffen Verdichtungsherde weitaus am dichtesten angeordnet und nehmen gegen die Peripherie an Intensität ab. Das linke Lungenfeld zeigt feinstreifige Verdichtungsherde, die sich fächerförmig über dieses Lungenfeld ausbreiten. Die Lungenzeichnung ist hier deutlich ausgeprägt. Die runden Infiltrationsherde, die rechts vor allem imponieren, fehlen hier bis auf einige wenige in der Umgebung des Hilus. Beide Spitzenfelder sind frei und hellen sich beim Husten auf" (Doz. SGALITZER). Ein Befund vom 14. Mai 1923 zeigt nun die multiplen Bronchienerweiterungen nach Resorption der oben erwähnten Verdichtungsherde. Er lautet: „Im rechten Lungenfeld finden sich in Mittelhöhe, mehr dorsal gelegen, also vorwiegend im Bereiche der Spitze des Unterlappens, in Ausdehnung fast einer Handtellerfläche, zahlreiche, dicht nebeneinander gelegene, glattwandige Kavernen, deren größte kleinnußgroß ist. Mehrere kleine Kavernen liegen basal im Unterlappen dicht neben dem Mediastinum. Neben rundlichen Hohlräumen sieht man auch zylindrische. Die Spitzen- und die subapikalen Partien sind normal hell. In den übrigen drei Vierteln der Lungenfelder sind harte Stränge und einzelne dichtere Herde sichtbar. Das Mediastinum ist ein wenig nach rechts verzogen. Das Zwerchfell ist medial etwas emporgezogen und schlechter verschieblich. Links oben etwas vermehrte Zeichnung und einzelne dichtere Herde in der Nähe des Hilus zu sehen" (Doz. HAUDEK).

β) Eine weitere, unkomplizierte interstitielle Form mit Bronchiektasien unterscheidet sich klinisch von der vorgenannten Verlaufsart dadurch, daß Infiltrationsrasseln vollständig fehlt und nur die Bronchiektasien sich bemerkbar machen. Schon das Endstadium der vorerwähnten Beobachtung bot einen derartigen Fall. Auch habe ich schon im zweiten Teile meines Buches derartige Fälle unter der tuberkulösen Peribronchitis angeführt (siehe II, S. 227 f.), wo wahrscheinlich eine Kombination von Lues mit Tuberkulose vorlag. Ich habe dort auch der Überlegung Ausdruck geben, ob nicht alle oder wenigstens die größere Mehrzahl derartiger Fälle einer solchen Kombination, eventuell noch in Verbindung mit einer Anthrakose, ihre Entstehung verdanken.

d) Eine vierte Form bezeichnet GRÖDEL als *komplizierte cirrhotische Form mit Erscheinungen von Schrumpfung und Narbenbildung, speziell in der Trachea und Pleura.* Über eine einwandfreie Beobachtung eines derartigen Falles verfüge ich nicht und muß mich daher mit der einfachen Aufzählung begnügen.

Neben diesen GRÖDELschen Formen sind aber noch zwei Verlaufsarten der Lungensyphilis von Bedeutung, welche in der Literatur anzutreffen sind, von denen ich freilich auch keinen Fall bisher beobachten konnte. Der Vollständigkeit halber seien sie aber doch angeführt:

e) eine *pneumonische Form.* So berichtet H. SCHLESINGER (1) über einen interessanten Fall von Lungensyphilis, der schon $^3/_4$ Jahr nach der syphilitischen Infektion unter dem fieberhaften Bilde einer immer wieder rezidivierenden Pneumonie auftrat, welche erst auf eine antiluetische Kur zur Abheilung kam. Ebenso berichtet LIEBERMEISTER (l. c. S. 241) in seinem Buche über Fälle von Lungensyphilis mit pneumonischem Befund.

f) Eine weitere Form findet sich bei DIEULAFOY (l. c. S. 472 u. 478) ausführlich beschrieben. Sie verlief unter dem Bilde einer galoppierenden Phthise. Die Diagnose konnte in diesem Falle gestellt werden, weil eine gleichzeitig bestehende Orchitis den Verdacht auf Syphilis lenkte. Es handelt sich dabei um eine *akute syphilitische Bronchopneumonie,* die unter stürmischen Erscheinungen einsetzte und den Kranken rasch an den Rand des Grabes brachte. Wichtig ist dabei die Beobachtung desselben Autors, daß ein derartig stürmischer Verlauf nicht nur bei der erworbenen, sondern auch bei der Erbsyphilis vorkommen soll, und zwar selbst in späteren Lebensjahren. So sah er derartige Fälle nicht so selten im 6. oder 7. Lebensjahr; aber auch selbst im 20. kann sich noch eine Erbsyphilis in dieser akuten Form äußern, wie er durch Krankengeschichten belegt. Über die enorme praktische Wichtigkeit solcher Beobachtungen herrscht wohl kein Zweifel.

Zum Schlusse sei noch des *syphilitischen Gelenkrheumatismus* gedacht, den ich ja schon im II. Teile gestreift habe. BROCA hat ihm jüngst eine eigene Arbeit gewidmet und ich selbst habe schon mehrere Fälle davon gesehen. Ich habe ja auch im II. Teile dieses Werkes darauf hingewiesen, wie wir vorgehen, wenn wir einen Fall von chronischem Rheumatismus zur Behandlung bekommen. Wir müssen da zunächst eine Leukocytenzählung vornehmen. Zeigt sich die Zahl der weißen Blutkörperchen erhöht, dann liegt der Verdacht eines *pyogenen Rheumatismus* am nächsten. Zeigt sich die Leukocytenzahl normal, dann wird eine Wassermannsche Blutuntersuchung vorgenommen. Erst wenn auch diese negativ ausfällt, muß man die tuberkulöse Genese des Rheumatismus ins Auge fassen und danach behandeln, bei positivem Wassermann dagegen eine antiluetische Kur einleiten.

Endlich müssen noch ein paar Worte über die syphilitische Pleuritis exsudativa gesagt werden. Ich selbst habe bisher keinen Fall davon gesehen, habe aber speziell oben erwähnt, daß wir Fälle beobachten konnten, wo bei einem alten Syphilitiker plötzlich unter hohem Fieber ein pleuritisches Exsudat auftrat und wo sich das Fieber sehr gut durch eine antiluetische Kur beeinflussen ließ. Trotzdem zeigte die Autopsie eine Miliartuberkulose der Pleura als Ursache des pleuritischen Exsudates. Tatsächlich war auch die Wassermannsche Reaktion im Pleuraexsudat dieses Falles bedeutend schwächer ausgefallen wie im Blutserum. Bekanntlich beschreibt H. SCHLESINGER (1) als typisches Zeichen der syphilitischen Pleuraexsudate, daß die Komplementbindung mit dem Exsudat positiv ausfällt bei fehlender oder doch viel schwächerer Reaktion im Blut.

2. Aktinomykosis, Streptothrichosis, Aspergillosis, Penicilliosis, Blastomykosis, Distomiasis, Infektion der Lunge mit Mukor und Linguatula.

An die Syphilis der Lunge schließen sich nun noch einige seltene chronische Entzündungen, die aber zum größten Teil trotzdem ein großes diagnostisches Interesse beanspruchen, weil dann die Therapie — interne Jodmedikation, Röntgenbestrahlung und Sonnenlichtbehandlung — Heilung bringen kann, während sonst das Leiden zumeist unaufhaltsam mit dem Tode endet. Es gehört hierher die *Aktinomykose* der Lunge, die *Streptothrichose*, die *Aspergillose* und *Penicilliose*, die *Blastomykose* und die *Mukorinfektion* der Lunge, während die ähnliche Erscheinungen bietende, bei uns zulande aber nicht autochthon vorkommende *Distomiasis* keine therapeutische Handhabe bietet. Noch seltener scheint die Infektion mit Pentastoma denticulatum, mit der sogenannten Linguatula zu sein, worüber SAGREDO einen Zufallsbefund bei einem 17jährigen jungen Mann mitteilt. Im Leben bestanden hier keine Erscheinungen von seiten der Lunge; daß sie aber möglich sind, ergibt sich daraus, daß sich in der Umgebung der Parasiten hämorrhagische Lungenherde ausgebildet hatten. Alle diese Krankheiten haben das Gemeinsame, daß sie fast stets, wenigstens zu Beginn für eine Lungentuberkulose angesehen werden (siehe darüber DEYCKE [l. c. S. 135] und GÜTERBOCK), denn sie verlaufen mit chronischem Fieber, verlaufen mit Husten und sehr häufig mit Hämoptoe. Bei einigen dieser Zustände legt uns der Beruf oder die Heimat des Kranken den Gedanken an eine dieser seltenen Affektionen nahe. So werden wir an eine *Distomiasis* denken, wenn wir es mit einem Japaner, mit einem Bewohner der Philippinen, eventuell nach der Publikation von ABEND mit einem Menschen zu tun haben, der in Colorado, Texas oder St. Louis sich aufgehalten hat. Denn wir wissen aus den Untersuchungen NAKAGAWAs, daß Krabben den Zwischenwirt des Erregers dieser Krankheit, des *Paragoniums Westermanni* vorstellen, und wir kennen aus der Arbeit KATSUWADAs die geographische Verbreitung dieses Parasiten. Daß aber auch bei Leuten, wo die gewöhnliche Infektionsgelegenheit fehlt, also auch bei Europäern, sich eine derartige Erkrankung entwickeln kann, lehrt der Fall AMREINs, bei welchem sich der Infektionsmodus überhaupt nicht feststellen ließ und von dem nur bekannt war, daß seine Wohnungsvermieterin in London an einer Tropenkrankheit litt. Das Auffinden der charakteristischen Eier gestattete hier die Diagnose. Bei *Taubenzüchtern, Haarkämmern, Schwammreinigern,* ferner bei Leuten, die bei der *Geflügelfütterung* Getreidekörner in den Mund nehmen oder mit Vögeln und Papageien zu tun haben, werden wir bei einer fraglichen Lungenerkrankung besonders an *Aspergillose* denken (siehe PLAUT, STICKER). Uns interessieren ja nur die endemischen und autochthonen Fälle dieser Krankheit, während alle jene, wo Aspergillusspezies oder Penicillium oder Mukor sich bei einem dekrepiden Individuum sekundär in der Lunge ansiedeln, entweder aufgepfropft auf eine Tuberkulose, oder auf einen Infarkt, oder wo es bei einem schweren Diabetes zu einer *Lungen verschimmelung* kommt, wenig diagnostisches Interesse bieten. Denn die ätiologische Klärung einer derartigen *chronischen Bronchitis,* einer *Bronchiektasie* oder einer *chronisch indurierenden Lungeninfiltration* hat ja nur akademisches und kein therapeutisches Interesse mehr. Bei solchen Fällen vermag die Therapie nichts auszurichten, weil das schwere, meist tödliche Grundleiden die Hauptsache bildet. Bei originären Fällen aber vermag die Jodbehandlung in Verbindung mit Sonnenbestrahlung und Röntgenbestrahlung Heilung herbeizuführen, wie uns die Fälle von GARDY, von PARISOT et SIMONIER und von BAZIN lehren, wenn auch in dem Falle von SOLMERSITZ diese Medikation ganz vergeblich blieb. Gleich der Distomiasis fehlt mir auch hier jede eigene Erfahrung und ich kann daher die physikalischen Befunde derartiger Fälle nicht niederlegen. Überhaupt wurden die meisten Erkrankungen, welche in der Literatur zu finden sind, erst auf dem Obduktionstisch diagnostiziert (siehe die Fälle von KLEBERGER, E. F. MÜLLER, PFEIFER, BENEKE, NAKAYAMA, BLUMENTRITT, COLLA, HOCHHEIM, LUKSCH, RISEL, RITTER und HOCKE). In vielen Fällen freilich werden aus dem Sputum entweder im Nativ- oder gefärbten Präparat die Erreger gefunden werden, wobei zu bemerken ist, daß Bruchstücke der Pilzrasen oft säurefest sind und daher leicht mit Tuberkelbacillen verwechselt werden können. Vor allem aber ergibt sich aus der vorhandenen Literatur die Regel, bei chronischen Bronchitiden und bei chronischen Infiltrationsprozessen der Lunge und Abwesenheit von typischen Tuberkelbacillen auf grampositive Fäden zu fahnden. Erwähnt seien hier nur die Fälle von HOLDEN, JÄGER, ERNST, DURANDE et MUSANTE, GARDEY, DEMETRIADES, BAZIN, SARTORY et FLAMENT, SOLMERSITZ, PEZZOLI, OBERNDORFER, PARISOT et SIMONIER, TRAMETANO e PISANINO, BACCARATI und GOLDI. Endlich sind noch jene Fälle zu erwähnen, wo die Diagnose auf Grund des bakteriologischen Befundes von Empyemeiter oder von bei der Operation gewonnenen Lungensequestern gestellt werden konnte (siehe die Fälle von LIEK und SCHWARTZ).

Noch unbekannter ist bei uns zulande die *Lungenblastomykose,* von der ich ebenfalls keinen Fall eigener Beobachtung habe und über die ich auch aus der Literatur nur die Fälle kenne, welche GILBERT bringt. Nach persönlichen Mitteilungen mehrerer befreundeter amerikanischer Ärzte soll diese Krankheit aber in Chicago z. B. gar nicht so selten zur Beobachtung kommen.

Eine reiche Literatur existiert über die *Lungenstreptothrichose* und tatsächlich hat die Diagnose dieser Krankheit praktisch eine große Bedeutung, denn bei ihrer richtigen Erkennung kann man durch hohe Jodmengen, durch gleichzeitige Röntgenbestrahlung der Lunge und eventuell durch Injektion von Streptothrichin (PETRUSCHKY) fast zauberhafte therapeutische Erfolge erzielen. Die Erkrankung wird zunächst fast immer als Tuberkulose angesehen. Erst das Fehlen der Tuberkelbacillen trotz des massenhaften Auswurfes und der Zerfallserscheinungen in der Lunge machen in den meisten Fällen auf eine andere Ursache aufmerksam. In manchen Fällen lenkt schon das Vorhandensein kleiner, gelber Körnchen, ähnlich den Aktinomycesdrusen, auf die Diagnose hin (siehe die Fälle von MAYER, RULLMANN, WARTHIN and OLNEY, BRIDGE und FREYMUTH). ROGER et BORY wurden in ihrem Falle durch das Fehlen der Eiweißreaktion des Sputums an der Diagnose Tuberkulose irre und die Kultur aus dem Sputum ergab dann *Oospora pulmonalis.* Überhaupt erscheint die Sputumuntersuchung eines auf Lungentuberkulose verdächtigen Falles, bei dem sich keine echten Tuberkelbacillen finden, von ungeheurer Wichtigkeit. Freilich sind die Streptothrixfäden häufig auch säurefest, wenn auch nicht alkoholfest, wie die Fälle von GJORGJEVICS, von BERNSTEIN, von SCHOTTMÜLLER und FRÄNKEL lehren, und können daher um so leichter mit Tuberkelbacillen verwechselt werden. Aber das Vorhandensein von langen, verzweigten Fäden muß dann den Verdacht auf Streptothrix auftauchen lassen (siehe BIRT and LEISHMAN). Die Unterscheidung läßt sich schon dadurch treffen, daß ein Antiforminpräparat diese säurefesten Stäbchen und Fäden nicht zeigt, denn Streptothrix ist gegen Antiformin nicht resistent (siehe DAVIS, SAMOLEWSKI). In anderen Fällen wieder macht das Auftreten von grampositiven Fäden auf diesen Erreger aufmerksam, so in den Fällen von ROGER, BORY et SARTORY, von ASHTON and NORRIS, von HOCKE und von JAMIESON. Typische Geflechte von Streptothrixfäden mit echten Verzweigungen, mit deutlicher Fragmentierung, aber mit Fehlen von Strahlenkranzformen und den kolbigen Endanschwellungen beobachteten GLASER und HART, JACONO und BESSER. Durch Kulturen aus dem Sputum vermochten ihn MASSER and GROYN, KLOSS, TESTI, BORY et FLURIN, GARNIER et BORY und endlich FOULERTON (1, 2) zu züchten. Dennoch muß dabei im Auge behalten werden, daß mehrere Arten davon strenge Anaerobier sind, wie die Fälle von KURT MAYER, PEEMÖLLER, BEZY und WYNN lehren, während andere wieder auch areob sich ganz gut entwickeln. Als Ursache der Lungeninfektion erscheint die Arbeit von HOKE bedeutungsvoll, der die Streptothrix im Zahnbelag findet und hier die Infektionsquelle sucht, sowie die von CALLENDER and COUPAL, nach deren Beobachtungen sich eine Lungenstreptothrix bei einem Arzte nach Verschlucken eines Knochenstückes entwickelte. Wichtig erscheint auch die Beobachtung von PETRUSCHKY, der unter der Tapete oder auf Käferchen, die auf der feuchten Tapete erscheinen, die gleichen Streptothrixpilze nachweisen konnte wie bei den Kranken, die in den Zimmern geweilt hatten.

Die klinische Eigentümlichkeit wird besonders von JAMIESON beschrieben. Er weist darauf hin, daß im Gegensatz zur Tuberkulose die ersten Herde sich an den Lungenbasen etablieren, daß die Temperatur weniger typisch sei wie bei der Tuberkulose und daß die Ausbreitung im Lungengewebe nicht den anatomischen Grenzen folge, sondern die Pilze überall ins Gewebe hineinwuchern. Durch diese letztere Eigentümlichkeit kommt es wohl auch dazu, daß sich so häufig, genau so wie bei der Aktinomycosis, vielfach Empyeme und Rippencaries entwickeln (siehe die Fälle von SCHABAD, von LENHARTZ und von ZENONI e MACCHI). Im Falle von MARESCH hatten die Pilze eine hämorrhagische Pleuritis und eine eitrige Perikarditis hervorgerufen, im Falle von AOYAMA und MIYAMOTO eine hämorrhagische Pleuritis. Außerdem erinnert die Krankheit auch deshalb vielfach an die gleich zu besprechende Aktinomycosis, weil es häufig zu einer direkten Streptothrixpyämie kommt, mit Bildung multipler Abscesse an den verschiedensten Körperstellen, so in den Fällen von BATISWEILER, von LÖHLEIN und ENGELHARDT, von E. FRÄNKEL, von VAN LOGHEM und von LÖHLEIN (1). In wieder anderen Fällen treten besonders die Herde im Zentralnervensystem in den Vordergrund der klinischen Erscheinungen, entweder in Form einer eitrigen basalen Leptomeningitis, wie in den Fällen von TOPLEY und von ZENONI e MACCHI, oder in Form von eitrigen Hirnabscessen, wie in den Fällen von ABRAMOW, RITTER, LÖHLEIN (2), sowie von HORST. Daß möglicherweise die Streptothrixerkrankungen gar nicht so selten sind, scheint aus einer Arbeit von ZICKGRAF hervorzugehen, der ziemlich viele derartige Fälle beobachten konnte und der die Krankheit nach SEDLMAYER in 3 Stadien einteilt: 1. Das bronchopneumonische Stadium mit ziemlich uncharakteristischem eitrigem Auswurf, zuweilen mit Blut; 2. das pleurale Stadium, das durch Übergreifen auf die Pleura entsteht und sich durch Exsudat verrät; 3. das fistulöse Stadium mit Übergreifen auf die Brustwand.

Über das Röntgenbild von Lungenstreptothrix hat KAUTZ auf Grund von 5 Fällen berichtet. Mein Fall wird freilich zeigen, daß sein Befund „strangartiger Verdichtungen, die vom Hilus ausgehen und zur Zwerchfellkuppe ziehen", wenigstens nicht in allen Fällen vorhanden sein muß. Meine eigene Beobachtung über Lungenstreptothrix betrifft folgenden Fall:

Beobachtung 111. Im Jahre 1922 sah ich den 8jährigen W. S., einen sehr blassen, ganz abgezehrten Buben mit folgender Anamnese. Vor vielen Jahren hat er an Keuchhusten und Masern gelitten und vor einem Jahre einen Scharlach durchgemacht, angeblich ohne Komplikation. Doch war er immer ein blasses Kind gewesen mit mäßigem Appetit, er hatte auch immer nur wenig Spielfreudigkeit gezeigt und war in der Schule sehr schüchtern gewesen. Im Juli 1921 zog er sich durch Übergießen mit heißer Paradeissauce eine ausgedehnte Brandwunde der vorderen Brustwand zu, die wochenlang sich nicht überhäuten wollte. Während eines Landaufenthaltes heilte sie endlich aus. Nach seiner Rückkehr nach Wien im September 1921 trat plötzlich aus voller Gesundheit eine profuse Hämoptoe auf. Vorher war der Mutter nur aufgefallen, daß er leicht in Schweiß gerate, ohne eigentliche Nachtschweiße zu haben und daß er nach Laufen sehr bald über Herzklopfen klagte. Temperaturmessungen nach der Hämoptoe ergaben leicht subfebrile Werte. 3 Wochen später wurde eine Röntgenuntersuchung der Lungen vorgenommen, die einen vom rechten Hilus ausgehenden, dichten, zentralen Schatten ergab. Nach dieser Röntgenuntersuchung

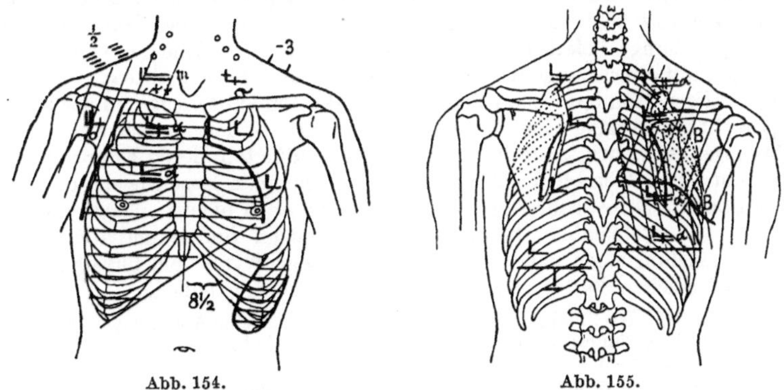

Abb. 154.   Abb. 155.

Abb. 154 und 155. Lungenbefund bei Streptothrichosis.

wieder eine profuse Hämoptoe. Von da ab bestand immerwährend hohes Fieber, oft 40° überschreitend. Die Fieberanfälle ganz ohne Schüttelfrost. Dazwischen immer wieder häufig Anfälle von Bluthusten. Seit 6 Monaten entleerte er täglich durch Husten eine ganze Spuckschale voll stinkenden, grüngelben, großgeballten Auswurf. Husten und Auswurf bevorzugen aber keine bestimmte Tageszeit. Zu Weihnachten 1921 wurde wegen der Annahme einer rechtsseitigen Tuberkulose ein künstlicher Pneumothorax angelegt. Er wurde bis März 1922 mittels 6 Nachfüllungen unterhalten, mußte aber dann aufgegeben werden, weil kein freier Pleuraspalt mehr gefunden werden konnte. Nun tauchte die Frage einer thorakoplastischen Operation auf. Wir hatten ein leichenblasses, mageres, hochfieberndes Kind vor uns. Sputum immer noch in sehr großer Menge, immer noch stinkend, oftmals mit Blut gemengt, oftmals auch reines Blut. Urochromogen und Diazoreaktion im Urin stark positiv. Den Lungenbefund geben beifolgende Thoraxschemen wieder (Abb. 154 und 155). Neben einer großen, breitkuppigen Milz fiel beiderseitige Scaphoidscapula auf und der Befund vorne wie bei einem Mediastinaltumor. Hinten aber eine dichte Infiltration mit großer Höhlenbildung bei Pleuraadhäsionen. Als ich hörte, daß es trotz wiederholter Untersuchungen noch niemals gelungen sei, Tuberkelbacillen im Sputum zu finden, lehnte ich zunächst die Thorakoplastik ab, weil man erst die Krankheit ätiologisch klären müsse. Eine daraufhin vorgenommene Wassermannsche Reaktion fiel negativ aus. Ich dachte nun an eine indurierende Fremdkörperpneumonie. Eine neuerliche Röntgenuntersuchung ergab eine diffuse Verdunkelung des ganzen rechten Lungenfeldes, so daß der Röntgenologe zunächst an einen hochgradigen Pleuraerguß dachte. Als das klinisch abgelehnt werden mußte, wurde die Platte noch einmal genau durchmustert und da zeigte sich, daß die Randpartien der Lunge noch hell waren und nur ein fast homogener, mächtiger Schatten vom Hilus her nahezu das ganze rechte Lungenfeld erfüllte. Es wurde daher auch die Frage eines interlobären Empyems oder eines Lungentumors erwogen. Die genaue Sputumanalyse zeigte nichts Auffälliges. Deshalb entschloß ich mich zu einer Probepunktion. Beim zweiten Versuch ergab sich etwas Eiter, in dem reichlich schwefelgelbe, mohnkorngroße Körnchen vom Aussehen von Aktinomycesdrusen zu sehen waren. Die mikroskopische

Untersuchung aber ließ auch die Annahme einer Aktinomykose hinfällig erscheinen, da sich keine Kolben und überhaupt keine Drusen fanden, sondern nur ein Netzwerk von Fäden, und so kamen wir zu der Diagnose Streptothrichose.

Nun bekam der Knabe jeden Tag 2,0 Jodnatrium und eine Serie von Röntgentiefenbestrahlungen der rechten Thoraxseite. Es kam nun wieder zu hohem Fieber und nach 14 Tagen hustete der Knabe ein penetrant stinkendes Sputum aus, in welchem reichlich braunschwarze, keilförmige Stückchen zu sehen waren. Jedes Stückchen maß etwa 2 cm in der Länge und 1 cm in der Breite. Das Ganze erinnerte an Gulaschstücke. Die mikroskopische Untersuchung dieser Stückchen (Prof. WIESNER) ergab ausschließlich Pilzrasen vom Typus einer Streptothrix, bzw. ähnlich wie Kladothrix oder Leptothrix. Von dem Augenblick an trat ein gänzlicher Umschwung im Krankheitsbilde ein. Der kleine Patient blühte förmlich auf. Er verlor sein Fieber, seinen Husten und seinen Auswurf. Er geht jetzt wieder zur Schule und hatte nur noch zweimal eine leichte Hämoptoe, die zeigte, daß der Prozeß noch nicht vollständig zur Ruhe gekommen ist. Der Lungenbefund ist auch wesentlich zurückgegangen, wenn auch nicht zur Norm, was ja bei der langen Dauer der Erkrankung nicht möglich erscheint.

An die Streptothrichose schließt sich ungezwungen die *Aktinomykose* an, die ja im Verlaufe sehr viel Ähnlichkeit damit bietet und die ebenfalls, wenn sie primär die Lunge befällt oder gar wie in einem meiner Fälle den Oberlappen einer Lunge, mit einer Lungentuberkulose täuschende Ähnlichkeit hat. Namentlich die häufigen Hämoptoen im Verlaufe der Aktinomykose legen immer wieder den Verdacht daran nahe (siehe H. SCHLESINGER [4]). In den meisten Fällen wird die Diagnose erst richtig gestellt, wenn Abscesse auftreten, deren Eiter dann die charakteristischen Körnchen mit ihren Kolben erkennen lassen (siehe den Fall von J. MÜLLER). Selbst säurefeste Stäbchen, wenn auch nicht von der typischen Form der Tuberkelbacillen, können sich im Sputum finden und die Gefahr einer Verwechslung noch näher rücken. Einen Begriff von dem physikalischen Befunde bei solchen Fällen möge folgende Beobachtung geben.

Beobachtung 112. Die 37jährige Haushälterin E. G. sucht meine Abteilung am 4. August 1923 auf. Keine Tuberkuloseheredität in der Familie. Als Kind Augenkatarrh und Masern, sonst immer gesund, wenn auch stets blaß. Im Sommer 1918 für kurze Zeit matt und hinfällig, aber ohne Temperatursteigerungen. Es wurde ein Lungenspitzenkatarrh diagnostiziert. Bald danach aber war sie wieder arbeitsfähig. Im Dezember 1922 kam es zu Stechen rechts hinten unten und zu Frösteln, aber ohne Husten und ohne Temperaturerhöhungen. Vor 2 Monaten, also im Juni 1923, kam es nach Erkältung zu Schmerzen in der rechten Schulter, bald darauf zu Atembeschwerden und dann zu hohen Temperaturen bis 40⁰, ohne jeden Schüttelfrost. Sie hustete jetzt, der Auswurf war erst schleimig und wurde später eitrig und enthielt wiederholt Blutbeimengungen. Starker Gewichtsverlust.

Wir hatten eine abgezehrte, blasse Frau vor uns mit totalem Erythrismus, die ein remittierendes Fieber mit Gipfeln bis 39⁰ aufwies, dabei eine reine, nicht belegte Zunge, Trommelschlägelfinger, eine Alveolarpyorrhöe der unteren Zähne bei fehlenden Zähnen im Oberkiefer und eine Ichthyosis der Haut zeigte. Ihre Leukocytenzahl war erhöht auf 12000. Der physikalische Lungenbefund ließ eine Pleuropneumonie des rechten Unterlappens erkennen, wie es die Thoraxschemen 156 und 157 zeigen. Bei relativ freien Spitzen und nur rechts ein wenig verengtem KRÖNIGschem Felde findet sich eine starke basale Dämpfung, über welcher eine Probepunktion eine trübe, seröse Flüssigkeit mit positivem Rivalta ergibt. Das Sputum trotz wiederholter Untersuchung immer negativ, was Tuberkelbacillen anbelangt, auch sonst sind darin keine abnormen Keime zu finden. Die Röntgenuntersuchung zur Zeit der Aufnahme ergibt einen mäßig großen Erguß rechterseits, das Herz weit nach links verlagert, sonst an der Lunge nichts Pathologisches nachweisbar (Dr. FLEISCHNER). Nach Aufsaugung des pleuritischen Exsudats sieht man am 24. Oktober eine dichtflächige Verschattung des rechten Unterfeldes, sich nach hinten unten etwas aufhellend. Die obere Grenze dieses Schattens nach außen ein wenig abfallend, nach oben scharf begrenzt, seitlich gegen den rechten Mittellappen scharf abgesetzt und in der Mitte spindelig vorgewölbt. Röntgenologische Diagnose daher: Verdichtung des rechten Unterlappens, besonders der Spitze, und interlobärer Erguß rechts (HAUDEK). Nach spontaner Resorption des Exsudats nahmen wir noch eine Punktion vor, um die ätiologische Diagnose dieser chronischen Pleurapneumonie feststellen zu können, und entleerten nun etwas Eiter, welcher mikroskopisch im Ausstrich reichlich gramnegative kleine Bacillen und daneben fusiforme Bacillen und vereinzelte Spirochäten vom Aussehen der Refringensspirochäten erkennen ließ. Die Patientin wird daher auf eigenen Wunsch am 26. Januar 1924 mit der Diagnose „nekrotisierende Pneumonie des rechten

Unterlappens" entlassen, zumal die Wassermannsche Reaktion negativ ausgefallen war. Nach einigen Monaten kam sie auf der I. medizinischen Abteilung unseres Spitals neuerdings zur Aufnahme. Sie hatte nun einen großen, schwappenden Absceß des linken Oberschenkels, der bei der Incision reichlich Eiter entleerte, in dem Aktinomycesdrusen gefunden wurden. Damit war die Diagnose Aktinomykose gesichert und fand dann bei der Autopsie auch ihre Bestätigung für den rechten Unterlappenherd, der uns so lange über seine Ätiologie im Unklaren gelassen hatte.

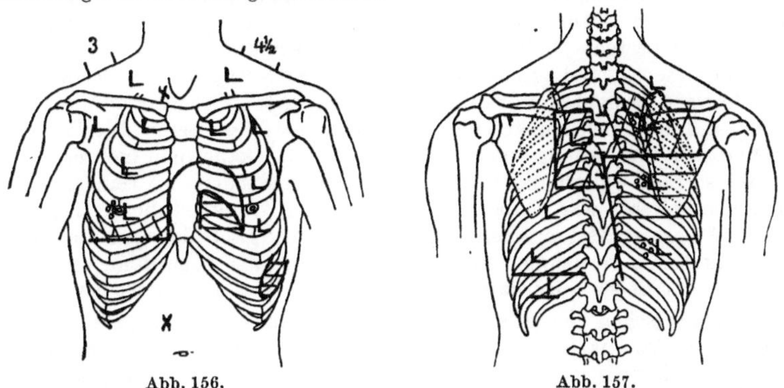

Abb. 156.   Abb. 157.

Abb. 156 und 157. Befund einer nekrotisierenden Pneumonie durch Aktinomykose.

3. Sonstige akute und chronische infektiöse Lungenprozesse mit Zerfallshöhlen.

An die bisher erwähnten, nicht tuberkulösen Zerfallsprozesse mit eigenen Erregern schließt sich nun noch eine Reihe von oft für Tuberkulose gehaltenen Zuständen an, welche durch banale Entzündungs- und Eitererreger verursacht sind. Hierher gehört zunächst der *Lungenabsceß* und die *Lungengangrän*, welche Höhlensymptome machen und gerade deshalb so häufig für Lungentuberkulose gehalten werden (siehe darüber ELLIOT und SCHUHMACHER). Die tuberkulöse Natur dieser Zerfallshöhlen wird in vielen Fällen um so nähergelegt, als tatsächlich neben der Gangrän auch noch eine alte Tuberkulose sich findet. Denn nach den histologischen Feststellungen SCHRIDDEs zeigt eine normale, durch und durch lufthältige Lunge keine Neigung zu gangränösem, also anaerobem Zerfall. Er fand vielmehr in seinen Präparaten, daß da stets eine fibröse Induration vorausgegangen sein müsse. Diese fibrösen Prozesse sind nun meiner Erfahrung nach meist Herde von *Tuberculosis fibrosa diffusa* oder *Oberflächeninduration nach Pleuraadhäsion*, und so legen diese Befunde den Verdacht noch näher, daß auch die Tuberkulose die Zerfallshöhle verursacht. Bei einer Gangrän entscheidet schon der stinkende Charakter des Sputums gegen Tuberkulose, denn selbst bei Gegenwart von Tuberkelbacillen weist ein fötides Sputum immer auf einen komplizierenden Gangränherd hin. Es entscheidet dann bei den augenscheinlichen Zerfallserscheinungen auf der Lunge das Freisein von Tuberkelbacillen sicher gegen eine Tuberkulose, gleichwie in den Fällen von Lungensyphilis und *Fadenpilzerkrankungen* der Lunge. Auch der Sitz im Unterlappen in der Mehrzahl der Fälle läßt eine tuberkulöse Genese der Höhle weniger wahrscheinlich erscheinen. Vielfach entscheidet aber ganz besonders die äußere Veranlassung die Natur solcher Prozesse.

Die häufigste Ursache für Lungengangränherde bilden meiner Erfahrung nach Embolien septischen Materials in die Lunge, wie sie am allerhäufigsten im Puerperium und noch häufiger nach einem unreinen Abortus vorkommen. Leugnen doch CUTLER, SCHLUETER und WEIDLER überhaupt die Möglichkeit, daß durch Aspiration ein Lungenabsceß entstehen könne, da ihnen tierexperimentell niemals durch Aspiration, wohl aber durch Embolie die Erzeugung eines Lungenabscesses gelungen war. Wir wissen heute durch die sorgfältigen Untersuchungen KISSLINGs, daß solche Gangränherde ausschließlich durch den anaeroben Streptococcus putridus verursacht werden, daß aber trotzdem Neosalvarsaninjektionen eine gute Wirkung ausüben, daß also die Unterscheidung von CHEINISSE, wonach Gangränherde mit Spirochäten im Auswurf mit Neosalvarsan, solche bakterieller Natur mit Serumtherapie behandelt werden sollen, wohl nicht zu Recht besteht. Seit Jahren behandeln wir unsere Fälle von Lungengangrän mit Neosalvarsaninjektionen und bei Einseitigkeit des Zerfalls und nicht sofortiger prompter Wirkung der ersten paar Neosalvarsaninjektionen von 0,15—0,3 mit einem künstlichen Pneumothorax dieser Seite. Die Heilungsresultate dieser Behandlung sind ausgezeichnete. Oft kann man mehrere Jahre später selbst radiologisch nicht mehr die Stelle auffinden, wo seinerzeit eine große Höhle gewesen war. Nur wenn im Laufe der Krankheit die Zeichen eines jauchigen Pleuraergusses auftreten, gehen wir chirurgisch dagegen vor, lassen eine Thorakotomie vornehmen und meist gelingt es uns auch dann noch, derartige Fälle am Leben zu erhalten und ihnen ihre Gesundheit wiederzugeben.

Die diagnostischen Gesichtspunkte, die sich daraus ergeben, sind folgende: Erkrankt eine Frau nach einem meist fieberhaften Abortus an Husten, hohem Fieber, einer Pleuritis exsudativa und stinkendem Auswurf, dann kommt mit größter Wahrscheinlichkeit ein derartiger embolischer Lungengangränherd in Betracht, wenn auch DENCKER recht zu haben scheint, daß tödliche Lungenembolien im Puerperium sehr selten sind. Keinesfalls aber kann ich mich der Meinung HAGEMANNs anschließen, der bei puerperaler Sepsis vor allem Lungenveränderungen bronchogener Natur fand. Wie häufig übrigens vom Genitale aus kleinste Embolien in die Lungencapillaren stattfinden, ergibt sich am besten aus den schönen Untersuchungen von NÄGELSBACH, der darauf hinweist, daß das Einwachsen in die mütterliche Blutbahn die physiologische Aufgabe der Placentarzelle sei und daß deren Loslösung aus dem Verbande und Niederschlagung in anderen Organen, besonders in der Lunge, bei einem großen Teil der Schwangerschaften stattfindet. Es sei dabei auch darauf verwiesen, daß auch andere Erreger nicht so selten in die Lunge verschleppt werden. So hat ja NETTELSHEIM festgestellt, daß die *Askaridenlarven* regelmäßig in die Lungencapillaren einwandern. Es sei auch auf die Fälle von PANAYOTATOU verwiesen, wonach auch die Erreger der Amöbenruhr in der Lunge eine *Amöbenbronchitis* verursachen können. Die genaue physikalische Untersuchung und die anschließende Röntgenuntersuchung werden die Lokalisation des so vermuteten Zerfallsprozesses feststellen lassen. Bevor es freilich zu einer deutlichen Höhlenbildung gekommen ist, muß auf SCHLESINGERs Regel verwiesen werden, wonach eine Bronchitis mit rasch wechselnder Dämpfung das charakteristische Symptom von Lungenabsceß sei. Auf jeden Fall wird gleich mit Neosalvarsaninjektionen begonnen, bei Einseitigkeit und bei nicht sofortiger Behebung des schwer septischen Krankheitsbildes ein künstlicher Pneumothorax angeschlossen, der nur einige Monate unterhalten werden muß. Ein Fall eigener Beobachtung aus den vielen unserer Abteilung mag die physikalischen Befunde dabei beleuchten.

Beobachtung 113. Die geschiedene 31jährige L. M. wird am 23. Dezember 1921 auf meine Abteilung verlegt. Sie zeigt insofern eine tuberkulöse Belastung, als ein Bruder an Fungus gestorben war. Die Patientin war nun im 4. Monate der Gravidität und wurde plötzlich am 15. Dezember im Bette von Krämpfen befallen, wobei ein blutiger Klumpen abging. Der herbeigerufene Arzt stellte einen im Gang befindlichen Abortus fest und nahm eine Auskratzung vor. 4 Tage später begann die Kranke zu husten, der Auswurf war grünlich, von Blut durchsetzt und zeigte eine stark übelriechende Beschaffenheit. Von da an setzten auch regelmäßig Schüttelfröste ein. Sie kommt nun hochfieberhaft zu uns mit intermittierender Temperatur bis 40°, jeder Temperaturanstieg von einem heftigen Schüttel-frost begleitet. Ihren Lungenbefund zeigen die beifolgenden Thoraxschemen (Abb. 158 und 159). Wir ersehen daraus einen Verdichtungsprozeß im rechten Unterlappen mit etwas klingenden Rasselgeräuschen. Negatives Ergebnis einer Probepunktion. Wir haben stinken-des Sputum vor uns ohne Tuberkelbacillen. Die sofort angeschlossene Röntgenuntersuchung ergibt einen walnußgroßen Absceß an der Basis des rechten Oberlappens und multiple, kleine, sekretgefüllte Höhlen zentral im rechten Unterlappen. Es wird ihr sofort 0,15 bis 0,3—0,45—0,45 Neosalvarsan in viertägigen Intervallen gegeben. Außerdem wird zweimal ein rechtsseitiger künstlicher Pneumothorax gemacht, das erstemal von 700, das zweite Mal von 900 ccm und die Patientin kann schon am 15. Februar 1922 ganz geheilt aus dem Spital entlassen werden.

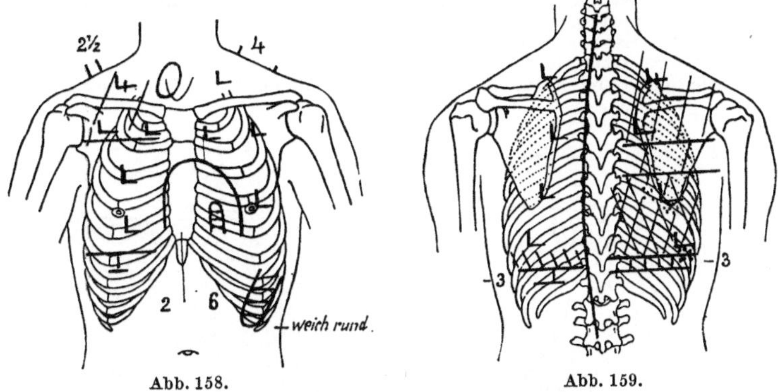

Abb. 158.   Abb. 159.

Abb. 158 und 159. Befund bei Lungengangrän.

Die nächsthäufige Ursache für multiple Lungenabscesse durch embolische Vorgänge gibt dann eine eitrige Mittelohrentzündung oder eine Halsphlegmone ab, weil dadurch nicht so selten eine septische Thrombose der Jugularvene ver-ursacht wird; die nach Otitis media führt gewöhnlich auch zu stinkendem Aus-wurf und es kann unter Umständen ein Ausfluß aus dem Ohr, eine bestehende Schwerhörigkeit oder gar Taubheit auf einem Ohr die Aufmerksamkeit auf diese Quelle der Erkrankung lenken. Bei anderen Fällen freilich, speziell bei Phlegmone des Halses, ist der Absceßinhalt geruchlos und daher macht in solchen Fällen nicht schon der Geruch auf die nichttuberkulöse Ursache der multiplen Lungenherde aufmerksam. Sind dann gar die Abscesse multipel und miliar, dann kann dadurch direkt das Bild einer Miliartuberkulose vorgetäuscht werden mit allen ihren Symptomen, wie in einem Falle eigener Beobachtung.

Beobachtung 114. Am 7. Dezember 1921 wurde meiner Abteilung der 42jährige, ge-schiedene Agent L. F. von der chirurgischen Abteilung zutransferiert. Tuberkuloseheredität in der Familie, beide Eltern waren an Beinfraß gestorben und eine Schwester soll lungen-krank sein. Er selbst kam nicht zum Militär, weil er bei der Untersuchung wegen allgemeiner Körperschwäche und wegen Lungenspitzenkatarrhs zurückgestellt worden war. Seit einigen Jahren hat er Husten und Schmerzen auf der Brust, stets aber wenig Auswurf. Vor 4 Mo-naten hat er etwas Blut ausgehustet, mit Schleim vermengt. Keine Nachtschweiße. In den letzten 2 Jahren war er stark abgemagert. Seit 24. November 1921 bemerkt er einen Furunkel in der rechten Schläfengegend. Dieser wurde an einer chirurgischen Abteilung eines anderen Spitals geöffnet. Seit 2 Tagen kam es nun zu einer starken Schwellung des rechten Gesichtes und der rechten Halsseite mit heftigen Schmerzen. Zu diesen Symptomen gesellten sich Schüttelfröste. Er wurde deshalb am 30. November auf die chirurgische Abteilung unseres Spitals gebracht, dort wurde eine Halsphlegmone festgestellt und die-selbe eingeschnitten. Trotzdem blieb die Temperatur über 39,3° und zeigt kontinuierlichen Charakter. Die Wunde am Halse reinigt sich aber vollständig und sezerniert überhaupt nicht mehr. Darum wurde er am 7. Dezember auf meine Abteilung verlegt.

Wir hatten einen bis 40° fiebernden Mann vor uns mit einer Leukocytenzahl von 14000, mit negativem Wassermann, negativer Agglutination für die Erreger der Typhusgruppe und mit leichter Somnolenz. Seinen Lungenbefund geben beifolgende Thoraxschemen wieder (Abb. 160 und 161). Wir ersehen daraus beiderseits enge Spitzenfelder und beiderseits ganz leichten pleuralen Erguß, sowie ein pleurales Reiben in den vorderen Anteilen der linken Lunge. Die gleich vorgenommene Probepunktion ergibt links ein stark getrübtes Exsudat mit positivem Rivalta und 5000 Zellen im Kubikmillimeter mit überwiegender Lymphocytose, rechts ein leicht getrübtes Exsudat ebenfalls mit positivem Rivalta und 1400 Zellen im Kubikmillimeter, auch wieder vorwiegend lymphocytärer Natur. Die nächste Vermutung war daher nach dieser Sachlage eine Miliartuberkulose, ausgelöst durch den fieberhaft septischen Zustand von seinen alten Spitzennarben ausgehend. Der Röntgenbefund ergab am 10. Dezember nur geringe Vermehrung der Lungenzeichnung, stellenweise wie vom Charakter einer Tuberculosis fibrosa densa. Der Röntgenologe Dr. FLEISCHNER schreibt dazu: „Wenn der Verdacht auf Miliartuberkulose aufrechterhalten wird, dürfte nach 10—14 Tagen, i. e. 3—4 Wochen nach der anamnestisch anzunehmenden Aussaat der früheste Termin sein, wo ein positiver Befund zu erheben sein wird." Er wird daher am 23. Dezember nochmals durchleuchtet und nun ergibt der Befund: „Beide Sinus durch Ergußschatten gedeckt, rechts die Zwerchfellkuppe nicht mehr

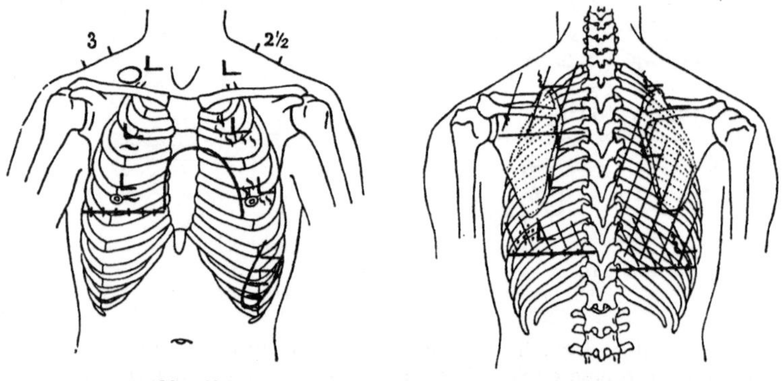

Abb. 160.　　　　　　　Abb. 161.
Abb. 160 und 161. Lungenbefund bei miliaren Abscessen.

sichtbar, links von Ergußschatten überlagert. Sonstiger Befund wie am 12. Dezember. Beide Spitzenfelder mäßig verdunkelt mit vereinzelten, unscharf begrenzten, mäßig dichten, kleinen Herden."

Auf Grund aller dieser Befunde dachten wir als wahrscheinlichste Diagnose an miliare Abscesse, ausgehend von der Halsphlegmone, behandelten den Patienten vom 22. Dezember ab mit subcutanen Peptoninjektionen und sahen nun eine rasche Entfieberung und schließlich eine völlige Heilung, so daß er am 28. Januar ganz gesund entlassen werden konnte.

Lungengangrän kann aber auch *traumatisch oder spontan durch eine Perforation des Oesophagus* entstehen. So sah ich schon wiederholte Fälle und habe einen solchen auch unter der Beobachtung 101 dieses Buches mitgeteilt, nach Bougierung des Oesophagus, ein Fall, der zunächst als Tuberkulose ging, wofür auch der gelegentliche Befund von Tuberkelbacillen im Auswurf zu sprechen schien; doch mußte er dann wegen des stinkenden Charakters des Sputums als gangräneszierender Zerfall eines fibrös-tuberkulösen Lungenoberlappens durch Fausse route gedeutet werden, welche Diagnose auch die Autopsie bestätigte. Ein Gleiches kommt auch bei spontanen Durchbrüchen eines *exulcerierten Oesophaguscarcinoms* ins Mediastinum nicht so selten zur Beobachtung, Fälle, welche besonders deshalb so wichtig sind, weil meiner Erfahrung nach die auf diesem Wege entstandene Gangränhöhle mit Vorliebe die Oberlappen der Lungen, vor allem den linken bevorzugt, was dann den Verdacht einer tuberkulösen Kaverne um so näherlegt. In vielen Fällen machte uns erst das Hineinlaufen von Wismut in den Bronchialbaum vom Oesophagus aus auf diese Komplikation aufmerksam, was besonders betont werden muß.

Eine dritte Gruppe von Lungengangränherden entsteht durch *Aspiration*. Hier kommen zunächst *Fremdkörperaspirationen* in Betracht, die um so bedeutungsvoller für die Diagnose sind, weil sie unter Umständen erst selbst Jahre nach erfolgter Aspiration zu stürmischen Erscheinungen und zum Zerfall des Lungengewebes führen können. So teilt BAYREUTHER einen Fall mit, wo 9 Jahre nach Aspiration eines Gansknochens der Tod eintrat. STEURER fand 17 Jahre nach hastig gegessener Hühnersuppe mit nachfolgenden Hustenanfällen durch Bronchoskopie einen Hühnerknochen in der Lunge. Dieser konnte entfernt werden und der Kranke, der jahrelang als lungentuberkulös behandelt worden war, schließlich aber stinkenden Auswurf hatte, wurde vollständig geheilt. Daß Fremdkörper in der Lunge sehr oft ein Krankheitsbild hervorrufen, das an Lungentuberkulose denken läßt, berichtete auch HORNUNG. Diesbezüglich war mir besonders eine Beobachtung höchst interessant.

Beobachtung 115. Einen 20jährigen Hörer der Bodenkultur, E. S., sah ich erstmalig 1917 im Wiener Garnisonsspital Nr. 2. Er hatte eine hochfieberhafte basale Pleuritis links und am Hilus daselbst Höhlensymptome. Die Ursache war ganz unklar, zumal nach seiner Angabe die fieberhafte Erkrankung ohne besondere Veranlassung während seiner militärischen Abrichtung aufgetreten war. Nach etwa 14 Tagen hustete er plötzlich unter den stinkenden Sputummassen einen Zahn aus. Da erinnerte er sich nun, daß er sich vor 8 Jahren einmal einen Zahn hatte extrahieren lassen, den ihm aber der Zahnarzt hatte nicht zeigen können, weil er während der Extraktion auf unbegreifliche Weise verloren gegangen war. Da der Kranke danach keine weiteren Beschwerden hatte, dachte man, daß er irgendwohin geflogen sei, und er verlor dieses Ereignis ganz aus dem Gedächtnis. Wahrscheinlich ist er doch aspiriert worden, war im linken Unterlappen durch eine ganz geringfügige Symptome machende Fremdkörperpneumonie eingekapselt worden, wurde dann durch die Anstrengungen des Exerzierens mobilisiert und führte nun nach so langer Zeit zu dem gangränösen Zerfall des linken Unterlappens.

Seit Aushusten des Zahnes geht es dem Kranken wesentlich besser, aber bis heute noch hat er Bronchiektasiesputum mit wiederholter, oft ziemlich starker Hämoptoe, verursacht durch cirrhotische Schrumpfung der linken Lunge. Ein Pneumothorax ließ sich wegen totaler Pleuraadhäsion nicht anlegen, eine linksseitige Phrenikotomie brachte wohl Verminderung des Sputums und wesentliche Besserung der Beschwerden, zu einer Thorakoplastik aber konnte sich der Kranke bisher noch nicht entschließen.

Wichtig sind diese Aspirationen besonders dann, wenn kein eigentlicher Fremdkörper, sondern nur eitriger Zahnbelag aspiriert wird. Einen Typus dafür bietet folgende Beobachtung, einen Mann betreffend, der von einer Quecksilberstomatitis aus eine Lungengangrän bekam.

Beobachtung 116. Es handelt sich hier um einen 64jährigen Hausbesorger, R. K., der uns am 31. Januar 1922 von der dermatologischen Abteilung zutransferiert wurde. Er war am 2. Dezember 1921 mit einem luetischen Exanthem des Stammes daselbst aufgenommen worden und hatte eine Schmierkur durchgemacht. Diese mußte aber unterbrochen werden, weil im Urin Eiweiß sich zeigte, mit massenhaften Leukocyten, vereinzelten roten Blutkörperchen, granulierten und hyalinen Zylindern. Er bekam dann noch 10 Neosalvarsaninjektionen. Nun entwickelte sich eine Quecksilberstomatitis. Bald danach kam es zu Husten und zu Fieberbewegungen bis 38°, weshalb er auf meine Abteilung verlegt wurde. Hier starb er nach 7 Tagen unter den Erscheinungen einer asthenischen Bronchopneumonie beider Unterlappen, und erst die Autopsie deckte die Ursache dafür in Aspirationsgangränhöhlen beider Unterlappen auf, verursacht durch Quecksilberstomatitis, denn der von Dr. ÖSTERLIN erhobene Obduktionsbefund lautete: „Pneumonie beider Unterlappen mit Bildung mehrfacher Abscesse und je einer Gangränhöhle, welche im rechten Unterlappen die Größe eines kleinen Apfels, im linken die Größe einer Mandel erreichte. Frische fibrinöse Pleuritis über beiden Unterlappen mit Verklebung des rechten Ober- und Unterlappens. Stomatitis mercurialis der Mundhöhle mit Bildung einer mächtigen Gangränhöhle sublingual. Subakuter Milztumor. Arteriosklerose der Gefäße mit Verkalkungen. Vielfache Degenerationsherde in der Intima der Kranzgefäße. Die Nieren verkleinert, Oberfläche ziemlich regelmäßig, feinhöckerig. Kapsel glatt, abziehbar. Farbe graugelb, Mark etwas dunkel, doch ohne scharfen Farbenkontrast. Nierenbeckenfettgewebe vermehrt. Schwere parenchymatöse Degeneration des Herzmuskels, Dilatation des rechten Ventrikels."

Ich bringe diesen Fall, wenn er auch ein ziemlich seltenes Vorkommnis darstellt, weil er uns eine Erklärung abgibt für die viel häufigeren gangränösen

Prozesse, die bei anderen Gelegenheiten ebenfalls durch Aspiration aus der Mundhöhle vorkommen. Nicht so selten sah ich namentlich derartige Aspirationen bei Patienten mit *Alveolarpyorrhöe* nach Zuständen vorübergehender Bewußtlosigkeit, z. B. also bei *Epileptikern* nach einem Insult, bei Trinkern nach einem *Rauschzustand*. Ich sah sie nicht so selten bei Operierten nach einer *unruhigen Allgemeinnarkose*. Es stellen sich dann nachher Hustenanfälle ein, mit Auswurf oft blutiger, immer stinkender Massen, die durch eine zweckentsprechende Therapie, hier auch wieder Neosalvarsaninjektionen, häufig in volle Genesung ausgehen können. Sie finden ihre Erklärung durch den mitgeteilten Fall und sind diagnostisch sehr wichtig, weil sie leicht fieberhafte Störungen mit Husten und Hämoptoe nach epileptischen Insulten erklären, die wir nicht so selten beobachten und die wohl auch auf leichte Aspirationen im Insult zurückzuführen sein mögen.

Einen weiteren Anlaß zur Höhlenbildung in den Lungen ohne Tuberkulose bietet dann die *abscedierende Pneumonie*, doch haben wir hier einen akuten Verlauf, das typische rubiginöse Sputum, das Auftreten von Zerfallserscheinungen im Laufe der Krankheit, so daß die Diagnose meist nicht auf Schwierigkeiten stößt. BERGLUND teilt einen derartigen Fall von einer Friedländerpneumonie mit Kavernenbildung mit, der täuschend das Bild einer Lungentuberkulose bot. Etwas schwieriger und, wie ich selbst erlebt habe, zu Mißdeutungen Anlaß gebend, sind dagegen *abscedierende Lungeninfarkte* bei Endokarditis. Schon ein einfacher Infarkt kann zu Verwechslungen mit Tuberkulose Anlaß geben. So habe ich schon wiederholt erlebt, daß Hämoptoen nach einer *Herniotomie*, nach einer *Varicocelenoperation* auf Rechnung einer Tuberkulose gesetzt wurden, während ein pleurales Reiben speziell über dem rechten Unterlappen bei freien Lungenspitzen einen Infarkt viel näherlegte. Der radiologische Nachweis derartiger Infarkte freilich scheint recht schwierig zu sein. Denn auch die Kriterien, welche KOHLMANN mitteilt, „keilförmiger Schatten bei hiluswärts gerichteten Spitzen" sind nicht immer gegeben und meist sehr undeutlich ausgeprägt. Wenn nun gar ein derartiger Infarkt zerfällt und so radiologisch eine Höhle sich darstellt, dann stößt die Diagnose auf die größten Schwierigkeiten. Diesbezüglich nur folgende eigene Beobachtung.

Beobachtung 117. Der 24jährige Mechanikergehilfe F. D. wurde am 25. Januar 1923 meiner Abteilung als tuberkulös zutransferiert. Sein Vater war an einem Herzleiden und einer Rippenfellentzündung bei Rückenmarksauszehrung gestorben, 48 Jahre alt. Seine Mutter lebt noch. Keine tuberkulösen Erkrankungen in der Familie oder in seiner Umgebung. Im 6. Lebensjahr war er 4 Monate mit Gelenkrheumatismus zu Hause gelegen. Seither war er immer gegen Kälte sehr empfindlich und hatte häufig rheumatische Beschwerden in den Schultern, ohne je deshalb bettlägerig gewesen zu sein. Immerhin war er schon wiederholt wegen Herzbeschwerden, Atemnot, Herzklopfen, unregelmäßigem Puls und Schwellung der Beine monatelang zu Hause gelegen. 1915 Gonorrhöe. Im Mai 1921 linksseitige Epididymitis. Im November 1921 plötzlich Sehstörung im rechten Auge, wonach an der Klinik MELLER eine Embolie am Augenhintergrund festgestellt worden war. Am 8. Dezember 1921 bekam er heftige Schmerzen in der linken Kopf- und Brusthälfte sowie im linken Arm, die nach 2 Stunden schwanden und keine Lähmung zurückließen. Der Arzt vermutete eine neuerliche Embolie und der Kranke war mit starken Herzbeschwerden 2 Wochen lang bettlägerig. Von März bis April 1922 lag er im Franz-Joseph-Spital mit täglichen Hämoptoen bis zu einer halben Spuckschale voll. Er verließ trotz der Blutungen das Spital auf eigenen Wunsch und lag nun zu Hause. Im Mai hatte er eine sehr profuse Hämoptoe. Deshalb ließ er sich auf einer Universitätsklinik aufnehmen. Im Januar 1923 kam es nun zu Temperatursteigerungen bis 38,6°, wieder mit blutig-schleimigem Auswurf, es kam zu stechenden Schmerzen rechts vorne und dann wurde radiologisch eine silberguldenstückgroße Kaverne festgestellt, weshalb er meiner Abteilung zugewiesen wurde.

Wir fanden eine ausgesprochene postendokarditische Mitralinsuffizienz und an der Lunge einen Befund, wie ihn die beifolgenden Thoraxschemen (Abb. 162 und 163) wiedergeben. Wir sehen neben einem mitralkonfigurierten Herzen einen pleuralen Erguß der rechten Seite, der bei der Punktion sich als leicht getrübt, serös mit positivem Rivalta ergab, sehr zellarm mit vorwiegend Lymphocyten. Die radiologische Untersuchung zeigt entsprechend dem Erguß einen Zerfallsherd (Doz. HAUDEK): „Großer rechtsseitiger Erguß, an dessen oberem Rand ein schräger Strichschatten einer Schwarte zwischen Ober- und Unterlappen entspricht. Dicht unterhalb dieses Schattens ein luftgefüllter, mandarinengroßer Hohlraum mit einem angedeuteten horizontalen Niveau. Seine Ränder zeigen pulsatorische Bewegungen. (Interlobär mehr dorsal gelegener, abgesackter Pneumothorax.) Das Herz nach links verdrängt, beträchtlich vergrößert vom Mitraltypus." Das Sputum zeigt trotz sorgfältigster Untersuchung niemals Tuberkelbacillen. Darum mußten wir auf Grund aller bisherigen Befunde einen abscedierenden Infarkt diagnostizieren und eine tuberkulöse Kaverne ausschließen.

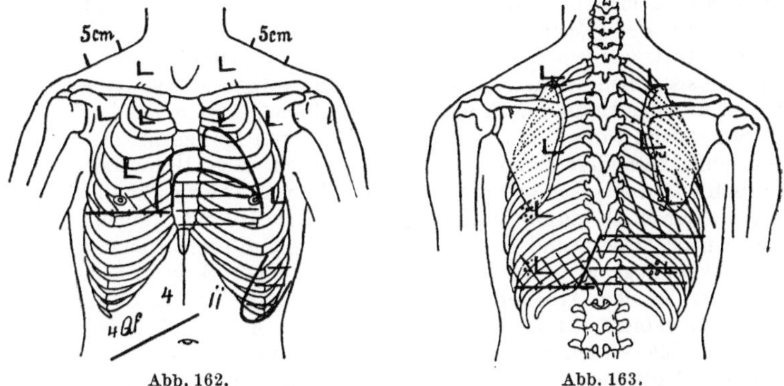

Abb. 162. Abb. 163.

Abb. 162 und 163. Befund eines abscedierenden Lungeninfarktes bei Mitralinsuffizienz.

Die Diagnose stützt sich zunächst auf den Umstand, daß Herzfehler selten mit einer zerfallenden Tuberkulose kombiniert sind. Freilich gilt diese Regel durchaus nicht absolut. Wir haben nun schon wiederholt Fälle von kombinierten Aorten- und Mitralfehlern oder auch von reinen Mitralfehlern mit Kavernen und positivem Bacillenbefund gesehen. Wenn sich aber bei einem derartigen Höhlenbefund durchaus keine Tuberkelbacillen finden, wenn namentlich wie in diesem Falle die Spitzenfelder sehr breit sind, die Spitzen keinen abnormen Befund erkennen lassen, dann wird die Diagnose tuberkulöse Zerfallshöhle hinfällig und liegt die Diagnose zerfallender Infarkt am allernächsten. Sie konnte hier noch dadurch gestützt werden, daß bei dem fast fieberlosen und ziemlich kräftigen Kranken die Tuberkulin-Allergieprobe ganz negativ ausfiel. Eine Autopsiekontrolle freilich fehlt uns.

4. Milzbrand und chronische Infiltrationsprozesse banaler Natur ohne Zerfall und atelektatische Prozesse speziell der Lungenspitzen.

Der *Inhalationsmilzbrand*, die sogenannte *Hadernkrankheit*, über die jüngst wieder E. FRAENKEL berichtet hat, zeigt bei Fieberlosigkeit starke Atemnot mit stark beschleunigtem Puls und, wie mich eine eigene Beobachtung noch als Student an der Abteilung DRASCHEs lehrte, häufig Hämoptoe. Der Lieblingssitz ist nach FRAENKEL die Bifurkationsstelle sowie die anschließenden Abschnitte des Hauptbronchus. Es kommt hier zu einer herdförmig-hämorrhagisch-nekrotischen Entzündung, zusammen mit einer hämorrhagischen Entzündung der benachbarten Lymphknoten, daneben häufig zu einem serösen oder serös-hämorrhagischen Erguß. Die typischen langen und dicken, grampositiven Milzbrandstäbchen können hier die Diagnose rasch sicherstellen, wenn man nur an die Erkrankung überhaupt denkt.

Haben wir einen größeren Bezirk der Lunge von einer gleichförmigen Infiltration ohne Höhlenerscheinungen eingenommen, also starre Dämpfung, hochbronchiales Atmen mit oder ohne Krepitieren, wobei die Probepunktion, die bei derartigen Prozessen, sofern sie an der Basis sitzen, niemals zu unterlassen ist, keinen Flüssigkeitserguß ergibt, zeigt diese Infiltration einen wochen- und monatelangen Bestand, ohne daß es zum Zerfall oder zur Lösung käme, finden wir dabei weder im Sputum, noch im eventuellen Lungenpunktat einen speziellen Erreger, also weder Streptothrix, noch Aktinomyces, noch Aspergillus, so kommen wir über die Diagnose *chronische Pneumonie* nicht hinaus. Damit ist aber ätiologisch gar nichts gesagt. Es kann sich dabei entweder um eine *kongestive oder gelatinöse Pneumonie,* wie ich sie im II. Teile geschildert habe, oder trotzdem noch um eine der vorerwähnten *chronisch-indurativen Prozesse* mit speziellen Erregern handeln, wie sie im vorigen Abschnitt beschrieben wurden. Es kann sich aber auch um ein verstecktes Carcinom des Unterlappenbronchus handeln, woran man namentlich bei älteren Leuten in solchen Fällen denken muß, besonders dann, wenn radiologisch eine Höhle sichtbar ist, die klinisch kaum ausgeprägte Erscheinungen macht. Oder es handelt sich um eine andere chronisch-indurative Pneumonie, wie sie besonders nach Influenza, aber auch nach Masern und Keuchhusten, gelegentlich einmal auch nach einer Streptokokkeninfektion beobachtet werden kann. Man vergleiche darüber die Bemerkungen in den Arbeiten von BÜTTNER-WOBST, DE LA CAMP, GÜTERBOCK, SCHUHMACHER, HOLLÓ und HILDEBRAND. Zeigt dabei der klinische Befund noch Zeichen einer tuberkulösen Veränderung, also bei pneumonischem Infiltrat der Unterlappen gleichzeitig Verengerung der Spitzenfelder und den Befund einer Tuberculosis fibrosa densa, oder Veränderungen an der Herzbasis im Sinne einer Denudation einer Herzseite oder des linken Vorhofs, dann rückt die tuberkulöse Genese des Prozesses, also eine Tuberculosis congestiva, in den Vordergrund der Diagnose. Zeigen sich andererseits Influenzabacillen in Reinkultur oder wenigstens in überwiegender Menge im ausgehusteten Sputum, dann werden wir vor allem an eine chronische Influenza zu denken haben. Gegen eine Tuberkulose wird auch eine eventuell vorhandene Hyperleukocytose zu bewerten sein, wie mich eigene Erfahrungen lehren und wie auch LEICHTENTRITT hervorhebt. Ein absoluter Gegenbeweis gegen eine Tuberkulose ist das freilich nicht, denn wie meine Beobachtung 72 im II. Teile zeigt, findet sich auch bei autoptisch sichergestellter käsiger Pneumonie gelegentlich einmal Hyperleukocytose. Ist doch nach den sorgfältigen Blutuntersuchungen bei verschiedenen Formen von Lungentuberkulose, welche RUSSEW an meiner Abteilung vorgenommen hat, eine Leukocytose vielfach das Zeichen eines aktiv-exsudativen Schubs in der Lunge. Eine spezifische Allergieprüfung kann uns bei derartigen Prozessen nicht viel helfen. Der positive Ausfall spricht nicht zugunsten der tuberkulösen Genese des chronischen Infiltrationsprozesses, weil daneben noch eine latente Bronchialdrüsentuberkulose vorhanden sein kann; ein negativer Ausfall schließt Tuberkulose nicht aus, weil wir häufig nach hochfieberhaften Tuberkuloseschüben für einige Wochen Anergie beobachten, wie ich das schon im II. Teile bei den akut-serösen Pleuritiden hervorgehoben habe. Selbst der pathologisch-anatomische Befund, wenn uns schon ausnahmsweise einmal bei einem derartigen Prozeß eine autoptische Kontrolle möglich sein sollte, läßt uns im Stich. Wie GÖRDELER berichtet, werden häufig indurative Veränderungen an den Lungen, an den Pleuren und in den Hiluslymphdrüsen gefunden, die nicht tuberkulöser Genese sind, aber zu außerordentlich ähnlichen Veränderungen führen wie gewisse Formen der Lungentuberkulose. Der pathologische Anatom findet eben nichts anderes als eine chronische Hepatisation der Lunge, und die ätiologische Deutung des Falles wird kaum je sicher festzustellen sein. Selbst eine genaue bakteriologische Untersuchung kann da oft nicht weiter helfen. Diesbezüglich ist ein Fall von HOHN sehr lehrreich. Bei der Lungensektion eines jungen Mannes fanden sich Bronchiektasien neben eitrigen und pneumonischen Prozessen. Die histologische Untersuchung mehrerer Teile ergab keine Anhaltspunkte für Tuberkulose. Aus drei Gewebsteilen der Lunge ließen sich aber nach dem Verfahren von HOHN Tuberkelbacillen züchten, wodurch der Fall doch als chronische Tuberkulose sich darstellt.

Selbst radiologisch kommen wir in unserer Diagnose nicht viel weiter, denn, wenn auch die homogenen, exsudativen Flächenschatten ohne Zerfall zurückgehen, so ist damit eine Tuberkulose noch nicht ausgeschlossen, wie die Beobachtungen HAUDEKs zeigen. Höchstens ließ sich, wie sich aus den Untersuchungen HAUDEKs ergibt, die Differentialdiagnose hinterher stellen. Es kommt dabei darauf an, ob im ehemals verdichteten Gewebe zarte, umschriebene Flecke oder streifige Schatten übrig bleiben oder nicht. Im ersten Falle wäre die tuberkulöse Genese, der kongestive Charakter der ehemaligen Pneumonie wahrscheinlich, im letzteren Falle nicht; denn, daß selbst große Lungenabscesse restlos ohne Zurücklassung irgendeines radiologischen Narbenzuges sich zurückbilden können, habe ich schon oben erwähnt.

Unüberwindlich können die Schwierigkeiten werden, wenn der chronischpneumonische Prozeß einen Oberlappen befällt. Schon im II. Teile habe ich unter Beobachtung 12 einen solchen Fall mitgeteilt. Das häufige Vorkommen bei Grippe, bei Influenza und nach Keuchhusten wird vor allem von LIEBERMEISTER (2), von TREUPEL und STOFFEL, von BANDELIER und ROEPKE und von BOSSERT und LEICHTENTRITT betont. Den Befund eines derartigen Falles, für dessen nicht tuberkulöse Natur ich freilich nicht absolut einstehen kann, möge folgende Beobachtung lehren:

Beobachtung 118. Den Arztenssohn und technischen Hochschüler E. F. sah ich am 21. Juli 1924. Er war im Januar des gleichen Jahres plötzlich mit hohem Fieber erkrankt, das sich recht lange hinzog und zunächst den Verdacht auf eine Erkrankung der Typhusgruppe nahelegte. Diese konnte aber ausgeschlossen werden, denn die WIDALsche Reaktion war vollkommen negativ. Im Laufe der Erkrankung kam es zu einer Angina lacunaris

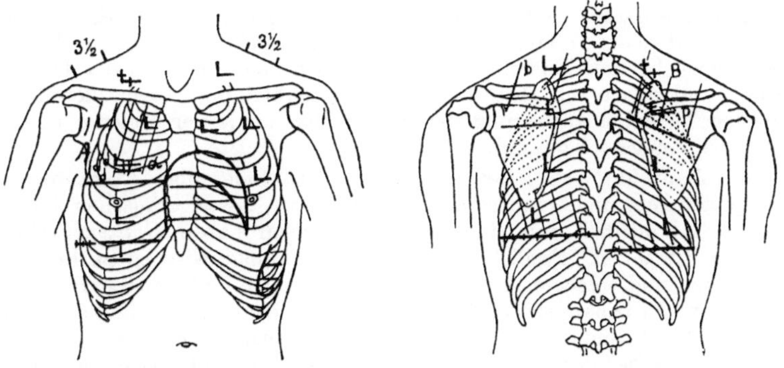

Abb. 164. Abb. 165.

Abb. 164 und 165. Lungenbefund einer chronischen Grippe.

und im Anschlusse daran zu einer allgemeinen Myositis. Dann blieben subfebrile Temperaturen zurück. Die Röntgenuntersuchung zeigte einen kleinen Interlobärschatten, der als interlobäres Exsudat gedeutet wurde. Im Juni endlich kam es zum Aushusten eines fingerdicken Gewebsstückes. Darauf Rückkehr der Temperatur zur Norm. Tuberkelbacillen konnten niemals gefunden werden. Den Lungenbefund des jungen Mannes zeigen die beifolgenden Thoraxschemen 166 und 167. Er bietet sicherlich große Ähnlichkeit mit dem

Befund einer gewöhnlichen Phthise. Nur der ungewöhnliche Sitz der Zerfallserscheinungen vorne im 3. Intercostalraum, das trotzdem negative Sputum und der ganze Verlauf sprechen entschieden zugunsten einer chronischen Grippe. Weniger entscheidend war in diesem Falle der Röntgenbefund, denn er entspricht den lobär begrenzten Schattenbildungen, wie sie Fleischner als charakteristisch für inzipiente Phthisen feststellen konnte. Der in unserem Falle von Doz. Haudek erhobene Befund lautet: „Flächige Verdichtung der Basis des rechten Oberlappens (wahrscheinlich Infiltratrest) und Vergrößerung der oberen rechten Mediastinaldrüsen. Auch außen und oben noch zarte Verschattung. Rechtes Zwerchfell etwas weniger verschieblich, rechter Hilus positiv."

Finden wir derartige Verdichtungsprozesse über dem rechten Oberlappen, dann müssen wir auch an eine *Kollapsinduration* im Sinne Krönigs (1, 2) denken. Freilich darf man mit dieser Diagnose nicht gar zu weitherzig sein, wie ich das schon mehrfach erlebt habe. Denn die von mir schon im ersten Teile erwähnten spezifischen Geräusche, wie subkrepitierendes Rasseln, Käserasseln, Gurgeln, Knarren und Schluchzen finden sich bei dieser Kollapsinduration niemals, vielmehr hören wir hier nur ein ganz undeutliches, feinblasiges, trockenes Rasseln oder höchstens ein feines Atelektaseknistern. Mit Recht betont ja H. Schlesinger, daß bei erschwerter Nasenatmung besonders die Lungenspitzen an der Atmung sich nicht beteiligen, weshalb es hier zu Atelektasen kommt. Pal hat in letzter Zeit wieder besonders die Aufmerksamkeit auf derartige Prozesse gelenkt. Die Beobachtungen von Büttner-Wobst, von Scholz und Richter zeigen uns, daß solche Kollapsindurationen nicht so selten zur Verwechslung mit beginnender Spitzentuberkulose führen. Ob freilich dieser Zustand so häufig ist, wie aus einer Arbeit von Blum (2) hervorgeht, wobei unter 359 für eine Lungenheilstätte bestimmten Fällen 32 Nichttuberkulöse sich fanden und davon 24 mit einer Kollapsinduration der rechten Spitze, erscheint mir doch mehr als fraglich. Immerhin muß man bei feinblasigem Rasseln über der rechten Lungenspitze auch an solche Zustände denken. Wenn sich dazu noch eine derartige Kollapsinduration mit einer leichten Subfebrilität infolge eines die Hinderung der Nasenatmung begleitenden bzw. verursachenden Nebenhöhlenkatarrhs verbindet, dann liegt der Verdacht auf Tuberkulose noch viel näher und hier kann uns die von Blümel erwähnte *Taschentuchprobe* recht viel nützen. Die besteht darin, daß der Patient durch Ausschnauben je einer Nasenseite darauf achtet, aus welcher Seite er den meisten Schleim entleert. „Es sind schon Dutzende von Kranken, die auf dem Wege zur Lungenheilstätte noch bei mir Einkehr hielten, um auch ganz sicher in der Diagnose zu gehen, und denen ich statt der Diagnose Tuberkulose sagen konnte, sie hätten eine Nebenhöhleneiterung der Nase, daher käme der Schleim und der Husten, ihre Lunge sei gesund."

Diese Kollapsinduration leitet uns direkt zu Zuständen über, wo es über den Lungenspitzen aus nicht tuberkulöser Ursache zu Rasselgeräuschen kommt. Die meiste Ähnlichkeit mit der Kollapsinduration haben *Spitzenatelektasen* aus anderen Ursachen. Freilich liegt die Entscheidung zwischen phthisischem Subkrepitieren und solchem Atelektaserasseln nicht so einfach, wie H. Schlesinger meint. Er behauptet, daß alle Rasselgeräusche, welche nach den ersten Atemzügen verschwinden, atelektatischer Natur seien. Ich habe aber schon im zweiten Teile bei der Besprechung der beginnenden Phthisis fibro-caseosa darauf hingewiesen, daß mir wiederholt Fälle vorgekommen sind, wo das typische Subkrepitieren nur in den frühen Morgenstunden oder nach langem Liegen in ruhiger Rückenlage zu hören war. Es sind da ja auch freilich entzündliche atelektatische Prozesse die Ursache dafür. Aber dieses entzündliche Subkrepitieren ist von einschneidendster Bedeutung für die Diagnose beginnende Phthise. Darum müssen wir ein besonderes Augenmerk auf den Charakter dieses Rasselns legen. Finden wir feuchte, verschieden große Rasselgeräusche auch nur nach den ersten Atemzügen, die dann für lange Zeit wieder verschwinden, so darf uns das an der Diagnose beginnende Phthise nicht irre werden lassen, während das typische, gleichmäßige, feine, mehr trockene Knistern der Atelektase bedeutungslos ist.

Am besten hilft uns über die Schwierigkeit der Unterscheidung der *harmlosen Spitzenatelektase* von *entzündlichen phthisischen Spitzenatelektasen* die Beachtung der Umstände, welche zu atelektatischen Prozessen in den Lungenspitzen führen. Nach meinen Beobachtungen und nach den Angaben der Literatur kommen dafür hauptsächlich folgende Zustände in Betracht: Vor allen Dingen eine *höhergradige Skoliose*, wie schon LITZNER bemerkt. Hier ist das Knistern von um so größerer Bedeutung, weil die Skoliose auch zu Unterschieden in den Spitzenfeldern, zu Dämpfungen über den Lungenspitzen und zu bestimmten Veränderungen des Atemgeräusches führt, weil sie ferner auch subjektive Beschwerden macht, die an beginnende Tuberkulose denken lassen. Ich habe das schon vor langen Jahren in einer eigenen Arbeit zusammengefaßt und werde im Rahmen dieses Werkes ausführlich darauf zurückkommen (W. NEUMANN [7]). Die Skoliose führt auch über anderen Lungenteilen nicht so selten zu Knisterrasseln, nach A. SCHMIDT besonders an den Lungenrändern, denn bei höheren Graden von *Kyphoskoliose* stellen ja manche Lungenanteile nur schmale, luftleere Zungen dar. Andererseits geht es aber nicht an, einfach zu behaupten, daß jedes Knisterrasseln bei einer Kyphoskoliose einer derartigen Atelektase seinen Ursprung verdankt oder eventuell einer *Stauungslunge* infolge Nachlassens der Herzkraft; denn gerade die Kyphoskoliosen sind zu chronischen, miliaren Schüben in der Lunge besonders disponiert, wie ich schon im II. Teile erwähnt habe. Oft kann erst eine längere Beobachtung, oft freilich schon ein gleichzeitig erhobenes Röntgenbild die Differentialdiagnose zwischen einer harmlosen kyphoskoliotischen Atelektase und zwischen einem miliartuberkulösen Prozeß stellen lassen. Diesbezüglich möchte ich nur folgende zwei Fälle einander gegenüberstellen.

Beobachtung 119. Am 27. November 1922 sah ich die 22jährige Modistin T. H. Sie sei vor 4 Wochen beim Arzt gewesen, weil sie seit 3 Monaten hustete und sich nicht wohl

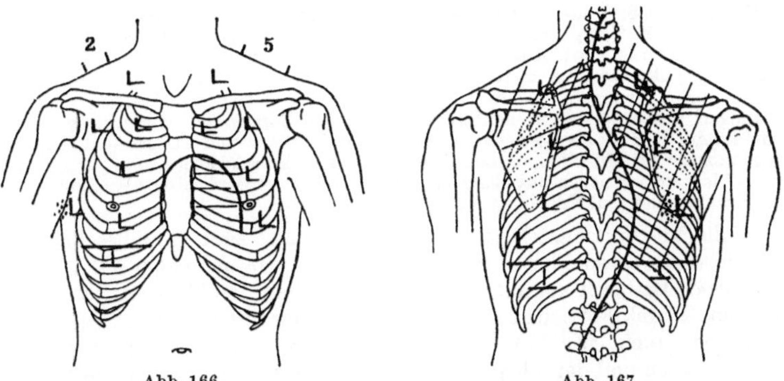

Abb. 166. Abb. 167.

Abb. 166 und 167. Chronische Atelektase bei hochgradiger Kyphoskoliose.

fühlte. Der Arzt habe einen rechtsseitigen Lungenspitzenkatarrh konstatiert. Der physikalische Befund, wie ihn die beifolgenden Thoraxschemen 166 und 167 dartun, zeigte nun bei stark differenten Spitzenfeldern und einer ausgesprochenen Dämpfung, entsprechend den Rippenbuckeln, bei der hochgradig verwachsenen Patientin ausgesprochenes Knisterrasseln über der rechten Lungenbasis, welches konstant war, nicht nur bei den ersten Atemzügen körbar, und daher den Verdacht miliarer subpleuraler Prozesse recht nahelegte,

zumal die Milz scharfrandig palpabel war. Nur der ganz negative Röntgenbefund ließ diese
Diagnose hinfällig werden und tatsächlich hat sich bis heute (Sommer 1929), wo ich die
Kranke das letztemal sah, nichts am Befund geändert. Immer noch ist das Krepitieren
über dem rechten Unterlappen hörbar. Auch heute ist der Röntgenbefund ebenso negativ
wie früher, also doch nur eine chronische Atelektase infolge der hochgradigen Kyphoskoliose.

Ganz analog scheint der folgende Fall:

Beobachtung 120. Es handelt sich um einen 25jährigen Hörer der Exportakademie,
Chr. S., aus Bulgarien, den ich erstmalig am 15. März 1922 sah. Es bestand eine hochgradige Kyphoskoliose, die angeblich durch eine Verletzung der Wirbelsäule im 3. Lebensjahre entstanden sei. Sonst sei er immer gesund gewesen, vor allem liege keine Tuberkuloseheredität in der Familie vor. Die gegenwärtige Erkrankung begann im Februar desselben
Jahres. Er bemerkte beim Gehen und Treppensteigen Atemnot und Herzklopfen und starke
Beschwerden nach dem Essen. Bei Bewegungen spürte er Schmerzen in der linken Brustseite, hatte immer einen trockenen Husten, schlechten Appetit und leicht subfebrile Temperaturen. Der Lungenbefund, wie ihn die beifolgenden Thoraxschemen 168 und 169 wiedergeben, ähnelt fast ganz dem Befunde des vorigen Falles. Der einzige gröbere Unterschied

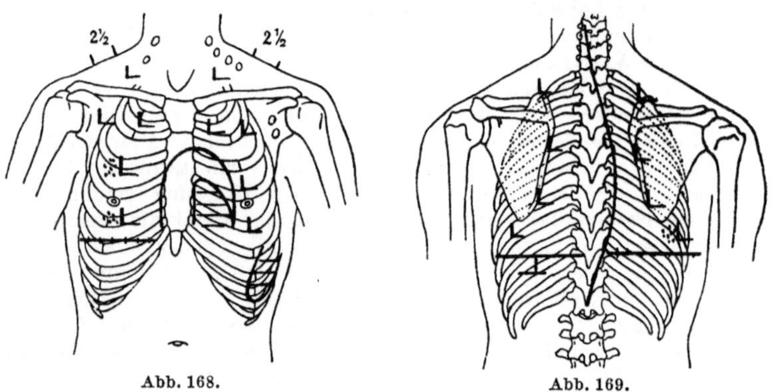

Abb. 168.   Abb. 169.

Abb. 168 und 169. Befund einer miliaren Aussaat bei Kyphoskoliose.

ist vielleicht, daß hier beide Spitzenfelder verengt sind, nicht bloß eines, wie es typisch
für Skoliose ist. Die Temperatur subfebril bis 38⁰. Das Röntgenbild aber war ein ganz
anderes, denn HAUDEK schreibt darüber: „Über der ganzen Lunge eine gleichmäßig dichte
Aussaat von grießkorngroßen, zarten, rundlichen Herdschatten wie bei Miliartuberkulose.
Der rechte Vorhof und zum Teil der rechte Gefäßschatten sind von breiten, schwieligen
Verdichtungen gedeckt, welche keilförmig gegen das Lungenfeld vorspringen. Rechte
Zwerchfellkuppe medial hochgezogen, zeltförmig deformiert und fixiert (entweder Verdichtungsprozesse im Mittellappen oder pleuroperikardiale Schwielen) usw." Hier hatten
wir also bei fast dem gleichen physikalischen Befunde eine schwere miliare Aussaat vor uns,
der der Kranke auch bald nachher erlag.

Ebenfalls zu Spitzenatelektasen Anlaß gebend, sind raumbeschränkende
Prozesse in den oberen Thoraxpartien, also *Drüsen in der Supraclaviculargrube*
und *Strumen*. Dadurch kommt es ebenfalls zu einem feinblasigen Rasseln über
den Spitzen. Durch Fortleitung von der Trachea her infolge des soliden Gewebes
kann es aber auch, wie SCHOLZ hervorhebt, zu bronchialklingendem Atemgeräusch kommen und dann liegt die Gefahr der Verwechslung mit einer Spitzentuberkulose noch viel näher. Bei beiden Zuständen wird die Ablehnung einer
tuberkulösen Veränderung um so schwieriger, als ja *Halslymphome* meist tuberkulöser Natur sind und daher auch tuberkulöse Spitzenveränderungen nicht
ausgeschlossen erscheinen; andererseits hat ja die Struma, wie ich im II. Teile
meines Buches auseinandergesetzt habe, so innige Beziehungen zu einer blanden
und zu einer virulent proliferierenden Tuberkulose, daß auch da der Verdacht
einer gleichzeitigen Spitzeninduration nicht von vornherein von der Hand zu

weisen ist. Hier kann nur eine sorgfältige Abwägung aller Verhältnisse eine Differentialdiagnose ermöglichen.

Ähnlich steht es mit dem atelektatischen Knisterrasseln über den Lungenspitzen, welche unter einer *Spitzenpleurakappe* oft ständig nachweisbar sein können. Jedem beschäftigten Lungenarzt sind Fälle bekannt, wie sie auch LITZNER beschreibt, wo jahrelang und selbst jahrzehntelang über den Lungenspitzen feines Knistern zu hören ist, ohne daß sich sonstige Zeichen der Aktivität des Prozesses finden. Dabei besteht Spitzendämpfung, wohl meist mit horizontaler Abgrenzung, dabei besteht starke Verengerung eines oder beider Spitzenfelder, freilich ohne Veränderungen des Atemgeräusches ins Bronchiale und ohne Verstärkung der Flüsterstimme, kurz alle Symptome, die uns die Diagnose einer Spitzenpleuraschwiele gestatten. Diese Erscheinungen beruhen wohl zumeist auf tuberkulösen Veränderungen. Die Frage, ob dem Krepitieren ein aktiver Parenchymprozeß oder nur eine derartige Spitzenatelektase unter einer Spitzenpleuraschwiele zugrunde liegt, kann bei der ersten Untersuchung ganz unklärbar sein und wird erst durch eine längere Beobachtung im günstigen Sinne entschieden. Übrigens können sich ja auch über sonstigen Pleuraadhäsionen, speziell nach altem *Empyem* und nach *Lungenschüssen* atelektatische Randbezirke der Lunge ausbilden, welche zu Knisterrasseln führen. Es kann dann durch Feststellung der Pleuraanwachsung und des Krepitierens darüber der Verdacht auf eine Tuberkulose daselbst sehr nahegelegt werden. Deshalb werden ja auch alte Empyeme und alte Lungenschüsse immer wieder unter den Fällen angeführt, die fälschlich als Tuberkulose Lungenheilstätten zugeführt werden (siehe darüber ELLIOT, BÜTTNER-WOBST und HOLLÓ). Dabei möge auf meine Beobachtung 59 im II. Teile meines Buches verwiesen werden, welche zeigt, daß gerade unter solchen Pleuraadhäsionen ein beginnendes Lungenödem sich besonders gern und besonders ausgeprägt lokalisiert und hier zu lauten Rasselgeräuschen führen kann.

Besonders bedeutungsvoll ist dann ferner das Atelektaseknistern über den Lungenspitzen, wie es bei *Lähmung der Zwerchfellmuskulatur* beobachtet wird. BURKHARDT beschreibt diesbezüglich Fälle von *progressiver Muskelatrophie* vom Typus DUCHENNE-ARRAN, wo über beiden Lungenspitzen scharfe Atmung und namentlich in den oberen Partien Knistern und Knacken hörbar war, welches keiner Tuberkulose, sondern nur der Zwerchfellparese seine Entstehung verdankte. Ähnliches habe ich selbst bei alter *Poliomyelitis* des Schultergürtels über der atrophischen Schultermuskulatur gehört, dasselbe auch nicht so selten durch Hemmung der Zwerchfellatmung und Kompression der linken Lunge infolge großer *leukämischer Milztumoren.*

Beobachtung 121. Am 31. März 1920 sah ich den 43jährigen Geschäftsreisenden S. L. Er kam mit der Angabe, daß seine linke Lunge angegriffen sei, denn er habe schon zweimal im Kriege Lungenspitzenkatarrh gehabt, spüre seit 10—14 Tagen kontinuierlich Schmerzen in der linken Lungenspitze und über dem ganzen linken Rücken, habe subfebrile Temperaturen und Nachtschweiße und es sei ihm von einem Facharzt der inneren Medizin gesagt worden, daß er einen linksseitigen Lungenspitzenkatarrh habe.

Tatsächlich zeigte sich auch die linke Lungenspitze, freilich bei ganz normal breiten Spitzenfeldern, gedämpft und ergab unreines Atmen mit etwas feinblasigem, trockenem Rasseln. Als Ursache dafür ließ sich aber ein enormer Milztumor nachweisen; die Blutuntersuchung ergab eine typische myeloische Leukämie.

Ganz ähnlich, wenn auch anderer Genese, sind die feinen Rasselgeräusche, welche beim Aufsetzen des Stethoskopes auf *Emphysempolster der Supraclaviculargruben* bei allgemeinem Emphysem entstehen. Denn auch solche Fälle werden nicht selten als Tuberkulose angesehen. KRÖNIG (3) hat zuerst auf diese Verhältnisse besonders hingewiesen. Denn mit der Diagnose Emphysem ist ätiologisch nichts gesagt, weil dahinter auch eine Tuberkulose stecken kann, wie ich im II. Teile gelegentlich der Tuberculosis fibrosa densa und besonders der Tuberculosis fibrosa diffusa auseinandergesetzt habe. Leidet nun ein derartiger Emphysematiker noch an einer rudimentären Angina pectoris, leidet er infolge seiner Aortendilatation an einem chronischen Hustenreiz, wie ihn GERBER zuerst beschrieben hat, dann wird es oft sehr schwer fallen, derartige Kranke von dem Freisein ihrer Lungen von Tuberkulose zu überzeugen, zumal es immer wieder Kollegen geben wird, die auf Grund der subjektiven Symptome und auf Grund dieses Knisterrasselns in der Supraclaviculargrube diesen Kranken gegenüber von einem *Lungenspitzenkatarrh* sprechen und so diese Krankheits-vorstellung überwertig in der Psyche der Kranken verankern lassen.

Eine weitere Gruppe von Kranken zeigt an verschiedenen Stellen der Lunge und auch über den Lungenspitzen deshalb feinblasiges Rasseln, weil es entweder zu einer *venösen Stauung* oder zu einem *chronischen* oder zu einem *akuten flüch-tigen Ödem der Lunge* kommt. Hierher gehört zunächst das *chronische* Ödem bei *Nierenkranken.* Ähnlich dem Atelektaseknistern nur noch feuchter und daher noch mehr an das Subkrepitieren einer beginnenden Phthise oder eines diskret miliaren Prozesses erinnernd, ist das Rasseln, das wir bei einem partiellen Lungenödem finden. Daher werden auch latente Nephritiden und Nephrosen nicht so selten als beginnende Tuberkulose angesprochen, wie BÜTTNER-WOBST und vor allem DE LA CAMP hervorheben. Ich habe schon wiederholt Fälle gesehen, die lange Zeit als Lungenspitzenkatarrh gingen, zumal das gelegentlich blutige Ödemsputum für eine Hämoptoe gehalten worden war und bei denen eine genaue Untersuchung des Urins oder bei negativem Eiweißgehalt desselben, wenigstens der enorm hohe Blutdruck die richtige Diagnose gestattete. Am eindring-lichsten war diesbezüglich folgender Fall:

Beobachtung 122. Am 12. Januar 1911 sah ich erstmalig die zur Zeit etwa 40 Jahre alte Näherin M. K. Sie klagte über Husten und heisere Stimme, bemerkte oft im Auswurf stecknadelkopfgroße Blutstückchen und kleine Blutfasern. Dabei hatte sie Schmerzen auf der Brust. Der Hausarzt dachte an beginnende Tuberkulose. Der hohe Blutdruck aber legte gleich Nephrosklerose viel näher. Im September 1911 kam es gelegentlich eines etwas bergigen Spazierganges zu einem plötzlichen Anfall von Atemnot mit Herzklopfen. Nach einem gewaltsamen Hustenstoß sei blutiger Schaum aus dem Munde gekommen. Wieder wurde von einem Arzt dieses Ereignis auf eine Spitzentuberkulose bezogen, aber der Blutdruck war über 260 mm Hg. Der Urin war negativ, nur im November des gleichen Jahres fand sich einmal eine Spur Eiweiß und *ein* Zylinder im ganzen Sediment. Dann aber war die ganze Zeit über kein pathologischer Befund im Urin zu erheben. Auch der Augenspiegelbefund lautete gänzlich negativ. Im Jahre 1913 kam es zu einer leichten rudi-mentären rechtsseitigen Hemiplegie, nach der eine Monoparese des rechten Beines recht lange zurückblieb. Im Jahre 1914 stürzte die Patientin plötzlich auf der Gasse beim Ein-kaufen zusammen und wurde sterbend auf die Klinik gebracht. Die Autopsie zeigte bei ganz freier Lunge eine hochgradig geschrumpfte sekundäre Schrumpfniere nach Nephritis parenchymatosa und eine Haemorrhagia cerebri mit Durchbruch in die Ventrikel.

Was für die latente Nephritis gilt, gilt auch für die *Herzfehler,* welche zu einer chronischen Hyperämie und zu einem chronischen Lungenödem führen können. Alle bisher zitierten Autoren — BÜTTNER-WOBST, ELLIOT, HOLLÓ u. a. — erwähnen in ihren Zusammenstellungen immer wieder *Mitralstenosen,* die als Lungenspitzenkatarrhe für eine Lungenheilstätte bestimmt waren. HEITLER, SCHOLZ, DEYCKE (l. c. S. 138) und DE LA CAMP haben darauf hingewiesen, daß die Erweiterung des linken Vorhofes bei diesem Herzfehler zu einer Kompressions-atelektase der linken Spitze führt, daß daher sowohl für die Auscultation als auch für die Perkussion Verhältnisse geschaffen werden, wie sie sonst als typisch für eine linksseitige Spitzentuberkulose betrachtet werden. DEYCKE weist bei dieser Gelegenheit speziell auf *Mitralstenosen* hin, die nicht so selten sich weder durch deutliche Geräusche, noch durch auffallende Herzvergrößerung verraten und doch folgenschwere Herzfehler darstellen. Auch hat er mit seiner Bemer-kung ganz recht, daß dabei nicht so selten eine chronische Subfebrilität besteht, die dann den Verdacht auf eine Tuberkulose noch viel näher legt. Köhler macht auf knackende Geräusche aufmerksam, die bei Stauung im kleinen Kreislauf über den Lungen zu hören sind. Bekannt sind ferner die *Lungenrandgeräusche* Mackenzies, die ich schon im I. Teile erwähnt habe und auf die ich ausführlich in meiner Phrenicusarbeit (W. Neumann [8]) eingegangen bin. Sie führen zur Annahme spezifischer Pleuritiden und geben dadurch zu Verwechslungen mit Tuberkulose Anlaß. Daß Mitralfehler auch die physikalischen Zeichen einer rechtsseitigen Spitzentuberkulose aufweisen können, hat Horak in einer sehr sorgfältigen Arbeit gezeigt. Er konnte auch radiologisch dartun, daß es dabei zu einer starken *Erweiterung der Vena cava superior* und ihrer Äste kommt, und daß die *Vena anonyma* dann besonders den rechten Oberlappen komprimiert. Findet sich bei derartigen, manchmal ganz undeutliche Geräusche machenden Herzfehlern noch eine chronische Subfebrilität, wie sie eine aufgepfropfte, *rekurrierende Endokarditis* und namentlich eine aufgepfropfte *Endocarditis lenta* bedingen, dann liegt die Verwechslung mit einer aktiven Lungenspitzentuberkulose noch viel näher. So erinnere ich mich eines Soldaten, der schon ein halbes Jahr in einem Kriegsspital für Lungentuberkulose zu leichter Schreibarbeit verwendet wurde und der eine ausgesprochene Endocarditis lenta mit mächtigem Milztumor und einer Aorteninsuffizienz bot, wo dann die Sektion nach Jahresfrist nicht die Spur einer Tuberkulose ergab. Machen solche Herzfehler gelegentlich blutigen Auswurf, sei es durch eine vorübergehende starke Stauung, sei es infolge eines *Infarktes,* dann liegt der Verdacht auf eine Lungentuberkulose ebenfalls wieder sehr nahe.

Zu den gleichen Täuschungen kann übrigens auch ein *Aortenaneurysma* Veranlassung geben. Es kann ein Arcusaneurysma zu geringgradigen Lungenblutungen führen, es kann den linken Oberlappen komprimieren und dadurch Dämpfungen verursachen, sowie hauchende Atemgeräusche und Atelektaseknistern bedingen. Wie Schlesinger hervorhebt, vermag auch eine *Sklerose der rechten* Coronararterie Anfälle von schwerer Atemnot mit asthmatischer Bronchitis und leichter Hämoptoe zu verursachen, die ebenfalls wieder zur Diagnose Spitzentuberkulose führen kann. Dasselbe kann auch nach den klinischen Beobachtungen von Eppinger und Wagner durch eine *Arteriosklerose der Pulmonalgefäße* verursacht sein. Eine eigene einwandfreie Beobachtung darüber fehlt mir freilich bisher. Immerhin lassen die klinischen Symptome, wie sie diese Autoren beschreiben, hochgradige Ödeme bei auffallend geringer Dyspnoe ohne Stauung im Lungenkreislauf und ohne Herzfehlerzellen im Sputum, ohne besonderes Emphysem bei kleinem linken Herzen und linken Vorhof, aber bei mächtig vergrößertem rechten Herzen und bei Neigung zu kleinen Infarcierungen der Lunge, wegen dieser leichten Hämoptoe auch an Tuberkulose denken.

Aus all diesen Gründen ist die Diagnose begleitender Lungentuberkulose bei einem Herzfehler ungeheuer schwierig, denn das Ausschließungsverhältnis zwischen beiden Krankheiten, wie es schon Rokitansky aufstellte, besteht keineswegs zu Recht. Ich habe wiederholt Fälle gesehen, wo beide Krankheiten sich nebeneinander fanden. Nur hat Tillmann recht, wenn er für diese Diagnose unbedingt auch ein Röntgenbild verlangt. Doch möchte ich mit Rücksicht auf den obenerwähnten Fall eines vereiterten Lungeninfarktes mich mit dieser Forderung nicht begnügen, sondern unbedingt auch noch ein positives Sputum verlangen. Dabei wollen wir hier der Einfachheit halber ganz von den sicher nicht gar zu spärlichen Fällen absehen, wo die Endokarditis speziell an der Mitralklappe durch im Blute kreisende Tuberkelbacillen hervorgerufen wird. Wir würden dann an diese Diagnose denken müssen, wenn wir neben dem Vitium noch die Zeichen einer virulenten Tuberkelbacillenproliferation konstatieren könnten. Noch komplizierter werden aber die dabei vorwaltenden Verhältnisse dadurch, daß auch eine cirrhotische Lungentuberkulose durch Stenosierung eines Pulmonalarterienastes im Sinne von MADER, ferner durch starke Verziehungen des Herzens nach links oder rechts laute systolische Geräusche hervorrufen kann, welche an Pulmonalstenose bzw. an Mitralinsuffizienz denken lassen, ohne daß dann die Autopsie eine Klappenläsion feststellen ließe.

5. Chronische Bronchitiden.

Die letztgenannten Prozesse, die teils Kompressionsatelektasen, teils Ödematelektasen, teils auch nur eine Stauungsbronchitis zur Ursache haben, leiten uns über zu anderen *chronisch-bronchitischen Veränderungen,* welche nicht so selten wegen ihres hartnäckigen Charakters für eine Lungentuberkulose angesehen werden, dies scheinbar mit um so größerer Berechtigung, als wir ja im II. Teile gesehen haben, daß es eine *spezifische oberflächliche Bronchitis* und eine *tuberkulöse Peribronchitis* gibt, die sich physikalisch nur schwer von anderen *banalen Bronchitiden* unterscheiden lassen. Wir haben im zweiten Teile ja gehört, daß eine verheilende Lungentuberkulose zu einer Bronchitis deformans im Sinne von SCHMORL führt; wir haben gehört, daß Primärkomplex und Bronchialdrüsenschwellung zu umschriebenen Bronchitiden Veranlassung geben. Daher finden wir auch in allen Arbeiten, die über Fehldiagnosen bei Heilstättenpatienten berichten, immer wieder die *chronische Bronchitis* angeführt. Außer den schon oft genannten Arbeiten von BÜTTNER-WOBST, DE LA CAMP, ELLIOT, H. SCHLESINGER, HOLLÓ, KRÖNIG ist hier auch noch HEINECKE zu nennen. Eine Tuberkulose ließe sich bei derartigen Prozessen höchstens durch den negativen Ausfall der spezifischen Proben ausschließen, ein positiver Ausfall dieser Proben muß aber nicht unbedingt für den tuberkulösen Charakter dieser Bronchitiden sprechen, da sich ja immer noch neben einer anders bedingten chronischen Bronchitis eine latente Drüsentuberkulose finden kann. Es gewinnt daher die Diagnose nichttuberkulöse chronische Bronchitis erst dann an Sicherheit, wenn wir uns über die andersartige Ursache derselben einigermaßen Klarheit verschafft haben.

Da spielt zunächst die *chronische Influenzainfektion* bei Kindern und Erwachsenen eine Rolle, auf deren Bedeutung besonders LEICHTENSTERN und sein Schüler BOSSERT hingewiesen haben. Sie machen als differentialdiagnostisches Moment auf mittelblasige, eigentümlich knatternde Rasselgeräusche aufmerksam, auf eine bestehende Hyperleukocytose und auf den regelmäßigen Nachweis von Influenzabacillen. Ein solcher Nachweis erscheint zur Sicherung der Diagnose um so nötiger, als ja gerade bei der chronischen Influenza Neigung zu Bronchiektasenbildung besteht. Dadurch können rudimentäre Höhlensymptome auftreten, welche die Diagnose Tuberkulose noch näherlegen.

Überhaupt spielen *Bronchiektasien,* sei es als Folgezustände einer *pleuralen Schwarte,* sei es einer *chronischen Bronchitis* oder einer ehemaligen *Pneumonie,* sei es infolge angeborener Veränderungen des Bronchialbaumes für den linken Unterlappen (SAUERBRUCH), in der Ätiologie der chronischen Bronchitis eine große Rolle. Man vergleiche darüber die Arbeiten von SCHUHMACHER und von BAUER. Hier helfen dann das dreischichtige, stechend riechende Sputum, die maulvollen Entleerungen von WINTRICH die Differentialdiagnose stellen. Durch die Bronchographie lassen sich die Art der Erweiterung und die Verteilung der erweiterten Bronchien mit früher ungeahnter Schärfe und Sicherheit zur Darstellung bringen. Daß damit aber noch keinesfalls eine tuberkulöse Genese mit Sicherheit ausgeschlossen ist, zeigen meine Beobachtungen über tuberkulöse Peribronchitis (Teil II, Beobachtung 63). Es erhebt sich also bei nachgewiesener Bronchiektasenbildung immer noch die Frage, ob die sie verursachende Pleuraschwarte nicht doch tuberkulöser Natur sei, ob die sie auslösende chronische Bronchitis nicht einer solchen tuberkulösen Peribronchitis ihre Entstehung verdanke. Das kann dann nur mittels diagnostischer Allergieprüfungen einigermaßen entschieden werden. Diese Entscheidung ist schon deshalb nicht nur von theoretischem Interesse, weil bei tuberkulöser Ursache oder wenigstens bei Komplikation mit einer Tuberkulose durch eine spezifische Therapie doch einigermaßen Besserung des so trostlosen Leidens herbeigeführt werden kann. Sonst bleiben uns ja nur Durstkuren und Calciumgaben zur Beschränkung der Sekretion, QUINCKEsche *Lagerungskur* zur besseren Drainage der Lunge, Injektion und orale Verabfolgung von Balsamicis, besonders von Supersan und Transpulmin zur Desinfektion des Bronchiektaseninhaltes übrig. In letzter Zeit haben sich mir auch systematisch steigende und fallende intravenös gegebene Dosen von $50^0/_0$igen (!) Natrium kakodylicum-Lösungen sehr bewährt, wie dies VEILCHENBLAU zuerst angegeben hat. Die Injektionen werden jeden 3. Tag verabfolgt, und zwar in folgender Reihenfolge: 1 ccm, 2 ccm, 3 ccm, 4 ccm, 5 ccm, 6 ccm — 5 ccm, 4 ccm, 3 ccm, 2 ccm, 1 ccm.

Als weitere Ursache einer chronischen Bronchitis kommt dann der *chronische Alkoholismus* in Betracht. Der ständige Aufenthalt in rauchgeschwängerter, dumpfer Luft, die den Alkoholismus begleitenden Exzesse in Tabak, führen zu diesen chronischen Bronchitiden, die dann ebenfalls zur Fehldiagnose Tuberkulose Anlaß geben können.

Von anderen Zuständen habe ich oben schon kurz eine *Amöbenbronchitis* gestreift, bei der sich im Auswurf Dysenterieamöben fanden. HABERFELD hat dieser Form von Amöbenbronchitis in letzter Zeit eine sehr interessante Arbeit gewidmet. Es sei hier auch auf die Infektion der Lunge mit *Eustrongylus gigas* verwiesen. Ferner muß noch einer Arbeit von KIRKOVIČ gedacht werden; dieser Autor konnte beobachten, daß die *chronische Malaria* mit Vorliebe in den Spitzen lokalisierte bronchitische Geräusche bedingt, die leicht zur Fehldiagnose Tuberkulose Anlaß geben können.

Besonders verhängnisvoll kann die Verwechslung einer *Typhusbronchitis* mit Tuberkulose werden. Als ein irrtumunterstützendes Moment kommt hier noch dazu, daß die Typhuskranken in ihrem Aussehen große Ähnlichkeit mit einer beauté phthisique bieten, wovon ja das von PAULICEK beschriebene Lippenphänomen der Typhuskranken eine Teilerscheinung ist; denn bei einem leichten Typhus können lange Zeit subfebrile Temperaturen bestehen, was besonders F. MAYER beschrieb. H. SCHLESINGER weist in seiner schon mehrfach zitierten Arbeit auf derartige Verwechslungen hin, LEMIERRE et DESCHAMPS widmen diesen Möglichkeiten eine eigene Arbeit und LEON hat aus meiner Abteilung einen Fall beschrieben, bei dem eine seröse lymphocytäre Pleuritis und Verdichtung eines Oberlappens, die febrile Natur und das Aussehen der Kranken zunächst an eine akute Tuberkulose denken ließen, bis erst die weitere Beobachtung unzweifelhaft eine typhöse Genese aller Erscheinungen ergab. Wie unheilvoll eine derartige Verwechslung werden kann, dafür eine Beobachtung eigener Erfahrung.

Beobachtung 123. Im Jahre 1909 wurde ich von einem Hausarzt zu einem Beamten gerufen, den er schon seit 6 Wochen wegen eines fieberhaften Lungenspitzenkatarrhs mit Verdacht auf Darmtuberkulose in Behandlung hatte. Ich sah einen delirierenden Mann vor mir, der auf dem Sofa herumkletterte, unsinnige Reden führte und ganz verfallen war; dabei kein Anhaltspunkt für eine Meningitis. Auf der Lunge kein ausgesprochener phthisischer Befund. Daher sprach ich die Vermutung eines Typhusdeliriums aus, zumal der Herr während eines Aufenthaltes in Prag erkrankt war. Er wurde auf die Klinik NEUSSER aufgenommen, starb hier bald darauf unter den Erscheinungen einer Perforationsperitonitis. Die Diagnose Typhus und Perforationsperitonitis von einem Typhusgeschwür her, wurde dann autoptisch bestätigt. Von Tuberkulose fand sich keine Spur.

Einer eigenen Besprechung bedarf dann noch die *Bronchitis fibrinosa,* bei welcher Fibrinausgüsse der größeren und kleineren Bronchien unter quälendem Husten ausgeworfen werden. Zwei eigene Beobachtungen sprechen für einen inneren Zusammenhang mit Tuberkulose. Übrigens kommt ja auch STUPF auf Grund seiner Untersuchungen zu der Meinung, daß Tuberkulose die häufigste Ursache für eine derartige fibrinöse Bronchitis abgibt. Eine Beobachtung betrifft eine schwer kavernöse Tuberkulose beider Lungen vom Typus der Pubertätstuberkulose bei einer 18jährigen Hausgehilfin E. K., die nur gelegentlich ein- bis zweimal direkte Bronchialausgüsse aushustete, sonst für gewöhnlich aber das typische Münzensputum der kavernösen Tuberkulose zeigte. Bei einer zweiten Beobachtung handelte es sich um eine 40 Jahre alte Rabbinersfrau M. N., die bei dem Befunde einer trockenen Pleuritis über der linken Seite schon längere Zeit von schwersten Anfällen von Atemnot gequält wurde und unter krampfhaftem Husten immer wieder fibrinöse Ausgüsse des Bronchialbaumes aushustete. Ihre Tochter litt dabei an einer offenen Pubertätstuberkulose bei gleichzeitigem Vitium.

Besonders wichtig sind nun diesbezüglich die verschiedenen Formen der *Pneumokoniose,* die um so leichter für Tuberkulose gehalten werden, je mehr sie gleichzeitig auch mit Indurationsprozessen im Lungenparenchym verbunden sind, wie dies bei gewissen Formen derselben vorkommt. Deshalb kann nicht eindringlich genug auf die wichtige diagnostische Regel hingewiesen werden, daß man sich bei jeder Erkrankung, besonders aber auch bei jedem Falle eines chronischen Lungenleidens eingehend über die Art der Beschäftigung des betreffenden Kranken unterrichten muß. Das gibt oft überraschende Aufschlüsse über die Natur des vorliegenden Leidens. Bei *Bäckern, Müllern, Steinhauern, Bergarbeitern, Eisenarbeitern, Glasschleifern, Porzellanarbeitern, Maurern* und *Straßenkehrern* wird man bei einer chronischen Bronchitis zunächst an diese Ursache denken und nun danach suchen müssen, ob sich nicht greifbare Anhaltspunkte dafür im physikalischen Befund oder im Röntgenbefund ergeben. Dabei sind die verschiedenen Staubarten sicherlich nicht im gleichen Sinne wirksam. Besonders interessant sind diesbezüglich die experimentellen Untersuchungen, welche JUNGHAUS an Schweinen angestellt hat. Er fand da, daß Kohlenstaub und Tonstaub sofort aus der Lunge abtransportiert und in den regionären Drüsen am Hilus deponiert werden, während Quarzstaub an Ort und Stelle in der Lunge liegen bleibt und daselbst eine chronische Entzündung verursacht, die zu einer bindegewebigen Induration führt. Eine Mischung von Quarzstaub mit Tonstaub verhält sich so wie reiner Ton- bzw. Kohlenstaub. Diese Befunde sind dann von DRINKER und von NICHOLSON bestätigt worden. Andere Staubarten machen wieder überhaupt keine Staubeinlagerungen, weder im Lungengewebe, noch in den regionären Drüsen. So berichtet PALITZSCH vom Tabakstaub, daß er keine Pneumokoniose erzeugt, sondern nur Epithel-schädigungen setzt, wodurch dann leicht eine tuberkulöse Infektion Platz greifen könne. Nach TENDELOO kommt es bei den verschiedenen Staubarten nicht so sehr auf ihre chemische Beschaffenheit, sondern vor allem auf das spezifische Gewicht der inhalierten Teilchen an. Je schwerer die eingeatmeten Partikelchen seien, desto früher würden sie niedergeschlagen, deshalb wird Porzellanstaub schon in der Nähe des Lungenhilus niedergeschlagen, während Rußteilchen bis in die Lungenspitze gelangen.

Wir haben also vor allem zwei Formen von Pneumokoniosen zu unterscheiden, eine Form, bei der es nur zu einer chronischen Bronchitis kommt, eventuell in Verbindung mit Asthma. Dabei kann in einzelnen Fällen mehr die Bronchitis, in anderen mehr das Asthma in den Vordergrund treten, je nachdem der eingeatmete Staub besondere Neigung hat, anaphylaktische Erscheinungen

hervorzurufen oder nicht. Hier ist besonders das *Ursolasthma* der Kürschner
und Pelzwarenhändler zu nennen, eventuell auch, nach den Beobachtungen von
GADE, das Asthma von Leuten, welche verschiedene, besonders exotische Holz-
arten bearbeiten. Da kann nur die sorgfältige Beachtung der Beschäftigung der
Kranken die ätiologische Klärung dieses Asthmas bringen. Liegt eine rein
bronchitische Form vor, ohne anaphylaktische Bronchospasmen, dann ist die
Diagnose noch schwieriger, denn dann haben wir ja nach KÖHLER nur scharfes
und lautes Inspirium, von Unreinheiten und Rauhigkeiten durchsetzt, bei lang-
gezogenem Ausatmen vor uns.

Bei jenen Fällen aber, wo cirrhotische Prozesse in der Lunge auftreten,
ergeben sich ganz deutliche physikalische und oft noch deutlichere röntgenologische Befunde. Wie wir hörten, sind das vor allem jene Fälle, wo *Silicatstaub*
eingeatmet wird, also nach BRINKMANN die *Porzellanerlunge*, wenn auch Fälle
von WEIL beweisen, daß auch hier die Lunge von Induration frei bleiben kann.
Immerhin geben die Untersuchungen von BÖHME und LUCANUS, wonach die
pneumokoniotischen Schwielen nur unter Mitwirkung von Tuberkelbacillen
zustande kommen, auch hier zu denken. Ebenso gehört hierher die Lunge der
Steinschleifer, der *Glasschleifer*, die der *Steinhauer*, soweit sie Granit oder anderes
silicathaltiges Gestein bearbeiten. So die Lunge der *Ultramarinarbeiter*, weil
ja das natürliche Ultramarin ein schwefelhaltiges Natriumsilicat vorstellt
(siehe darüber MERKEL), oder die Lunge der *Specksteinarbeiter* (siehe THOREL),
da ja Speckstein auch nur ein wasserhaltiges Magnesiumsilicat ist. Auf ein dabei
bedeutungsvolles physikalisch-diagnostisches Zeichen hat zuerst BÄUMLER hingewiesen, das RUMPF bestätigen konnte. Es handelt sich dabei um eine Frei-
legung des vorderen Mediastinums, indem bei allgemeinem Emphysem über-
raschenderweise nicht eine Überlagerung, sondern eine *Denudation des ganzen
Mediastinums* auftritt, aber ohne Zeichen einer Aortendilatation, also ohne
Hochstand der Subclavien. Man findet einen schmalen Dämpfungsstreifen
am linken Sternalrand, der sich vom Sternoclaviculargelenk nach abwärts
erstreckt und zum Teil neben, zum Teil auf dem Sternum verläuft. Im Gegensatz zur vorigen Gruppe findet hier KÖHLER abnorm leises Einatmen. Besonders
wichtig erscheinen mir die Feststellungen von SCHOLZ sowie von BEGTRUP-
HANSEN, daß man trotz dieses geringen physikalischen Befundes, der sich neben
dem schwach hörbaren Inspirium in mehr weniger leichten oder auch apikal
oft stark verbreiterten Dämpfungen äußert, etwas trockenes Knarren über
beiden Lungenspitzen findet. Oder man hört auffällig verbreitete, weiche,
feuchte Knisteratmung, wie es KÖHLER (1) beschreibt. Trotz dieses minimalen
klinischen Befundes fanden BEGTRUP-HANSEN und KÖHLER radiologisch disseminierte, kleine, abgegrenzte Schatten über beiden Lungenfeldern verteilt,
speziell am Hilus und an der Basis, die Spitze aber frei lassend. PATSCHKOWSKI
beschreibt bei den Bergarbeitern des rheinisch-westfälischen Steinkohlenreviers schwarze Flecken in beiden Lungen, auch wieder mit Freibleiben
der Spitze. BÖHME ebenfalls bei Bergleuten in den leichtesten Fällen Hilus-
drüsenbilder und hiluswärts gerichtete Stränge. Auf den letzteren Umstand
muß besonderes geachtet werden. Denn wir haben schon im II. Teile
dieses Werkes gehört, daß ein ausgesprochener Röntgenbefund bei fehlendem
oder wenigstens ganz minimalem auscultatorischem Befund auch der *Tuberculosis fibrosa diffusa* und auch einzelnen Fällen von *Phthisis ulcero-fibrosa*
zukommt. Deshalb muß für die Diagnose der Pneumokoniose auf das Fehlen
von Fiebererscheinungen und auf Bacillenfreiheit des Auswurfes noch besonderes
Gewicht gelegt werden. Aber auch radiologisch verhalten sich die verschiedenen
Staubarten keineswegs gleichartig. So sei auf Beobachtungen von STRAUSS
verwiesen, wonach Siderosen Ähnlichkeiten mit einer Miliartuberkulose erkennen

lassen, ebenso, wenn auch nicht so ausgeprägt, die Lunge der Steinbrucharbeiter, während die Porzellanerkrankheit meist ein ganz normales Röntgenbild erkennen läßt.

Häufig gesellt sich übrigens zur Pneumokoniose dann doch noch eine Tuberkulose. In dieser Hinsicht sind z. B. besonders die Glasschleifer gefährdet.
Bei anderen staubigen Berufen wieder soll die Tuberkulose dabei einen recht
milden Verlauf nehmen. So betont dies WOLLRATH für die Porzellanarbeiter,
ja RÖSSLE (1) kommt auf Grund seiner Autopsien direkt zu dem Schlusse,
daß sich Porzellanstaub und Tuberkulose ausschließen. Ebenso soll nach
ENGELS Ton, Kalk, Zement und Kohlenstaub verhältnismäßig oder vollkommen
harmlos in bezug auf eine tuberkulöse Erkrankung sein.

Über die Lunge zerstreute, kleine Fleckschatten, also an eine chronische
Miliartuberkulose erinnernde Röntgenbilder kommen aber nicht nur bei gewissen
Pneumokoniosen, vielmehr auch bei vielen anderen Zuständen gelegentlich
einmal zur Beobachtung. Sie mögen hier besonders mit Rücksicht auf die
Zusammenstellungen BLUMS (1, 3) Platz finden. Danach kommen ähnliche
Bilder zustande durch eine *Bronchitis obliterans* infolge Einatmung reizender
Dämpfe, wie uns EDENS gezeigt hat; durch eine *miliare Carcinose*, ein *miliares
Chorioepitheliom, miliare Melanosarkomatose*, Lungenmetastasen bei BOECKschem
Sarkoid. Ferner auch durch *disseminierte leukämische Herde* in den Lungen,
durch disseminierte *kleinste Lungengummen*, durch disseminierte *aktinomykotische Herde*, disseminierte *Lungenabscesse* (siehe Beobachtung 114) und durch
multiple *Lungencysticerken*, wie solches der Fall JACKSCH-WARTENHORSTs lehrt.
Doch mußte JACKSCH seinen Fall nach der nachträglichen Autopsie richtig
stellen. Es hatten sich die groben, harten, zerstreuten Flecke doch nur als
Tuberkel erwiesen. Auch nach *intramuskulären Jodipininjektionen* können
derartige Bilder zur Beobachtung kommen. Multiple kleinste Bronchiektasien,
wie sie gelegentlich einmal bei chronischer Bronchitis vorkommen, können ein
ähnliches Röntgenbild liefern, ebenso die Bronchiolitis mit miliaren lobulärpneumonischen Herden.

Sind die bronchitischen Geräusche über den Spitzen lokalisiert, dann wird
die Ähnlichkeit mit Tuberkulose groß. Das kommt besonders bei der sogenannten *Restbronchitis* zur Beobachtung, da sich in den gut ventilierten
unteren Lungenpartien die bronchitischen Geräusche viel rascher zurückbilden,
am längsten aber in den toten Winkeln der Lungenspitzen bestehen bleiben.
DEYCKE (l. c. S. 134) beschreibt diese Verhältnisse mit folgenden Worten:

„Bei Asthmakranken kann noch längere Zeit nach einem Anfall ein trockener Katarrh
der Lungenspitzen zurückbleiben, der aber nichts mit einer tuberkulösen Erkrankung
zu tun hat. Überhaupt sind trockene Geräusche als Zeichen eines einfachen nichttuberkulösen Katarrhs über den Lungenspitzen gar nicht so selten. Sie kommen beim Abklingen
etwas längerdauernder Bronchitiden vor, vor allem im Anschluß an Lungenentzündung
und sie sind besonders häufig bei seuchenhafter Influenza.“

Ähnlich lokalisierte Bronchitiden erwähnt KÜLBS, aber vor allem zu *Beginn
einer diffusen Bronchitis*. Er sagt:

„Man findet gelegentlich bei jüngeren Leuten, besonders dann, wenn zugleich ein Emphysem vorliegt, Rasselgeräusche über einer Lungenspitze. Diese Rasselgeräusche, zumeist rechts hinten oben hörbar, möchte ich zurückführen auf eine lokalisierte Bronchitis,
wie sie sich fast stets mit einer Tracheitis und Pharyngitis vergesellschaftet und die im weiteren Verlaufe sich als das Latenzstadium einer chronischen diffusen Bronchitis zu erkennen
gibt. Die Nebengeräusche können in ihrem Charakter sehr gleichmäßig und topisch konstant sein und den Verdacht einer Tuberkulose nahelegen, zumal wenn der Patient sich in
einem mäßigen Ernährungszustand befindet.“

Letztere Bemerkung führt uns zu den Rasselgeräuschen über, welche über
den Lungenspitzen hörbar werden, wenn sich im *Pharynx Schleim* angesammelt
hat und dieser Schleim bei den Atemzügen in Bewegung gerät. Auch auf diese

Rasselgeräusche macht KÜLBS an gleicher Stelle aufmerksam. Er betont, daß diese Rasselgeräusche besonders rechts hinten oben, seltener links hinten oben oder rechts vorne ziemlich konstant gehört werden, daß sie vom mittel- blasigem, klanglosem Charakter sind, durch Husten nicht vermehrt, eher etwas vermindert und oft nach Wochen genau an derselben Stelle gehört werden können. Auch KRÖNIG weist auf ähnliche Rasselgeräusche hin.

In diese Gruppe gehören dann auch die Rasselgeräusche, welche bei fibrösen latenten Lungenprozessen infolge akuter Entzündungen, z. B. schon bei einem gewöhnlichen Schnupfen gehört werden, wie dies SIMON beschrieb. Ich habe schon im zweiten Teile gelegentlich der Tuberculosis cavitaria stationaria auf die Neigung *fibröstuberkulöser Prozesse* zu akuten Mischinfektionen in den schwieligen Lungenpartien hingewiesen. Wir haben dort auch gehört, daß eine deformierende Bronchialerkrankung im Sinne von SCHMORL dafür die Ursache abgibt. Ich habe schon dort betont, wie schwer es sein kann, bei derartigen Prozessen über die Wertigkeit solcher Rasselgeräusche ins Klare zu kommen. Es sei speziell auf Beobachtung 18 jenes Teiles verwiesen.

Die obenerwähnten Rasselgeräusche in den Lungenspitzen bei Pharyngitiden geben uns auch eine Erklärung ab für das Auftreten von Nebengeräuschen, welche Rasselgeräuschen täuschend ähnlich sind und die beim *Leerschlucken* bzw. beim Hinunterschlucken von Speichel auftreten. Diese Nebengeräusche haben die größte Ähnlichkeit mit dem Subkrepitieren einer beginnenden Phthise. Will man sich in einem zweifelhaften Falle von der autochthonen Entstehung solcher Rasselgeräusche überzeugen, dann tut man gut, während der Auscul- tation eine Hand auf den Kehlkopf des Kranken zu legen, um sich seines Ruhig- bleibens während der fraglichen Schallphänomene zu versichern. Das ist nämlich deshalb sehr wichtig, weil es gewisse nervöse Kranke gibt, die bei der Lungen- untersuchung aus Verlegenheit Schluckbewegungen machen. Besonders oft habe ich das bei beginnender Paralysis progressiva gesehen und hier kann uns dieser Handgriff davor schützen, einen frischen Infiltrationsprozeß der Lungenspitzen anzunehmen. Zu gröberen, mehr gurgelnden, manchmal fast direkt metallischen Rasselgeräuschen, namentlich über der linken Spitze, geben oft die Ructus nervöser und hysterischer Personen Anlaß. Der Umstand, daß sie nicht bei jedem Atemzug gehört werden, unterscheidet sie von echten gurgelnden Rasselgeräuschen. Doch muß an dieser Stelle darauf aufmerksam gemacht werden, daß schrumpfende Prozesse des linken Unterlappens mit Hochziehung der linken Zwerchfellhälfte nicht so selten der Anlaß für Ructus sind, die dann mit jedem Inspirium auftreten und noch täuschender dem Gurgeln einer Zerfallshöhle ähnlich sind. Auch muß darauf hingewiesen werden, daß bei einer Kardiastenose, daß bei Dilatation der Speiseröhre auch wieder besonders über der linken Lungenspitze metallische, gurgelnde Geräusche auftreten können, die nicht so selten zur Annahme eines Zerfallsprozesses dortselbst führen. So erinnere ich mich eines Falles von Kardiacarcinom bei einer Frau in den 30er Jahren, bei der deshalb zunächst an eine zerfallende Tuberkulose als Ursache der Abmagerung, der Blutarmut und des Appetitverlustes gedacht wurde, bis erst die genaue Untersuchung gesunde Lungen und eine Neubildung des Magens ergab.

An dieser Stelle muß auch noch der krepitierenden Rasselgeräusche gedacht werden, die über der Schulter bei *deformierender Omarthritis* gehört werden, wie dies POLGÁR in einer sehr lesenswerten Arbeit beschreibt. Schmerzen in der Schultergegend lenken zunächst die Aufmerksamkeit der Kranken selbst auf die Spitzengegend hin, Spasmen der Muskulatur über den erkrankten Ge- lenken führen zu Dämpfungen, das Krepitieren daselbst legt dann auch dem Arzt den Gedanken an einen Lungenspitzenkatarrh nahe. Daß nach HEINECKE auch das knackende Geräusch bei *Tic eines Trapezius* schon zur Fehldiagnose Lungenspitzenkatarrh geführt hat, sei ebenfalls erwähnt. Dasselbe gilt auch von dem schnappenden Geräusch, welches beim jedesmaligen Einschnappen einer *habituellen Subluxation des Schlüsselbeines* ins Sternoclaviculargelenk, über einer Lungenspitze hörbar wird. Auch das *fibrilläre Muskelzittern* soll noch erwähnt werden, wie es bei älterer *Poliomyelitis* im Bereiche der Schulter zur Beobachtung kommt und nicht so selten schon als das krepitierende Rasseln einer beginnenden Phthise aufgefaßt worden ist.

Schließlich muß noch der *physiologischen Differenzen* im Atemgeräusch gedacht werden, wie sie normalerweise schon zwischen rechts und links bestehen; denn der rechte Hauptbronchus bildet mehr Verzweigungen wie der linke, seine Äste reichen außerdem viel dichter an die Lungenoberfläche heran wie links, liegen deshalb dem auscultierenden Ohre viel näher und es entsteht so schon physiologischerweise über der rechten Spitze ein etwas mehr hauchendes und etwas an das bronchovesiculäre erinnerndes Atmen, das oft als pathologisch angesehen wird, wie GERHARDT und SCHOLTZ hervorheben.

II. Ohne Lungenbefund wegen irgendwelcher ähnlicher Symptome als beginnende Tuberkulose betrachtete Krankheitszustände.

Schon im letzten Teile des vorigen Kapitels haben wir Veränderungen gestreift, welche zu Rasselgeräuschen über den Lungenspitzen führen, ohne daß sich in diesen anatomische Veränderungen überhaupt, geschweige denn tuberkulöser Natur finden. Damit haben wir uns schon mit Zuständen beschäftigt, bei denen *fälschlicherweise ein Lungenspitzenkatarrh* angenommen wird; solche sollen vor allem den Gegenstand dieses letzten Kapitels bilden. STAHR macht mit Recht darauf aufmerksam, daß die Lungentuberkulose zwar eine der häufigsten Krankheiten ist, daß sie aber noch viel öfter diagnostiziert wird. Worauf stützt sich denn überhaupt gemeiniglich die Diagnose „Lungenspitzenkatarrh" = beginnende Tuberkulose? Wenn jemand subfebrile Temperaturen hat, wenn er hustet, wenn er an Gewicht verliert, blutleer aussieht, wenn Nachtschweiße vorhanden sind, wenn über Schmerzen auf der Brust geklagt wird und wenn sich dann eine Schallverkürzung über einer oder über beiden Lungenspitzen nachweisen läßt, erscheint die Diagnose mehr weniger wahrscheinlich. Sie scheint besonders gesichert, wenn dabei noch Bluthusten sich bemerkbar macht. Oft wird dann die Diagnose berechtigt sein, weil eben Tuberkulose eine sehr häufige Erkrankung der zivilisierten Menschheit ist. Vielfach aber wird man bei solchen Grundsätzen eine ganz harmlose oder auf der anderen Seite wieder auch eine noch viel unheilvollere und noch viel schwerere Erkrankung übersehen. Wollen wir also nicht grobe diagnostische Irrtümer begehen, so müssen wir uns nach den Vorschriften für die Untersuchung derartiger Kranker richten, die ich im I. Teil geschildert habe und deren Anwendung auf die verschiedenen Tuberkuloseformen, den Inhalt des II. Teiles bildet. Erst wenn es gelingt, eine der dort beschriebenen Tuberkuloseformen mit Sicherheit zu agnoszieren, wenn dann das Röntgenbild und der sonstige Befund, sowie der bisherige Verlauf, das Sputum und die Temperatur mit dieser Form im Einklange stehen, haben wir einigermaßen Sicherheit, auf der richtigen Fährte zu sein. Gelingt es nicht, nach unseren physikalischen und radiologischen Befunden der Lunge eine sichere Einreihung der vorliegenden Krankheitszustände in eine der im II. Teile gemachten Unterteilungen vorzunehmen, oder ist der physikalische Befund über den Lungen überhaupt negativ, dann müssen wir immer auch alle anderen Krankheiten uns ins Gedächtnis rufen, welche zu den gleichen Symptomen führen können. Es obliegt mir daher im letzten Teile meines Werkes, alle jene Symptome, die als typisch für die beginnende Tuberkulose gelten, zu beschreiben und alle jene Zustände ins Auge zu fassen, welche zu einzelnen dieser Symptome oder zu einer Gruppe von mehreren dieser Veranlassung geben können, ohne jedoch Tuberkulose zu sein. Wir haben daher der Reihe nach alle Krankheiten zu besprechen, welche zu einer Hämoptoe, zu einer chronischen Subfebrilität oder Febrilität, zu einem chronischen Gewichtsverlust, zu abnormen Dämpfungen über den Spitzenpartien der Lunge, zu einem chronischen Husten, zu chronischer Heiserkeit, Blässe, zu schmerzhaften Sensationen in der Brust, zu einem Gefühl abnormer Ermüdbarkeit oder zu verminderter Leistungsfähigkeit führen.

1. Hämoptoe.

Sie muß an erster Stelle besprochen werden, weil sie am eindringlichsten den Verdacht auf eine Tuberkulose nahelegt, namentlich dann, wenn sie als *initiale Hämoptoe* aus voller Gesundheit auftritt; denn das Märchen von einem gesprungenen Äderchen im Rachen spielt höchstens noch in Laienkreisen, aber kaum mehr bei Ärzten eine Rolle. Nur kurz soll hier die Hämoptoe gestreift werden, welche durch nicht tuberkulöse Lungenerkrankungen verursacht wird; denn die Differentialdiagnose dieser Zustände und die zu ihrer Erkennung wichtigsten und wesentlichsten Gesichtspunkte habe ich ja eben in den vorhergehenden Kapiteln möglichst eingehend besprochen.

Da sind vor allem die *Lungentumoren* einschließlich der *Echinokokken* zu erwähnen, denen ich ja ein eigenes Kapitel gewidmet habe. Als Quelle immer sich wiederholender, wenn auch zumeist wenig profuser Hämoptoen sind davon besonders die *Bronchuscarcinome* und die Echinokokken herauszuheben, während die *Sarkome*, die *Lymphosarkome* und das *Lymphogranulom* meiner Erfahrung nach kaum je dazu Anlaß geben. Besonders das *Unterlappenbronchuscarcinom*, das ja keine eindeutigen diagnostischen Symptome bietet, ist häufig im Beginne durch nichts weiter als durch immer wieder auftretende leichte Hämoptysen gekennzeichnet zu einer Zeit, wo der Lungenbefund und auch das Röntgenbild der Lunge noch ganz negativ sein können. Da kann meiner Erfahrung nach eine auf der Platte sichtbare *Abweichung der Trachea* ohne sichtbare und ohne perkutorisch erkennbare mediastinale Veränderungen entscheidend sein. Diese Abweichung der Trachea vollzieht sich nach der kranken Seite, ist also kein Verdrängungssymptom, sondern bedingt durch frühzeitige *Bronchostenose,* findet also ihre Erklärung in den Verhältnissen, wie ich sie im I. Teil, S. 28 schon auf Grund der Beobachtungen ROBINSONs erörtert habe. Daran schließen sich die *Lungensyphilis*, einschließlich der *Aneurysmen*, die *Aktinomykose, Streptothrichose*, die *Distomiasis*, sowie die übrigen *chronischen Lungeninfektionen* an, die den Gegenstand des Abschnittes I. B. 2. bildeten. Besonders erwähnt muß hier noch werden, daß auch die Fälle von *Amöbenbronchitis*, welche PANAYOTATOU beschrieb, sich durch eine Hämoptoe auszeichneten. Freilich waren die Fälle alle mit einer Tuberkulose kompliziert, die nach den Beobachtungen der Ärzte durch die Amöbeninfektion einen bösartigen Verlauf nahm. Daran schließen sich dann die Hämoptoen bei *Lungengangrän,* bei *Lungenabscessen,* bei *Fremdkörperpneumonie* und bei *Bronchopneumonie,* welche den Gegenstand der Abschnitte I. B. 3. und 4. bildeten. Im 4. Abschnitte sind ferner noch die Fälle geschildert, wo eine *Herzfehlerlunge,* ein *chronisches Lungenödem bei Herz- oder Nierenkranken* zu Knisterrasseln und zu Hämoptoe Anlaß geben kann. Hier

22*

sind auch die Fälle von Hämoptoe bei *Endocarditis lenta* zu erwähnen, ferner die Blutungen, die infolge einer *Sklerose der rechten Coronararterie* auftreten. Bei den Blutungen infolge Zirkulationsstörungen im Lungenkreislauf bei Herzfehlern oder chronischen Nephritiden sind dann noch die von AVELLIS beobachteten Fälle von *Tracheohämoptoe* anzuführen, bedingt durch Erweiterung der Trachealgefäße infolge der venösen Stauung und Neigung zu häufiger Hämoptoe, die ebenfalls zur Fehldiagnose Lungentuberkulose Anlaß geben kann. Hierher wäre auch die Hämoptoe bei Bronchitis corrosiva zu rechnen, welche TABASAKU speziell bei der gewerblichen Tetrachlormethanvergiftung beschreibt. Im 5. Abschnitt des vorigen Kapitels sind auch Fälle von Hämoptoe bei *chronischer Bronchiektasie* und bei *Pneumokoniose* erwähnt, wobei besonders auf die Beobachtungen von F. MÜLLER hinzuweisen ist, daß hauptsächlich die chronische circumscripte Bronchiektasie eine große Neigung zu rezidivierenden Blutungen hat. Die Diagnose dieser Bronchiektasien stieß ehemals auf große Schwierigkeiten, sie scheint aber jetzt durch die glänzenden Resultate der *Lipojodol*füllungen der Bronchien vor der Röntgenisierung der Lungen eine früher ungeahnte Darstellungsmöglichkeit erfahren zu haben. Diese von SICCARD und FORESTIER eingeführte Methode hat nach meinen eigenen Erfahrungen im Röntgeninstitute HAUDEKs gerade für derartige Zustände eine große diagnostische Bedeutung.

Einer besonderen Besprechung bedarf noch die *Broncholithiasis,* von der ich bisher 3 Fälle beobachten konnte, die sämtlich lang behandelte und ganz fibrös gewordene Phthisen betrafen. Hier kommt es von Zeit zu Zeit zu Hämoptoen und dabei zum Aushusten von kalkigen Konkrementen, welche dann die Diagnose sichern. MUSZKAT hat dieser Affektion eine eigene Arbeit gewidmet, auch STAEHELIN berichtet darüber im Handbuch von MOHR und STAEHELIN (Bd. 2, S. 686). Da die größere Mehrzahl, vielleicht alle Fälle davon doch tuberkulöser Natur sind, darf man sich mit der Prozeßdiagnose *Bronchial-* oder *Lungenstein* nicht zufrieden geben, denn erst die ätiologische Diagnose gibt auch eine Handhabe für die Therapie. Ich habe in meinen Fällen eine vorsichtige, aber konsequent durchgeführte Tuberkulintherapie in Anwendung gebracht und die Kranken so von ihrem Leiden befreien können, nachdem sich unter dieser Therapie zunächst noch weitere Steine abgestoßen hatten. Hier verdient auch der interessante Fall von E. FUCHS Erwähnung, der eine während 14 Jahren immer wiederkehrende Hämoptoe auf einen Polypen der tiefen Luftwege zurückführen konnte.

Daran schließen sich nun Krankheiten, die, ohne besondere Veränderungen in den Lungen zu setzen, zu Hämoptoe Anlaß geben und so als beginnende Tuberkulose angesehen werden. Da sind besonders kleine *Infarkte* zu erwähnen, die von einer meist *postoperativen Thrombophlebitis* ihren Ausgang nehmen. So habe ich nicht so selten im Anschluß an eine Operation an den Hoden, an die Operation einer *Inguinalhernie* Hämoptoe gesehen, die mit leichten subfebrilen Temperaturen verlief und daher fast stets für eine Tuberkulose gehalten wurde. Erst ein kleiner reibender Bezirk speziell in der rechten Axilla oder rechts hinten unten deckte dann diese Genese der Hämoptoe auf, zumal die Tuberkulinreaktionen ganz negativ verliefen. Dasselbe geschieht auch nicht selten nach *Fettembolie der Lunge,* wie sie besonders bei *Skiefrakturen* der unteren Extremitäten, aber auch bei anderen Frakturen und schweren *Körperkontusionen* zur Beobachtung kommt. Daß auch *intramuskuläre Injektion unlöslicher Präparate,* besonders *Kalomel* und *Jodipin* auf dem Wege über eine Lungenembolie dazu führen können, erwähnt mit Recht SCHLESINGER in seiner schon häufig zitierten Arbeit.

An die oben erwähnten Stauungsblutungen bei Herzfehlern und bei Nephritiden reihen sich dann noch die Hämoptoen bei *Hypertonikern.* Ich habe davon schon wiederholt Fälle gesehen, die absolut keine Allergie gegen Tuberkulin, selbst in höchster Dosis erkennen ließen, wo auch eine langjährige Beobachtung keine Zeichen einer Tuberkuloseinfektion der Lungen aufzeigte. Darum versäume man niemals bei einem zweifelhaften Falle von Hämoptoe auch den Blutdruck zu messen. Die Tuberkulose hat ja zumeist einen niedrigen, höchstens normalen Blutdruck, wie GEISBÖCK und ebenso REZNIČEK dartun. Ein hoher Blutdruck, namentlich exzessive Werte um 200 mm Riva-Rocci, müssen immer den Verdacht darauf lenken, daß entweder eine essentielle Hypertonie, eine Hypertonie bei blander oder maligner Nierensklerose die Ursache für die Lungenblutung abgibt. Hierher gehören ja auch die Fälle, welche SINGER und ebenso die, welche GUTZEIT beschreibt, bei denen es bei *hypertonischen Hyperglobulien* zu einer Hämoptoe kam. Auch ich habe schon eine derartige Beobachtung machen können. Die abnorme Rotfärbung des Gesichtes und der Schleimhäute gegenüber der üblichen Blässe einer aktiven Tuberkulose muß da das erste Verdachtsmoment bilden, welches dann durch eine Blutdruckmessung und eine Blutkörperchenzählung rasch sichergestellt werden kann. Dabei zeigen die Beobachtungen GUTZEITs, daß bei der Erythrämie überhaupt eine Neigung zu Blutungen aus allen möglichen Organen und Schleimhäuten besteht, aus dem Zahnfleisch, aus der Lunge, Magenblutungen, Menorrhagien usw.

Diese letztere Beobachtung leitet uns dann zu den konstitutionellen Zuständen über, welche MAS Y MAGRO als *hämodyskrasische* oder *hämophiloide Konstitution* bezeichnet. Er macht auf die individuell oder familiär erblich bedingte Neigung zu Blutungen aufmerksam, die sich während der Pubertät besonders in Nasenbluten verrät, die in größerer Zahl Frauen befällt, manchmal auch zu Blutungen aus anderen Organen und zur Purpura führen kann, sich mit Kopfweh, mit chronischer Obstipation und manchmal mit einer ausgesprochenen Neigung zur Fettsucht verbindet und bei der dann auch eine ganz leichte tuberkulöse Läsion der Lunge zu Rezidiven von Hämoptoen Veranlassung gibt. Deshalb sieht man diese Konstitution auch sehr häufig bei hämoptoischer Tuberkulose. Andererseits kann aber bei derartiger Körperveranlagung auch jeder akute oder chronische Infekt zu einer Hämoptoe führen und daher den Verdacht einer Lungentuberkulose nahelegen. So kann eine durch diese Konstitution bedingte oder auch anderswie ausgelöste *Epistaxis* zum morgendlichen Aushusten von Blut führen. Es kann aber auch eine *hämorrhagische Diathese* ohne Tuberkulose zu Lungenblutung Veranlassung geben, wie GEHRKE mitteilt. KRÖMECKE macht auf die Hämoptoe bei Purpura aufmerksam.

Besonders bedeutungsvoll wird das morgendliche Aushusten von blutigen Massen, das JOSSERAND und ebenso GILIBERT mit dem Ausdruck *Hämosialemese* bezeichnet. Dieses Krankheitsbild besteht darin, daß lange Zeit hindurch täglich in den Morgenstunden eine blutige tingierte Flüssigkeit ausgehustet wird, die homogen, sirupartig und nicht gerinnbar ist und sich aus Speichel zusammensetzt, in dem eine gewisse Menge Blut gelöst ist. Sie wird nach den oben erwähnten Autoren besonders bei neuropathischen Frauen beobachtet und besonders häufig bei gleichzeitiger *Dysmenorrhöe*. Ich habe aber auch schon viele Männer daran leiden sehen und habe beobachtet, daß derartige Leute dann die höchsten Grade von *Phthisiophobie* aufweisen, die ich je gesehen habe. So erinnere ich mich eines Kollegen, für den ich ganze Hekatomben von Meerschweinchen mit seinem morgendlichen blutigen Auswurf impfen mußte. Als dann keines davon eine Tuberkulose zeigte, er also doch die Idee einer Tuberkulose fallen lassen mußte, fürchtete er, an einem Lungentumor zu leiden. Seither sind 20 Jahre vergangen, und es geht ihm noch immer somatisch ausgezeichnet. Von dem oralem Ursprung des Auswurfes ließ er sich nicht überzeugen, obwohl ein Grampräparat reichliche Mundflora zeigte, obwohl der

Auswurf niemals untertags auftrat, auch niemals nach einer größeren körperlichen Anstrengung, sondern immer nur nach einer gut durchschlafenen Nacht, obwohl er selbst die Beobachtung machte, daß der blutige Auswurf ausblieb, wenn er sich sehr spät schlafen legte oder wenn er sich in der Nacht auf 1—2 Stunden wecken ließ. Die Inspektion der Mundhöhle derartiger Kranker deckt meist eine ausgesprochene *Alveolarpyorrhöe* auf oder wenigstens stark lockeres, bei Berührung leicht blutendes Zahnfleisch; in anderen Fällen finden wir eine *Zahnfistel* als Quelle des Blutes, das dann während des leichten Schlafes der Morgenstunden angesaugt wird. Ich kenne ein Fräulein, welches wegen dieses Zustandes über ein Jahr lang im Schweizer Hochgebirge als Lungenkranke zubrachte, während sie selbst auf 100 cmm Alttuberkulin keine Spur von Reaktion zeigte. Sie wurde dann dadurch von ihren Blutungen befreit, daß aus den blutigeitrigen Massen, die sie jeden Morgen aushustete, ein keimfreies Filtrat nach dem Vorgehen von PASSINI und WITTGENSTEIN hergestellt wurde. Mit diesem wurde sie systematisch subcutan behandelt und verlor dadurch die ihre Alveolarpyorrhöe begleitende *Gingivitis*, die Eitersekretion aus ihren Alveolartaschen wurde viel geringer und so erlangte sie nach jahrelanger Behandlung ihre Lebensfreude wieder und verlor ihre Angst vor einer Lungentuberkulose.

2. Chronische Fieberzustände nichttuberkulöser Natur.

Noch häufiger wie die eben beschriebene Hämoptoe gibt eine *chronische Subfebrilität* oder auch *Febrilität* zur Fehldiagnose „Lungenspitzenkatarrh" Anlaß. Auch hier sollen der Vollständigkeit halber jene Fälle nur kurz aufgezählt werden, die wir wegen ihres tuberkuloseähnlichen Lungenbefundes schon in einem der früheren Kapitel besprochen haben. So sei an die Febrilität von Carcinomen und Sarkomen namentlich jugendlicher Individuen erinnert, die nicht nur bei Lungentumoren, sondern auch bei andersartigem Sitz des bösartigen Neugebildes vorkommt, wie schon meine Beobachtung 89 lehrt. Es sei besonders an das chronische Rückfallfieber der Lymphogranulomatose erinnert, die ebenfalls im 1. Kapitel bereits ihre Besprechung fand. Es sei erinnert an die Fieberattacken bei Echinokokken. Daß die Lues in jedem Stadium ihres Verlaufes Fieberzustände bedingen kann, die zu Verwechslungen mit Tuberkulose Anlaß geben, wurde auch schon im Abschnitt B. I. ausführlich dargetan. Dasselbe gilt ja auch von der Aktinomykose, der Streptothrichose, der Distomiasis und den sonstigen chronischen Infekten der Lunge. Daß die Lungengangrän, der Lungenabsceß, die Fremdkörperpneumonie und die Influenzabronchopneumonie zu Fieberzuständen führen, ist selbstverständlich. Weniger bekannt ist, daß auch Bronchiektasien mit Fieberbewegungen verlaufen und so auch von diesem Gesichtspunkte aus zu Verwechslungen mit Tuberkulose führen können. Das geschieht aber besonders häufig mit den Fiebersteigerungen der Endocarditis lenta und ·namentlich mit denen der chronischen rekurrierenden Endokarditis, dann wenn lange Zeit die Veränderungen am Herzen so geringgradig sind, daß sie selbst einer sorgfältigen Untersuchung zunächst entgehen können. Ich kenne viele Patienten, vor allem junge Mädchen, welche aus ungeklärter Ursache eine chronische Subfebrilität aufwiesen und wo erst Monate später ein zweifelloses präsystolisches Geräusch den Grund in einer schleichend verlaufenden Endokarditis aufdeckte. Ob darunter nicht einige Fälle und wie viele davon einer Tuberkelbacillen-Endokarditis ihren Ursprung verdanken, wie dies die Untersuchungen LIEBERMEISTERs nahelegen, wie dies auch mein Fall von Miliartuberkeln in den Pulmonalklappen nahelegt, den ich oben schon S. 251 beschrieben habe, entzieht sich derzeitig noch vollständig unserer Beurteilung. Über Endocarditis lenta sagt übrigens auch MORAWITZ, daß die meisten dieser Kranken mit der Diagnose einer beginnenden Lungentuberkulose an seine Klinik eingeliefert wurden.

Eigentlich gehören diese letzterwähnten Fälle schon zu dem, was LÖWEN-HARDT als *Chronioseptikämie* bezeichnet, d. h. zu einer chronischen, subfebril verlaufenden Sepsis mit Milztumor, ausgehend von irgendeinem Eiter- oder Infektionsherd im Körper. Es muß dieses Krankheitsbild in der Differential-diagnose ganz besonders hervorgehoben werden, weil es ja eine recht große Ähnlichkeit mit den Zuständen der Tuberkulose hat, die ich im zweiten Teile als virulente Proliferation beschrieben habe, also mit der Tuberkulosereihe: proliferierender Primärkomplex, Typhotuberkulose, Polyserositis, Tuberculosis fibrosa diffusa, Tuberculosis fibrosa densa mit ihren Endzuständen, der Phthisis ulcero-fibrosa und cavitaria ulcerosa. Die Möglichkeit der Differenzierung gibt meines Erachtens und meiner Erfahrung nach die Beschaffenheit der Milz. Der Milztumor der tuberkulösen Proliferation ist ein scharfrandiger, harter, gerade den Rippenbogen überschreitender, während der Milztumor der Chronio-septikämie plump und stumpf ist, oft auch, wie speziell bei der Endocarditis lenta, viel weiter den Rippenbogen überschreitet.

Die verschiedensten Organe und Organsysteme können den Ausgangspunkt einer derartigen Chronioseptikämie bilden. Es bedarf oft der sorgfältigsten Untersuchung, um die Quelle der chronischen Subfebrilität zu entdecken. Schon eine *chronische Tonsillitis* kann dazu Anlaß geben. 1914 hat BRAUER einen derartigen Fall beschrieben. K. KRAUS hat dann diesen Fällen eine eigene Arbeit gewidmet. Findet sich also bei einem Falle, der uns wegen einer chronischen Temperatursteigerung auf beginnende Tuberkulose ver-dächtig ist, kein ausgesprochener, eindeutig einzureihender Befund über den Lungen, finden sich dafür aber hyperplastische Tonsillen mit Krypten und Eiterpfröpfen, finden sich dabei als ungewöhnlich für Tuberkulose eine mäßige Urobilinogenurie, eine Hyperleukocytose mit Linksverschiebung der neutro-philen Leukocyten, also mit einem abnorm hohen Prozentsatz stabkerniger Zellen, dann hat man wohl die Pflicht, die Tonsillen exstirpieren zu lassen. Oft wird man ein plötzliches Aufhören der Temperatursteigerungen erleben, noch öfter freilich nur vorübergehend für einige Monate. Dann setzen die Temperaturbewegungen wieder ein und dauern wieder lange Zeit an. Wenig-stens habe ich das schon so oft beobachtet, daß an der Realität dieser Beob-achtung nicht zu zweifeln ist. Warum dem so ist, ist schwer zu sagen. Die klinische Untersuchung deckt doch noch in solchen Fällen irgendeine ganz harmlose, *lokal bleibende Tuberkulose* auf, einen *Primärkomplex* mit *Bronchial-drüsenschwellung* oder eine *blande Proliferation* unter dem Bilde einer *chronisch rezidivierenden Pleuritis*. Wir haben es eben bei solchen Kranken mit Leuten zu tun, wie sie uns noch vielfach in diesem Abschnitte beschäftigen werden, mit Leuten, die eine stark gesteigerte *Empfindlichkeit ihres Wärmezentrums* besitzen. Deshalb reagieren sie schon auf die leichtesten Infekte tuberkulöser oder pyogener Natur mit Temperaturerhöhungen, während normal veranlagte Individuen bei der gleichen Infektion kaum irgendwelche krankhafte Störungen verspüren.

Eine weitere Quelle einer Chronioseptikämie gibt dann die *Oralsepsis* ab, wie sie durch *cariöse Zähne*, durch *Zahnfisteln*, durch eine *Alveolarpyorrhöe* bedingt sein kann. Von KARZOROWSKY erstmalig 1885 aufgestellt, wurde dann die Oralsepsis besonders von HUNTER in London zu einer eigenen Lehre erhoben und dann von den amerikanischen Autoren BILLINGS, MAYO, ROSENOW u. a. ausgebaut, oft auch in ihrer Bedeutung weit überschätzt. Von anderen Autoren wieder wie SCHOTTMÜLLER vollständig abgelehnt, spielt sie sicher nicht die große Rolle, welche ihr die Amerikaner zuschreiben, kann aber von klinischer Seite nicht ganz abgelehnt werden. Aber auch hier sehen wir wieder mannigfache individuelle Unterschiede. Unendlich viele Leute leiden an schlechten Zähnen, an einer Alveolarpyorrhöe und nur wenige beantworten die dadurch mögliche chronische Bacilleninvasion ihres Organismus mit Temperatursteigerungen. Andere wieder reagieren darauf mit subfebrilen Temperaturen, wieder andere können einer derartigen Infektion sogar einmal erliegen, wie mich eine eigene Beobachtung lehrt.

Beobachtung 124. Sie betrifft eine 47jährige polnische Jüdin M. St., die am 12. April 1922 an meine Abteilung kam und daselbst schon 5 Tage später starb. Sie hatte im Jahre 1919 eine Halsentzündung bekommen, die nicht recht weichen wollte, weshalb bei ihr 1920 eine beiderseitige Tonsillektomie vorgenommen wurde. Trotzdem hatte sie nach Monaten wieder einen Absceß im Halse, der gepinselt wurde und so zur Heilung kam. Im Mai 1921 soll sie mit Kehlkopfgrippe durch 14 Tage auf einer laryngologischen Abteilung gelegen sein. Nach einiger Zeit traten Schluckbeschwerden und Drüsenschwellungen auf, welche nach 14 Tagen wieder verschwanden, aber schon 6 Wochen später eine neuerliche Attacke. Im Winter hatte sie Ruhe. Im Februar 1922 ging sie zum Zahnarzt, der eine Eiterpustel hinter den oberen Schneidezähnen konstatierte. Trotz Behandlung breitete sich die Krankheit immer mehr aus und deshalb ging sie am 4. April wieder an die Poliklinik, zumal schon am 1. April sich Fieber eingestellt hatte, welches am Tage darauf 39⁰ erreichte. Man konstatierte dort nach Eiterabstrich eine schwere ulceröse Entzündung des Zahnfleisches, die auf die linke Wangenschleimhaut, den rechten Mundwinkel und den linken Zungenrand sowie auf den Gaumen hinter den oberen Schneidezähnen übergriff. Es kam zu schmerzhaften Schwellungen der Drüsen beider Halsseiten und am 5. April zu einer Schwellung der Oberlippe; bald darauf auch zu Schmerzen und Schwellung beider Arme.

Zur Zeit der Aufnahme hatte sie eine Kontinua um 39,5, zeigte ein subikterisches, septisches Kolorit, die schon bei der Anamnese erwähnten ulcerös-stomatitischen Veränderungen bei stark schmerzhaften Drüsenschwellungen des Halses, eine Rötung und Schwellung der Volarseite beider Unterarme und der Innenseite des rechten Oberarms sowie eine borkige Geschwürsbildung am rechten Mittelfinger und endlich eine Druckempfindlichkeit der linken Tibia. Der Blutbefund war der einer Anämie mit 2400000 roten Blutkörperchen bei normaler Leukocytenzahl von 4040 Zellen. Auffällig dabei war ein fast vollständiges Fehlen der polynucleären Elemente, denn die polynucleären neutrophilen Zellen betrugen nur 4⁰/₀, Eosinophile fehlten vollständig, dafür hatte sie 45⁰/₀ Lymphocyten, 6⁰/₀ mononucleäre Zellen und 45⁰/₀ Übergangsformen im Blut.

Die am 18. April von Dr. KAUFMANN vorgenommene Autopsie ergab: Gangräneszierende Stomatitis ulcerosa mit Nekrotisierung des angrenzenden harten Gaumens und der linken Wangenschleimhaut sowie des rechten Mundwinkels. Gangräneszierende Lobulärpneumonie des rechten Unterlappens, spärliche Herde im rechten Oberlappen. Chronische Periphlebitis und Phlebitis beider Jugularvenen in der Nähe der Teilungsstelle. Abgelaufene Mediastinitis. Im subcutanen Fettgewebe des linken Unterschenkels Blutungen und ein handtellergroßer Gasherd mit seröser Durchtränkung. Im Gramabstrich daraus große, plumpe, grampositive Stäbchen und einzelne Kokken.

Über die hier kurz geschilderte Monocytenangina oder, wie sie neuerdings fast stets genannt wird, die Agranulocytose sind ja in den letzten Jahren sehr viele Arbeiten erschienen. Ich erwähne hier nur BANTZ, LICHT und HARTMANN, SCHULTZ und JAKUBOWITZ, WICHELS und BERNER, PFAB, NELKEN, ROLLER, SCHILLING, KONSNIEVICKI und HENNING, FEER, JAFFÉ. Fast sämtliche kommen auch zu meiner Auffassung, daß diese Agranulocytose keine besondere Sepsisform vorstelle, sondern nur eine durch konstitutionelle Momente bedingte eigenartige Reaktion des Körpers auf eine eingetretene Infektion.

Eine gegebene Infektion ist eben nur die eine Seite des Krankheitsproblems, die andere Seite bildet die Konstitution des Organismus. Das gilt auch für die Tuberkulose. Darum bin ich im I. Teile meines Buches so genau auf alle möglichen Stigmen der Degeneration eingegangen. KIRCH (7) hat in einer jüngst erschienenen Arbeit gezeigt, wie bedeutungsvoll derartige Momente für die Prognose einer Tuberkuloseinfektion sind. Ohne Berücksichtigung solcher Umstände ist die Diagnose Lungenspitzenkatarrh wertlos, gibt die Diagnose einer stattgefundenen und auch nachweisbar noch aktiven Tuberkuloseinfektion uns gar keine Handhabe für die Prognose und für die unbedingt notwendige Therapie an die Hand. Ich habe das hier besonders betont, weil ich aus Besprechungen der ersten Auflage gesehen habe, daß manche Referenten eine so minutiöse Untersuchung als überflüssig und spitzfindig hinstellen möchten. Wir müssen aber trachten, möglichst in die konstitutionelle Eigenart jedes Falles einzudringen. Dazu liefert uns die eben erwähnte Berücksichtigung aller Merkmale im Körperbau des Kranken, dazu liefert uns die genaue Erhebung der Anamnese die notwendige Unterlage. Hören wir z. B. von einem Kranken, daß er bei jeder Angina immer hoch zu fiebern pflege, daß er bei einer leichten Influenza oder bei einer Grippeepidemie in seiner Familie als einziger die höchsten Fiebergrade und die meisten und schwersten Krankheitserscheinungen aufweise, dann können wir vermuten, daß wir es mit einem solchen Falle von starker Ansprechbarkeit des Wärmezentrums zu tun haben und wir werden dann seine Temperatursteigerungen auch bei Bestehen tuberkulöser Infektion auf das richtige Maß einzuschätzen wissen, werden unser therapeutisches Handeln dann dem anpassen können und brauchen nicht unnötig oder überflüssigerweise seine materielle Leistungsfähigkeit zu überspannen.

Zur Chronioseptikämie gehören auch die Fälle von Fiebersteigerungen durch *chronische Empyeme der Nebenhöhlen* der Nase, der Stirnhöhle, der Kieferhöhle und der noch versteckter liegenden Keilbeinhöhle. Hier kann uns die schon erwähnte Taschentuchprobe BLÜMELs dazu drängen, zuvor eine spezialistische Untersuchung der Nebenhöhlen der Nase solcher Kranker vornehmen zu lassen, um die Ursache der chronischen Subfebrilität zu erfassen. Ebenso steht es mit einer *chronischen Mittelohrentzündung*. Freilich darf man nicht vergessen, daß viele dieser Zustände auch tuberkulöser Natur sein können, was für die Mittelohrentzündung in letzter Zeit besonders von NAKAMURA hervorgehoben wurde.

Auch blande *Infektionen des Urogenitalapparates*, die oft ohne wesentliche Schmerzen verlaufen können, also *chronische Parametritiden*, können zu einer chronischen Subfebrilität Anlaß geben, vor allem wieder bei Individuen, die nach den obigen Ausführungen besonders zu Fiebersteigerungen disponiert erscheinen. Dasselbe gilt für eine *Cystitis* und eine *Cystopyelitis*. Dann haben nach MATTHES (l. c. S. 125) Koliinfektionen der Harnwege und vor allem des Nierenbeckens die Eigentümlichkeit, zur Zeit der Menstruation aufzuflackern und daher *prämenstruelle Temperatursteigerungen* zu verursachen, die man sonst gerne auf eine versteckte Tuberkulose zurückführt. Er verlangt daher, daß man eine genaue Urinuntersuchung vornehme, bevor man sich entschließt, eine Tuberkulose zu diagnostizieren. Sicher mit Recht. Bei Männern spielt hier auch eine *Prostatitis* eine große Rolle. Nach PFLAUMERs und eigenen Erfahrungen macht sie häufig keine subjektiven Symptome, verläuft aber mit erhöhter Temperatur. Deshalb muß man in jedem Falle von unklarem Fieber die Prostata sorgfältig untersuchen oder untersuchen lassen.

Auch andere abdominelle Prozesse, eine *chronische Cholangitis*, eine *chronische Cholecystitis*, eine *chronische Appendicitis* müssen als Ursache von chronischen Fieberzuständen berücksichtigt und ausgeschlossen werden, bevor man an Tuberkulose als Ursache dafür denken kann. Dabei wird hier die Entscheidung auch deshalb so schwierig, weil ja die Tuberkulose auf den verschiedensten Wegen zu denselben Schmerzzuständen und denselben Druckpunkten Anlaß geben kann, wie sie den eben genannten Krankheiten zukommen. Ich habe darüber im zweiten Teil meines Buches ausführlich geschrieben und verweise daher auf die betreffenden Seiten (siehe II, S. 252).

Hierher gehört dann auch noch eine *chronische* Infektion mit den Bakterien der *Typhus*gruppe, die nach F. MAYER mit subfebrilen Temperaturen zwischen

37 und 38⁰ verläuft und sonst keine objektiven Symptome macht, daher häufig für Tuberkulose gehalten wird. Eine WIDALsche Reaktion in einem solchen zweifelhaften Falle, die Kultur der Typhusbacillen aus dem Blute wird dann Klärung bringen. Daß auf der anderen Seite wieder ein *Typhus* auch Lungenerscheinungen bedingen kann, die an tuberkulöse Veränderungen denken lassen, eine Oberlappeninfiltration, eine seröse Pleuritis mit Vorwalten von Lymphocyten habe ich schon oben erwähnt und dabei auch auf die Beobachtung meiner Abteilung, welche von LEON veröffentlicht worden ist, hingewiesen.

Durch den negativen Organbefund bei länger andauernden Temperatursteigerungen eine gewisse Ähnlichkeit mit Typhus und Tuberkulose hat auch das *Maltafieber*, weshalb es ebenfalls an dieser Stelle angeführt werden muß. Wissen wir doch jetzt durch VANNI, daß beim Maltafieber auch Lungenkomplikationen auftreten, oft mit klinischem und radiologischem Befund über den Lungenspitzen, bisweilen mit Hämoptoe. Sind doch sogar die pathologisch-anatomischen Veränderungen tuberkulösen recht ähnlich, nur daß hier keine Tuberkel zu sehen sind, sondern Entzündungen in Form einer Bronchiolitis und Peribronchitis mit interstitiellen Infiltraten. Der positive Befund der Brucella melitensis BRUCE (s. POPPE) fast in Reinkultur im Sputum, die positive Serodiagnose, oft auch mit positiver Blutkultur, die Vergrößerung von Leber und Milz und der negative Tuberkelbacillenbefund sichern in solchen Fällen die Diagnose. Wohl ist es bei uns zulande äußerst selten, kommt aber immerhin bei Zugereisten gelegentlich in Wien zur Beobachtung. Lehrt doch der Fall von WEYRAUCH, daß durch Erholungsreisen an die Küste des Mittelmeeres derartige Infektionen zustande kommen können. Freilich wissen wir noch nicht, ob diese Infektion nicht vielleicht eine größere Rolle spielt, speziell unter der Landbevölkerung. Die Untersuchungen von ZELLER beweisen ja, daß die *Brucella melitensis* weder mikroskopisch, noch kulturell, noch serologisch vom *Corynebacterium abortus infectiosi* resp. der Brucella abortus *Bang* getrennt werden kann, der das *epidemische Verwerfen der Rinder* verursacht, das auch in unseren Breiten anzutreffen ist. Ob da bei der bäuerlichen Landbevölkerung nicht doch eine dem Maltafieber ähnliche Infektion möglich ist, läßt sich derzeit noch nicht sagen. Auch KLIMMER und HAUPT kamen ja bei dieser Fragestellung zu keinem sicheren Urteil. Nun sind in letzter Zeit mehrere Fälle von Bang-fieber beim Menschen beschrieben worden, hauptsächlich bei Tierärzten vorkommend, die lange Zeit zur Verwechslung mit Tuberkulose Anlaß gegeben hatten. So beschreiben FICAL und ALLESANDRINI einen derartigen Fall, wobei sie durch Erhitzen des Serums auf 65⁰ die Maltaagglutination zerstören konnten, so daß dann nur die Agglutination gegen den BANGschen Kokkus übrig blieb. Andere Fälle von menschlicher Infektion sind von KRÄUTER, DIETEL und VEILCHENBLAU beschrieben worden, so daß also diese Krankheit gar wohl in differentialdiagnostische Erwägungen zu ziehen ist. In der nordischen Literatur spielt diese Krankheit als *Febris undulans* in der allerjüngsten Zeit eine große Rolle (siehe NIELS SJOERSLEV, KRISTENSEN und POPE).

Hierher gehört endlich noch die *Tularämie* von FRANCIS und EVANS. Hier hat nun das Bacterium tulaiense wieder große Verwandtschaft mit dem Bacillus abortus Bang und mit dem Micrococcus melitensis, da von 100 Seren des Tularfiebers 37 auch diese Bakterien agglutinierten.

Endlich verdient an dieser Stelle, die von EDELMANN als *Anaemia infectiosa chronica* jüngst beschriebene chronische Subfebrilität Erwähnung, die durch eigentümliche Diplokokken oder Kokkeneinschlüsse in Erythrocyten charakterisiert war und durch Stovarsol, Chinin oder Arsacetin geheilt werden konnte. Dabei muß man sich vor Augen halten, daß die von EDELMANN beschriebenen Einschlüsse eine große Ähnlichkeit mit den Bartonellen besitzen, welche nach

STRONG, TYZZER, BRUES, GASTILBARA und SELLARDS die Erreger des Oraya-
fiebers und der Verruga peruviana bilden, welche ferner nach M. MAYER die
Erreger einer infektiösen Rattenanämie vorstellen, welche KIKUTH als Barto-
nella canis auch bei Hunden fand.

Auch das *Rattenbißfieber*, die Sodoku, muß hier genannt werden. Es ist
das ein chronischer Fieberzustand, der nach verheilten Rattenbissen auftritt
und bei Außerachtlassung dieses Punktes in der Anamnese ebenfalls zu Verwechslungen mit einer beginnenden Tuberkulose als Ursache für das Fieber
Gelegenheit geben kann. Man vergleiche darüber die Beobachtungen von
AARS NICOLAYSEN und von WINKELBAUER. Wir wissen nun durch die Untersuchungen einer Reihe von Autoren, HOFFMANN, ZUELZER MARGARETE, GASSEW,
ARKIN und TAKAKI, daß diese Krankheit durch eine eigene Spirochäte, die
Spirochaete morsus muris verursacht wird und daß hier Neosalvarsan von sehr
günstiger Wirkung sich erweist.

Im Anschluß daran muß auch erwähnt werden, daß eine in den Tropen
akquirierte *Trypanosomiasis* nach HUPPENBAUER auch ein monatelanges Vor-
stadium von leichtem Fieber aufweisen kann. Daher könnte auch ein solches
Fieber gelegentlich einmal in Frage kommen.

Ferner muß des Fiebers gedacht werden, welches vor dem Auftreten
einer *exanthematischen Krankheit* sich bemerkbar macht, zwar nur kurze Zeit
dauert und durch das Auftreten des Exanthems rasch seine Aufklärung erfährt, aber wenigstens für einige Tage zu den größten Beunruhigungen
Veranlassung geben kann, wenn man bei einem Erwachsenen nicht daran
denkt. So erinnere ich mich selbst an die Frau eines Kollegen, die schon
seit vielen Jahren an tuberkulösen Halslymphomen litt und die nun plötzlich
mit 40° Fieber erkrankte. Dabei schwollen die übrigen Lymphdrüsen des Körpers
an, in den Lungen machte sich ein feinblasiger Katarrh der kleinsten Bronchien
bemerkbar, so daß der Verdacht einer akuten Miliartuberkulose auftauchen
mußte, bis das Masernexanthem zwei Tage später jeden Zweifel benahm.

Endlich muß noch das *Gießfieber* erwähnt werden oder, wie es KOELSCH
nennt, das *Metalldampffieber*. Denn da treten bei Kupfer-, Zink- oder Zinn-
gießern durch die Einatmung der dabei entstehenden Dämpfe Temperatursteigerungen auf mit Frösteln, Mattigkeit, Pulsbeschleunigung und Brust-
beklemmung, die zwar innerhalb einer Woche sich zurückbilden, immerhin
aber bei Nichtbeachtung der Entstehung des Leidens bzw. der Beschäftigung
der Kranken, zu schweren Irrtümern führen können. Zumal wir durch BUR-
STEIN wissen, daß die davon befallenen Arbeiter blaß und unterernährt sind,
was den Verdacht auf eine tuberkulöse Affektion nur noch näherlegt (siehe
LASKOVITS). Über dieses Thema liegt schon eine ausführliche Literatur vor und
es sei nur auf eine der letzten zusammenfassenden Arbeiten von E. ROST
verwiesen.

Schon das Gießfieber war ein Beispiel für eine Temperatursteigerung durch
Aufnahme nichtbakterieller Stoffe, also für ein sogenanntes *aseptisches Fieber*.
Diesen Zuständen müssen wir nun unsere Aufmerksamkeit schenken. Vorerst
streifen wir kurz die Fiebererhebungen, die man bei der *Resorption von Blut-
extravasaten*, die man bei *Thrombose*, bei *Fettembolie* und bei *Lungeninfarkten*
beobachten kann. Ich habe schon wiederholt Fälle gesehen, welche nach
einer *Herniotomie* oder nach einer *Varicocelenoperation* zu mir kamen, weil
sie nach der Operation subfebrile Temperaturen bekommen hatten, die auf das
Aufflackern einer latenten Tuberkulose durch die Operation zurückgeführt
wurden, bei denen aber eine genaue Untersuchung und Allergieprüfung keine
Tuberkulose, sondern als einzig mögliche Ursache dafür die natürliche Thrombosierung der bei der Operation angeschnittenen oder durchtrennten Venen

erkennen ließ. Gleichgeartete Fälle, welche gleichzeitig mit der Subfebrilität und solche, welche vorher eine Hämoptoe durch Lungeninfarkt gezeigt hatten, bilden das beweisende Glied für die Richtigkeit dieser Annahme. Diese Beobachtungen sind um so wichtiger, als heutzutage vielfach künstliche Thrombosierung der varicösen Venen der Unterschenkel mit Sublimat oder mit Varicosmon vorgenommen wird, die meiner Erfahrung nach auch von mehrere Tage dauernden subfebrilen Temperaturen gefolgt wird und so ängstliche Kranke sehr beunruhigen können.

Auf ähnlichem Wege, also als *Resorptionsfieber* bei Körpereiweißzerfall dürften die Fiebersteigerungen bei *perniciöser Anämie*, beim *familiären hämolytischen Ikterus*, bei der *Leukämie* und eventuell bei der *Lymphogranulomatose* zurückzuführen sein. Von der perniciösen Anämie wissen wir, daß die Blässe der Kranken nicht so selten als Ausdruck einer Tuberkuloseinfektion angesprochen wird, wobei das auch der perniciösen Anämie zukommende, unregelmäßig remittierende Fieber die Diagnose beeinflußt, wie MORAWITZ (2) sagt. Beim hämolytischen Ikterus sind oft die subfebrilen Kranken matt, leistungsunfähig, nur zu leichterer Arbeit zu gebrauchen und der Ikterus ist häufig so geringgradig, daß er übersehen werden kann. Darum die Verwechslung mit beginnender Tuberkulose. Ich selbst verfüge über zwei Beobachtungen, junge Männer mit diesem Leiden betreffend, die ziemlich ausgesprochene *Phthisiophoben* geworden waren, weil von verschiedenen Ärzten eben wegen ihrer subjektiven Beschwerden ein Lungenspitzenkatarrh diagnostiziert worden war, während eine genaue Untersuchung der Lungen klinisch, spezifisch und röntgenologisch nichts davon erkennen ließ. Die weiteren Erhebungen ließen dann einen chronischen familiären Ikterus aufdecken. Man vergleiche darüber die Zusammenfassung von MORAWITZ (3). Daß auch eine *Leukämie* wegen des Atelektaserasselns der linken Lungenspitze, bedingt durch Lungenkompression infolge des großen Milztumors, und wegen der dabei auftretenden subfebrilen Temperaturen gelegentlich einmal als beginnende Tuberkulose angesprochen wird, davon habe ich schon oben gesprochen. Es sei daher nur noch einmal darauf verwiesen. An das *chronische Rückfallfieber* einer versteckt liegenden, also z. B. namentlich in den retroperitonealen Drüsen sich abspielenden Lymphogranulomatose sei ebenfalls nur erinnert. Ich habe darüber schon zu Beginn dieses Abschnittes gesprochen.

Freilich ist es bei diesen letzten Krankheiten, bei der Leukämie und bei der Lymphogranulomatose, nicht so sicher wie bei der perniciösen Anämie, daß der Zerfall von Körpereiweiß und die Resorption der dabei gebildeten toxischen Produkte die Temperatursteigerungen auslösen. Bei den in den verschiedensten Organen auftretenden leukämischen oder lymphogranulomatösen Infiltraten könnte es sich um eine endokrin bedingte Temperatursteigerung handeln. Auch könnte bei der Leukämie z. B. die Ursache in leukämischen Veränderungen an der Hirnbasis, speziell aber in den vegetativen Zentren des Zwischenhirns gelegen sein. Daß Störungen im *endokrinen Gleichgewicht* zu Fieberbewegungen Anlaß geben, ist uns allen ja von der BASEDOWschen *Krankheit* her geläufig. Konnte doch WEISS nach Thyreoidindosen Temperatursteigerungen beobachten. Dabei hat der Hyperthyreoidismus mit der Tuberkulose noch andere Symptome gemeinsam. Beide haben eine warme Haut, neigen zu profusen Schweißen, haben weite Pupillen, bei beiden findet sich Herzklopfen, können sich Durchfälle zeigen, kommt es zu rasch zunehmender Abmagerung. Daher erwähnen auch alle Autoren, die sich mit den Fehldiagnosen bei der beginnenden Tuberkulose beschäftigen, immer wieder den *Morbus Basedow*, wie BÜTTNER-WOBST, DE LA CAMP, MATTHES, ELLIOT u. a.; das beschreibt auch ORTNER in einer eigenen längeren Arbeit. Weitere Ähnlichkeit mit einer

tuberkulösen Veränderung der Lunge bildet dann die von GRYSON nachgewiesene
Abschwächung des Atemgeräusches bei BASEDOWscher Krankheit, bildet das
von POLITZER bei ihr gefundene Volumen pulmonum diminutum, welches
zu einer Vergrößerung der absoluten Herzdämpfung führt und daher mit den
von mir als Zeichen einer mediastinal abgelaufenen Tuberkulose beschriebenen
Denudation des Herzens von rechts her große Ähnlichkeit hat. Dazu kommt
noch, daß innige Beziehungen zwischen Hyperthyreoidismus und gewissen
Fällen von Tuberkulose bestehen, vor allem den bland proliferierenden Formen
derselben. Ich habe schon im II. Teil, S. 258, die darüber vorliegenden
Beobachtungen mitgeteilt und kann darauf verweisen. Ich verweise ferner
noch auf die kurze Zusammenstellung dieser Frage, wie sie BANDELIER und
ROEPKE ([1] l. c. I., S. 45) bringen. Da also ein Hyperthyreoidismus eine
Tuberkulose nicht ausschließt, im Gegenteil, sogar gewisse Formen davon nur
noch wahrscheinlicher macht, ist hier die Differentialdiagnose besonders schwierig
und ich würde mich nicht getrauen, bei einem Basedowiker eine Tuberkulose
auszuschließen, bevor er nicht auf seine Tuberkulinallergie ausgewertet ist.
In praxi hat man sich also nach folgenden Gesichtspunkten zu richten: Besteht
ein mehr weniger ausgesprochener Hyperthyreoidismus, so muß man in jedem
Falle eine *Tuberkulinallergieprüfung* entweder mit Ektebin oder mit meinem
20%igen Ateban, bei liegendem Material auch mit subcutanen Tuberkulininjektionen vornehmen. Außerdem muß man in jedem Falle eine genaue Lungenuntersuchung nach den im *I. Teile* niedergelegten Gesichtspunkten durchführen.
Zeigen sich Veränderungen der Pleura und der Lungenspitzen im Sinne einer
Pleurite à répétition oder finden sich sonstige Zeichen einer *blanden Tuberkelbacillenaussaat*, z. B. an den Augenhäuten oder in den Gelenken, oder finden
sich die Zeichen einer relativ gutartigen *virulenten Proliferation,* dann wird die
Annahme eines „tuberkulotoxischen" Hyperthyreoidismus sehr wahrscheinlich
und ich würde daher vor allem eine spezifische Kur vornehmen, bei blander
Aussaat mit Atebansalbe, eventuell direkt auf die Thyreoidea appliziert, bei
virulenter Aussaat mit subcutanen Injektionen von Alttuberkulin. Die Erfolge
zeigen dann meist die Richtigkeit der Annahme. Eine rasche Besserung des
Allgemeinzustandes, ein guter Rückgang der thyreotoxischen Symptome
belohnen den Versuch. Lassen sich bei der physikalischen Untersuchung keine
Zeichen für eine dieser Tuberkuloseformen erbringen, besteht aber dennoch eine
ausgesprochene Tuberkulinallergie, dann lohnt sich jedenfalls ein Versuch mit
einer Atebankur. Denn selbst, wenn die mehr minder ausgesprochenen Basedowsymptome dann nicht tuberkulöser Genese wären, wird eine sachgemäße Behandlung der sie begleitenden tuberkulösen Komponente von günstigstem Einfluß
auf den ganzen Verlauf sein. Nur dann, wenn sich in keiner Weise eine Mitwirkung der Tuberkulose oder einer *Syphilis* bei einem Thyreotoxiker erweisen
läßt, wird von mir die allgemein übliche Therapie des Morbus Basedow, Anti-
thyreoidserum, Arsen, Höhenkuren, Röntgenbestrahlungen der Thyreoidea usw.
allein in Anwendung gebracht.

Im Anschluß daran muß ferner noch kurz darauf hingewiesen werden, daß
auch der *chronische Morphinismus* während der Entwöhnungsperiode große
Ähnlichkeit mit einem Hyperthyreoidismus bieten kann. Wie WUTH zeigt,
bieten derartige Kranke eine warme Haut, neigen zu profusen Schweißen,
zu Durchfällen und Herzklopfen und es können daher auch hier Verwechslungen
mit einer beginnenden Tuberkulose unterlaufen.

Beide Zustände, die wohl durch eine endokrine Störung im Stoffwechsel
bedingt sind, führen mich noch dazu, mit einigen Worten des *Eiweißfiebers*
zu gedenken, das freilich bisher in der Diagnostik einer chronischen Subfebrilität
Erwachsener noch keine Rolle spielt. Immerhin müssen wir daran denken,

wenn wir bei aufgemästeten, durch allzu lange Liege- und Mastkuren unförmig überfütterten Kranken immer noch Temperatursteigerungen finden, obwohl der Lungenbefund schon so gut wie negativ ist. Denn die Untersuchungen von ZOEPFFEL und SCHMITT zeigen deutlich, daß bei Kindern durch Eiweißzulage schneller Temperaturanstieg, Gewichtssenkung, kurze, beschleunigte Atmung und starkes Durstgefühl auftreten kann, wobei die Autoren darauf hinweisen, daß auch bei Erwachsenen durch übermäßige Eiweißnahrung eine gleichstarke Wärmeentwicklung vorkommt. Nach REICHE handelt sich es dabei wahrscheinlich um eine Überladung des Stoffwechsels mit Eiweißabbauprodukten, nicht um eine dynamische Eiweißhyperthermie. Aus den Versuchen RIETZSCHELs geht übrigens unzweifelhaft hervor, daß ein Eiweißfieber durch große Fleischmengen auch bei Erwachsenen vorkommen kann.

Die in den letzten Abschnitten betrachteten Temperatursteigerungen waren durch eine *Störung in der Wärmeregulation* infolge teils endogen, teils exogen bedingter übermäßiger Wärmeproduktion verursacht. Das führt uns unmittelbar zu den Zuständen hinüber, welche durch *Verminderung der Wärmeabgabe* Fieber machen. Auch diese Zustände können eine große praktische Bedeutung haben. So erinnere ich mich mehrerer Fälle von angeborener Ichthyosis, wo die Kranken von Arzt zu Arzt gingen, weil sie immer wieder Temperatursteigerungen hatten, sich arbeitsunlustig und arbeitsunfähig fühlten. Die meisten Ärzte schoben diesen Zustand auf eine beginnende Tuberkulose. Da aber der physikalische und der Röntgenbefund ihrer Lunge ganz negativ war, da auch die spezifische Probe und eine langjährige Beobachtung keine Spur von Tuberkulose erkennen ließ, konnte eine Tuberkulose ausgeschlossen werden. Zunächst war mir die Fieberbewegung bei diesen Kranken ganz unerklärlich. Die Erkenntnis ihrer Genese dämmerte mir erst auf, als ich die Fälle von PATZSCHKE und PLAUT, die von LINSEN und SCHMIDT und die Selbstversuche von GRIESBACH kennen lernte. PATZSCHKE und PLAUT beobachteten einen Kranken, bei dem es im Anschlusse an eine *toxische Dermatitis* zu einem vollständigen Versiegen der Schweißdrüsentätigkeit gekommen war. Er bekam bei jeder Gelegenheit hohes Fieber und war in seiner Arbeitsfähigkeit stark beeinträchtigt. LINSEN und SCHMIDT wieder berichten über zwei Fälle von *Ichthyosis congenita* mit Anhydrosis, welche in jeder Beschäftigung behindert waren, beim Arbeiten, im Theater, beim Tanz hohes Fieber hatten, so daß der eine davon sogar aus Verzweiflung über die ständigen Fieberbewegungen Selbstmord verübte. GRIESBACH endlich applizierte sich selbst konzentrierten Formaldehyd auf die Füße und auf die Achselhöhlen, bekam danach Schwindel und Hitzegefühl und seine Temperatur stieg trotz strengster Bettruhe bis 39,8° und hielt 3 Tage lang an. In einem zweiten Versuch wurden nur die Füße bepinselt und danach in glühender Sonne Hockey gespielt. Die Folge war eine Temperaturerhöhung bis 38,6°, welche 18 Stunden anhielt. Er erwähnt dabei auch die Fälle von QUILFORD, von LÖWY und von WECHSELMANN, bei denen es aus gleicher Ursache zu Fieberbewegungen gekommen war. Wir ersehen also aus diesen Mitteilungen, wie bei einem solchen Falle die Diagnostik auf Irrwege geraten muß, wenn man sich auf das *Bewegungsfieber* als Zeichen einer aktiven Tuberkulose verläßt und diese Seite der Anhydrosis der Haut nicht kennt.

Führt also schon eine gesteigerte Wärmeproduktion, führt auch eine verminderte Wärmeabgabe zu Temperaturerhöhungen, die nicht bakterieller, geschweige denn tuberkulöser Natur sind und die oft mit einer beginnenden Tuberkulose verwechselt werden, so wird die Sache noch verwickelter, wenn Veränderungen organischer oder auch „funktioneller" Natur in den *vegetativen Zentren des Zwischenhirns* zu einer Änderung im Wärmehaushalt des Körpers führen. Wir haben dann das *cerebrale Fieber* vor uns. Beobachtungen darüber liegen nun doch schon in solcher Zahl vor, daß wir dieses *Hirnfieber* halbwegs in unser diagnostisches Kalkül ziehen können. Die ersten Mitteilungen darüber rühren meines Wissens von LÖWENTHAL, von MAMMELE und von SPEER her, an die sich später die Beobachtungen von STRECKER (1, 2), von FRANZ und von ALFONS MADER anreihen. LÖWENTHAL beobachtete bei einem Kinde mit *Lymphatismus* Lymphocyteninfiltrate im oberen Halsganglion und Einlagerungen von Lymphocyten im Nucleus caudatus. Er glaubt, mit dieser Beobachtung die Neigung der Lymphatiker zu Temperatursteigerungen in Zusammenhang bringen zu können. MAMMELE bringt die Krankengeschichte eines idiotischen Kindes mit Hyperthermie, bei dem die Autopsie eine allgemeine Hypertrophie des Gehirns, eine *diffuse Verhärtung der Stammganglien* und des Kleinhirnswurms und einen Hydrocephalus aufdeckte. SPEER endlich berichtet von einem Kranken mit multipler Sklerose, der an subfebrilen Temperaturen litt und nach Spaziergängen Temperatursteigerungen bis 38⁰ bekam. Man glaubte, diese Schwankungen der Körpertemperatur auf tuberkulöse Lungenherde beziehen zu müssen, zumal der Kranke 1917 deswegen in einer Lungenheilstätte gelegen war und von internistischer Seite immer wieder ein Spitzenprozeß diagnostiziert worden war. Die Sektion zeigte aber vollkommen gesunde Lungen, in den Drüsen keine Tuberkulose und auch sonst fand sich kein Herd, welcher diese Temperaturen hätte erklären können. Deshalb bringt sie SPEER mit der multiplen Sklerose in Zusammenhang. FRANZ und MADER bringen weitere kasuistische Beiträge und klinische Erfahrungen über Veränderungen im Gehirn, die mit Temperatursteigerungen verbunden sind. Besonders aufklärungsreich sind da auch die Feststellungen von STRECKER. Nach Entleerung von 10 bis 100 ccm Liquor entsteht nach einem vorübergehenden Temperaturabfall eine intensive Temperatursteigerung, und zwar um so ausgeprägter, je mehr Liquor entleert wird. Er führt sie auf Erregung der wärmeregulatorischen Zentren zurück. In jüngster Zeit hat VOLLMER Beobachtungen an zwei kleinen Kindern mitgeteilt, bei denen in Abständen von etwa vier Wochen Senkungen der Temperatur bis 34,5⁰ und Erhöhungen bis 42,2⁰ auftraten von denen eines tödlich endete. Er ist nach den Erscheinungen geneigt, sie mit Störungen der Hypophysenfunktion in Zusammenhang zu bringen. MARX berichtet von einer Sondierung des dritten Ventrikels in der Gegend des Tuber cinereum, die plötzlich von hohen Temperatursteigerungen und vorübergehendem Zuckergehalt des Urins gefolgt war. W. GLASER beschreibt einen Fall von Blutung in die Wandung des dritten Ventrikels, die mit hohem Fieber verlief. Wir wissen jetzt durch HÖGNER, daß wir im zentralen Höhlengrau des dritten Ventrikels, dann in den Ganglienzellanhäufungen in der Zwischenhirnbasis, im Nucleus supraopticus, Nucleus ventricularis, Nucleus tuberis Corpus Luysii und in den Corpora mamillaria die Zentralstelle haben, von der aus die über den ganzen Körper verstreuten vegetativen Funktionen reguliert werden. Wenn gar bei einem derartigen Falle noch andere Zeichen dazu kommen, die fälschlich auf eine Lungenerkrankung bezogen werden, dann kann die Phthiseophobie ganz besonders hohe Grade erreichen.

Beobachtung 125. So sah ich im Februar 1923 eine Kaufmannsfrau B. Schl. von 43 Jahren, die bei einer basedowifizierten Struma häufig Hämoptoen vom Typus der Hämosialamese zeigte und subfebrile Temperaturen bot. Meine Untersuchung ergab normal weite Spitzenfelder von 5 cm, normale Milz, keine Spitzendämpfung, kein Rasseln. Trotzdem hielt sie und ihr Hausarzt an der Meinung fest, daß eine tuberkulöse Lungenspitzenaffektion vorliegen müsse. Endlich traten im Herbst 1927 Hirndrucksymptome auf, die eine Operation notwendig machten. Man fand bei der Eröffnung des Craniums eine Cyste der Hirnoberfläche, welche inzidiert wurde. Nach dieser Operation kam es zu immer höher werdenden Temperaturen, weshalb ich die Kranke wieder konsiliariter sah. Auf der Lunge kein höhergradiger Befund, wohl aber hie und da, wenn auch vor allem basal, etwas Knisterrasseln. Die Autopsie deckte dann einen großen Tumor der

Hirnbasis auf, welcher die Ursache für diese chronische und terminal hohe Grade erreichende Fieberbewegung abgegeben hatte.

Wegen der Wichtigkeit des Gegenstandes sei es mir gestattet, noch eine autoptisch verifizierte Beobachtung über eine derartige zentrale Fiebersteigerung mitzuteilen.

Beobachtung 126. Am 4. Mai 1924 wurde die 30jährige ledige S. K. an meine Abteilung gebracht. Sie hatte 1916 längere Zeit an einer Ischias gelitten, hatte 1923 mit Angina und Herzfehler in einem der Wiener Spitäler gelegen und spürte nun in letzter Zeit sehr häufig Herzbeklemmungen und Atemnot, insbesondere nach körperlichen Bewegungen. Vor 10 Tagen sei sie nun mit Kopfschmerzen erkrankt, die ständig an Intensität zunahmen und bei Bewegungen sich ins Unerträgliche verstärkten. Dabei hatte sie Schmerzen im ganzen Körper, insbesondere in beiden Füßen, hatte zweimal erbrochen, und es kam zu Fieberbewegungen bis 38°.

Bei der Untersuchung fanden wir eine kleine, blasse, schwächliche, kyphoskoliotische Patientin mit leichter Somnolenz, die über starke Kopfschmerzen, besonders in der Hinterhauptgegend, klagte und eine ziemlich starke Nackensteifigkeit zeigte. Ihre Patellarreflexe waren erhöht, sie bot deutlichen Kernig und eine deutliche Hyperästhesie der ganzen Körperhaut. Stark remittierendes Fieber mit Gipfel bis 38,9°. Starke Obstipation. Wir dachten an eine beginnende tuberkulöse Meningitis, doch zeigte die Lumbalpunktion unter hohem Druck stehenden ausgesprochen xanthochromen Liquor ohne Nonne-Apelt, mit leicht positivem Pandy, mit 80 vorwiegend mononucleären Zellen im Kubikzentimeter Liquor. Kein Spinnwebenhäutchen, keine Tuberkelbacillen im Liquor; auch die Kultur daraus vollständig steril. Augenhintergrund und Ohrenbefund vollkommen negativ. Wassermann im Blute negativ. Tuberkulinreaktion negativ. Radiologisch und klinisch an den Lungen kein spezifischer Befund. Mit Rücksicht auf all diese Befunde, mit Rücksicht auf ein leises systolisches Geräusch an der Herzspitze, auf die Angabe, daß sie wegen Herzfehler vor Jahresfrist in einem Spital gelegen sei, mit Rücksicht auf die Xanthochromie des Liquors denken wir an eine Blutung an der Hirnbasis. Die Temperatur dabei, die Zellvermehrung im Liquor lassen uns an eine bakterielle Genese derselben denken, und so kamen wir zur Annahme eines mykotischen Aneurysmas der Hirnbasis mit konsekutiver Ruptur dieses Aneurysmas, ausgehend von einer rekurrierenden Endokarditis an der Mitralis. Deshalb behandelten wir mit Peptoninjektionen und erlebten damit einen glänzenden Erfolg. Die Temperatur ging zurück, die Beschwerden besserten sich zusehends von Tag zu Tag. Schon am 2. Juni konnten wir die Kranke beschwerdelos aufstehen lassen und sie verließ fast geheilt unsere Abteilung.

Ein Jahr später kam sie an einer der Universitätskliniken zur Aufnahme, zeigte ausgesprochene Tumorschlafsucht und starb unter den Erscheinungen eines Hirntumors. Die Autopsie ergab ein ausgedehntes Angioma arteriale racemosum der Hirnbasis mit wiederholten hämorrhagischen Schüben. Keine Veränderungen an den Herzklappen, nirgends irgendwelche entzündliche Veränderungen. Wir können also retrospektiv sagen, daß wir in Übereinstimmung mit unserer Diagnose eine derartige basale Hirnblutung unter meningitischem hoch fieberhaftem Bild vor uns hatten. Das beweist eindeutig, daß durch Reizung des Zwischenhirns von der Hirnbasis aus derartige Temperatursteigerungen ausgelöst werden können, die uns zuerst zur Annahme einer tuberkulösen Meningitis, dann durch weitere Untersuchung des Falles zur Annahme einer rekurrierenden Endokarditis und wegen des meningealen Befundes zur Annahme einer Blutung aus einem mykotischen Aneurysma der Hirnbasis geführt hatten.

Einen ähnlichen, nur noch viel länger dauernden fieberhaften Verlauf habe ich auch schon bei einer *Encephalitis* gesehen, deren Symptome zunächst an einen Tumor des Kleinhirns denken ließen. Wir kamen hier per exclusionem nach sorgfältiger Untersuchung aller Organe und des gesamten Nervensystems zur Annahme eines cerebral bedingten Fiebers, das wochenlang anhielt und wohl durch *encephalitische Veränderungen an der Hirnbasis* bzw. im Zwischenhirn verursacht war. Weil aber eine Autopsiekontrolle fehlt, die Kranke vielmehr genas und nur mit Zurückbleiben eines leichten *Parkinsonismus* nach sechsmonatigem Aufenthalte unsere Abteilung verließ, kann ich als nicht beweiskräftig genug von einer ausführlichen Wiedergabe ihrer Krankengeschichte absehen.

Derartige Beobachtungen, wie ich sie aus der Literatur beibringen konnte, wie ich selbst zwei machen konnte, legen den Gedanken nahe, daß auch Störungen in den vegetativen Zentren oft Anlaß zu einer chronischen Subfebrilität geben können. Ich habe ja schon oben gelegentlich der Tonsillitis auf die individuell konstitutionelle Eigentümlichkeit aufmerksam gemacht, wonach es Leute zu geben scheint, die auf jeden Infekt mit besonders hohen Temperaturen reagieren, bei denen Infekte mit Fieber beantwortet werden, die bei normal veranlagten Personen überhaupt zu keiner Erhöhung der Körperwärme Anlaß geben. Ich habe oben schon betont, wie wichtig es bei der Anamnese eines Erkrankungsfalles ist, sich über diese konstitutionelle Eigentümlichkeit Rechenschaft zu geben. Denn das bietet uns eine Handhabe, unsere Prognose richtig einzustellen, die Aktivität eines angenommenen oder auch tatsächlich vorhandenen spezifischen Prozesses in den Lungen oder in den Bronchialdrüsen auf das richtige Maß einzuschränken. BRÜNECKE kommt übrigens in letzter Zeit zu ähnlichen Anschauungen. Er betont, daß es zweifellos, wenn auch selten eine habituelle Hyperthermie gibt, welche als Generalsymptom einer vielseitigen Neurose bei psychisch minderwertig veranlagten Menschen zu werten sei. DEUTSCH spricht von einem auf die früheste Kindheit zurückreichenden Unvermögen, sich mit der Differenz zwischen Außen- und Innentemperatur abzufinden, derart, daß bei einer gewissen psychischen Konstellation die Wärmeregulation gestört wird.

Glücklicherweise scheinen wir in den Prüfungen nach J. HOLLÓ ein Mittel vor uns zu haben, derartige Fieberbewegungen von Subfebrilität durch infektiöse Noxen unterscheiden zu können. Gibt man nämlich einem Patienten mit chronischer Subfebrilität 4 Eßlöffel einer $1^0/_0$igen Pyramidonlösung, so werden dadurch infektiös verursachte Fieberbewegungen weitgehend herabgedrückt, was sich bei einwandfreien Lungenbefunden sowohl der hämatogen-proliferierenden als auch der bronchogen-exsudativen Reihe durch ausgedehnte Nachprüfungen MAYRHOFERs an meiner Abteilung bestätigen ließ. Sieht man keine Beeinflussung der Temperaturbewegung darauf, so spricht das für einen psychogen cerebralen Mechanismus der Fiebersteigerung. Nun erhebt sich gleich die Frage, wie es mit den *prämenstruellen Temperatursteigerungen* steht. Sie werden gleich dem Bewegungsfieber fast allgemein auf eine okkulte Tuberkuloseinfektion zurückgeführt. Daß ein Bewegungsfieber auch bei gestörter Wärmeregulation, bei Veränderungen der Haut mit allgemeiner oder partieller Anhydrosis auftreten kann, habe ich oben schon erwähnt. Ich habe auch durch Beispiele belegen können, daß ein Bewegungsfieber durch sklerotische Veränderungen im Zwischenhirn bei multipler Sklerose verursacht sein kann, während diese Bewegungstemperatur der herrschenden Lehrmeinung wegen während des Lebens fälschlich als tuberkulös verursacht angesehen worden war. Daß prämenstruelle Temperatursteigerungen nicht immer tuberkulöser Natur sein müssen, erhellt schon aus den Beobachtungen von MATTHES, der das gleiche auch bei Kolicystitiden und Kolipyelitiden beobachten konnte. Auf der Tuberkulosestation meiner Abteilung werden nun schon seit Jahren die Menstruationstage auf der Temperaturtabelle vermerkt. Sieht man sich nun alle Tuberkulosefälle daraufhin durch, ob prämenstruelle oder menstruelle Temperatursteigerungen vorhanden sind oder nicht, so sieht man folgende auffallende Tatsache. Man kann derartige prämenstruelle Temperatursteigerungen fast nur bei ganz minimalen tuberkulösen Veränderungen beobachten, bei Fällen also, wo die klinische Diagnose und der weitere Verlauf eine chronisch rezidivierende tuberkulöse Pleuritis, einen einfachen Primärkomplex, eine abortive Spitzentuberkulose ergibt. Unter den anderen mehr ausgesprochenen Fällen von Tuberkulose, bei den gewöhnlichen Phthisen und selbst bei der Tuberculosis fibrosa densa, bei der Phthisis ulcero-fibrosa usw. fehlen sie durchwegs oder sind wenigstens ungemein selten. Bei der gewöhnlichen Phthise würde das nicht wundernehmen, denn das sind ja Tuberkulosefälle, die im fieberlosen Remissionsstadium einen hohen Grad von Giftgewöhnung zeigen, die zu der Zeit fast beschwerdefrei sind, gut an Gewicht zunehmen, gute Färbung zeigen, kein Krankheitsgefühl erkennen lassen. Da könnte man sich also denken, daß die fehlenden Temperaturerhöhungen vor der Menstruation durch Giftunempfindlichkeit derartiger Kranker bedingt wäre. Daran macht aber irre, daß auch bei den hochallergischen und für minimalste Tuberkulindosen so empfindlichen Fällen von Tuberculosis fibrosa densa und von Phthisis ulcero-fibrosa ebenfalls keine prämenstruellen Temperatursteigerungen auftreten. Sie haben sie nicht, wenn sie subfebril, sie haben sie auch nicht, wenn sie ganz fieberlos sind. Es kann also nicht der eine Tuberkulose aktivierende Einfluß der Menstruation die Ursache dafür bilden, daß minimale Tuberkuloseinfektionen vor der Menstruation Temperaturerhöhungen erkennen lassen, denn dann müßten wir dasselbe auch bei den hochallergischen Fällen der hämatogen ausstreuenden Reihe sehen. Daß in der Tat Beziehungen zwischen der *Tuberkuloseimmunität* und der *Menstruation* bestehen, ergibt sich wohl am besten aus einer Beobachtung von SCHUR. Hier war eine Stichreaktion auf Alttuberkulin, die schon gänzlich abgeklungen war, mit dem Einsetzen der Menstruation 10 Tage später wieder aufgeflammt und zeigte wieder starke Schwellung und Rötung. SELTER (2) fand zur Zeit der Menstruation die Tuberkulinempfindlichkeit herabgesetzt, was er auf eine Schädigung der Tuberkuloseimmunität bezieht.

Gibt es nun noch andere Hinweise dafür, daß bei solchen Fällen mit prämenstruellen Temperatursteigerungen Veränderungen in den vegetativen Zentren des Zwischenhirns vorliegen? Erinnern wir uns nur, daß gerade das die Krankheiten sind, von denen ich schon im II. Teile, gestützt auf gleiche Beobachtungen HOLLÓs und v. HAYEKs, aufmerksam machte, daß sie besonders bei Frauen und bei Neurasthenikern zur Beobachtung kommen. Wir müssen auch daran erinnern, daß die Beschwerden einer solchen Pleurite à répétition, einer blanden proliferierenden Bronchialdrüsenaffektion sehr mannigfacher Natur sind. Solche Kranke klagen bald über diese, bald über jene Organbeschwerden, so daß man bald an ein *Ulcus ventriculi*, bald an ein *Ulcus duodeni*, bald an eine *Cholecystitis*, bald an eine *Appendicitis*, dann wieder an eine *Nephroptose*, an eine *Atonie des Magens*, an eine *Retroflexio uteri*, an *Nierenkoliken* usw. denken möchte. Das deckt sich nun haarscharf mit den Beobachtungen, die MATTHES in seiner wichtigen Arbeit über „*Die Konstitutionstypen des Weibes*" vom *asthenischen Komplex*, vom *asthenischen Anfall der intersexuellen Frauen* beibringt. Wir erfahren von ihm (l. c. S. 45), daß besonders die Menstruation vielfach den Anlaß für einen asthenischen Anfall abgibt. Er sagt:

„Eine solche Zwangslage ist die Menstruation. Sie muß durchgehalten werden. Auch wenn keine Dysmenorrhöe besteht, empfindet die asthenisch Intersexuelle diese Manifestation der weiblichen Sexualität besonders in den stark intersexuellen Phasen ihres Lebens als etwas ihrem Wesen Fremdes, als etwas Bedrohliches, das Unbehagen, Scheu, ja selbst Angst erregt."

Ein solcher asthenischer Anfall vollzieht sich nun nach dem gleichen Autor (l. c. S. 101) in folgender Weise:

„Es geht im asthenischen Anfall mit dem Affektleben, das sich im Zwischenhirn abspielt, genau so wie mit den Psychismen, die im Großhirn ihren Sitz haben. Beide sind in ihrer Fähigkeit, Impulse auszusenden, gehemmt, dahingegen ihre Fähigkeit, Reize aufzunehmen, gesteigert ist. Die Asthenisch-Depressive klagt über Abnahme ihres Denkvermögens, ihres Gedächtnisses, sie ist dagegen überempfindlich für alle Reize, die ihre Sinnesorgane treffen, sie verträgt keinen Lärm, kein grelles Licht, jede Berührung ist schmerzhaft, eine geringe Vermehrung des Genitalsekrets erscheint ihr als stark quälender Ausfluß, selbst die normale Feuchtigkeit der Genitalien belästigt sie, cariöse Zähne bereiten ihr unerträgliche Schmerzen usw. (corticale Hyperästhesie von MARTIUS). Jede Wahrnehmung, jede Erinnerung mobilisiert in ihr den Affekt der Angst und den der Hoffnungslosigkeit. Die Welt erscheint grau in grau, schwarz in schwarz. . . . Jede Aufgabe, jede

Pflicht lastet auf ihr wie ein Berg, sie ist nicht imstande, sie zu erfüllen. Eine hochgradig gesteigerte Ermüdbarkeit steigert das Gefühl der Hoffnungslosigkeit, die Angst vor der Ermüdung steigert die Pein der Insuffizienzgefühle, die sie beherrschen. . . . Mit dem Darniederliegen des Affektlebens geht Hand in Hand das Versagen aller vegetativen Funktionen. Der gesamte Stoffwechsel, insbesondere der Wasserstoffwechsel, sind gehemmt, der Tonus, die Prallheit der Gewebe ist herabgesetzt, die Gesichtsfarbe ist fahl, die Haut blaß, die Gesichtszüge sind schlaff, alle Zeichen eines evtl. in der Anlage vorhandenen Status asthenico-ptoticus werden manifest."

Dazu kommen noch die Beobachtungen von OEHM, daß die Ptose allein, auch wenn sie keine grobmechanischen Hindernisse setzt, zu mancherlei Organstörungen führen kann. Dazu kommen noch die Beobachtungen ZANDERs über die Stauungsgallenblase, bestätigt durch Operationen.

Diese Beobachtungen, vor allem aber die prachtvolle Schilderung von MATTHES, machen es uns verständlich, weshalb derartige Astheniker, derartige Intersexuelle, ein so großes Kontingent zu den Tuberkuloseformen der Pleurite à répétition und des einfachen Primärkomplexes stellen. Weitere Bemerkungen von MATTHES werfen auch ein Licht darauf, warum wir diesem Typus vor allen Dingen in der Großstadt begegnen. Denn er sagt (l. c. S. 75):

„Ich glaube mich nicht zu weit vorzuwagen, wenn ich die Vermutung ausspreche, daß es die starke *Rassenmischung* ist, die dem Zunehmen der *Intersexualität* Vorschub leistet. Ich beziehe mich dabei auf die Ergebnisse der GOLDSCHMIDTschen *Vererbungsversuche* (1, 2) an Schwammspinnern. Ich beziehe mich ferner darauf, daß die Intersexualität in den Großstädten augenscheinlich besonders hochgradig und stark vertreten ist, daß sie in einzelnen Landstrichen häufiger vorzukommen scheint, so besonders in Tirol, in einem Lande, von dem es bekannt ist, daß es von alters her als eine Pforte zwischen Nord und Süd der Tummelplatz der verschiedensten Rassen und Stämme gewesen ist."

Die angeführten Versuche GOLDSCHMIDTs hatten ja ergeben, daß die Kreuzungen von gleichrassigen Schwammspinnern bedeutend weniger intersexuelle Nachkommen aufweisen als die Kreuzung von verschiedenrassigen Schwammspinnern. Diese Feststellung ist bei diesen Schmetterlingen besonders leicht, weil die Schwammspinner einen ausgesprochenen sexuellen Dimorphismus aufweisen, Männchen und Weibchen sich schon nach äußeren Merkmalen leicht unterscheiden lassen. In den genannten Versuchen wurden Kreuzungen von Schwammspinnern aus der Umgebung von Berlin und aus Japan vorgenommen.

So erklären uns also diese Beobachtungen und Schlußfolgerungen die Tatsache, daß nicht alle Tuberkulösen menstruelle Temperatursteigerungen aufweisen, sondern hauptsächlich die Neuropathen, die intersexuell Stigmatisierten darunter. Denn ihre gesteigerte Fähigkeit, Reize aufzunehmen, wird schon bei einer viel geringgradigeren Toxämie oder auch schon bei einer blanden Bacillämie zu Temperatursteigerungen führen, während sie bei einem Normalen noch lange unter der Schwelle des Bewußtseins bleiben, überhaupt ohne erhöhte Temperatur verlaufen. Die Steigerung dieser cerebralen Hyperästhesie zur Zeit der menstruellen Phasen läßt dann diese Temperatursteigerungen zur Zeit der Prämenstruation besonders deutlich werden. Dasselbe gilt natürlich auch für die schon eingangs dieses Kapitels beschriebenen Erfahrungen über Fieberbewegungen bei chronischen Tonsillitiden, über die prämenstruelle Temperaturerhöhung bei leichter Infektion der Harnwege und des Nierenbeckens. Es legt diese Tatsache uns auch die Vermutung nahe, daß nicht jede prämenstruelle Temperatursteigerung tuberkulösen Ursprungs sein muß, wie meist geglaubt wird. Denn selbstverständlich wird bei einer derartigen Körperverfassung auch jeder andere Infekt, der sonst ohne Temperaturerhöhung verlaufen wäre, zur Zeit der gesteigerten Empfindlichkeit der Intersexuellen, wie es eben die Menstruation vorstellt, zu Temperaturerhöhungen Veranlassung geben können. Jede Tonsilleneiterung, jede Nebenhöhlenaffektion, jede Adnexerkrankung, kurz alle die Zustände der schon oben erwähnten Chronioseptikämie LÖWENHARDTs spielen da eine Rolle. Ja es steht überhaupt noch dahin, ob nicht der asthenische Anfall an sich schon selbst ohne Infekt zu derartigen prämenstruellen Temperatursteigerungen führen kann. Man vergleiche nur die Beobachtungen, die ich aus der Literatur sammeln konnte und die über Temperaturerhöhungen durch Prozesse am oder im Zwischenhirn Aufschluß geben, um es verständlich erscheinen zu lassen, daß bei der gesteigerten Empfindlichkeit dieses Hirnteils für Reize auch nicht infektiöse Prozesse derartige prämenstruelle Temperaturerhöhungen hervorrufen können. Da liegt noch reichlich unbebauter Boden für weitere Forschung. Ob uns da die Feststellung der *Blutkörperchensenkungsgeschwindigkeit,* ob uns da die Bestimmung des Grundumsatzes nach KROGH in der Differenzierung derartiger Fieberzustände weiterbringen wird, muß erst die Zukunft lehren. So viel scheint mir aus den Untersuchungen meiner Abteilung schon sicher, daß Fiebersteigerungen ohne gleichzeitige Vermehrung der Sedimentierungsgeschwindigkeit, mit einem *Senkungsmittelwert* über 100 nach STARLINGER, vor allem bei den mehr harmlosen Fiebersteigerungen der Intersexuellen vorzukommen scheinen. Auf jeden Fall ergibt sich daraus für den Lungenspezialisten die Pflicht, auch auf Stigmen der Intersexualität bei seinen Tuberkulosekranken zu achten und namentlich bei denen, die wegen prämenstrueller Temperatursteigerungen darauf verdächtig sind. Wir werden also nicht nur auf heterosexuelle Behaarung, wir werden bei Frauen auch auf den vorhandenen oder fehlenden *Oberschenkelschluß* achten müssen. Die Forschungen der letzten Jahre werfen ein weiteres Licht auf die Entstehung der prämenstruellen Temperatursteigerungen. Wir wissen durch EUFINGER, daß die Kolloidstabilität des Plasmas zur Zeit der Menstruation wesentlich verändert wird, wir wissen durch AREZZU, daß die Thyreoidea und das Ovarium zu dieser Zeit eine besondere Hyperaktivität zeigen, daß der Sympathicotonus erhöht ist. Wir wissen durch seine Feststellungen, daß die periodischen Tagesschwankungen zu dieser Zeit oft fehlen, daß die peripheren Temperaturen der Achselhöhle oft die zentraleren der Mundhöhle übersteigen. Besonders interessant diesbezüglich sind aber die Untersuchungen, welche sich mit der Permeabilität der Meningen befassen. HEILIG und HOFF hatten erstmalig nachgewiesen, daß peroral verabfolgtes Fluorescin-Uranin am ersten Tag der Menstruation in 10facher Menge im Liquor erscheint als am dritten Tag nach Einsetzen der Menstruation. BENDA konnte dieses Resultat bestätigen. WALTER hatte ein gleiches mit seiner Brommethode erwiesen. Er führt darauf die nervösen Störungen während der Menstruation zurück. Was liegt nun näher, als anzunehmen, daß eine leichte Toxämie, die sonst bei Normalen überhaupt unter der Schwelle des Bewußtseins bleibt, bei empfänglichen Individuen gerade zur Zeit dieser erhöhten Durchlässigkeit der Meningen zu Fiebersteigerungen und damit zum prämenstruellen Fieber führen? Vielleicht können bei so veranlagten Individuen schon die im normalen Stoffwechsel sich bildenden und im Blute kreisenden Stoffe pyrogen wirken.

3. Chronische Abmagerung nichttuberkulöser Natur.

Auch die *chronische Abmagerung* nichttuberkulöser Natur verdient eine gesonderte Besprechung, denn fast regelmäßig werden Kranke, die aus zunächst nicht erkennbaren Ursachen an Gewicht verlieren, für tuberkulös gehalten. Wir haben das schon am Eingang dieses Teiles bei den versteckten Carcinomen gesehen, ich mußte auf diesen Punkt auch gelegentlich der Besprechung des Hyperthyreoidismus hinweisen und ebenso gelegentlich der Besprechung der asthenischen Anfälle der Intersexuellen von MATTHES. Gleich diesen letzterwähnten Fällen kann aber auch ein Psychopath, ein Hysteriker oder Neurastheniker aus psychischen Gründen an Gewicht verlieren, sei es wegen seiner ständigen inneren Unruhe, sei es wegen seiner Flucht in die Krankheit. Und daher begegnen wir auch immer wieder solchen Kranken in den Zusammenstellungen, die sich mit den Fehldiagnosen bei der beginnenden Lungenspitzentuberkulose beschäftigen. Hierher gehören ja die konstitutionellen Schwächezustände, auf welche DE LA CAMP verweist, hierher die nervösen Dyspepsien, welche HOLLÓ bei dieser Gelegenheit erwähnt. Die Genese einer derartigen psychopathischen Abmagerung und der daraus resultierenden Fehldiagnose „beginnende Tuberkulose" wird uns am besten aus einer Beobachtung klar, welche SCHMITZ mitteilt. Sie handelt von einem 30jährigen Stadtsekretär, der infolge einer *monosymptomatischen Melancholie* eine allgemeine Abmagerung und Müdigkeit fühlte und deshalb einen Arzt aufsuchte. Der stellte nun auf Grund einer Röntgenaufnahme die Diagnose Bronchialdrüsentuberkulose, und von da ab reiste der Kranke ruhelos umher, um in den verschiedensten Städten zahlreiche Ärzte wegen seiner Bronchialdrüsentuberkulose zu konsultieren. Ebenfalls zentral bedingt dürften auch die Abmagerungszustände bei *Epilepsie* sein. Diese Abmagerung im Vereine mit den krankhaften Sensationen im Körper, welche den epileptischen Anfällen vorausgehen oder ihnen folgen, lassen auch diese Kranken nicht so selten als beginnende Tuberkulose auffassen, zumal der blutige Speichel während nächtlicher, nicht beobachteter Anfälle zur falschen Annahme einer Hämoptoe führen kann. So verfüge ich über eine Beobachtung, wo ein Fabriksdirektor wegen dieser Gewichtsabnahme und wegen der Verminderung seiner Leistungsfähigkeit zunächst an eine beginnende Tuberkulose dachte. Als ich ihn auf Grund einer genauen physikalischen, röntgenologischen und spezifisch-diagnostischen Untersuchung diesbezüglich beruhigt hatte, wurde ich trotzdem eines Nachts alarmiert. Nun sei doch die Tuberkulose durch blutigen Auswurf offenkundig. Als ich zu ihm kam, fand ich ihn noch im Dämmerzustand nach einem epileptischen Anfall und die angebliche Hämoptoe hatte von *Zungenbissen* hergerührt.

Gleich diesen cerebral und psychogen bedingten Gewichtsabnahmen führen auch die Gewichtsverluste infolge *vorgeschrittener Arteriosklerose,* infolge eines *chronischen Alkoholismus,* eines *chronischen Magen-Darmleidens* oder einer bisher unbekannt gebliebenen *Lebercirrhose* nicht so selten dazu, zunächst an eine beginnende Tuberkulose zu denken. Daß auch *Eingeweidewürmer* durch die Gewichtsabnahme ihres Trägers eine Tuberkulose vortäuschen können, lehrt uns ein Fall von NEISS. Er berichtet über ein 23jähriges Fräulein aus tuberkulöser Familie, bei dem sich rechterseits ein alter, anscheinend gut vernarbter Spitzenprozeß fand und die in der letzten Zeit stark an Gewicht verloren hatte. Da die peinlichste Untersuchung der inneren Organe dafür keine Erklärung abgab, rückte der Spitzenprozeß als Ursache dafür in den Vordergrund. Eine diagnostische Ektebineinreibung verlief negativ. Deshalb wurde an Wurmparasiten als Ursache dafür gedacht, eine eingeleitete Wurmkur förderte eine Menge von Spulwürmern zutage. Nachher rasche Erholung und gute Gewichtszunahme.

Auch mit Atrophie einhergehende *organische Nervenkrankheiten* geben gelegentlich Veranlassung, an eine beginnende Tuberkulose zu denken. So kenne ich selbst schon seit 15 Jahren ein Fräulein, welches wegen einer *Lipodystrophia progressiva faciei* von Arzt zu Arzt lief. Sie wollte vor allem die auffallende und häßliche Abmagerung des Gesichtes beseitigt und erklärt wissen, und da die Ärzte nichts Besonderes fanden, da sie ferner auf die prallschönen Formen des übrigen Körpers nicht achteten, welche in einem schreienden Mißverhältnis zu dem totenkopfähnlichen Gesichte standen, da sie auch die wiederholt bei ihr auftretende, wahrscheinlich *hypophysäre Glykosurie* nicht entdeckten, wurde ein Lungenspitzenkatarrh angenommen. Sie machte wiederholt

Tuberkulosekuren im Süden und im Hochgebirge mit, die natürlich nichts halfen. Dabei reagierte sie nicht einmal auf 100 mg Alttuberkulin. Einen ähnlichen Fall teilt übrigens auch KASPAR mit. Auch sein Fall wurde jahrelang wegen der Abmagerung im Gesicht für eine Tuberkulose gehalten und so behandelt. Ebenso könnte es gelegentlich einmal mit einer *myotonischen Dystrophie* gehen, deren Symptomatologie in letzter Zeit FLEISCHER und NÄGELI zusammengestellt haben.

Dabei darf man aber wieder nicht vergessen, daß auch die hämatogen proliferierende Tuberkulosereihe auf dem Wege einer *pluriglandulären Atrophie* zu hochgradiger fieberloser Atrophie des Körpers führen kann, wie ich das schon im II. Teile (S. 263) besprochen habe. Man darf auch nicht vergessen, daß speziell die *Hemiatrophia faciei* auf dem Boden einer Tuberkulose entstehen kann, wie WEINBERG und HIRSCH gezeigt haben. Ich selbst verfüge übrigens über eine Beobachtung, wo im Verlaufe einer schweren galoppierenden Pubertätsphthise, die innerhalb eines Jahres zum Tode führte, eine ausgesprochene Hemiatrophia faciei sich entwickelte. Durch eine Beobachtung MUNKOWSKIs kennen wir auch schon den cerebralen Sitz dieser Hemiatrophie. Hier waren leichte Encephalitisveränderungen in der Regio hypothalamica und am Boden des dritten Ventrikels aufgetreten und hatten zu einer ausgesprochenen Hemiatrophie geführt.

4. Lungenspitzendämpfungen nichttuberkulöser Natur.

Besonders häufig geschieht es, daß Dämpfungen über den oberen Lungenpartien oder über der Hilusgegend ohne weiteres auf Verdichtungsprozesse des Spitzenparenchyms oder auf Bronchialdrüsenschwellungen bezogen werden und so zur Annahme einer beginnenden Tuberkulose führen, insbesondere dann, wenn irgendwelche Allgemeinsymptome, wie Müdigkeit, Brustschmerzen, gelegentlich etwas Husten usw. den Verdacht bestärken. Wir müssen daher alle jene Veränderungen wohl kennen, welche zu solchen *Spitzendämpfungen* führen können, ohne Tuberkulose zu sein.

Hier verdient vor allem die *Skoliose der Wirbelsäule* Erwähnung. Ich habe schon vor vielen Jahren (W. NEUMANN [7]) in einer eigenen Arbeit zeigen können, wie solche Skoliosen vermöge der verstärkten Krümmung der Rippen, entsprechend der Konvexität, zu Schallverkürzungen führen, die in ihrer Gruppierung einesteils als Lungenspitzenkatarrhe, andernteils als pleuritische Veränderungen aufgefaßt und so als Zeichen einer Tuberkulose gewertet werden. Solche Dämpfungen treten auch dann auf, wenn die seitliche Abweichung der Wirbelsäule nur ganz gering ist. Denn schon eine leichte Torsion der Wirbelkörper wirkt sich durch die vergrößernde Wirkung der als lange Hebelarme funktionierenden Rippenspangen durch große Änderungen im Krümmungsradius dieser Rippen aus. Zu diesen Dämpfungen infolge der vermehrten Gewölbespannung stärker gekrümmter Rippen kommen noch die physikalischen Veränderungen, auf welche NOEGGERRATH aufmerksam gemacht hat. Die Wirbelkörper werden bei der Skoliose in den Thoraxraum hineingepreßt, die hinteren Rippenenden stellen sich auf und werden eingebogen. So wird der Innenraum eines solchen Brustkorbes verengt und eine Verdichtung der betreffenden Lungenpartie herbeigeführt. Diese Verdichtung und Luftverarmung wird noch höhergradig, weil auch die großen Gebilde des Mittelfellraumes, namentlich das Herz und die großen Gefäße, in enger Verbindung mit der Vorderfläche der Wirbelkörper stehen und so ebenfalls in diese komprimierte Lunge hineingetrieben werden. Nur kurz will ich hier an der Hand der schon in meiner oben erwähnten Arbeit gebrachten Schemen (Abb. 170 und 171) die Symptomatologie der Skoliose besprechen. Wir finden, wie man daraus

ersieht, über der Lungenspitze, welche der Konvexität der Skoliose entspricht,
eine Schallverkürzung, die sich als skoliotische vor allem dadurch kennzeichnet,
daß an der Vorderseite des Brustkorbs die Dämpfung nicht der gleichen Seite
angehört, sondern kontralateral gelegen ist, die sich ferner als skoliotisch dadurch
verdächtig macht, daß wiederum über der dieser Spitzendämpfung entgegen-
gesetzten Lungenbasis sich die perkutorischen Zeichen einer pleuritischen Veränderung finden. Es zeigt sich ferner eine Verlagerung der KRÖNIGschen Felder,
deren Charakteristicum besonders von KOLLERT studiert worden ist. Er konnte
zeigen, daß auch bei ganz leichten Skoliosen das Spitzenfeld auf der Seite der
Konvexität der Skoliose viel weiter lateralwärts rückt und daß diese Heterotopie
der Spitzenfelder bei gleichzeitiger Spitzendämpfung sehr gut dazu benützt
werden kann, eine gefundene Spitzendämpfung als skoliotisch zu kennzeichnen.

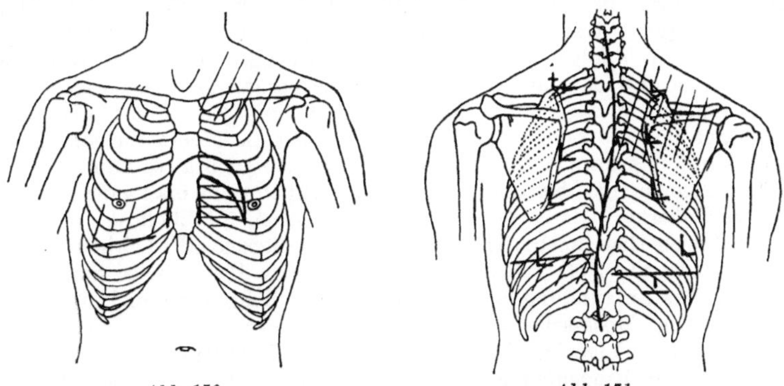

Abb. 170.   Abb. 171.

Abb. 170 und 171. Typischer Lungenbefund bei Skoliose der Wirbelsäule.

Da nun die Lunge selbst die Torsion nicht so mitmacht wie die Rippen, verändert sich die Lage der großen Bronchien zu der Thoraxwand. Ihre Entfernung von der hinteren Thoraxwand, also vom auskultierenden Ohre, wird auf
der Seite der Konvexität viel größer, es tritt also hier abgeschwächtes Atmen
auf; auf der Seite der Konkavität dagegen wird sie viel geringer und daher
wird das Bronchialatmen, welches normalerweise in den großen Bronchien
entsteht und welches erst durch das darüber gelagerte Schaumgewebe der
gesunden Lunge in seinem Charakter zum weichen Vesiculäratmen umgewandelt
wird, nicht so stark ausgelöscht; wir haben also dann den so häufigen Befund
einer Spitzendämpfung und eines broncho-vesiculären Atmens der kontra-
lateralen Spitze. Ebenso hört man auch naturgemäß eine Veränderung der
Flüsterstimme zu mehr minder ausgesprochener Bronchophonie. Man vergleiche darüber die instruktiven Thoraxquerschnitte, welche ERNA MAYER
über die Formveränderungen der Brustorgane bei Skoliose bringt. Diese Bilder
machen auch verständlich, daß bei höheren Graden dieser Deformität ganze
Teile der Lunge atelektatisch werden und so zu einem konstanten krepitierenden
Rasseln Anlaß geben können. Man vergleiche darüber die Beobachtung 119.
Nimmt man noch dazu, daß bei Skoliose infolge der immerwährenden Äquili-
brierungsbestrebungen derartiger Kranker, um den Schiefstand der Schultern
möglichst auszugleichen, in den Nachmittagsstunden unerträgliche Ermüdungsschmerzen in der Rückenmuskulatur auftreten, so wird man es verständlich
finden, daß so häufig bei diesem Zustande der Verdacht auf eine Tuberkulose
auftaucht. Diese Ermüdungsschmerzen machen es auch verständlich, daß
PORT so häufig schmerzhafte Erscheinungen der Rückenmuskulatur bei Skoliose

fand. Dieser Autor hatte schon früher auf Grund solcher Beobachtungen die Vermutung ausgesprochen, daß ein schmerzhafter Muskelrheumatismus direkt zu einer Skoliose führen könne. Bei einer solchen Skoliose aber wird man noch viel leichter an eine Tuberkulose denken.

Andererseits darf man aber nicht vergessen, daß auch eine abgelaufene Pleuritis sekundär eine Skoliose im Gefolge haben kann, und zwar nicht nur dann, wenn eine *schrumpfende Pleuraschwarte* durch ihren Narbenzug eine Schrumpfung der ganzen Thoraxseite, das bekannte *Retrecissement thoracique* bedingt. Auch bei leichten Adhäsionen können derartige Skoliosen zustande kommen, und zwar, wie GAUGELE zeigen konnte, besonders dann, wenn sich unter der Pleuritis gleichzeitig eine Verdichtung in den darunter liegenden Lungenpartien ausgebildet hat. Wenn sich das Exsudat bei beginnender Resorption vermindert, muß die Lunge sich wieder ausdehnen und so den Raumausgleich besorgen. Kann sie sich infolge der pneumonischen Verdichtungen, namentlich aber infolge tuberkulöser Veränderungen nicht so ausdehnen, wie sie sollte, so entsteht dann eine Skoliose. Die Verhältnisse liegen also wieder nicht so einfach, daß man bei bestehender Skoliose jede Dämpfung auf sie zurückführen und die Lungenspitzen darunter oder die Pleura für ganz gesund erklären kann. Es kann eben auch eine veränderte Pleura, es kann eine verdichtete Lunge zu einer Skoliose führen. Tatsächlich sieht man ganz besonders häufig die Tuberkuloseform der Pleurite à répétition mit Skoliose kombiniert. Hier spielt sicherlich auch der von PORT beschriebene Muskelrheumatismus eine unterstützende Rolle. Haben wir nämlich eine Pleuritis, so kann es zur Fortleitung der Entzündung auf das subpleurale Zellgewebe und in weiterer Fortleitung zum Muskelrheumatismus kommen, der dann seinerseits wieder eine Skoliose zur Folge hat. Daß eine derartige Fortleitung der Entzündung bei tuberkulösen Rippenfellverwachsungen recht häufig ist, zeigt das Auftreten *tuberkulöser Lymphome in den Axillen* und in den seitlichen Thoraxpartien in Form der ZEBROWSKYschen *Drüsen*. Denn diese verdanken ihre Erkrankung und Schwellung nur der lymphogenen Ausbreitung der Tuberkulose auf dem Wege neugebildeter Lymphbahnen, welche nun die Bacillen von den erkrankten Lungen bis ins subcutane Zellgewebe verschleppen, wie dies vor allem PRYM nachgewiesen hat. Auf einer durch solche Verwachsungen bedingten Lymphstauung beruhen ja auch die Palpationsphänomene, die SORGO als Succulenz und Adhärenz beschrieb und die er zur Diagnose einer pleuritischen Adhäsion mit gutem Erfolge heranzog. Derartig spezifische Lymphangoitiden, welche die Thoraxmuskulatur durchsetzen, müssen dann zu den Erscheinungen eines Muskelrheumatismus führen. Deshalb kann die Prozeßdiagnose „Muskelrheumatismus" nicht befriedigen, wenn sie auch durch den Nachweis von *Muskelschwielen* sichergestellt sein sollte, ja selbst, wenn durch den Nachweis einer Rundzellen- oder eosinophilen Infiltration des Muskelgewebes diese Diagnose über jeden Zweifel erhaben sein sollte. Solche Muskelstückchen könnte man sich durch Harpunierungen verschaffen und der mikroskopischen Untersuchung zugänglich machen. Immer muß man, gleichwie ich das gelegentlich des Gelenkrheumatismus auseinandersetzte (II, S. 264), noch der Ätiologie auf die Spur zu kommen trachten. Nur dadurch erhält man eine Handhabe für eine zielbewußte Therapie. Andererseits ist dabei auch noch zu beachten, daß ein krummer Rücken, eine Skoliose oder Kyphoskoliose zu einer Tuberkulose disponiert. Speziell KÜCKENHOFF hat darauf hingewiesen und auch ich habe es schon oben, S. 328, erwähnt und mit einem Beispiel belegt, daß gewisse, ziemlich bösartige Fälle von diskreter Miliartuberkulose bei derartigen Thoraxdeformitäten sich besonders häufig finden, eine Beobachtung, die übrigens schon auf TEISSIER zurückgeht.

Auch jede andere *Asymmetrie des Thorax* muß natürlich zu Dämpfungen führen und, wenn diese Asymmetrien über den oberen Lungenpartien gelegen sind, werden die dadurch entstehenden Dämpfungen zur Annahme eines Lungenspitzenkatarrhes führen können. Das geschieht schon, wenn die obere Thoraxapertur unregelmäßig ausgebildet ist, wie dies GESZT vor allem zum Gegenstand einer Arbeit gemacht hat. Solche Unregelmäßigkeiten der oberen Thoraxapertur können angeboren sein, indem *Halsrippen* vorliegen oder *Asymmetrie des Halsskeletts*, indem wir z. B. eine *Knochenspange zwischen erster und zweiter Rippe* auf einer Seite vorfinden, indem das Schlüsselbein der einen Seite höher angesetzt ist als auf der anderen, indem die ersten Rippen frei endigen, indem auf der einen Halsseite die Querfortsätze der Halswirbel stärker ausgebildet sind oder indem wir die sogenannte SPRENGELsche *Deformität* vor uns haben, den angeborenen Hochstand des Schulterblattes. Das kann auch erworben sein durch geheilte Frakturen der Clavicula oder der oberen Rippen, durch Verdickung der Rippen und des Schlüsselbeines infolge abgelaufener krankhafter Prozesse, durch rachitische Verkrümmung der Clavicula einer Seite usw.

Veränderungen der Weichteile und in den Weichteilen der Supraclaviculargrube verursachen auch Lungenspitzendämpfungen. So werden Drüsen daselbst den perkutorischen Schall dämpfen und hinten verkürzen. Dasselbe verursachen auch *Lipome der Schlüsselbeingrube* und ebenso einseitig stärker ausgebildete *Strumen*. Gerade über die Bedeutung der vergrößerten Schilddrüse für die Perkussion der Lungenspitzen liegen wichtige Beobachtungen von verschiedenen Autoren vor, so von GOLDSCHEIDER und ELIAS. Der letztgenannte Autor hat dann mit PICK zusammen die differentialdiagnostischen Verhältnisse derartiger Lungenspitzendämpfungen einer eingehenden Untersuchung unterzogen, und die Autoren kamen dabei zu folgender differentialdiagnostischer Tabelle, die ihrer prinzipiellen Wichtigkeit halber hier mitgeteilt werden muß. Sie finden

bei der vergleichenden Perkussion	bei normalen Individuen vollen Schall	bei Strumen leisen Schall	bei Lungenspitzenkatarrhen leisen Schall
bei der Bestimmung der KRÖNIGschen Felder	normal breit	von der Medialseite eingeengt	eingeengte Felder
Höhe der Lungenspitze nach JAGIĆscher Perkussion	normal hoch	niedrig	niedrig
obere Lungenschallgrenze nach KRÖNIG und JAGIĆ	scharf	scharf	verschleiert, besonders bei frischen Fällen
KORANYIsches Phänomen	Aufhellung des Perkussionsschalles beim Vornüberneigen	Schall leiser	keine Aufhellung, manchmal leiser werdend
DA COSTAs Phänomen	Leiserwerden beim Inspirium	Leiserwerden beim Inspirium	Schall unverändert, eventuell lauter werdend

Weitere Möglichkeiten zu Differenzen in der Lautheit des Perkussionsschalles über den Lungenspitzen sind gegeben durch *einseitige Muskelausbildung* bei Schwerarbeitern, wobei bei Rechtshändern die stärkere Dämpfung rechterseits, bei Linkshändern linkerseits zu finden sein wird. Auf der anderen Seite kann umgekehrt eine *Atrophie der Schultermuskulatur*, wie sie nach *abgelaufener Poliomyelitis* vorkommt, oder wie sie auch nach *Accessoriusverletzungen* bei Operationen von Halslymphomen beobachtet wird, auf der Gegenseite mit ihrer starken Muskelmasse einen gedämpften Schall vortäuschen. Daß dabei die fibrillären Muskelzuckungen, welche in derartigen atrophischen Muskelpartien vorkommen, auch Rasselgeräusche vortäuschen können, wurde schon oben erwähnt. Ebenso kann die *deformierende Arthritis* eines Schultergelenks der reflektorischen Muskelspannung der affizierten Schulter eine Dämpfung im Gefolge haben, worauf POLGAR zuerst hingewiesen hat. Auch Herzfehler können zu Spitzendämpfungen Anlaß geben. So hat ja HEITLER darauf aufmerksam gemacht, daß bei Mitralstenose und -insuffizienz der vergrößerte linke Vorhof den linken Oberlappen zu komprimieren vermag und dadurch eine Schallverkürzung dieser Lungenspitze bedingt, die häufig zur Annahme einer Tuberkulose führt. HORAK hat wieder gezeigt, daß eine Erweiterung der Vena anonyma bei derartigen Herzfehlern auch zu rechtsseitigen Spitzendämpfungen führen kann.

Berücksichtigen wir noch die Lungenspitzendämpfungen, die nicht durch eine Verdichtung des Lungenspitzenparenchyms, sondern nur durch eine Verdickung der Spitzenpleura, eventuell sogar nur durch eine leichte Verwachsung der Spitzenpleura mit der Pleura parietalis verursacht werden, wie ABELS und EHRMANN (zitiert nach GOLDSCHEIDER) dies betont haben, so nähern wir uns schon mehr tuberkulösen Veränderungen. Denn auch viele tuberkulöse Spitzendämpfungen sind nur durch Verdickung und Anwachsungen der Spitzenpleura bedingt, wie häufig eine gleichzeitige Röntgenkontrolle erweist. Diese Dämpfungen, zumeist mit horizontaler unterer Begrenzung, spielen für den Nachweis gewisser tuberkulöser Veränderungen in den Lungenspitzen eine große Rolle. Nur darf man niemals vergessen, daß natürlich auch jeder andere entzündliche Prozeß in den Oberlappen solche Pleurakappen zurückzulassen vermag, daher eine Spitzendämpfung machen kann. Eine ehemalige Oberlappenpneumonie wird so ihre Spuren hinterlassen, ja selbst eine Capillarbronchitis der Lungenspitzen kann so für die ganze übrige Lebenszeit in ihren dauernden Resten sich bemerkbar machen. Im ersten Falle wird uns die Anamnese die schwere, hoch fieberhafte Lungenentzündung ergeben und so die Spitzendämpfung richtig einschätzen lehren, im zweiten Falle freilich kann nur eine spezifische Reaktion Aufschluß darüber geben, ob überhaupt eine tuberkulöse Veränderung der Spitzenpleura vorliegt oder nicht.

5. Wegen Brustschmerzen, sonstigen Sensationen in der Brust oder wegen anderer hervorstechender Symptome als beginnende Tuberkulose gedeutete Zustände.

Von sonstigen Störungen, die zur Annahme einer beginnenden Lungenspitzentuberkulose führen können, interessieren uns vor allem zunächst die *Brustschmerzen*. Sie bilden eine Hauptklage der beginnenden Lungentuberkulose, wenn auch zumeist in ihren leichten Formen der Pleurite à répétition, der abortiven Spitzentuberkulose, der Bronchialdrüsentuberkulose usw. Darum erwecken derartige Beschwerden nicht nur bei Laien, sondern auch bei Ärzten immer wieder den Verdacht auf eine bestehende Lungenaffektion. Daß die *Muskelermüdung bei Skoliose* der Brustwirbelsäule Schmerzen machen kann und daher zur Vermutung einer Lungentuberkulose Veranlassung gibt, habe ich eben erwähnt. Bei der gleichen Gelegenheit habe ich auch schon auf die Bedeutung eines *Muskelrheumatismus* hingewiesen und habe hervorgehoben, daß ein solcher auch häufig tuberkulöser Natur sein kann, bedingt durch eine tuberkulöse Lymphangoitis infolge von Pleuraadhäsionen. Wenn ARNOLDI neben der Peroneal- und Tibialmuskulatur als besondere Prädilektions-stellen die Muskulatur des Schultergürtels, den Trapezius, den Deltoideus und den Triceps anführt, so muß man sich unwillkürlich denken, ob da nicht eine tuberkulöse Entzündung der Spitzenpleura bei ausgebildeten Spitzenadhäsionen auf diese Muskulatur übergreift und kann dann nicht einfach durch den Nachweis einer Schmerzhaftigkeit dieser Muskulatur eine Tuberkulose ausschließen. Darauf deuten schon die zur Diagnose einer Spitzentuberkulose im ersten Teil beschriebenen Schmerzphänomene in dieser Gegend und in dieser Muskel-gruppe hin, wie sie PORGES, R. SCHMIDT u. a. beschrieben haben. Außer-dem wissen wir, daß eine Schmerzhaftigkeit der Schultermuskulatur auch durch eine Reizung des Nervus phrenicus infolge *entzündlicher Prozesse am Diaphragma* und am *Mediastinum* verursacht sein können. Ich habe auf diese Verhältnisse in einer eigenen Arbeit (W. NEUMANN [8]) hingewiesen, habe bei dieser Gelegenheit schon betont, daß auch entzündliche Prozesse in der Nähe des diaphragmalen Überzugs des Peritoneums, also *perforierende Ulcera ventriculi, Cholangitiden* usw. zu derartigen *Phrenicusneuritiden* und *Neur-algien* führen können, Verhältnisse, auf welche in jünster Zeit HÖGLER und KLENKHART aufmerksam gemacht haben. Auf jeden Fall ersehen wir daraus, daß der Befund eines *Schulterrheumatismus* sehr vieldeutig ist, daß es erst einer genauen Analyse des Falles und einer genauen Untersuchung bedarf, bevor man einen derartigen Rheumatismus restlos erklären und so zum Ausschließen einer Spitzentuberkulose oder einer Tuberkulose in der Nähe des Zwerchfells oder des Mediastinums heranziehen kann. Auch die Angaben ARNOLDIs, daß $36^0/_0$ der Muskelrheumatismen ein familiäres Vorkommen zeigen, ließen sich durch gehäufte Tuberkulosefälle in einer Familie zwanglos erklären. Gegen tuberkulöse Genese ließ sich höchstens seine weitere Feststellung verwerten, wonach $50^0/_0$ derartiger Rheumatismen auf *Nicotinabusus* zurückzuführen seien.

Bei schmerzhaften Empfindungen im Thorax darf man natürlich nicht der *Intercostalneuralgie* mit oder ohne vorhergehenden bzw. nachfolgenden *Herpes Zoster* vergessen, obwohl freilich auch ein solcher eine tuberkulöse Genese nicht ausschließt. Denn nicht gar so selten kann eine Tuberkulose auf dem Wege über das hintere Rippenfell oder über die veränderten tracheo-bronchialen Drüsen auf die Spinalganglien überkriechen und so zu einer solchen Neuralgie bzw. zu einer Zostereruption Veranlassung geben. Man darf auch nicht bei Schmerzen des Sternums und der Rippen vergessen, daß sie durch *Knochen-marksmetastasen* bei *Prostata-, Schilddrüsen-, Bronchus-* und *Pankreasschweif-carcinom* vor allem verursacht sein können oder durch *lymphogranulomatöse Wucherungen des Knochenmarks,* in seltenen Fällen auch durch *solitäre Tuberkeln des Knochenmarks,* wie ich dies in einem Falle erlebt habe (siehe I, S. 18 und III, S. 292). Man darf ferner nicht vergessen, daß eine hochgradige Schmerzhaftigkeit dieser Knochen bei sehr lebhaft *gesteigerter Knochenmarkstätigkeit* vorkommt, wie sie in schweren Fällen von perniciöser Anämie und sekundärer Anämie beobachtet wird. Man darf auch nicht auf die Schmerzhaftigkeit der Thorax-muskulatur vergessen, die infolge *Cysticercus-* oder *Trichinenentwicklung* in diesen Muskeln entsteht. Auch nicht auf die Knochenschmerzen bei der *Hunger-osteopathie* infolge Vitaminmangels der Nahrung, wie sie namentlich in den Jahren 1917—1920 so häufig zur Beobachtung kamen.

Eine *Anämie* kann aber auch nicht nur über eine Schmerzhaftigkeit der Thoraxknochen durch zu lebhafte Knochenmarksarbeit den Verdacht auf eine beginnende Tuberkulose lenken, sie kann es auch direkt tun, indem man bei allgemeinem Unbehagen und zunehmender oder auffallender Blässe an eine beginnende Tuberkulose denkt, weil sonst für eine derartige Anämie keine Ursache zu finden ist. Sind chronische Hämorrhoidalblutungen die Ursache dafür, Metrorrhagien oder profuse Menorrhagien, hat man ulceröse Prozesse im Darm, dann wird sich durch eine genaue Anamnese und durch eine genaue Untersuchung eventuell auf okkulte Melaena wohl eine Tuberkulose ausschließen lassen. Schwierig aber kann es bei manchen Fällen von *Extrauteringravidität* werden, wie sie FLATAU schildert. Bei seiner dritten Gruppe kommt es nach dem Bersten des Fruchtsacks nicht zu einer schwersten Blutung, sondern zur Bildung eines Blutkuchens, eines Hämatoms im kleinen Becken. Derartige Frauen kränkeln, fühlen sich unbehaglich und klagen über Schmerzen im Unterleib, welche schon vielfach zusammen mit der Blutarmut den Verdacht auf eine beginnende Tuberkulose aufkommen ließen, zumal durch die Resorption des Blutes leicht subfebrile Temperatursteigerungen auftreten können.

Auch sind die Schleimhäute *Anämischer*, wie BLÜMEL betont, sehr empfindlich. Es kommt bei derartigen Individuen viel leichter zu Pharyngitiden, Tracheitiden und auch Bronchitiden, die durch einen chronischen Husten den Verdacht auf eine beginnende Tuberkulose nahelegen. Ebenso kann es bei solchen anämischen Personen leicht zu einer Heiserkeit kommen, sei es durch eine leichte Vulnerabilität der Kehlkopfschleimhaut, sei es durch eine leichte Internusparese, die wieder die Aufmerksamkeit des Kranken und eventuell auch des Arztes auf eine beginnende tuberkulöse Spitzenaffektion als Ursache dafür lenken kann. Hierher gehört auch die psychogen seit Jugend bestehende Heiserkeit, welche vielfach Phthisiophobie züchtet. Ebenso kann es bei der leichten Heiserkeit und bei den sensiblen Reizerscheinungen, dem Hustenreiz und den Parästhesien im Kehlkopf geschehen, welche nach GERBERs Feststellungen durch den Druck des erweiterten Aortenbogens auf den Nervus laryngeus inferior bei *beginnender zentraler Arteriosklerose* verursacht werden kann. In diese Gruppe dürfte auch die viel zu wenig bekannte und große diagnostische Schwierigkeiten bereitende *Tussis nervosa* gehören, besonders schwerwiegend für die Diagnostik, wenn sie bei einer beginnenden Gravidität von dem sich vergrößernden Uterus her ausgelöst wird.

Befällt die Arteriosklerose die *rechte Coronararterie,* kann dies, wie ich oben schon erwähnte, zu schweren Anfällen von Atemnot mit typischem Asthma bronchiale und gelegentlich auch mit leichter Hämoptoe führen, die dann wieder eine beginnende Tuberkulose recht nahelegt. Das führt uns hinüber zu anderen *nervös bedingten Störungen des Atmungsmechanismus.* Hier muß zunächst der Zustände gedacht werden, welche ZUELZER als *chronische Lungenblähung* beschrieben hat. Wir haben es da mit Männern zwischen 18 und 45 Jahren zu tun, die ein vages Beklemmungsgefühl in der Brust empfinden, das sich manchmal bis zum Angstgefühl steigert. Bei körperlichen Anstrengungen kommt es zu starker Atemnot und dadurch zu einer Behinderung aller Tätigkeit. Obwohl kein Husten und kein Auswurf besteht, glaubten viele der Kranken ZUELZERs lungenkrank zu sein. Der physikalische Befund dieser Fälle ergab Fehlen aller katarrhalischen Erscheinungen, aber Überlagerung der Herzdämpfung und Tiefstand der Lungenränder. Wie viele dieser Fälle eventuell doch in die Gruppe dessen gehören, was ich im II. Teil als Tuberculosis fibrosa diffusa beschrieben habe, kann ich natürlich nicht entscheiden, denn diese Tuberkuloseform macht ja die gleichen subjektiven Beschwerden, wie sie dieser Autor beschrieb, und macht den gleichen physikalischen Befund. Hier könnte die typische, harte, scharfrandige Milz und die ausgesprochene Tuberkulinallergie die Entscheidung bringen. Nur, wenn man in jedem einzelnen Falle die Ursache für solche Zustände aufzudecken vermag, die in einer Lues, die eventuell in einem gestörten, psychogen bedingten Atmungsmechanismus liegen kann, wird man

Tuberkulose ausschließen können. Dasselbe gilt für die Zustände, welche JAMIN als *Zwerchfellneurosen* beschreibt. HERZ hat in dankenswerter Weise die Wurzel derartiger Zwerchfellneurosen unter dem Namen *Phrenokardie* auf eine *sexuelle Neurasthenie* zurückgeführt und so die ätiologische Erkennung solcher Zustände ermöglicht. TREUPEL hat dann weiterhin gezeigt, daß die Ursache solcher psychogen bedingter Empfindungen und namentlich das Gefühl, als ob die Lunge für den Thoraxraum zu groß sei, noch viel weitere Kreise ziehe, daß jede *getäuschte Hoffnung,* jede *getäuschte Erwartung* nicht nur Unbefriedigtsein in der Ehe oder in der Liebe zu solchen Zuständen führen können. Ich erinnere mich einer Frau, die wegen Abmagerung, wegen Magenbeschwerden und wegen eigentümlichen Sensationen in ihrem Brustraum schwer lungenkrank zu sein glaubte und bei der eine genaue Anamnese dann ein sexuelles psychisches Trauma von seiten ihres geschiedenen Mannes aufdeckte, der von seiner jungen Frau einen oralen Coitus gefordert hatte. In einem zweiten Falle handelte es sich um eine virginelle Frau, die schon in 20jähriger Ehe mit einem Manne verheiratet war, dem ein phagadänischer Schanker den größten Teil seines Penis zerstört hatte. Sie litt an ausgesprochen phrenokardischen Empfindungen in ihrem Brustraum, war deshalb auch von einem Arzt eine Zeitlang auf schwere Lungenschwindsucht behandelt worden. Die genaue Untersuchung zeigte, daß keine Spur von Tuberkulose vorlag. Daß die *intersexuellen Astheniker* von MATTHES zu diesen Zwerchfellneurosen bzw. Phrenokardien ein großes Kontingent beistellen, ist nach dem, was ich in dem betreffenden Kapitel darüber gebracht habe, wohl selbstverständlich. Nach den Erfahrungen von NEERGARD, denen ich nach unseren Erfahrungen an der Abteilung beipflichten muß, hilft uns hier die Feststellung der Blutkörperchensenkungsgeschwindigkeit oft über die diagnostischen Zweifel hinweg, denn trotz der großen subjektiven Beschwerden pflegen die Blutkörperchen bei solchen Zuständen nicht beschleunigt zu Boden zu sinken.

Gesellen sich zur nervösen Überempfindlichkeit, zur cerebralen Hyperästhesie noch anaphylaktische Zustände mit Lungenblähung dazu, dann haben wir das *Asthma bronchiale* vor uns. Hier liegen aber die Verhältnisse wieder ganz besonders verwickelt. Denn ein Asthma nervosum schließt Tuberkulose zunächst keineswegs aus. KREZ hat schon vor vielen Jahren und ebenso FRANKFURTER auf die tuberkulöse Genese vieler Fälle von *Bronchialasthma* hingewiesen, und LUEG hat zweifellos recht, wenn er eine Kombination von Asthma und Tuberkulose als zweifellos vorkommend hinstellt, und zwar wahrscheinlich häufiger, als man bisher angenommen hat. Auch FR. MÜLLER berichtet über einen Fall von BORST, wo eine disseminierte, auf die feinen Bronchien lokalisierte fibröse Tuberkulose intra vitam das Bild eines Bronchialasthmas dargeboten hatte. Er findet es bemerkenswert, daß das Hochgebirge sowohl auf das Asthma als auch auf die Tuberkulose in gleichem Sinne günstig einwirke. Ich habe auch schon im zweiten Teile meines Buches auf die Tuberkuloseformen besonders aufmerksam gemacht, welche unter dem klinischen Bilde des Asthma bronchiale verlaufen. Es sei hier nur an die *oberflächliche spezifische Bronchitis,* es sei an die *tuberkulöse Peribronchitis,* es sei an die *Miliaris discreta* und *Tuberculosis fibrosa diffusa* erinnert. Besonders KÄMMERER hat auf Grund eines ausgedehnten Literaturstudiums die Beziehungen zwischen Asthma und Tuberkulose studiert und kommt auf Grund dieser Studien zu folgenden Sätzen:

„Ich selbst neige mich nach meinen persönlichen Eindrücken der Ansicht zu, daß latente Tuberkulose eine gewisse Prädisposition für Asthma schafft, daß aber die Tuberkulose bei Asthmatikern meist relativ gutartig verläuft und Neigung zu Cirrhose zeigt."

Dieser gutartige Verlauf, diese Neigung zu Cirrhose ist wohl zu verstehen, wenn man die Tuberkuloseformen ins Auge faßt, bei denen man Asthma bronchiale findet, wie ich eben erwähnt habe. Zur weiteren Stütze einer innigen Beziehung zwischen Tuberkulose und Asthma dienen noch die günstigen Erfolge, welche ROBERT COHN mit der Tuberkulinbehandlung des Asthmas der Kinder hatte, ferner die günstigen Resultate bei Erwachsenen, die STORM V. LEEUWEN und VAREKAMP erzielen konnten. Es kann eben jede *Anaphylaxie,* also auch die gegen Tuberkelbacillen, zu asthmatischen Zuständen führen. Denn KÄMMERER dürfte wohl der Wahrheit über das Asthma am nächsten kommen. Er nimmt an, daß der gesunde Körper sehr rasch desamidiert, während die Entstehung und längere Erhaltung hochgiftiger Amine einen Nebenweg, einen falschen und pathologischen Weg des Eiweißabbaues darstellt.

„So ist die Wahrscheinlichkeit nicht gering, daß der allergische Symptomenkomplex sehr häufig durch aminartige Körper infolge einer ungenügenden Desamidierung des betreffenden Organismus entsteht. Man kann sich leicht vorstellen, daß die auslösenden Stoffe, sei es ein Eiweißkörper oder ein anderer Stoff, evtl. ein Arzneimittel durch Zellschädigung diesen Nebenweg des Eiweißabbaues bewirken. Wie erklärt sich aber die Spezifität? Da ist zu bedenken, daß das Eiweißmolekül nicht nur der einzelnen Tierarten, sondern auch der einzelnen Individuen sehr verschieden aufgebaut sein kann, je nach der Gruppierung seiner Aminosäuren. Berufene Proteinforscher haben berechnet, daß Billionen verschiedener Gruppierungen der Komponenten des Eiweißmoleküls denkbar sind. Gerade darauf mag ja ein großer Teil individueller Eigentümlichkeiten beruhen. Da ist es doch zwanglos denkbar, daß manche dem Körper einverleibte, sonst harmlose Stoffe für das etwas abweichend gebaute individuelle Körpereiweiß infolge besonderer Affinität eine Schädigung bedeuten. Ich erinnere an die Verschiedenheiten, mit der gewisse Bakterientoxine je nach der Tierart pathogen wirken. Die gleiche Menge Tetanustoxin tötet ein Pferd, läßt aber ein Huhn unversehrt. Man kann sich ohne Schwierigkeiten vorstellen, daß der Abbau des Körpereiweißes am Orte der Einwirkung auf Nebenwege geleitet wird, daß aminartige Sympathicus- und Capillargifte entstehen. So wäre die Spezifität, so auch die Vererbbarkeit verständlich.“

Literatur.

ABELS: (1) Über den ursächlichen Zusammenhang von Fieberzuständen und Zahn-durchbruch. Wien. klin. Wschr. 1920, 44. (2) Das Perkussionsphänomen. Seine physikalische und diagnostische Bedeutung. Wien. klin. Wschr. 1921, 8. — ABEND: Über Hämoptysis parasitaria. Dtsch. Arch. klin. Med. 100, 501 (1910). — ABRAMOW: Zur Frage über die Streptothrichosen des Zentralnervensystems. Zbl. Bakter. I Orig. 61, 481 (1912). — ABRIKOSOFF: Über die ersten anatomischen Veränderungen bei Lungenphthise. Virchows Arch. 178, 173. — ADLER: Studie über die Minderwertigkeit von Organen. Wien: Urban & Schwarzenberg 1907. — ALBRECHT: Zur klinischen Einteilung der tuberkulösen Prozesse in der Lunge. Frankf. Z. Path. 1, 361 f. (1907). — ALLARD: Über pseudopulmonale Geräusche und ihre Vermeidung bei der Auscultation der Lungenspitzen. Berl. klin. Wschr. 1910, 32. ALPERIN: Über die Beziehungen zwischen Blutgruppen und Tuberkulose. Beitr. Klin. Tbk. 64 (1926). — ALTHEN: Struma und Alttuberkulin. Münch. med. Wschr. 1920, 22. ALWENS u. FLESCH-THEBESIUS: Lungenuntersuchungen bei chirurgischen Tuberkulose-kranken. Beitr. Klin. Tbk. 54. — AMELUNG: Grippe und Lungentuberkulose. Münch. med. Wschr. 1919, 46. — AMREIN: (1) Über Lungenegelkrankheit (Distomum pulmonale) auf Grund eines selbst beobachteten Falles. Schweiz. med. Wschr. 1920, 53, 576. (2) Klinik der Lungentuberkulose. S. 29. Bern: Francke 1917. (3) Aktuelle Tuberkulosefragen. Korresp.bl. Schweiz. Ärzte 1918, 32. (4) Über spezielle klinische Formen des sekundär genetischen Stadiums der Lungentuberkulose. Beitr. Klin. Tbk. 65. — AOYAMA u. MIYA-MOTO: Über die menschenpathogene Streptothrix. Zbl Bakter. I Orig. 19, 262 (1901). — APERT u. BROCA: Zit. nach CEDERCREUTZ, l. c. — APPEL: Schädigung der Hautanhänge nach akuten Infektionskrankheiten. Altonaer ärztl. Ver., Sitzg 15. Dez. 1926. Ref. Münch. med. Wschr. 1927, 10. — AREZZU: Prämenstruelle Temperatursteigerungen infolge funktio-neller Störungen des endokrinen und neurovegetativen Systems. Policlinico, sez. med. 1926, 12. — ARKIN: Ein Beitrag zur Rattenbißkrankheit. Wien, Arch. inn. Med. 11. — ARNOLDI: Beobachtungen über Muskelrheumatismus. Dtsch. med. Wschr. 1918, 15. — ARNSTEIN: Über Ursache und Häufigkeit der Reaktivierung inaktiver tuberkulöser Herde. Klin. Wschr. 1927, 7. — ASCHOFF: (1) Zur Nomenklatur der Phthise. Z. Tbk. 27, 1—4. (2) Zit. nach NYIRI. Wien. Arch. inn. Med. 13 (1927). — ASHTON u. NORRIS: Pulmonary streptothrichosis. J. amer. med. Assoc. 45, 784 (1905). — ASSMANN: Über eine typische Form isolierter tuberkulöser Lungenherde im klinischen Beginn der Erkrankung. Beitr. Klin. Tbk. 60, 6. — AUFRECHT: (1) Zitiert nach BANDELIER und ROEPKE. Bd. 53, S. 1, l. c. (2) Über Perkutieren und Auscultieren. Berl. klin. Wschr. 1912, Nr 3, 101. (3) Pathologie und Therapie der Lungenschwindsucht. S. 177. Wien 1905. (4) Die paratuberkulöse Entzündung. Med. Klin. 1923, 8. — AUSSET u. BRETON: Recherche de la bacillémie tuber-culeuse au cours de typhobacillose de l'enfance. C. r. Soc. Biol. Paris 76, 70. — AVELLIS: Zit. nach BANDELIER u. ROEPKE. 4. Aufl., S. 58. — AXHAUSEN: Über Vorkommen und Bedeutung epiphysärer Ernährungsstörungen beim Menschen. Münch. med. Wschr. 1922, 24.

BABONEUX et PAISSEAU: Sur quelques cas d'obésité infantile. Gaz. Hôp., 10. Sept. 1910, No 104. — BACCARANI: Aspergillosi polmonare acuta primitiva. Gazz. Osp. 1906, 51. — BACCELLI: Della etiologia e cura delle pleuriti. Riforma med. 6, 247, 248. — BAC-MEISTER: (1) Lehrbuch der Lungenkrankheiten. S. 35. Leipzig: Georg Thieme 1916. (2) Die Nomenklatur und Einteilung der Lungentuberkulose vom Standpunkt des Praktikers. Dtsch. med. Wschr. 1918, 13. (3) Zur Differenzierung und qualitativen Erfassung der Erwachsenenphthise. Beitr. Klin. Tbk. 65. — BAER, G.: Über extrapleurale Pneumolyse mit sofortiger Plombierung bei Lungentuberkulose. Münch. med. Wschr. 1913, 29. — BÄUMLER: Zur Diagnose der durch gewerbliche Staubinhalation hervorgerufenen Lungen-veränderungen. Münch. med. Wschr. 1900, 525. — BALLIN: Ein Beitrag zur Differential-diagnose der tuberkulösen und käsigpneumonischen Lungenphthise. Berl. klin. Wschr. 1920, 31. — BANDELIER u. ROEPKE: (1) Die Klinik der Tuberkulose. 3. Aufl. Würzburg: Curt Kabitzsch 1914. (2) Lehrbuch der spezifischen Diagnostik und Therapie. 9. Aufl.,

1918; 10. Aufl., 1920. — Bantz: Beitrag zur Frage der Agranulocytose. Münch. med. Wschr. **1925**, 29. — Barbier: Un cas d'endocardite tub. Bull. Soc. méd. Hôp. **1918**. — Barcroft: Zit. nach Starlinger. — Bard: (1) C. r. Soc. Biol. Paris, 25. Febr. **1902**. (2) Formes cliniques de la tuberculose pulmonaire. Génève: Kandy 1901. — Barlow, Nathan u. James Thompson: Small pneumothorax in tuberculosis. Hyg. labor. Bull. **132**. Barot: Diagnostic clinique de la tuberculose pulmonaire à periode de germination. Arch. méd. d'Angers., 5. Jan. **1907**. — Bartel, J.: (1) Status thymico-lymphaticus und Status hypoplasticus. S. 43. Wien: Franz Deuticke 1912. (2) Über Morbidität und Mortalität des Menschen. Wien: Franz Deuticke 1911. — Batisweiler: Über einen Fall von Streptothrixpyämie. Zbl. Bakter. I Orig. **91**, 81 (1923). — Bauer, Albert: Über Verdauungsstörungen (Atonia ventriculi und Obstipation) als eine Hauptursache atypischer Uterusblutungen. Mschr. Geburtsh. **74**. — Bauer: Tuberkulose und Neurosen. Korresp.bl. Schweiz. Ärzte **1914**, 1008. — Bauer, F. A.: Heilstättenerfahrungen über Bronchiektasie. Beitr. Klin. Tbk. **25** (1912). — Bauer, J.: (1) Über organabbauende Fermente im Serum bei endemischem Kropf. Wien. klin. Wschr. **1913**, 16. (2) Konstitutionelle Disposition zu inneren Krankheiten. Berlin: Julius Springer 1917. (3) Beitrag zur klinischen Konstitutionspathologie. I. Habitus und Morbidität. Dtsch. Arch. klin. Med. **126**, 3 u. 4. (4) In der Diskussion zum Vortrag Königstein. Wien. klin. Wschr. **1918**, Nr 21, 515. — Bauer, K.: Durchbruch einer verkästen Lymphdrüse in den Arcus aortae. Wien. klin. Wschr. **1912**, 34. — Bayle: Recherches sur la phthisie pulmonaire. 1810. — Bayreuther: Jahrelanges Verweilen eines aspirierten Fremdkörpers in der Lunge. Münch. med. Wschr. **1915**, 15. — Bazin: Sur un procédé pratique pour découvrir de champignons parasites dans les crachats des malades atteints de bronchiques chroniques. C. r. Soc. Biol. Paris 80, 791. — Begtrup-Hansen: Ein Fall von Lungenleiden mit großer Differenz zwischen stethoskopischem und röntgenoskopischem Befund. Ber. internat. Ver. Bekämpfg Tbk. in Dänemark. Silkeborg 1914. Ref. Z. Tbk. **23** (1914). — Beisken: Aktivieren Masern die Tuberkulose? Z. Kinderheilk. **40**, 4. — Beitzke: Vortrag auf dem deutschen Tuberkulosenkongreß zu Bad Elster. Ref. Münch. med. Wschr. **1921**, 23. — Benda: Über den Einfluß der Menstruation und Schwangerschaft auf die Permeabilität der Meningen. Münch. med. Wschr. **1925**, 40. — Benedikt, Josef: Zit. nach Weiss, l. c. S. 324. — Beneke: Ein Fall von Penicillium glaucum in der Lunge. Sitzgsber. ärztl. Ver. Halle. Münch. med. Wschr. **1919**, 1971. — Berglund: Fall von Friedländerpneumonie unter dem Bilde einer Lungentuberkulose. Terminale Affektion der Harnwege. Beitr. Klin. Tbk. **62** (1926). — Bergmann: Die vegetativ Stigmatisierten. Med. Klin. **1928**, 22. — Bergmeister: Die tuberkulösen Erkrankungen des Auges. Berlin: S. Karger 1927. — Berka: Über Latenz der Tuberkelbacillen. Čas. lék. česk. **1919**, 15. Ref. Zbl. Tbk.literatur 10 (1920). — Bernard-Dobré, Lelong: Resultate der Antituberkuloseprophylaxe bei Kleinkindern durch Trennung von den tuberkulösen Eltern und Unterbringung in Familienpflege. Presse méd. **1925**, 22. — Bernhardt: Gaz. lekarska **1915**, 20 u. 22. Ref. Korresp.bl. Tbk.forschg 12 (1918). — Bernstein: A fatal case of streptotrichosis with primary lesion in the lung. Proc. roy. Soc. med. Path. **2**, 271 (1909). Ref. Zbl. Bakter. **46**, 295 (1910). — Bertier: Tachycardie et arhythmie paroxystique tuberculeuse. Semaine méd. **1910**, 167. — Beschorner: Tuberculosis (Berl.) **1917**, 9. — Besser: Streptothrixerkrankungen der Lunge. Sitzgsber. ärztl. Ver. Altona. Ref. Münch. med. Wschr. **1919**, 61 u. 84. — Bezancon, Azoulay u. Chabaud: Die nervösen, im Verlauf der Insufflation beim therapeutischen Pneumothorax vorkommenden Zufälle. Revue de la Tbc., Aug. **1925**. — Bezy: Fall von initialer Lungenstreptothrichose. Sitzgsber. Budapest. ärztl. Ges. Ref. Zbl. Tbk.forschg 18, 149. — Bialokur: (1) Über rechtzeitige Entfernung des erkrankten Wurmfortsatzes als wichtiger Faktor bei der Behandlung der Lungenphthise. Z. Tbk. **17** (1911). (2) Basedowsymptome als Zeichen tuberkulöser Infektion und ihre Bedeutung für Diagnose und Therapie der Lungenschwindsucht. Z. Tbk. **16**, 567 (1910). — Bienenfeld, B.: Lungentuberkulose und Schwangerschaft. Mschr. Geburtsh. **67**. — Bier: Über einige weniger oder gar nicht beachtete Grundfragen der Ernährung. II. Teil. Münch. med. Wschr. **1923**, 7. — Biermer: Über Pneumothorax. Schweiz. Z. Heilk. **1863**. — Billings: Zit. nach Schottmüller. — Birch-Hirschfeld: Zit. nach Gruber, l. c. — Birt u. Leishman: A new acid — fast streptothrix, pathogenic to men and animals. J. of Hyg. **1902**, 2. Ref. Z. Tbk. 4, 86 (1903). Bistis: 45. Zusammenkunft dtsch. ophthalm. Ges. Heidelberg, 4. Aug. 1925. Über die Sympathicuslähmung als Ätiologie der Heterochromie. Zit. nach Münch l. c. — Bittorf: Über Pigmentbildung bei Addisonscher Krankheit. Münch. med. Wschr. **1923**, 8. — Bloch: Zit. nach Bittorf, l. c. — Bloch u. Ramel: Lupus erythematodes und Tuberkulose. Schweiz. med. Wschr. **1924**, 23. — Blümel: Lungentuberkulose und praktischer Arzt. Münch. med. Wschr. **1924**, Nr 15, 476. — Blum: (1) Zur Differentialdiagnose miliarer Lungenprozesse und sekundärer Lungentuberkulose. Münch. med. Wschr. **1924**, 17. (2) Z. Versich.med. **6**, 10, 304. (3) Miliare Veränderungen im Röntgenbilde. Wiss.-med. Ges. Köln. Ref. Münch. med. Wschr. **1924**, 3. — Blumenberg: (1) Ein neues diagnostisches Symptom bei Appendicitis. Münch. med. Wschr. **1907**, 1177. (2) Zur Spezifität der Tuberkulinreaktion mit besonderer Berücksichtigung ihres histologischen Charakters. Beitr. Klin. Tbk. **61** (1925). — BLUMENTRITT: Über einen neuen im Menschen gefundenen Aspergillus. Ber. dtsch. med. Ges. **19**, 442 (1900). — BOCHALLI: Grippe und Lungentuberkulose. Münch. med. Wschr. **1919**, 12. — BOCK: Beitrag zur Pathologie der Hypophyse. Virchows Arch. **252** (1924). — BODENHEIMER: Zur Symptomatologie der Lähmung des sympathischen Grenzstrangs. Z. Neur. **92** (1924). — BÖHME: Das Röntgenbild der Pneumokoniose der Bergleute. Verh. dtsch. Röntgenges. **14.** — BÖHME u. LUCANUS: Nachuntersuchungen an Staubkranken. Dtsch. med. Wschr. **1926**, 38. — BÖTTNER: Inaug.-Diss. Berlin, zit. nach MATTHES, l. c. — BOLLE: Zur Kenntnis der symptomenarmen, wahrscheinlich auf dem Blutwege entstandenen Form der chronischen Lungentuberkulose (zerstreut kleinherdige Tuberkulose). Z. Tbk. **33.** — BOLLINGER: (1) Über Zwergwuchs und Riesenwuchs. Slg gemeinverst. wiss. Vortr. von VIRCHOW u. HOTZENDORFF. **1855**, 455. (2) Zit. nach GRUBER, l. c. — BONDET et CHAUVEAU: Contribution à l'étude du mecanisme des bruits respiratoires normaux et anormaux. Rev. mens. Méd. et Chir. Paris **1**, 161 (1877). — BONN: Beitrag zur Pathogenese der postinfektiösen Arthritis deformans. Arch. klin. Chir. **130**, 3. BORST: Zit. nach FR. MÜLLER: Tuberkulose und Konstitution. Münch. med. Wschr. **1922**, 11. — BORY et FLURIN: Oosporose pulmonaire et bronchique chronique. C. r. Soc. Biol. Paris **70**, 715 (1911). — BOSSERT und LEICHTENTRITT: Influenzabacillen und chronische Lungenerkrankungen im Kindesalter. Dtsch. med. Wschr. **1921**, 6/7. — BRACK: Über unspezifische Keimdrüsenveränderungen bei verstorbenen Tuberkulösen. Beitr. Klin. Tbk. **60** (1924). — BRAILLON: La tuberculose subaigue de l'endocarde. Bull. Soc. méd. Hôp. **1918.** — BRANDENBURG: Handbuch der Therapie der chronischen Lungenschwindsucht von SCHRÖTTER und BLUMENFELD. Leipzig 1904. — BRANDT, VEDAL: Über die Bedeutung der komplizierenden Rippenfellentzündung für die Prognose der Lungentuberkulose. Beitr. Klin. Tbk. **55.** — BRAUER: Die chirurgische Behandlung der Lungentuberkulose. Tuberkulose-Fortbildungskurs des allgem. Krankenhauses Eppendorf. 1914. — BRAUN, LUDWIG: Über Trommelschlägelfinger. Med. Klin. **1918**, H. 1/2. — BRECKE: (1) Beobachtungen über Pleuritis sicca. Med. Korresp.bl. Württemberg. ärztl. Ver. **1911**, 50. (2) Die Lungentuberkulose-„Diagnose" in BRAUER, SCHRÖDER u. BLUMENFELD: Handbuch der Lungentuberkulose. Bd. 1. Leipzig: J. A. Barth 1914. — BREUSS: Über Bronchuscysten. Dtsch. med. Wschr. **1925**, 24. — BRIDGE: Streptothrichosis of the lung. J. amer. med. Assoc. **1911**. 1801. — BRIESER: Zur Kenntnis des primären Lungencarcinoms mit statistischen Angaben. Frankf. Z. Path. **23.** — BRINKMANN: Das Problem der Porzellanlunge. Münch. med. Wschr. **1924**, 26. — BROCA: Presse méd. **1921**, 89. — BRÖSAMLEN u. KRAEMER: Zur Tuberkulindiagnostik der Lungentuberkulose. Münch. med. Wschr. **1907**, 20. — BROWN, LAWRASON: (1) Diagnostic theses in pulmonary tuberculosis. J. amer. med. Assoc. **1915**, 12. Ref. Tuberkuloseliteratur in den Kriegsjahren von KÖHLER. (2) Diagnostic theses in pulmonary tuberculosis. J. amer. med. Assoc. **1918**, 12. — BRÜNECKE: Über habituelle Hyperthermie. Beitr. Klin. Tbk. **63** (1926). — BÜTTNER-WOBST: (1) Über das FRAENKEL-ALBRECHTsche Schema zur Einteilung der chronischen Lungentuberkulose. Münch. med. Wschr. **1916**, 32. (2) Über den Gesundheitszustand ehemaliger Heilstättenpatienten. Münch. med. Wschr. **1918**, 6. — v. BUHL: Lungenentzündung, Tuberkulose und Schwindsucht. München 1872. — BUMKE: Die psychiatrische und Nervenklinik in München. Münch. med. Wschr. **1927**, 8. — BURKHARDT: (1) Über Häufigkeit und Ursache menschlicher Tuberkulose usw. Z. Hyg. **53** (1906). (2) Beitrag zur Pathologie der Zwerchfelldynamik. Münch. med. Wschr. **1924**, 5. — BURNAUD: Note sur les rapports du retrécissement mitrale avec la tuberculose pulmonaire. Rev. méd. Suisse rom. **38**, 3 (1918). — BUSCHKE u. GUMPERT: Zit. nach CEDERCREUTZ, l. c. — BURSTEIN: Gießfieber. Arbeitshygiene. **3**, 7 (1925) (russ.). — BYLOFF: Zwerchfellhochstand als degeneratives Stigma. Z. Anat. **1**, 176 (1913).

CAHN, ROBERT: Über Tuberkulinbehandlung bei Asthma. Jb. Kinderheilk. **103**, 143. CALLENDER u. COUPAL: An unusual case of nocardiasis. J. inf. Dis. **30**, 601 (1922). — CARRERA: Histologische Veränderungen bei luetischen Erkrankungen an Drüsen innerer Sekretion. Münch. med. Wschr. **1927**, 5. — CASSIERER: Zit. nach CURSCHMANN, l. c. — CEDERCREUTZ: Sind innersekretorische Störungen auf kongenitalluetischer Grundlage als Ursache der HUTCHINSONschen Trias aufzufassen. Münch. med. Wschr. **1925**, 46. — CEELEN: Über tuberkulöse Schrumpfniere. Virchows Arch. **219** (1915). — CEMACH: (1) Demonstration in der Wien. dermat. Ges. Wien. med. Wschr. **1917**, 10, 504. (2) Das Problem der Mittelohrtuberkulose. Wien - Berlin: Urban & Schwarzenberg 1926. — CEPPELINI: Die Erkrankung der tracheobronchialen Lymphdrüsen bei Schülern. L'Attualita medica. Juli 1918. Internat. Zbl. Tbk.forschg **1920.** — CHAGAS: Über die Chagaskrankheit. Vortrag am 5. Nov. 1925. Ref. Münch. med. Wschr. **1925**, 46. — CHAILLOU et MAC AULIFFE: Morphologie medicale. Etudes des quatre types humains. Paris: Gaston Dion 1912. — CHAUFFARD et LAEDERICH: Les inegalités pupillaires dans les pleurésies avec epanchement. Arch. gén. Méd. **2** (1905). — CHAUFFARD et RAMON: Des adenopathies dans le rheumatisme chronique infectieux. Rev. méd. **1896.** — CHIRAY et COURY: La syphilis fébrile. Fièvres syphilitiques et fièvres syphilo-thérapeutiques. Presse méd. **104**,

1031 (1921). — CHRISTENSEN: Untersuchungen an Urinsedimenten von Sportleuten und Nephritikern. Dtsch. Arch. klin. Med. 98. — CHVOSTEK: Morbus Basedow. Berlin: Julius Springer 1913. — CIETEL: Bacillus abortus Bang-Infektionen beim Menschen. Münch. med. Wschr. 1927, 40. — CITRON: Die Früh- und Spätformen syphilitischer Erkrankungen innerer Organe. Vortrag Ges. inn. Med. Berlin. Ref. Münch. med. Wschr. 1918, Nr 27, 742. CLAIRMONT: (1) Die geschlossenen intrapulmonalen Bronchuscysten. Dtsch. Z. Chir. 200. (2) Über eine bisher nicht beobachtete Form der Pleuritis. 11. Tagg bayr. Chir. München, 24. Juli 1926. Münch. med. Wschr. 1926, 34. — CLAUDE et PROSAK: La glycosurie hypophysaire chez l'homme et l'animal tuberculeux. C. r. Soc. Biol. Paris 74, No 10, 529—532 (1913). — COBET: Zur Diagnostik des infizierten Hämothorax beim Lungenschuß. Münch. med. Wschr. 1918. — COLLA, VITTORIO: Un caso di pseudotuberculosi polmonare del aspergillo fumigato in individuo diabetico. Clin. med. ital. 1899, 449. — COSTA: Tuberculose inflammatoire. Goître d'origine tuberculeuse. Thèse de Lyon 1905, zit. nach KEHL. — COURMONT und BOISELL: Diagnostische und prognostische Bedeutung der Mischinfektion bei der Lungentuberkulose. J. Méd. Lyon 20. Okt. 1925. — CREISCHER: Grippe und Lungentuberkulose. Dtsch. med. Wschr. 1919, 12. — CURSCHMANN: (1) Hypophysäre Erkrankungen. Münch. med. Wschr. 1924, 26. (2) Diskussionsbemerkung zum Vortrage HEINES in der Naturforsch. u. med. Ges. Rostock, Sitzg 25. Febr. 1926. Ref. Münch. med. Wschr. 1926. — CUTLER, SCHLUETER, WEIDLER: Experimentelle Erzeugung von Lungenabscessen. J. amer. med. Assoc. 1926, 6, 21. — CZYHLARZ: Der jambische Typus der respiratorischen Verschieblichkeit. Wien. klin. Wschr. 1924, 25.

DAMMANN: Die Bekämpfung der Tiertuberkulose. Handbuch der Tuberkulose von BRAUER und SCHRÖDER. Bd. 1, S. 524. — DAMOISEAU: Recherches cliniques sur plusieurs points de diagnose des épanchements pleuritiques. Arch. gén. Méd. Paris 1843. — DANNHEIM: Ein Fall von Totaldefekt der linken Lunge. Beitr. path. Anat. 76. — DARMEZIN: Des variations de poids dans la tuberculose pulmonaire chronique. Thèse de Lyon, zit. nach PIERY (3), S. 175. — DAVIS: An acid-fast streptothrix (Nocardia). Arch. internat. Med. 1914. Ref. Zbl. inn. Med. 1915, 784. — DE LA CAMP: (1) Die klinische Diagnose der Vergrößerung intrathorakaler Drüsen. Med. Klin. 1906. (2) Die klinische Diagnose der Bronchialdrüsentuberkulose. Erg. inn. Med. 1 (1908). (3) Beobachtungen über Tuberkulose im Krieg. Med. Klin. 1916, 18. (4) Militärärztliche Sachverständigentätigkeit. 2. Teil, herausgeg. von C. ADAMS. Jena 1917. — DEIST: Über Beziehungen zwischen Meningitis tuberculosa, Solitärtuberkel und Paralysis agitans. Dtsch. med. Wschr. 1925, 56. — DELPEUCH: De l'habitus tuberculeux et en particulier de la prédisposition des roux à la phthisie selon Hippocrate. Presse méd., 19. Juli 1899. — DEMEL: Zur Pylorusstenose auf tuberkulöser Basis. Dtsch. Z. Chir. 183. — DEMETRIADES: Cas d'aspergillos pseudotuberculeuse. J. des Prat. 1901, 796. — DEMUTH: Über die Bedeutung des idiomuskulären Wulstes im Säuglingsalter. Z. Kinderheilk. 39. — DENEKE: (1) Über das RAUCHFUSSSsche Dreieck. Dtsch. Arch. klin. Med. 1920, 131. (2) Erwiderung. Dtsch. Arch. klin. Med. 134. — D'ESPINE: Le diagnostique précoce de la tuberculose des ganglions bronchiques chez les enfants. Tuberculosis (Berl.) 1907, 5. — DESTRÉE: De la dilatation inégale des pupilles dans la tuberculose des poumons et des ganglions bronchiques. J. Méd. Brux. 1894. DETTWEILER: Die hygienisch-diätetische Anstaltsbehandlung der Lungentuberkulose. Berlin 1843. — DEUCHER: Beitrag zur Kasuistik der Lungenembolie in graviditate. Zbl. Gynäk. 1921, 48. — DEUTSCH: (1) Grippe und Lungentuberkulose. Münch. med. Wschr. 1919, 17. (2) Das psychogene Fieber. Med. Klin. 1926, 32. (3) Polyarthritis chronica deformans progressiva und BASEDOWsche Krankheit. Klin. Wschr. 1922, 43. — DEUTSCHMANN: Die Tuberkulose des Auges. Tuberkulosefortbildungskurs im Eppendorfer Krankenhaus. Würzburg: Curt Kabitzsch 1914. — DEYCKE: Praktisches Lehrbuch der Tuberkulose. Berlin: Julius Springer 1920. — DICKENS, CH.: The uncommercial Traveller. 32. A small star in the east. — DIETL: Über Chondroiturie bei Lungentuberkulose. Wien. klin. Wschr. 1921, 12. — DIEULAFOY: Manuel de pathologie interne. Tome 1, Paris 1911. — DIHÉRAIN: L'inégalité pupillaire dans les maladies des poumons et de la plèvre. Presse méd., Okt. 1904, 630. — DIMMER: Die Tuberkulose des Auges. Wien. klin. Wschr. 1922, 19. — DORENDORFF: Über ein bisher wenig bekanntes Aneurysmasymptom. Dtsch. med. Wschr. 1902, 31. — DRINKER: J. industr. Hyg. 1922, 10. — DUKEN: Beitrag zur klinischen und röntgenologischen Diagnostik der Bronchopneumonie im Kindesalter. Münch. med. Wschr. 1920, 3. DUMAREST: Die Diagnose der fibrösen Lungentuberkulose. Paris méd., 5. April 1926. — DURAND u. MURANTE: Pneumomicosi da penicillo. Giorn. Clin. med. 1920, 340. — DUROZIER: Des poumons dans la maladie bleue. Union med. III. s. 51 (1891).

EBSTEIN: (1) Die Tastperkussion. Stuttgart 1901. (2) Über die Bestimmung der Herzresistenz beim Menschen. Berl. klin. Wschr. 1894, 26. — ECKSTEIN: Zit. nach BEISKEN, l. c. EDELMANN: (1) Lungenerweiterung, ein häufiger Luesbefund. Wien. klin. Wschr. 1919, 49. (2) Zur klinischen Sonderstellung mancher subfebriler Zustände (Anaemia infectiosa chronica). Wien. Arch. inn. Med. 14. — EDENS: Dtsch. Arch. klin. Med. 35. — EFFLER: Extrathorakale Perkussion zur Feststellung beiderseitiger tuberkulöser Lungenerkrankungen. Med. Klin. 1918, 30. — EHRLICH: Methodologischer Beitrag zur Physiologie und Pathologie der verschiedenen Formen der Leukocyten. Z. klin. Med. 1, 553 (1880). — EHRMANN: Zur Diagnostik der Erkrankungen der Lungenspitze. Berl. klin. Wschr. 1914, Nr 35, 1596. — EIGLER: Über endothorakale Cysten. Dtsch. Z. Chir. 199. — ELIAS: Über paravertebrale Dämpfungen. Wien. med. Wschr. 1919, 12. — ELIAS u. PICK: Schallverkürzung über den Lungenspitzen bei bestehender Struma. Wien. med. Wschr. 1920, 31. — ELIASBERG u. NEULAND: (1) Die epituberkulöse Infiltration der Lunge bei tuberkulösen Säuglingen und Kindern. Jb. Kinderheilk. 39, 2. (2) Zur Klinik der offenen Tuberkulose und gelatinösen Infiltration der kindlichen Lunge. Jb. Kinderheilk. 94, 2. — ELLIOT: Pulmonary conditions simulating tuberculosis. Amer. Rev. Tbc. 1919. — EMBERG: Das Erythema nodosum, seine Natur und seine Bedeutung. Jb. Kinderheilk. 95, 1. — EMPIS: Zit. nach PIÉRY, l. c. S. 576. — ENGEL: Über paratuberkulöse Lungenerkrankung (Pneumonie massive Grancher), Splenopneumonie. Berl. klin. Wschr. 1921, 31. — ENGELS: Über die Beziehungen zwischen der Staubeinatmung im Gewerbe und der Tuberkulosegefährdung. Jahreshauptverslg dtsch. Ges. Gewerbehyg. Ref. Münch. med. Wschr. 1924, 44. — EPPINGER u. WAGNER: Zur Pathologie der Lunge. Wien. Arch. inn. Med. 1, 83 (1920). — EPSTEIN: Der Beginn der Tuberkulose (die Inkubation). Jb. Kinderheilk. 111, 5. ERNST: A case of Mucor infection. Amer. J. med. Sci. 117, 445 (1914). — ESMONET: Etude sur la tuberculisation experimentale du testicule. Trav. de chir. anatomo-cliniques de HARTMANN, 2. ser., 300. — ESSER: Über isolierte Milztuberkulose. Virchows Arch. 253. — EUFINGER: Die Beeinflussung der Kolloidstabilität des Plasmas durch den monatlichen Zyklus. Mschr. Geburtsh. 1926, 74. — EWART: On the practical aspects of dorsal percussion and in particular on the percussion of the spine. Lancet 1899. — EXNER: Über eine Tuberkulose der Aponeurosis palmaris unter dem Bilde der DUPUYTRENschen Contractur. Wien. klin. Wschr. 1921, 21.

FABER: Die Arteriosklerose. Jena 1912. — FAHRÄUS: Über die Ursachen der verminderten Suspensionsstabilität der roten Blutkörperchen während der Schwangerschaft (vorläufige Mitteilung). Biochem. Z. 89 (1918). — FALTA, W.: Erkrankungen der Drüsen mit innerer Sekretion im Handbuch von MOHR u. STAEHELIN Bd. 4. — FARGIN-FAVOLLE: Frequence comparée de la carie dentaire chez les tuberculeux. Presse méd. 1921, 5. — FASCHINGBAUER: Doppelseitiger, mantelförmiger Pneumothorax bei bullösem Lungenemphysem. Wien. klin. Wschr. 1919, 32. — FASCHINGBAUER u. NOTHNAGEL: Zur Kenntnis des KORANYIschen Phänomens. Wien. klin. Wschr. 1921, 5. — FASSBENDER: Rückbildungsfähige Formen der sekundären Lungentuberkulose (Infiltrierungen) bei Erwachsenen. Z. Tbk. 44, 1. — FAUSLER: The relationship of tuberculosis to fistula in ano. J. amer. med. Assoc. 85, 9, 67. — FEER: (1) Beitrag zur Frage der Agranulocytose. Schweiz. med. Wschr. 1926, 22. (2) Zur Ätiologie des Erythema nodosum. Schweiz. med. Wschr. 1926, 27. FELTEN: Über Pupillendifferenz bei Ausschluß von Nerven- und Augenleiden. Inaug.-Diss. Bonn 1895. — FERRIER: Zit. nach HERMANNSDORFER: Über Tuberkulosebehandlung durch diätetische Umstellung im Mineralbestand des Körpers. Münch. med. Wschr. 1926. — FETTEROLF und MORIS: Zit. nach MATTHES, l. c. S. 129. — FEYERTER, FRIEDRICH: Ein Fall von Bronchiolitis tuberculosa. Beitr. Klin. Tbk. 62. — FICAL u. ALLESANDRINI: Durch den Bacillus abortus Bang beim Menschen hervorgerufene Septikämie. Policlinico, sez. prakt. 32, 9. — FIORI: Über einen durch Zerreißung alter pleuritischer Verwachsungen entstandenen Pneumothorax. Policlinico 1915. Ref. Zbl. Tbk.literatur 14 (1920). — FISCHER: Über einen eigenartigen Fall schwerster Tuberkuloseinfektion. Beitr. Klin. Tbk. 60, 1. — FISCHER, BERNH.: Der gutartige Spontanpneumothorax durch Ruptur von Spitzennarbengewebe, ein typisches Krankheitsbild. Ber. 1. Tagg südwestdtsch. Path. Mannheim. Münch. med. Wschr. 1922, 23. — FISCHER, G.: Die Ursache des protrahierten Fiebers bei atypisch verlaufenden Nasopharyngitiden. Mschr. Kinderheilk. 19. — FISHBERG: Abortive pulmonary tuberculosis. Med. Rec. 83, 21 (1913). — FLATAU: Die Diagnose der Extrauterinschwangerschaft. Münch. med. Wschr. 1921, 36. — FLEISCHER: (1) Inaug.-Diss. Bonn 1914. (2) Über myotonische Dystrophie. Münch. med. Wschr. 1917, 51. — FLEISCHNER: (1) Lobäre und interlobäre Lungenprozesse. Fortschr. Röntgenstr. 30. (2) Die mediastinale interlobäre Pleuritis, ein häufiges Vorkommen bei der Mediastinaldrüsentuberkulose. Acta radiol. (Stockh.) 1924, 14. (3) Die bevorzugten Metastasenstellen der bronchogenen Phthise (Stadium III organbeschränkte Phthise RANKES, Phthisis fibrocaseosa NEUMANN). Wien. klin. Wschr. 1926, 46. (4) Lungenspitzenbefunde im Röntgenbild. Fortschr. Röntgenstr. 35. — FLINT: A uniform nomenclatur of auscultatory sounds in the diagnosis of diseases of the chest. Provisional Report. Congrès Periodique internat. des sci. medicales. Copenhague 1884. C. R. Copenhague 2, 11 (1886). — FORMICOLA: Sulle variazioni del potere lipolitico negli espettorati. Morgagni 1926, 24, 1313. — FOULERTON: (1) Some observations on a series of 78 cases of streptothrix infection. Lancet, 8. Febr. 1913. (2) On streptothrix infection. Lancet, Sept. 1899. — FOWLER: De la localisation des lésions de la phthisie. Traduit par Tussau. Paris 1882. Zit. nach PIÉRY, l. c. S. 426ff. — FRÄNKEL, ALBERT: (1) Über die akuten Formen der Lungentuberkulose. Berl. klin. Wschr.

1898, 16. (2) Spezielle Pathologie und Therapie der Lungenkrankheiten. Wien u. Leipzig: Urban & Schwarzenberg 1904. — FRÄNKEL, ALBR.: (1) Über die Einteilung der chronischen Lungentuberkulose. Verh. dtsch. Kongr. inn. Med. 1910, 179 f. (2) Über Lungentuberkulose vom militärärztlichen Standpunkt aus. Münch. med. Wschr. 1916, 31. — FRÄNKEL, L.: Der Genitalbefund bei Dementia praecox usw. Mschr Geburtsh. 6 (1919). — FRÄNKEL, L. u. TROJE: Über die pneumonische Form der akuten Lungentuberkulose. Z. klin. Med. 24. FRAENKEL, E.: (1) Eine menschenpathogene Streptothrix. Dtsch. med. Wschr. 1912, 2109. (2) Die milde generalisierte Tuberkulose der Erwachsenen. Z. Tbk. 40, 3. — FRAENKEL, EUGEN: (1) Über Pseudotuberkulose des Menschen. Z. Hyg. 101 (1924). (2) Über Inhalationsmilzbrand. Virchows Arch. 254 (1925). — FRANCIS u. EVANS: Publ. Health Rep. 41. — FRANCKE: Gefäßstreifen, ein Erkennungsmittel der beginnenden Lungenschwindsucht. Münch. med. Wschr. 1907, 46. — FRANKFURTER: Tuberkulinbehandlung des Asthma bronchiale. Ref. Z. physik. u. diät. Ther. 1913, 686. — FRANZ: Über Gehirnfieber. Bruns' Beitr. 131, 42 (1924). — FREUND, W. A.: Beitrag zur Histologie der Rippenknorpel im normalen und pathologischen Zustand. Breslau 1858. — FREUNDLICH: Ein Beitrag zur Differentialdiagnose der käsigen Pneumonie und produktiven Tuberkulose nach der BALINTschen Methode. Berl. klin. Wschr. 1921, 15. — FREY: Ein Fall von Lupus erythematodes mit MIKULICZschem Symptomenkomplex. Schweiz. med. Wschr. 1923, 50. FREYMUTH: Streptothrixerkrankungen der Lunge. Sitzgsber. ärztl. Ver. Danzig 1906. Ref. Dtsch. med. Wschr. 1907, 180. — FRIEDREICH: Über inspiratorische Änderungen des Perkussionsschalls unter normalen und pathologischen Verhältnissen. Dtsch. Arch. klin. Med. 26, 37 (1884). — FRIESICKE: Diagnostische Erfahrungen an Tuberkuloseverdächtigen. Münch. med. Wschr. 1917, 46. — FRISCH, A.: (1) Beitrag zur Klinik der pluriglandulären Insuffizienz. Med. Klin. 1921. (2) Über tuberkulösen Kopfschmerz. Beitr. Klin. Tbk. 49 (1921). (3) Über Prognostik der Lungentuberkulose. Beitr. Klin. Tbk. 62, H. 5, 625. FRISCH u. EISELSBERG: (1) Zur Lehre vom Habitus phthisicus. Wien. Arch. inn. Med. 7, 2. (2) Über den Wirkungswert percutan gegebenen Tuberkulins. Beitr. Klin. Tbk. 64 (1926). — FUCHS, E.: Während 14 Jahre häufig auftretende Blutungen durch einen Polypen der Luftwege. Ver. dtsch. Ärzte Prag. Ref. Münch. med. Wschr. 1927, 1479. — FÜRST: Blutgruppenuntersuchung in der Münchener Bevölkerung. Münch. med. Wschr. 1927, 4. — FULD: Die Dosierung von Arzneimitteln. Klin.-ther. Wschr. 1907, 11.

GABRILOWITSCH: Über klinische Formen der chronischen Lungentuberkulose. Z. Tbk. 11 (1907). — GADE: Über Pneumokoniose mit Asthma bei Holzsägearbeitern. Münch. med. Wschr. 1921, 36. — GÄHWYLER: Die Tuberkulinreaktion bei aktiver und inaktiver Tuberkulose. Arch. f. Hyg. 92 (1924). — GAFFKY: Mitt. ksl. Gesdh.amt 2 (1884). — GALDI: Pneumomicosi aspergillina. Riforma med. 1921, 32. — GARDEY: Ein Fall von Lungenaspergillose. Semana méd. 30, 390. — GARLAND, G. M.: Some experiments upon the curved line of dulness with pleuritic effusion. Boston med. J. 1874. — GARNIER et BORY: Un nouveau cas d'oosporose pulmonaire à forme de bronchectasie. Bull. Soc. méd. Hôp. Paris 31, 528 (1911). — GAUGELE: Die postpleuritische Skoliose und ihre Verhütung. Münch. med. Wschr. 1919, 16. — GEHRKE: Über hämorrhagische Diathese. Dtsch. med. Wschr. 1923, 41. — GEIGEL: (1) Das Plessimeter. Dtsch. Arch. klin. Med. 28, 534 (1907). (2) Leitfaden der diagnostischen Akustik. S. 101. Stuttgart: Ferdinand Enke 1908. — GEISBÖCK: Über die praktische Bedeutung der Blutdruckmessung. Sitzgsber. Kongr. inn. Med. Leipzig 1904. — GERBER: Ein Frühsymptom der Erkrankung der Aorta und des Herzens. Münch. med. Wschr. 1919, 22. — GERHARD: (1) Lehrbuch der Auscultation und Perkussion. 6. Aufl. Tübingen 1906. (2) Über Tuberkulose. Münch. med. Wschr. 1918, 21. — GERHARDT: Zit. nach H. SCHLESINRGE, l. c. — GERHARTZ: (1) Die Abgrenzung der Lungentuberkuloseformen nach klinischen, hauptsächlich röntgenologischen Zeichen. Beitr. Klin. Tbk. 34, 20 (1915). (2) Taschenbuch der Diagnostik und Therapie der Lungentuberkulose. 2. Aufl. Wien: Urban & Schwarzenberg 1914. — GESZT: Die Symptome der Unregelmäßigkeit der oberen Thoraxapertur. Beitr. Klin. Tbk. 36 (1916). — GHON: Der primäre Lungenherd bei der Tuberkulose der Kinder. Wien: Urban & Schwarzenberg 1912. — GIHREL: Die Mesenterialdrüsentuberkulose. Dtsch. med. Wschr. 1919, 4. — GILBERT: (1) Gutartige tuberkulöse Meningitis bei Aderhautentzündung. Münch. med. Wschr. 1921, 14. (2) Über gutartige tuberkulöse Meningitis bei frischer Aderhautentzündung. Dtsch. Arch. klin. Med. 137. (3) Unusual lung infection. Southwestern med. Phoenix Arizona. 1922. Ref. J. amer. med. Assoc. 1922, 684. (4) Über die Beziehungen des Sympathicus zur Heterochromie. Wien. klin. Wschr. 1925, 36. — GILIBERT: De l'hemosialemèse. Thèse de Lyon 1898. Zit. nach PIÉRY: La tuberculose pulmonaire. p. 80. — GJESSING: Über Tuberkulose als Ätiologie bei der sogenannten Febris uveoparotidea. Klin. Mbl. Augenheilk. 20 (1918). GJORGJEVIC: Beitrag zur Kenntnis der Streptothrixerkrankungen des Menschen. Wien. med. Wschr. 1911, 198. — GLASER: Renale und extrarenale Faktoren der Nierenfunktion unter besonderer Berücksichtigung des Nierennervensystems, der Kalkariurie und Phosphaturie. Münch. med. Wschr. 1926, 47. — GLASER, W.: Beitrag zur Kenntnis des cerebralen Fiebers. Z. Neur. 17. — GLASER und HART: Über Lungenstreptothrichose. Z. klin.

Med. **90**, 294 (1921). — Götzel, A.: Die Tuberkulose der Prostata. Prag. med. Wschr. **1914**, 481. — Gold: Über Bronchuscysten und deren Entstehung. Beitr. path. Anat. **68** (1921). — Goldscheider: (1) Die Perkussion der Lungenspitzen. Berl. klin. Wschr. **1907**, 1267f. u. 1309f. (2) Pleuritische Dämpfung und paravertebrales Dreieck. Berl. klin. Wschr. **1910**, 5. (3) Diagnose der Lungentuberkulose. Dtsch. med. Wschr. **1918**, 4. — Goldschmid: (1) Die biologischen Grundlagen der Intersexualität. Arch. Rassenbiol. **12** (1916). (2) Untersuchungen über Intersexualität. Z. Abstammungslehre **23** (1920). — Gräff: Über die Bedeutung der Einteilung der Lungentuberkulose nach pathologisch-anatomischen Gesichtspunkten. Z. Tbk. **1921**, 663. — Grancher: Diagnostic précoce de la tuberculose pulmonaire. J. Med. et Chir., 10. April **1903**. — Grassmann: Zur prognostischen Wertigkeit und Behandlung der praktisch wichtigsten Herzarhythmien. Münch. med. Wschr. **1920**, 2. — Grau: (1) Ergebnis der Heilstättenbehandlung und Volksheilstätten. Ther. Mh. **1913**, Nr 401. (2) Die statistische Bewertung von Tuberkulosefällen in klinischen Berichten. Z. Tbk. **29**, 3. (3) Betrachtung zur Influenzafrage. Münch. med. Wschr. **1918**, 49. (4) Über das Krankheitsbild der zerstreutherdigen, wahrscheinlich auf dem Blutwege entstandenen Fälle von Lungentuberkulose. Z. Tbk. **29**, 6. (5) Zur Entstehung der Pleuritis exsudativa bei Tuberkulose. Dtsch. med. Wschr. **1918**, 46. (6) Sekundärerscheinungen der Lungentuberkulose. Dtsch. med. Wschr. **1919**, 32. (7) Untersuchungen über die Entwicklung der Lungentuberkulose. Beitr. Klin. Tbk. **65**. — Grawitz: Zit. nach Gruber, l. c. — Griesbach: Über künstliche Erzeugung von akuter allgemeiner Anhydrosis bzw. Oligohydrosis durch Formaldehyd. Münch. med. Wschr. **1922**, 1. — Grocco: Triangolo paravertebrale opposto nella pleurite essudativa. Lav. di Congr. 1902, **12**, 140 (Roma 1903). — Gröber: Ein Beitrag zur klinischen Diagnostik der intrathorakalen Erkrankungen. Dtsch. Arch. klin. Med. **82** (1905). — Grödel: (1) Kardiale Störung oder Lungensyphilis. Münch. med. Wschr. **1919**, 12. (2) Über Lungensyphilis. Münch. med. Wschr. **1923**, Nr 4, 132. — Groedel u. Hubert: Der klinische Wert der interferometrischen Blutuntersuchung bei polyglandulären Sekretionsstörungen, speziell für die Deutung psychischer und konstitutioneller Anomalien. Münch. med. Wschr. **1926**, 42. — Gruber: (1) Zur Tuberkulosemortalität während des Krieges. Münch med Wschr. **1919**, 44. (2) Über das Zustandekommen des peptischen Geschwürs. Münch. med. Wschr. **1919**, 35. (3) Altes und Neues über Tuberkulose. Berlin: August Hirschwald 1920. — Grulka: Akute tuberkulöse eitrige Osteomyelitis. Mschr. Kinderheilk. **32**, 2. — Gryson: Zit. nach Pollitzer, l. c. — Güterbock: (1) Einige Bemerkungen zur Pathogenese und Diagnose des tuberkulösen Lungenspitzenkatarrhs. Beitr. Klin. Tbk. **43** (1920). (2) Einige Besonderheiten im Verlauf der Phthisis pulmonum unter den jetzigen abnormen Verhältnissen. Berl. klin. Wschr. **1921**, 6. — Guillery: (1) Die sympathische Ophthalmie und andere tuberkulotoxische Wirkungen. Giorn. Batter. **2** (1927). (2) Experimenteller Beitrag zu den Beziehungen zwischen Phlyktänen und Tuberkulose, nebst Bemerkungen über abacilläre Tuberkulose. Münch. med. Wschr. **1921**, 6. (3) Die sympathische Ophthalmie eine tuberkulotoxische Erkrankung. Münch. med. Wschr. **1925**. — Gussew: Ein Fall von Rattenbißkrankheit. Dtsch. med. Wschr. **1925**, 34. — Guth: Beobachtungen bei 130 Fällen epidemischer Grippe. Wien. klin. Wschr. **1919**, 6. — Gutmann: Un cas d'érythème noueux avec presence de bacille de Koch dans le sang circulant. Paris méd. **1917**, 2. — Guyon: Corps étrangers du larynx et des voies aeriennes. Dictionaire encyclop. des sciences med. Deuxième serie, Tome 1. 1872. — Gutzeit: Zur Pathologie und Genese der Polycythaemia rubra. Dtsch. Arch. klin. Med. **1911**.

Haag: Die Tuberkulinreaktion der aktiven und inaktiven Tuberkulose. Arch. f. Hyg. **92** (1924). — Haberfeld: Bronchitis und Peribronchitis amoebina. Münch. med. Wschr. **1927**, 43. — Haga: Über das Vorkommen und den Nachweis von Tuberkelbacillen im strömenden Blut. Veröffentl. d. Robert-Koch-Stiftung zur Bekämpfung der Tuberkulose. Bd. 2, 1. Leipzig: Georg Thieme. — Hagemann: Lungenbefund bei Puerperalsepsis. Dtsch. med. Wschr. **1922**, 29. — Hagen: Zit. nach Kuthy u. Wolff-Eisner, l. c. S. 199. — Hamburger: Vorschläge zur Heilung der Lungensucht, gestützt auf jahrelange Beobachtung eines merkwürdigen Verfahrens der Naturheilkräfte. Dresden u. Leipzig 1843, zit. nach Predöhl, l. c. S. 103. — Hamburger, F.: (1) Über paravertebrale Dämpfung und Aufhellung bei Pleuritis. Wien. klin. Wschr. **1906**, 14. (2) Parasternale Dämpfung und Aufhellung bei Pleuritis. Wien. klin. Wschr. **1906**, 27. (3) Die Tuberkulose des Kindesalters. Wien: Franz Deuticke 1912. (4) Die praktische Bedeutung der negativen Tuberkulinreaktion. Wien. klin. Wschr. **1919**, 8. (5) Über Spätformen der Tuberkulose. Münch. med. Wschr. **1912**, 12. (6) Über die Inkubationszeit. Münch. med. Wschr. **1926**, 30. — Hampeln: (1) Zur Symptomatologie und Diagnose der primären malignen Lungentumoren. Mitt. Grenzgeb. Med. u. Chir. **31** (1919). (2) Über die ersten Anzeichen mediastinaler Neubildungen. Dtsch. med. Wschr. **1921**, 36. — v. Hansemann: Über typische und atypische Lungenphthisen. Berl. klin. Wschr. **1911**, 1. — Hart: (1) Zit. nach Kraemer. (2) Betrachtungen über die Entstehung der Lungenspitzenphthisen. Z. Tbk. **23** u. **24**. (3) Die Beziehungen des knöchernen Thorax zur Lunge und ihre Bedeutung für die Genese der tuberkulösen Lungenphthisen. Beitr. Klin. Tbk. **1907**. (4) Über die Bedeutung und die Leistungen der pathologischen Anatomie für Erforschung und Bekämpfung der Tuberkulose. Z. Tbk. **27**, 12 (1917). (5) Pathologisch-anatomische Beobachtungen über die Tuberkulose im während des Krieges sezierten Soldatenmaterial. Z. Tbk. **31**, 3. — HAUDEK: Neue Gesichtspunkte zur Beurteilung der Entwicklungsstadien und der Prognose der Lungentuberkulose. Wien. klin. Wschr. **1924**, 43. — HAUDEK u. SCHLESINGER: Röntgenuntersuchung bei Grippekranken. Wien. klin. Wschr. **1919**, 36, 907. — HAUSER: Experimenteller Beitrag zu den Virulenzschwankungen des Tuberkelbacillus. Münch. med. Wschr. **1919**, 49. — HAUSMANN, TH.: (1) Die (simultane) Finger-Fingerkuppenrandperkussion und ihre Leistung usw. Dtsch. Arch. klin. Med. **147**, H. 5/6. (2) Das Erkennen latenter Tuberkuloseherde, insbesondere der durch Adenopathie bedingten Interscapulardämpfungen im zweiten Rankestadium usw. Brauers Beitr. z. klin. Tbk. **73**. — HAWES: Tuberculosis in the Aged. Amer. J. med. Sci. **1**, 664 (1915). — v. HAYEK: (1) Die praktische Bedeutung der Immunität für Prognose und Bekämpfung der Tuberkulose. Erg. Hyg. **3** (1919). (2) Studie zur Influenzaepidemie und ihre Beziehungen zum Verlauf der Tuberkulose. Wien. klin. Wschr. **1919**, 8. (3) Das Tuberkuloseproblem. 1920. — HAYEM u. LUZET: Zit. nach HOESSLIN, l. c. — HECHT, P.: Zur Klinik der Emphysemphthise. Dtsch. med. Wschr. **1924**, 40. — HEILIG u. HOFF: Menstruation und Liquor. Klin. Wschr. **1924**, 2049. — HEINE: Arch. f. Physiol. **1819**, 296. — HEINE, L.: (1) Über das Verhalten des Hirndrucks bei Erkrankung der äußeren Augenmuskel. Münch. med. Wschr. **1918**, 16. (2) Über Augenerkrankungen beim MIKULICZschen Symptomenkomplex. Arch. Augenheilk. **97** (1925). — HEINECKE: Über häufig wiederkehrende Fehldiagnosen, besonders der physikalischen Diagnostik. Münch. med. Wschr. **1918**, 15. — HEINZ: Über ätherische Öle und deren praktische Verwertbarkeit. Münch. med. Wschr. **1921**. — HELLENDAL: Ein Beitrag zur Diagnose der Lungengeschwülste. Z. klin. Med. **87**, 435. — HELLER: Onychopathologie und Endokrinologie. Dtsch. med. Wschr. **1926**, 29. — HELLY: Appendicitis und Gelegenheitsappendektomie. Münch. med. Wschr. **1926**, 20. — HENKE: Zit. nach KRAEMER. — HERBERT: Med. News 1900, zit. nach J. BAUER (2), l. c. S. 53. — HERRSCHMANN: (1) Sitz.ber. d. Ver. f. Psychiatr. u. Neur. Jb. Psychiatr., Mai **1919**. (2) Über tuberkulotoxische Meningitis. Arch. f. Psychiatr. **62** (1921). (3) Zur Frage der tuberkulotoxischen Meningitis. Wien. klin. Wschr. **1922**, 21. — HERZ: Die sexuelle psychogene Herzneurose. Wien 1909. — HERZBERG: Endokrine Faktoren und chronischer Gelenkrheumatismus. Z. klin. Med. **103**, 3. — HERZOG: Zur Diagnose der chronischen Peritonitis. Dtsch. med. Wschr. **1918**, 25. — HESS, C. v.: Die praktisch wichtigsten tuberkulösen Erkrankungen im Auge. Münch. med. Wschr. **1920**, 46. — HESSE: Gesichtspunkte zur Beurteilung der Lungenschwindsucht für den Militärarzt. Münch. med. Wschr. **1917**, 32. — HILDEBRANDT: (1) Thoraxschüsse und Bauchdeckenspannung. Berl. klin. Wschr. **1907**, 553. (2) Über chronische Grippe (Influenza). Münch. med. Wschr. **1920**, 35. — HILGERS u. GENTZEN: Die tuberkulöse Durchseuchung im Kindesalter, beurteilt nach Tuberkulinimpfungen in einer Mädchenmittelschule. Dtsch. med. Wschr. **1920**, 28. — v. HIPPEL: Tuberkulinbehandlung der Augentuberkulose. Graefes Arch. **59**. — HIRSCH: (1) Gibt es eine sympathische Ophthalmie? Dtsch. med. Wschr. **1921**. (2) Über eigentümliche Verlaufsformen polyglandulärer Syndrome, ihre Ätiologie und ihre pathologisch-anatomische Grundlage. Dtsch. Arch. klin. Med. **140**. (3) Zur Begründung und Abgrenzung der „pluriglandulären Insuffizienz". Münch. med. Wschr. **1923**, 49. (4) Beziehungen zwischen Tuberkulose und Kurzsichtigkeit. Z. Tbk. **49**, 1. (5) Einwendung gegen Kurzsichtigkeit und Tuberkulose. Z. Tbk. **45**, 1. — HOCHHAUS: (1) Bemerkungen über die Frühdiagnose der Lungenschwindsucht. Med. Klin. **1916**, 50. (2) Über den Pectoralfremitus. Dtsch. Arch. klin. Med. **101**, 571. (3) Zit. nach H. SCHLESINRGE, l. c. — HOCHHEIM: Ein Beitrag zur Kasuistik der Pneumomycosis aspergillina. Arch. path. Anat. **169**, 163 (1902). — HOCHE: Note à propos d'un cas d'aspergillose pulmonaire. C. r. Soc. Biol. Paris **1905**, 557. — HOCHSINGER: Über tastbare Cubital- und seitliche Thoraxlymphdrüsen im Säuglingsalter. Verh. 24. Ges. Kinderheilk. Wiesbaden **1907**. — HOCHWEIN: Über die Arterienelastizität bei Tuberkulose. Münch. med. Wschr. **1926**, 37. — HÖGLER u. KLENKHART: Über das Vorkommen und die differentialdiagnostische Bedeutung der Druckempfindlichkeit des Nervus phrenicus (MUSSYsche Druckpunkte) bei Erkrankung der Bauchorgane. Wien. Arch. inn. Med. **5** (1923). — HÖGNER: Über die Lebenszentren im Zwischenhirn. Münch. med. Wschr. **1927**, 52. — HOESSLIN, v.: (1) Zur Abnahme der Chlorose. Münch. med. Wschr. **1926**, 21. (2) Bemerkungen zu Untersuchungen des Brustkorbes. Münch. med. Wschr. **1921**, 1312. — HOFFMANN: Zur 20jährigen Entdeckung der Syphilisspirochäte. Münch. med. Wschr. **1925**, 17. — HOFMANN: Erkrankungen des Mediastinums. **1891**, S. 65ff. HOGBEN u. WINTON: Biochemic. J. **1922**, H. 16, 614. — HOHN: Die Kultur des Tuberkelbacillus zur Diagnose der Tuberkulose. Münch. med. Wschr. **1926**, 15. — HOKE: Zur Kasuistik der Streptothrichosis pulmonis. Prag. med. Wschr. **1901**, 29. — HOLDEN: A case of primary pulmonary aspergillosis. Med. J. a. Rec. **88**, 587 (1915). — HOLLENBACH: Pseudoappendicitis, hervorgerufen durch Tuberkulose der Mesenterialdrüsen. Dtsch. med. Wschr.

1921. — Holler: Die Ulcussymptomatologie in ihren Beziehungen zur Ulcuspathogenese. Arch. Verdgskrkh. **32.** — Holler u. Vecsler: (1) Klinisch-experimentelle Studie als Grundlage für die Proteinkörpertherapie des Ulcus ventriculi und duodeni. Arch. Verdgskrkh. **31.** (2) Beobachtungen an Kranken mit Ulcusbeschwerden ohne einen nachweisbaren organischen Ulcusbefund. Arch. Verdgskrkh. **32.** — Holló, J.: Klinisch-diagnostische Zweiteilung der chronischen Tuberkulose des Erwachsenen. Beitr. Klin. Tbk. **45,** 577. — Holló, J. u. E.: Experimentelle Analyse der subfebrilen Temperaturen und ihre Ergebnisse. Berl. klin. Wschr. **1918,** 27. — Holló u. Lennod: Gibt es Unterschiede in der Häufigkeit der einzelnen Blutgruppen bei Lungentuberkulösen und gesunden Menschen? Beitr. Klin. Tbk. **64** (1926). — Hollos, J.: Der tuberkulöse Ursprung der Basedowschen Krankheit. Budapesti orvosi ujság **1913.** Zit. nach Weiss, l. c. — Hollos u. Eisenstein: (1) Die tuberkulöse Ätiologie der Dysmenorhöe. Gynäk. Rdsch. **20** (1907). (2) Tuberkulose und Menstruation. Zbl. Gynäk. **1908,** 44. — Holmgren: Ein Beitrag zur klinischen Diagnostik der Amyloidentartung bei der Lungentuberkulose. Z. Tbk. **21** (1913). — Hoppe-Seyler: Im Handbuch der Tuberkulose von Schröder und Blumenthal. Leipzig 1915. — Horak: Positiver physikalischer Befund über der rechten Lungenspitze ohne Lungentuberkulose. Wien. Arch. inn. Med. 8. — Hornung: Beitrag zur Frage der Lungenfremdkörper. Münch. med. Wschr. **1926,** 21. — Horst: Ein Fall von Streptothrixpyämie beim Menschen. Z. Heilk. **24,** 187 (1903). — Hubert: Über die klinischen Grundlagen der latenten und okkulten Syphilis. Münch. med. Wschr. **1919,** 13. — Huchard: (1) La pleurésie diaphragmatique sèche. Gaz. méd. Paris **64** (1892). (2) Traité clinique des maladies du coeur. Tome 1, 45. Huebschmann: (1) Zur Pathologie der Lungentuberkulose. I. Phthiseogenese. Münch. med. Wschr. **1921,** 43. (2) Über primäre Herde, Miliartuberkulose und Tuberkuloseimmunität. Münch. med. Wschr. **1922,** 48. — Hufnagel: (1) Basedow im Anschluß an tuberkulöse Erkrankungen. Münch. med. Wschr. **1908,** 46. (2) Über Schilddrüsenerkrankung auf tuberkulöser Grundlage bei Einstellungsuntersuchungen. Münch. med. Wschr. **1912,** 25. (3) Therapeutische Hautimpfungen mit Alttuberkulin. Münch. med. Wschr. **1919,** 25. — Huismann: In einer Diskussionsbemerkung. Münch. med. Wschr. **1919,** 1504. Hunter: The rôle of sepsis and antisepsis in medicine. Lancet, Jan. **1911.** — Huppenbauer: Trypanosomiasis. Med.-naturwiss. Ver. Tübingen, Nov. **1925.** Münch. med. Wschr. **1926,** 11. — Hutinel: (1) Revue de la Tbc. Febr. **1910.** (2) Zit. nach Weiss, l. c.

Iblitz: Kommt Pupillendifferenz bei Leuten vor, welche nicht augen- oder nervenkrank sind? Inaug.-Diss. Bonn 1894. — Ignatowski und Lemesic: (1) Beitrag zur Frage, wo entstehen die Atemgeräusche. Münch. med. Wschr. **1926,** 51. (2) Die Klinik der sekundären Tuberkulose. Beitr. Klin. Tbk. **61** (1925). — Ischok: Die Dermographie des Thorax bei Lungentuberkulose. Korresp.bl. Schweiz. Ärzte **1918,** 36. — Iwai Teizo: Relation of polymastie to tuberculosis. Lancet **1907,** No 2, 958.

Jacob: Zit. nach Kuthy u. Wolff-Eisner, l. c. S. 180. — Jacono: Contributo alla conoszenza della pseudotuberculosi bronchopulmonare dovute a Funghi del germe Nocardia. Riforma med. **38,** 1181 (1922). — Jacquinet: Tuberculose pulmonaire chez les syphilitiques. Thèse de Paris. Zit. nach Dieulafoy, l. c. Bd. 1, S. 492. 1895. — Jäger: (1) Ein Fall von Pneumomycosis aspergillina. Nederl. Tijdschr. Geneesk. **1911,** 888. (2) Wodurch wird die Ansiedlung der Tuberkelbacillen in der Lungenspitze bewirkt. Beitr. Klin. Tbk. **61.** — Jaffé: Agranulocytärer Symptomenkomplex bei Hodgkinschem Lymphogranulom. Münch. med. Wschr. **1926,** 28. — v. Jagić: (1) Handbuch der Herz- und Gefäßkrankheiten. Bd. 3, S. 1, 25. Wien: Franz Deuticke 1912. (2) Zur Perkussion der Lungenspitzen. Wien klin. Wschr. **1920,** 31. — Jaksch-Wartenhorst: Zur Röntgendiagnostik der Lungenerkrankungen. Med. Klin. **1924,** 1. — Jamieson: Streptothrix infections with special reference to the pulmonary form. Austral. med. Gaz. **1907.** Ref. J. amer. med. Assoc. **1907,** 48, 1143. Jamin: (1) Die Skrofulose. Münch. med. Wschr. **1926,** 7. (2) Über Zwerchfellneurosen. Münch. med. Wschr. **1919,** 48. — Jehn: Über Tuberkulose der Achsellymphdrüsen. Beitr. Klin. Tbk. **64.** — Jesionek: Zur Biologie der Tuberkulose. Münch. med. Wschr. **1925,** 44. Jessen: Zur Diagnose der beginnenden Lungentuberkulose. Klin. Wschr. **1926,** 8. — John: Über die Entstehungsbedingungen des idiomuskulären Wulstes im Krankheitsbilde der Neurosen. Wien. klin. Wschr. **1926,** 7. — Joseph: Zur Kenntnis des fieberlosen Verlaufes der akuten allgemeinen Miliartuberkulose. Dtsch. med. Wschr. **1891,** 28. — Josserand: (1) L'arteriosclerose à l'hopital de la Croix-Rouge. Lyon méd., 26. März **1893.** (2) Sur une variété d'hematemèse nerveuse (hémosialemèse hysterique). Lyon méd. **1893.** Zit. nach Piéry, Tuberculose pulmonaire, S. 80. — Jousset: Diagnostic de la granulée. Clinique, 3. Mai **1907.** — Jürgensen: Zit. nach Matthes: Differentialdiagnose.

Kach: Über seltene Komplikationen bei der Pneumothoraxbehandlung. Beitr. Klin. Tbk. **40** (1919). — Kaczorowsky: Zit. nach Schottmüller, l. c. — Käding: Beziehungen zwischen Lungentuberkulose und vegetativem Nervensystem. Münch. med. Wschr. **1924,** 8. Kämmerer: Beziehungen des Asthma bronchiale zu anderen Erkrankungen und neuere Anschauungen über seine Pathogenese und Therapie. Münch. med. Wschr. **1922,** 15. —

KARCZAG: Über Tangentialperkussion. Wien. klin. Wschr. **1923**, 35. — KARPLUS: Zur Pathologie des Halssympathicus. Wien. klin. Wschr. **1919**, 21. — KASPER: Vortrag im Verein der Nürnberger Ärzte. Münch. med. Wschr. **1920**, 41, 1190. — KATSURA: Erfolge der künstlichen Pneumothoraxbehandlung bei der Lungentuberkulose in Japan. Med. Klin. **1926**, 34. — KATSURADA: Beitrag zur Kenntnis des Distomum Westermanni. Beitr. path. Anat. **28**, 506 (1900). — KAUFFMANN: Neurogene Heterochromie der Iris, ein Symptom innerer Krankheiten. Klin. Wschr. **1922**, 38. — KAYSER: Über den gegenwärtigen Stand unserer Kenntnisse von der Lungensyphilis der Erwachsenen. Berl. klin. Wschr. **1919**, 31. KAYSER-PETERSEN: (1) Die Bedeutung der Lungenspitzentuberkulose für die Lungenschwindsucht des Erwachsenen. Dtsch. Tbk.-Tagg Wildbad **1928**. Ref. Münch. med. Wschr. **1928**, 27. (2) Über die Beziehungen zwischen Grippe und Tuberkulose mit besonderer Berücksichtigung der Untersuchung zentraler Lungenlappentuberkulose nach Grippe. Münch. med. Wschr. **1919**, 44. — KEHL: Anatomische Untersuchungen an Schilddrüsen von Phthisikern. Virchows Arch. **216**, 386 (1914). — KEPPLER und ERKEN: Diagnostische Irrtümer bei der Mesenterialdrüsentuberkulose. Med. Klin. **1919**, 17. — KERNIG: Zit. nach HOCHHAUS, l. c. — KERSCHENSTEINER: Münch. med. Wschr. **1918**, 13. — KHAUTZ: Streptothrix im Röntgenbild. 13. Tagg Röntgen-Ges. Berlin **1922**. Ref. Münch. med. Wschr. **1922**, 19. — KIENBÖCK: Auf dem Röntgenschirm beobachtete Bewegungen in einem Pyopneumothorax. Wien. klin. Wschr. **1898**, 23. — KIKUTH: Die Bartonellen, eine neue Gruppe von Anämieerregern. Münch. med. Wschr. **1928**, 37. — KIRCH: (1) Über einen Befund von okkultem Blut bei tuberkulösem Darmgeschwür. Med. Klin. **1920**, 48. (2) Über das Vorkommen mediastinaler (manubrialer) Dämpfungen bei Grippe. Münch. med. Wschr. **1920**, 15. (3) Zur Klinik der Concretio und Accretio cordis. Wien. Arch. inn. Med. **1920**. (4) Über kombinierte Kollargol-„Pepton"-Therapie. Wien. klin. Wschr. **1921**, 39. (5) Über Oligurie nach Tuberkulininjektion. Wien. klin. Wschr. **1921**, 6; Beitr. Klin. Tbk. **47**, 3. (6) Liquordiagnostische Erfahrungen usw. Arch. inn. Med. 4 (1922). (7) Zur Prognose der Lungentuberkulose. Med. Klin. **1925**, 12. (8) Zur Klinik der Tuberkulose. Beitr. Klin. Tbk. **40**. — KIRCH und SZIGETI: Zur Frage des sogenannten Neutralisationsphänomens bei Tuberkulose. Beitr. Klin. Tbk. **45** (1920). — KIRCHNER: Tuberkuloseerkrankung und Tuberkulosetodesfälle bei Ärzten und dem Pflegepersonal und die Frage der Dienstbeschädigung. Z. Tbk. **43**, 3. — KIRKOVIC: Über Fehldiagnosen bei chronisch-malarischen Erkrankungen. Arch. Schiffs- u. Tropenhyg. **10** (1918). — KISSLING: Über Lungenbrand. Münch. med. Wschr. **1924**, 42. — KIYOKAWA: Die Nebennieren bei Tuberkulose. Frankf. Z. Path. **29** (1923). — KLAFTEN u. PALUGYAY: Zur Physiologie der Atmung in der Schwangerschaft. Arch. Gynäk. **129**. — KLEBERGER: Pneumomycosis aspergillina bei „Grippe". Dtsch. med. Wschr. **1920**, Nr 46, 1170. — KLEEMANN: Zit. nach MOSLER und WERLICH. — KLEIN: Viel Operieren, künstlicher Abortus und Geburtenrückgang. Münch. med. Wschr. **1918**, 42. — KLEINSCHMIDT: Die Spätfolgen der Brustverletzungen. Med. Klin. **1919**, 43. — KLEMPERER, G.: Zit. nach GLASER, l. c. — KLIMMER u. HAUPT: Ist das Corynebacterium abortus infectiosi Bang für Menschen pathogen? Münch. med. Wschr. **1922**, 5. — KLINGENSTEIN: Zur Klinik der tuberkulösen infraclaviculären Infiltrate der Lunge. Klin. Wschr. **1926**, 49. — KLOSS: Streptothrichose der Lunge. Ber. med. Sektion schles. Ges. f. usw. Ref. Berl. klin. Wschr. **1921**, 1082. — KLOTZ: Über Reizzustände im vegetativen Nervensystem, ein Beitrag zur Appendicitisfrage. Münch. med. Wschr. **1927**, 13. — KOCH: Über die klinische Bedeutung von Fingerverkrümmungen. Vortrag. Ref. Münch. med. Wschr. **1918**, 603. — KOCH, F.: Die therapeutische und diagnostische Röntgenbestrahlung der Lungentuberkulose. Münch. med. Wschr. **1926**, 44. — KOCH, HERBERT: Zur Ätiologie des Erythema nodosum. Dtsch. Ges. Kinderheilk. Karlsbad **1925**. — KOCH, R.: Mitteilungen über ein Heilmittel gegen Tuberkulose. Dtsch. med. Wschr. **1891**. — KOCHER: Morbus Basedowii. In Spezieller Pathologie und Therapie innerer Krankheiten von KRAUS u. BRUGSCH. Berlin: Urban & Schwarzenberg 1917. — KÖHLER: (1) Kritischer Beitrag zur Diagnose der Lungentuberkulose. Münch. med. Wschr. **1913**, 35/36. (2) Die militärärztliche Begutachtung und Behandlung der Lungentuberkulose. Würzburg. Abh. **18**, April 1919. — KÖLLNER: Über die Beziehungen zwischen dem sogenannten Ekzem der Augen und der Tuberkulinempfindlichkeit der Haut. Münch. med. Wschr. **1919**, 39. — KOELSCH: Über Metalldampffieber. J. industr. Hyg. **5**, 3. Ref. Münch. med. Wschr. **1924**, 24. — KÖNIG: Tuberkulose der Knochen. Berlin: August Hirschwald 1904. — KÖNNECKE: Experimentelle Untersuchungen über Duodenalverschluß und Magenatonie. Bruns Beitr. **127**. — KÖRTER u. AMEND: Ergebnisse der systematischen Durchuntersuchung lungenkranker Heilstättenpatienten auf Syphilis. Z. Tbk. **40**. — KOIZUMI: Über Tuberkelbacillenbefund im Knochenmark Tuberkulöser. Dtsch. med. Wschr. **1924**, 44. — KOLISKO: Plötzlicher Tod aus natürlicher Ursache. Dietrichs Handbuch der ärztlichen Sachverständigentätigkeit. Bd. 2. Wien 1913. KOLLERT: (1) Über die Verwertbarkeit des Münzenklanges (signe de sous) für die klinische Diagnostik. Wien. Arch. klin. Med. **3** (1922). (2) Über perkutorische Spitzenbefunde bei Skoliose und den sogenannten Tiefstand der rechten Lungenspitze. Beitr. Klin. Tbk. **45**,

335 (1920). — KOLLERT u. JOHN: Über die Aufhebung der idiomuskulären Übererregbarkeit. Beitrag zur Wirkung von Traubenzucker und Insulin auf die Muskeltätigkeit. Wien. Arch. inn. Med. 11. — KOOPMANN: (1) Über die Bedeutung der Conjunctivitis granularis lateralis. Münch. med. Wschr. 1927, 2. (2) Über die diagnostische Bedeutung des D'ESPINEschen Zeichens. Dtsch. med. Wschr. 1923, 2/3. (3) Über konjugale und luetische BASEDOWsche Krankheit. Wien. klin. Wschr. 1925, 43. (4) Lungentuberkulose und Selbstmord. Münch. med. Wschr. 1926, 37. — KORANYI: (1) Zur Methodik der Lungenspitzenperkussion. Dtsch. med. Wschr. 1918, 7. (2) Über den Perkussionsschall der Wirbelsäule und dessen diagnostische Verwertung. Z. klin. Med. 60 (1906). — KORBSCH: Die Thorakoskopie. Münch. med. Wschr. 1921, 51. — KOTHNY u. MÜLLER-DEHAM: Hämorrhagische Nephritis und Tuberkulinüberempfindlichkeit. Wien. Arch. klin. Med. 2, 3. — KRAEMER: (1) Über Wert und Technik der subcutanen Tuberkulindiagnose. Münch. med. Wschr. 1915, 1/2. (2) Die Frage der Dienstfähigkeit der Tuberkulösen. Württemberg. med. Korresp.bl. 1918. (3) Richtlinien der Kriegstuberkulosebehandlung. Z. Tbk. 24, 178. (4) Ätiologie und spezifische Therapie der Tuberkulose. Stuttgart: Ferdinand Enke 1912. (5) Bronchialdrüsendämpfungen im Interscapularraum usw. Beitr. Klin. Tbk. 14 (1909). — KRAEPELIN: Psychiatrie 1910, 8. Aufl., S. 280—282. — KRASSO: Altersverteilung der Conjunctivitis eczematosa und anderer Augenkrankheiten. Z. Kinderheilk. 39. — KRAUS: Berechtigte Indikationen der inneren Medizin für den künstlichen Abortus. Kapitel Tuberkulose. Berl. klin. Wschr. 1910, 1. — KRAUS, F.: (1) Korrelative Vegetationsstörungen bei Tuberkulose. Z. Tbk. 19, 477. (2) Über konstitutionelle Schwäche des Herzens. Dtsch. med. Wschr. 1917, 37. — KRAUS, HUGO: Fieber als einziges Symptom latenter Lues. Wien. klin. Wschr. 1913, 49. — KRAUS, KARL: Lungenspitzenkatarrh und chronische Tonsillitis. Ther. Gegenw. 1920. — KRETSCHMER, E.: Körperbau und Charakter. Berlin: Julius Springer 1922. — KRETZ: Gedanken und Erfahrungen zur Ätiologie, Symptomatologie und Therapie des Asthma. Würzburg. Abh. 14, 9 (1914). — KREUTER: Über menschliche Infektion mit Bacillus Bang. Klin. Wschr. 1927, 29. — KREUZFUCHS und SCHUHMACHER: Die topographischen Verhältnisse der Interlobärpleuritis. Wien. klin. Wschr. 1921, 26. — KRÖMECKE: (1) Über Globulinfällungen im Serum Tuberkulöser nach MATÉFY. Dtsch. med. Wschr. 1924, 8. (2) Über den heutigen Stand der Frage der Purpuraerkrankungen. Münch. med. Wschr. 1926, 21. — KRÖNIG: (1) Über einfache nichttuberkulöse Kollapsinduration der rechten Lungenspitze bei chronisch behinderter Nasenatmung. Med. Klin. 1907, 40. (2) Über eine einfache nichttuberkulöse Kollapsinduration der rechten Lungenspitze bei chronisch behinderter Nasenatmung. Dtsch. Klin. 11, 634. (3) Zur Auskultation katarrhalisch erkrankter Lungenspitzen. Med. Klin. 1906, 48. (4) Die Frühdiagnose der Lungentuberkulose. Dtsch. Klin. 11 (1907). — KROGH: Ein Respirationsapparat zur klinischen Bestimmung des Energieumsatzes des Menschen. Wien. klin. Wschr. 1922, 13. — KROKIEWICZ: Carcinosis miliaris acuta infolge Magenkrebs. Wien. klin. Wschr. 1919, Nr 32, 561. KROSCHINSKI: Die PONDORFFsche Cutanbehandlung. Münch. med. Wschr. 1921, 6. — KRUSE: Über die Verbreitung der Tuberkulose, namentlich in den wohlhabenden Klassen. Med. Klin. 1913, 4. — KÜCKENHOFF: Über die Bedeutung von Wirbelsäulenanomalien für die Entstehung der Lungentuberkulose. Beitr. Klin. Tbk. 29, 117 (1913). — KÜLBS: Rasselgeräusche über den Lungenspitzen. Z. klin. Med. 73, 169 (1911). — KÜMMELL: Über Appendicitis. Münch. med. Wschr. 1921, 1328. — KÜSS: De l'hérédité parasitaire de la tuberculose humaine. Paris 1898. — KÜTTNER: Über das Scapularkrachen. Dtsch. med. Wschr. 1914. — KUGLER: System der Neurosen. Berlin u. Wien: Urban & Schwarzenberg 1922. — KULENKAMPFF: Zur allgemeinen Diagnostik der Baucherkrankungen. Dtsch. med. Wschr. 1920, 14/15. — KUNDRATITZ: Zur Frage der Ätiologie des Erythema nodosum. Jb. Kinderheilk. 113. — KUTHY: (1) Das Akromialsymptom bei der Lungentuberkulose. Z. Tbk. 14, 3. (2) Fortschritte der physikalischen Diagnostik der Lungentuberkulose. Budapest 1909. Pesti. Zit. nach KUTHY und WOLFF-EISNER, l. c. S. 7. (3) Über die Tuberkulose der Lungenwurzelgegend. Gyógyászat (ung.) 1913, 11. Ref. Internat. Zbl. Tbk.-forschg 5 (1916). — KUTHY u. WOLFF-EISNER: Die Prognosestellung bei der Lungentuberkulose. Berlin u. Wien: Urban & Schwarzenberg 1914. — KWASNIEWSKI u. HENNING: Monocytenangina. Dtsch. med. Wschr. 1926, 7. — KWIATOWSKY: Przgl. lek. (poln.) 1900, 1, zitiert nach J. BAUER (2), l. c. S. 53.

LACASSAGNE u. MARTIN: Les adhérences pleurales tuberculeuses et leur role dans la mort subite. Congr. internat. Washington 1901. — LAFITTE u. MASSCARY: Pigmentations simples des tuberculeux. Soc. med. Hop., 13. Nov. 1903. — LANDOUZY: (1) De la fievre bacillaire prétuberculeuse à forme typhoide: typhobacillose. Semaine méd., 3. Juni 1891. (2) Predisposition tuberculeuse. Congr. Berlin 1899. Rev. Méd., 10. Juni 1899. (3) Appendicite aigue. Rev. Méd. 35, 114 (1916). — LANGEMAK: Vierjährige Erfahrungen über die Wirkung der Ponndorfimpfungen bei tuberkulösen und nichttuberkulösen Gelenkserkrankungen und chirurgischer Tuberkulose. Münch. med. Wschr. 1925, 32. — LANGER: Enuresis und Tuberkulose. Z. Kinderheilk. 33. — LANZ: Untersuchungen über die Eigenurinreaktion nach Prof. WILDBOLZ. Schweiz. med. Wschr. 1920, 17. — LASKOVITS: Über das Gußfieber und die Möglichkeit einfacher Erzeugung künstlich hoher Temperaturen. Wien. med. Wschr. 1925, 41. — LEB: Eine durch Tuberkulose des Lungenstiels bedingte Form der Magenatonie. Münch. med. Wschr. 1924, 44. — LEENDERTS: Über das RAUCH-FUSSsche Dreieck, zugleich Erwiderung auf die gleichbetitelte Arbeit DENEKES. Dtsch. Arch. inn. Med. 134. — LEGROUX: Zit. nach PIÉRY, l. c. S. 514. — LEHNDORFF: Über die Entstehung des GARLANDschen Dreiecks. Berl. klin. Wschr. 1921, 16. — LEICHTENSTERN: Über Verkäsung des Plexus solaris. Zit. nach HUISMANN. — LEICHTENTRITT: Chronische Lungenerkrankungen bei Kindern infolge Influenza. Dtsch. med. Wschr. 1917, 7. — LEICHTWEISS: Grippe und Tuberkulose. 1919, 29. — LEMBKE: Ergebnisse der klinischen Untersuchungen und Erfolg der Operation bei 37 Fällen von Nierentuberkulose. Z. urol. Chir. 1917, 1. — LEMIERRE u. DESCHAMP: Les syndromes pulmonaires pseudo-tuberculeux au cours de la fièvre typhoide et des fièvres paratyphoides. Presse méd. 1921, 38. — LEMOINE: Les phthisiques gras. Semaine med. 1900, 103. — LENHARTZ: Über Lungen-streptothrichose. Dtsch. Arch. klin. Med. 136, 124 (1921). — LENK: Röntgenuntersuchung; zur Frage der Verschieblichkeit von entzündlichen Ergüssen der Pleura. Wien. klin. Wschr. 1924, 47. — LEON, MARTHA: Beitrag zur Kenntnis des Typhus abdominalis. Med. Klin. 1924, 8. — LEONTJEWA: Über Veränderungen der Knochen und Gelenke bei Sklerodermie. Arch. klin. Chir. 128. — LEPRINCE: Marseille Méd. 59 u. zit. nach KÄDING, l. c. — LESCHKE u. ULLMANN: Pigmentation und endokrine Dystrophie. Z. klin. Med. 102, 4. — LEURET u. CAUSSIMONT: Spastischer Muskelsymptomenkomplex im Verlauf des künstlichen Pneumo-thorax (vier neue Fälle von pleuraler Epilepsie). J. Méd. Bordeaux 1926. — LEWANDOWSKY: (1) Über rosaceaähnliche Tuberkulide des Gesichts. Schweiz. Korresp.bl. 1917, 39. (2) Die Tuberkulose der Haut. Erg. Path. 16, 1 (1912). — LICHT u. HARTMANN: Zur Frage der Agranulocytose. Dtsch. med. Wschr. 1925, 37. — LICHTWITZ: Zit. nach REVE, l. c. — LIEBE: Die Lichtbehandlung (Heliotherapie) in den deutschen Lungenheilanstalten. Denk-schrift. Beitr. Klin. Tbk. 8 (1919). — LIEBERMEISTER: (1) Die Tuberkulose. Berlin: Julius Springer 1921. (2) Über nichttuberkulöse Lungenspitzenkatarrhe. Dtsch. med. Wschr. 1921, 10. (3) Zur Frage der sekundären Tuberkulose. Med. Klin. 1914, 1. — LIEK: Bei-trag zur Kenntnis der Streptothrixmykose der Lunge. Mitt. Grenzgeb. Med. u. Chir. 23, 531 (1911). — LINSER u. SCHMIDT: Über den Stoffwechsel bei Hyperthermie. Dtsch. Arch. klin. Med. 79 (1904). — LITZNER: (1) Zit. nach MATTHES, l. c. S. 138. (2) Die frühzeitige Feststellung der Lungentuberkulose. Münch. med. Wschr. 1920, 51. — LJUNGDAHL: Zur Ätiologie und Pathogenese des spontanen Pneumothorax. Arch. klin. Med. 126, 224 (1918). — LÖFFLER: Diskussionsbemerkung im Ärztlichen Verein in Frankfurt a. M. Ref. Münch. med. Wschr. 1921, Nr 17, 532. — LÖHLEIN: (1) Über Gehirnabsceß durch Strepto-thrix. Münch. med. Wschr. 1907, 54, 1523. (2) Streptothrixpyämie nach primärer Broncho-pneumonie. Z. Hyg. 63, 1 (1909). — LÖHLEIN u. ENGELHARDT: Zur Kenntnis der Streptothrix-pyämie. Dtsch. Arch. klin. Med. 75, 112 (1903). — LOEPER: Leçons de pathologie digestive. 2. Masson et Cie. Paris 1922. — LÖSCHKE: Über das Wesen der Lungenspitzendisposition zur Tuberkuloseerkrankung. Beitr. Klin. Tbk. 64 (1926). — LÖW: (1) Strikturierende Duodenalstenose auf tuberkulöser Basis. Wien. Arch. inn. Med. 4. (2) Über Tuberkulose in Irrenanstalten. Allgem. Z. Psychiatr. 73, 5. — LÖWENHARDT: (1) Die Chronioseptikämie, ein Beitrag zur Lehre von den schleichenden Allgemeininfektionen und der Endocarditis lenta. Z. klin. Med. 1897. (2) Die Symptomatologie der Chronioseptikämie. Klin. Wschr. 1923, 50. — LÖWENSTEIN: (1) Vorlesung über Tuberkulose. Jena 1920. (2) Die Tuber-kulose als Organsystemerkrankung. Wien. klin. Wschr. 1923, 31. (3) Druckschmerz der Wirbelkörper bei dekompensierten Mitralfehlern. Med. Klin. 1925, 27. (4) Zur Klinik der Augentuberkulose. Klin. Mbl. Augenheilk 1926, 76. — LÖWENSTEIN u. MORITSCH: Die Nierentuberkulose als Organsystemerkrankung. Med. Klin. 1923, 46. — LÖWENSTEIN u. PICKERT: Neue Methode zur Prüfung der Tuberkulinimmunität. Dtsch. med. Wschr. 1908, 52. — LÖWENTHAL: Vortrag in der Berl. med. Ges. Ref. Münch. med. Wschr. 1920, 8. — LÖWY: Zit. nach GRIESBACH, l. c. — VAN LOGHEM: Zur Kasuistik der Strepto-thrixpyämie. Zbl. Bakter. I Orig. 40, 298 (1906). — LOREY: Über den Wert der Röntgen-untersuchung bei der Lungenuntersuchung. Tuberkulosefortbildungskurs des Eppendorfer Krankenhauses. Bd. 2. 1914. — LUBARSCH: (1) Zit. nach GRUBER, l. c. (2) Zit. nach LÖWENSTEIN, l. c. S. 149. (3) Einiges zur Mortalitäts- und Obduktionsstatistik. Vortrag Berl. med. Ges. 23. Jan. 1923. Ref. Münch. med. Wschr. 1924, 185. — LUBOJACKY: Betrachtungen über das Problem der Tuberkulose als Ergebnis einer 10jährigen Anstalts-tätigkeit. Verl. des Verfassers 1926. — LÜDKE u. STURM: Die orthostatische Albuminurie bei Tuberkulose. Münch. med. Wschr. 1911. — LUEG: Beziehungen zwischen Asthma bronchiale und Lungentuberkulose. Z. klin. Med. 91. — LUKSCH: Vegetation eines bisher nicht bekannt gewesenen Aspergillus im Bronchialbaum eines Diabetikers. Z. Heilk. 23 (1902). — LUNDBORG: Hereditas 2 (1921). Zit. nach GÜNTHER: Rassenkunde des deutschen Volkes. 3. Aufl. 1923. — LUSCHER: Über Myocarditis tuberculosa. Schweiz. med. Wschr. 1921, 50. — LYDTIN: Über Tuberkulose mit starker perifokaler Entzündung Erwachsener. Z. Tbk. 45, 4.

Mackenzie: Lehrbuch der Herzkrankheiten. Übersetzt von Grote, Berlin 1910. — Mader: Beitrag zur Auscultation des Herzens und der großen Gefäße. Wien. med. Wschr. 1903, 1. — Mader, Alfons: Über die Bedeutung des Corpus striatum für die Wärmeregulation. Jb. Kinderheilk. 103, 287 (1923). — Maendl: (1) Kurze Mitteilung über das „metamorphosierende" Atemgeräusch. Med. Klin. 1919, 46. (2) Die Lungenkollapstherapie der Lungentuberkulose. Wien: Julius Springer 1927. — Maestrini: Ein neues Zeichen der beginnenden Lungentuberkulose. Policlinico, sez. prat. 1925, No 46, 1593. — Magenauer: Die Tuberkulose und die Gruppe der Schizophrenen. Z. Neur. 96 (1925). — Magnus-Alsleben: Würzburg. Ärzteabend, 11. Jan. 1927. Münch. med. Wschr. 1927, 12. — Mammele: Habituelle Hyperthermie bei Sklerose der Stammganglien. Z. Heilk. 18 (1920). — Maragliano: Über die Zweckmäßigkeit der Unterbrechung der Schwangerschaft bei Tuberkulose. Kongr. Bekämpfg Tbk. 1899. — Marchand: Zur pathologischen Anatomie und Nomenklatur der Lungentuberkulose. Münch. med. Wschr. 1922, 12. — Mareozzi: Action des poisons de la tuberculose sur la parenchym de testicule. Ann. Mal. Organs genito-urin. 25, 974 (1907). — Maresch: Streptothrix-Perikarditis. Ges. Ärzte Wien 1907. Ref. Wien. klin. Wschr. 1907, 1507. — Marfan: Phthisie pulmonaire im Traité de méd. de Bouchard et Brisaud 1893, Tome 4. Zit. nach Piéry, l. c. S. 439. — Marko: Klinisch-röntgenologische Studien über das Grocco (Rauchfussche) paravertebrale Dreieck. Wien. Arch. inn. Med. 9, 3. — Martin: (1) L'inégalité pupillaire provoqué dans la tuberculose pulmonaire. Bull. méd. 1922, 36. (2) Les phthisiques gras. Thése de Lille 1899, zit. nach Piéry, l. c. S. 175. — Martini: Perkussion und Auscultation. Die inneren Zusammenhänge in der diagnostischen Akustik. Klin. Wschr. 1924, 8. — Martius: Zit. nach Matthes P., l. c. — Marx: Zur Lokalisation des Wärmezentrums und des Zuckerzentrums beim Menschen. Allg. Z. Psychiatr. 86 (1927). — Mas y Magro: (1) Pathogenetische Einflüsse der hämodyskrasischen Konstitution bei hämoptoischer Lungentuberkulose. Siglo méd. 72. Ref. Münch. med. Wschr. 1924, 206. (2) Die hämophiloide Konstitution. Archivos Cardiol. Ref. Münch. med. Wschr. 1924, Nr 41, 1449. — Massini: Über tuberkulöse Myokarditis. Schweiz. med. Wschr. 1921, 50. — Massur: In welchen Beziehungen stehen Schilddrüsenveränderungen zur Entstehung und zum Verlauf der chronischen Lungentuberkulose? Beitr. Klin. Tbk. 39 (1918). — Mastbaum: Zur Frage der Spezifität der Tuberkulinreaktion. Z. Immun.forschg 48 (1926). — Matéfy: Eine neue Seroreaktion zur Untersuchung der Aktivität. 6. Gen.-Verslg Tbk.-Ärzte Ungarns, Debreczen, Sitzg 7. u. 8. Sept. 1923. — Matthes: (1) Zur Lehre von der paravertebralen Dämpfung bei Pleuritis. Med. Klin. 1908, 38. (2) Lehrbuch der Differentialdiagnose innerer Krankheiten. Berlin: Julius Springer 1919. — Matthes, Paul: Die Konstitutionstypen des Weibes, insbesondere der intersexuelle Typus. In Biologie und Pathologie des Weibes von Halban u. Seitz. Wien 1924. — Matthias: Einige Erfahrungen über tuberkulöse Erkrankungen der Leistendrüsen bei intraabdomineller Tuberkulose und die Möglichkeit ihrer Verwendung zu diagnostischen Zwecken. Berl. klin. Wschr. 1921, 3. — Matzdorff: Inaug.-Diss. Bonn, zit. nach Matthes, l. c. S. 134. — Mayer: (1) Briefe aus Ostasien. Münch. med. Wschr. 1901, 1775. (2) Experimentelle und klinische Mitteilungen über die nach Pneumothoraxoperation auftretenden Pleuraergüsse. Beitr. Klin. Tbk. 29 (1919). — Mayer, A.: (1) Die Arbeitsfähigkeit der Leichtlungenkranken. Beitr. Klin. Tbk. 27 (1913). (2) Beitr. Gyn. 15, 377 (1910), zit. nach J. Bauer, l. c. S. 250. — Mayer, Arthur: Klinische und experimentelle Untersuchungen über Erkrankungen der Bauchspeicheldrüse bei Tuberkulose. Z. exper. Path. u. Ther. 22. — Mayer, E.: Psychiatrie in Schwalbes diagnostische und therapeutische Irrtümer und deren Verhütung. 1918. — Mayer, Erna: Die Thoraxformen bei Skoliose und Kyphoskoliose und ihr Einfluß auf die Brusteingeweide. Beitr. path. Anat. 66. — Mayer, F.: Der chronische Typhus und Paratyphus. Münch. med. Wschr. 1918, 35. — Mayer, Kurt: Über eine abnorme Streptothrixart. Zbl. Bakter. I Orig. 60, 75. — Mayer, M.: Über einige bakterienähnliche Parasiten der Erythrocyten bei Menschen und Tieren. Arch. Schiffs- u. Tropenhyg. 150 (1921). Mayet: Nouvelle Iconografie de la Salpetrière. Tome 14, p. 216. 1910, zit. nach J. Bauer (2), l. c. S. 250. — Mayo: Zit. nach Schottmüller, l. c. — Mayrhofer, H.: (1) Zur Frage der Verwertbarkeit der Urochromogenreaktion bei Lungentuberkulose. Wien. klin. Wschr. 1928, 36. (2) Zur Diagnose des Bronchuscarcinoms. Wien. klin. Wschr. 1928, 46. (3) Die Beeinflußbarkeit subfebriler Temperaturen durch Pyramidon. Wien. klin. Wschr. 1929, 4. Meckel: Die Staubinhalationskrankheiten. In v. Pettenkofers u. Ziemssens Handbuch der Hygiene und Gewerbekrankheiten. S. 180. — Medens: Über funktionelle Albuminurie. Z. klin. Med. 104. — Meirovsky: (1) Tierhaut und Menschenhaut. Klin. Wschr. 1922. (2) Zit. nach Nukata, l. c. — Meirovsky u. Léven: Tierzeichnung, Menschenscheckung und Systematik der Muttermäler. Arch. f. Dermat. 134 (1921). — Meixner: Anatomische Erfahrungen aus dem Felde. Wien. klin. Wschr. 1919, 4. — Melchior: Über die Rolle der Tuberkulose als Ursache der Mastdarmfisteln. Berl. klin. Wschr. 1917, 16. — Melnikoff: Die Varianten der intrapulmonalen Gefäße des Menschen. Z. Anat. 71, 180 (1924). — Menes: Zur Genese der Narbenkeloide mit neuen Anschauungen. Berl. klin. Wschr. 1919,

11. — MENZEL: Die Frühdiagnose der beginnenden Tuberkulose Erwachsener im Hinblick auf die morbide Persönlichkeit des Erkrankten. Med. Welt **1928**, 4. — MENZER: Zit. nach SCHUHMACHER. — MERKLEN DUVAUX u. DEMOUILIÈRE: Les asthenies par troubles polyglandulaires d'origine syphilitique. Presse méd. **1921**, 14. — MERZ-WEIGANDT: Ein Trauma als Ursache einer beiderseitig auftretenden Sklerocorneitis tuberculosa. Klin. Mbl. Augenheilkunde **76** (1926). — METZGER: (1) Über Bewegungstemperatur bei Lungentuberkulose. Z. Tbk. **29**. (2) Zit. nach MÜNCH, l. c. — v. MICHEL: (1) Die Tuberkulose des Sehnerven. Münch. med. Wschr. **1903**. (2) Die Tuberkulose des Auges. Zit. nach DIMMER. Wien. klin. Wschr. **1922**, 19. — MIELKE: Die Spitzendämpfungen im Kindesalter. Berl. klin. Wschr. **1919**, 26. — MILLER, L. S.: Studies an tuberculous infection. II. A description of plastic models (reconstruction) of a conglomerate tubercle and the surrounding structures in a human lung. Amer. Rev. Tbk., **3**, 2, April **1914**. — MINOR: Symptomatology of pulmonary tuberculosis in Tuberculosis by Klebs. p. 233f. New York: Appleton 1909. — MITCHELL: Primary tuberculosis of the faucial tonsils. J. of Path. **1917**, 21, 248—266. — MÖLLER: Lehrbuch der Lungentuberkulose S. 68. Wiesbaden: J. F. Bergmann 1910. — MÖNCKEBERG: Tuberkulosebefunde bei Obduktion von Kombattanten. Z. Tbk. **24**. — MONDOLFI: Gazz. Osp. **1927**, 5. — MORAWITZ: (1) Klinische Beobachtungen über Endocarditis lenta. Münch. med. Wschr. **1921**, 46. (2) Die Diagnostik der perniciösen BIERMERschen Anämie. Münch. med. Wschr. **1922**, 35. (3) Die hämolytische Konstitutionsanämie. Münch. med. Wschr. **1922**, 21. (4) Pathologie und Therapie der Chlorose und sekundären Anämie. Münch. med. Wschr. **1926**, 25. — MORGENSTERN: Arthritis psoriatica und Psoriasis bei Gelenkerkrankungen. Wien. Arch. inn. Med. **12**, 2. — MORO: (1) Über rectale Hyperthermie im Kindesalter. Mschr. Kinderheilk. **1912**. (2) Über den diagnostischen Wert der negativen Tuberkulinreaktion in der Kinderpraxis. Münch. med. Wschr. **1918**, 21. — MOSLER u. WERLICH: Die physikalischen Vagusprüfungen. Münch. med. Wschr. **1920**, 41. — MOST: Die Topographie der Lymphgefäße des Kopfes und Halses. Berlin: August Hirschwald 1906. Bibl. med. H. 21, Sutttgart 1908. — MÜLLER-DEHAM u. KOTHNY: Über tuberkulotoxische Nephritiden. Wien. klin. Wschr. **1920**, Nr 22, 261. — MÜLLER, F. v.: (1) Diagnostik der Lungenkrankheiten. Z. ärztl. Fortbildg **14**, 9 (1912). (2) Zit. nach F. A. BAUER, l. c. (3) Tuberkulose und Konstitution. Münch. med. Wschr. **1922**, 11. MÜLLER, H.: Über kardiopulmonäre Geräusche. Slg klin. Vortr. **1904**, 500/501. — MÜLLER, J.: Aktinomykose der Luftwege. Vortrag ärztl. Ver. Nürnberg. Münch. med. Wschr. **1923**. — MÜLLER, OTFR.: Zur Frage der additionellen Tuberkuloseinfektion im Alter der Erwachsenen. Ther. Gegenw. **1921**. — MÜNCH: Die anatomische Grundlage der Irisfarbe. Münch. med. Wschr. **1925**, 5. — MUNKOWSKI: Zur Pathogenese der Hemiatrophia facialis (ein Fall von sympathischer Hemiatrophie nach Encephalitis epidemica). Arch. f. Psychiatr. **1926**, 78. — MURALT: Erfahrungen über Exsudate bei künstlichem Pneumothorax. Beitr. Klin. Tbk. Suppl.-Bd. **7** (1914). — MUSSER u. GROYA: Two cases of streptotrical infection etc. J. amer. med. Assoc. **36**, 1410 (1901). — MUSSY, GUÉNEAU DE: Des pleurésies purulentes diaphragmatiques. Arch. gén. Méd. **1879**.

NÄGELI: (1) Über Myotonia atrophica, speziell über die Symptome und die Pathogenese der Krankheit nach 22 eigenen Fällen. Münch. med. Wschr. **1917**, 5. (2) Differentialdiagnostische Überlegungen aus dem Gebiete der inneren Medizin für die ärztliche Praxis, in besonderer Berücksichtigung der Neurosen. Schweiz. Korresp.bl. **1918**, 5/6. (3) Über Häufigkeit, Lokalisation und Ausheilung der Tuberkulose nach 560 Sektionen des Züricher pathologischen Institutes. Virchows Arch. **162**, H. 2, 191. (4) Über Antagonismus von Chlorose und Osteomalacie als Hypogenitalismus und Hypergenitalismus. Münch. med. Wschr. **1918**. — NÄGELI u. GÄLTZ: Zit. nach MATTHES, l. c. S. 132. — NÄGELSBACH: Malignes Chorionepitheliom mit Verblutung in die Bauchhöhle. Münch. med. Wschr. **1922**, 14. — NAGEL: Der physikalische Nachweis der vergrößerten Bronchial- und Mediastinaldrüsen. Inaug.-Diss. Erlangen 1907. — NAKAGAWA: The mode of infection in pulmonary distomiasis. Certain fresh-water crabs as intermediate hosts of Paragonium Westermanni. J. inf. Dis. 18, 131 (1916). — NAKAMURA: Über die Häufigkeit der Tuberkulose als Ätiologie der Otitis media. Z. Tbk. **42**, 3. — NAKAYAMA: Pneumomycosis aspergillina. Z. Heilk. **24**, 348 (1909). NASSAU u. ZWEIG: Zur Prognose der tuberkulösen Erkrankung im Kindesalter. Z. Kinderheilkunde **39**, 5. — NATHER: Zur Pathologie der Schilddrüsentuberkulose. Mitt. Grenzgeb. Med. u. Chir. **33** (1921). — NATTER-LARIER: Cytologie des pleurisies cancéreuses. Bull. Soc. Biol. Paris **57**, 709 (1905). — NAUNYN: Klinik der Cholelithiasis. Leipzig 1892. — NEERGARD: Über die Bedeutung der Sedimentierungsreaktion der roten Blutkörperchen für die Diagnostik der Lungentuberkulose. Schweiz. med. Wschr. **1923**, 43. — NEISS: Das Ektebin. Münch. med. Wschr. **1923**, 4. — NEISSER: Über Sondenpalpation der Bronchialdrüsen bei gewissen leichtesten Formen der Tuberkulose. Dtsch. Arch. klin. Med. **86** (1905). NEISSER u. BRÄUNING: Über Lungentuberkulosoid. Berl. klin. Wschr. **1910**, 16. — NELKEN: Eine Angina mit lymphatischer Reaktion. Mschr. Kinderheilk. **31** (1925). — NETTELSHEIM: Das Wandern der Spulwürmerlarven in den inneren Organen. Münch. med. Wschr. **1922**, 36. — NEUER u. FELDWEG: Über Beziehungen zwischen Körperbau und Phthise. Klin.

Wschr. **1926**, 21. — Neugarten: Lungenverwachsungen und Lungenentzündung. Mschr. Unfallheilk. **10** (1920). — Neumann, W.: (1) Beitrag zur spezifischen Behandlung der Tuberkulose. Beitr. Klin. Tbk. **17**, 1 (1910). (2) Anwendung der Immunitätsforschung auf die Klinik der Tuberkulose usw. Wien. klin. Wschr. **1912**, 22. (3) Der Tuberkelbacillus. Wien u. Leipzig: Franz Deuticke 1918. (4) Zur ambulanten Tuberkulintherapie. Tbk.-fürs.bl. (Berl.) **1918**. (5) Beitrag zur spezifischen Behandlung der Tuberkulose. Beitr. Klin. Tbk. **39**, 2 (1918). (6) Zur Symptomatologie der Spondylitis dorsalis. Mitt. Grenzgeb. Med. u. Chir. **1918**. (7) Der Lungenbefund bei Skoliose. Beitr. Klin. Tbk. **17**. (8) Die Phrenicusdruckpunkte und ihre Bedeutung usw. Beitr. Klin. Tbk. **45** (1920). (9) Die Indikationsstellung zu chirurgischen Eingriffen bei der Lungentuberkulose. Wien. med. Wschr. **1920**, 16f. (10) Die verschiedenen Formen der tuberkulösen Apicitis. Med. Klin. **1920**, 45/46. (11) Wie erkennt man die beginnende Tuberkulose der Lungen? Wien. klin. Wschr. **1920**, 51. (12) Die Arbeitsfähigkeit Tuberkulöser mit besonderer Berücksichtigung der Lungentuberkulose. Enquete für Kriegsbeschädigte. Wien 1921. (13) Klinische Erfahrungen über Tuberkulose und Schwangerschaft. Med. Klin. **1922**, 13/14. (14) Hausarzt und Tuberkulose. Med. Klin. **1922**, 37. (15) Klinik der Tuberkulose. Wien. klin. Wschr. **1922**, 42. (16) Die Bedeutung der Anamnese usw. Med. Klin. **1922**, 52. (17) Die Frühdiagnose der Tuberkulose. Tbk.fürs.bl. Wien, März **1923**. (18) Zur Klinik und Therapie nichttuberkulöser chronischer, infiltrativer Lungenprozesse usw. Wien. klin. Wschr. **1923**, 14/15. (19) Die Bedeutung der Remissionen der gewöhnlichen Phthise für die Praxis und namentlich für die Bewertung neu auftauchender Heilmittel gegen Tuberkulose. Therapia **1925**, 9. (20) Wie erkennt man eine beginnende Phthise? Med. Seminar **1926**, 265. (21) Welcher Lungenbefund findet sich bei chirurgischer Tuberkulose? Med. Seminar **1926**, 282. (22) Die Notwendigkeit einer Qualitätsdiagnose bei der Lungentuberkulose und die Grundlagen einer solchen Diagnose. Wien. klin. Wschr. **1926**, 28. (23) Die häufigsten Typen aus dem Formenkreis der Lungentuberkulose. Wien. med. Wschr. **1926**, 25. (24) Beobachtungen und Wege zur Verfeinerung und Vertiefung der Frühdiagnose der Lungentuberkulose. Fortbildgkurse Wien. Univ. **1926**, H. 103. (25) Der Lungenbefund bei extrapulmonaler Tuberkulose. Die extrapulmonale Tuberkulose 1926, S. 11. (26) Die verschiedenen Formen der hämatogen entstandenen Tuberkulose. Z. Tbk. **47** (1927). (27) Wert der Pneumothoraxbehandlung und Winke zu ihrer erfolgreichen Durchführung. Wien. klin. Wschr. **1927**, 3. (28) Der Wert der Tuberkulinbehandlung. Med. Klin. **1927**, 30. (29) Zur Einteilung der Tuberkulose. Die Diagnose und Prognose kavernöser, exsudativer, produktiver und pleuraler Prozesse bei der Lungentuberkulose. Zbl. inn. Med. **16** (1928). (30) Über den nachträglichen doppelseitigen Pneumothorax. Wien. klin. Wschr. **1928**. (31) Mediastinale Prozesse als Ursache tödlicher abdomineller Krankheitsbilder. Wien. klin. Wschr. **1926**, 1. (32) Über den Zusammenhang von Magenleiden und Lungentuberkulose. Wien. klin. Wschr. **1927**, 40. (33) Heilung einer Monathetose des rechten Armes durch eine Tuberkulinkur nebst kasuistischem Beitrag zur Prozeßdiagnose bei symptomatischer Athetose. Med. Klin. 1918, Festschrift. (34) Die Lebensaussichten bei und nach tuberkulösen Lungenaffektionen. Mitt. Volksgesdh.amt. **1929**, H. 2/3. (35) Die hausärztliche Behandlung der Lungentuberkulose. Wien. klin. Wschr. **1929**, 25. — Neumann, W. u. Ralph Matson: Über Lungentuberkuloseformen mit ausschließlichem Vorkommen Muchscher Granula. Beitr. Klin. Tbk. **24**. — Neumann, W. u. H. Wittgenstein: Das Verhalten der Tuberkelbacillen in den verschiedenen Organen nach intravenöser Injektion. Beitr. Klin. Tbk. **13**. — Nicholson: J. industr. Hyg. **6** (1923). — Nicholson u. Goetsch: The differentiation of early tuberculosis and hyperthyreodism by means of the adrenalin test. Amer. Rev. Tbc. **3**, 2 (1919, April). — Nicol: (1) Über eine neue Einteilung und Nomenklatur der Lungenphthisen. Beitr. Klin. Tbk., Suppl.-Bd. **7** (1914). (2) Die Entwicklung und Einteilung der Lungenphthisen. Beitr. Klin. Tbk. **30**. — Nicolavsen, Aars: Ein Fall von Rattenbißfieber. Sodoku. Med. Revue **1920**. — Nobecourd: Endocardite chronique tub. de l'enfant. Paris méd. **1919**, H. 42, 305. — Nobel u. Steinebach: Beitrag zur Prognose der tuberkulösen Pleuritis der Kinder. Z. Kinderheilk. **31**. — Nobl u. Remenovsky: Die Arthropathia psoriatica im Röntgenbilde. Fortschr. Röntgenstr. **34**. — Noeggerath: (1) Perkussion am schwingenden Brustkorb. Münch. med. Wschr. **1921**, 36. (2) Zit. nach Beisken, l. c. — Nonnenbruch: Stenosierendes Bronchialcarcinom mit inspiratorischer Anschwellung der Halsvene. Münch. med. Wschr. **1926**, 14. — Noorden: (1) Zit. nach Hoesslin, l. c. (2) Zit. nach Curschmann, l. c. — Nossen: Tod unter dem Bilde der Lungenembolie durch Cyste am Perikard. Dtsch. med. Wschr. **1925**, 28. — Novak u. Graff: Beitrag zur Klinik und pathologischen Anatomie der Amenorrhöe. Z. Geburtsh. **83** (1921). — Nukata: Das Verhalten der Nebennieren und Milz bei Verbrennungen (mit besonderer Berücksichtigung der Todesursache nach Verbrennungen und über Korrelation zwischen Nebenniere und Haut). Beitr. path. Anat. **73** (1925).

Oberndorfer: (1) Aspergillus fumigatus im Sputum. Sitzgsber. ärztl. Ver. München **20**, 50 (1910). (2) Pathologisch-anatomische Erfahrungen über innere Erkrankungen im

Felde. Münch. med. Wschr. 1918, 42. — v. OEHN: Beitrag zur Lehre vom Status asthenicus. Münch. med. Wschr. 1924, 37. — OLDENBURG: Über die Frage Erythema nodosum und Tuberkulose. Hosp.tid. (dän.) 1925, 564. — OLOFF: Über die sogenannte Embolie der Arteria centralis retinae. Münch. med. Wschr. 1911, 41. — D'ONGHIA: Die Bedeutung und Wichtigkeit der Albuminurie bei Tuberkulose. Beitr. Klin. Tbk. 29, 3. — OPITZ u. SILBERBERG: Afibrinogenämie und Thrombopenie infolge ausgedehnter hepatolienaler Tuberkulose. Klin. Wschr. 1924, 32. — OPPIKOFER: Über die Entstehung des Mittelohrcholesteatoms auf dem Boden der Mittelohrtuberkulose. Schweiz. med. Wschr. 1920, 44. — OREL: Über den Einfluß der Jahreszeiten auf die Gewichtszunahme unterernährter tuberkulöser Kinder. Z. Kinderheilk. 41. — ORNSTEIN: Über das Auftreten von Tuberkelbacillen in Exsudaten nach Anlegung des künstlichen Pneumothorax. Dtsch. med. Wschr. 1927. — ORTNER: (1) Über Herzschmerz und Schmerzen in der Herzgegend. Jb. ärztl. Fortbildg 1911. (2) Über Morbus Basedowii. Wien. med. Wschr. 1915, 1. (3) Zur Kenntnis des interlobären Empyems nebst Bemerkungen usw. Med. Klin. 1916, 815. — OSSOINIG: Über Schwankungen der Tuberkulinempfindlichkeit nebst einigen Bemerkungen über das Auftreten der Meningitis tuberculosa. Beitr. Klin. Tbk. 68 (1926).

PAGEL: (1) Über die Beteiligung des Zwölffingerdarms am Sekundärstadium der Tuberkulose. Frankf. Z. Path. 33, 2. (2) Zit. nach SCHMINCKE, l. c. — PAL: (1) Zur Pathogenese der herzbeschleunigenden Nerven. Med. Klin. 1917, 36. (2) Über nichttuberkulöse Katarrhe der Lungenspitzen. Med. Klin. 1924, 49. — PALITZSCH: Über Tabakpneumokoniosen. Zbl. Gewerbekrkh. 1921, 10. — PALLARD: De la granulie discrète. Thèse de Génève 1901. — PANAYOTATOU: Die extraintestinale Amöbenerkrankung in Ägypten. Wien. klin. Wschr. 1924, 33. — PARISOT u. SIMONI: Mycose pulmonaire associé. Rev. méd. est 50, 138 (1920); Zbl. Tbk.forschg 1921, 17. — PARRISIUS: Was leistet die Bewegungstemperatur für die Frühdiagnose der Lungentuberkulose? Z. Tbk. 29. — PASSINI u. WITTGENSTEIN: Über Versuche, Lungentuberkulöse mit Filtrat des vom Patienten stammenden Sputums zu behandeln. Wien. med. Wschr. 1911, 30. — PATSCHKOWSKI: Über Pneumokoniose bei den Bergarbeitern des rheinisch-westfälischen Steinkohlenreviers. Beitr. Klin. Tbk. 57 (1923). PATZSCHKE u. PLAUT: Über einen Fall von allgemeiner Anhydrosis nach toxischer Dermatitis. Münch. med. Wschr. 1921, 25. — PAUL: Das Wesen der Hautimpfung und ihre Bedeutung für die Bekämpfung des chronischen Rheumatismus als Blutkrankheit. Wien. med. Wschr. 1927, 14. — PAULICEK: Über ein Lippenphänomen beim Typhus. Wien. klin. Wschr. 1919, 39. — PAWELETZ: Zur klinischen Einteilung und Nomenklatur der Lungentuberkulose. Z. Tbk. 30 (1919). — PAWLOW: Einwirkung von Lymphocyten auf Tuberkelbacillen. Z. Immun.forschg 38. — PAYR: Klinisches zur Arthritis deformans. Med. Ges. Leipzig. Ref. Münch. med. Wschr. 1925, 3. — PEEMÖLLER: Über Lungenstreptothrichose. Beitr. Klin. Tbk. 50, 523 (1922). — PEIPER: Zum Rheumatismus tuberculosus Poncet. Zugleich ein Beitrag zur tuberkulösen Entstehung der Arthritis deformans. Arch. klin. Chir. 134. — PEISER: Über die körperliche Entwicklung tuberkulosebelasteter Kinder. Mschr. Kinderheilk. 28, 2. — PETERS: Über Pupillendifferenz bei Ausschluß einer Erkrankung des Auges und des Nervensystems. Inaug.-Diss. Bonn 1894. — PETRUSCHKY: (1) Spinalgie als Frühsymptom tuberkulöser Infektion. Münch. med. Wschr. 1903, 9. (2) Grundriß der spezifischen Diagnostik und Therapie der Tuberkulose. Leipzig 1913. (3) Handbuch der pathogenen Mikroorganismen von KOLLE u. WASSERMANN. Bd. 5, S. 278. 1913. (4) Dtsch. Fürs.bl. 1918. — PETSCHACHER u. HÖNLINGER: Über einen Fall von polyglandulärer Insuffizienz. Med. Klin. 1922, 44. — PEZZOLI: Un caso di pernicillosi del polmoni secondaria. Zbl. Tbk.forschg 1911, 265. — PFAB: Ein Beitrag zur Frage der Agranulocytose unter Berücksichtigung der Grippe. Wien. klin. Wschr. 1925, 41. — PFEIFER: Sitzgsber. biol. Abt. ärztl. Vereins Hamburg. Münch. med. Wschr. 1901, 517. — PFLAUMER: Über Aufgaben, Hilfsmittel und Erfolge der Urologie. Münch. med. Wschr. 1922, 20. — PICKERT: Über natürliche Tuberkulinresistenz. Dtsch. med. Wschr. 1909, H. 23. — PIÉRY: (1) Tuberculose pulmonaire et tuberculose laryngée. Fréquence du parallismes. Lyon méd., 13. Dez. 1905. (2) La pleurite à répétition. Presse méd. 1906, 71. (3) La tuberculose pulmonaire. Paris: Gaston Doin 1910. — PIÉRY u. ARBEZ: Les tuberculoses multiples et le parallelisme etc. Congr. internat. Tbc. Paris 1905, 608. — PIÉRY et MANDOUL: Les variations morphologiques du bacille de KOCH. Arch. gén. méd. 1905. — PIESBERGER: Zum Entzündungsproblem und eine biologische Grundlage der Reizkörpertherapie. Münch. med. Wschr. 1924, 2. — PIRQUET: Verh. med. Sektion schles. Ges. vaterl. Kultur Breslau, Febr. 1911. — PITRES: Zit. nach MATTHES, l. c. S. 241. Arch. Clin. Bordeaux 1897 u. 1898. — PLASCHKES: Die diagnostische Bedeutung der seitlichen Thorakaldrüsen. Wien. klin. Wschr. 1920, 12. PLASCHKES u. WEISS: Über Magenbeschwerden bei basaler Pleuritis adhaesiva und pleurogener Perigastritis diaphragmatica. Wien. klin. Wschr. 1926, 42. — PLAUT: Durch pathogene Schimmelpilze erzeugte Erkrankung der Menschen und der Haustiere. Handbuch von KOLLE u. WASSERMANN Bd. 5, S. 31. — POLANSKI: Physikalische Charakteristik der Tuberkulose, insbesondere der Lungentuberkulose. Z. Tbk. 6 (1904). — POLGAR: Über Arthritis deformans im Bereiche der Lungenspitzen. Fortschr. Röntgenstr. 32, 243. — POLITZER:

(1) Über chronischen Gelenkrheumatismus mit Drüsenschwellung und Milztumor. Med. Klin. **1914**, 41. (2) Fortschritte der Perkussion und Auscultation. Med. Klin. **1919**, 25. (3) Über Volumen pulmonis diminutum (Chlorose, Basedow, Malaria). Münch. med. Wschr. **1919**, 39. (4) Über Volumen pulmonis diminutum als Symptom des Morbus Basedow. Wien. klin. Wschr. **1924**, 30. — PONCET u. LERICHE: (1) Tuberculose inflammatoire de l'appareil utéroannexiel. Bull. Acad. Méd., 7. Juni **1910**. (2) Tuberculose inflammatoire des glandes vasculaires sanguines. Bull. Acad. Méd., 27. Juni **1911**. (3) Tuberculose inflammatoire et corps thyroides. La Clin., 30. Sept. **1910**. — PONNDORF: Stellungnahme zu wichtigen Fragen der Hautimpfung. Münch. med. Wschr. **1923**, 40. — POPPER, H.: Zur Methode der Lungenspitzenperkussion. Dtsch. med. Wschr. **1918**, 17. — PORGES: (1) Demonstration i. d. Ges. inn. Med. Wien. klin. Wschr. **1912**, 25, 985. (2) Demonstration i. Ges. Ärzte Wien. Ref. Wien. klin. Wschr. **1916**, Nr 48, 1540. — PORT: (1) Zur Ätiologie der Skoliose. Münch. med. Wschr. **1912**, 29. (2) Druckempfindlichkeit der Muskulatur bei beginnender Skoliose. Münch. med. Wschr. **1920**, 44. — POTAIN: Des accidents gastriques chez les tuberculeux. Semaine méd. **1895**, 55. — POTTENGER: (1) Spasm of the chest muscles as a physical sign of disease of the lung. Amer. J. med. Sci., Mai **1909**. (2) Some practical suggestions for the facilitating of an earlier diagnosis in tuberculosis. N. Y. med. J. 3. Sept. **1910**. — POWELL u. HARTLEY: On diseases of the lung and pleurae. London: Lewis 1911. — PREDÖHL: Die Geschichte der Tuberkulose. Hamburg u. Leipzig: Voß 1888. — PRIBRAM, BRUNO: Hypophyse und RAYNAUDsche Krankheit. Münch. med. Wschr. **1920**, 45. — PRYM: Tuberkulose und malignes Granulom der axillaren Lymphdrüsen. Frankf. Z. Path. **18**, 1 (1915).

QUILFORD: Zit. nach GRIESBACH, l. c. — QUINCKE: Zur Behandlung der Bronchitis. Berl. klin. Wschr. **1898**, 515.

RADONIČIČ: (1) Zur Kenntnis der vorwiegend tuberkulösen, chronisch verlaufenden Mediastinitis fibrosa. Verh. dtsch. Kongr. inn. Med. **18**, 690 (1910). (2) Ein Fall von vikariierender stärkerer Atmung der gleichnamigen Thoraxhälfte bei einseitiger Zwerchfellähmung. Mitt. Ges. inn. Med. Wien **14** (1915). — RANKE: (1) Primäraffekt, Sekundär- und Tertiärstadien der Lungentuberkulose. Dtsch. Arch. klin. Med. **129**. (2) Die Tuberkulose der verschiedenen Lebensalter. Münch. med. Wschr. **1913**, 39. (3) Zit. nach HOLLÓ, l. c. (4) Bemerkungen zur klinischen Diagnose der Entwicklungsformen der menschlichen Tuberkulose. Münch. med. Wschr. **1922**, 3. — RAUCHFUSS: Verh. dtsch. Ges. Kinderheilk. Breslau **1904**. — REDEKER: (1) Über die exsudativen Lungeninfiltrierungen der primären und sekundären Tuberkulose. Beitr. Klin. Tbk. **59**, 4. (2) Über die infraclaviculären Infiltrate, ihre Entwicklungsform, ihre Stellung zur Pubertätsphthise und zum Phthiseogeneseproblem. Beitr. Klin. Tbk. **63**. (3) Zum Problem der Bronchialdrüsentuberkulose insbesondere der Hilus-Lungeninfiltrierungen. Arch. Kinderheilk. **75**. (4) Die Epidemiologie der perifokalen Entzündung und ihre Bedeutung für die Fürsorgearbeit. Tbk.-Tagg Hannover und Duisburg. Münch. med. Wschr. **1926**, 21. (5) Über das „Frühinfiltrat" und die Irrlehre vom gesetzmäßigen Zusammenhang der sogenannten Spitzentuberkulose mit der Erwachsenenphthise. Dtsch. med. Wschr. **1927**, 3. — REDEKER u. WALTER: Entstehung und Entwicklung der Lungenschwindsucht der Erwachsenen. Leipzig: Curt Kabitzsch 1928. — REGNIER: Pathogenie de la fistule anale. Acad. Méd., 30. März **1905**; Presse méd. **1915**. — REICHE: (1) Über Umfang und Bedeutung der elterlichen Belastung bei Lungenschwindsucht. Münch. med. Wschr. **1911**, 38. (2) Reinfektion und Immunität bei Tuberkulose. Med. Klin. **1916**, 40. (3) Zum Kapitel von der hereditären Belastung bei Lungenschwindsucht. Med. Klin. **1918**, 1. (4) Zur Entstehung und zum Verlaufe der Lungentuberkulose im Kriege. Münch. med. Wschr. **1920**, 5. (5) Ist das gehäufte Auftreten der Tuberkulose in Familien allein durch vermehrte Gelegenheit zur Ansteckung verursacht oder ist es wesentlich dadurch bedingt, daß durch die Abstammung von tuberkulösen Eltern eine Konstitution vererbt wird, mit der eine verminderte Widerstandskraft gegenüber Tuberkulose verbunden ist? Med. Klin. **1926**, 24. (6) Toxisches oder dynamisches Eiweißfieber? Z. Kinderheilk. **41**. — REINHOLD: Zit. nach KUTHY und WOLFF-EISNER, l. c. S. 199. — REITTER: Vagotonischer Magen und Tuberkulose. Wien. klin. Wschr. **1917**, 20. — RENAUT: Un mot sur les formes pneumiques de la tuberculose. Etude expér. et clin. sur la Tbc. 2, 189 (1888). — RENNEN: Pleuritis und Magenschmerzen. Arch. Verdgskrkh. **28**. — REŻNICEK, R.: Blutdruckmessungen nach Tuberkulininjektion. Beitr. Klin. Tbk. **20**, 2. — RIBBERT: Über die Einteilung der Lungentuberkulose. Dtsch. med. Wschr. **1918**, 13. — RICHMANN: Grippe und Lungentuberkulose. Münch. med. Wschr. **1919**, 2. — RICHTER: Zur Kenntnis der nichttuberkulösen Kollapsinduration. Dtsch. med. Wschr. **1909**, 18. — RIEDINGER: Peripleuritis in Dtsch. Chir. **42**. — RIETSCHEL: Gibt es ein Freß-, Durst- und Schreifieber? Zugleich ein Beitrag zur Lehre des Salz- und Alimentärfiebers. Münch. med. Wschr. **1926**, 49. — RISEL: Apsergillusinfektion bei Pneumomycosis aspergillina. Dtsch. Arch. klin. Med. **85**, 255. — RITTER: (1) Über einen Fall von durch eine Streptothrixart bedingte Pleuritis ulcerosa bei metastatischem Hirnabsceß. Prag. med. Wschr. **1900**, Nr 25, 526. (2) Zur Kasuistik der Pneumomycosis aspergillina hominis. Prag. med. Wschr. **1902**, 3. (3) Jahresbericht der Heilstätte Edmundstal 1908 bis 1909, S. 54; zit. nach KRAEMER (4). — ROBIN: Etudes cliniques sur la nutrition dans la tuberc. pulmonaire. Arch. gén. Méd. **1894**. — ROBINSOHN ISACK: Über die vorwiegend linksseitige Dauerdeviation des Mediastinums mit und ohne Mediastinalpendeln (fixe Immigration und Migroimmigration). Fortschr. Röntgenstr. **39**, H. 2. — ROCHLIN u. SCHIRMANSKY: Arthropathia psoriatica. Fortschr. Röntgenstr. **33**. — ROCHLIN, SCHIRMANSKY u. KOTSCHNEFF: Über einige Eigentümlichkeiten der konstitutionellen Beschaffenheit der mit Schuppenflechte behafteten Kranken. Fortschr. Röntgenstr. **33**. — ROEDER: Zur Frage der differentialdiagnostischen Verwertbarkeit der elastischen Fasern im Sputum bei Lungenphthise. Vortr. ärztl. Ver. Nürnberg. Ref. Münch. med. Wschr. **1922**. — RÖMER: Kritisches und Antikritisches zur Lehre von der Phthisiogenese. Beitr. Klin. Tbk. **22**, 301. — RÖSSLE: (1) Über Tuberkulose der Staubarbeiter, besonders im Porzellangewerbe. Beitr. Klin. Tbk. **47**. (2) Über Lungensyphilis der Erwachsenen. Münch. med. Wschr. **1918**, 36. (3) Bedeutung und Ergebnisse der Kriegspathologie. Jb. ärztl. Fortbildg **1919**, 1. — ROGER u. BORY: Un nouveau cas d'oosporie pulmonaire avec quelques recherches sur la deviation du complement. Bull. Soc. méd. Hôp. Paris **1910**, 768. — ROGER, BORY u. SARTORY: Les oospores. Arch. méd. exper. **21**, 229 (1909). Ref. Zbl. Bakter. Ref. **45**, H. 2, 134 (1910). — ROKITANSKY: (1) Österr. Jb. **17** (1838). (2) Lehrbuch für pathologische Anatomie. Bd. 2, S. 298. 1856. — ROLLER: Beitrag zur pathologischen Anatomie der agranulocytären Erkrankungen. Virchows Arch. **258**. — ROLLIER: Zit. nach HAYEK. — ROLLY: Zit. nach MATTHES, l. c. — ROLLY u. KÜHNEL: Chlorose und Pseudochlorose. Med. Klin. **1912**, 19. — ROMBERG: (1) Die Diagnose der Formen der Lungentuberkulose. Münch. med. Wschr. **1914**, 1833ff. (2) Über die inneren Erkrankungen bei Syphilis, besonders über Aortitis syphilitica. Münch. med. Wschr. **1918**, 45. — ROQUE: De l'inégalité des pupilles dans les affection des poumons etc. Gaz. Paris **1864**. — ROSCHDESTWENSKY: Pathologisch-anatomische Veränderungen in den Hoden bei Lungentuberkulose. Beitr. Klin. Tbk. **63** (1926). — ROSENBACH: Die Erkrankungen des Brustfells. S. 118. Wien 1894. — ROSENOW: Zit. nach SCHOTTMÜLLER, l. c. — ROSIN: Die Untersuchung der rechten Lungenspitze und ihre Beziehungen zur Tuberkulose der Lungen. Z. ärztl. Fortbildg **1913**, 11. — ROSSOLIMO: Über das Verhältnis der Ohrläppchen zur Tuberkulose. Wien. klin. Wschr. **1908**, 22. — ROST, E.: Zur Kenntnis des Gießfiebers, mit besonderer Berücksichtigung der Ausscheidungsverhältnisse der aufgenommenen Metalle Zink und Kupfer. Arb. Reichsgesundh.amt **52** (1920). — ROSTHORN u. FRAENKEL: Tuberkulose und Schwangerschaft. Dtsch. med. Wschr. **1906**, 17. — ROSTOSKI: Referat über den Schneeberger Lungenkrebs. Ges. Natur- u. Heilk. Dresden, 28. Okt. 1923. Ref. Münch. med. Wschr. **1923**, 688. — ROTHMANN: Über endokrine Störungen bei Sklerodermie. Klin. Wschr. **1925**, 35. — ROTHSCHILD: (1) Anleitung zur Beurteilung der Dienstfähigkeit Lungenkranker. Beitr. Klin. Tbk. **37**, 4. (2) Über Lungensyphilis im Sekundärstadium der Lues. Münch. med. Wschr. **1918**, 43. — RUAULT: Exploration comparative de l'expansion des sommets dans la tuberculose pulmonaire. Presse méd., 5. Sept. **1903**, S. 632. — RULLMANN: Über eine aus Sputum isolierte pathogene Streptothrix. Münch. med. Wschr. **1902**, 925. — RUMPF: Die physikalische Untersuchung bei Einleitung und Beendigung des Heilverfahrens. Med. Klin. **1910**, 11. — RUSSEW, RUSSO: Das weiße Blutbild bei den verschiedenen Tuberkuloseformen nach Prof. W. NEUMANN. Beitr. Klin. Tbk. **68** (1928).

SAATHOFF: (1) Ein neues Frühsymptom und prognostisches Zeichen der Tuberkulose: Die Conjunctivitis granularis lateralis. Münch. med. Wschr. **1922**, 13. (2) Thyreose und Tuberkulose. Münch. med. Wschr. **1913**, 5. — SABOURAUD: Sur l'origine tuberculeuse du psoriasis. Presse méd. 1917. — SABOURIN: (1) Les embolies bronchiques tuberculeuses. Paris: Alcan 1906. (2) Les épanchements séro-fibrineux de l'interlobe chez les tuberculeux. Rev. Méd. **1909**, 12. — SACHS u OETTINGEN: Zur Biologie des Blutplasmas. Münch. med. Wschr. **1921**, 12. — SACK: Altägyptische Mumienfunde im Lichte der Pathologie. Münch. med. Wschr. **1927**, 9. — SACKHEIM: Über den auskultatorischen Lungenbefund bei Anwendung einer bestimmten Art des Atmens. Dtsch. med. Wschr. **1917**, 49. — SAGREDO: Linguatula rhinaria-Larven. (Pentastoma denticulatum) in der Lunge der Menschen. Virchows Arch. **251**. — SAHLI: Klinische Untersuchungsmethoden. 5. Aufl. 1909. — SAMOLEWSKI: Über einen Fall von Streptothrixerkrankungen der Atmungsorgane beim Menschen. Beitr. Klin. Inf.krkh. 8, 244 (1920). — SARTORY et FLAMENT: Etude morphologique et biologique d'un aspergillus nouveau isolé d'expectoration d'un malade suspect de tuberculose pulmonaire. C. r. Soc. Biol. Paris **1920**, 1114. — SAUERBRUCH: Die Chirurgie der Brustorgane. Bd. 2, S. 375. — SCHABAD: Actinomycosis atypica pseudotuberculosa (Streptothrichosis hominum autorum). Z. Hyg. **47**, 41 (1904). — SCHADE: Untersuchungen zur Erkältungsfrage. III. Münch. med. Wschr. **1914**, 8. — SCHEDE: Die Punktion des prävertebralen Abscesses. Münch. med. Wschr. **1922**, 21. — SCHERER: Beitrag zur Kenntnis der Beziehungen zwischen den Lebensvorgängen des Weibes und der Tuberkulose. I. Menarche und Tuberkulose. Beitr. Klin. Tbk. **49**, 1. — SCHEVKI: Über zwei Fälle von epituberkulöser Infiltration der Lunge bei Erwachsenen. Beitr. Klin. Tbk. **61**. — SCHIFF:

Das Verhalten der cutanen Tuberkulinreaktion während der Influenza. Mschr. Kinderheilk. 15 (1918). — SCHILLING: Die Monocyten in dualistischer Auffassung und die Bedeutung der Monocyten im Krankheitsbild. Med. Klin. 1926, 16. — SCHIRP: Zit. nach KAYSER-PETERSEN: Einige Grundfragen der Tuberkulosefürsorge. Münch. med. Wschr. 1924, 10. — SCHLEISICK: Die Bedeutung der Appetitlosigkeit bei Lungenkranken und ihre Behandlung. Z. Tbk. 16 (1910). — SCHLESINGER, H.: (1) Die Syphilis der Bronchien und der Lunge. Handbuch der Geschlechtskrankheiten von FINGER, JADASSOHN, EHRMANN und GHON. 1913. (2) Die Krankheiten des höheren Lebensalters. Urban & Schwarzenberg. (3) Secalevergiftung und Tetanie. Wien. klin. Wschr. 1918, 15. (4) Krankheiten der Lungen, des Brustfells und Mittelfells. Diagnostische und therapeutische Irrtümer von Prof. SCHWALBE. Leipzig: Georg Thieme 1919, 8. (5) Syphilis und innere Medizin. I. Teil. Die Arthrolues tardiva und ihre Therapie. Wien: Julius Springer 1925. — SCHMIDT, A.: Zit. nach H. SCHLE-SINGER. — SCHMIDT, R.: (1) Zur klinischen Pathologie des peripheren Nervensystems bei Lungentuberkulose mit spezieller Berücksichtigung auf Akroparästhesien. Wien. klin. Wschr. 1899, 27—29. (2) Über eine bei Pleuritis und Perithepatitis fibrosa zu beobachtende Reflexzuckung im Bereich der Bauchmuskulatur. Wien. klin. Wschr. 1900, 45. (3) Über Diathesen, Dyskrasien und Konstitution. Wien. klin. Wschr. 1911, 48. — SCHMIE-DEN: Die Diagnose und operative Behandlung der Mesenterialdrüsentuberkulose. Vortr. ärztl. Ver. 1919, 17. Nov. Frankfurt a. M., Ref. Internat. Zbl. Tbk., Lit. 1920. — SCHMINCKE: (1) Die anatomischen Formen der Lungentuberkulose. Münch. med. Wschr. 1920, 14. (2) Über einige grundsätzliche Tuberkulosefragen. Münch. med. Wschr. 1926, 30. — SCHMITT: Zit. nach CEDERCREUTZ, l. c. — SCHMITZ: Monosymptomatische Melancholie. Münch. med. Wschr. 1923, 13. — SCHMORL: Über die Beziehungen anthrakotischer Bronchiallymphknoten zu Bronchialerkrankungen und über Bronchitis deformans. Münch. med. Wschr. 1925, 19. — SCHNAUDIGL: Weitere Erfahrungen mit der Chrysolganbehandlung tuberkulöser Augenerkrankungen. Münch. med. Wschr. 1921, 19. — SCHNEIDER: Über das Vorkommen von Abdominalbeschwerden bei Spondylitis tuberculosa. Wien. med. Wschr. 1925, 30. — SCHÖNBERG: Die Beziehungen der Tuberkulose zu Schrumpfungsprozessen in Lunge und Nieren. Schweiz. Korresp.bl. 1917, 50. — SCHOLZ: (1) Die Formen der durch Tuberkulose verursachten Sepsis. Berl. klin. Wschr. 1918, 48. (2) Tuberkulose und Heeresdienst. Z. Tbk. 26, 38. — SCHOTTMÜLLER: Die Bedeutung der fokalen Infektion vom Standpunkte der inneren Medizin. Münch. med. Wschr. 1927, 36. — SCHOTTMÜLLER u. FRAENKEL: Über Streptothrichosis hominis. Sitzgsber. ärztl. Ver. Hamburg. Ref. Münch. med. Wschr. 1912, 1905. — SCHRANZ: Beitrag zur akuten Magendilatation mit tödlichem Ausgang. Münch. med. Wschr. 1924, 10. — SCHRIDDE: Die Organveranlagung zum Lungenbrand. Münch. med. Wschr. 1921, 28. — SCHRÖDER: (1) Über Lungensyphilis. Münch. med. Wschr. 1919, 44. (2) Heilwirkung trockener Pleuritiden nach mißglücktem künstlichem Pneumothorax. Internat. Zbl. Tbk.forschg 13 (1919). — SCHUBERTH, K.: (1) Beitrag zur Prognose der Kavernenträger. Ärztl. Rdsch. Tbk. 1928. (2) Der Formenkreis der Lungentuberkulose. Beitr. Klin. Tbk. 63. (3) Über zwei Fälle von akuter Pankreatitis bei allgemeiner Tuberkulose. Beitr. Klin. Tbk. 1929. — SCHÜTT: Beitrag zur Klinik der infektiösen Thrombosen. Münch. med. Wschr. 1920, 45. — SCHUHMACHER: Beitrag zur Kenntnis der einseitigen Unterlappenbefunde. Beitr. Klin. Tbk. 19. — SCHULMANN u. LICHTWITZ: Luetische Hypophysenerkrankungen. Rev. franç. Dermat. 1, 12. — SCHULTZ: Über den diagnostischen Wert des Alttuberkulin KOCH bei Knochen- und Gelenkstuberkulose. Z. orthop. Chir. 43. — SCHULTZ und JACUBOWITZ: Die Agranulocytose. Med. Klin. 1925, 44. — SCHULTZE-RON-HOFF: Über einen besonderen Lungenbefund bei Schwangeren. Zbl. Gynäk. 1926. — SCHUMACHER: Zur Ätiologie des Erythema nodosum. Z. Tbk. 21, 488 (1913). — SCHUR: Zur Frage der Menstruation und Tuberkuloseimmunität. Wien. klin. Wschr. 1924, 45. — SCHUT: Eine neue Einteilung der Lungentuberkulose. Wien. klin. Wschr. 1912, 22. — SCHWANK: Zur Frühdiagnose der Spondylitis. Münch. med. Wschr. 1921, 26. — SCHWARTZ: Ein operativ behandelter Fall von Pneumomycosis aspergillina. Z. klin. Med. 56, 120 (1905). SCHWARZ: Arbeiterztg 1919. — SCHWARZMANN: Die Grundlage meines Perkussionsverfahrens. Münch. med. Wschr. 1926, 15. — SCHWERMANN: Die Amenorrhöe, ein Frühsymptom der Frauentuberkulose. Med. Klin. 1919, 18. — SEDLMAYER: Zit. nach ZICKGRAF. — SEILER: Zit. nach HOESSLIN, l. c. — SEITZ: Über ein neues Höhlengeräusch. Dtsch. Arch. klin. Med. 1, 292. — SEITZ u. EUFINGER: Über die Trennbarkeit der Schwangerschaftstoxikosen in Schwangerschaftsdyshormonosen, -dysneurovegetosen, -dysionosen- und dyscolloidosen. Münch. med. Wschr. 1928, 23. — SELLHEIM: Versuch zur Vereinfachung der Serumdiagnostik. Münch. med. Wschr. 1926, 45. — SELTER: (1) Die Tuberkulosedurchseuchung der städtischen Bevölkerung und ihre Bedeutung für die Tuberkulosebekämpfung. Dtsch. med. Wschr. 1921, 5. (2) Der Einfluß der Menstruation auf die Tuberkulinempfindlichkeit. Arch. f. Hyg. 94 (1924). (3) Die Bedeutung der Immunitätsverhältnisse für die Kurve der Tuberkulosesterblichkeit. Dtsch. Tbk.-Tgg 1925. (4) Die Bedeutung des Tuberkulins für die Therapie und Diagnose der Tuberkulose. Münch. med. Wschr. 1927, 15. — SERGENT: (1) Syphilis et tuberculose. Zit. nach DIEULAFOY, l. c., Paris 1907. (2) Progrès méd. **48**, 16. Zit. nach KÄDING, l. c. — SERGENT u. MIGNOT: Hyperthyreoidismus und Tuberkulose. Revue de la Tbc., Okt. **1925**. — SEZARY: (1) Recherches anatomo-pathologiques et experimentales sur les surrenalités sclereuses. Thèse de Paris **1909**, 411. (2) Zit. nach WEIN, l. c. — SGALITZER: Zur Diagnostik paravertebraler Absceßbildung durch Röntgenuntersuchung. Mitt. Grenzgeb. Med. u. Chir. **31** (1919). — SICCAUD u. FORESTIER: Methode générale d'exploration radiologique par l'huile iodée (Lipiodol). Bull. Soc. méd. Hôp. Paris **1922**, 463. — SIGAUD: La forme humaine. 1914, zit. nach J. BAUER (2). — SIMON: (1) Zur Kenntnis akuter katarrhalischer und pneumonischer Entzündungen an Tuberkulose erkrankter Lungenkranker. Internat. Zbl. Tbk.forschg **1919**, 3. (2) Zit. nach BANDELIER u. ROEPKE: Klinik der Tuberkulose, S. 143. — SIMON-APRATH: Über die Früherscheinungen der kindlichen Lungentuberkulose. Dtsch. Tbk.-Kongr. **1924**. Ref. Münch. med. Wschr. **1924**, 27. — SINGER: Hypertonische Magen-Darmblutungen. Münch. med. Wschr. **1919**, 42. — SINGER, GRETE: Über das Neutralisationsphänomen bei aktiver und inaktiver Tuberkulose. Jb. Kinderheilk. **1918**. — SINGER, GUSTAV: Autonome und vegetative Magenstörungen und ihre Beziehungen zur Lungentuberkulose. Wien. klin. Wschr. **1917**, 20. — SIREDY u. LEMAIRE: Mal de Pott survenu dans l'enfance. Bull. Soc. méd. Hôp. Paris **1914**, 341. — SLUKA: Über die Häufigkeit der Spitzentuberkulose im Kindesalter. Wien. klin. Wschr. **1914**. — SMITH: Zit. nach HEUBNER, l. c. Bd. 2. S. 306. — SNAPER: Porphinurie mit und ohne Kolik. Dtsch. med. Wschr. **1922**, 19. — SOBOTTA: Zit. nach HERMANNSTORFER, l. c. — SOKOLOWSKI: Lehrbuch der Brustkrankheiten. Berlin 1906. Hirschwald. — SOLMERSITZ: Beitrag zur Aspergillusmykose der menschlichen Lunge. Dtsch. med. Wschr. **1906**, Nr 22, 1490. — SORGO: (1) Proteinkörperwirkungen und ihre Beziehung zur gesamten Tuberkulosetherapie. Med. Klin. **1925**. (2) Sukkulenz und Adhärenz der Haut als Folge der Lymphstauung im Bereiche der parietalen Pleura. Vortr. Ges. Ärzte Wien. Münch. med. Wschr. **1926**, 762. — SORGO u. SUESS: Über anatomische Stigmata angeborener tuberkulöser Manifestation. Wien. klin. Wschr. **1905**, 48. SOUQUES: Syndrome oculo pupillaire dans la tuberculose du sommet du poumon. Soc. méd. Hôp. Paris, Mai **1902**, 484. — SPEER: Spirochätenbefunde im Zentralnervensystem bei multipler Sklerose. Münch. med. Wschr. **1921**, 14. — SPENGLER, C.: Zur Diagnose und Prognose der Misch- und Begleitinfektionen bei Lungentuberkulose. Zbl. Bakter. **30** (1901). SPITZY: Lehrbuch der Orthopädie, herausgeg. von F. ZANGE 1914. — SPRING: Über die in der Nierentuberkulose zu beobachtenden anämischen Rindenherde und Schrumpfungen. Virchows Arch. **261**, 3. — SQUIRE: Polymastie and Tuberculosis. Lancet. **3**, 1275 (1907). — STÄHELIN: (1) Bronchial- und Lungenstein. Handbuch der inneren Medizin von MOHR u. STÄHELIN, 1. Aufl., Bd. 2, S. 686. (2) Die Erkrankungen der Trachea, der Bronchien, der Lungen und der Pleura. In MOHR u. STÄHELIN, Handbuch der inneren Krankheiten. Bd. 2. Berlin: Julius Springer 1914. (3) Die Röntgenuntersuchung der Lungentuberkulose. Jkurse ärztl. Fortbildg **1918**, 2. — STAHR: Über falsche Lungentuberkulose. Ärztl. Verein Danzig. Münch. med. Wschr. **1924**, 4. — STARLINGER, W.: (1) Über die physikalische-chemische Beeinflussung des Blutes durch Tuberkulin, gemessen an der Suspensionsstabilität der Erythrocyten und dem Flockungsvermögen des Plasmas. Z. exper. Med. **5**, 27 (1922). (2) Über die Notwendigkeit und Möglichkeit einer pathogenetischen Typendiagnostik der Phthise. Klin. Wschr. **1927**, 24. (3) Über die Anzeige zur zweckmäßigen Tuberkulinbehandlung der Phthise. Dtsch. russ. med. Z. **1928**, 3. — STEINDL: Neue Gesichtspunkte zum Problem des Enterospasmus. Arch. klin. Chir. **139**. — STERN: Beitrag zur Frühdiagnose der Lungentuberkulose. Berl. klin. Wschr. **1914**, 30. — STETTER: (1) Über die Häufigkeit der latenten Tuberkulose im Menschen. Tübingen 1913. (2) Über den Wert grundsätzlich bei jedem Kranken vorgenommener Blutuntersuchung auf Lues. Münch. med. Wschr. **1926**, 20. — STEURER: Über einen Fremdkörper, der 17 Jahre lang in der Lunge festsaß. Med.-naturwiss. Ver. Tübingen. Ref. Münch. med. Wschr. **1926**, 1. STICKER: Pilzerkrankungen der Lunge. Nothnagels Handbuch Bd. 14. 1900. — STILL: Med. chir. transactions. Bd. 53 1897, zit. nach J. BAUER, l. c. (2), 264. — STILLER: Die asthenische Könstitutionskrankheit. Stuttgart: Ferdinand Enke 1907. — STOCK: (1) Ein Fall von Solitärtuberkulose der Chorioidea. Münch. med. Wschr. **1902**, 1176. (2) Zit. nach LÖWENSTEIN, l. c. S. 395 und DIMMER. Wien. klin. Wschr. **1922**. — STORM VAN LEEUWEN u. VARENKAMP: Nederl. Tijdschr. Geneesk. **1921**. Zit. nach KÄMMERER. — STOYE: Ein Beitrag zur STILLschen Krankheit und der herdförmigen Sklerodermie. Z. Heilk. **41**. — STRAUB u. OTTEN: Einseitige, vom Hilus ausgehende Lungentuberkulose. Beitr. Klin. Tbk. **24**, 283 (1912). — STRECKER: (1) Über cerebrales Fieber nach Eingriffen ins Liquorsystem. Physikalische Ges. zu Würzburg. Ref. Münch. med. Wschr. **1924**, 33. (2) Die Beziehungen von pathologischen und experimentellen Veränderungen der physikalischen Liquorverhältnisse des Menschen zur Körpertemperatur. Z. Neur. **1926**, 105. — STRONG, GASTIABURA, SELLARDS, TYZZER u. BRAES: Rep. Exp. to South Amer. Boston 1915. — STÜMPKE: Morbus Basedowii mit schwerer sekundärer Syphilis. Dtsch. med. Wschr. **1918**, 35. — STUHL: (1) Tuberkulinbehandlung der tuberkulösen Pleuritis exsudativa. Dtsch. med. Wschr. **1919**, 49. (2) Weiterer Beitrag zur Tuberkulinbehandlung der Pleuritis exsudativa tuberculosa. Münch. med. Wschr. **1921**. — Stupf: Über Bronchitis fibrinosa und ihre Beziehungen zur Lungentuberkulose. Virchows Arch. **363**. — Stutz: Tuberkulose und Dermographie nebst Bemerkungen über das Verhältnis zwischen vasomotorischer Erregbarkeit und Pirquetscher Reaktion. Schweiz. med. Wschr. **1924**, 30. — Suganuma: Über die Entstehungsweise der Gefäßtuberkulose der Netzhaut. Graefes Arch. **118**, H. 3, 443—453 (1927). — Sukiennikow: Topographische Anatomie der bronchialen und trachealen Lymphdrüsen. Inaug.-Diss. Berlin 1903; Berl. klin. Wschr. **1903**, 14/15. — Sultan: Bronchuscyste. Zbl. Chir. **16** (1925). — Sumigorki: Die Nebennierentuberkulose als Systemerkrankung. Z. Tbk. **41**, 5. — Susani: Über endemischen Kropf und seine Beziehungen zur Tuberkulose. Mitt. Grenzgeb. Med. u. Chir. **40** (1927). — Swirtschewskaja: Über sekundäre „Myelose" bei Tuberkulose. Virchows Arch. **262**. — Syring: Beziehungen zwischen Plattfuß und Fußtuberkulose. Dtsch. med. Wschr. **1914**, 29. — Szigety: Über Urobilinogen, Urochromogen und Diazoreaktion im Harn chirurgischer Tuberkulose. Med. Klin. **1921**, 10.

Tabasaka: Über die Lungenblutung bei der akuten Tetrachlormethanvergiftung. Dtsch. Z. gerichtl. Med. **11**, 5. — Tachau: Temperaturmessungen bei Lungentuberkulose. Münch. med. Wschr. **1916**, 32. — Takaki: Über das Vorkommen der Erreger der Weilschen Krankheit (Spirochaeta ictero-haemorrhagica) und der Rattenbißkrankheit (Spirochaeta morsus muris) bei Wiener Ratten. Wien. klin. Wschr. **1925**, 46. — Tauszk: Die klinischen Formen der senilen Lungentuberkulose. Pest. med.-chir. Presse 1913. — Teichmann: Die Hämaturie der Phthisiker. Leipzig 1916. — Teissier: (1) Recherches comparées sur l'élimination des phosphates dans la chlorose ovaire et la phthisie commençante. Ass. franç. pour. l'avance des scienc. Nantes 1875. (2) Clinique medicale de la Charité. Herausgegeben von Potain 1894. (3) Albuminurie pretuberculeuse et albuminurie paratubercul. Semaine méd. **1909**. — Teleky: Zur Epidemiologie der Tuberkulose. Dtsch. med. Wschr. **1919**, 15. — Tendeloo: (1) Pathologische Anatomie im Handbuch der Tuberkulose von Brauer, Schröder und Blumenfeld. (2) Physikalische Faktoren in der Pathologie. Med. Klin. **1909**, 35. — Testi: Ein Fall von Lungenstreptothrichose. Riv. Clin. med. **23**. (1922). Ref. J. amer. med. Assoc. **79**, 2041 (1921). — Thorel: Die Specksteinlunge. Beitr. path. Anat. **20**, 85. — Tillmann: Über die Symptomatologie der Herzfehlerlunge. Nord. med. Arck. (schwed.) 1917. Zit. nach Zbl. Tbk.forschg 1918. — Tobler: Vergleichende physikalische Harnröhrenprüfungen. Schweiz. med. Wschr. **1926**, 36. — Toenissen u. Friedrich: Über die Abhängigkeit der Tuberkulinfunktion vom Tuberkuloseherd. Dtsch. med. Wschr. **1926**, 47. — Tomasinelli: Methode zum Nachweis kleiner pleuraler Ergüsse. Riforma med. **1918**, 34. — Toply: A case of generalized streptotrichosis with extensiv lesions in the central nervous system. Brain **35**, 216 (1912). Ref. Kongr.bl. inn. Med. **5**, 216 (1913). — Tramontano u. Picanino: Bronco-pneumomicosi aspergillina. Gazz. internaz. med.-chir. **27**, 97. — Treupel: (1) Zit. nach Sahli, l. c. S. 393. (2) Ist die von Herz beschriebene Phrenokardie eine scharf abzugrenzende Form der Herzneurosen? Münch. med. Wschr. **1909**, 31. — Treupel u. Stoffel: Über chronische Grippe. Münch. med. Wschr. **1921**, 25. — Tripier: Etudes anatomo-cliniques, zit. nach Piéry. Steinheil **1909**, S. 329. — Troell: Zwei Mitteilungen über Struma. Arch. klin. Chir. **135**. — Trunecek: (1) Anstoß der Blutsäule in den Schlüsselbeinarterien als Erkennungszeichen usw. Münch. med. Wschr. **1914**. (2) Die pathologische Vorwölbung der Supraclaviculargruben. Dtsch. med. Wschr. **1916**, 3. — Tuffier u. Loewy: Über die chirurgische Behandlung der Lungentuberkulose. Paris méd. **1914**, 10. — Turban: (1) Beitrag zur Kenntnis der Lungentuberkulose. Wiesbaden: J. F. Bergmann 1899. (2) Paralipomena der Tuberkuloseforschung. Münch. med. Wschr. **1927**, 33. — Turban u. Gerhardt: Stadieneinteilung. Z. Tbk. **11**, 507 (1907).

Ucke: Streptothrichin bei Aspirationspneumonie. Petersburg. med. Wschr. **1901**, 9. Ref. Berl. klin. Wschr. **1901**, Nr 38, 25. — Uffenheimer: Das erste Exanthem (Frühexanthem) der kindlichen Tuberkuloseinfektion. Münch. med. Wschr. **1927**, 13. — Ulrici: (1) Deutsche Lungenheilstätten in Wort und Bild, von Nietner, zit. nach A. Mayer, l. c. (2) Über die anatomischen und klinischen Formen der Lungentuberkulose. Münch. med. Wschr. **1921**, 22. (3) Kritik der physikalischen Untersuchung der Lunge. Beitr. Klin. Tbk. **50** (1922). (4) Zit. nach Blümel: Lungentuberkulose und praktische Ärzte. Münch. med. Wschr. **1924**, 22. (5) Die Formen der Lungentuberkulose. Klin. Wschr. **1926**, 22. (6) Zit. nach Schmincke, l. c. (7) Über Pathogenese, physikalische und Röntgendiagnose und operative Therapie der tuberkulösen Lungenkaverne. Vortr. ärztl. Ver. Stuttgart, 7. Okt. 1926. Ref. Münch. med. Wschr. **1927**, 8. (8) Das präphthisische Infiltrat und die Entwicklungsvorgänge der Lungentuberkulose. Dtsch. Tbk.-Tagg Wildbad **1928**. Ref. Münch. med. Wschr. **1928**, 27. — Umber: (1) Zur Nosologie der Gelenkerkrankungen. Münch. med. Wschr. **1924**, 1. (2) Zit. nach Glaser, l. c. — Ungermann: Zit. nach Holló, J., l. c. — Unverricht: (1) Zur Verdeutlichung leichter Lungenspitzendämpfungen. Dtsch. med. Wschr. **1918**, 50. (2) Die Gefährlichkeit der Altersphthise. Dtsch. Tbk.fürs.bl. **6** (1919).

VANNI: Klinische und experimentelle Daten über die Pseudotuberkuloseform des Maltafiebers. Riforma med. 1925, 24. — VEILCHENBLAU: (1) Die Infektion mit dem Bacterium abortus Boum (BANG). Münch. med. Wschr. 1927, 40. (2) Zur Behandlung der chronischen Bronchitis und des auf ihr beruhenden Asthmas. Münch. med. Wschr. 5 (1928). — VERÖ: „Rubor pneumoniae", ein unbeachtetes Symptom der Pneumonie. Dtsch. med. Wschr. 1927, 7. — VOGELER: Über Pseudoappendicitis, hervorgerufen durch Dünndarmspasmen. Zbl. Chir. 18 (1922). — VOLK u. BRÜNAUER: Über eigenartige Reaktionsweise des tuberkulösen Rheumatismus. Wien. med. Wschr. 1928, 31. — VOLLHARD u. FAHR: Die BRIGHTsche Nierenkrankheit, Klinik, Pathologie und Atlas. Berlin: Julius Springer 1914. — VOLLMER: Periodische Pathothermie. Z. Kinderheilk. 43. — VOLLRATH: Die Tuberkulosesterblichkeit der Porzellanarbeiter Thüringens. Beitr. Klin. Tbk. 47.

WAGNER: Über jahreszeitliche Schwankungen als diagnostisch verwertbares Symptom bei tuberkulösen Erkrankungen der Hilusdrüsen. Wien. klin. Wschr. 1928, 12. — WALCHER: Über die Luftembolie. Mitt. Grenzgeb. Med. u. Chir. 39 (1926). — WALDER: Über die Pleuritis tuberculosa. Med. Klin. 1926, 20. — WALLGREN: (1) Über die Prognose der tuberkulösen Lymphome mit besonderer Berücksichtigung der Lungentuberkulose. Inaug.-Diss. Upsala 1918. Ref. Internat. Zbl. Tbk.forschg 1918. (2) Epidemisches Auftreten von Erythema nodosum. Beitr. Klin. Tbk. 53 (1922). — WALTER: Was leistet die WALTERsche Brommethode. Dtsch. med. Wschr. 1926, 34. — WALTHARD: Der Einfluß von Allgemeinerkrankungen des Körpers auf die weiblichen Genitalorgane. Münch. med. Wschr. 1918, 37. — WALZ: Pleuritis obliterans und Influenzapneumonie. Münch. med. Wschr. 1919, 19. WARNECKE: Über die Anwendung der EBSTEINschen Tastperkussion zur Frühdiagnose der Lungentuberkulose. Dtsch. med. Wschr. 1918, 23. — WARTHIN u. OLNEY: Pulmonary streptotrichosis. Amer. J. med. Sci. 128 (1904). — WECHSELMANN: Zit. nach GRIESBACH, l. c. — WEICKSEL: Das Ergebnis der Pneumothoraxbehandlung an der medizinischen Universitätspoliklinik zu Leipzig. Ref. Münch. med. Wschr. 1927, 15. — WEIGEL: Über Änderung der KRÖNIGschen Felder nach Tuberkulininjektion. Med. Klin. 1917, 6. — WEIL: Zit. nach BRINKMANN, l. c. — WEIN: Feststellung und Behandlung der Tuberkuloseinfektion mittels antitoxischer Heilkörper. S. 315. Urban & Schwarzenberg 1918. — WEISS, HERMANN: Fieber als Nebenerscheinung bei der Thyreoidintherapie. Dtsch. med. Wschr. 1928, 20. — WELEMINSKY: Behandlung der Psoriasis mit Tuberkulomucin. Wien. klin. Wschr. 1917, 46. — WENCKEBACH: Spitzentuberkulose und Thorax phthisicus. Wien. klin. Wschr. 1918, 14. — WENDT: Zur Kenntnis der Lungenbefunde bei tuberkulöser Iridocyclitis. Klin. Mbl. Augenheilk. 71, 682 (1923). — WENZEL: Über Wandperkussion. Zbl. inn. Med. 1911, 10. — WEYRAUCH: Ein Fall von Maltafieber in Jena. Münch. med. Wschr. 1926, 8. — WICHMANN: Die Diagnose der Hauttuberkulose durch Vergleichung der im Krankheitsherd und an normaler Haut angestellten Intracutanreaktion. Dermat. Wschr. 1917, 38. — WICHELS u. BARNER: Über die lymphatische und monocytäre Reaktion des Blutes bei Infektion. Münch. med. Wschr. 1926. — v. WIDERHOFER: In Gerhardts Handbuch der Kinderkrankheiten, zit. nach DE LA CAMP (2), l. c. — WIDEROE SOPHUS: Über therapeutische Hautimpfungen mit Alttuberkulin. Münch. med. Wschr. 1919, 28. WIESE: Lungentuberkulose und Grippe. Z. Tbk. 30. — WIETING: Axillare Lymphdrüsenknoten und Lungentuberkulose. Zbl. Chir. 1914, 15. — WIGAND: Viscerale Tuberkulose und Hautorgan. Münch. med. Wschr. 1926, 19. — WILCZYNSKY: Przegl. lek. (poln.), Veröff. 1917, 20. Ref. Internat. Zbl. Tbk.forschg 1917. — WILLEBRAND: Zit. nach HOESSLIN, l. c. WILMANNS: Die Beobachtungsabteilung des 14. Armeekorps. Münch. med. Wschr. 1917. 12. — WINKELBAUER: (1) Vortr. Ges. Ärzte. Ref. Münch. med. Wschr. 1924, 52. (2) Sodoku in Österreich. Wien. klin. Wschr. 1925, 17. — WINKELBAUER u. FRISCH: Ulcus pepticum und Lungentuberkulose. Zur Frage der gegenseitigen Beeinflussung. Wien. klin. Wschr. 1927, 10. — WINKELBAUER u. PRIESEL: Placentare Übertragung des Lymphogranuloms. Virchows Arch. 262. — WINKLER: (1) 15 Jahre unerkannt bestandene Lungensyphilis. Münch. med. Wschr. 1924, 18. (2) Experimentelle Studie zur Frage nach der Entstehung der Atemgeräusche. Wien. Arch. inn. Med. 11. (3) Über die Entstehung des vesiculären Atmens auf Grund der Ergebnisse von experimentellen Studien. Beitr. Klin. Tbk. 63. (4) Über die Entstehung des Bronchialatmens auf Grund der Ergebnisse von experimentellen Studien. Beitr. Klin. Tbk. 63. (5) Studien über das Wesen der Geräusche, welche an verzweigten elastischen Röhrensystemen beim Strömen der Luft entstehen. Wien. Arch. inn. Med. 12. (6) Beitrag zur Kenntnis des Einflusses der physiologischen Glottisfunktion auf bronchiale Atemgeräusche. Arch. Kinderheilk. 79. — WINTRICH: Krankheiten der Respirationsorgane. Virchows Handbuch der speziellen Pathologie und Therapie. Bd. 5, I, S. 186. 1854. — WITTE: Über anatomische Untersuchungen der Hoden von Schizophrenen. Z. Neur. 98 (1925). — WOLFER: (1) Die tuberkulöse Genese der Dementia praecox. Z. Neur. 52. (2) Die Rolle der Tuberkulose in der Ätiologie der Dementia praecox. Arch. f. Psychiatr. 19 (1923). — WOLFF-EISNER: Verh. Ver. dtsch. Naturforsch. Königsberg 1910. — WOODCOCK: The physiques of the phthisical. Lancet 1910, 997. — WUTH: Über Morphinismus. Münch. med. Wschr. 1923, 41. — WYNN: A case of actinomycosis (streptothrichosis) of the lung and liver successfully treated with a vaccin. Brit. med. J. **1**, 534 (1908).

ZABEL: Zit. nach MATTHES, l. c. S. 133. — ZADEK: Weiterer Beitrag zum Verlauf der Lungentuberkulose im Kriege. Münch. med. Wschr. **1919**, 42. — ZANDER: Zum Thema der Stauungsgallenblase und des Gallenkolikrezidivs. Münch. med. Wschr. **1923**, 37. — v. ZEBROWSKI: Über subcutane Lymphdrüsen des Thorax bei Lungentuberkulose. Dtsch. med. Wschr. **1910**, 27. — ZELLER: Zit. nach KLIMMER u. HAUPT, l. c. — ZENONI u. MACCHI: Delle streptotrichosi umana con riguardo alla localizzioni polmonari. Osp. magg. 8 (1919). ZICKGRAF: (1) Zit. nach A. MAYER, l. c. (2) Beitrag zur Kasuistik der Streptothrixerkrankungen der Lunge. Münch. med. Wschr. **1927**, 42. — ZIELINSKY: Gaz. lek. **1900**, 45, zit. nach J. BAUER (2), l. c. S. 53. — ZINN u. SIEBERT: Ergebnisse der Pneumothoraxtherapie bei Lungentuberkulose. Z. Tbk. **1926**, Beih. 24. — ZOEPFFEL u. SCHMITT: „Dynamische Eiweißhyperthermie", ein Beitrag zur Frage des sogenannten Eiweißfiebers. Z. Kinderheilk. 38. — ZOLLINGER: Tuberkulose und Trauma. Dtsch. Z. Chir. **199**. — ZONDECK u. KAMINER: Herzbeutelveränderungen bei Lungenschüssen. Dtsch. med. Wschr. **1916**, 22. — ZUELZER: (1) Zur Symptomatologie und Therapie der chronischen Lungenblähung. Berl. med. Wschr. **1901**, 1277. (2) Zit. nach J. BAUER (2). (3) Die Spirochäten. In PROWAZEK-MÖLLER: Handbuch der pathogenen Protozoen. Lief. 11. Leipzig: J. A. Barth. — ZWEIG, W.: Die Abdominaltrias. Arch. Verdgskrkh. **27**, 2.

Anhang.

Die Röntgendiagnose der Lungentuberkulose.

Von

Dr. FELIX FLEISCHNER-Wien.

Vorwort.

Die Aufgabe dieses Abschnittes ist es, der von dem Kliniker gegebenen
Schilderung der Lungentuberkulose, ihrer Diagnose und Pathologie, das hinzuzufügen, was die Röntgenologie dazu in ihrer Anwendung im Einzelfalle und in
ihrer allgemeinen Rolle als ziemlich genau registrierende Untersuchungsmethode
beitragen kann. Allgemeinere theoretische Ausführungen müssen dem Rahmen
und der Aufgabe des Buches entsprechend unterbleiben und sollen nur so weit
Platz finden, als sie zum Verständnis der Bilder und Befunde unbedingt notwendig sind; vollständig werden sie sich nicht vermeiden lassen.

Die Technik kann nur ganz kurz erwähnt werden. Sie kann auch kaum
aus einem Buche gelernt werden. Über die Erhebung und Festlegung des Befundes sollen einige allgemeine Bemerkungen Platz finden, wobei sich Gelegenheit finden wird, einiges über das Verhältnis von Röntgenbild und Klinik zu
sagen.

Die Darstellung gründet sich auf langjährige Zusammenarbeit des Schreibers
mit Herrn Professor Dr. WILHELM NEUMANN mit reichlicher gegenseitiger
Anregung, wobei ich vornehmlich der empfangende Teil gewesen bin. Sie
gliedert sich demgemäß auch nach Vorausschickung eines allgemein-diagno-
stischen Teiles entsprechend den Krankheitsbildern, die NEUMANN auf Grund
klinischer und anatomischer Erfahrungen abgegrenzt hat. Fast durchwegs
konnten wir auch röntgenologisch für diese verschiedenen Krankheitstypen
charakteristische Bilderreihen abgrenzen, die sich voneinander unterscheiden.
Und darüber hinaus konnten wir die Lehre NEUMANNs über die pathologische
Stellung und die Zusammenhänge verschiedener Formen durch unsere Arbeit
in vielen Punkten stützen. Primärkomplex und die vorwiegend in der Jugend
vorkommenden Formen der sekundären Tuberkulose wurden nicht in die Besprechung einbezogen.

Wir legen dieser Darstellung durchaus eigene Erfahrungen und die gesam-
melten Beobachtungen vieler Jahre zugrunde. Viele unserer Beobachtungen
sind naturgemäß inzwischen auch andernorts gemacht und mitgeteilt worden.
Ohne daß die literarische Priorität irgend jemandes damit berührt werden soll,
müssen wir es uns versagen, das ganze Schrifttum anzuführen, was bei seinem
Umfang im Rahmen dieses Kapitels auch ganz unmöglich wäre. Es sollen
darum vorwiegend nur Mitteilungen von entscheidender Bedeutung und solche
genannt werden, aus denen wir unmittelbar Nutzen gezogen haben.

A. Allgemeiner Teil.

I. Technik der Untersuchung und Befunderhebung.

Nur einige wenige Punkte sollen hier angeführt werden. Die Physik und Technik der Röntgendiagnostik im allgemeinen müssen als bekannt vorausgesetzt werden.

Es heißt heute nicht Durchleuchtung oder Graphie, sondern Durchleuchtung und Graphie.

Die Durchleuchtung wird womöglich am aufrechten Patienten, im Stehen oder Sitzen ausgeführt. Der Rahmen oder Träger des Schirmes soll feststellbar sein, damit rasch und ohne Verschiebung an die Stelle des Schirmes eine Aufnahmskassette gebracht werden kann. Es soll eine, gegebenenfalls auch einfach improvisierbare Vorrichtung vorhanden sein, die Fernaufnahmen ermöglicht. Für die Untersuchung sitzender Kranker ist ein Drehstuhl oder eine Drehscheibe (die auch für Stehende anwendbar ist) zweckmäßig. Für die Durchleuchtung und Aufnahme sehr starker Patienten scheint auch für die Thoraxdiagnostik eine rotierende Sekundärstrahlenblende nicht zu unterschätzende Vorteile zu bieten. Vollkommene Dunkeladaptation des Auges ist eine selbstverständliche Voraussetzung ehrlicher Arbeit. Die Zeit dafür ist individuell verschieden. An hellen Sommertagen brauche ich 20 Minuten. Man darf die Geduld nicht verlieren.

Die Durchleuchtung beginne ich bei weit geöffneter Blende mit einem orientierenden Überblick. Es ist zweckmäßig, sich einen Untersuchungsgang festzulegen, damit nichts vergessen wird. Ich prüfe zunächst bei zu einem Querspalt verengter Blende den Stand beider Zwerchfelle, ihre Bewegung bei ruhiger und angestrengter Atmung, ihre Konturen. Bei schmaler Blende folgt die Prüfung des Sinus phrenico-costalis, zunächst in sagittaler Stellung sein axillarer Teil, dann bei langsamer Drehung des Untersuchten unter steter Atembewegung der ventrale und dorsale Teil. Dann setze ich die Untersuchung mit der Prüfung der Spitzenfelder fort und steige allmählich, auf einer Seite fortschreitend und beide Seiten vergleichend abwärts bis zur Basis. Die Untersuchung der Spitzen erfolgt bei leicht vorgeneigter Haltung des Untersuchten, er macht einen leichten Buckel, läßt die Schultern schlaff sinken. Zur Erreichung dieser Stellung fasse ich beide Hände des Untersuchten, ziehe sie abwärts und rotiere gleichzeitig seine Arme einwärts im Sinne der Pronation. Dabei werden gleichzeitig die Schulterblätter aus dem Projektionsfeld der Lungen herausgeführt. Durch Wendenlassen des Kopfes werden die medialen Teile der Spitzenfelder von Weichteilschatten freiprojiziert. Das kann man unterstützen, indem man mit dem Finger oder mit einem einfachen Instrumente (PALTASON) die Sternocleidofalte oder eine Struma und andere Weichteile gegen die Mitte drängt. In ventrodorsaler Stellung, wieder in vorgeneigter Haltung mit gesenkten Schultern und einwärts rotierten Armen, wird die Spitzenuntersuchung fortgesetzt.

In ähnlicher Weise wird fortschreitend das übrige Lungenfeld untersucht. Wir wechseln dabei, die linke Hand stets am Blendenknopf, fortlaufend die Größe der Blende, öffnen ein größeres Feld zur Übersicht und engen es ein, um Einzelheiten klarer ermitteln zu können. Damit sparen wir auch die der Haut auferlegte Strahlenmenge.

Es sind schon die Bewegungen der Arme gelegentlich der Spitzenuntersuchung erwähnt worden. Ganz allgemein lassen wir den Untersuchten fortlaufend Bewegungen ausführen. Wir gehen dabei so vor, daß wir ihm auftragen, unserer Führung zu folgen. Wir lassen ihn nicht oder nur selten feste, durch Kommando aufgetragene Stellungen einnehmen. Schon bei der Spitzenuntersuchung heben und senken wir durch entsprechende Bewegung der Arme die Schultern und projizieren uns unter gleichzeitiger Drehung des Untersuchten Stellen, die von Schlüsselbein und Rippen gedeckt sind, frei. Durch Auflegen der rechten Hand auf die Hüfte des Kranken führen wir langsam rotierende Bewegungen aus, pendeln unter ständiger Kontrolle der Form- und Lageveränderungen der Schatten um Ruhelagen und führen unter gleichzeitiger Aufforderung an den Untersuchten ganze Drehungen aus, stets unter Tastkontrolle unserer Hand am Körper des Patienten. Diese bewegte Durchleuchtung, ein altes Stück *Wiener Durchleuchtungstechnik,* haben wir für die Thoraxuntersuchung seit je so vollkommen wie möglich ausgenützt. Man nennt sie jetzt vielfach fließende Durchleuchtung. Damit kann man genau lokalisieren, Zusammenhänge feststellen; diese Technik erlaubt die ausgiebigste Kavernendiagnostik; damit ermitteln wir interlobäre Ergüsse, lobäre Infiltrate; damit kann man die Ausdehnung und Gestalt von Pneumothoraxen, die Anordnung und genauen örtlichen Beziehungen von Adhäsionen und vieles andere beurteilen. Seitenstellung, schräge Stellungen, die Kreuzhohlstellung, Neigen des Untersuchten nach der Seite, Seitenlage ergänzen nach Bedarf die Untersuchung. Zur besseren Durchsicht ist es dabei vielfach notwendig, die Arme aufwärts, vor- oder rückwärts heben zu lassen.

Die Röntgenaufnahme bildet einen wesentlichen Teil der ganzen Untersuchung. Ohne sie kann keine Untersuchung als gründlich vorgenommen betrachtet werden. Vielfach gilt gerade bei uns noch die Meinung, die Aufnahme habe nur den Zweck, dem anderen (Arzt oder Kranken) auch den Befund zu zeigen und ihn objektiv festzuhalten. Dies, an sich schon sehr wertvoll, hatte Berechtigung zu einer Zeit, da die Graphie uns nicht mehr bot als die Durchleuchtung. Durch die Fortschritte der Technik im Bau von Apparaten und Röhren und auf dem Gebiete des photographischen Teiles unserer Arbeit zeigen uns in zeitgemäßer Technik hergestellte Bilder Einzelheiten, die wir mittels Durchleuchtung nie erkennen können. Und gleichgültig, ob Arzt oder Patient ein Bild zu sehen wünschen; der Film ist ein unentbehrliches Untersuchungsmittel für den, der den Befund zu erheben und abzugeben hat.

Die gewöhnliche typische Übersichtsaufnahme wird allgemein wie die Durchleuchtung am stehenden oder sitzenden Untersuchten vorgenommen. Vereinzelte ziehen die Bauchlage vor. Wir wenden liegende Haltung und zwar Rückenlage nur ausnahmsweise bei Schwerkranken an. Manche machen routinemäßig Aufnahmen sowohl im In- wie im Exspirium, andere wieder in dorsoventraler und ventrodorsaler Richtung. Wir legen auf diese Verfahren keinen Wert und halten die routinemäßige Aufnahme in dorsoventraler Richtung bei Durchführung einer Durchleuchtung im allgemeinen für hinreichend. Auch die von manchen geübte regelmäßige Hinzufügung einer Spitzenaufnahme erscheint uns überflüssig. Die Aufnahme soll bei einer Fokus-Plattenentfernung von wenigstens 120 cm erfolgen. 150 cm bedeuten noch eine gewisse Verbesserung [1]. Der Fokus der Röhre soll möglichst klein sein. Wir verwenden stets MÜLLER-Röhren mit Strichfokus, in der letzten Zeit die MÜLLER-Metalix-Selbstschutzröhre. Die Strahlenhärte liegt bei unserer Arbeitsweise etwa bei 55 KV eff. Dabei stufen wir Härte und Expositionszeit ab nach dem Grade vorhandener Verdichtungen. Auf diese Art gelingt es mitunter, durch mehrere Aufnahmen mit verschiedener Technik bei einem Falle innerhalb dunkler Schatten noch Einzelheiten aufzulösen. Eine geringere Härte mag bei ganz geringen Verände-

---

[1] Empfehlenswert zur Feststellung des optimalen Fokus-Filmabstandes ist die von BRONCHHORST angegebene Formel.

rungen in der Lunge und zum Studium normaler Verhältnisse nützlich sein. Die Zeit der Exposition soll möglichst kurz sein. Diese Forderung ist eine der wichtigsten. Bei längeren Zeiten verliert man eine wachsende Zahl von Bildern durch allgemeine und Atemunruhe des Untersuchten. Die meisten Lungenbilder zeigen eine diagnostisch störende Unschärfe am rechten Hilus und mehr noch links neben der Aorta bis zur Herzspitze, hervorgerufen durch die Pulsation von Herz und Gefäßen. Diese Unschärfe zu vermeiden, gelingt erst bei Zeiten unter 0,2 Sekunden. Eine einfache Überlegung zeigt, daß die Forderungen nach kurzer Zeit, großer Distanz und weicher Strahlung durch die Leistung des Apparates und die Belastbarkeit der Röhre beschränkt werden. Eine leistungsfähige Einrichtung ist daher eine Voraussetzung für zeitgemäße Thoraxröntgenographie. Als photographisches Material kommt der doppelseitige Film mit zwei Verstärkungsschirmen, verpackt in gut pressender Metallkassette, in Anwendung (die neuen Kombinationfolien bedeuten eine weitere beträchtliche Abkürzung der Belichtungszeit). Ich finde, daß gute Verstärkungsschirme auch die feinsten Strukturen nicht stören und daß sie wegen der großen Verkürzung der Belichtungszeit nicht entbehrt werden können. Die Dunkelkammerarbeit wird nach allgemein üblichen Regeln standardisiert.

Was die photographische Technik weiterhin anlangt, so hängt die erstrebenswerte Beschaffenheit der Bilder von der beabsichtigten Verwendung ab. Sollen sie unmittelbar bei kräftiger Lichtquelle etwa auch unter Verwendung von Blaulicht betrachtet werden, ist eine kräftige Deckung vorzuziehen. Sollen von ihnen Positive gedruckt werden, Papierabzüge oder Diapositive, im Kontaktdruck oder Verkleinerungen, so ist ein geringerer Kontrastreichtum und eine geringere Deckung geeigneter, weil das gebräuchliche Positivmaterial die Härte des Bildes steigert. Bei hochgradigen einseitigen Verschattungen wird ein der Lichtstufe jeder Thoraxhälfte entsprechend abgestuftes Kopierverfahren anzuwenden sein, sofern nicht, wie oben angeführt, von Haus aus mehrere Bilder mit der für jeden Teil geeignetsten Technik hergestellt werden.

Zur typischen Thoraxaufnahme lehnt der Untersuchte mit der Brust enge vorn am Kasettenträger (Schirmträger). Entweder läßt man ihn diesen mit beiden Armen umfassen oder man läßt die Hände in die Hüfte stützen und die Ellenbogen weit nach vorn bringen. Die Schultern hängen schlaff. Auf diese Art werden die Schulterblätter, ähnlich wie es für die Durchleuchtung geschildert worden ist, aus dem Lungenfeld herausgeführt und die Spitzenfelder freiprojiziert. Das Kinn des Untersuchten ruht auf der oberen Kante der Kassette oder ihres Trägers, dessen Rand nicht zu breit sein darf, damit die Lungenspitzen nicht abgeschnitten werden. Die Einstellung der Röhre erfolgt wohl am besten mit dem Fokus in der Höhe des sechsten Wirbels, jedenfalls aber in routinemäßig stets gleicher Weise. Die Aufnahme erfolgt, von besonderen Fällen abgesehen, in mäßig vertiefter Inspirationsstellung. Es ist notwendig, den Atemstillstand vorerst mit dem Untersuchten zu üben. Ein klares, ruhiges Kommando ohne Überraschung ist eine wichtige Voraussetzung für die Erziehlung brauchbarer Bilder.

Die typische Spitzenaufnahme wird vielfach in der zuerst von ALBERS-SCHÖNBERG angegebenen Technik ausgeübt. Sie kann auch am stehenden Untersuchten durchgeführt werden. Im übrigen wird in jeder, bei der geschilderten Durchleuchtungstechnik erzielten Stellung photographiert, wenn ein Bild wert ist, objektiv festgehalten zu werden, oder wenn der Film verspricht, weitere wertvolle Einzelheiten zu zeigen. So gibt es frontale und Schrägbilder, Bilder in vorgeneigter und lordotischer Haltung. Den Drehungswinkel des Untersuchten bezeichnen wir im Interesse einer klaren Verständigung durch einfache Zeichen, die den Thoraxquerschnitt und den Strahlengang festhalten, etwa ⊕ ⊕ usw.

Jede diagnostische Tätigkeit gliedert sich in die Feststellung von Tatsachen, in die Deutung dieser Tatsachen und, was bei der Röntgenuntersuchung besonders wichtig ist, in die sprachliche oder bildliche Formulierung der Tatsachen und ihrer Deutung.

Die Beschreibung von Tatsachen muß sich zur Wahrung der Objektivität rein *beschreibender* Ausdrucksweise bedienen. Sie vermeidet Worte, die eine anatomische oder klinische Deutung vorwegnehmen; ein Schattenstreifen darf also nicht ohne weiteres als Strang, ein Fleck nicht als Herd beschrieben werden. Dieser Beschreibung folgt die Deutung. Diese Gliederung des Arbeitsganges ergibt in gleicher Weise die Gliederung des Befundes. Zunächst also ausführliche Beschreibung aller beobachteten Tatsachen in topographisch oder nach Organen geordneter Weise, dann die Zusammenfassung mit einer kurzen Hervorhebung der *wesentlichen* Tatsachen, wo es notwendig ist, differentialdiagnostisch wichtige Erwägungen und die *Deutung*. Neben der sachlichen Vollständigkeit und Übersichtlichkeit soll in sprachlicher Hinsicht der Befund möglichst kurz, scharf geprägt und klar sein.

Die bei der Tuberkulose an der Lunge, dem Mediastinum und der Pleura erkennbaren Veränderungen gliedern sich in vier Hauptgruppen: An der Lunge selbst: 1. abnorme Schattenbildungen, 2. abnorme Helligkeiten, ferner (auch an den Nachbarorganen Zwerchfell, Mediastinum, Thoraxwand) 3. Lage und Formveränderungen, 4. Bewegungsveränderungen.

In der ersten Hauptgruppe, den Schattenbildungen, unterscheiden wir nach Art (Grundcharakter), Flächen-, Streifen- und größere Fleckschatten auch nach Form, ferner nach Größe, Dunkelheit (Flächenschatten auch nach Homogenität) und Schärfe der Begrenzung. Dazu kommen noch Lage, Zahl und gegenseitige Anordnung mehrerer Schatten. Es ergibt sich also etwa folgendes Schema:

1. Art oder Grundcharakter. Fleckig, streifig oder flächig; eine Mittelstellung zwischen fleckig und streifig nimmt die netz- oder wabenförmige Verschattung ein.

2. Die Form wird bezeichnet als kreisrund, elliptisch, dreieckig usw.; bei Streifenschatten als gerade, gebogen, ringförmig.

3. Größe. Bei Flecken als klein- oder großfleckig, weiterhin mit Benützung der üblichen Vergleiche: reiskorn-, kirschkerngroß, denen ich aber Maßangaben vorziehe. Bei Streifen: strich-, streifen- oder bandförmig, vielfach mit Maßangabe der Breite. Bei Flächen: Vergleich oder Maßangabe der Durchmesser oder Beziehung auf das Lungenfeld (z. B. die obere Hälfte einnehmend oder über drei Intercostalräume reichend usw.).

4. Tiefe oder Dunkelheit. Von eben wahrnehmbar und zart (bei Flächen auch Schleier), über mäßig dunkel, dunkel, sehr dunkel bis metall- oder kalkdicht; im Gegensatz zu kalkdicht sprechen wir auch von weichteildicht. (Um Mißverständnissen auszuweichen, vermeiden wir sonst das Wort *dicht*; nur in diesen eingebürgerten, durch die Zusammensetzung nicht mehr mißverständlichen Wortbildungen behalten wir es bei.) Bei Flächenschatten tritt noch eine Angabe hinzu: homogen oder inhomogen; inhomogen kann wieder näher bezeichnet werden als fleckig oder streifig inhomogen mit den näheren Bestimmungen, die Flecken oder Streifen zukommen (z. B. klein-weichfleckig inhomogener Flächenschatten).

5. Schärfe der Begrenzung. Schon seit langem beobachtet, hat dieses Merkmal besonders seit den Arbeiten von GRÄFF und KÜPFERLE erhöhte Bedeutung.

Statt umständlicher Bezeichnungen, wie scharf begrenzt, verfließend, wolkig usw., haben wir die kurzen Worte *hart* und *weich* gewählt, die wir alternierend mit jenen verwenden. Hart bedeutet scharf begrenzt, weich unscharf (aber nicht unregelmäßig) begrenzt. Zwischenstufen sind mäßig hart, mäßig weich. Die gegenseitige Beziehung wird durch Bezeichnungen wie distinkt, konfluierend ausgedrückt.

6. Die Lage. An jedem der beiden Lungenfelder unterscheidet man das Spitzenfeld und dann, je ein Drittel des Feldes: Ober-, Mittel- und Unterfeld. Wo die Lappengrenze dargestellt ist, gebrauchen wir auch die Bezeichnungen Ober- und Mittellappenfeld für das Sagittalbild rechts, Ober-, Mittel- und Unterlappenfeld für das Schräg- und Frontalbild. Ferner verwenden wir Ausdrücke wie subapikal, paramediastinal, hilusnahe, basal, medial und axillar, ventral und dorsal (oder vorn und hinten), thoraxwandständig und zentral usw.

7. Die Zahl durch bestimmte oder unbestimmte Zahlwörter wie einzelne, mehrere, zahlreiche usw.

8. Die Anordnung wird bei einzelnen Schatten durch ihre Lagebezeichnung, bei zahlreichen Schatten gemeinsam mit der Zahlenangabe am besten durch dicht oder weniger dichtstehend, nach unten abnehmend, disseminiert, in Gruppen und ähnliches mehr bezeichnet.

Es liegt im Wesen der Sache, daß nicht immer in jedem Falle alle die angeführten Eigenschaften eindeutig ermittelt und beschrieben werden können, selbst wenn wir in weitem Maße zur Kennzeichnung von Übergangs- und Mittelgraden uns vermittelnder Ausdrücke bedienen. Besonders gilt dies für die Dunkelheit der Schatten und die Art ihrer Begrenzung.

In ähnlicher Weise wie für die Schattenbildungen ergibt sich die Beschreibung abnormer Aufhellungen oder Helligkeiten. Sie können allgemein (Emphysem, kompletter Pneumothorax) oder umschrieben sein (vor allem Kavernen). Wir beschreiben Größe, Form, Schärfe der Konturierung, den Grad der Aufhellung unter Bedachtnahme auf den Charakter der Umgebung (etwa „in einem schmalen verschatteten Hof“), die Lage, Zahl und gegenseitige Anordnung der Aufhellungen.

Von den Nachbarorganen beachten wir zunächst die Thoraxwand, Skelet und Weichteile, ihre zahlreichen Erscheinungsformen in den weiten Grenzen des Normalen und ihr Bild bei angeborenen und erworbenen Verbildungen. Ihre gründliche Kenntnis unterstützt einerseits die Deutung von an der Lunge festgestellten Veränderungen und ist andererseits notwendig, um Fehldeutungen zu vermeiden. In den meisten Darstellungen der röntgenologischen Lungendiagnostik sind diese Umstände nur flüchtig angeführt.

Am Zwerchfell, bei dem wir nicht von Zwerchfellhälften, sondern ähnlich wie bei der Lunge mit bewußter Vernachlässigung der anatomischen Nomenklatur vom rechten und linken Zwerchfell sprechen, vergleichen wir den Stand (die Höhe) auf beiden Seiten; das eine steht über die Norm höher oder tiefer als das andere. Oder es stehen beide ungewöhnlich hoch oder tief. Wir beachten Form- und Konturveränderungen und schließlich Bewegungsveränderungen in ihrer Gänze oder in Teilen nach Grad und Richtung.

Am Mittelschatten unterscheiden wir Veränderungen der Form, der Begrenzung, der Lage und stellen abnorme Bewegungserscheinungen nach Umfang und Richtung fest.

Diese Angaben zur Bildbeschreibung sind nicht erschöpfend gegeben. Diese Art der Bildbeschreibung ergibt sich bei der täglichen Arbeit und soll zeigen, in welcher Weise die Bildanalyse zweckmäßig erfolgt. Auch die angeführten

Worte und Bezeichnungen sollen nicht als bindend hingestellt werden. Es sei damit nur angedeutet, daß man auf alle diese Merkmale achten soll und daß wir es grundsätzlich vermeiden, in der *Beschreibung* des Bildes anatomische Deutungen *vorzeitig* vorwegzunehmen. Der Befunderhebung und Beschreibung, die vielleicht nicht immer in der ausführlichen dargestellten Weise niedergelegt, aber stets gedanklich durchgeführt werden soll, folgt die grobmorphologische (i. e. anatomische) und womöglich noch eine klinisch (-ätiologische) Deutung. Wieweit man auf diesem Wege gelangen kann, hängt von der Eigenart des Falles und von der Möglichkeit ab, die Röntgenbefunde und die Ergebnisse der übrigen klinischen Untersuchung gemeinsam zu betrachten. Über die Grenzen der Röntgendiagnostik wird im folgenden noch zu sprechen sein.

II. Die Röntgendiagnostik im Rahmen der klinischen Diagnostik.

In sehr zahlreichen Darstellungen wird über die Grenzen der Röntgendiagnostik und die Notwendigkeit gehandelt, sie nur im Rahmen allgemein klinischer Diagnostik zu verwenden. Darum möge eine kurze Erörterung hier Platz finden, wie wir die Sache sehen und halten.

Die klinische Diagnose ist von Fall zu Fall etwas anderes; das eine Mal bezeichnet sie Grob-Morphologisches, ein anders Mal beinhaltet sie Angaben über histologische Merkmale und in anderen Fällen Aussagen über Ätiologie und pathologische Zusammenhänge. Wenn wir von der Beobachtung mancher Bewegungsvorgänge absehen, sind die klar gezogenen natürlichen Grenzen der Röntgendiagnostik, Grob-Morphologisches zu ermitteln. In diesen Grenzen ist sie unbedingt verläßlich. Da die tuberkulösen Produkte in ihrer grob-morphologischen Erscheinung aber vielfach nicht eindeutig sind, kann das Röntgenbild über die Frage der Ätiologie der Veränderungen oft keinen eindeutigen Bescheid geben. Und doch vermag die Röntgendiagnostik wiederum mehr. Aber dieses Mehr entbehrt vielfach die unbedingte Verläßlichkeit der grob-morphologischen Feststellungen.

So wie in klinisch diagnostischer Arbeit jede mehr als Grob-Morphologisches beinhaltende Diagnose aus Symptomen und Gruppen von Symptomen, Syndromen, aufgebaut wird, so ordnen auch wir im Röntgenbild Form, Größe, Dunkelheit, gegenseitige Anordnung und Lokalisation von Schatten und Helligkeiten zu möglichst geschlossenen Bildern. Es ist nur *ein* Standpunkt, von dem aus wir das Ding im Röntgenlicht sehen. Das Schattenbild kann nahezu eindeutig, es kann aber oft vieldeutig sein bezüglich der Hauptfrage Tuberkulose und bezüglich zahlreicher Nebenfragen um Einzelheiten. Aneinandergereihte Symptome summieren oft nicht nur ihren diagnostischen Wert, sie haben als Syndrome oft potenzierte Beweiskraft. So müssen auch die mit den Röntgenstrahlen erhobenen Tatsachen mit allen übrigen klinischen Ermittlungen zusammengeordnet werden, damit ihr ganzer diagnostischer Wert ausgeschöpft werde.

Und hier ist noch eine Frage zu erörtern, die sich aus der Art der Arbeitsorganisation ergibt. Wenn der Kliniker seine Röntgenarbeit selbst tut, ordnen sich deren Ergebnisse in das übrige diagnostische Gefüge leicht ein. Es ist eine selbstverständliche Voraussetzung, daß diese Arbeit gelernt sein muß und, soll sie Nützliches leisten, allgemein röntgenologischer Kenntnisse und spezieller Übung bedarf. Es ist dabei notwendig, wie bei jeder anderen Untersuchungsmethode möglichst unvoreingenommen ans Werk zu gehen und bei zweifelhaften Befunden ohne Rücksicht auf schon bekannte Untersuchungsergebnisse alle differentialdiagnostischen Möglichkeiten in Betracht zu ziehen.

Wenn klinische und Röntgenarbeit von zwei Personen durchgeführt werden, geschieht das am besten, und in schwierigeren Fällen wird man nach Möglichkeit darauf zurückkommen müssen, in gemeinsamer Untersuchung. Nach kurzer Information oder auch gelegentlich ohne solche werden die allgemeinen Feststellungen gemacht, schrittweise diese in das bisher durch Anamnese und Untersuchung bekannte diagnostische Bild eingeordnet; Widersprüche und besondere Fragestellungen vertiefen und erweitern die Röntgenarbeit nach der Art jeder konsiliaren Untersuchung. Ist eine örtlich gemeinsame Arbeit wie so oft nicht möglich, dann kann sie durch eine Information über Vorgeschichte, Befund und Diagnose und durch besondere Fragen weitgehend ersetzt werden. In der Art einer solchen Mitteilung liegen aber einige Schwierigkeiten, begründet in allgemein menschlichen Unzulänglichkeiten: eine verständliche Scheu des Voruntersuchers, sich durch eine unvollkommene oder ganz irrige Diagnose bloßzustellen; die nicht unberechtigte Befürchtung, der Röntgenarzt könne bei unsicherem Befund, um seine oder seiner Methode Unzulänglichkeit nicht einzugestehen, die klinischen Feststellungen in sein Kalkül mit einbeziehen; er könne durch mitgeteilte Vorerhebungen in seiner Unbefangenheit der Betrachtung beirrt und auf eine schon ausgefahrene Spur gelenkt werden. Andererseits ist aber für eine gedeihliche Röntgenarbeit eine genaue Fragestellung oft notwendig, um der Untersuchung und dem Befund die zweckentsprechende Richtung zu geben und beide differentialdiagnostisch auszubauen und einzuengen. Der Kliniker soll dem Röntgenologen keine Rätsel aufgeben.

Bei der Verwertung von Angaben muß der Röntgenarzt sich größter Zurückhaltung befleißen. Ich vertrete die Ansicht, daß der Röntgenbefund nichts anderes enthalten darf als das, was durch die Anwendung der Röntgenstrahlen ermittelt werden kann. Es ist unzulässig, anamnestisch oder sonstwie erhobene Tatsachen in das Röntgenkalkül einzubeziehen. Ein solches Vorgehen müßte zu schweren Täuschungen des Klinikers führen, denn dieser will ja den selbst erhobenen Tatsachen die Ermittlungen des Röntgenologen hinzufügen und würde zu falschen Schlüssen kommen, wenn diese Tatsachen schon in das Röntgengutachten einbezogen worden sind. Eine andere Angelegenheit ist die klinische Auswertung der röntgenologisch erhobenen Tatsachen. Hier die Tätigkeit abzugrenzen, ist nicht allgemein möglich. Das eine Mal mag der Kliniker eine große Kenntnis und Erfahrung in der Deutung und Wertung röntgenologischer Zeichen haben und dadurch in der Lage sein, diese gegen alle übrigen abwägend und mit ihnen vereinigend zu einer erschöpfenden Diagnose zu gelangen. In anderen Fällen sehen wir aber gerade in der noch in rascher Entwicklung begriffenen Röntgendiagnostik auf vielen Einzelgebieten Männer tätig und Erfahrungen in engstem Zusammenhang mit Klinik und Anatomie sammeln und verwerten, lange bevor diese zusammenfassend dargestellt und ärztliches Allgemeingut geworden sind. Es ist nun selbstverständlich, daß in solchen Fällen der Röntgenologe innerhalb seines besonderen Arbeitsgebietes, in dem ihm auch die übrige klinische Diagnostik, Prognose- und therapeutische Indikationslehre geläufig sind, weit eher befähigt ist, durch richtige gegenseitige Abwägung und Zusammenordnung zu richtigen diagnostischen Schlüssen zu gelangen, als ein auf diesem Teilgebiet weniger erfahrener Kliniker.

Ich weiß keine Arbeitsorganisation, in der Unverstand und Eifersucht den Arbeitsertrag nicht beeinträchtigen könnten. Wenn aber der Röntgenarzt den ihm anvertrauten Arbeitszweig gewissenhaft und ohne Überheblichkeit verwaltet und wenn der Kliniker andererseits ihn nicht zum Röntgenphotographen degradiert, dann kann in wahrhaft einmütiger Zusammenarbeit aus Menschen und Dingen das Beste herausgeholt werden zum Wohle der Kranken.

III. Einteilung der Lungentuberkulose.

Die Frage nach einer Ordnung und Einteilung der Tuberkulose ist alt und auch heute noch weit davon entfernt, entschieden zu sein. *Morphologische* Merkmale, Ausdehnung der Veränderungen und anatomischer Charakter der Veränderungen, *konstitutionelle und konditionelle Eigentümlichkeiten* des Trägers, z. B. das Alter (Kinder-, Erwachsenen-, Alterstuberkulose), *Eigenheiten des klinischen Verlaufes* (*akute* allgemeine Miliartuberkulose) haben jede Gruppe für sich oder in Kombination mehrerer als Grundlagen von Einteilungsversuchen gedient. Es ist als im Wesen der Röntgendiagnostik selbstverständlich begründet, daß diese sich (von wenigen funktionellen Feststellungen abgesehen) auf die Erhebung morphologischer Tatsachen beschränken muß. Ausdehnung und Art der Veränderungen festzustellen, ist also Aufgabe der Röntgenuntersuchung. Die Ausdehnung kann heute mit seltenen Ausnahmen in einer der anatomischen Genauigkeit sich nähernden Sicherheit festgestellt werden. Die Art der Veränderungen, schon frühzeitig beachtet, wurde eingehender zunächst von Assmann in Anlehnung an den Einteilungsversuch von Albrecht und Fränkel als knotig, käsig-pneumonisch und indurativ beschrieben. Diese Unterscheidung wurde vertieft durch die vergleichenden röntgen-anatomischen Untersuchungen von Gräff und Küpferle. Diese haben überzeugend dargetan, daß vorwiegend exsudative oder pneumonische Herdbildungen, daß vorwiegend produktive und schließlich daß fibröse, cirrhotische oder narbige Veränderungen sich entsprechend ihrem anatomischen Erscheinungsbild weitgehend auch in ihrem Schattenbild im Röntgenbild unterscheiden lassen.

Unser Weg war in engster Anlehnung an die Klinik folgender: Wir verzeichnen bei den einzelnen von Neumann klinisch abgegrenzten Krankheitsformen unsere Röntgenbefunde. Wir suchen an den Fällen innerhalb jeder einzelnen Gruppe gemeinsame Züge im Röntgenbild, und wenn wir solche gefunden zu haben glauben, erheben wir sie zu diagnostischen Merkmalen dieser Gruppe. Es ist das der allgemeine Weg, auf dem eine beobachtete Tatsache zum Symptom wird.

Jede klinische Einteilung der Lungentuberkulose muß heute als ein noch nicht abgeschlossener Versuch angesehen werden. Und daher muß auch der Versuch, röntgenologisch einer solchen klinischen Einteilung zu folgen, als vorläufige und nicht als abschließende Lösung angesehen werden. Demgemäß halten wir eine Reihe von Grundtatsachen für sichergestellt, bei anderen sind wir darauf vorbereitet, daß neue Erfahrungen uns neue Einblicke in das Wesen, die Entwicklung und in die Erscheinungsform der Krankheit geben werden.

Neumanns Einteilung besteht in einer Abgrenzung klinischer Krankheitsbilder und hat gewissermaßen erst sekundär durch Anlehnung an die Stadieneinteilung Rankes ein pathogenetisches Gerüst bekommen.

Damit sind die Grundlinien unserer Einteilungs*gruppen* gezeichnet. Wir unterscheiden den Primärkomplex in allen seinen Phasen und Ausdehnungen. Er besteht aus dem nach allgemeiner Lehre gesetzten primären Lungenherd mit Kontaktwachstum und Resorptionsherden in der Umgebung. Dazu tritt die regionäre Lymphangitis und Lymphadenitis. Als zweites Stadium grenzen wir das der humoralen Metastasierung auf dem Wege der Blut- und Lymphbahnen ab, beginnend mit der akuten allgemeinen Miliartuberkulose bis zu den blandesten Formen mit einzelnen isolierten Lungenherden und geringen Pleuraveränderungen. In schweren chronischen Fällen gesellt sich hier zu Kontaktwachstum, hämatogener und lymphogener Ausbreitung auch der endobronchiale Weg. Mit dem Aufhören hämatogener Metastasen und der vorwiegenden Isolierung der Tuberkulose auf ein Organ, auf die Lunge mit ausschließlicher (oder lange Zeit vorwiegender) Entwicklung durch Kontakt und endobronchiale Ausbreitung ist die tertiäre Phthise, die Phthisis fibrocaseosa oder Phthise schlechthin abgegrenzt.

Ich bin weit von der Einbildung entfernt, mit diesem von NEUMANN und RANKE entlehnten, auf das Röntgenbild der Lungentuberkulose angewandten Einteilungsprinzip das Chaos der Meinungen in Harmonie verwandeln zu können oder gar die Buntheit und Mannigfaltigkeit der Bilder in eine endgültige fortlaufende, geschlossene Reihe einordnen zu können, derart, daß für jedes Bild eindeutig sein Platz in der Reihe festgelegt wäre. Zunächst ist das Geschehen bei der Tuberkulose kein linear fortschreitendes; es gibt Retardierungen, Reversionen, Wiederholungen, mannigfache komplexe Verschränkungen. Dann ist das Röntgenbild ja nur eine der mannigfaltigsten Erscheinungsformen, wie sich ein Ding darbietet, das Röntgenbild, dessen Analyse (ähnlich wie die eines anatomischen Präparates) oft durch technisch-physikalische Umstände und durch komplizierende pathologische Vorgänge, besonders in weit vorgeschrittenen Fällen erschwert wird.

Unsere Einteilung hat sich als nützlich erwiesen, indem sie uns ermöglicht, die bunte Reihe der Bilder zu ordnen; wir unterscheiden zahlreiche Krankheitstypen und verbinden mit den Namen Vorstellungen über ihre Pathogenese und ihren Verlauf, über Prognose und therapeutische Indikationsstellung.

IV. Der tuberkulöse Lungenherd.

Ich lehne mich in der Besprechung der anatomischen Verhältnisse an die Darstellung von HUEBSCHMANN an. Die Anschauungen über die Histiogenese der Tuberkulose haben von jeher gekrankt und kranken zum Teil noch heute vor allem an der Vorstellung, daß der Epitheloidzelltuberkel sozusagen das primäre Produkt der Tuberkuloseinfektion sei. Von VIRCHOW als Gewebswucherung erkannt, beschrieb er ihn im Rahmen der krankhaften Geschwülste als ,,wirkliches Neoplasma". Die strenge morphologische Unterscheidung der käsigen Entzündung von der ,,Tuberkulose" führte zu einer Trennung beider Zustandsbilder. Und trotz der Feststellung der einheitlichen Ätiologie hat sich diese dualistische Auffassung bis in die Gegenwart erhalten und zeigt ihre letzten Ausläufer in der Unterscheidung ASCHOFFs und seiner Schule zwischen einer exsudativen und einer produktiven ,,Form" der Tuberkulose.

In den letzten Jahren entfernt sich die pathologisch-anatomische Forschung der Tuberkulose immer mehr von der älteren, rein morphologischen Betrachtungsweise. Sie versucht, das pathologisch-anatomische Geschehen ebenso bewegt zu sehen wie die physiologischen Vorgänge. Sie ist bestrebt, nicht nur feststehende Zustände zu beschreiben, sondern versucht, Entwicklungen und Entwicklungsmöglichkeiten darzustellen. Und nur auf diesem Wege kann die pathologische Anatomie ihre Funktion als Grundlage der Klinik weiterhin erfüllen. Diese Betrachtungsweise hat zunächst zu neuen Anschauungen über die Entwicklung des tuberkulösen Herdes geführt. Die Tuberkulose läßt als entzündlicher Prozeß in ihrem Herd alle Merkmale der Entzündung erkennen.

Der primären Gewebsschädigung durch Gift- und Fremdkörperwirkung folgen exsudative Vorgänge, eingeleitet und begleitet von der entzündlichen Hyperämie. Diese kann besonders bei der Miliartuberkulose der Lunge beobachtet werden.

Wenn wir ohne ins Einzelne führende Unterscheidung die Vorgänge am tuberkulösen Primärherd, an frischen Herden bei Miliartuberkulose und der chronischen Lungentuberkulose schildern, so findet man, wie die Befunde von GHON, GHON und POTOTSCHNIG und ZARFL zeigen, bei den ganz frischen Fällen, daß der Primärherd der Lunge als fibrinöszellige, leukocytäre Pneumonie beginnt. Dabei folgt scheinbar sehr rasche Verkäsung oder es kann bei leichteren Infektionen unter Eliminierung des pneumonischen Exsudates eine Restitutio ad integrum stattfinden. Dieser Vorgang liegt auch anatomisch durchaus im Bereiche des Möglichen und wird durch klinische Beobachtungen wahrscheinlich gemacht. Ist es zur zentralen Verkäsung gekommen, dann entwickelt sich bald an der Grenze der nekrotischen Masse „spezifisches“ tuberkulöses Granulationsgewebe, ausgezeichnet durch epitheloide und LANGHANSsche Riesenzellen. Zwischen den Epitheloidzellen entstehen kollagene Fasern in zunehmender Menge und Stärke und auf diese Weise wird eine fibröse und hyaline Kapsel ausgebildet. Schließlich kann es zu vollkommener Vernarbung, Verkalkung und Knochenbildung kommen.

Ganz ähnlich liegen die Verhältnisse bei der Miliartuberkulose, wie HUEBSCHMANN und ARNOLD und KORTEWEG gezeigt haben. Und wiederum ganz ähnlich ist die Entwicklung der Herde bei der chronischen Lungentuberkulose. Zunächst einige Worte über die Nomenklatur und feinere Anatomie der Lunge. Jeder Lappen, Lobus, setzt sich aus Läppchen, Lobuli, zusammen. Von einem kleinen Bronchus abhängig, bilden sie kubische oder polyedrische Körper mit 1—1,5 cm langen Wandflächen und werden durch zähes Bindegewebe gegeneinander abgegrenzt. Wichtig für die Pathologie der Lungentuberkulose ist seit der Einführung des Begriffes des acinösen Herdes durch ASCHOFF und NICOL auch die weitere Aufteilung des Lungenläppchens. RINDFLEISCH, von dem die Bezeichnung Lungenacinus stammt, HUSTEN, LAGUESS, NICOL, LOESCHKE bezeichnen damit die anatomische Einheit der Lunge. Bezüglich Größe und Anordnung des Acinus bestehen in den Beschreibungen der verschiedenen Autoren große Unterschiede. LOESCHKE, der mit Ausguß- und Modellverfahren die genauesten Untersuchungen angestellt hat, begreift unter Acinus das Verzweigungsgebiet eines Bronchiolus terminalis. Auf diesen folgen jedesmal in dichotomischer Teilung die Bronchioli respiratorii I., II. und III. Ordnung, schließlich die Alveolargänge mit den Alveolarsäcken. Zu einem Acinus gehören somit 12—18 Alveolarsäcke. Die Größe der Acini mag etwa der von Erbsen verschiedener Größe entsprechen (HUEBSCHMANN). Mit der Bezeichnung acinöser oder acinös-nodöser Herd hat NICOL zunächst im Gegensatz zu älteren Anschauungen festgelegt, daß es eine alveolenfüllende oder intracanaliculäre Erkrankung ist. Dann beschreibt die Bezeichnung die ungefähre Größe des Herdes, nämlich, daß ein Teil oder das Ganze eines Acinus oder eine Gruppe von solchen ergriffen ist. Man findet bei der chronischen Lungentuberkulose neben vereinzelten miliaren Herden, wo der Prozeß noch am frischesten ist, alle Übergänge zu den typischen acinösen. Diese stellen sich auf dem Schnitt als linsen- bis erbsengroß und unregelmäßig gezackt dar, von leichtgelblicher Farbe und ziemlich unscharf begrenzt, ihre Umgebung bald mehr, bald weniger hyperämisch oder auch angeschoppt. Dabei kann man oft auch schon an sehr kleinen acinösen Herden auf dem Querschnitt den Bronchiolus als feinstes Lumen mit anscheinend verkäster Wand erkennen. Ganz frische acinöse Prozesse im Rahmen einer chronischen Lungentuberkulose stellen sich bei gleichartiger Ausdehnung auf einen Teil- oder Ganzacinus als Pneumonien dar mit fibrinreichem, cellularem Exsudat. Von diesem Bilde gibt es alle Übergänge bis zu dem typisch ausgebildeten acinösen Lungenherd mit Ersatz und Einkapselung käsiger Bezirke durch faserbildende Gewebe, unregelmäßiger Form, scharfer Abgrenzung gegen die lufthaltenden umgebenden Alveolarbezirke. Stellenweise schreitet der Prozeß in der Peripherie in pneumonischer Form weiter fort. Durch Schrumpfung, vollständige bindegewebige Durchwachsung kann es schließlich zu vollkommener Vernarbung kommen. Ein solcher vernarbter acinöser Herd paßt sich in die Lungenstruktur ein und wird von emphysematös geweiteten Alveolen umgeben.

Als zweite Herdform beschreibt die pathologische Anatomie lobuläre Herde oder (schlechthin nach ihrer gewöhnlichen Erscheinungsform benannt) käsige Lobulärpneumonien. Dabei sieht man wie bei gewöhnlichen Pneumonien die einzelnen Herde nicht immer genau auf die einzelnen Lobuli beschränkt, sondern ebenso wie ein Konfluieren zu viel größeren Herden vorkommt, sehen wir auch kleinere Herde, die nur Teilen eines Läppchens entsprechen. Es handelt sich dabei um käsige Herde, die in schwereren Fällen konfluieren und große, formlose Figuren bilden. Ihre unmittelbare, oft auch weitere Umgebung zeigt schwere Anschoppung mit Hyperämie und Ödem, oft auch durchaus das Bild einer gewöhnlichen fibrinösen Pneumonie, die dann erst weiter außen in ödematöse Bezirke übergeht. Darüber, welche Zustände dieser käsigen Pneumonie vorausgehen, findet man in den anatomischen Darstellungen nur dürftige Andeutungen. Man findet bei manchen Lungentuberkulosen (HUEBSCHMANN) recht umfangreiche konfluierende Pneumonien, die nicht einmal die Andeutung von Verkäsung erkennen lassen und die sich dennoch durch den positiven Befund von Tuberkelbacillen als tuberkulöse Pneumonien dokumentieren. Es kann kein Zweifel bestehen, daß solche Exsudate in weitem Maße eliminiert werden können, ohne daß Residuen der Entzündung zurückbleiben. Die anatomische Lehre kann uns heute nicht beantworten, ob diese Entwicklung häufig vorkommt, und sie wird es erst können, bis sie die Erfahrungen der Klinik und besonders die Dokumente der Röntgenologie mit jener Aufmerksamkeit würdigt und verwertet, die ihnen zukommt. Es ist dabei zu betonen, daß die pathologische Anatomie die vollkommen identische histologische Struktur derartiger ,,tuberkulöser‘‘ Pneumonien und anderer Pneumonien in der Umgebung etwa käsiger Herde feststellt und die Diagnose ,,tuberkulöse‘‘ Pneumonie nur für die Fälle vorbehält, in denen färberisch der Nachweis von Tuberkelbacillen gelingt. Auch ist die Abgrenzung gegen hyperämische Herde oder das perifokale Ödem keineswegs durchaus scharf und gründet sich vorwiegend auf den Nachweis von weißen Blutzellen. Die Entwicklung exsudativer Herde in der Richtung der käsigen Erweichung wird in dem Abschnitt über Kavernenbildung noch erörtert werden. Bei der fibrösen Umwachsung und cirrhotischen Vernarbung solcher Herde sind die Vorgänge ähnlich den für die acinösen Herde geschilderten.

Wenn hier die anatomischen Verhältnisse der exsudativen Herde als Grundlage der Deutung des Lungenröntgenbildes geschildert wurden, muß auch der Atelektase gedacht werden. Die Atelektase spielt bei allen Arten von Krankheitsvorgängen in der Lunge eine große Rolle. Bei gewöhnlichen lobären Pneumonien bewirkt die Atelektase des nicht gleichmäßig infiltrierten Lappens besonders bei Kindern, daß das Volum des erkrankten Lappens oft kleiner wird. Nach Ausheilung nimmt er wieder seinen normalen Raum ein, wie man röntgenologisch gelegentlich an der durch eine geringgradige Pleuritis markierten Interlobärspalte erkennen kann. Es ist röntgenologisch bekannt, daß man bei Pneumonien eine Einengung des befallenen Halbthorax finden kann (ROBINSOHN nennt das Immigration), Verlagerung des Mediastinums, des Zwerchfelles, der Rippen im Sinne einer Schrumpfung. Besonders ausgeprägt sind diese Verhältnisse bei der massiven Atelektase, dem in den letzten Jahren von amerikanischen Autoren von der postoperativen Pneumonie abgegrenzten Krankheitsbild. Ausgedehnte, mit akuter Schrumpfung einhergehende, rückbildungsfähige Verdichtungen sieht man bei fibrinöser Bronchitis, bei Fremdkörperaspiration. Tuberkulöse Prozesse bewirken in ähnlicher Weise im akuten Stadium durch Sekretverlegung und im narbigen Zustand durch Knickung und Abdrosselung eine Unwegsamkeit kleiner Bronchien und eine Atelektase der kleinen, dazugehörigen Lungenbezirke.

Solche Atelektasen findet der Anatom in der Nachbarschaft acinöser Herde, exsudativer Infiltrationen und von Kavernen. Im Röntgenbild tragen sie dazu bei, flächige Schatten homogener zu gestalten und zu vergrößern, ohne daß atelektatische Bezirke von infiltrierten bildmäßig zu unterscheiden wären. Erlangt die Luft wieder Zutritt, dann kann in kurzer Zeit eine Aufhellung stattfinden. Derartige Vorgänge dürften bei der Rückbildung von Röntgenschatten eine gewisse, wenn auch keineswegs eine ausschließliche Bedeutung haben.

Aber noch in viel ausgedehnterem Maße kommt Atelektase vor und verdient Beachtung. Für die sogenannten epituberkulösen Infiltrate hat WALGREN gezeigt, daß es sich gelegentlich um eine durch Drüsenschwellung hervorgerufene Bronchostenose mit Atelektase des zugehörigen Lappens handelt. Wir konnten in mehreren Fällen die Verengung des Bronchus bildmäßig darstellen, konnten überdies das Bronchostenosenzeichen von HOLZKNECHT und JACOBSON nachweisen, das gleichzeitig mit dem Verschwinden der „Lappeninfiltration" verschwand.

Wenn somit Entwicklung und Verlauf acinöser und lobulärer Herde grundsätzlich als gleichartig erkannt worden sind, könnte die Trennung dieser Herde in Benennung und Beschreibung als morphologisch willkürlich erscheinen. Dem ist nicht so. Die Größe des befallenen Lungenbezirkes scheint in hohem Grade mit entscheidend zu sein für das Schicksal des Herdes. Gerade der Umstand, daß beim eigentlichen acinösen Herd die auf einmal oder in einem gewissen Zeitablauf erkrankende Alveolenmasse relativ nur sehr gering ist, entscheidet in hohem Maße sein Schicksal. Ein solcher Herd ist von nichtergriffenem Gewebe umgeben. Ein Sacculus alveolaris etwa, der schon vor einiger Zeit erkrankt ist, hat in seinen Krankheitsprodukten schon eine weitgehende fibröse Umwandlung erfahren in dem Zeitpunkt, wo ein benachbarter Sacculus betroffen wird. Oder allgemein gefaßt: Der kleinere Herd hat günstigere Aussichten im Sinne produktiver und fibröser Umwandlung als der große Herd. Und zur Unterscheidung gilt als morphologisch begründete praktische Grenze das Areale eines Acinus oder einer Gruppe von solchen und andererseits das Lungenläppchen.

Daraus ergibt sich die Bedeutung der üblichen Benennungen. Auf der einen Seite *acinös* (acinös-nodös) (ASCHOFF, GRÄFF und KÜPFERLE), *knotig* (FRAENKEL-ALBRECHT, ASSMANN) und nach dem häufigsten pathologischen Charakter *produktiv*, auf der anderen Seite *lobulär, pneumonisch* und *exsudativ*. Diese drei Namenspaare meinen ungefähr dasselbe, und da bis heute keine Einigung erzielt ist, werden sie vielfach synonym gebraucht.

Eine Entwicklungsform exsudativer Herde, auch solcher von großer Ausdehnung ist noch zu beschreiben. Wie zuerst CEELEN gezeigt hat, kann es bei Ausbleiben der käsigen Umwandlung und bei mangelhafter Abfuhr des Exsudates ganz so wie bei gewöhnlicher Pneumonie zur Fibrose, zur Karnifizierung ausgedehnter Gebiete kommen. Im allgemeinen histologisch nicht als tuberkulös charakterisiert, zeigen solche Herde karnifizierter Pneumonie hie und da kleine eindeutig tuberkulöse Einschlüsse, keine Käseherde, spezifisches Granulationsgewebe. Ob solche Karnifikation sich nur auf dem Boden der perifokalen Entzündung oder auch auf dem Boden anatomisch anerkannter tuberkulöser Pneumonien entwickelt, ist nicht entschieden. Es ist wohl pathologisch nicht folgerichtig, fibröse und cirrhotische Veränderungen als eine dritte Form der Lungentuberkulose zu bezeichnen, stellen sie doch End- oder Dauer- oder Heilungsbilder anderer Formen dar. Aus ihrer besonderen klinischen Stellung aber hat sich das praktische Bedürfnis nach ihrer auch im Namen gegebenen Abgrenzung ergeben und kann ohne Gefahr für eine mißverständliche Auslegung beibehalten werden.

Nach diesem anatomischen Exkurs ergibt sich, gestützt auf die Untersuchungen von GRÄFF und KÜPFERLE, das Röntgenbild des tuberkulösen Lungenherdes.

Auf kleinerem oder größerem Areale ist die alveolenfüllende Luft durch Exsudat oder Granulationsgewebe oder Bindegewebe ersetzt. Diese Stelle ruft auf dem Röntgenbild einen Schatten hervor. Die Schattentiefe ist, von der Verkalkung abgesehen, nicht wesentlich von der Art der luftverdrängenden Masse abhängig. Darüber später. Der wahre miliare Herd wirft einen sehr kleinen, zarten Schatten, er ist eben sichtbar und in seiner Natur als pathologischer Herd meist nur durch die Vielzahl erkennbar. Als einzelner Fleck ist er nur ausnahmsweise durch die periphere Lage von den normalen Gefäßpunkten zu unterscheiden. In den gewöhnlich gezeigten Bildern von Miliartuberkulose handelt es sich zumeist um größere Herde, sei es, daß das Herdzentrum produktiv oder exsudativ, selbst größer ist, oder daß eine perifokale Zone von Entzündung und Ödem den luftleeren Bezirk vergrößert. Aus den physikalischen Grundlagen des Röntgenbildes ergibt sich, daß Strukturfeinheiten von der Größe eines Miliartuberkels nur dann zur Abbildung gelangen, wenn sie nahe dem Schirm oder dem Film liegen. Die Flecken auf dem Bild entsprechen also nicht allen, sondern nur den naheliegenden Herden (HAUDEK). Die verbesserte Technik erfaßt heute deutlicher und weitergehend als früher viele Einzelheiten auch in entfernterer Lage. Die Kleinheit und Zartheit der Schattenflecke bringt es mit sich, daß wir infolge der physiologischen Eigentümlichkeiten unseres Sehorganes, der Erscheinungen

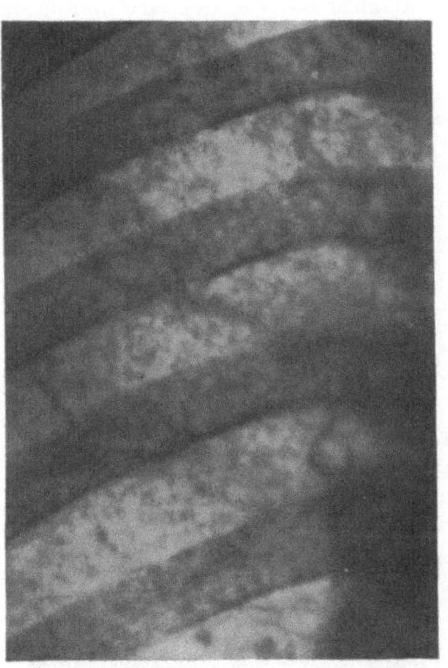

Abb. 172. Produktive Herde. Kleine, unregelmäßig geformte, scharf begrenzte Flecken.

des Grenzkontrastes und der Induktion kaum in der Lage sind, etwas über Form und Schärfe der Begrenzung auszusagen. Bei größeren Flecken ist das wohl möglich. Darum ist es zweckmäßig, der Beschreibung des Röntgenbildes des Lungenherdes die größeren produktiven und pneumonischen Herde der chronischen Lungentuberkulose zugrunde zu legen.

Acinös-nodöse oder *produktive* Herde erscheinen im Röntgenbild als kleine Flecken, entsprechend ihrer Größe. Ihr Schatten ist rundlich, häufig unregelmäßig, rosetten- oder kleeblattförmig. Gemäß ihrem anatomischen Verhalten sind sie meist scharf begrenzt, im allgemeinen um so schärfer, je weniger Entzündungsvorgänge sich in ihrer Umgebung abspielen, je mehr die fibröse Umwachsung und Durchwachsung fortgeschritten ist (Abb. 172). Gemäß der Eigentümlichkeit unseres Sehorganes neigen wir dazu, bei größerem Schattenkontrast selbst unter sonst gleichen Bedingungen eine schärfere Begrenzung anzunehmen.

Die Dunkelheit des Schattens ist in erster Linie auch hier abhängig von der Ausdehnung des Herdes in der durchstrahlten Richtung. Die Zusammensetzung des Herdes, ein verkästes Zentrum oder bindegewebige Induration beeinflussen nicht wesentlich die Schattentiefe. Dies steht im Gegensatz zur allgemeinen

Lehrmeinung. Daß ältere, zentral verkäste und bindegewebig eingescheidete, und daß schrumpfende, fibröse Herde dunkler erscheinen, hat wiederum seine Ursache vorwiegend darin, daß diese Herde scharf begrenzt sind, daß die Nachbarschaft emphysematös ist; scharfe Grenze und hellere Umgebung lassen darum aus Gründen der Physiologie einen solchen Schattenfleck dunkler erscheinen.

Die Schattenflecke sind, auch wenn sie dicht beieinander stehen, scharf gegeneinander abgesetzt und selbst bei reichlicher Aussaat und projektivischer Überdeckung fehlt eine wahre Konfluenz und die Schatten sind als fleckig zu erkennen.

Exsudative Herde erscheinen im Röntgenbild als größere oder kleinere Schattenflecke von der Art pneumonischer Herde. Sie sind selten kleiner als ein Lungenläppchen, also etwa 1 cm im Durchmesser, sie sind rundlich. Ihre Begrenzung ist unscharf, wir nennen solche Flecken weich. Die Unschärfe ergibt sich aus ihrem anatomischen Bild. Gegen die Peripherie nimmt die Menge Exsudat in den Alveolen ab, zwischen den exsudatgefüllten Alveolen tauchen lufthaltige auf und allmählich erfolgt der Übergang in die gut durchlüftete Umgebung. Schon im anatomischen Präparat sieht man oft Konfluenz benachbarter Herde. Durch projektivische Deckung wird das oft noch eindrucksvoller im Röntgenbild. Durch Konfluenz können größere Gebiete des Lungenfeldes gleichmäßig von Schatten flächig eingenommen werden, die oft selbst bei Ausdehnung über einen ganzen Lappen ihre Entstehung aus lobulär-pneumonischen Herden durch eine mehr oder weniger ausgesprochene Inhomogenität, hervorgerufen durch eingeschlossene, noch lufthaltige Bezirke, erkennen lassen. Selten sind mit einem Schlag einsetzende tuberkulöse lobäre Pneumonien (Abb. 173).

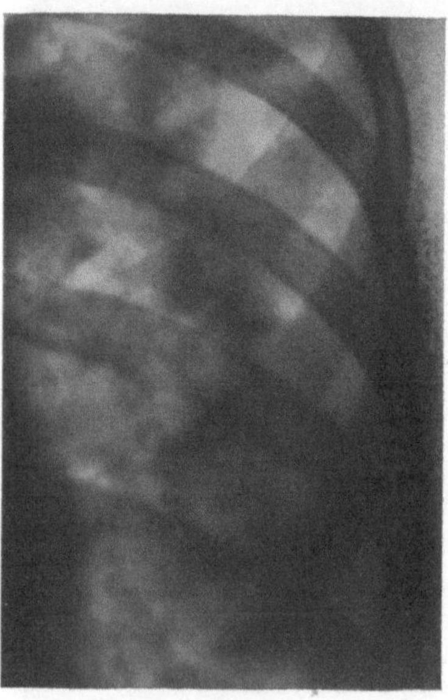

Abb. 173. Exsudative (pneumonische) Herde. Größere, dunkle, weiche, konfluierende Schattenflecke.

Die Schattentiefe eines Herdes ist von seiner Größe, Form und dem Grade der exsudativen Durchtränkung des Gewebes abhängig. Je größer der Herd ist, oder richtiger je größer seine Ausdehnung in der durchstrahlten Richtung, desto größer ist seine strahlenabsorbierende Wirkung. Auch die Form beeinflußt die Dunkelheit des Schattens. Hätte ein Herd eine plattenförmige Gestalt, so müßte sein Schatten bei einem Strahlengang senkrecht zu seiner größten Ausdehnung gleichmäßig dunkel sein. Die pneumonischen Herde sind in Wirklichkeit ungefähr kugelig. Die Strahlen, die einen solchen Herd entlang seinem größten Durchmesser durchsetzen, werden auf ihrem Weg durch Absorption am meisten geschwächt, Strahlen, die weiter peripher passieren, werden weniger absorbiert. Das Zentrum des Herdschattens muß also dunkler erscheinen als seine Peripherie. Aber auch der Grad der exsudativen Durchtränkung spielt eine Rolle. Ist die Luft vollkommen durch Exsudat ersetzt, erfolgt der höchste Grad von Strahlenabsorption und bildmäßiger Verschattung. In ganz frischen Herden oder bei älteren an der Peripherie, wo die Durchtränkung keine vollkommene ist und luftgefüllte Alveolen erhalten sind, ist die Strahlenabsorption naturgemäß geringer. Eine andere Abstufung, etwa nach der Art des Exsudates, findet nicht statt. Es wird wohl vielfach behauptet, daß das besonders dunkle Zentrum solcher Schatten auf Verkäsung hinweise. Dies ist aber durchaus unrichtig. Daß das Zentrum oft verkäst ist, ist eine Erfahrung aus der Pathologie, kann aber nie aus dem Bilde unmittelbar abgelesen werden. Diese vielfach geübte Deutung auf zentrale Verkäsung bei acinösen, nodösen und pneumonischen Herdschatten entbehrt jeder theoretischen Basis und praktischen Erfahrung. Nach allem, was wir über die Physik der Röntgenstrahlen wissen, ist eine solche Unterscheidbarkeit verkäster und nicht verkäster Herde unmöglich. Die Verkäsung, eine durch Toxine und proteolytische Fermente der Leukocyten zustande kommende Dekomposition der cellulären und extracellulären Eiweißstoffe, geht wahrscheinlich ohne gröbere quantitative Verschiebung, gewiß aber ohne qualitative Änderung der atomaren Zusammensetzung eines solchen Herdes vor sich, kann also keine Änderung der spezifischen Absorption für Röntgenstrahlen zur Folge haben. Überdies ist experimentell der Beweis dieses Verhaltens erbracht worden. Von Dehn und Weinschenk haben aus Herden croupöser Pneumonie, Influenzapneumonie und käsiger Pneumonie gleich große Stücke röntgenographiert und konnten keinen Unterschied der Schattentiefe feststellen. In gleicher Weise, das soll hier gleich vorweggenommen werden, ist es unmöglich, in vergrößerten Lymphknoten eine zentrale Verkäsung röntgenologisch festzustellen. Es ist eine andere Sache, wenn es auch häufig vermengt wird, daß in käsigen Herden später oft mineralische Salze, vor allem Calcium- und Magnesiumphosphate abgelagert werden. Diese werfen dunklere Schatten, ebenso wie die gelegentlich vorkommenden Knochenbildungen.

Zusammenfassend läßt sich feststellen, daß exsudative Herde, pneumonische Infiltrationen, ganz unter dem Bilde gewöhnlicher lobulär- oder lobär-pneumonischer Herde erscheinen; daß auch kleinere Herde von acinöser Form und produktiver Struktur, wenn sie ganz jung sind oder in einem Zustand erneuter Aktivierung und Ausdehnung von einer pneumonischen, hyperämischen oder ödematösen Zone umgeben sind, ohne Rücksicht auf ihren bildmäßig nicht erkennbaren *zentralen* Charakter in gleicher Weise erscheinen; daß verkäste Herde, wahre nichtkäsige tuberkulöse Pneumonien, begleitende pneumonische oder ödematöse Anschoppungen in der Nähe tuberkulöser Herde (deren tuberkulöser Charakter in ätiologischer Hinsicht übrigens über jeden Zweifel sichergestellt ist, trotz des Fehlens morphologischer Merkmale) und schließlich Atelektasen im Bereiche und in der Nachbarschaft tuberkulöser Herde im Röntgenbild in keiner Weise unterschieden werden können. Ich halte die nachdrücklichste Feststellung dieser Tatsachen für sehr bedeutungsvoll. Denn sie lehren uns nicht nur schwerwiegende diagnostische Irrtümer vermeiden, sie lassen uns scheinbar überraschende Entwicklungsvorgänge tuberkulöser Infiltrate in natürlichster Weise verstehen, worüber aus mangelhafter Kenntnis der anatomischen Verhältnisse und der physikalischen Grundlagen der röntgenologischen Bildentstehung unfruchtbare Auseinandersetzungen stattgefunden haben und vielfach noch heute stattfinden.

Die klinische Erfahrung, bisher, was in der Natur der Sache liegt, nur vereinzelt durch anatomische Befunde unterstützt, lehrt, daß durchaus nicht alle pneumonischen Prozesse bei der Tuberkulose der Verkäsung anheim fallen. Nicht käsige Pneumonien, anatomisch als kongestive und glatte oder gelatinöse Infiltrationen gekennzeichnet, können vollständig durch Eliminierung der Exsudate rückgebildet werden, können andererseits eine Umwandlung im Sinne von Karnefizierung erfahren. Und diese Bildungen sind im Röntgenbild nur gelegentlich durch begleitende Erscheinungen, aber nie unmittelbar bildmäßig, ja auch im anatomischen Präparat oft nur dürftig als tuberkulös erkennbar und darum in ihrer Bedeutung von Anhängern strengster morphologischer Observanz umstritten. Sie werden jetzt vielfach als Infiltrierungen (REDEKER) bezeichnet zum Unterschied von Infiltrationen, doch muß betont werden, daß eine bildmäßige Abgrenzung unmöglich ist.

Bei zarten pneumonischen Anschoppungen kann ein Zeichen eine wertvolle diagnostische Hilfe bieten. Bei den durch solche geringe Veränderungen hervorgerufenen zarten Verschleierungen ist oft eine eindeutige Feststellung der verminderten Transparenz sehr schwierig und unsicher. Das Symptom des „hellen Bronchialbaumes“ (FLEISCHNER) leistet hier gute Dienste. Man sieht helle, dem Kaliber und der Aufteilung der Bronchien entsprechende Streifen, die durch ihre Erkennbarkeit allein schon verraten, daß das umgebende Lungenparenchym in seinem Luftgehalt vermindert sein muß. Nur unmittelbar am Hilus wissen wir, daß die großen Bronchien in den dunkeln Gefäßschatten schon normalerweise helle Bänder zeichnen.

Hier möchte ich ein in der Röntgenliteratur meines Wissens nicht genug beachtetes Bild anführen. Mit der Verbesserung der röntgenographischen Technik haben wir immer feinere Einzelheiten darstellen und beachten gelernt. Bei Fällen mit nur geringen Veränderungen etwa in Form spärlicher, zarter, in den Oberfeldern ausgestreuter Flecken, sieht man diese reihenförmig angeordnet, zwei solche Reihen parallel nebeneinander, einen hellen, schmalen Streifen einscheidend. Durch eine oder mehrere unter einem Winkel abgehende Abzweigungen gibt sich der helle Streifen eindeutig als Lumen eines kleinen Bronchus zu erkennen. Die Schatten sind ganz zart, aber setzen sich meist deutlich als aus Knötchen zusammengesetzt ab. Es handelt sich hier um umschriebene Verdichtungen der Bronchialwand und ihrer engsten Umgebung. Solche Bilder allein verdienen in Übereinstimmung mit den anatomischen Befunden die Bezeichnung als peribronchiale Infiltrationen. Sonst vermeiden wir vollkommen die mit Recht verworfenen Bezeichnungen wie etwa „peribronchiale Stränge“ (Abb. 174 und 175).

Aus dem schon bisher Dargelegten ergibt sich die Erscheinung fibröser Veränderungen im Röntgenbild. Knotige Herde sind als Flecken mit unregelmäßiger, scharfer Begrenzung sichtbar. Ihre Dunkelheit kontrastiert infolge der scharfen anatomischen Abgrenzung und des Emphysems ihrer Nachbarschaft mit der Umgebung. Unmöglich ist es, über ihr Zentrum etwas auszusagen, ob es verkäst oder bindegewebig durchwachsen ist. Größere cirrhotische Herde aus größeren exsudativen oder gemischt exsudativ-produktiven Prozessen hervorgehend, sehr häufig im Gefolge begleitender pleuritischer Beteiligung, erscheinen als dunkle Schattenflecke. Sie sind gelegentlich homogen; häufiger zeigen sie eine hart streifige oder hart fleckige Inhomogenität. Von frischeren Infiltrationen sind sie vor allem durch ihre Begrenzung zu unterscheiden. Diese ist nur ausnahmsweise glatt, meist ist sie unregelmäßig derart, daß harte Züge, Streifen, Fasern in die Umgebung ausstrahlen. Solche Bilder lassen am häufigsten den narbigen Charakter des Herdes erkennen. Im Zweifelsfalle unterstützen eindeutige Zeichen von Schrumpfung die Deutung als cirrhotische Herde. Solche Veränderungen imponieren gelegentlich als tumorartige Bildungen. Da sie auch morphologisch ähnlich sind, können sie bildmäßig nicht von schweren Fällen von Pneumonokoniose unterschieden werden.

Innerhalb cirrhotischer Herde und an ihrer Grenze finden sich sekundäre Bronchektasien. Es ist klinisch längst bekannt, daß sich über solchen Herden bei klinisch vollständiger und dauernder Ausheilung des tuberkulösen Prozesses klingende Rasselgeräusche finden, die auf Bronchektasien zurückgeführt werden.

Entsprechend dem häufigen anatomischen Befund von vorwiegend zylindrischen Bronchektasien findet man röntgenologisch in den Schatten ausgedehnter cirrhotischer Herde streifige und hervorleuchtende fleckige Aufhellungen. In mehreren Fällen konnten wir durch Bronchographie (die wir im allgemeinen bei Tuberkulose ablehnen) die Deutung als Bronchektasien bestätigen.

Neben den fleckigen und flächigen Schatten gibt es reichlich streifige Schatten. Sie verlaufen gewöhnlich in der Richtung der Verzweigungen der Bronchien und Gefäße, manchmal auch unregelmäßig quer zu deren Verlauf. Besonders basal findet man gelegentlich dicke Streifenschatten ohne sichtbare Anlehnung an anatomisch präformierte Gebilde. Es ist oft nicht möglich zu entscheiden, ob in einem Bild die Lungenzeichnung normal oder vermehrt ist; wenn sie vermehrt ist, was ihr anatomisch zugrunde liegt. Es ist vor allem den Studien ASSMANNs und seinen nachdrücklich wiederholten Bemühungen zu danken, daß auf diesem Gebiete eine leichtfertige Diagnostik vernünftigen Vorstellungen den Platz räumen mußte. Wir kennen heute die große Bedeutung von Kreislaufstörungen für das Lungenbild. Grobe Veränderungen lassen sich im allgemeinen gut unterscheiden. Aber bei zarteren Schatten ist es sehr schwer zu ermitteln, ob fibröse Veränderungen vorliegen oder Gefäßschatten. Das kann nur die Erfahrung in der Bilddeutung lehren. Es läßt sich schwer beschreiben. Ich möchte den Unterschied am ehesten so kennzeichnen. Auf Bildern, die weich und in vollständiger

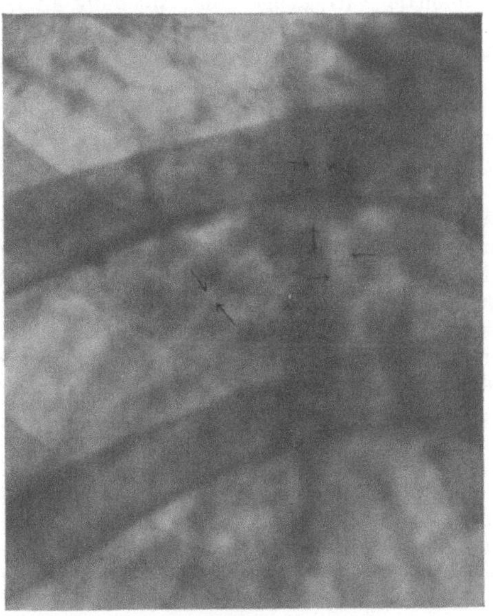

Abb. 174.

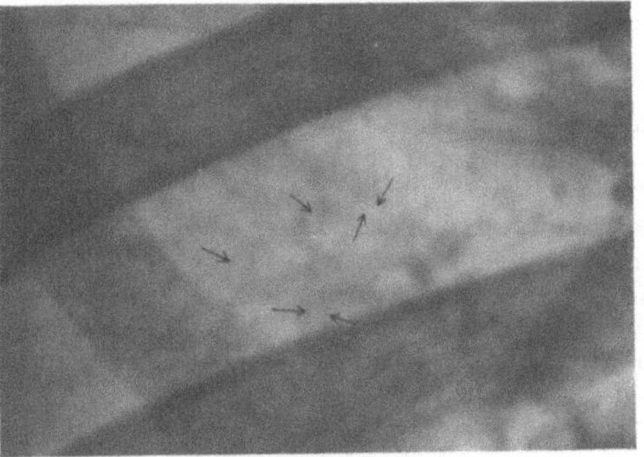

Abb. 175.

Abb. 174 und 175. Infiltrationen mit vorwiegend peribronchialer Anordnung. Infiltrative Wandverdickung der Bronchien. Die Pfeile weisen auf die „hellen" Bronchiallumina hin.

Ruhe (kurzzeitig) hergestellt sind, sieht man die Gefäße bis in die Peripherie. Auch die dünnsten von ihnen sind in ihrer homogenen Schattentiefe und parallelen Begrenzung „bandförmig". Sie verzweigen sich unter charakteristischen Winkeln ganz wie *Mistelzweige*. Schatten fibröser Veränderungen lassen in Kontur und Verlauf den Bandcharakter vermissen und ihre Anordnung ist unregelmäßig wie *Besenreiser*. Ihnen liegen durchaus nicht immer fibröse „*Stränge*" zugrunde. Oft sind es bindegewebig verdickte interlobuläre Septen, Vermehrung des perivasculären und peribronchialen Bindegewebes, oft intrapulmonale Narbenzüge ohne Anlehung an Gefäße oder Bronchien.

Zusammenfassend ergibt sich folgendes: Wir sehen kleine, fleckförmige Schatten. Sie entsprechen acinösen oder nodösen Herden, wir sehen sie meistens in ihrer produktiven oder fibrösen Phase. Sie sind mehr oder minder scharf begrenzt, hart. Wir sehen größere Schatten, lobulären und konfluierenden Herden entsprechend, meist in ihrer exsudativen Phase, dann sind sie unscharf begrenzt, weich. Wir sehen auch flächenhafte Schatten mit scharfer, unregelmäßiger Begrenzung, cirrhotische Herde größerer Ausdehnung. Wir sehen harte Flecken und Streifen, fibröse Veränderungen des interlobulären, perivasculären und peribronchialen Bindegewebes. Zwischen ganz weichen und extrem harten Schatten gibt es alle Übergänge. Die Art der Schattenbegrenzung kennzeichnet stets nur die *Begrenzung* des Herdes, nie sein Inneres. Es kann ein weicher Schatten einem produktiv-fibrösen Herd mit perifokalem Ödem oder hofartig sich ausbreitender Infiltration, es kann ein scharf begrenzter Schatten einem produktiv oder fibrös ummauerten exsudativen Herd entsprechen.

V. Die tuberkulöse Kaverne.

Die tuberkulösen Lungenkavernen entstehen durch Einschmelzung von tuberkulösen Produkten. Verkäste Exsudatmassen werden durch die proteolytische Fähigkeit der Leukocyten aufgelöst. Besteht durch einen Bronchus, wie es bei größeren Einschmelzungsherden meistens der Fall ist, eine Kommunikation nach außen, dann werden die erweichten Massen entleert. Bei Verstopfungen oder Verschlüssen der abführenden Bronchien kann die Entleerung des Inhaltes und der Zutritt von Luft hintangehalten werden; der Inhalt kann zu einer eiterähnlichen Flüssigkeit verändert oder zu einer breiig atheromatösen Masse eingedickt werden. Solche abgeschlossene Räume sind wegen des mangelnden Luftgehaltes röntgenologisch in ihrer Natur als Kavernen nicht zu erkennen.

Die Form der Kaverne kann je nach den Umständen ihrer Entwicklung und ihrer Umgebung verschieden sein. Gehen sie aus Herden hervor, die in vorher relativ intaktem Lungengewebe zentral gelegen waren, dann haben sie ziemlich regelmäßige rundliche Form. Unregelmäßige, polycyclisch begrenzte Formen können durch Konfluenz mehrerer Kavernen entstehen. Bei wenig verändertem umgebendem Lungengewebe können solche Räume durch den Gewebszug gerundet werden. Entstehen Kavernen hingegen in einem Lungengewebe, das von unregelmäßigen, heilenden oder schon indurierten Tuberkuloseherden durchsetzt ist, so können äußerst unregelmäßige, sinuöse und verzweigte Formen entstehen.

Eine Form oder Entstehungsart der Kaverne findet in den anatomischen Darstellungen nur geringe Beachtung, die bronchektatische Kaverne. Scheinbar eine Contradictio in adjecto, da mit Kaverne ein Einschmelzungsherd verstanden wird, verdienen manche Bildungen eine Sonderstellung und diese Bezeichnung. Immer wieder zeigt uns unser Prosektor, Herr Professor R. WIESNER, solche Hohlräume, die meist von dünner Wand, breit mit dem trichterförmigen Bronchus in Verbindung stehen und deren Innenfläche oft durch eine samtartige, rötlichgraue Beschaffenheit ihre Bekleidung mit Bronchialschleimhaut zu erkennen geben. Sie sind selten größer als 1—2 cm im Durchmessser. Wir sind der Meinung, daß in diesen Fällen nicht etwa präformierte, sekundär tuberkulös infizierte Bronchiektasien vorliegen, sondern daß durch Einbruch eines bronchusbenachbarten Erweichungsherdes oder durch einen intrabronchialen Prozeß Zerstörung von Bronchuswand und benachbartem Parenchym sowie Erweiterung des Bronchus irgendwie Hand in Hand gehen. In einigen Fällen konnten wir röntgenologisch nachgewiesene *Ringkavernen* anatomisch als solche bronchektatische Kavernen nachweisen.

Bedeutsamer als der feinere Bau der Kavernenwand ist für die Röntgendiagnose der Zustand des umgebenden Lungengewebes. Ist dieses infiltriert oder indurativ verändert, mit einem Wort luftarm oder luftleer, dann müssen andere Bilder entstehen, als wenn die Kaverne von relativ gut lufthaltigem Lungenparenchym umgeben ist. Daher ist es notwendig, diese wohl anatomisch weniger bedeutsame, bildmäßig aber wesentliche Unterscheidung der Besprechung der Symptome im Röntgenbild zugrunde zu legen.

Die ausgebildete Kaverne innerhalb verdichteten Lungengewebes stellt sich als Aufhellung dar. Diese beruht darauf, daß die strahlenabsorbierende Potenz des verdichteten Gewebes größer ist als die des eingeschlossenen Luftraumes. Es muß gleich hier betont werden, daß diese Aufhellung in den allermeisten Fällen nur eine relative ist. Die Stelle ist heller als die verdunkelte Umgebung. Sie ist nur ausnahmsweise absolut heller als etwa die entsprechende Stelle auf der anderen gesunden Seite. Nur wenn die Höhle den Thorax in seiner ganzen Tiefe durchsetzt und überdies nicht von einer stärkeren Wand und Pleuraschwarte umgeben ist, kann die Helligkeit tatsächlich größer sein als die von normaler Lunge.

Die Form ist entweder kugelrund (in einer Ansicht bildmäßig kreisrund), unregelmäßig rund, gebuchtet, oder selten auch röhrenförmig. Der Umstand, daß ihre Durchmesser in verschiedener Richtung oft verschieden sind, hat zur natürlichen Folge, daß die Aufhellungen in verschiedenen Projektionsrichtungen verschiedengradig sein können. Eine in ventrodorsaler Richtung flache Höhle wird bei sagittalem Strahlengang nur eine geringe oder gar nicht erkennbare Aufhellung geben. Dieselbe Kaverne kann bei einem Strahlengang, der ihrem längsten Durchmesser entspricht, als deutliche Aufhellung hervorleuchten. Das ist einer der Gründe, warum die Durchleuchtung in der Kavernendiagnostik viel ergiebiger ist als die Graphie. Mittels Durchleuchtung können oft auch Buchten und Mehrkämmerigkeit der Höhlen festgestellt werden. Die ausgebildete Kaverne ist, von ihrer Grundform abgesehen, rundlich begrenzt. Selten sind scharfe Winkel oder Ecken. Solche können durch Schrumpfung und Zug von außen her entstehen. Selten sieht man eine Kegelform dann, wenn so geformte Aspirationsherde an der Lappen- oder Lungenoberfläche rasch eingeschmolzen sind und der Verkäsungsprozeß sich in diesem Stadium demarkiert hat. Birn- oder Flaschenform sieht man dann, wenn eine breite, trichterförmige Verbindung mit einem größeren Bronchus besteht, der in seinem Anfangsteil erweitert ist. Diese Form sieht man häufiger bei den noch zu besprechenden Ringkavernen. Für die bildmäßige Erscheinung der Kaverne ist es nicht wesentlich verschieden, ob die Verdichtung der Umgebung durch frühere Infiltration oder durch fibrös umgewandelte ältere Prozesse hervorgerufen ist. Bei diesen sieht man vielleicht etwas häufiger als bei jener dann, wenn zwischen den Verdichtungen der Umgebung noch lufthaltige Lungenteile erhalten sind, den Kavernenrand gelegentlich als besonders dunkle Linie betont, das Abbild der dicken, fibrösen Kapsel.

Noch einmal soll betont werden, daß im Röntgenbild Kavernen nur dann als solche erkannt werden können, wenn sie Luft enthalten. Anatomisch bezeichnet man auch Entweichungsherde mit mehr oder minder deutlicher Abgrenzung als Kaverne, auch ohne daß eine Entleerung des Inhaltes und ein Zutritt von

Luft erfolgt sei. Solche Bildungen sind im Röntgenlicht in keiner Weise von dem sie umgebenden verdichteten Hof abzugrenzen oder zu unterscheiden.

Manchmal hat man Gelegenheit, die Bildung einer Kaverne röntgenologisch zu verfolgen. Im pneumonisch verschatteten Feld tritt irgendwo, meist zentral, eine kleine Aufhellung — oder mehrere — auf. Sie vergrößert sich, ist dabei unregelmäßig, vielfach unscharf begrenzt, Ausdruck der unregelmäßigen Begrenzung der Höhle, von deren Wand sich auch größere, nekrotische Gewebsstücke loslösen können. In kurzer Zeit wird die Umrandung der Aufhellung meist glatt und regelmäßig rund. Ebenso wie die „Aufhellung" wird aus der ersten Röntgenzeit vielfach noch das Symptom der „fehlenden Lungenzeichnung" im Bereiche der Aufhellung mitgeschleppt. Dieses hat natürlich nur Sinn und Bedeutung in Fällen, wo die Höhle den Thorax in der durchstrahlten Richtung in ganzer Tiefe durchsetzt. Bei den meisten Kavernen aber, wo dies nicht zutrifft, liegt vor oder hinter, oder vor und hinter der Kaverne erhaltenes Lungengewebe, normal lufthaltiges mit regelmäßiger Lungenzeichnung, von Herden durchsetztes oder ganz infiltriertes. Die Schatten von all dem fallen auf die Kavernenaufhellung. Ihr Vorhandensein in der Aufhellung spricht also nicht gegen deren Kavernennatur, ist vielmehr ein regelmäßiger Befund bei Kavernen.

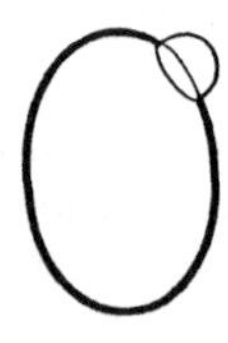

Abb. 176.
Ringkaverne mit
Kavernenbucht,
s. auch Abb. 179 a.

Während diese Erscheinungsform der Kaverne, von den großen Höhlen der ersten Beobachtungen ausgehend, allgemein bekannt ist und ihre Deutung Allgemeingut ist, war die zweite Erscheinungsform bis in die jüngste Zeit Gegenstand lebhafter Erörterung. Es ist das ein Beispiel dafür, wie Unkenntnis der Grundlagen der röntgenologischen Bildentstehung, mangelhafte Kenntnis der physikalischen Bedingungen der Perkussion und Auscultation und unrichtige, auf alte, lückenhafte Lehren aufgebaute Vorstellungen von der Patho- logie der Lungentuberkulose eine einfache Sache zu einem kaum entwirrbaren Problem gemacht haben.

Diese Kavernen erscheinen als dunkle Ringfiguren in hellem Lungenfeld. Der Ring ist meist rund; er muß nicht kreisrund sein. Wenn die Kaverne an die Lungenoberfläche oder an eine Lappenspalte reicht, kann sie dort abgeflacht sein. Der Ringsaum kann dick sein, mehrere Millimeter dick. Seine Konturlinie nach innen ist dann meist ganz scharf, einheitlich. Nach außen ist er gewöhnlich weniger scharf gegen die helle Umgebung abgesetzt. Hier handelt es sich zumeist um ältere stationäre Kavernen mit dicker bindegewebiger Kapsel. Der Ringsaum muß nicht vollständig geschlossen sein. Das kommt dadurch zustande, daß die Haupthöhle gerade in dem zur Strahlenrichtung senkrechten Äquator eine Bucht trägt, vielleicht durch Konfluenz mit einer benachbarten kleinen Höhle entstanden. Die Wand dieser Höhle ist nun noch zarter und wenig oder gar nicht zu erkennen. Die Skizze Abb. 176 zeigt die Verhältnisse an. Manchmal ist der Ringsaum das Abbild eines schmalen, die noch jüngere oder in Ausdehnung befindliche Kaverne umgebenden Infiltrationshofes. Dann ist die Abgrenzung gegen die Umgebung unscharf, weich. Diese Bilder können kaum fehlgedeutet werden. Die einfachen physikalisch-optischen Verhältnisse bei der Entstehung dieser Ringbilder hat M. Cohn schon vor vielen Jahren an dem Beispiel eines Hühnereies gezeigt. Ein solches erscheint im Röntgenlicht als ovoider Ringschatten. Die Strahlen, die die Vorder- und Hinterwand annähernd senkrecht durchsetzen, werden auf diesem kurzen Weg durch die dünne Kalkschale nur wenig durch Absorption geschwächt. Die Strahlen, die den Umfang des Eies tangential treffen, müssen einen längeren Weg durch die absorbierende Kalkschale machen, zeichnen sie daher als eiförmige Ringlinie ab. Ganz das gleiche gilt für die Ringkaverne in lufthaltiger Lunge. Und da trifft es sich meist, daß die geringe Absorption der Strahlung an der jeweiligen Vorder- und Hinterwand durch die größere Transparenz des Kavernenhohlraumes gut kompensiert wird, so daß auf dem Bild das Innere des Ringes ungefähr denselben Helligkeitswert hat wie seine Umgebung.

Es gibt aber Kavernen, deren Ringsaum im Röntgenbild äußerst zart, eben erkennbar ist. Diesen Bildern hat man vielfach die Kavernennatur abgesprochen. Aus folgenden Gründen (deren erste beide schon als nichtssagend früher erklärt worden sind): Es fehlt die zentrale Aufhellung, man sieht im Inneren Lungenzeichnung, die Perkussion und Auscultation lassen die klassischen Kavernensymptome vermissen, die Patienten machen oft nicht den Eindruck schwerer Phthisiker; das schwerste Argument war aber, daß man solche Ringe oft in kurzer Zeit auftreten und sich vergrößern sieht, aber noch mehr, daß sie in kurzer Zeit kleiner werden und spontan verschwinden können. Das widerspricht doch zu offenkundig allen wohl beglaubigten Lehren über die tuberkulöse Kaverne. Man hat diese Bilder daher gezwungenerweise als kleine, spontan entstandene, wegen ihrer zentralen Lage meist interlobulär gelegene Pneumothoraxblasen oder, ausgehend von Experimenten amerikanischer Autoren, als ringförmig angeordnete Pleuraverdickungen, als Pleuraringe, gelegentlich auch als Blasen von bullösem Emphysem bezeichnet. In früherer Zeit geäußerte Meinungen, daß solche Ringschatten junge Kavernen vorstellen, bei denen sich zuerst eine Demarkationszone ausbilde und dann der Inhalt ausgestoßen werde, oder daß sie ausgeheilte Kavernen mit regeneriertem Lungengewebe darstellen, bedürfen wohl kaum der Widerlegung.

Wenn mittels Durchleuchtung, zwei Aufnahmen in verschiedenen Richtungen oder durch Stereobilder die Höhlennatur eines solchen Ringes nachgewiesen ist, dann verdient von den angeführten, bildmäßig in Konkurrenz tretenden Möglichkeiten die letztgenannte wohl allein ernste Beachtung. Das bullöse Randemphysem oder die Spitzennarbenblasen nach BERNHARD FISCHER kann Blasen bis über Walnußgröße bilden. Sie sind meist in der Mehrzahl vorhanden. Ihre Anordnung zumeist an der Lungenspitze, am vorderen und unteren Lungenrand weicht für gewöhnlich der Lokalisation der Ringschatten aus. Immerhin können sie auch mitten ins Lungenfeld projiziert werden. Abb. 177 gibt ein Beispiel einer mehrkämmerigen Spitzenblase an der Spitze des rechten Unterlappens. Solche Bilder können zweifellos Täuschungen hervorrufen und zur Verwechslung mit Kavernen führen. Ein in manchen Fällen wertvolles Unterscheidungsmerkmal möchte ich noch anführen. Der Ringsaum bei diesen Narbenblasen ist ganz zart und — das gilt auch für die interlobären Pneumothoraxblasen — scharf *linig*. Bei den zartwandigen Ringkavernen kann man auf guten Bildern durchwegs feststellen, daß der Ringsaum körnig zusammengesetzt ist, bei genauem Zusehen scheint es manchmal, als wäre ein Knötchen nach dem anderen auf einen Faden gereiht. Diese Emphysemblasen liegen ferner immer lungenoberflächlich, thoraxwandständig und diese Lage muß Anlaß sein, diese Deutung in Betracht zn ziehen.

Immerhin bildet auch das in dieser Weise abgebildete bullöse Emphysem im Vergleich zu der Häufigkeit der beobachtbaren Ringschatten eine große Seltenheit.

Von allen aus Raummangel hier nicht näher erörterten Einwänden gilt als schwerster gegen ihre Kavernennatur, daß diese Ringe mitunter in kurzer Zeit kleiner werden und sogar fast spurlos verschwinden können. Dieser Einwand gibt Gelegenheit, einiges über *Kavernenheilung* im allgemeinen zu sagen.

Eine Wiederherstellung des Lungengewebes, nachdem es einmal kavernös zerstört worden war, ist unvorstellbar. Unter Heilung kann nur eine Defekt-

heilung verstanden werden, sei es, daß das Hohlgeschwür (d. i. die Kaverne)
an seiner Oberfläche abheilt, der Hohlraum aber weiter besteht, sei es, daß die
Höhleninnenfläche mit Hinterlassung einer Narbe ausheilt oder, wie es hie und
da vorkommen soll, sogar mit Epithel ausgekleidet wird.   Selten scheint dieser

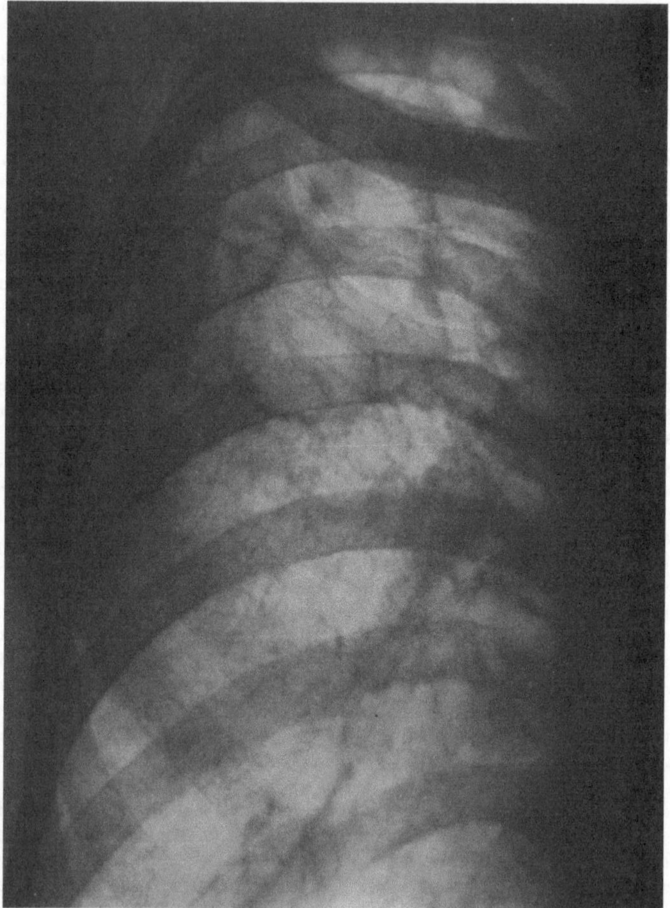

Abb. 177. Spitzennarbenblasen (bullöses Emphysem). Die unregelmäßig geformte Ringfigur mit
Kämmerung infraclavicular als Kaverne angesehen, wurde bei der Leichenöffnung als ungewöhnlich
groß ausgebildete Spitzennarbenblasen an der Spitze des rechten Unterlappens erkannt.

Zustand indes von Dauer zu sein und damit einer wirklichen Heilung, allerdings
natürlich mit Defekt, zu entsprechen; denn man findet meistens in der Nachbarschaft und besonders basiswärts von solchen Kavernen Bilder von mehr oder
weniger fortschreitender Tuberkulose.   Immerhin sind auch solche Kavernen
bis zu Kindsfaustgröße in den Oberlappen bei der Obduktion in Fällen gefunden
worden, bei denen der Tod an irgendeiner anderen Krankheit erfolgt ist und

bei denen unter Umständen nicht einmal anamnestisch etwas über eine Lungen-
krankheit bekannt war. Solche Kavernen liegen dann gewöhnlich in einem
besonders hart indurierten anthrakotischen Gewebe. Ohne daß wir den Anspruch
erheben wollen, eine so vollkommene Heilung, bei der weder Tuberkelbacillen
noch auch bei mikroskopischer Untersuchung spezifisch tuberkulöse Gewebs-
veränderungen nachweisbar sind, röntgenologisch feststellen zu können, begegnen wir zahlreichen Fällen, die wir nach dem Röntgenbild als diesen anatomischen Bildern sehr nahestehend bezeichnen müssen. Wir finden sie zunächst
bei den mit ausgedehnter fibröser Umwandlung einhergehenden postpleuritischen
Formen, dann aber auch als isolierte Ringkavernen mit dickerer Wand in den
oberen Lungenteilen, meist eine große, gelegentlich den Oberlappen (besonders
rechts) ausfüllende Kaverne, manchmal auch
symmetrisch auf jeder Seite je eine solche
Höhle. Wir bezeichnen sie als stationäre
Kavernen (siehe Abb. 215).

Aber auch die Frage, ob Kavernen durch
vollständigen Schwund der Höhle heilen
können, ist seit den Beobachtungen von Assmann, Turban und Staub, Haudek und vielen
anderen in aufrechtem Sinne zu beantworten.

So sehen wir sowohl durch die Einwirkung
des Pneumothorax als auch ohne künstlichen
Kollaps große Kavernen von 5 cm Durchmesser und manchmal noch größere in ihrer
Form als Hohlräume im Röntgenbild verschwinden. Sie hinterlassen derbe, manchmal
auch zartere fibröse Narben, von denen die
Pathologen wissen, daß sie entweder solid
sind oder kleinste fistulöse Spalten und Gänge
enthalten können.

Die aus dem Buche von Huebschmann ent-
lehnte Abb. 178 zeigt einen vernarbten acinösen
Herd. Man sieht deutlich die weitgehende Einpassung der strahligen Narbe in das Lungengewebe. Da die Heilung mit Schrumpfung
einhergegangen ist, besetzt das umgebende

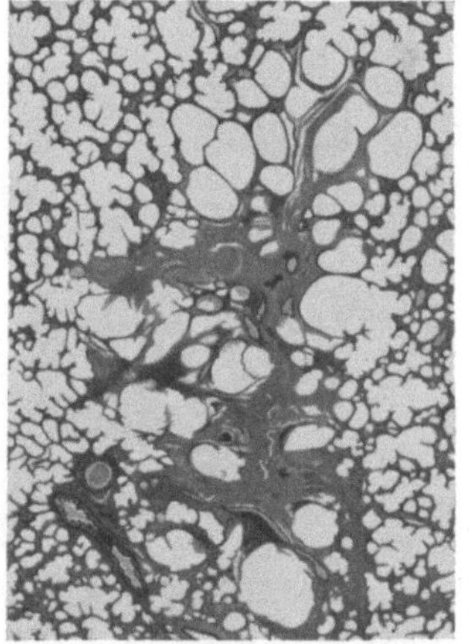

Abb. 178. Völlig geheilter, d. h. vernarbter acinöser Herd. Einpassung
in die Lungenstruktur. Eingreifen
von emphysematös geblähten Alveolen
in die narbigen Massen. Elastica:
van Gieson. (Etwa 15fache Vergr.)
(Nach Huebschmann.)

Lungengewebe mit emphysematös gedehnten Alveolen den freigewordenen
Raum. In dieser Weise, gelegentlich nur größer und massiger müssen wir uns
eine Kavernennarbe vorstellen, wobei wegen des größeren Gewebsausfalles der
Hof des vikariierenden Emphysem viel größer ist.

Wenn eine dünnwandige Kaverne in lufthaltiges, wenig verändertes Lungengewebe eingebettet ist — und wir sehen fast ausnahmslos nur solche weitgehend
schrumpfen —, dann kann der Vorgang unter günstigen Umständen ganz ähnlich dem im Pneumothorax sein. Die Schrumpfungstendenz ist groß und das
lufthaltige umgebende Lungengewebe rückt unter gleichzeitiger Ausbildung
von Emphysem raumerfüllend nach. Diese raumfüllende Fähigkeit können
wir in überraschend hohem Grade bei den verschiedenen Schrumpfungsprozessen
in der Lunge beobachten: bei der Schrumpfung eines tuberkulös infiltrierten
Oberlappens auf etwa ein Drittel seines Volumens, wobei nach Auflassen des
Pneumothorax die übrige Lunge den freigewordenen Raum vollkommen besetzt,
bei chronisch pneumonischer oder tuberkulöser Schrumpfung, wobei die gesunde
Lunge weit in den kranken Halbthorax reicht (Überlappung). Wir sehen
Abscesse, wir sehen Gangränhöhlen in der Lunge heilen, es ist nur naheliegend,

dieselbe Möglichkeit auch für tuberkulöse Kavernen gelten zu lassen. Immerhin ist es ein nicht zu häufiges Vorkommen, daß tuberkulöse Kavernen wesentlich kleiner werden oder als Höhlen vollständig verschwinden. Ob die „bronchektatischen Kavernen" bezüglich Heilungsmöglichkeit und ihres sonstigen Verhaltens eine besondere Gruppe darstellen, habe ich noch nicht ermitteln können (Abb. 179 a, b).

Damit fällt der letzte und schwerste Einwand, der gegen die Kavernennatur der Ringschatten erhoben worden ist.

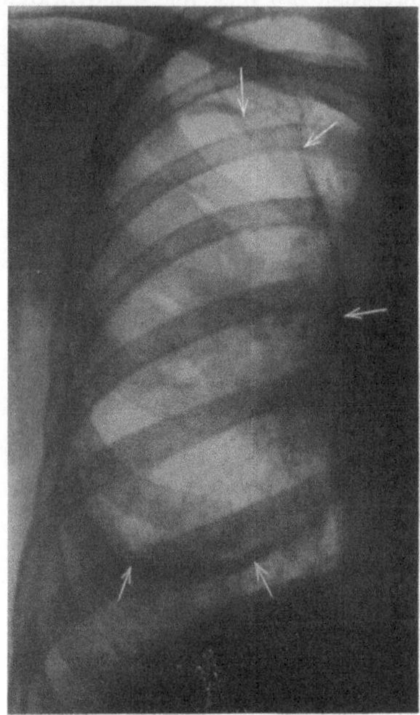 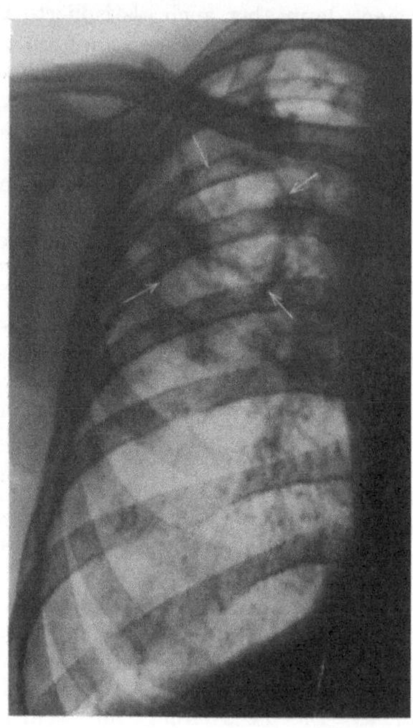

Abb. 179a.   Abb. 179b.

Abb. 179a.   Große, fast den ganzen rechten Unterlappen einnehmende dünnwandige Kaverne. Zunächst klinisch nicht nachweisbar.

Abb. 179b. Derselbe Fall wie Abb. 179a nach 4½ Jahren. Nur wenige Monate Krankenhausbehandlung. Durch mehr als 3 Jahre schwere Feldarbeit. Die Kaverne ist auf etwa ein Drittel ihres Durchmessers geschrumpft. Basal hochgradiges Emphysem.

Gelegentlich sieht man bei Ringkavernen, bei anderen habe ich es noch nicht beobachtet, daß sie beim Pressen oder Husten etwas weiter werden. Dies erklärt sich dadurch, daß rascher endobronchialer Druckwechsel sich bei offenstehendem Bronchus dem Kavernenlumen rascher mitteilt als dem in seinen letzten Ausläufern engen Kanal- und Zellsystem der umgebenden Lunge.

Französische Autoren haben erstmalig auf den „ableitenden (drainierenden) Bronchus" aufmerksam gemacht. Man sieht gar nicht so selten besonders deutlich bei etwas weiter peripher liegenden Kavernen, insbesondere bei Ringkavernen einen verbindenden Schattenstreifen zwischen Kaverne und Hilus. Wir nennen solche Kavernen darum auch „gestielte Kavernen". Oft kann man feststellen, daß dabei zwei etwa parallellaufende Schattenstreifen ein helles Lumen zwischen-

einander einschließen. Es handelt sich um den Bronchus der Kaverne, dessen
Wände durch Infiltration, offenbar endobronchialer Genese, Lymphangitis,
Perivasculitis verdickt sind. Es ist sehr wahrscheinlich, daß nur in einem
geringen Teil der so beschaffenen Fälle durch günstige Projektionsrichtung und
durch die Helligkeit des Lungengewebes zwischen Kaverne und Hilus ein drainierender Bronchus bildmäßig zur Darstellung kommt. Entgegen Mitteilungen
der jüngsten Zeit glaube ich nicht, daß der Feststellung eines drainierenden

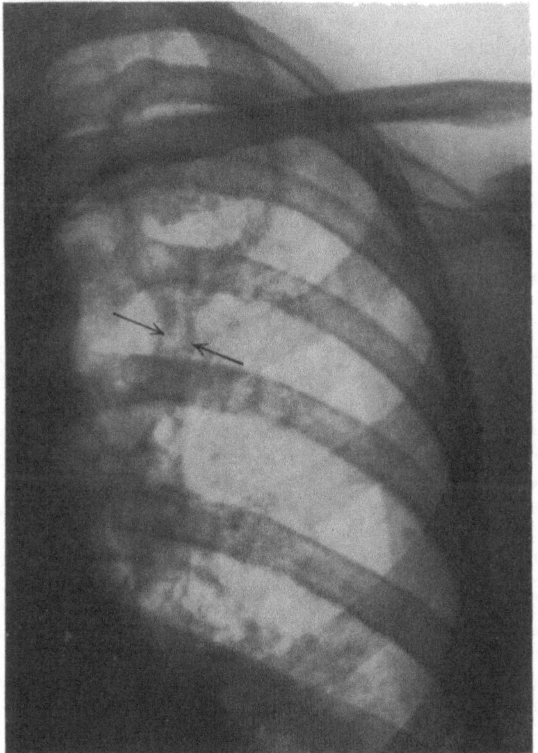

Abb. 180. Ringkaverne im linken Oberfeld mit breit trichterförmigem „ableitenden (drainierenden)
Bronchus".

Bronchus im allgemeinen eine prognostische Bedeutung zukommt. In einzelnen Fällen sieht man allerdings, daß dieser Bronchus breit trichterartig in die
Kaverne mündet. Dieser Umstand scheint allerdings einen guten Abfluß zu
gewährleisten; ich sah ihn nie bei Kavernen mit flüssigem Inhalt (Abb. 180).

In diagnostischer Bedeutung habe ich den drainierenden Bronchus in einigen
Fällen beachten gelernt bei Infiltraten, die noch nicht durch eine Luftblase
kavernösen Zerfall erkennen ließen. Wenn ein solcher peripher gelegener Verdichtungsherd durch einen Stiel mit dem Hilus verbunden ist, habe ich öfters
kurze Zeit später auch die Kaverne feststellen können. Es würde demnach
dieser Stiel den beginnenden Abtransport von Zerfallsmassen anzeigen. Allerdings

kann auch bei nicht zerfallenden Herden der Abtransport toxischer Substanzen auf dem Wege der Lymphbahnen erfolgen und dann vielleicht ähnliche Bilder entstehen lassen.

Bezüglich des Inhaltes der Kavernen ist schon erwähnt worden, daß nur solche überhaupt erkennbar sind, die Luft enthalten. Daß manchmal mit großer Wahrscheinlichkeit auf den zentralen Zerfall eines Infiltrates geschlossen werden kann, bevor eine erkennbare Menge Luft eingetreten ist, wurde eben erwähnt und wird noch bei der Besprechung der endobronchialen Metastasierung und des drainierenden Bronchus zu besprechen sein. Entgegen einer vielfach verbreiteten Meinung, daß in Kavernen gewöhnlich keine Flüssigkeit angetroffen wird, ja daß ihr Vorhandensein differentialdiagnostisch sogar gegen eine tuberkulöse Kaverne und für einen Lungenabsceß spräche, muß betont werden, daß Flüssigkeit in Kavernen ein alltäglicher Befund ist. Mitunter in größerer Menge vorhanden, besetzt sie den Hohlraum bis zum Äquator und darüber hinaus. Sie grenzt sich gegen die Luft darüber mit einem horizontalen Spiegel ab; nur bei großen Kavernen kann man Wellenschlag beobachten; daß tatsächlich ein Flüssigkeitsspiegel vorliegt, weist man in zweifelhaften Fällen durch Seitenneigen des Patienten vor dem Schirm nach; dabei bleibt die Flüssigkeitsgrenze stets horizontal. Bei geringer Menge und größerer Viscosität dauert es manchmal eine Weile, bis sich die neue horizontale Grenzlinie in der geänderten Haltung des Kranken wiederherstellt. Bei kleiner Flüssigkeitsmenge ist die Grenzlinie nicht gerade horizontal, sondern bildet häufig infolge der Wandadhäsion einen konkaven Meniscus. Geringe Mengen von Flüssigkeit erkennt man bei Kavernen in verdichteter Umgebung oft nur durch eine segmentartige Abkappung des hellen Hohlraumes an seiner Basis; bei Ringkavernen daran, daß der Ringsaum am unteren Pol verdickt ist. Kämmerung von Kavernen kann man durch die an mehreren Stellen neben- oder übereinander stehenden Flüssigkeitsspiegel erkennen.

Das häufige Vorhandensein von Flüssigkeit, wenn auch oft in nur geringer Menge, ist eine wichtige Hilfe beim Nachweis der Kavernen. Oft wird man schon bei der Durchleuchtung dadurch auf eine Höhle aufmerksam. Besonders wichtig ist aber dieses Zeichen auf dem Bilde. Viele Kavernen sind auf dem Film nur an dem Flüssigkeitsspiegel eindeutig erkennbar. Darum (und wegen des analogen Verhaltens anderer mit Luft und Flüssigkeit gefüllter Höhlen) ist es eine unbedingte Forderung an die Technik, Aufnahmen der Lunge, wenn es sich nicht um besondere Fragestellungen handelt, bei aufrechter Haltung, stehend oder sitzend und nicht in Bauch- oder Rückenlage zu machen. In geeigneten Fällen kann man auch bei Seitenlage des Kranken mit horizontalem Strahlengang den Flüssigkeitsspiegel ebenso scharflinig gegen die Luftblase abgesetzt zur Darstellung bringen. Im übrigen gilt für die Diagnostik der Kavernen, daß die Durchleuchtung viel ergiebiger zu ihrer Erkennung ist. Man darf sich dabei allerdings nicht darauf beschränken, bei festgestellter Röhre und ruhig stehendem Patienten das Schirmbild zu mustern. Jede helle Stelle, jede auch nur undeutlich angedeutete Ringfigur muß bei langsam geführter Drehung des Kranken und leichter Verrückung der Röhre in ihrem Auftauchen, Deutlicherwerden, in ihrer Zusammenordnung und Auflösung verfolgt werden. Sie müssen von deckenden Schatten freiprojiziert werden. Wenn man in dieser Weise die Durchleuchtung auch für die Kavernendiagnostik übt, lernt man auch das Filmbild in erschöpfenderer Weise zu deuten. Dann wird es unverständlich, daß man zur Diagnose von Kavernen, die in Wirklichkeit schon auf dem Nativbild eindeutig zu erkennen sind, einen „diagnostischen Pneumothorax" macht. Nur in seltenen Ausnahmefällen kommen nach Anlegung eines Pneumothorax Kavernen zur Darstellung, die früher nicht

erkennbar waren. Der Grund dafür liegt in dem Kollaps, in der Atelektase des
die Kaverne umgebenden Gewebes. Der Kontrast zwischen diesem und dem
hellen Kavernenlumen wird dadurch zu besserer Wahrnehmbarkeit gehoben.
Eine weitere Möglichkeit, die darin besteht, daß Kavernen als Hohlräume während der Pneumothoraxbehandlung tatsächlich erstmalig zur Darstellung gelangen, wird bei der Schilderung der Verhältnisse im Pneumothorax behandelt
werden. Die Frage nach der kleinsten erkennbaren Kaverne kann nicht einheitlich beantwortet werden. Kleine Kavernen sind oft noch im Entstehen begriffen, noch nicht regelmäßig rund begrenzt. Eine einzelne solche Aufhellung

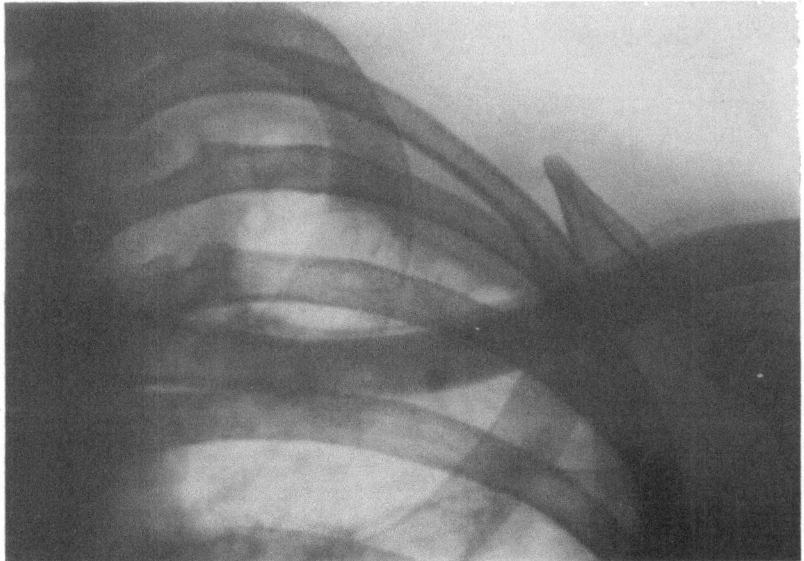

Abb. 181. Spitzenschwiele mit arkadenartiger Begrenzung und Emphysem der Nachbarschaft.
Schwierigkeit der Kavernendiagnose. Hier liegt keine Kaverne vor.

im verschatteten Feld kann als Hohlraum deutlich erkannt werden. Infolge
ihrer geringen Tiefe in der Strahlenrichtung ist die Aufhellung nur gering. Die
unterste Grenze der Erkennbarkeit liegt theoretisch etwa bei einem Durchmesser, der der Weite der in dieser Region zuständigen größeren Bronchien entspricht, das sind etwa 2—4 mm; praktisch liegt die Grenze gewöhnlich etwas
höher. Man kann aber unter günstigen Umständen auch ganz kleine Höhlen
von den genannten Maßen mit Sicherheit erkennen. Schwierig ist die Erkennung
in fleckig aufgehellter Verschattung. Es ist da oft nicht möglich, zu entscheiden,
ob den hellen Flecken Höhlen entsprechen oder Inseln normalen oder emphysematös veränderten Lungenparenchyms inmitten von Infiltrationsherden. Besonders schwierig ist diese Unterscheidung in Fällen, wo fibröse Veränderungen
helle Zonen umschließen; die scharflinig, oft bogig gezogenen Schatten in Ge-
meinschaft mit dem gerade in der Nachbarschaft cirrhotischer Herde oft anzutreffenden Emphysem führen hier oft zur Täuschung. Es ist deshalb in solchen
Fällen besondere Zurückhaltung in der Kavernendiagnostik am Platze. Es muß
unumwunden zugegeben werden, daß in manchen derartigen Fällen mit Durch-

leuchtung und Graphie die Entscheidung nicht getroffen werden kann. Ein Sonderfall dieser schwierigen Bedingungen sind die Verhältnisse in der Lungenspitze. Fibrotische Spitzenschwielen grenzen sich gegen die Lunge manchmal polycyclisch, arkadenförmig ab; das daruntergelegene Lungengewebe ist emphysematös aufgehellt; die Grenzen sind scharf. Die Schatten der Rippen und Schlüsselbeine verhindern die Feststellung, ob sich diese arkadenartigen Bogenlinien nach unten zu einem Kreis schließen oder nicht. Und da ich mich in einigen Fällen bei der Obduktion überzeugen konnte, daß ich in beiden Richtungen — ich meine in positiver und negativer Diagnosestellung — Fehler gemacht habe, beschränke ich mich jetzt in solchen Fällen darauf, bei einmaliger

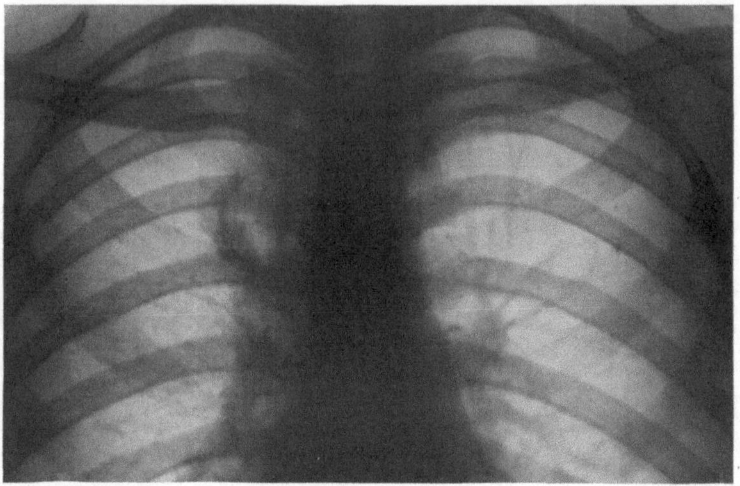

Abb. 182. Rechts neben dem Gefäßschatten eine aufwärts strebende Schattenlinie, die bei Durchleuchtung sich zu einem Kavernenring schließt. Später bestätigte hilusnahe Kaverne.

Untersuchung einen Verdacht auszusprechen. Nicht selten gibt die Wiederholung mit Aufnahme in verschiedenen Richtungen die Möglichkeit einer sicheren Erkennung (Abb. 181).

Wenn derartige kleinere Kavernen diagnostische Schwierigkeiten bieten, können umgekehrt auch hoch gelegene, große Kavernen leicht übersehen werden. Es liegen sogar in der Literatur Bilder vor, bei denen das Oberfeld als gut hell — gemeint ist normal — beschrieben ist, die Helligkeit aber nicht auf die Intaktheit der Lunge, sondern in Wirklichkeit auf eine große Höhle zurückzuführen ist. Ich habe es mir daher zur Regel gemacht, in allen Fällen, in denen eine Verdichtung in Mittelhöhe oder tiefer besteht, nicht von allem Anfang an eine atypische Lokalisation oder an einen nichttuberkulösen Prozeß zu denken, sondern zunächst mit größter Sorgfalt nach einer großen Spitzenkaverne zu suchen.

Besondere Schwierigkeiten können auch Kavernen in Hilusnähe machen. Liegen sie weit vorn oder weit hinten, so daß nur im Sagittalbild ihr Schatten in die Hilusgegend fällt, dann gelingt es mittels Drehung des Patienten meist leicht, das Bild sicher aufzulösen. Manchmal liegt eine Kaverne aber wirklich in der Nähe des Hilus, in derselben Frontalebene. Dann ist ihre Erkennung gelegentlich sehr schwierig und unsicher, können doch die normalen oder ver-

änderten Hilusschatten mit ihrem Gewirr von Schattenstreifen und hellen
Flecken ganz ähnliche Bilder hervorrufen. Besonders am linken Hilus gibt es
ein abwärts gekrümmtes Gefäß, das manchmal eine runde, helle Kreisfläche
einschließt. Im Zweifelsfalle habe ich es mir zur Regel gemacht, keine Kaverne
anzunehmen (Abb. 182).

Die Differentialdiagnose sollte die Kaverne von intrapulmonalen Höhlen
anderer Herkunft unterscheiden. Hier sind uns enge Grenzen gesetzt. Absceß,
Gangränhöhlen, Zerfallshöhlen bei Tumoren, solitäre Bronchiektasien zeigen

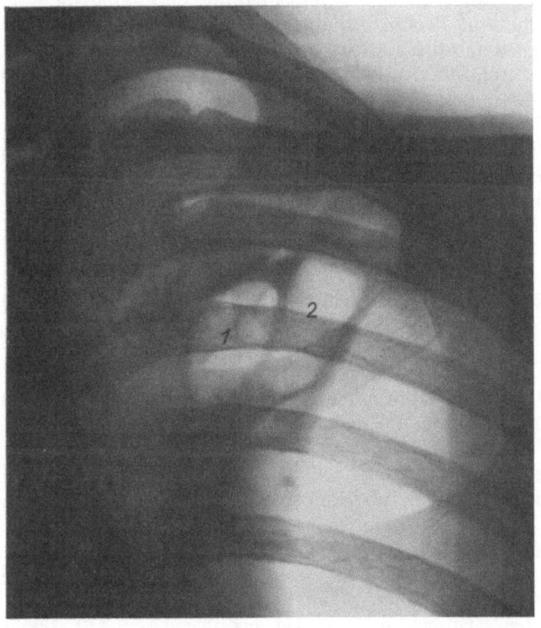

Abb. 183. Ausgespannter Lungenzipfel bei inkomplettem künstlichen Pneumothorax. Bildmäßig,
auch mittels Durchleuchtung ist die Natur der Aufhellungen 1 und 2 nicht zu erkennen. Die Kenntnis
der früheren Bilderreihe zeigt, daß 1 der alten Kaverne, 2 einem Fenster in einem Pleurasegel
entspricht.

grob morphologisch und damit grundsätzlich auch im Röntgenlicht keine hin-
länglichen Unterscheidungsmerkmale. Die Gesamtheit der übrigen in der
Lunge feststellbaren Veränderungen, die Lokalisation (diese allerdings mit zahllosen Ausnahmen), die Wahrscheinlichkeit nach der Häufigkeit können zur
ätiologischen Wertung einer intrapulmonalen Höhle herangezogen werden, ohne
daß derartigen Schlüssen ein größerer Grad von Wahrscheinlichkeit zukommt
als sonst im Rahmen der klinischen Diagnose und, was hervorgehoben werden
muß, ohne daß derartigen auf anatomischen Erfahrungsregeln aufgebauten
Schlußfolgerungen die Sicherheit und Evidenz des Röntgenbefundes innewohnt.

Die Unterscheidung von Kavernen als intrapulmonalen Höhlen von pleuraler
Luftansammlung, abgesacktem spontanem oder künstlichem Pneumothorax,
Hydropneumothorax ist meist leicht möglich. Abb. 220 zeigt in übersicht-
licher Weise, daß für diese Unterscheidung grobmorphologische Unterschiede
beider Bildungen entscheidend sind. Der wandständig abgesackte Pneumo-

27*

thorax liegt der Wand mit breiter Basis an. Die Luftblase, wenn sie nicht extrem prall gefüllt ist, läuft an ihren Grenzen flach aus. Die Kaverne als intrapulmonale Zerfallshöhle begrenzt sich auch wandwärts mit geschlossener Bogenfigur. Von dieser Grundregel gibt es Ausnahmen in beiden Richtungen. Alle anderen Unterscheidungsmerkmale lassen fast durchaus im Stich. Schrumpfung mit Verziehung des Mediastinums und engen Intercostalräumen ist häufiger bei Kavernen, kommt aber auch bei abgesacktem Pneumothorax vor. Ein dicker, begrenzender Verdichtungssaum spricht auch mehr für Kaverne, wird aber auch bei altem Empyem als Pleuraschwarte angetroffen usw.

Es gibt daher Fälle, wo die Unterscheidung bildmäßig nicht gelingt. Insbesondere gilt das von älteren Fällen mit künstlichem Pneumothorax. In den apikalen Abschnitten, wo oft strang-, band- oder flächenartige Adhäsionen den Pneumothorax durchsetzen und unterteilen, wo oft in taschenartigen Buchten Flüssigkeit angesammelt ist, stören Rippen- und Schlüsselbeinschatten die lückenlose Verfolgung einzelner Bogenlinien. Daher ist es oft ohne Kenntnis der früheren Bildfolge nicht möglich, zu entscheiden, ob eine sichtbare helle Stelle oder Ringfigur einer Kaverne oder einer Pneumothoraxkammer entspricht (Abb. 183).

B. Spezieller Teil.

I. Primärkomplex, Bronchialdrüsentuberkulose, infiltrierende Formen des Generalisationsstadiums. Akute allgemeine Miliartuberkulose.

Eine Schilderung der röntgenologischen Bilder bei der kindlichen Lungentuberkulose muß in diesem Rahmen unterbleiben, so wertvoll ihre Darstellung auch für das Verständnis des gesamten Krankheitsverlaufes auch der Erwachsenen-Tuberkulose wäre. Da aber selbst in unserer Bevölkerung ausnahmsweise, bei Zugewanderten aus nichttuberkulosedurchseuchten Gegenden und Nationen häufiger diese Formen vorkommen, seien sie kurz klassifiziert. Im übrigen muß auf die ausführlichen Darstellungen bei HARMS, REDEKER und SIMON, RACH, ENGEL hingewiesen werden. Der akute Primärherd erscheint als verschieden großer, weicher Schatten im Lungenfeld unter dem Bilde eines pneumonischen Herdes. Er ist sehr häufig nachweisbar. Oft fließt er mit der perihilären Infiltrierung zusammen. Bei beginnender Rückbildung zeigt er den Typus der Bipolarität, Hantelform (REDEKER). Weitere Rückbildung endet mit Hinterlassung eines kleinen, scharf begrenzten, oft verkalkten Schattenfleckes. Harte Streifen zum Hilus sind manchmal als Bild der Lymphangitis als „Metastasenstraße" (HARMS) erkennbar. Verkalkter Lungenherd und verkalkter zugehöriger Hiluslymphknoten werden sehr oft beim Erwachsenen als obsoleter Primärkomplex angetroffen. Bei malignen Erstinfektionen kommt es rasch zu ausgedehnter käsiger Pneumonie, zu hämatogener und bronchialer Ausstreuung.

Von den kindlichen Generalisationsformen sei nur erwähnt, daß wir infiltrative Formen, die tumorige Drüsentuberkulose und die Ausstreuungsformen unterscheiden. Unter den infiltrativen Formen grenzen wir wieder perihiläre und Lungeninfiltrationen ab. Diese sind weitgehend rückbildungsfähig und werden, soweit sich dies durch den Verlauf ergibt — weder durch die physikalische Untersuchung noch durch das Röntgenbild ist eine sichere Voraussage möglich —, Infiltrierungen genannt.

Die tumorige Drüsentuberkulose, fast durchaus dem kindlichen und jugendlichen Alter vorbehalten und nur ganz selten bei Erwachsenen zu beobachten,

ist röntgenologisch durch weichteildichte, scharf bogig oder polycyclisch begrenzte
Schatten am Hilus und längs der Trachea erkennbar. Oft sind die Herde zentral
verkäst, ohne daß dieser Umstand röntgenologisch erkennbar wäre. Sehr große
Drüsenschwellungen können sich zu vollständiger Unsichtbarkeit rückbilden.
Verkalkungen in früher verkästen Herden finden sich mit sehr großer Häufigkeit
bei Erwachsenen als Reste lang zurückliegender akuter Prozesse mit Verkäsung.
Nur sehr selten begegnet eine röntgenologisch erkennbare akute Schwellung
der mediastinalen und Hilusdrüsen beim Erwachsenen.

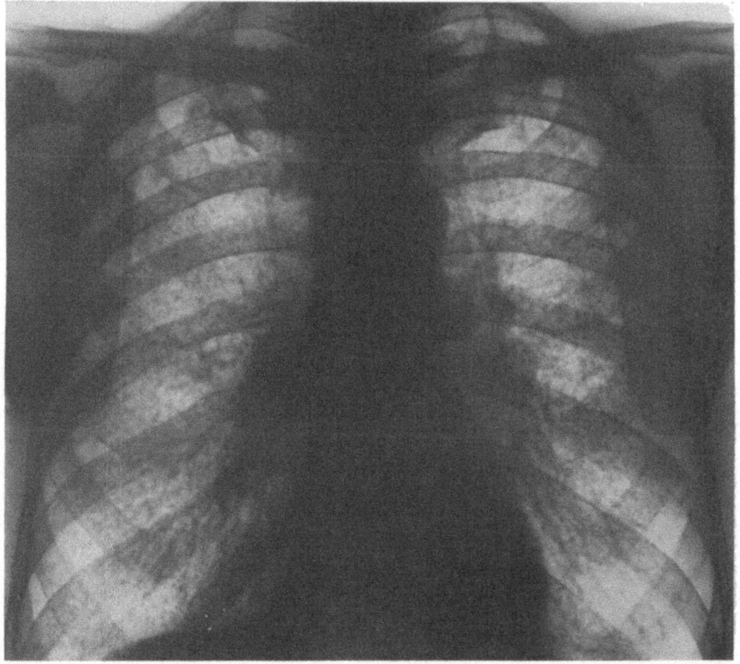

Abb. 184. Akute allgemeine Miliartuberkulose. Das Röntgenbild der Lunge durch die kleinfleckige,
ziemlich mäßige Verschattung gekennzeichnet. Die Hilusschatten vergrößert, links Drüsentumoren
erkennbar. (Obduktion.)

Als Beispiel der Ausstreuungsformen gilt die akute allgemeine Miliartuberkulose. Bezüglich ihrer Erscheinung bei Erwachsenen sei auf die Darstellungen
bei ASSMANN und LOREY hingewiesen (Abb. 184). Wesentlicher als die
Wiederholung des bekannten Röntgenbildes der Miliartuberkulose erscheint in
diesem Zusammenhang der nachdrückliche Hinweis, daß es von der akuten
allgemeinen Miliartuberkulose angefangen einerseits über subakute und chronische Formen schwerer hämatogener Ausstreuung alle Übergänge zum Bilde
der kavernösen Phthisis ulcero-fibrosa, andererseits bei abnehmender Reichlichkeit der Ausstreuung alle Übergänge bis zu den abortiven Spitzenherden
und zu geringen pleuralen und subpleuralen Herdbildungen gibt. Diese chronischen Formen der Erwachsenentuberkulose zu schildern, ist die Absicht dieser
Darstellung.

II. Die chronischen Formen der generalisierten Tuberkulose beim Erwachsenen.

Die Miliartuberkulose stellt seit langem ungeachtet neuerer Erkenntnisse
über ihre Entstehung und ihren Verlauf eine wohlumschriebene, nosologische
Einheit dar. Ihr Bild tut auch am unmittelbarsten den hämatogenen Ursprung
kund, das Bild, das mit seinen gleichmäßig ausgestreuten, gleich großen Herden
auf die Entstehung durch die Blutbahn mit derselben Evidenz hinweist, wie sie
dem Anatomen bei der Präparation der Organe entgegentritt, auch wenn er
einen etwaigen Einbruch in die Blutbahn nicht auffinden kann. Weniger eindrucksvoll, weniger, ja vielfach gar nicht unmittelbar beweisend sind in dieser
Hinsicht die Bilder der nun zu beschreibenden Formen. Bei ihrer Einordnung
folgen wir den Erfahrungen des auf hoher Warte stehenden Klinikers und gleichzeitig vielfachen, wenn auch nicht allgemein bekannten und anerkannten anatomischen Feststellungen. Es kann und wird daher nicht unsere Aufgabe sein,
die Einordnung einzelner Bilder in diesen oder jenen Kreis erschöpfend zu
begründen. Wir reihen sie hier aneinander. Für die meisten von ihnen halten
wir die Einordnung für sichergestellt; nur bei einzelnen mag sie als vorläufig
den Wert einer ordnenden Arbeitshypothese haben; dies gilt vor allem von ausgedehnten, schweren kavernösen Formen, wo die Vermengung der Ausbreitungswege und wiederholter Wechsel der Art der Reizantwort die Bilder verwischen.

1. Die Spitzentuberkulose.

Es soll hier abgesehen werden von Fällen, in denen ein verkalkter Primärherd im Spitzenfeld angetroffen wird, auch von den größeren, einzeln oder in
Gruppen, einseitig oder beiderseits vorkommenden fibrös-kalkigen Herden, die
als Reinfekte (PUHL) oder als Spitzen(gruppen)metastasen (SIMON) aufgefaßt
werden, die wir aber als Reste nach ausgedehnten Oberlappeninfiltrierungen
ansehen. Es sollen hier die Formen besprochen werden, die als praktisch isolierte
Spitzenerkrankungen sich durch pleurale Veränderungen ohne oder mit umschriebenen Herdbildungen im apikalen Lungenparenchym darstellen, schließlich als ausgedehntere Prozesse zu den schwereren, ausgebreiteteren chronisch-
hämatogenen Formen überleiten, also etwa Bilder, die der juvenilen Tuberkulose
der Erwachsenen im Sinne von HOLLÓ entsprechen.

Der Beginn und die akute Periode der wirklich isolierten Spitzenerkrankungen
liegt in den meisten Fällen wahrscheinlich vor dem 20. Lebensjahr. Wir sehen
diese Fälle zumeist in schon ausgeprägter Form; dann sind sie leicht erkennbar.
Schwieriger und unsicherer zu deuten sind die Bilder der akuten Phase.

Auf dem Blutwege herangeführte Bacillen (GHON und KUDLICH, HUEBSCH-
MANN) werden seßhaft und es entwickelt sich ein tuberkulöser Herd. Die Entwicklung läuft ähnlich ab, wie sie für den acinösen Lungenherd geschildert
worden ist. Kongestive und infiltrative Prozesse in der Umgebung, wohl als
„perifokale Reaktion" aufzufassen, vergrößern den Herd. Diese entzündlichen
Vorgänge bilden sich rasch zurück, der Herd hat eine große Tendenz sich rasch
fibrös einzumauern und fibrös umzuwandeln. Diese Herde liegen oft nahe
der Pleura, $1—1^1/_2$ cm darunter. Eine frische umschriebene Pleuritis begleitet
sie. Als ihren Rest findet man zartere und dickere schwielige Verdickungen der
Spitzenpleura meist mit, selten ohne Anwachsung an die parietale Pleura. In
vielen Fällen kann man direkte Verbindungen zwischen den Lungennarben
und den Pleuraschwielen erkennen. Die Heilungsvorgänge, einerseits die
Schrumpfung, andererseits die narbige Einschließung kleiner Parenchymbezirke
mit ihren Bronchiolen führen zur Entwicklung von Emphysem in der Nachbar-

schaft der Herde, führen andererseits zu lokalen Atelektasen und umschriebener Induration, die sich auch auf mangelhaft resorbierte Produkte der perifokalen Entzündung erstreckt. Manchmal findet man bei makroskopischer Betrachtung nur eine Pleurakappe. Dann mögen die Lungenherde sehr klein oder verschwunden sein oder, da sie unmittelbar benachbart lagen, mit der Pleuraschwiele verschmolzen sein. Es liegt aber darum kein Grund vor, zu zweifeln, daß die Pleuraschwiele aus einer dicht unter der Pleura gelegenen tuberkulösen Erkrankung hervorgegangen ist.

a) Die Spitzenpleuraschwiele oder Pleurakappe.

Von Assmann rührt die Deutung des Begleitschattens der 2. Rippe als normale obere Grenze des Lungenfeldes her. Wenn diese Bogenlinien regelmäßig verlaufen und symmetrisch angeordnet sind, müssen wir für die meisten

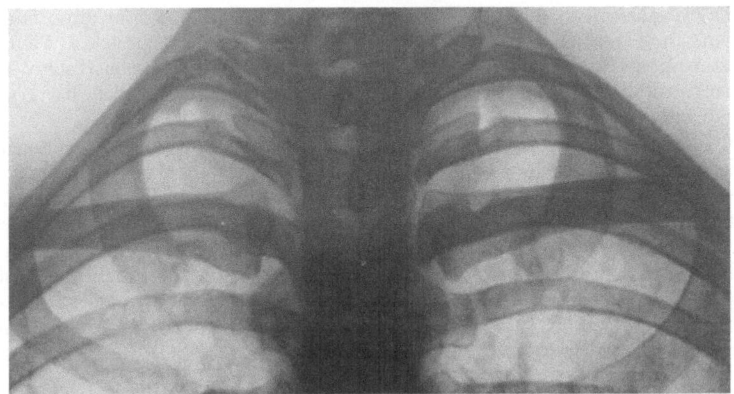

Abb. 185. Spitzenpleuraschwielen oder Pleurakappen. Rechts spitze, links bauchige Verbreiterung des „Begleitschattens der 2. Rippe" mit scharfer Begrenzung.

Fälle normale Verhältnisse an der Spitzenpleura annehmen. Geringe Veränderungen können unserem Auge dabei entgehen. Ich konnte in einem Falle von Verkalkung der Spitzenpleura zeigen, daß auch regelmäßiger Verlauf und glatte Begrenzung des Begleitschattens Veränderungen der Pleura nicht unbedingt ausschließen.

Als positive Befunde werten wir Unregelmäßigkeiten der Dicke und der lungenseitigen Begrenzung des Begleitschattens. Was die Dicke anlangt, lassen sich genaue Maße nicht angeben. Was wir als Norm bezeichnen müssen, schwankt schon in weiten Grenzen. Wenn die lungenseitige Begrenzung des Begleitschattens regelmäßig ist, werden wir bei symmetrischen Verhältnissen nur sehr breite Begleitschatten als pathologisch, als Pleuraverdickung bezeichnen. Bei asymmetrischen Verhältnissen können wir schon geringere Grade von Verbreiterung als pathologisch ansprechen.

Eindeutig sind pathologische Veränderungen zu erkennen, wenn die lungenseitige Begrenzung unregelmäßig ist; sie kann dabei gleichwohl scharf sein. So findet man umschriebene oder durchgehende bauchige Anschwellungen des Begleitschattens, unregelmäßige Verbreiterungen mit unregelmäßig zackiger oder bogiger Grenzlinie. Vielfach strahlen dunkle Streifen in das Lungenfeld aus, die pleural oft mit einem breiten, trichterförmigen Fuß aufsitzen. Sie entsprechen verdickten interlobulären Septen. Wenn solche Verdichtungen in ihrer Form noch an den normalen Begleitschatten erinnern, dürfen wir sie wohl als vorwiegend pleurale Verdickungen ansehen, und wir nennen sie daher *Spitzenpleuraschwielen* oder *Pleurakappen*. Der scharf begrenzte Schatten, den wir in dieser Weise sehen, entspricht nur dem tangential getroffenen Gipfelteil einer solchen Schwarte, die auch ventral und dorsal absteigend die Lungenspitze einhüllen kann und dann das Spitzenfeld verschleiert. Die scharfe und insbesondere die unregelmäßig zackige Begrenzung spricht für einen abgelaufenen, fibrösen Prozeß; glatte Begrenzung und zarte Verschattung der benachbarten Lunge sprechen für Akuität des Prozesses, ohne daß indes eine verläßliche Unterscheidung nach dem Röntgenbild immer möglich ist. Die geschilderten anatomischen Verhältnisse, nämlich die Entwicklung von Emphysem in der unmittelbaren Nachbarschaft, lassen das im übrigen von Verdichtungen freie Spitzenfeld oft in vermehrter Helligkeit aufleuchten. Schon bei der Schilderung der Schwierigkeiten der Kavernendiagnostik in der Spitze wurde darauf hingewiesen, daß diese oft mehrfach bogig „arkadenartig“ begrenzten Pleuraschwarten mit den unmittelbar benachbarten emphysematösen Lungenabschnitten und durch die Deckung mit Rippen und Schlüsselbein gelegentlich Kavernen vortäuschen (Abb. 185).

Bei isoliertem Vorkommen von Spitzenpleuraschwielen sind Folgeerscheinungen oder Komplikationen nur selten zu beobachten. Schrumpfungserscheinungen sind kaum merklich. Zu beachten ist, daß nach Überbrückung des Pleuraspaltes durch in der Schwarte verlaufende Lymphbahnen, die supraclavicularen und cervicalen Lymphknotengruppen für das Spitzengebiet regionär werden können. Gelegentlich müssen Neuritiden des Plexus brachialis (NEUMANN) auf eine Schädigung (narbige Einscheidung) bei Spitzenpleuritis unter Mitbeteiligung der tieferliegenden Weichteile bezogen werden. In ähnlicher Weise kann auch der Nervus phrenicus an der medialen Seite der Spitze geschädigt werden, was zu Zwerchfellähmung führt.

Oft ist die Spitzenpleuraschwiele noch mit anderen Pleuraveränderungen vergesellschaftet. Wandständige, basale oder interlobäre Pleuraverdickungen findet man nicht selten. Insbesondere ist sie nach Pleuritis mit größerer Ergußmenge nur ein Teil der die ganze Lunge mantelförmig umfassenden Pleuraschwarte. Wenn ein subpleuraler Lungenabschnitt in ausgedehnterem und deutlich feststellbarem Maße in den fibrösen Spitzenprozeß mit einbezogen ist, dann sprechen wir von Spitzenschwiele.

b) Spitzenherde und Spitzenschwiele.

Auf vielen Gebieten der Diagnostik ist es heute und bleibt wohl noch für eine Zeit Sache der persönlichen Erfahrung und vielleicht auch der im Einzelfalle nicht beweisbaren Überzeugung, ob man im Grenzgebiete des Normalen einen Zustand noch als normal oder schon als pathologisch ansehen soll. Die allgemeinen und die persönlichen Erfahrungen helfen uns zwar diese ambivalente Zone möglichst einzuengen, aber sie wird wohl grundsätzlich immer vorhanden bleiben müssen. Und diese Unsicherheit ist besonders in solchen diagnostischen Grenzgebieten ausgeprägt, wo beide diagnostischen Akte unsicher sind: die Symptomerhebung und die Symptomwertung. Das ist wohl auch der vorzügliche Grund dafür, daß wir in der röntgenologischen Diagnostik geringer Spitzenveränderungen großen Meinungs- und Übungsverschiedenheiten begegnen. Es ist leicht, auf dem technisch einwandfreien Thoraxbild eines mageren Menschen, die Lungenzeichnung bis in das Spitzenfeld zu verfolgen und hier

die Y-förmige Aufteilung der Gefäße mit den gleichkalibrierten Gefäßpunkten
zu studieren. Wesentlich schwieriger wird es aber, die Bilder bei Kreislauf-
störung, die Bilder von muskulösen, fetten und emphysematösen Menschen zu
beurteilen. Und ebenso schwierig ist die Beurteilung der flächenhaften Schatten.
Darum gilt als Grundsatz, daß die Beurteilung der Lungenspitzen nur auf Grund
guter Aufnahmen erfolgen soll. Es besteht natürlich darüber kein Zweifel,

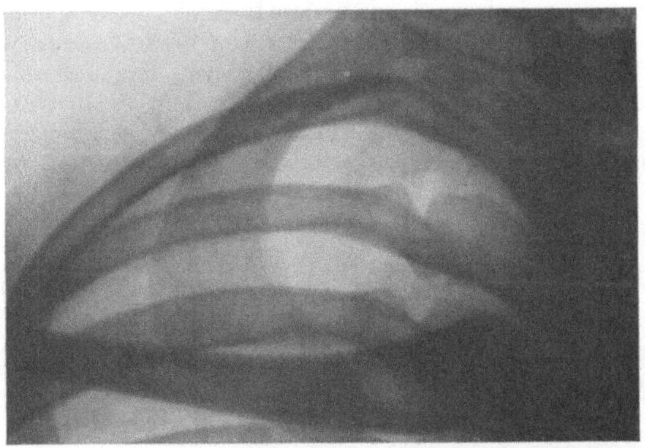

Abb. 186a. Akute Anschoppung in der rechten Lungenspitze. Zarte wolkige Verschattung im
Spitzenfeld. (26. 5. 26.)

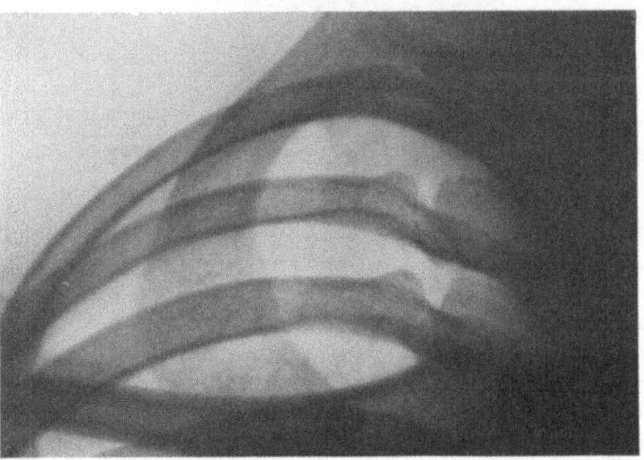

Abb. 186b. Derselbe Fall. Entwicklung der Spitzenherde nach 8 Monaten (14. 1. 27). Röntgeno-
logisch: Rückgang der weichen Verschattung. Deutliches Hervortreten umschriebener dunkler
Flecken, die schließlich als isolierte Flecken zurückbleiben und den oft gesehenen produktiv-fibrösen
Spitzenherden entsprechen.

daß man gröbere Veränderungen auch bei der Durchleuchtung mit genügender
Sicherheit erkennen kann. Dies gilt aber nicht für die zarteren Veränderungen
und für die Grenzfälle. Der früher hochgewerteten, allgemeinen Spitzentrübung
legen wir heute eine geringere und unsichere Bedeutung bei. KRAUSE hat die
zahlreichen Möglichkeiten extrapulmonaler Ursachen der Helligkeitsverschieden-
heiten der Spitzenfelder erörtert. Es sind dies vor allem die stärkere Entwicklung der Muskulatur auf der einen Seite, Hochstand einer Schulter, extrathorakale Lymphknoten in einer Supraclaviculargrube, leichte skoliotische

Verbiegung der oberen Brustwirbelsäule mit asymmetrischer Weite der Inter-costalräume, asymmetrisch entwickelte Halsrippen und andere asymmetrische Entwicklungsvarianten der oberen Thoraxapertur, die häufig mit asymmetrischer Anordnung der Muskel und der übrigen Weichteile einhergehen, einseitig ent-wickelte Strumen usw. Aber auch pleuropulmonale Prozesse nichttuberkulöser Ätiologie wie Luftverarmung nach Pneumonie, Verschleierung links bei Mitral-stenose, pleurale Verschleierung des Spitzenfeldes bei basaler Pleuritis, die nicht tuberkulösen Ursprunges sein muß, und andere kommen als Ursache einer Spitzen-verschattung in Betracht. Wenn einer dieser Umstände erkannt wird, ist eine geringgradige Helligkeitsverminderung nicht oder nicht eindeutig auf die Lunge zu beziehen. Umschriebene wolkige Verschattungen (Abb. 186 a, b), soferne sie nicht auf eine Struma oder (links) auf die Arteria subclavia zurückgehen, können viel sicherer als frische Infiltrationen, exsudative Herde angesehen werden. Man

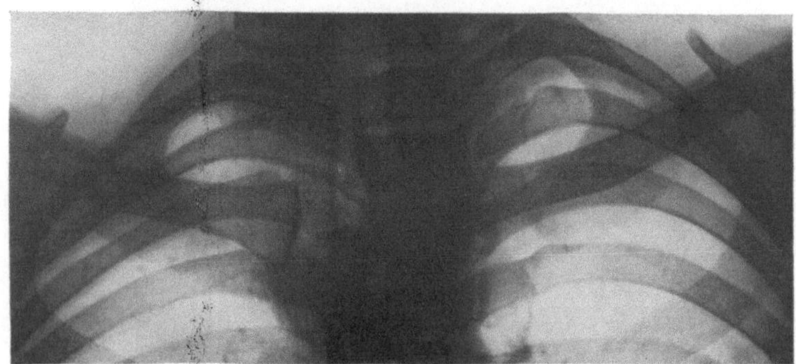

Abb. 187. Spitzenschwiele rechts. Rechts Verdichtung auch eines größeren subpleuralen Parenchym-bezirkes besonders medial. Scharfe Begrenzung. Schrumpfung mit Skoliose und Verlagerung der Trachea. Links Pleurakappe-Spitzen*pleura*schwiele.

begegnet ihnen nur selten in den Spitzen. Ihre Rückbildung und Umwandlung in umschriebene Schattenflecke, produktive und produktiv-fibröse Herde scheint auch nach Angaben der Anatomen meist sehr rasch zu erfolgen. Ich habe den Eindruck, daß bei darauf gerichteter Aufmerksamkeit auch die akute exsudative Phase dieser Herde oft wird beobachtet werden. Damit soll jedoch keineswegs behauptet werden, daß alle in der Spitze vorkommenden Herde auch eine makroskopisch wahrnehmbare exsudative Phase haben müssen. Wäh-rend wir solche akute Phasen umschriebener Spitzenprozesse nur verhältnis-mäßig selten erfassen können, sehen wir umschriebene Fleckschatten ungleich häufiger. Ihr Charakter kann von eben wahrnehmbarer Größe und Dunkelheit bis zu beträchtlicher Größe und Schattentiefe bis Kalkdichte schwanken. Auch ihre Begrenzung kann verschieden scharf sein. Wir beurteilen sie demnach in bekannter Weise ganz allgemein als jünger oder älter, mehr produktiv oder mehr fibrös. Sie sind oft etwa symmetrisch gleichmäßig in beiden Spitzen entwickelt. Man findet mit Richtung zum oberen Hiluspol auch zarte oder gröbere harte Streifen, soll aber nicht normale Gefäßschatten dafür halten. ASSMANN macht auf einige solche, Täuschungen veranlassende Gefäße gerade in der linken Infra-claviculargegend aufmerksam. Abgesehen davon kann zur Unterscheidung die im allgemeinen Teil erwähnte verschiedene Darstellung beider Arten von Streifen-schatten als Anhaltspunkt dienen.

Solche Veränderungen findet man mit oder ohne gleichzeitige Veränderungen beschriebener Art an der Spitzenpleura.

Aber auch sonst findet man geringe Veränderungen im übrigen Lungenfeld. Abgesehen von einem uncharakteristisch vergrößerten Hilusschatten, einem verkalkten Primärkomplex, verkalkten mediastinalen Lymphknoten, findet man da und dort, wandständig und interlobär geringe Pleuraveränderungen, deren Erscheinung zusammenhängend geschildert werden soll. Und auch vereinzelte pleuranahe Knötchen, als kleinste zarte Flecken in ihrer peripheren Lage eindeutig als solche zu erkennen, gelegentlich zu Gruppen zusammengeordnet, können in Mittelhöhe oder basal nachgewiesen werden.

Ähnliche Bilder, wobei Herdbildungen in den Spitzen zurücktreten und fast ausschließlich multiple, oft nur zarteste Pleuraveränderungen zu erkennen sind — und diese muß man oft erst aufsuchen —, begegnen uns bei dem Krankheitsbild, das NEUMANN als *Pleurite à répétition* abgrenzt, begegnen uns bei tuberkulöser Uveitis und anderen „chirurgischen" Tuberkulosen.

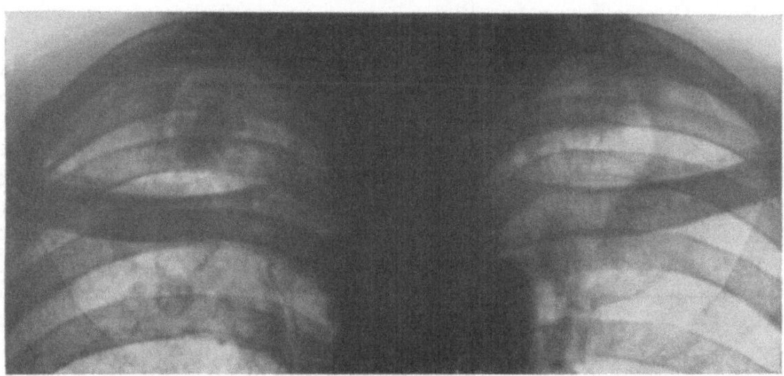

Abb. 188. Ausgedehnte Spitzenschwielen.

Sind die Spitzenherde reichlicher und breiten sie sich tiefer in das infraclaviculäre Feld aus, dann haben wir einen Übergang zu den Bildern vor uns, die der *Tuberculosis fibrosa densa* entsprechen.

Eine zweite Form von pulmonalen Spitzenveränderungen mit ihrem besonderen Röntgenbild bilden die umschriebenen *Spitzenschwielen*, kompakte fibröse Indurationen, oft reich mit anthrakotischem Pigment beladen; sie schließen manchmal Kalkherde ein. Sie sind gegen das gesunde Gewebe meist scharf abgegrenzt. Über ihre Entstehung ist im allgemeinen Teil einiges gesagt worden. Sie stellen sich im Röntgenbild nicht viel anders als die Spitzenpleuraschwiele dar. Die Verdichtung erstreckt sich in deutlicher Weise in geringem oder größerem Umfang auf das Lungenparenchym. Ein strukturloser oder auch inhomogener dunkler Schatten engt das Spitzenfeld gewöhnlich von oben her ein. Seine Grenze ist meistens unregelmäßig; der Schatten setzt gewöhnlich scharf gegen die benachbarte, durch Emphysem aufgehellte Fläche des Spitzenfeldes ab. Man sieht die geschilderten Arkadenlinien (Abb. 181); harte Streifen, die basiswärts und hiluswärts ziehen, zeigen in vielen Fällen den vorwiegend fibrösen Charakter an. Eine flächige Verschleierung und, wo sie tangential getroffen ist, eine unmittelbar erkennbare Verdickung der Pleura zeigen mitunter an, daß die pleuralen Veränderungen nicht auf die äußerste Spitze beschränkt sind. Schrumpfung äußert sich bei ausgedehnteren Veränderungen in gegenseitiger Annäherung der Rippen und Verlagerung der Trachea (Abb. 187, 188).

Diese geschilderten Bilder führen ohne Möglichkeit einer scharfen Abgrenzung auf der einen Seite, wenn die Lungenparenchymveränderungen nur gering sind, über zu den Spitzenpleuraschwielen, mit welchem Namen wir eben die vorzügliche Beschränkung des Prozesses auf die Pleura ausdrücken wollen, auf der anderen Seite zu den *ausgedehnteren* fibrösen oder cirrhotischen Spitzen- und Oberlappenverdichtungen. Bei der Besprechung dieser werden manche Angaben noch zu machen sein, die, wenn auch selten und weniger ausgesprochen, auch für die Spitzenschwielen Geltung haben.

2. Die Tuberculosis fibrosa densa (Neumann).

Röntgenologisch können zwei Grundformen unterschieden werden, die eine häufigere mit distinkten Herden, die *Tuberculosis fibrosa densa* im engeren Sinne, die andere seltenere mit diffuser Fibrose; ich nenne sie *Obergeschoßcirrhose.*

a) Die Tuberculosis fibrosa densa mit distinkten Herden.

In dieser Gruppe fassen wir Bilder zusammen, die sich einerseits von den oben geschilderten spärlichen Spitzenherden fortleiten lassen, andererseits zum Bilde der Miliartuberkulose hinüberführen. Damit soll ausdrücklich nicht eine pathogenetische Entwicklungsreihe aufgestellt werden, sondern es sollen nur die bildmäßigen Beziehungen gekennzeichnet sein. Einer Erörterung pathogenetischer Zusammenhänge gehe ich mit Absicht aus dem Wege und stelle bloß fest, daß wir in Übereinstimmung mit Neumann in einem Großteil dieser Fälle eine hämatogene Genese annehmen.

Man findet die Veränderungen gewöhnlich beiderseits, ungefähr symmetrisch in Art und Ausdehnung. Befallen sind die Spitzenfelder, die ganzen Oberfelder oder auch noch tiefere Lungenteile. Stets sind bei dieser Anordnung die Veränderungen in der Spitze am schwersten, nehmen basiswärts meist allmählich ab.

Anatomisch finden sich miliare und Konglomerat-Tuberkel, acinös-nodöse Herde, im Röntgenbild miliare und größere, unregelmäßig gestaltete Flecken. Nach der Art ihrer Begrenzung unterscheiden wir härtere und weichere und schließen aus diesem Charakter in bekannter Weise (mit allen Vorbehalten) auf ihre anatomische Struktur und ihre Akuität. Ganz weiche und dabei meist auch zarte Flecken finden wir gewöhnlich nur bei beginnenden und wenig ausgebreiteten Prozessen. Von den isolierten Spitzenherden ist gesagt worden, daß man nur selten ihr akutestes Stadium zu sehen oder vielmehr zu erkennen Gelegenheit hat. Ähnliches gilt von der Tuberculosis fibrosa densa. Die Abb. 189 a und b zeigen die Entwicklung eines ausgesprochenen Falles aus anfänglich exsudativen Herden, die eine weich wolkige Verschleierung der Spitzenfelder hervorrufen. Das zweite nach 18 Monaten gewonnene Bild zeigt im gleichen Gebiet dunkle, mehr oder minder scharf begrenzte, kleinere und größere Flecken; sie entsprechen produktiv(-fibrösen) Herden nach Rückbildung des „entzündlichen Ödems". Bei älterer, meist schon gröberer Verschattung können wir offenbar neu entstehende Knötchen in dem Schattengewirr nicht mehr im einzelnen erkennen. Verkalkung von Herden findet man bei der Tuberculosis fibrosa densa nicht häufig. Die Flecken können ohne jede andere Veränderung isoliert stehen, so daß ein Ausschnitt eines solchen Bildes von einem Ausschnitt einer Miliartuberkulose nicht zu unterscheiden ist. In anderen Fällen sind außerdem zarte und gröbere harte Streifen sichtbar, die zum Teil gegen den Hilus gerichtet sind und sich dadurch als Verdichtungen und Bindegewebsvermehrung im perivasculären und peribronchialen Feld zu erkennen geben (Abb. 190). In selteneren Fällen treten die Herdschatten zurück, und es überwiegen derartige streifige Schatten. Wir haben es dann offenbar mit narbigen Resten zu tun. An den Spitzen findet man nicht selten, oft symmetrisch entwickelt, ausgedehnte Spitzenschwielen, breite, homogen dunkle Schatten, die mitunter die obere

Hälfte des Spitzenfeldes oder noch mehr Raum einnehmen. An ihrer unteren Grenze gibt der geschilderte arkadenartige Verlauf zusammen mit harten Flecken und Streifen in dem an sich unübersichtlichen Gebiet gelegentlich Anlaß zu irrtümlicher Annahme von Kavernen. Es kommen aber gerade hier auch kleine Zerfallshöhlen vor, die bei *dieser* Tuberkuloseform auch in der äußersten Spitze liegen können. Die lufthaltige Lunge zwischen den Verdichtungen erscheint bei längerer Dauer der Prozesse oft vermehrt hell als Ausdruck des hier oft in

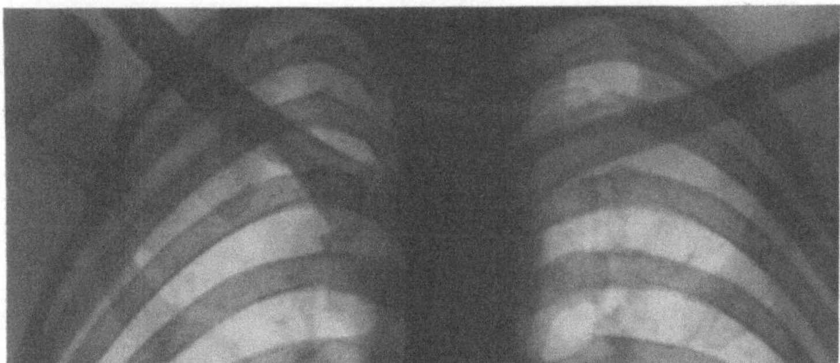

Abb. 189a. Entwicklung der Tuberculosis fibrosa densa. Akute Anschoppung in beiden Lungenspitzen. Röntgenologisch zarte wolkige Verschattung beider Spitzenfelder. (4. 5. 27.)

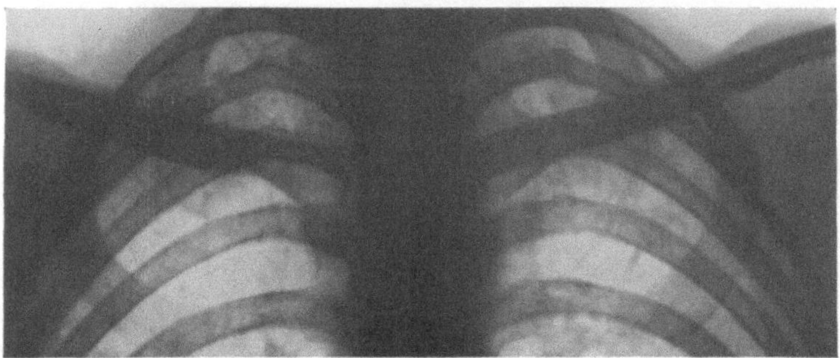

Abb. 189b. Derselbe Fall nach 18 Monaten. Produktive Herde in beiden Spitzen. Röntgenologisch: Reichliche, mäßig hart fleckige Verschattung des rechten Spitzen- und des linken Oberfeldes. (25. 11. 28.)

beträchtlichem Grade entwickelten vikariierenden Emphysems. Im übrigen findet man hart streifig vermehrte Hilusschatten. Nie konnte ich Drüsentumoren feststellen. Veränderungen der costalen, interlobären und diaphragmalen Pleura sind häufige Befunde. Größere Exsudate scheinen selten zu sein. Bezüglich gelegentlicher Veränderungen am Mediastinum sei auf die zusammenhängende Besprechung (S. 435) verwiesen.

Abweichend von diesem einheitlichen Bilde finden wir gelegentlich andere, aber doch hierher gehörige Zustandsbilder. Man findet über beide Lungenfelder zerstreut, spärliche oder reichliche, manchmal zahllose, oft kalkdichte Flecken, dazwischen auch weichteildichte, ganz harte Flecken. Es handelt sich da um alte, oft Jahrzehnte zurückliegende Aussaaten, die narbig oder, wo es in einzelnen Herden zur Verkäsung gekommen war, mit Verkalkung ausgeheilt sind. Diese

Bilder führen über zu den röntgenologisch weniger eindrucksvollen Bildern, die wir bei NEUMANNs *Tuberculosis fibrosa diffusa* finden. Eine allgemein vermehrte Lungenzeichnung, die wir an den im allgemeinen Teil gegebenen Kriterien

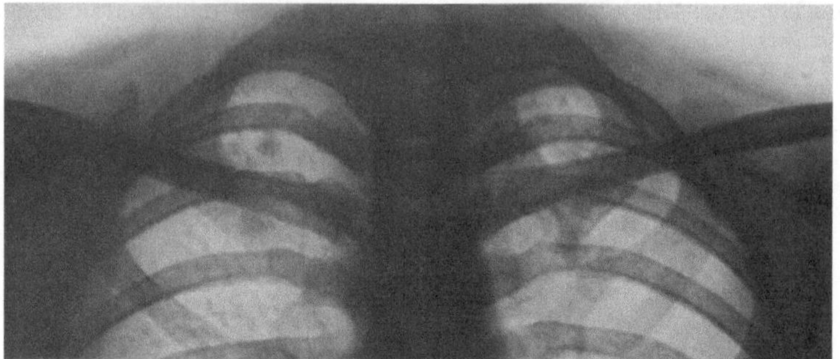

Abb. 190. Tuberculosis fibrosa densa mit größeren Schattenflecken rechts, die häufig breiteren hyalin-fibrösen Kapseln um die Herde entsprechen, links mit Überwiegen der streifigen Schatten.

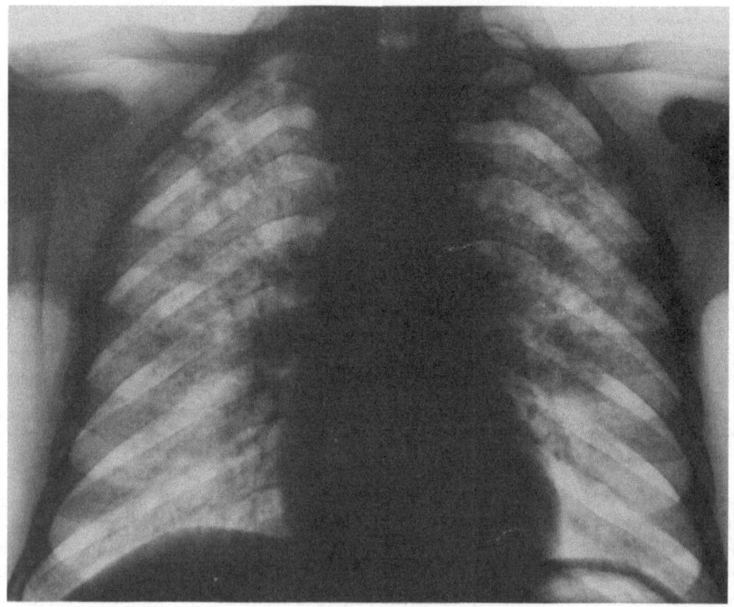

Abb. 191. Tuberculosis fibrosa diffusa.

als Nichtgefäßzeichnung erkennen; ihr eingelagert kleine und größere harte Flecken; manchmal tritt auch das klinisch im Vordergrund stehende Emphysem durch auffällig vermehrte Helligkeit der Lungenfelder in Erscheinung (Abb. 191).

Wenn wir das hier in großen Zügen entworfene Röntgenbild der Tuberculosis fibrosa densa noch einmal zusammenfassend charakterisieren, so finden wir die oberen Anteile des Lungenfeldes ungefähr symmetrisch in wechselndem Grad und Umfang nach unten abnehmend von mehr oder minder harten kleinen Flecken und Streifen eingenommen. Größere Zerfallshöhlen fehlen, ebenso auch zusammenhängende Infiltrationen.

Wesentlich anders und doch verwandt erscheint der andere Typus, die Obergeschoßcirrhose.

b) Die Obergeschoßcirrhose.

Es ist schon bei der Schilderung der Entstehung der Spitzenschwielen auf die Darstellung der Anatomen hingewiesen worden. Herde an der Spitze führen zu ausgedehnteren Atelektasen. Ödem und Entzündung im Spitzenherde werden schwerer als anderswo resorbiert; die Eigentümlichkeiten der Blut- und Lymphzirkulation, die Pleuranähe werden dafür verantwortlich gemacht, daß Exsudate hier leicht organisiert werden, daß es hier zu ausgedehnter Fibrose kommt.

So sehen wir auch wieder ungefähr symmetrisch auf beiden Seiten die Spitzen- felder und weiter abwärts reichend die Oberfelder ganz dunkel, flächig ver- schattet. Manchmal ist der Schatten ganz homogen. Darin sind oft kleinere und größere Aufhellungen erkennbar. Diese entsprechen zweifellos alten Kavernen, die durch Zerfall entstanden sind. Bei den kleinen Höhlen kann man oft nicht eindeutig entscheiden, ob sie auch Zerfallshöhlen oder Bronchektasien sind. Denn sowohl durch eine primäre Schädigung der Bronchialwände als auch durch den fibrösen schrumpfenden Prozeß des umgebenden Lungenparenchyms kommt es zur Ausbildung oft hochgradiger und vorwiegend zylindrischer Er- weiterungen der Bronchien (Abb. 192 a). Zweifellos entspricht die Mehrzahl der als Corrigansche Cirrhose beschriebenen Veränderungen mit Bronchektasien, bei denen vielfach die Bronchialerweiterungen als das Primäre angesehen worden sind, sofern sie in den oberen Lungenteilen entwickelt sind, solchen tuber- kulösen Cirrhosen. Wenn man einmal diese Bilder kennt, dann erkennt man mit größerer Häufigkeit die Bronchektasien. Es sind streifige Aufhellungen durch- aus mit radialer Einstellung zum Hilus und kleine, sehr helle, runde Aufhellungen, die zum Teil orthoröntgenograd getroffenen, erweiterten Bronchialästen, zum Teil kugeligen Ausweitungen entsprechen. Die Bilder eines Falles, Nativröntgenbild und Bronchographie zeigen die Verhältnisse deutlich (siehe Abb. 192 a, b).

Die untere Grenze dieser Schatten ist unregelmäßig. Ihr Charakter erlaubt uns in vielen Fällen erst die Feststellung, daß die Verschattung einem cirrho- tischen Prozeß entspricht. Aus der Zeit, als man unter dem Bann der Dualitäts- lehre in großen Reihenuntersuchungen die Deutung des Röntgenbildes mit dem autoptischen Befund verglich, ist bekannt, daß gerade cirrhotische und pneu- monische Veränderungen häufig verwechselt wurden. Die homogen-flächige Art erlaubt auch tatsächlich oft keine Unterscheidung. Neben der diagno- stischen Hilfe, welche Zeichen von Schrumpfung bieten, ruht die Unterscheidung oft ausschließlich auf der Beschaffenheit des Schattenrandes. Gegenüber der meist geschlossenen einheitlichen, weich ausklingenden Grenzzone der Schatten von pneumonischen Verdichtungen ist die Grenzzone cirrhotischer Herde fast durchaus unregelmäßig zerklüftet; harte streifige und strahlige Schatten er- strecken sich mehr oder minder weit in die helle Nachbarschaft, die durch hoch- gradig entwickeltes Emphysem ungewöhnlich hell aufleuchtet. Auch losgelöst von der zusammenhängenden Verdichtung in den Oberfeldern finden sich ge- legentlich kleine und größere in gleicher Weise gekennzeichnete fibröse Herde isoliert in tieferen Teilen.

Zeichen von Schrumpfung sind oft erkennbar. Da die Veränderungen zu- meist beiderseitig sind, fehlen gewöhnlich gröbere Asymmetrien des Brustkorbes

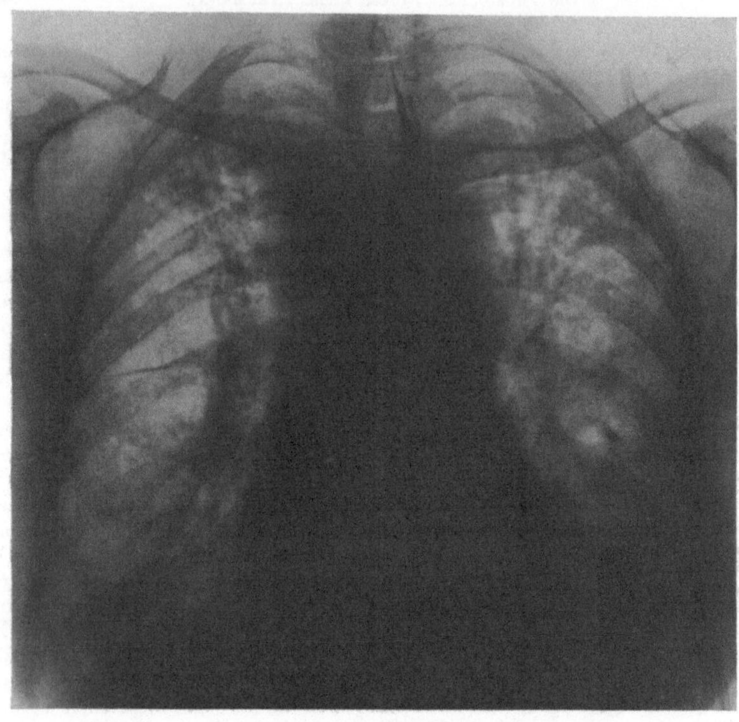

Abb. 192a. Ausgedehnte Cirrhose beider Oberlappen mit zylindrischen und sackförmigen
Bronchektasien.

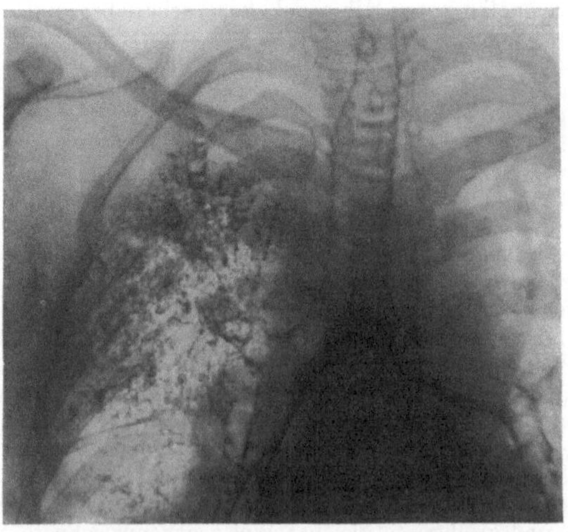

Abb. 192b. Derselbe Fall. Bronchographie. Die zylindrisch und kugelig erweiterten Bronchien
im cirrhotischen rechten Oberlappen sind durch den Wandbeschlag mit Jodipin zu erkennen.

mit Verschmälerung der Zwischenrippenräume und Verkrümmung der Wirbelsäule. Auch ausgesprochene einseitige Verlagerung der Trachea und der großen Gefäße findet man bei diesem Zustandsbild nicht sehr häufig. Geringe seitliche Verlagerung von Luft- und Speiseröhre werden öfter angetroffen. Besonders ist mir eine bisher scheinbar kaum beachtete Erscheinung an der Trachea aufgefallen, die ich in vielen Fällen auch anatomisch überprüfen konnte. Das helle Band der Trachea erscheint deutlich breiter als normal. Und in Fällen, in denen bei der Atmung die obere Brusthälfte an den Bewegungen teilnimmt (was gelegentlich bei ausgedehnten Obergeschoßcirrhosen wegen der allgemeinen Starre nicht geschieht), kann man beobachten, wie bei tiefem Inspirium das Band der Trachea noch in die Breite gezogen wird. Ich habe daraus auf Erweichung des Gerüstes der Trachea, auf Tracheomalacie geschlossen, einen Zustand,

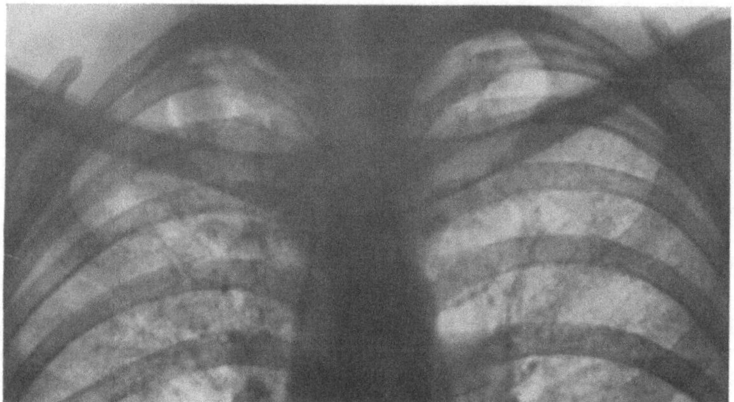

den man sonst bei einengenden Strumen findet, und konnte diesen Befund wiederholt anatomisch bestätigen. Die Schrumpfung in den Spitzen kann sehr beträchtlich sein. Wir erkennen das gelegentlich an dem hohen Stand einer interlobären Pleuraschwarte, besonders rechts. Die Hilusschatten stehen höher als normal. Die übrige Lunge mußte eine starke Dehnung erfahren, um den frei werdenden Raum zu besetzen. Wir finden in solchen Fällen großblasiges Emphysem bis zur Basis, im Röntgenbild eine ganz besondere Helligkeit des Feldes.

Wenn die fibrösen Veränderungen auf einer Seite ausgedehnter sind, oder wenn sie sich auf beiden Seiten nicht gleichzeitig entwickelt haben, dann sieht man höhere Grade einseitiger Verziehung. Darüber wird noch mehreres gelegentlich der Schilderung der schweren einseitigen Cirrhosen im Zusammenhang mit den postpleuritischen Formen vorzubringen sein.

Auch bei dieser Form der Tuberkulose findet man sehr häufig, fast ausnahmslos ausgedehnte und schwere Pleuraveränderungen. Dicke wandständige Pleuraschwarten, breite Verödung der Zwerchfellsinus, grobe Unregelmäßigkeiten des Zwerchfellkonturs, quere Ausspannung und Einschränkung der Atmungsbewegung des Zwerchfelles werden sehr oft angetroffen, wie auch der autoptische Befund fast regelmäßig Pleuraschwarten und wenigstens teilweise Obliteration des Pleuraspaltes ergibt.

Röntgenologisch ist noch eine weitere Form hier deutlich zu unterscheiden. In der Ausbreitung durchaus ähnlich der Tuberculosis fibrosa densa erscheinen gewöhnlich die Oberfelder oder die obere Hälfte der Felder befallen. Die Ausbreitung reicht meist rechts und links gleichweit abwärts, seltener sieht man den Prozeß auf einer Seite tiefer reichen. Das Eigentümliche dieser Fälle ist die Struktur der Verschattung. Sie mutet bei oberflächlicher Betrachtung zunächst kleinfleckig-kleinnetzförmig an. Bei genauem Zusehen findet man die im allgemeinen Teil geschilderte Anordnung der Schatten peribronchial. Kleine Ringe mit hellem Zentrum entsprechend dem Kaliber kleiner und kleinster Bronchien und zarte parallele Schattenstreifen, die einen hellen Streifen, das Bronchiallumen einschließen. Selten sieht man in solchen Fällen Kavernen. Wenn solche vorhanden sind, liegen sie in der Spitze und sind klein. Nie habe ich in solchen Fällen eine zusammenhängende Infiltration beobachtet (Abb. 193). Ich halte diese Form für durchaus abgrenzbar. Ich habe sie sehr oft vereint mit hyperplastisch-ulceröser Kehlkopftuberkulose gesehen und mehrere Male erfolgreich aus dem Lungenbild auf eine solche geschlossen. Klinisch findet man oft das Bild der tiefen Bronchitis und Peribronchitis, seltener das der oberflächlichen Bronchitis. In einem auch in diesem Sinne autoptisch bestätigten Falle lautete die klinische Diagnose Bronchiolitis tuberculosa.

Anatomisch konnte ich in zahlreichen Fällen das Vorwiegen von Bronchitis tuberculosa und das weitgehende oder vollkommene Zurücktreten acinöser Herde feststellen.

3. Lungenveränderungen bei Tuberkuliden oder mit der Tuberkulose in Zusammenhang gebrachten Hautkrankheiten.

Eine besondere Besprechung beanspruchen die Befunde der Lungenveränderungen bei den verschiedenen Formen der Hauttuberkulose. Beim Lupus vulgaris findet man gelegentlich eine ausgesprochene Phthisis fibrocaseosa. Sonst aber findet man bei tuberkulösen Hautkrankheiten fast ausnahmslos die verschiedenen Formen des hämatogenen Kreises: Spitzenpleuraschwiele und allgemeine Pleuraveränderungen; geringe oder ausgebreitetere Veränderungen der Tuberculosis fibrosa densa und auch schwerere Formen.

Eine besondere Stellung nehmen in der Literatur seit den Veröffentlichungen von BITTORF und KUZNITZKY (1915 und 1920) die pulmonalen Veränderungen beim BOECKschen Sarkoid (Miliarlupoid) und dem Lupus pernio ein. Das Wesen dieser Hautkrankheiten, von den meisten Autoren als *eine* Krankheit angesehen, beruht nach der Auffassung von JADASSOHN, LEWANDOWSKY, KYRLE, VOLK u. a. auf der Bildung eines tuberkuloiden Granuloms auf dem Boden einer durch eine vorausgegangene Infektion mit (abgeschwächter) Tuberkulose zustande gekommenen „Kondition" des Organismus. Die Lungenveränderungen werden als Verschleierung und als Verschattung der mittleren und unteren Lungenfelder beschrieben (JÜNGLING, FLEISCHNER). Diese auch als Marmorierung bezeichnete Verdunklung setzt sich aus kleineren und größeren Flecken und Streifen zusammen, die dem Verlauf der Bronchien und Gefäße folgen. Die Hilusschatten sind vergrößert, manchmal sind Drüsentumoren erkennbar.

Ganz ähnliche Bilder habe ich wiederholt bei dem in seiner ätiologischen Stellung umstrittenen Erythema nodosum beobachtet (Abb. 194).

Nach aller Erfahrung liegt es auf der Hand, anzunehmen, daß bei diesen Formen gutartiger, abgeschwächter Tuberkulose der Haut oder ihr nahestehenden Krankheiten die Veränderungen in der Lunge anatomisch ähnlichen Bau und ähnlichen Verlauf zeigen wie die der Haut.

Hier scheint mir der geeignete Ort zu sein, auf umschriebene Schrumpfungsprozesse im Mediastinum hinzuweisen, die man bei allen Formen der Lungentuberkulose, besonders häufig aber bei den chronischen Formen des Generalisationsstadiums, insonderheit bei der Tuberculosis fibrosa densa findet. Daß bei höhergradiger allgemeiner Verlagerung der Mediastinalorgane auch der Oesophagus verlagert ist, kann häufig beobachtet werden. Aber nicht davon soll hier die Rede sein. Narbige und schrumpfende Prozesse um erkrankte Lymphknoten des Mediastinums (es handelt sich dabei weitaus überwiegend um

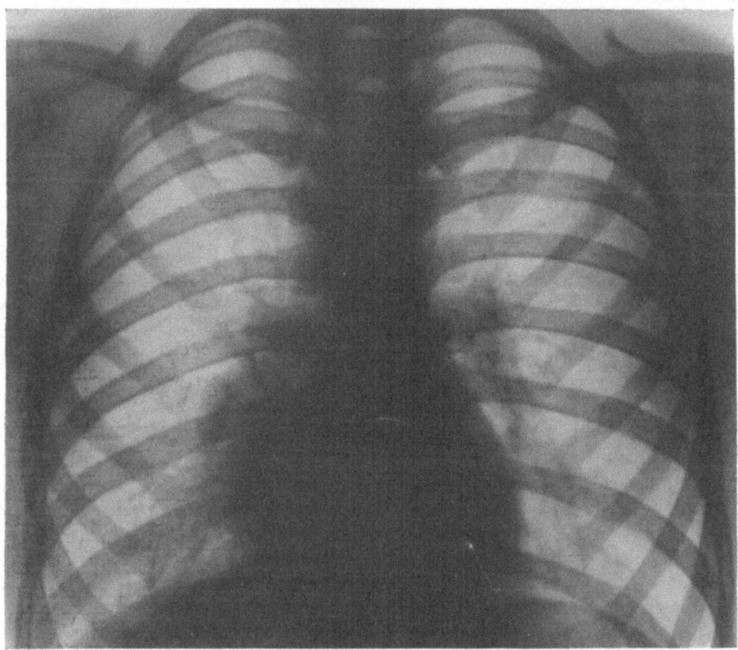

Abb. 194. Lungenveränderungen bei Erythema nodosum. Drüsentumoren rechts am Hilus. Geringe fleckig-flächige Verschattung rechts basal.

tuberkulöse Veränderungen aus früher Jugend) führen durch die eng nachbarlichen Beziehungen zur Anheftung umschriebener Stellen der Oesophaguswand. Ist die Schrumpfung beträchtlich, dann entstehen richtige Traktionsdivertikel, die schon durch ihre bevorzugte Lokalisation etwa in Bifurkationshöhe und durch ihre Lage am vorderen Umfang der Speiseröhre ihre Beziehung zu den Lymphknoten verraten. In manchen Fällen weisen die verkalkten und dadurch sichtbaren Drüsen eindeutig darauf hin. Ist die Schrumpfung nicht ausgesprochen und besteht nur eine örtliche starre Anwachsung der Oesophaguswand, dann kommt es zur Ausbildung hut- oder pilzförmiger Divertikel, von denen ich zeigen konnte, daß sie anatomisch wohl definierten Zuständen entsprechen und die ich daher Haft- oder Adhäsionsdivertikel benannt habe. Das Traktionsdivertikel stellt nur einen Sonderfall jener übergeordneten Gruppe dar (BARSONY hat diese Haftdivertikel als funktionelle Bildungen aufgefaßt). Der Nachweis typischer Haft- oder Traktionsdivertikel, röntgenologisch leicht möglich, spricht demgemäß für umschriebene schwielige Prozesse im Mediastinum, besonders in der Umgebung der Lymphknoten, weist somit mit größter Wahrscheinlichkeit auf abgelaufene tuberkulöse Prozesse in den mediastinalen Lymphknoten hin.

4. Rundinfiltrate (Assmann).

Wenn die bisherige Schilderung sich auch nicht in den herkömmlichen Bahnen bewegt hat — daran ist die Belebung und Ordnung des Gegenstandes an Hand eines vorzüglichen klinischen Systems schuld —, so mag wohl in der Beschreibung und Gruppierung der Bildtypen manches neu anmuten, die Bilder selbst aber und ihre Deutung sind wohl allgemein geläufig. In diesem Abschnitt bin ich mir aber bewußt, meine eigene Meinung über einen Gegenstand als einzelner entgegen der allgemeinen Auffassung vorzutragen.

Assmann hat 1924 auf bisher nicht beachtete tuberkulöse Infiltrate in der infraclaviculären Gegend aufmerksam gemacht. Er schildert in seiner ersten Mitteilung diese Schatten als rund, mäßig scharf und regelmäßig begrenzt. Er hält sie für den Beginn der tertiären Phthise, nimmt eine exogene Entstehung an und betont ihre Tendenz zu Ausbreitung und Zerfall. Kurze Zeit darauf erfolgte von Redeker und in Bestätigung seiner Beobachtungen von vielen anderen der Hinweis auf das meist in derselben Gegend gelegene „Frühinfiltrat". Assmann, der seine Beobachtungen im gleichen Sinne deutete, muß zugestimmt werden, wenn er die Priorität in dieser Sache für sich in Anspruch nimmt. Und doch muß ich Assmann in einem Punkt widersprechen. Ich bin nämlich überzeugt, daß ein Teil der Beobachtungen Assmanns eine durchaus anders geartete Gruppe von Veränderungen darstellt. Unmittelbar anschließend an Assmanns erste Mitteilung habe ich über meine eigenen, schon durch Jahre gemachten Beobachtungen und Erfahrungen berichtet. Ich konnte damals schon darauf hinweisen, daß ein gut Teil (unter meinem Material die meisten) der Fälle eine vollständige Rückbildung mitmacht. Als wesentliches Merkmal dieser Infiltrate, wodurch sie sich von anderen Tubeskuloseprodukten unterscheiden, habe ich die regelmäßig runde Form und die mäßig scharfe Begrenzung hervorgehoben (Abb. 195). Gerade diese Eigentümlichkeiten haben ja die Erörterung der Differentialdiagnose gegen Tumormetastasen notwendig gemacht, was in der Aussprache durch Mitteilungen von Hitzenberger und Palugyay deutlich zum Ausdrucke kam. Einige Zeit später bei einer Tagung in Prag habe ich, die Anwesenheit Assmanns benützend, den Gegenstand neuerlich zur Erörterung gestellt. Unter meinen Fällen sind die meisten durch tuberkulöse Herde im Gebiete des großen Kreislaufes als zum hämatogenen Kreis gehörig gekennzeichnet. Es finden sich je ein Fall mit Polymikroadenopathie, Skrophuloderm, altem Gelenksfungus, Maculae cornae, Caries coxae. Der Verlauf unterscheidet diese Bildungen auch im allgemeinen deutlich von den phthisischen Frühinfiltraten. In den meisten Fällen innerhalb weniger Monate vollkommene Rückbildung, Verschwinden des Schattens, so daß man Mühe hat, in der Gegend seines Zentrums einen oder einige kleine harte Flecken zu erkennen. In anderen Fällen wird der Herd deutlich kleiner und nimmt durch eine unregelmäßige, hart streifig-strahlige Begrenzung den Charakter einer cirrhotischen Narbe an. Wieder in anderen Fällen wird bei gleichbleibender Größe und Form die Begrenzung schärfer und der Schatten bleibt dann unverändert fortbestehen.

Anatomisch handelt es sich um tuberkulös pneumonische Prozesse um offenbar hämatogen gesetzte Herde. Das eine Mal, kongestiv-gelatinös, ist eine restlose Rückbildung und Wiederherstellung möglich, das andere Mal erfolgt fibröse Umwandlung und Schrumpfung, das dritte Mal bindegewebige Abgrenzung eines zentral verkästen Herdes (Abb. 196). Diese Verlaufsarten weichen deutlich von den

Verlaufsbildern der beginnenden organbeschränkten Phthise ab, auch in Fällen, wo bei dieser eine Rückbildung erfolgt. Es wird darüber an seiner Stelle noch einiges zu sagen sein. Nur einmal konnte ich aus einem solchen Rundschatten eine Kaverne entstehen sehen und in einem zweiten Falle möchte ich eine Kaverne auf ein solches Rundinfiltrat zurückführen. Die Kaverne hat in beiden Fällen einen dicken Saum, viel breiter als der Rand, wie wir ihn gewöhnlich

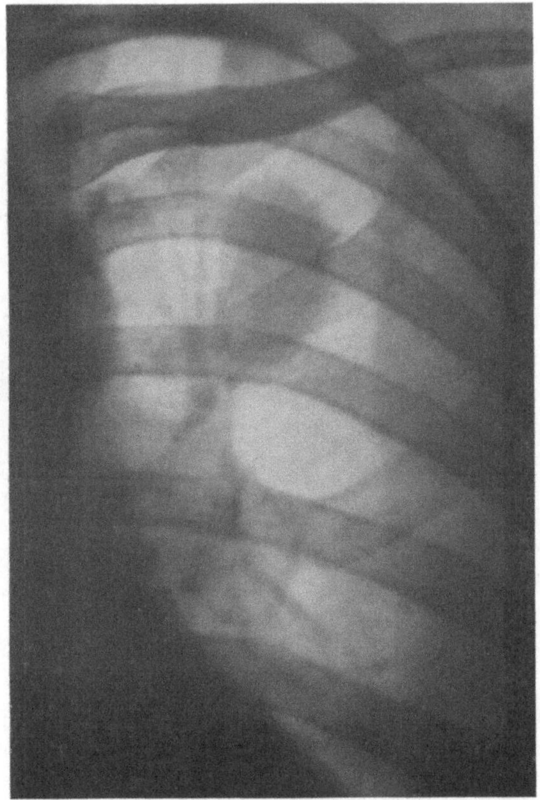

Abb. 195. Rundinfiltrat ASSMANN. Mäßig scharf begrenzter Rundschatten links infraclavicular mit Stiel zum Hilus.

bei der aus einem Frühinfiltrat entstandenen „Frühkaverne" sehen, eine Ringkaverne von ganz besonderem Aussehen. (In beiden Fällen war der Erfolg der Pneumothoraxbehandlung ein vollkommener.)

Meine Beobachtungen zeigen, daß solche Rundinfitrate gelegentlich auch in anderen Gegenden vorkommen, daß sie nicht nur in der Einzahl vorkommen.

Differentialdiagnostisch können diese Rundinfiltrate von Bildungen ganz anderer Bedeutung nur schwer bildmäßig unterschieden werden. Röntgenologisch kommen benigne Tumoren (auch Cysten) und solitäre Tumormetastasen in Betracht; beide sind seltene Vorkommnisse. Bildmäßig kann nur die bevorzugte infraclaviculäre Lage der Rundinfiltrate für diese in Anschlag gebracht werden. Im übrigen müssen Alter, allgemeiner klinischer Befund und schließlich die allgemeine und röntgenologische Dauerbeobachtung die Unterscheidung treffen.

Wenn hier unserer Auffassung Ausdruck gegeben worden ist, daß die Rundinfiltrate morphologisch, pathogenetisch und in Verlauf und prognostischer Bedeutung eine Sonderstellung einnehmen und nicht mit den Frühinfiltraten zusammengeworfen werden sollen, ist andererseits zuzugestehen, daß vielleicht gelegentlich einmal auch ein wirkliches Frühinfiltrat als rundliches, wohl begrenztes Schattenbild erscheinen mag. Es ist nicht anders als sonst in der

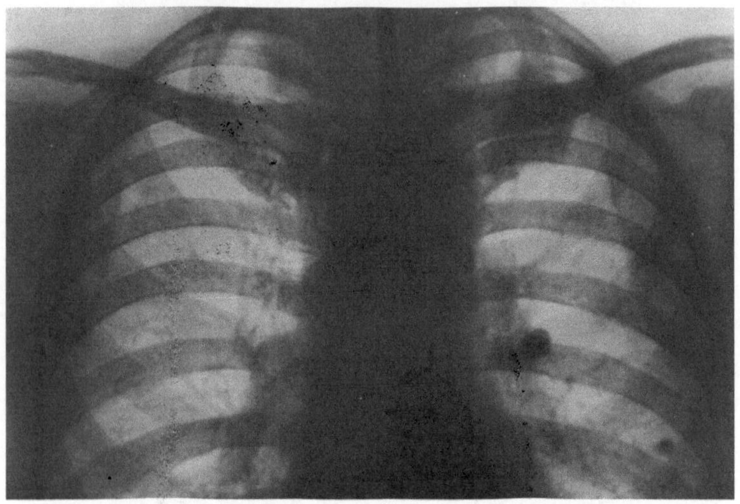

Abb. 196. Rundinfiltrat links in Schlüsselbeinhöhe. (Daneben im Unterlappen verkalkter Primärkomplex.) 2¹/₂ Jahre beobachtet. Unverändert. 3 Tage nach dieser Aufnahme Tod durch Unfall. Anatomisch: fibrös begrenzter Käseherd. Sonst keine tuberkulösen Veränderungen.

Diagnostik und besonders in der Röntgendiagnostik, daß ein weitgehend charakteristischer Befund von einem andersartigen Prozeß nachgeahmt werden kann.

5. Die Phthisis ulcero-fibrosa.

Die Bilder, die der Phthisis ulcero-fibrosa als klinischem Begriff zugeordnet sind, zeichnen sich durch eine große Mannigfaltigkeit aus, bedingt durch die verschiedene Ausdehnung des Prozesses, durch das schubweise Fortschreiten, unterbrochen von Zeiten der Ruhe und teilweiser Heilung. Einzelne Typen heben sich markanter aus der bunten Reihe ab. In vorgeschrittenen Fällen verwischen sich deren Eigentümlichkeiten in dem Durcheinander hämatogener und bronchogener Ausstreuung.

I. Als *Weiterentwicklung der Tuberculosis fibrosa densa* sehen wir hartfleckige, streifige Verschattung etwa der Oberfelder und da und dort öfter multiple kleinere und größere Kavernen. Gelegentlich sind diese Kavernen symmetrisch angeordnet, manchmal sind es große, die Spitzenfelder überragende Kavernen, manchmal findet man die für Kavernen im übrigen sehr seltene Lokalisation

in der äußersten Spitze gerade bei diesen Formen. Die Kavernenwände, im
Bilde die Säume, sind dünn. Mangels zusammenhängender Verdichtungen
findet man hier vorwiegend Ringkavernen. Nur sehr selten ist bei diesen Formen
ein drainierender Bronchus zu erkennen. Diese Kavernen enthalten häufig
wenig Flüssigkeit, oft gerade nur als horizontale Abflachung und segment-
·artige Verbreiterung des unteren Kavernenrandes zu erkennen. Hier erkennt
man im nur wenig verdichteten Gewebe gelegentlich deutlich scheinbare oder
wirkliche Konfluenz von Kavernen, ein kleinerer Ring projiziert sich in einen

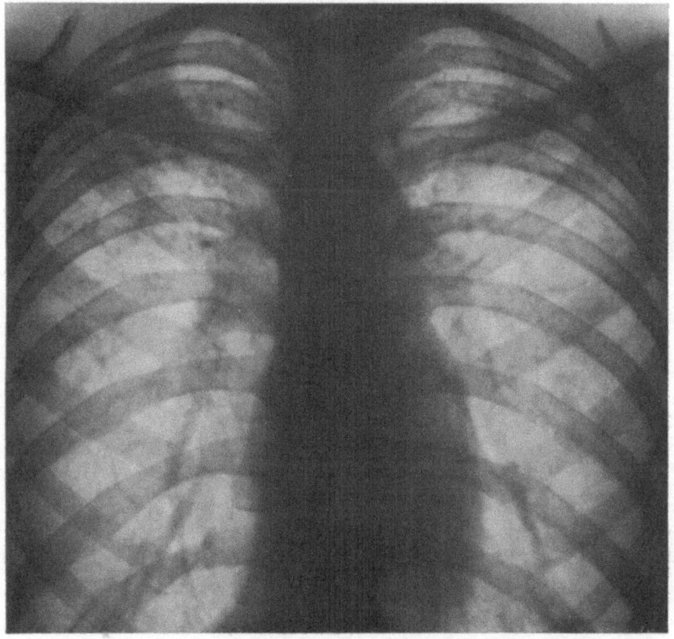

Abb. 197. Phthisis ulcero-fibrosa (I). Beiderseits in den Oberfeldern mäßig harte, fleckig-streifige
Verschattung. Rechts in Schlüsselbeinhöhle eine Kaverne von etwa 1 cm Durchmesser.
Hilusschatten vergrößert.

größeren, mehrere Ringe überschneiden einander. Diese Kavernen werden im
allgemeinen besser als auf der Aufnahme mittels Durchleuchtung erkannt.
Leichte Drehung des Patienten und Bewegung der Röhre lassen runde, geschlossene Figuren aufleuchten und ihren Charakter als Wände von Hohlräumen
eindeutig erkennen, wo die routinemäßige, blinde Aufnahme nur ein Gewirr von
Streifen, Flecken und Helligkeiten zeigt. Natürlich kann man jede gefundene
günstige Stellung auch bildmäßig festhalten (Abb. 197).
Schwierigkeiten werden durch die Inseln lufthaltigen Gewebes zwischen den
Verdichtungen hervorgerufen. Flecken und Streifen ordnen sich etwa bogen-
förmig zusammen. Die Tendenz unseres Gesichtssinnes, unvollkommene
Figuren zu schließen, tut ein übriges. Und mittels Durchleuchtung und Aufnahme gelingt oft die Unterscheidung nicht, ob ein heller Fleck einer Zerfallshöhle oder einer von Verdichtungen umrahmten normallufthaltigen oder emphysematös vermehrt lufthaltigen Gewebsinsel entspricht. In solchen Fällen halte

ich mich daran, die eine und andere Kaverne sicherzustellen, und lasse es unentschieden, ob noch weitere Kavernen bestehen mögen.   Ja manchmal kann
man nur den durch den Gesamtcharakter der Veränderungen freilich sehr
dringenden Verdacht auf Kavernen aussprechen.   In solchen Fällen vermag der
Film gelegentlich weiterzuführen.   Man erkennt damit doch noch eine zarte
geschlossene Ringfigur oder einen horizontalen Flüssigkeitsspiegel ohne jedes
andere Zeichen der Kavernenhöhle oder Wand.

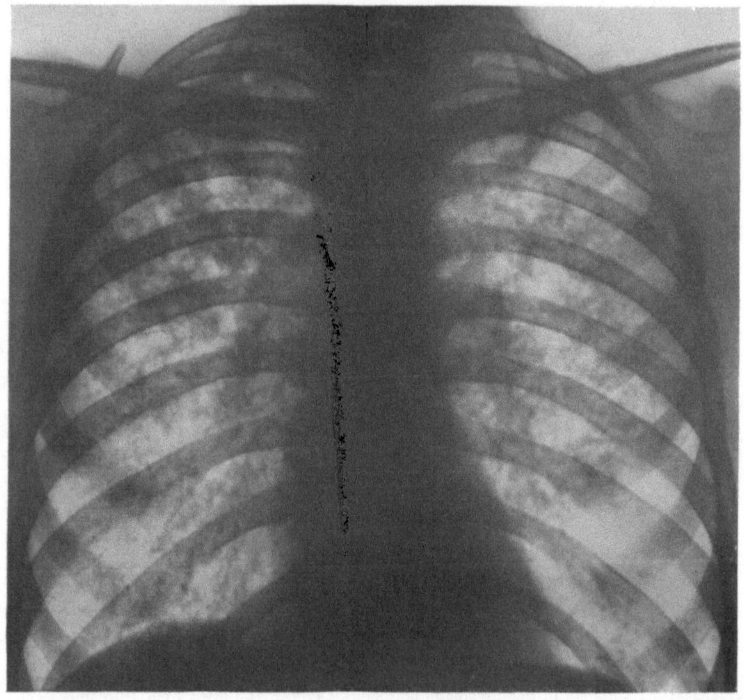

Abb. 198. Phthisis ulcero-fibrosa (II).   Beide Lungenfelder nach unten abnehmend dunkel, mäßig
hart, vorwiegend fleckig verschattet.   Beiderseits im Oberfeld mehrere kleine Kavernen.   Die
Hilusschatten vergrößert.

II. Eine zweite Gruppe von hierher gehörigen Fällen gibt sich zwanglos als
Weiterentwicklung einer chronischen Miliartuberkulose zu erkennen (Abb. 198). Beide
Lungenfelder sind in ihrer Gänze oder doch fast bis zur Basis dicht von kleineren
und größeren, unregelmäßig gestalteten Flecken eingenommen.   Zum großen
Teil sind diese hart, dazwischen findet man Gruppen weicherer Flecken und auch
größere, ganz weiche Schattenhöfe.   Das entspricht der autoptisch zu findenden
Stufenleiter ganz fibröser, produktiv-fibröser, frischerer produktiver und schließlich pneumonischer Herde.   Vorwiegend in den oberen Anteilen, aber oft auch
in den Unterfeldern — da wieder häufig dorsal im Unterlappen — finden sich
Kavernen; ganz kleine, von wenigen Millimetern Durchmesser mit weichem
Schattenhof bis zu ganz großen von fünf und mehr Zentimetern Durchmesser.
Die höher gelegenen lassen an der Dunkelheit und Härte ihrer Schattensäume

und an cirrhotischen Veränderungen der Umgebung — harten Streifen und Flecken
— den fibrösen Charakter ihrer Wand erkennen. Das sind die Fälle, die sich
trotz der Schwere und Ausbreitung der anatomischen Veränderungen von ihrer
Kachexie noch erholen können, die lang dauernde Intervalle des Stillstandes
der Krankheit bei relativem Wohlbefinden mitmachen, die bei konservativer
Behandlung manchmal unter Verkleinerung und gänzlichem Verschwinden der
Kavernen ans Wunderbare grenzende Heilungen erleben.

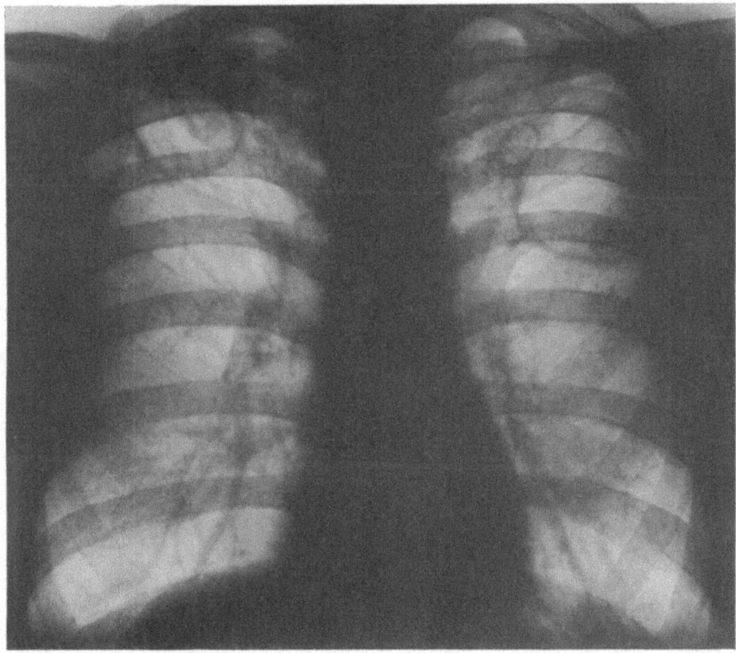

Abb. 199. Phthisis ulcero-fibrosa (III). Rechts infraclavicular eine große, links etwas tiefer eine
größere und eine kleine dünnwandige Kaverne. Nur geringe Verdichtung der umgebenden
Lungenteile, besonders der Spitzen. Die übrige Lunge frei.

III. Als eine weitere, in reiner Form seltenere Gruppe schließen sich hier
die Fälle an, in deren Röntgenbild in auffälliger Weise die Ringkaverne herrscht
(Abb. 199).

Große und kleine Ringfiguren sieht man im Lungenfeld zerstreut, die kleinen
oft wie Tochterblasen den großen angeschmiegt. Manchmal ist die Anordnung
ganz symmetrisch. Bevorzugt sind auch hier die Oberfelder, aber auch in
tieferen Teilen kommen solche Höhlen vor. Und ihre Umgebung ist hell und
manchmal kann man tatsächlich im ganzen Feld nichts Pathologisches sonst
erkennen. Häufig dagegen zeigt die Aufnahme eine spärliche oder reichlichere
Aussaat zarter, kleiner Flecken. Und in der Spitze oder in der Schlüsselbein-
gegend findet man streifige und strahlige harte Schatten: Narben.

Dies sind die Fälle, bei denen die Ringschatten lange Zeit nicht als Kavernen
anerkannt worden sind, sie ergeben zumeist einen spärlichen oder gar keinen
pathologischen Befund bei Auscultation und Perkussion, sie lassen ein nach

allgemeiner Auffassung zu forderndes schweres klinisches Krankheitsbild vermissen. Und bei ihnen wurden zuerst und werden am häufigsten die spontanen
Verkleinerungen und Heilungen der Ringkavernen beobachtet. Man sieht den
Ring kleiner werden, schließlich verschwindet die Höhle und es bleibt ein uncharakteristischer, meist härterer Schattenfleck zurück. Und dann taucht
plötzlich an anderer Stelle oder manchmal auch in nächster Nachbarschaft
der Narbe eine neue Kaverne auf, so daß man meinen könnte, sie habe sich
unter irgendwelchen Druckbedingungen zusammengefaltet und jetzt wieder
entfaltet.

In diesen Fällen kann man gelegentlich bei tiefer Atmung und beim Husten
Größenschwankungen der Kavernen beobachten. Beim Inspirium werden sie
größer, was nicht etwa als inspiratorische „Aufblähung" durch intrabronchialen
Überdruck, sondern als Folge der im Vergleich zu dem umgebenden normalen
Lungengewebe größeren Gesamtelastizität der Kaverne zu verstehen ist.

Die Entwicklung dieser Kavernen zu verfolgen, ist mir noch nicht geglückt.
Über die Pathologie dieser Zustände ist fast nichts bekannt. LOESCHKE hat vor
kurzem einen solchen Fall anatomisch beschrieben. Wir müssen uns vorstellen,
daß große pneumonische Herde auftreten, die in ihrer Gänze der Verkäsung
anheimfallen, und daß das nekrotische Material vollständig bis ans Gesunde
sequestriert und ausgestoßen wird. Ich glaube, es waren solche Bilder, die
HAMBURGER bei Kindern als Pseudokavernen bezeichnet hat. Nicht etwa,
daß er damit den Höhlencharakter anzweifeln wollte, sondern im Gegensatz
zu den phthisischen Kavernen der Erwachsenen, die von einem dichten Hof
von Bindegewebe und Infiltration umgeben sind. Und tatsächlich besteht
die größte Ähnlichkeit der geschilderten Bilder mit jenen kindlichen und jugendlichen Kavernen (sc. es kommen im jugendlichen Alter auch andere Kavernen vor).

IV. Wenn wir hier das Bild von drei voneinander deutlich unterscheidbaren
Typen geschildert haben, so muß hinzugefügt werden, daß wohl die meisten,
aber nicht alle Fälle sich eindeutig klassifizieren lassen. Insbesondere gilt dies
bei der Weiterentwicklung, gilt das von den *schwersten Formen* der *Phthisis
ulcero-fibrosa*. Alte Herde vernarben: harte, kleine Flecken, Konglomerate
von Flecken und Streifen; neue Herde hämatogener und bronchogener Streuung
treten hinzu: miliare zarte Flecken, größere weiche Höfe; Verdichtungen entlang
der Bronchialwände: zarte parallele Streifen mit hellem Band dazwischen,
kleine Ringe, Netzstruktur der Schatten; kleine und große, unregelmäßig geformte Kavernen: Ringfiguren, die einen mit zarter Wand, wie aneinandergereihte kleine Knoten, die andern mit breitem Saume mit hart streifiger Ausstrahlung in die Umgebung; die einen trocken, die andern mit Flüssigkeit;
Pleuraveränderungen: Wandständige und interlobäre Schwarten, Unschärfe
des Zwerchfellkonturs, Entrundung, Zacken und Falten; Verdichtung der corticalen Lungenteile: weiche und harte Schatten entlang der Pleura; Schrumpfung
besonders in der oberen Thoraxhälfte: steilfallende Rippen, schmale Intercostalräume, Verlagerung der Mediastinalorgane; Emphysem: die basalen Lungenabschnitte überaus hell, aber auch reichlich vermehrte Helligkeit der zwischen
den Verdichtungen übriggebliebenen durchlüfteten Lunge. Das etwa ist das
Bild der schweren Phthisis ulcero-fibrosa.

III. Die organbeschränkte Phthise.

1. Phthisis fibrocaseosa.

Wenn wir uns der Betrachtung dieser wichtigen Hauptgruppe der Lungentuberkulose zuwenden, scheint es unvermeidlich, in eine Erörterung der bedeutsamen Frage der Entstehung dieser Form einzutreten. Ist es schon schwer, das in den letzten Jahren darüber angehäufte Schrifttum zu überblicken, so ist es indes ganz unmöglich, in diesem Rahmen zu allen Fragen und Meinungen Stellung zu nehmen. Es sollen die offenen Fragen nur angeführt, die Meinungen gestreift werden und im übrigen das Bild des Beginnes und der weiteren Entwicklung geschildert werden.

NEUMANN hat schon seit langem (1920) gelehrt, daß die Phthisis fibrocaseosa nicht eine unmittelbare Weiterentwicklung der Spitzenherde ist, daß sie nicht aus der zerstreutherdigen Spitzentuberkulose, der Tuberculosis fibrosa densa hervorgeht, sondern daß sie eine Krankheit für sich ist, mit eigentümlichem Beginn und Verlauf. Er hat auch gelehrt, daß ihre erste Lokalisation gewöhnlich etwa an der Gegend der Schlüsselbeinhöhe erfolgt und wir (HAUDEK und ich) haben röntgenologisch seine Befunde bestätigen können.

Es bleibt indes unstreitig das Verdienst von ASSMANN und nach ihm von REDEKER, die Bedeutung dieser Tatsachen unabhängig röntgenologisch erkannt und in ihrer ganzen Tragweite nachdrücklichst hingestellt zu haben.

Bezüglich der Entstehung der phthisischen Erstherde, der Phthisis fibrocaseosa incipiens, jetzt fast allgemein Frühinfiltrate genannt, werden folgende Möglichkeiten erwogen. Aktivierung eines vorhandenen (früher hämatogen gesetzten) Herdes durch endogene oder exogene Faktoren. Unter diesen wird auch die Superinfektion in Betracht gezogen, die im Sinne einer überwertigen Autotuberkulinisierung wirken könne. Neuherdbildung auf hämatogenem Wege von älteren Lungen- oder Drüsenherden (GHON und KUDLICH). Neuherdbildung durch Superinfektion. Schließlich wird entsprechend der alten Lehre eine Neuherdbildung durch Streuung von älteren Spitzenherden angenommen (LOESCHKE, PAGEL). Gegen diese Auffassung werden neben klinischen und statistischen Erhebungen besonders die Ergebnisse der röntgenologischen Reihenuntersuchung, wie mir scheint, erfolgreich geltend gemacht.

Anatomische Befunde liegen nur spärlich vor.

ASSMANN berichtet über einen Fall, in dem sich ein kirschgroßer käsigpneumonischer Herd als Substrat eines röntgenologischen Schattens fand. PAGEL berichtet über ein älteres infraclaviculäres Infiltrat, das aus einem käsig pneumonischen Herd mit kräftiger bindegewebiger Abkapselung bestand. Von STEFKO rührt vielleicht die Beschreibung des jüngsten Herdes her. Er fand als Zufallsbefund bei einer gerichtlich-medizinischen Autopsie rechts im Mittellappen zwei walnußgroße hyperämische Herde, deren Zentrum im Umfang von etwa 1 mm verkäst war und in denen sich lymphoide und epitheloide Elemente neben fibrinös-zelliger Infiltration fanden. Auch hier bestand eine lockere bindegewebige Kapsel.

Das Gebiet, in dem die Veränderungen gefunden werden, entspricht in der Regel dem Bereich des zweiten oder ersten dorsalen Astes des Oberlappenbronchus.

Ich verweise auf meine Ausführungen im allgemeinen Teil. Der Versuch, zwischen perifokaler Reaktion, serös-zelliger Durchtränkung, kongestiver, desquamativer und gelatinöser Pneumonie zu unterscheiden, scheint morphologisch interessant zu sein. Die Handhabung dieser Worte in der Klinik scheint mir aber insolange verfrüht und darum unangebracht, als über das Morphologische noch durchaus keine Klarheit nnd Einigkeit besteht und als insbesondere eine Erkennung und Unterscheidung dieser wahrscheinlich nur graduell verschiedenen Bildungen klinisch in keiner Weise möglich ist. Es scheint mir weitaus richtiger, alle diese Bildungen mit Einschluß der käsigen Pneumonie als tuberkulöse Pneumonien zu bezeichnen, die käsige Pneumonie, sofern man sie im Einzelfall erkennen kann, herauszuheben und die übrigen Formen, wenn wir aus dem späteren Verlauf, Resorption oder Fibrose, ihren nicht käsigen Charakter erkannt haben, also *post festum* als nicht käsige tuberkulöse Pneumonien zu bezeichnen.

Unter den im klinischen Teil beschriebenen subjektiven und objektiven Krankheitszeichen, die oft nur sehr gering sind, aber doch wohl nur ausnahmsweise ohne solche Zeichen treten die Herde auf.

Das Röntgenbild ist ziemlich einheitlich. Zumeist im Oberfeld mit Vorliebe infraclavicular und da wieder mit Bevorzugung der lateralen Teile ist eine zarte oder dunklere, mehr oder minder homogene, weiche Verschattung zu sehen. Sie kann von 1 cm Durchmesser bis zu 8 cm und darüber betragen. Das hängt

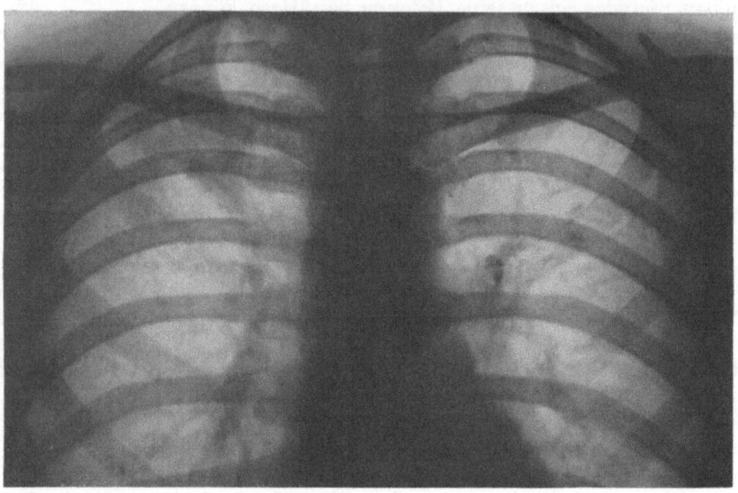

Abb. 200. Frühinfiltrat. Aus voller Gesundheit mit Hämoptoe erkrankt. Röntgenologisch: Neben Spitzenpleuraschwielen beiderseits rechts infraclavicular ausgedehnter weicher Flächenschatten mit weichen Streifen zum Hilus. Nach kurzer Zeit Kaverne, nach weiteren 2 Jahren fibröse Ausheilung (bei konservativer Behandlung).

ganz davon ab, was man noch als inzipient bezeichnet. Wir pflegen auch größere Herde hier mit einzubeziehen, soferne sie nicht Kavernen erkennen lassen. Der Schatten ist nicht regelmäßig geformt und begrenzt. Er ist oft nicht einheitlich, scheint gelegentlich durch Konfluenz von zwei oder drei Herden entstanden zu sein. Die Verschattung ist manchmal schräg oblong gegen den Hilus gerichtet. Sie löst sich peripher manchmal weich fleckig und streifig auf. Sie liegt in ventro-dorsaler Richtung etwa zentral, erreicht — das gilt vor allem für größere Herde — die dorsale Lappengrenze des Oberlappens. Dann ist im Seitenbild deutlich die lobäre, scharfe Absetzung des Schattens gegen die Spitze des Oberlappens zu sehen (Abb. 200).

Weniger häufig findet man den Herd in anderer Lokalisation. Selten liegt er in der Spitze. Eine einseitige, ausgedehntere weiche Verschattung erlaubt, die Diagnose mit großer Wahrscheinlichkeit zu stellen. Weniger selten findet sich der Herd in mittlerer Höhe. Links kann dabei die projektivische Berührung mit dem Hilusschatten zu der irrtümlichen Annahme einer örtlichen und genetischen Beziehung zum Hilus führen. Rechts sitzt der Herd gelegentlich an der Basis des Oberlappens mit scharfer Grenze gegen den Mittellappen. Häufiger wieder beginnt die Phthisis fibrocaseosa in der Spitze des Unterlappens, worüber POHL aus unserem Institut berichtet hat. Grundsätzlich ist auch jede andere Lokalisation möglich.

Bezüglich der Differentialdiagnose ist hervorzuheben, daß ganz frische Herde kein irgendwie eindeutig auf Tuberkulose weisendes, rein bildmäßiges Zeichen aufweisen. Die Bilder entsprechen in jeder Weise pneumonischen Herden irgendwelcher Ätiologie. Bei der häufigsten Lokalisation in Schlüsselbeinhöhe oder etwas tiefer spricht eben gerade nur diese Lokalisation mit großer Wahrscheinlichkeit, aber andererseits mit aller Unverbindlichkeit für den einzelnen Fall, die solchen lokalisatorischen Merkmalen für die Frage der Ätiologie

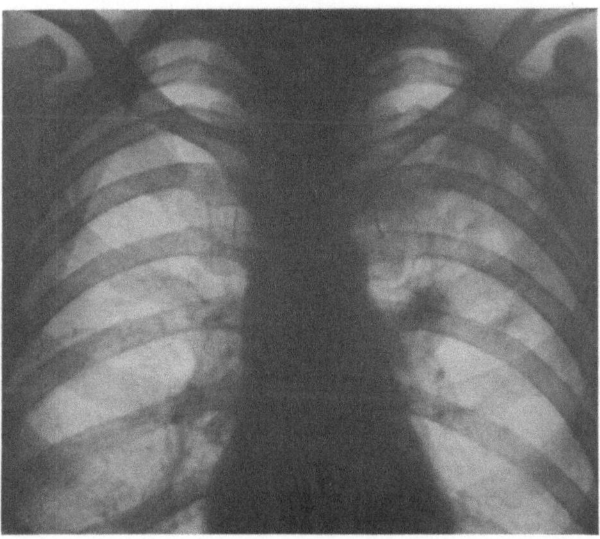

Abb. 201. Ausgedehntes, kaum mehr als Frühinfiltrat zu bezeichnendes inzipient phthisisches Infiltrat mit kleiner Kaverne lateral im 5. Intercostalraum (dorsal gezählt). Verdichtung am Hilus. Im Seitenbild reicht die Verschattung bis an die Grenze des Unterlappens. Die Lungenspitzen sind frei.

zukommt, für Tuberkulose. Mit größerer Sicherheit kann diese Frage beantwortet werden, wenn der Herd nicht mehr ganz frisch ist, wenn in seiner Umgebung Resorptionstuberkel als zarte Flecken sichtbar werden oder wenn durch teilweise Resorption pneumonischer Infiltrate einzelne produktive Herde hervortreten, wenn der Schatten an Stelle seiner Homogenität eine fleckigstreifige Struktur annimmt. Daß mit dem noch zu schildernden Auftreten von Kavernen die ätiologische Deutung noch weiterhin an Wahrscheinlichkeit gewinnt, mag hier gleich vorweggenommen werden.

Die weitere Entwicklung kann zwei entgegengesetzte Wege einschlagen: Rückbildung oder Fortschreiten des Prozesses.

Wir können bildmäßig nicht erkennen, ob ein exsudativer Herd verkäst ist oder in welchem Umfang er verkäst. Was nicht verkäst ist, kann resorbiert werden und kann spurlos verschwinden. So sehen wir Herde von inzipienter Phthise spurlos verschwinden. Das dauert gewöhnlich Monate. Der Schatten wird langsam kleiner, löst sich in der Peripherie oder auch zentral in einzelne

kleinere Flecken auf, die Schattentiefe wird geringer. Schließlich bleiben noch
zarte Streifen, eine zarte Verschleierung, bis endlich die normalen Verhältnisse
wiederhergestellt sind (Abb. 201, 202). Häufiger sind die zur Beobachtung
gelangenden Fälle, wo die Infiltration produktive und kleine verkäste Herde
enthält. Diese im Verein mit der chronischen Abflußlymphangitis mit Abfluß-
metastasen können vernarben und nach Resorption der Pneumonie, man
spricht jetzt gern von perifokaler Reaktion, als harte Flecken und Streifen
zurückbleiben. Ein solches „Narbenfeld" (REDEKER) verrät durch Ausdehnung
und Lokalisation mit sehr großer Wahrscheinlichkeit seine Entstehung aus
einem Frühinfiltrat.

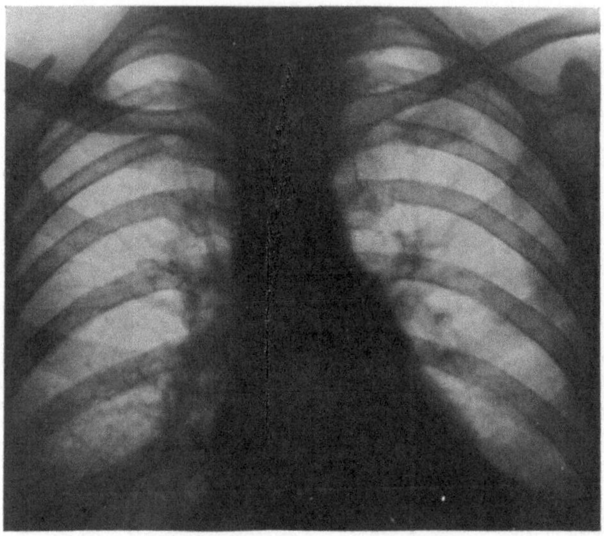

Abb. 202. Derselbe Fall nach 2 Jahren. Keine Behandlung. Bei voller Arbeitsfähigkeit und gutem
Befinden. Nur geringe Verschattung im Spitzenfeld und infraclavicular als Reste der ausgedehnten
Infiltration mit Kaverne.

Die Rückbildungsfähigkeit pneumonischer Prozesse im Rahmen der tertiären
Phthise wäre längst allgemein bekannt, wenn nicht die einseitige Überschätzung
der Dualitätslehre die objektive Wertung eindeutiger Beobachtungen viele Jahre
hindurch verhindert hätte. Schon 1921, kurz nachdem ich begonnen hatte,
mich mit der Röntgenologie zu beschäftigen, konnte ich an Reihenbeobachtungen
röntgenologisch die den französischen Autoren bekannte und von NEUMANN
gelehrte Rückbildungsfähigkeit tuberkulöser Pneumonien bei der tertiären
Phthise der Erwachsenen bestätigen. 1924 und 1925 haben HAUDEK und ich
über solche Reihenbeobachtungen berichtet. Aber nur langsam und erst durch
die Förderung durch die Arbeiten REDEKERs hat sich die Kenntnis von der
Rückbildungsfähigkeit tuberkulöser Pneumonien bei Erwachsenen durchgesetzt,
nachdem schon HARMS an glänzenden Reihenuntersuchungen dasselbe für die
infiltrativen Formen der generalisierten Tuberkulose bei Kindern gezeigt hatte.
Damit ist jeder Versuch einer unmittelbaren prognostischen Ausdeutung pneumonischer Prozesse in ihrer Gleichsetzung mit käsiger Pneumonie im Sinne der
Dualitätslehre endgültig erledigt. Die pneumonische Reaktion bedeutet unter

bestimmten Bedingungen die akute Reizantwort des Organismus auf das tuber-kulöse Virus. Ihre Feststellung im einzelnen Fall bedeutet nichts anderes als die Festellung einer akuten Phase, akut in jenem weiteren Sinne, wie er dem überaus chronischen Verlaufe der Tuberkulose überhaupt entspricht.

Ausgedehnte fibröse Umwandlung eines Frühinfiltrates ist selten. Ich habe sie nur bei Lokalisation in der Spitze beobachtet, wo die schon wiederholt er-wähnten besonderen örtlichen Verhältnisse offenbar diese Entwicklung be-günstigen. Mit Ausnahme dieser cirrhotischen Prozesse scheinen bei Früh-infiltraten, die in so frühem Stadium ihrer Entwicklung eine Umkehr zur Heilung erfahren, merkliche Schrumpfungsprozesse nicht vorzukommen. Die um-schriebene, inzipiente Herde oft begleitende trockene Pleuritis kann spurlos verschwinden, kann andererseits eine umschriebene Pleuraverdickung mit oder ohne Verwachsung hinterlassen.

Wenn der frühphthisische Herd weder durch spontane Umkehr noch durch therapeutische Maßnahmen zur Heilung gelangt, kommt es zur Erweichung verkäster Herde und zum Durchbruch in den Bronchus. Damit treten zwei Neuerscheinungen im Röntgenbild auf: die Kaverne und die Streuungsherde. Auch große erweichte Herde sind, wenn sie nicht zum Teil entleert sind und ihr Inhalt durch Luft ersetzt ist, als solche bildmäßig nicht zu erkennen. Erst die Anwesenheit von Luft macht sie uns in ihrem Wesen sichtbar. Darüber ist alles im allgemeinen Teil gesagt. Oft bilden sich im Frühinfiltrat große Kavernen mit überraschender Geschwindigkeit aus: es liegt dann offenbar eine rasche Aus-stoßung schon früher nekrotischen Materiales vor. Die Form ist hier meist kreisrund, die Grenze regelmäßig und scharf. Wenn gleichzeitig die umgebende Pneumonie durch Rückbildung verschwindet, bleibt ein Ringschatten zurück. Solche Kavernen liegen gewöhnlich infraclavicular oder ragen ein Stück in das Spitzenfeld. Sie liegen in ventrodorsaler Richtung betrachtet etwa zentral und zwar im Oberlappen. Manchmal sind sie als gestielte Kavernen mit drainie-rendem Bronchus zu erkennen. Auch solche Prozesse können sich noch spontan oder unter geeigneter Behandlung (vor allem Kollapstherapie) zurückbilden. Darüber ist alles früher gesagt worden. Die Narben darnach sind naturgemäß dann meist ausgedehnter und als harte, mitunter strahlig angeordnete Streifen und Flecken zu erkennen. Auch die Schrumpfungserscheinungen treten hier deutlicher in Erscheinung. Gemäß ihrer Lokalisation werden zumeist die oberen mediastinalen Gebilde davon erfaßt und man sieht rechts oder links (hier betrifft es gewöhnlich den Pulmonalisbogen) eine Verbreiterung und Herausziehung des Gefäßschattens.

Wenn einmal das Auftreten von Kavernen als Todesurteil für den Kranken aufgefaßt worden ist, so war das nach unseren heutigen Kenntnissen von der Möglichkeit der Kavernenheilung wohl eine einseitige Zuspitzung, jedenfalls bedeutet aber die käsige Erweichung und der Einbruch virulenter Massen in den Bronchialbaum ein ganz besonders schwerwiegendes und oft schicksal-bestimmendes Ereignis im ganzen Krankheitsverlauf. Damit ist über Kontakt-wachstum des Herdes, über lymphogene Verschleppung und über hämatogene Ausstreuung hinaus die Möglichkeit intracanaliculärer, intrabronchialer Aus-breitung gegeben.

Unter Benützung von durch LOESCHKE eingeführten Bezeichnungen unter-scheiden wir auch röntgenologisch bildmäßig zweckmäßigerweise zwischen Streuung *kleinen Kornes* und *groben Kornes*. Durch Öffnung kleiner Herde gegen das Bronchiallumen gelangt tuberkulöses Material zunächst in kleinen Massen in tiefergelegene hiluswärts gerichtete Abschnitte der Luftwege und kann auf diesem Wege durch tiefe Atemzüge, durch Husten und Pressen von jeder Stelle

seines Weges wieder peripheriewärts in irgendeinen Verzweigungsbereich verschleppt werden. Es ist mechanisch durchaus naheliegend und verständlich,
daß solche Aspirationen zunächst vorwiegend oder ausschließlich in die Teile
des Bronchialbaumes erfolgen, die dem exulcerierten Herd benachbart liegen.
Selbst unter der Annahme, daß das morphologische und kausale Zentrum eines
solchen pneumonischen Herdes anfangs durch einen singulären Herd gebildet
wird, ist es somit verständlich, daß sich bald innerhalb der perifokalen Reaktions-
zone und an ihrer Peripherie neue Herde entwickeln, die ihrerseits wieder durch

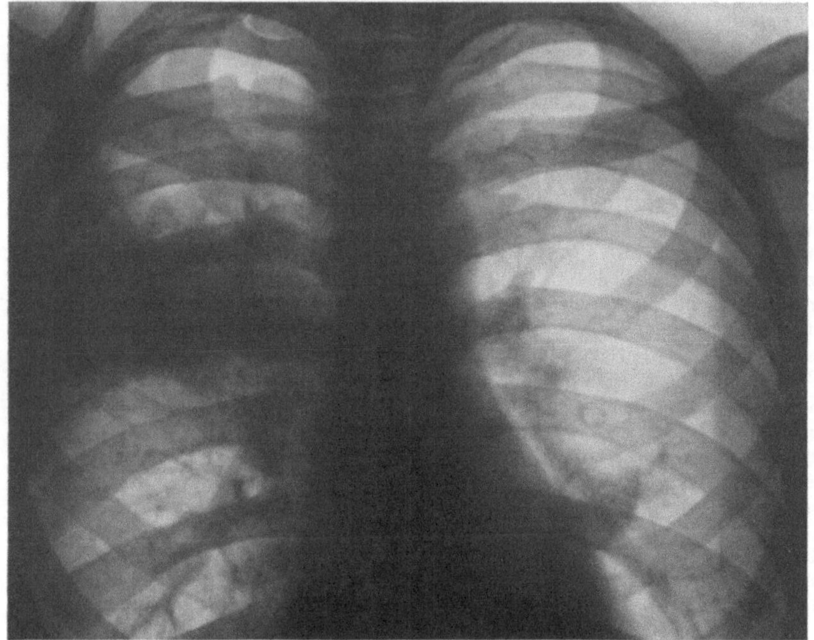

Abb. 203. Erklärung siehe Abb. 204.

ihren entzündlichen Hof den Herd des Frühinfiltrates vergrößern. Ebenso
treten in der weiteren Umgebung neue Herde mit mehr oder minder reichlicher
perifokaler Zone auf. Von REDEKER ist besonders darauf hingewiesen worden,
LYDTIN, V. ROMBERG u. a. haben das an Reihenuntersuchungen bestätigt, daß
die Ausbreitung auch spitzenwärts erfolgt, und daß man im früher freien Spitzenfeld allmählich Schattenflecke auftreten sieht. Aber auch nach allen auch
ferneren Stellen derselben und der anderen Seite können Keime verschleppt
werden und zur Neuherdbildung führen. Wir müssen uns von Anfang an vor
Augen halten, daß bei dieser Art der Aspiration anders als bei der Aspiration
grober Fremdkörper die Schwerkraft offenbar nur eine ganz untergeordnete
Bedeutung hat, daß vielmehr die Mechanik der Atmung, worunter wir im
folgenden stets auch das Husten, Niesen, Pressen usw. verstehen, die entschei-
dende Rolle spielt. So verstehen wir, daß bei jedem Hustenstoß alle gerade
irgendwo im Bronchiallumen angetroffene Sekretmassen gegen die Peripherie

geschleudert werden. Dies hat zur Folge, daß gerade in den peripheren Teilen
der Lunge und, was damit gleichbedeutend ist, in den marginalen Teilen der
Lappen die meisten Neuherdbildungen entstehen mit Entzündungshöfen und
Atelektasen. Der phthisische Frühherd wächst also bis zur Lappengrenze,
wächst, bis er einen großen Teil seines Lappens ausfüllt und erreicht diesen
Umfang gewöhnlich zu einer Zeit, wo noch keine oder nur spärliche metastatische

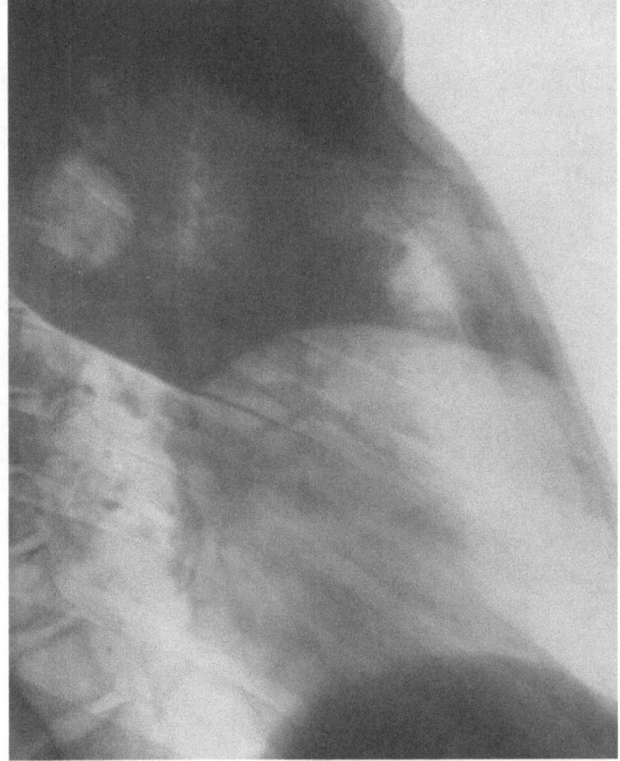

Abb. 204.

Abb. 203 und 204. Phthisis fibrocaseosa. Vorder- und Seitenbild eines ausgedehnten, die untere
Hälfte des rechten Oberlappens einnehmenden Infiltrates. Das Spitzenfeld ist frei. Die untere
Hälfte des Oberlappens dunkel weich pneumonisch verschattet. Im Seitenbild tritt die lobäre
Begrenzung gegen Mittel- und Unterlappen deutlicher hervor. Beteiligung der interlobulären Pleura
zwischen Mittel- und Unterlappen. Auch die Kaverne hier auf dem Seitenbild deutlicher. Die
übrige Lunge ist frei.

Herde in anderen Gebieten der Lunge zu erkennen sind (Abb. 203, 204, 205
und 206).

Wenn dieser Umfang erreicht ist und besonders wenn es dabei zur Ausbildung einer größeren Zerfallshöhle gekommen ist, kommt eine spontane und
bildmäßig restlose Rückbildung nur selten vor. Immerhin ist auch hier eine
weitgehende Rückbildung häufig. Vor allem können die pneumonischen Veränderungen — wir werden nicht entscheiden können, ob wir sie im Einzel-

falle als perifokale Reaktion, als kongestive Pneumonie oder sonstwie bezeichnen sollen — durch Resorption verschwinden und das Gewebe nimmt wieder normalen Luftgehalt und normale Helligkeit an. Manchmal kann man eine leichte Anschoppung noch in der früher geschilderten Wahrnehmbarkeit der Bronchien als helle Streifen erkennen. Ähnlich wie bei croupöser Pneumonie bleibt auch hier als Ausdruck der Lymphangitis entlang der Gefäße und Bronchien eine vermehrte Lungenzeichnung zurück, man sieht mit zarten Säumen eingefaßte Bronchien. Schließlich werden nach Verschwinden der alles verdeckenden Infiltration verschieden reichliche kleine Herde erkennbar. Anfangs noch weich

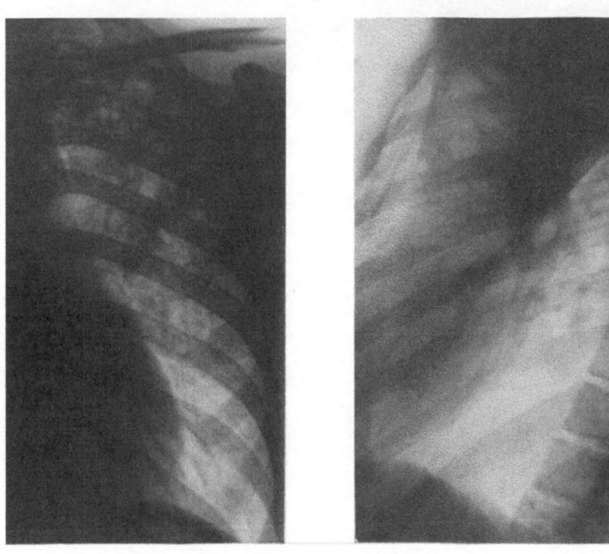

Abb. 205.Abb. 206.

Abb. 205 und 206. Phthisis fibrocaseosa links. Ausgedehnte Infiltration im linken Oberlappen. Die rechte Lunge ist frei. Im Vorderbild ausgedehnte weich streifig-flächige Verschattung der oberen Hälfte des linken Lungenfeldes. Infraclavicular 2 kleine Kavernen. Im Seitenbild tritt die lappenmäßige Begrenzung gegen die Spitze des Unterlappens deutlich in Erscheinung.

mit größerem zarten Hof, allmählich kleiner und härter werdend, stellen sie acinös-nodöse Herde dar in ihrer Entwicklung gegen die Fibrose. Dieses Bild des *Remissionsstadiums* ist weniger aufdringlich und weniger eindrucksvoll als das des ausgebildeten Frühinfiltrates auf seiner Höhe. Es ist bei der Durchleuchtung sehr oft nicht wahrnehmbar und wird auch auf der Aufnahme gelegentlich übersehen oder nicht richtig eingeschätzt. Und doch ist es ebenso wichtig, diesen Zustand richtig zu erkennen wie das ausgebildete Frühinfiltrat. Wenn die Veränderungen gröber sind, ist es leicht, wenn aber die Flecken und Streifen nur spärlich und zart sind, ist Übung erforderlich, diese Veränderungen von der normalen Lungenzeichnung, ich meine von der Gefäßzeichnung, zu unterscheiden (Abb. 207 und 208). Aber auch dann bedarf ihre Beurteilung noch großer Sorgfalt. Wenn die Veränderungen bildmäßig in reiner Weise die Merkmale fibröser Prozesse tragen, ist sie nicht schwer; aber auch da sind wir nicht in der Lage, die Anwesenheit aktiver Herde bildmäßig je auszuschließen. Und solchen Bildern begegnen wir nur selten. Gewöhnlich sehen wir die Kranken wenige Monate nach dem Auftreten des Frühinfiltrates, wenn die akuteren als Grippe oder sonst als akuter Infekt gedeuteten Erscheinungen abgeklungen sind, wenn ein ganz geringer oder gar kein auscultatorischer Befund mehr zu erheben ist und wenn die nicht vollständige Wiederherstellung mit subfebrilen Temperaturen,

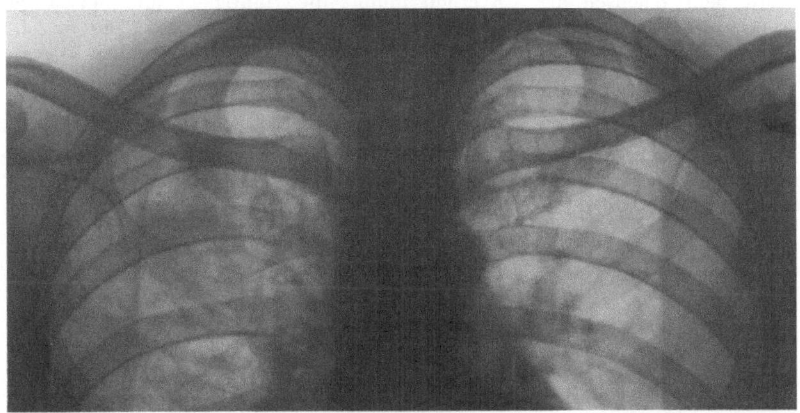

Abb. 207.

Ermüdbarkeit, Unlust, unbestimmten Sensationen den Anlaß zu einer Röntgenuntersuchung gibt. Dann sehen wir rechts oder links etwa infraclaviculär einige härtere Flecken und Streifen. Wir werden wohl in vager Umschreibung sie als produktiv-fibrös deuten, können aber kein Urteil darüber gewinnen und abgeben, wie es um die Aktivität, um die Wachstumstendenz dieser Herde steht, ob sich nicht der eine oder andere von ihnen in einen Bronchus entleert, ob nicht umschriebene intrabronchiale Prozesse zu ständiger Aussaat Material liefern. Einzelne zerstreute Herde da und dort, in ihrer Vereinzelung meist nur schwer zu erkennen, können uns daran mahnen. Und doch erleben wir es immer wieder, daß ein plötzlich neu auftretender massiver Aspirationsherd uns klar beweist, daß wir die Lage zu optimistisch angesehen haben. In solchen Fällen gibt röntgenologisch nur die Verfolgung

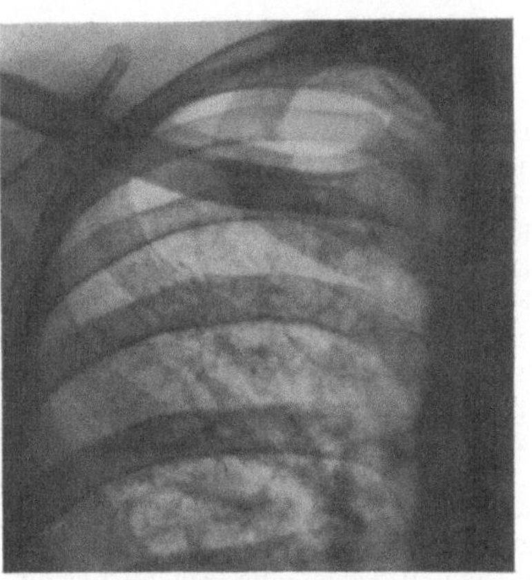

Abb. 208.

Abb. 207 und 208. Ganz frisches Frühinfiltrat und Remissionsstadium. Abb. 207 zeigt eine zarte weiche Verschattung rechts infraclavicular unmittelbar nach der Erkrankung an „Grippe". Abb. 208 zeigt in derselben Gegend unregelmäßig vermehrte „Lungenzeichnung" bei klinisch vollkommener Gesundheit nach 5 Mon. Gleicher Befund weiterhin durch 1¹/₂ Jahre.

des Falles durch lange Zeit, das sind viele Monate, sogar über ein Jahr hinaus, die Kontrolle, daß nicht neue Herde auftreten, daß die alten vielmehr kleiner, härter oder unsichtbar werden, einige Gewähr dafür, daß der Prozeß stille steht und in Vernarbung begriffen ist. Hier sei nur beiläufig bemerkt, daß die Erfahrung lehrt, daß unter Pneumothoraxbehandlung fast

allgemein die ausgedehnte pneumonische Verdichtung des Frühinfiltrates nicht
nur in sichtbarer Weise in schnellerem Zeitmaße rückgebildet wird, sondern daß
auch die flecken- und streifenförmigen Reste wesentlich geringer sind und in
kürzerer Zeit den harten Charakter annehmen, den wir im Sinne fibröser Umwandlung deuten.

Mit dem Wachsen der Kavernen nimmt die Häufigkeit und Massigkeit
der Aspirationen zu. Es treten Aspirationen groben Kornes auf. Es ist sehr
wahrscheinlich, daß auch die kleinkörnige Aspiration nicht wahllos erfolgt,
sondern daß für sie die Besonderheiten des anatomischen Baues des Bronchialbaumes und die Mechanik der respiratorischen Luftströmungen einen lokalisatorischen Einfluß haben, wozu noch kommt, daß auch die Heranbringung
des infektiösen Materials noch nicht eine Herdbildung gewährleistet, daß vielmehr die örtlichen Eigentümlichkeiten des Gewebes im Hinblick auf Anfälligkeit oder Widerstandsfähigkeit die zweite Bedingung zur Herdentstehung bilden.

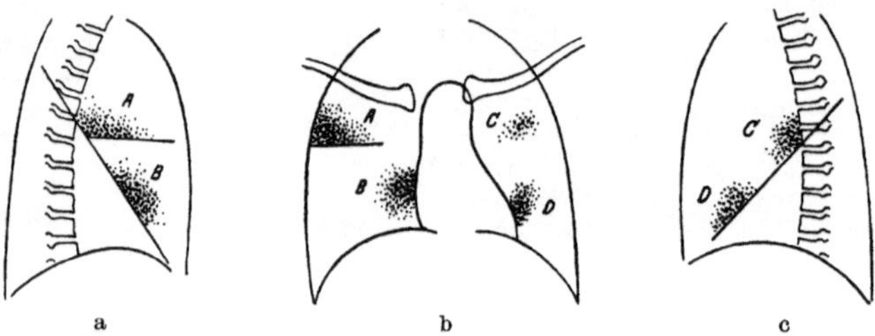

a   b   c

Abb. 209 a—c. Schematische Darstellung der bevorzugten Metastasenstellen.

Deutlicher sind diese Verhältnisse, wie ich zeigen konnte, bei den Aspirationsherden groben Kornes. Nach einer Remissionsperiode der geschilderten Art
von kürzerer oder längerer Dauer, nach einer Zeit, in der vielleicht einzelne
Knötchen da und dort neu aufgetreten sind, kommt es zu einem neuen Schub.
Die Meinung ist heute verlassen, daß die Phthise in zeitlicher und räumlicher
Kontinuität fortschreite. Die Auffassung von der räumlichen Kontinuität
fand Ausdruck in der Formulierung: die Phthise, die in der Spitze beginnt,
breitet sich fortschreitend basiswärts aus, ohne Rücksicht auf die Lappengrenzen. Wir sehen im Gegensatz dazu die Lappengrenzen vielfach als Stationen,
als Marksteine im Fortschreiten der Phthise.

Wenn aus dem Zerfallsherde größere Teile infektiösen Materiales oder wenn
wiederholt auf gleichem Wege solches Material verschleppt wird, Streuung
groben Korns, dann erfolgt mit der Verschleppung dieser Massen in kleinere
Bronchialzweige eine Aufsplitterung, eine Verteilung in die regionären Parenchymbezirke bis an die Lappenoberfläche. Um die neuen Ablagerungsstätten
entwickelt sich ein einheitlicher pneumonischer Herd. Wegen der offenbaren
Analogie zu ähnlichen Vorgängen im Gefäßsystem habe ich solche Herde bronchiale Infarkte genannt. AMEUILLE nennt sie den früheren Arbeiten SABOURINs
(1906) folgend Embolies bronchiques. Im Röntgenbild stellt sich ein solcher
Herd als pneumonische Verdichtung, als weich-flächige Verschattung an der
Lungen- oder Lappenoberfläche dar, im letzteren Falle mit scharf lappen-
mäßiger Begrenzung gegen das helle Areale des benachbarten Lappens. Nun
zeigt es sich, was schon bei der Schilderung der Streuung kleinen Kornes erwähnt worden ist, daß die Lokalisation der größeren Aspirationsherde nicht
wahllos ist. Bestimmte Stellen werden mit besonderer Vorliebe befallen. Diese
Stellen bevorzugter Metastasierung sind in den Skizzen 209 a, b und c für das

Sagittale und die queren Röntgenbilder wiedergegeben. Es sind rechts die Basis des Oberlappens mit Bevorzugung seines axillaren und dorsalen Teiles A, der dorsale mediale Teil des Mittellappens B, links der dorsale und mittlere Teil C und der basalste Teil, die Lingula des Oberlappens D (Abb. 210, 211). Seltener kommen typische Metastasen in den Spitzen der Unterlappen, ferner in ihrem ventralen, medialen Teil und andernorts vor. Es ergibt sich weiterhin, daß auf jeder Seite gewöhnlich zunächst die höhergelegene, später erst die tiefergelegene Stelle besetzt wird. Bei gekreuzter Aspiration wird im Gegensatz dazu auf der neu befallenen Seite wieder häufiger die tiefere Stelle bevorzugt. Ferner hat

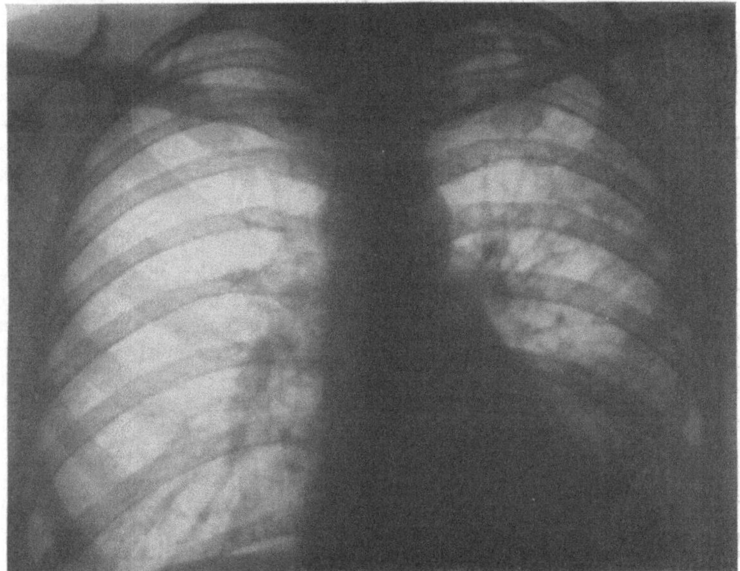

Abb. 210. Kavernöse Phthise im linken Oberlappen mit großem Aspirationsherd an die Basis des linken Oberlappens, in die Lingula.

sich gezeigt, daß rechtsseitige Prozesse eine größere Tendenz zu frühzeitiger Metastasierung nach links aufweisen, während linksseitige Prozesse häufiger längere Zeit sich zunächst einseitig ausbreiten. Es ist natürlich, daß sich solche Gesetzmäßigkeiten nur bei noch nicht weit vorgeschrittenen Fällen beobachten und verfolgen lassen. Bei weiterer Ausbreitung verwischen sich die Bilder.

Eine deutliche Ausnahme von der geschilderten Regel machen die größeren Aspirationen nach Blutungen. Diese sollen an dieser Stelle nicht nur gemäß ihrer Lokalisation, sondern auch in ihrem Verlaufe geschildert werden. Die von JAGODA systematisch angestellten Beobachtungen können wir durchaus bestätigen. Selbst bei schweren Blutungen mit Aspiration großer Blutmengen ohne Komplikation zeigt das Röntgenbild keinen abnormen Befund oder nur eine geringe, nicht eindeutig zu wertende Vermehrung der basalen Lungenzeichnung. Sie rührt von der Ausfüllung der Bronchien mit Blut her. Frühestens nach 48 Stunden kann man röntgenologisch das Auftreten einer Pneumonie nachweisen, die durch mit dem Blut verschleppte Keime hervorgerufen wird, aber nicht in jedem Falle auftreten muß. Es erscheinen dabei im Unterfeld, reichlicher in den medialen Anteilen zarte, weiche Flecken, die häufig bis zur Homogenität zusammenfließen. Diese Bilder können sichtbar sein, bevor die Pneumonie klinisch feststellbar ist. Durch Ausbreitung der Pneumonie kann der Schatten sich im folgenden noch ausdehen. Der Verlauf und die Lösung erfolgt in den meisten Fällen wie bei banalen Bronchopneumonien durch flächige oder fleckige Aufhellung bis zur Wiederkehr der normalen Lufthelligkeit. In Fällen, wo mit der Blutung Tuberkelbacillen verschleppt worden sind und sich die Tuberkulose im Aspirationsgebiet festsetzt, verzögert sich die Lösung. Es kann zur Entwicklung einer ausgedehnten käsigen Pneumonie kommen. Dieses Ereignis ist selten. Häufiger erfolgt nur eine umschriebene Verkäsung und unter Rückbildung eines guten Teiles der pneumonischen Verschattung wird eine Kaverne sichtbar. In anderen Fällen bleiben wieder nach Verschwinden des Flächenschattens harte Flecken übrig: acinös-nodöse Herde. Blutaspirationspneumonien sind fast ausnahmslos in den Unterlappen lokalisiert, besonders in deren mediodorsalem Teil. Manchmal werden auch die dorsalen Teile des Mittellappens rechts befallen.

Die geschilderten Gesetzmäßigkeiten in der Lokalisation der Aspirationsherde und die Tatsache überhaupt, daß sich Regelmäßigkeiten auffinden lassen, haben ihren Grund offenbar darin, daß der anatomische Bau der

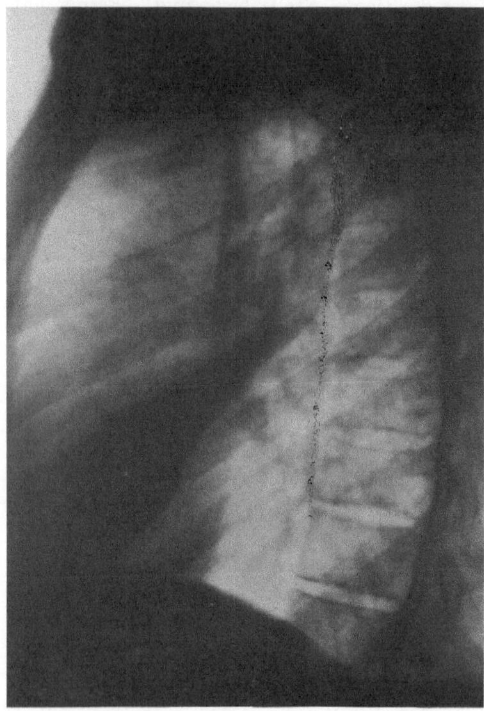

Abb. 211. Seitenbild (s. d.) vom selben Falle wie Abb. 210. Der große Aspirationsherd in der Lingula des linken Oberlappens ist gegen den Unterlappen durch den Lappenspalt scharf abgegrenzt. Die Grenze nach vorn oben ist durch einen Rippenschatten vorgetäuscht.

Lunge und die physiologischen Verhältnisse der Ventilationsmechanik trotz mancher individueller Unterschiede mit großer Gesetzmäßigkeit für homologe Lungenabschnitte verschiedener Menschen relativ gleiche Ventilationsbedingungen (Über- und Unterventilation, Stromverzweigungen, Wirbelbildungen) gewährleisten. Verständlich ist auch das andere Verhalten bei Hämoptoe. Dort wird das zähe, an den Wänden haftende tuberkulöse Sekret durch tiefe Inspirationen, besonders solche vor und nach Husten und Pressen peripheriewärts gebracht, bei der Hämoptoe fließt das flüssige Blut der Schwere folgend zutiefst nach hinten unten in den Unterlappen und verschleppt dabei virulentes Material. Diese Vorliebe der Hämoptoemetastasen für die Unterlappenbasis ist so groß, daß man bei einem umschriebenen Oberlappenprozeß aus einer gleichseitigen basalen Verdichtung mit großer Wahrscheinlichkeit auf eine frühere Hämoptoe schließen kann. Die Lokalisation einer Aspirationspneumonie ist wichtig und röntgenologisch leicht möglich, wenn bei nicht stillbaren Blutungen ein Pneumothorax angelegt werden soll. Bei beiderseitigen Prozessen gilt da die Regel, daß die Pneumonie stets auf der Seite der Blutung auftrete oder daß auf dieser Seite doch die Pneumonie ausgedehnter sei. Demgegenüber habe ich in einigen Fällen mit vollkommen einseitiger Oberlappentuberkulose eine gekreuzte Aspiration feststellen können, und zwar häufiger von rechts nach links als umgekehrt. Die Erklärung glaube ich in der Haltung oder Lage des Kranken

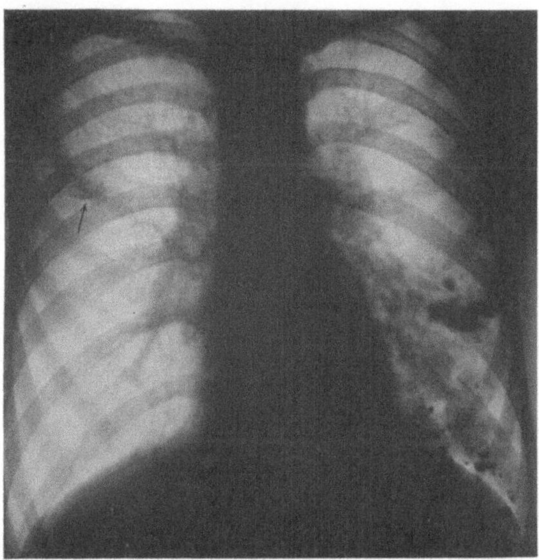

Abb. 212. „Jodipinhustenmetastase". Bronchographie links wegen großer Unterlappenbronchektasien. Die rechte Seite frei von Jodipin. Nach 3 Tagen an der Basis des rechten Oberlappens, an typischer Metastasenstelle, ein Jodöldepot.

zur Zeit der Blutung zu finden. Gewöhnlich wird am aufrechten oder schrägliegenden Kranken das Blut gleichseitig zur Basis fließen. Wenn aber ein Patient mit einem blutenden Herd rechts oben im Bette auf der linken Seite liegt, dann wird, wie uns auch die Erfahrungen der Bronchographie lehren, das Blut über die Bifurkation nach links abfließen.

Der Bronchographie, die wir in Übereinstimmung mit den Autoren bei der Lungentuberkulose im allgemeinen ablehnen, verdanken wir auch andere wertvolle Einblicke wohl noch nicht in die feinere Mechanik, so doch in die grobe Gesetzmäßigkeit der Aspiration. Wir haben da vor allem mit experimenteller Deutlichkeit gesehen, daß die intrabronchiale Ausbreitung flüssiger Massen weitgehend von der Schwerkraft unabhängig ist. Wir sehen mitunter, wie von einem basalen Jodöldepot in Bronchektasien durch einen Hustenstoß Inhalt in die feineren Bronchialäste des Oberlappens geworfen wird, und zwar nicht nur derselben Seite, sondern auch der anderen, und häufig kann man da wieder die Besetzung der oben als bevorzugt beschriebenen Metastasenstellen beobachten (Abb. 212, 213).

In eindruckvollster Weise wird die Ausbreitung nach oben bei Fällen beobachtet, deren phthisischer Erstherd im Unterlappen liegt. In einem oder in beiden der zunächst vollkommen freien Oberfelder treten neue Herde oder auch ausgedehnte Infiltrationen auf, über deren Herkunft von dem einen tiefergelegenen streuenden Herd kein Zweifel bestehen kann (POHL). Es ist nun verständlich, daß solche Fälle in einem späteren Zeitpunkt, wo manches indes verwischt worden ist, zur Autopsie gelangt, bei der unvollkommenen anatomischen Datierung verkannt worden sind und als apico-caudal fortschreitend aufgefaßt worden sind. Hier soll auch noch einmal des Umstandes gedacht

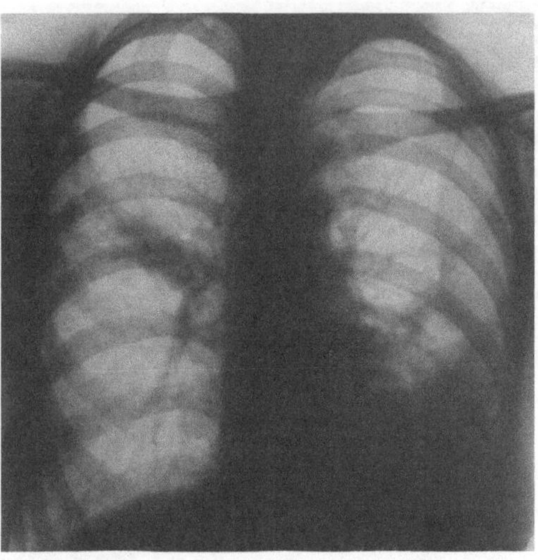

Abb. 213. Phthise-Metastase gemäß der Beobachtung von Abb. 212. Phthisis fibrocaseosa im linken Unterlappen mit Kaverne in dessen Spitze. Im Laufe der längeren Beobachtung tritt rechts an der Basis des Oberlappens eine frische Infiltration auf: typische Metastasenstelle.

werden, daß zunächst infraclavicular angeordnete Infiltrate späterhin Herde in den Spitzen setzen, die bestehen bleiben, während das Infiltrat sich weitgehend zurückbilden kann. Auch durch Schrumpfung der befallenen Lungenteile gegen die Spitze kann nachträglich der Eindruck hervorgerufen werden, daß der Prozeß von der Lungenspitze seinen Ausgang genommen hat (REDEKER).

Die Kenntnis der Vorgänge bei der Aspiration und die Kenntnis der bevorzugten Metastasenstellen hat praktische Bedeutung. Sie verpflichtet uns zunächst, ganz ähnlich wie bei der physikalischen, so auch bei der Röntgenuntersuchung gerade diese Stellen besonders genau zu untersuchen. Das ist von Wichtigkeit zur Beurteilung der Einseitigkeit eines Prozesses bei der Indikationsstellung zur Kollapstherapie. Das ist aber auch von Wichtigkeit bei der Verlaufsbeobachtung während dieser Therapie. Denn jede Herdbildung an einer dieser Stellen ist im höchsten Grade verdächtig durch Aspiration gesetzt worden zu sein. Sehen wir neben einem größeren Herd, an dem wir noch keine Kaverne erkennen können, eine solche bevorzugte Stelle befallen, dann schließen wir mit an Sicherheit grenzender Wahrscheinlichkeit, daß dieser Herd streut. Sehen wir bei einem künstlichen Pneumothorax auf der anderen Seite an typischer Stelle kleine Herde oder eine Infiltration auftreten, dann dürfen wir das nicht in herkömmlicher Weise mit Aktivierung bisher ruhender latenter Herde erklären, ein Vorgang übrigens, dessen Vorkommen mir bei der allgemein geübten Indikationsstellung nur sehr selten wahrscheinlich zu sein scheint. Es handelt sich vielmehr um eine Aspiration von der kranken Seite her. Auch Denk (was ich einer persönlichen Mitteilung verdanke) hält dieses Geschehen für das weitaus häufigere Vorkommen bei der Thorakoplastik. Es ist verständlich, daß die verschiedene Auffassung der Sachlage das therapeutische Handeln oft entscheidend beeinflussen wird. Verminderung des Kollapses zur Entlastung der gesunden Lunge, Verbesserung des Kollapses zur rascheren Ausschaltung des streuenden Herdes. Noch eine andere Beobachtung findet in den geschilderten Bedingungen der bronchogenen Ausbreitung ihre zwanglose Erklärung. An einer zunehmenden Zahl von Fällen können wir in den letzten Jahren beobachten, daß ein künstlicher Pneumothorax, angelegt trotz der Gegenwart eines typischen exsudativen, ja sogar kavernös zerfallenen Aspirationsherdes der Gegenseite, diesen Herd günstig beeinflußt und zur Heilung bringt. Der Pneumothorax stopt rasch die Streuung vom Hauptherd her, beeinflußt den Hauptherd günstig und der dadurch in seinem Kampf unterstützte Organismus bringt den Herd der Gegenseite zur Spontanheilung.

Mit oder ohne unser therapeutisches Eingreifen kann die Weiterentwicklung eines bronchialen Infarktes, einer größeren Aspirationsmetastase zweifacher Art sein: Rückbildung oder Weiterentwicklung und Zerfall. Bildmäßig laufen die Dinge ganz ebenso ab, wie es für die Entwicklung des phthisischen Frühherdes geschildert worden ist. Dies gilt mit der Einschränkung, daß die Rückbildung hier weniger oft und weniger vollkommen erfolgt, je weiter vorgeschritten der allgemeine Prozeß ist. Die aber doch zumeist wenigstens angebahnte Rückbildung mit teilweisem Verschwinden der pneumonischen Verdichtung und das gleichzeitige Hinzutreten von Streuungsherden kleinen Kornes haben zur Folge, daß die zunächst so eindrucksvollen Bilder sich verwischen und später ihre Entstehung als bronchiale Infarkte durch ihr bezeichnendes Röntgenbild als marginale Infiltrate nicht mehr erkennen lassen.

Neue Kavernen, neue Ausstreuungen führen schließlich dazu, daß nach und nach beide Lungen in solcher Weise ergriffen werden, daß aus dem Röntgenbild wohl die Ausdehnung des Prozesses, die Kavernen, die Art der Herde (exsudativ, produktiv, fibrös usw.) erkannt werden können, daß aber kaum mehr eine Analyse der Entwicklung durchgeführt werden kann. Stillstand und teilweise Rückbildung und Vernarbung sind noch bei vorgeschrittenen Fällen möglich und erhöhen noch mehr die Unübersichtlichkeit der Bilder.

Die röntgenologischen Unterscheidungsmerkmale der Phthisis fibrocaseosa einerseits und der Tuberculosis fibrosa densa und Phthisis ulcero-fibrosa andrerseits ergeben sich zwanglos aus ihren geschilderten Bildern. Die dem Generalisationskreise zugeordneten Formen, die Tuberculosis fibrosa densa und Phthisis ulcero-fibrosa sind gewöhnlich beiderseitig und beiderseits in annähernd gleichem Grade entwickelt. Sie erstrecken sich zumeist von der äußersten Lungenspitze abnehmend nach unten. Selten begegnet man bei ihnen ausgedehnteren pneumonischen Verdichtungen. Es überwiegen die kleinherdförmigen, produktiv-fibrösen Bildungen. Die Kavernen sind fast ausnahmslos Ringkavernen. Die bronchogene Phthise ist dagegen in ihrem Anfang und oft noch lange hin fast ausnahmslos einseitig. Die Spitze wird von ihr anfangs fast regelmäßig verschont. Sie ist weitgehend gekennzeichnet durch exsudative Prozesse, durch pneumonische Lappenrandinfiltrate. Abgesehen vom akuten Primärherd und den fast nur in der Kindheit vorkommenden infiltrativen Formen des Sekundärstadiums, ist ja die lobäre Begrenzung einer Verdichtung ein nahezu untrügliches Zeichen ihrer bronchogenen Entstehung. Diese

Unterschiede ermöglichen für die meisten noch nicht zu weit vorgeschrittenen
Fälle eine Einordnung in die eine oder andere Gruppe. Es soll indes nicht ver-
schwiegen werden, daß es immerhin noch eine erhebliche Zahl von Fällen gibt,
wo dies nicht oder nicht mit der wünschenswerten Sicherheit gelingt. Es steht
aber zu hoffen, daß, wenn erst einmal die anatomische Forschung beginnen
wird, sich mit diesem Gegenstand zu befassen, auch hier noch Fortschritte zu
erreichen sein werden.

Die klinische und auch röntgenologisch morphologische Sonderstellung einiger
Krankheitsbilder erfordert im Anschluß an die Schilderung der Bilder und des
Ablaufes der typischen Phthisis fibrocaseosa ihre besondere Besprechung.

Wenn bei der bronchogenen Phthise bei schon ausgebreiteterem Oberlappen-
herd ein Stillstand der Entwicklung eintritt und es zur Fibrose des Herdes

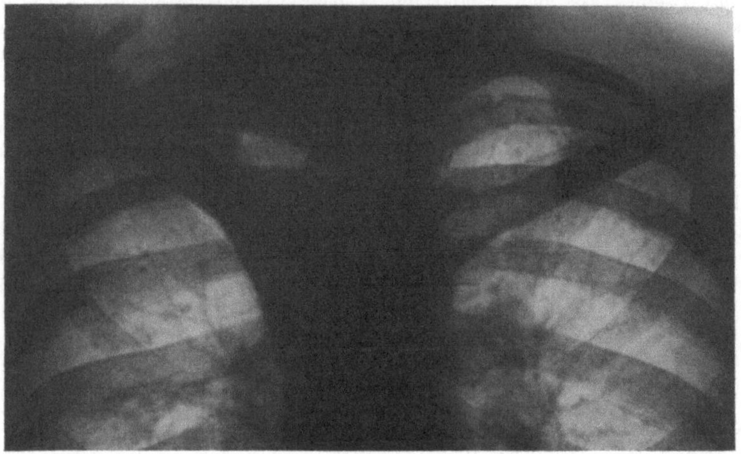

Abb. 214. Sekundär fibröse Phthise rechts oben. Dunkle Verschattung im rechten Oberfeld mit
Schrumpfung als Ausdruck der cirrhotischen Verdichtung im oberen dorsalen Teil des Oberlappens.

kommt, entsteht das Bild der *Phthisis fibrocaseosa secundaria fibrosa*. Hart-
streifig-flächige Verschattung eines Oberfeldes meist mit einer Kaverne, seltener
ohne eine solche; höhere Grade von Schrumpfung, an den Rippen, der Wirbelsäule und besonders an den Mediastinalorganen, Trachea und Oesophagus
deutlich erkennbar, sind ihre Merkmale. Bei beiderseitigen Veränderungen
in den Oberfeldern ist ohne Kenntnis der Vorgeschichte *bildmäßig* die Unterscheidung von einer Tuberculosis fibrosa densa (zum Kreise der hämatogenen
Formen gehörig) oft nicht möglich (Abb. 214).

Eine andere Dauerform ist die *Phthisis cavitaria stationaria*. Im Anschluß
an eine ausgedehnte Verkäsung meist eines Oberlappens kommt es zur vollkommenen Ausstoßung des tuberkulösen Materials, die Kaverne reinigt sich
und kann in einem Zustand relativer Heilung (s. allgemeiner Teil) lange Zeit
bestehen, ohne daß es zur Aussaat neuer Herde kommt. Diese Gleichgewichts-
lage ist aber labil und oft nicht von langer Dauer. Das Neuaufflammen des
Prozesses gibt sich im Röntgenbild durch eine Flüssigkeitsschicht in der Höhle
und durch das Erscheinen von neuen Herdbildungen kund (Abb. 215).

Eine klinisch wichtige Gruppe grenzt NEUMANN als *postpleuritische Formen*
ab, von der Erfahrung ausgehend, daß eine im Beginn der Krankheit auftretende

Pleuritis, besonders eine exsudative Pleuritis den gesamten Krankheitsverlauf
günstig beeinflußt. Die Reaktion der Pleura soll einen Einfluß auf den Immunitätszustand des Organismus haben. Die Bewegungseinschränkung des Zwerchfelles wirkt im Sinne einer Phrenicotomie. Daß überdies die Pleuritis und die
exsudative besonders fibrotische Prozesse in der Lunge anregt, ist von LINDBLOM
gezeigt worden. Diese prognostische Besonderheit postpleuritischer Fälle ist
klinisch bekannt. Daß aber die ausgesprochenen Fälle dieser Gruppe, die Fälle
von *Phthisis postpleuritica fibrocaseosa* auch ihr ganz charakteristisches Röntgenbild haben, scheint mir noch nie hervorgehoben worden zu sein.

Ein Bild sieht dem anderen fast gleich. Die eine Hälfte des Feldes ist ganz
dunkel, die andere hell. Auf den ersten Blick verrät sich eine hochgradige
einseitige Schrumpfung. Daran ist merkwürdig, daß die äußere Thoraxform

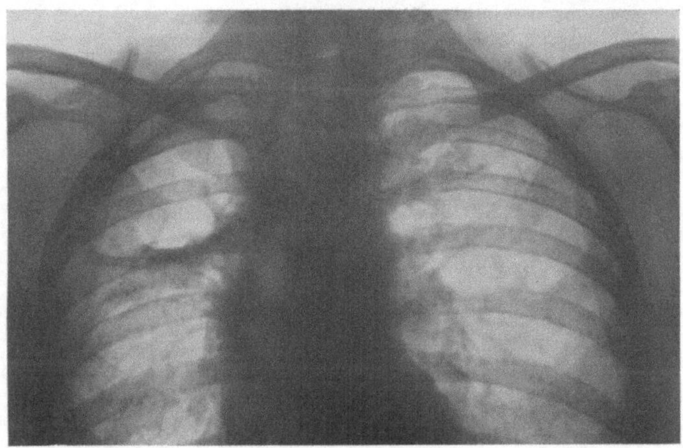

Abb. 215. Phthisis cavitaria stationaria. Der rechte Oberlappen fast vollständig durch eine große
Kaverne aufgezehrt. In deren Umgebung geringe hart streifig-strahlige Schatten. Die übrige
Lunge nahezu unverändert. Dieser Befund durch 6 Jahre unverändert.

in ihrer Symmetrie zumeist nur wenig oder gar nicht beeinträchtigt ist. Es ist
das Mediastinum, das dem Zug der Schrumpfung nachgegeben hat. Das Herz
ist weit in die kranke Seite verlagert, so daß es im Bilde neben der Wirbelsäule
liegt, diese gar nicht mehr deckt. Es ist manchmal bis zur Berührung mit
der axillaren Brustwand verzogen; dabei besteht oft auch eine gewisse Verlagerung nach dorsal. In gleichem Grade sind die großen Gefäße verlagert.
Bei Schrumpfung nach links erscheint der Aortenbogen umrahmt von Trachea
und linkem Hauptbronchus weit links als kreisrunder Schatten.

Die Trachea biegt meist nach der Seite aus und ist verbreitert; die Bifurkation liegt weit ab von der Mitte. Ebenso macht auch die Speiseröhre einen
großen Bogen nach der kranken Seite. Durch die Schrumpfung wird die Lunge
der gesunden Seite zur Raumbesetzung herangezogen, man sieht besonders
bei Schrumpfung links die andere helle Lunge über die Mittellinie mehr oder
minder weit als helles Kreissegment in mittlerer Höhe vor dem Herzen und der
Aorta nach der kranken Seite ragen. Eine einfach bogige Begrenzung des hellen
Feldes, im Seitenbild der durch das dorsale Abrücken von Herz und Gefäßen
freigewordene, von der gesunden Lunge besetzte breite Retrosternalraum sind
die Merkmale dieser *Überlappung,* die bildmäßig der Überblähung beim

Pneumothorax sehr nahe steht. Die Schrumpfung findet auch ihren Ausdruck im Hochstand und Stillstand des Zwerchfelles (Abb. 216).

Die Veränderungen an der Lunge selbst, es handelt sich um ausschließlich oder vorwiegend einseitige Prozesse, sind nicht minder aufdringlich. Das durch die Verlagerung des Mediastinums eingeengte Feld ist ganz dunkel. Was hell aufleuchtet, sind Kavernen. Oben gewöhnlich eine größere, darunter meist

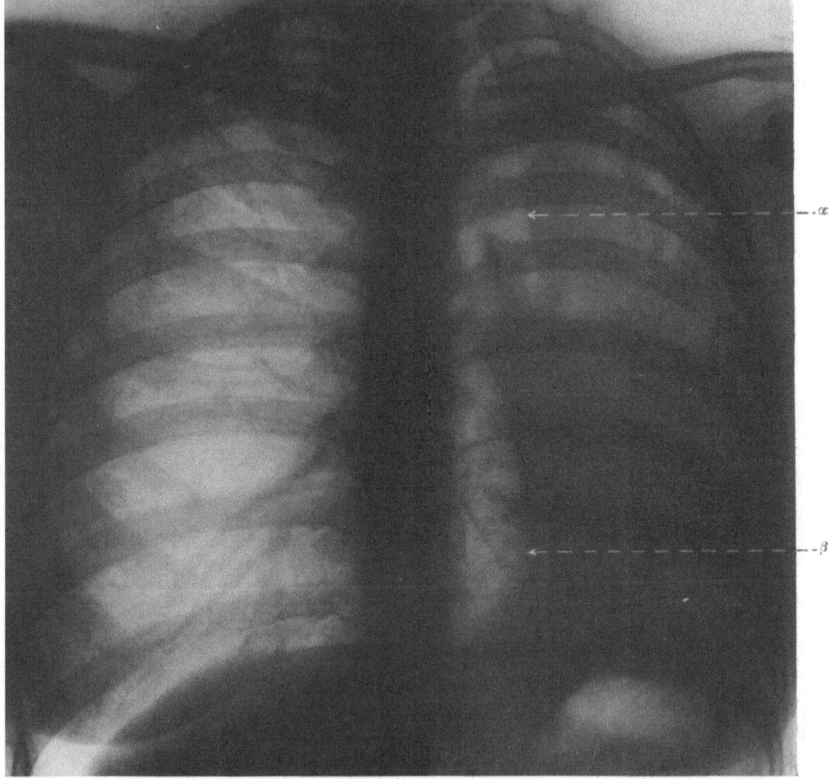

Abb. 216. Phthisis postpleuritica fibrocaseosa. Vor 12 Jahren exsudative Pleuritis links. Röntgenologisch: Hochgradige Schrumpfung links, vorzüglich auf Kosten des Mediastinums ohne gröbere Beeinträchtigung der äußeren Thoraxform und des Skeletes. Trachea, Aorta, Herz (auch Oesophagus) weit nach links verlagert. Das linke Zwerchfell steht hoch und still. Das linke Feld dunkel, fast homogen verschattet. Infraclavicular lateral einige kleine Aufhellungen: Restkavernen. Rechts frei. Pfeil α weist auf die Trachea. Links davon als runder Schatten abgebildet der sagittal eingestellte Arcus aortae. Pfeil β weist auf die linke Grenze der in den linken Halbthorax „überlappenden" rechten Lunge.

zahlreiche kleinere. In anderen Fällen sind drei oder vier gleich große Kavernen übereinander getürmt, von der Thoraxwand durch eine dicke Schwiele, Kavernenwand und verdickte Pleura getrennt. An ihrer Stelle findet man wieder in anderen Fällen eine große, fast schlauchförmige Kaverne, die von der Spitze bis fast zur Basis reicht. Es gibt Fälle dieser Art, in denen bildmäßig die Unterscheidung nicht gelingt, ob eine Kaverne oder eine alte luftgefüllte Empyemresthöhle vorliegt.

In manchen Fällen beobachtet man überdies innerhalb des im übrigen dunkeln Schattens kleine Aufhellungen, die dann zumeist zylindrischen Erweiterungen der Bronchien entsprechen.

Es ist schon erwähnt worden, daß diese postpleuritischen Prozesse gewöhnlich einseitig sind. Die ausgesprochenen Fälle dieser Art zeigen demgemäß das andere Lungenfeld in vermehrter Helligkeit. Es besteht hochgradiges Emphysem. Manchmal sind hier überhaupt keine pathologischen Schatten

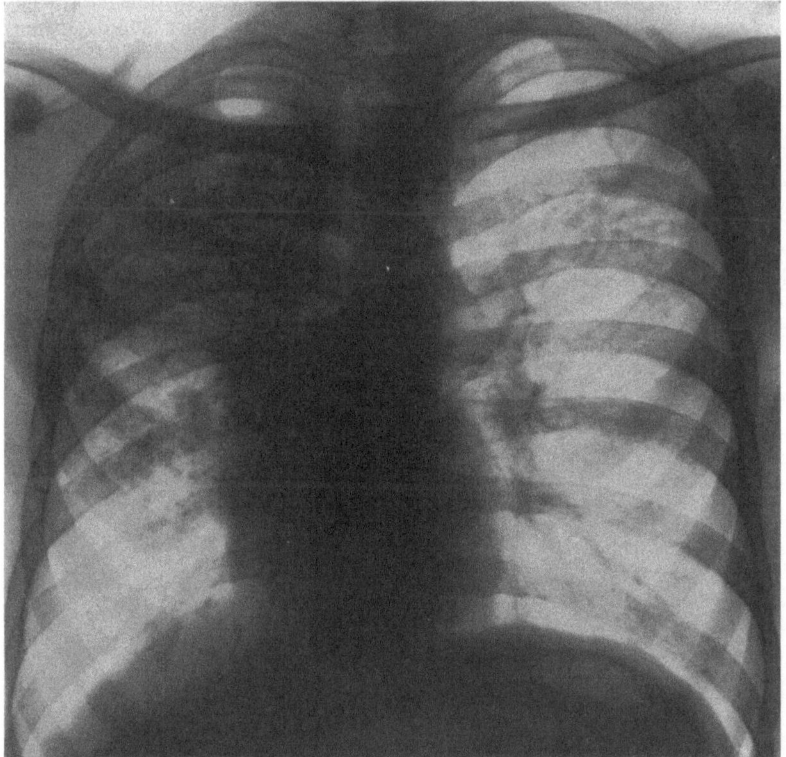

Abb. 217. Käsige Pneumonie. Dunkle flächige Verschattung des Oberlappenfeldes rechts mit (akuter) Schrumpfung. Kaverne in der Spitze, kleinere unregelmäßige Aufhellungen darunter. Weiche fleckige Schatten rechts in Mittelhöhe. Ebensolche Schatten mit dünnwandiger Ringkaverne links infraclavicular: Aspirationsmetastase. Am rechten Hilus weichteildichte Drüsentumoren. (Durch Obduktion bestätigt.)

erkennbar. Häufiger findet man über das ganze Feld mehr oder minder reichlich kleine, ganz harte Flecken ausgestreut. Es ist jedesmal von neuem überraschend, daß, von diesen geringen produktiven und fibrösen Veränderungen abgesehen, bei einem schweren kavernösen Prozeß der einen Seite die andere Lunge lange Jahre hindurch intakt bleiben kann, eine Tatsache, die zweifellos in eigentümlichen Immunitätsverhältnissen und in der von NEUMANN hervorgehobenen pleuritischen Fixation des Zwerchfelles begründet ist. Diese Fälle, in denen wegen ausgedehnter Pleuraverwachsungen ein künstlicher Pneumothorax unmöglich ist, eignen sich wegen ihrer Einseitigkeit und fibrösen Tendenz fast ausnahmslos für einengende Operationen.

2. Die käsige Pneumonie.

Käsige *lobulär*pneumonische Herde sind ein häufiges Vorkommen sowohl bei der schweren Säuglings- und Kindertuberkulose als auch bei der Phthisis ulcerofibrosa und der Phthisis fibrocaseosa der Erwachsenen. Besonders ausgeprägt findet man sie bei der sogenannten Pubertätsphthise.

Die *lobäre* käsige Pneumonie ist seltener. Sie entsteht durch die Ausdehnung eines Herdes oder durch Konfluenz zahlreicher, meist durch Aspiration gesetzter Herde zu Lappenumfang. Im Röntgenbild erscheint sie als pneumonische Verdichtung eines Lappens, ohne daß ihr die Verkäsung oder auch nur die tuberkulöse Ätiologie anzusehen wäre. Wenn eine solche Infiltration noch nicht den ganzen Lappen ergriffen hat und sich gegen den lufthaltigen Teil fleckig verliert, oder wenn sonstige Zeichen für Tuberkulose sprechen, läßt sich auch bildmäßig mit einiger Wahrscheinlichkeit auf Tuberkulose schließen.

Leichter und eindeutiger wird die Entscheidung, wenn schon Kavernen ausgebildet sind oder der Zerfall beginnt. Abb. 217 zeigt wenige Tage vor dem Tode eine käsige Pneumonie des rechten Oberlappens mit einer großen Kaverne und zahlreichen kleinen, unscharf begrenzten Aufhellungen, die fast den ganzen Lappen als morsch und zerfallend erkennen lassen.

Häufiger sieht man ausgedehnte Verkäsungen in den abhängigen Teilen durch massige Aspiration von höhergelegenen Herden her.

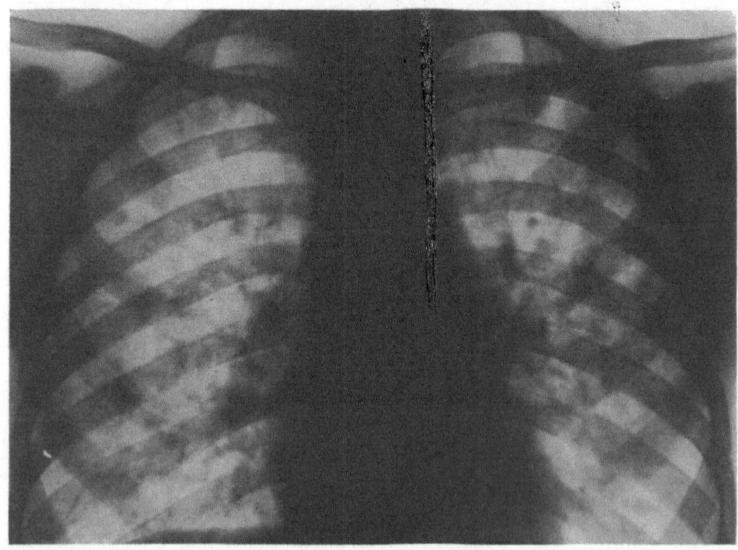

Abb. 218. Pubertätsphthise. 14 jähriger Knabe. Beiderseits reichlich weich-fleckige Verschattung. Vergrößerung der Hilusschatten.

IV. Pubertäts- und Altersphthise.

1. Die Pubertätsphthise.

Die Begriffsfassung der Pubertätsphthise ist umstritten. Röntgenologisch ist noch nicht versucht worden, das Bild gegen andere Formen der Tuberkulose abzugrenzen. Unter den von NEUMANN in Anlehung an die Umschreibung von BEITZKE als Pubertätsphthise klassifizierten Fällen finden wir röntgenologisch zwei Typen. Das eine Mal sind es über beide Lungenfelder allgemein ausgestreute, vielfach größere, zumeist weiche Flecken; zwischen diesen auch kleinere. Meist bestehen größere Verdichtungen in der Hilusgegend, wo man manchmal Drüsentumoren unterscheiden kann. Es handelt sich da um eine schwere Aussaat pneumonischer, rasch verkäsender Herde. Als galoppierende Schwindsucht führt der Prozeß rasch zum tödlichen Ende (Abb. 218).

Eine zweite Form, es sind die Fälle mit der nach dem auscultatorischen Befund eigentümlich im MOHRENHEIMschen Dreieck vorn gelegenen Kaverne, erscheint im Röntgenbilde als meist in einem Oberlappen lokalisierte Infiltration vom Typus der Phthisis fibrocaseosa. Eine eigentümliche Lokalisation der Kaverne konnte ich röntgenologisch bisher nicht feststellen. Hingegen findet man neben dieser die Eigenart bronchogener Prozesse mit lobärer Abgrenzung tragenden Infiltration Veränderungen in der anderen Spitze, die wir in Analogie zu unseren sonstigen Beobachtungen für hämatogen entstanden halten. Es sind das die von NEUMANN als chronische Pubertätstuberkulose bezeichneten Fälle im Gegensatz zur Phthisis caseosa des früheren Abschnittes.

2. Die sogenannte Altersphthise.

Vielfach bezeichnet man damit jede fortschreitende Tuberkulose bei alten Leuten. Damit würde jeder Grund für eine besondere Abgrenzung fortfallen. Tatsächlich begegnet man auch bei Greisen allen Formen der Lungentuberkulose, angefangen von der akuten Miliartuberkulose bis zur typischen organbeschränkten bronchogenen Phthise. Und doch gibt es ein Krankheitsbild, das sich auch röntgenologisch weitgehend eigentümlich darstellt. Ausgedehnte, oft nicht auf die Oberfelder beschränkte, vielfach die Mittel- und Unterfelder bevorzugende Verdichtungen, zum Teil cirrhotischer Art, zum Teil mit frischen exsudativen Herden, torpiden Kavernen in einer emphysematösen Lunge bilden sich röntgenologisch als vorwiegend harte, streifig-flächige Schatten in vermehrt hellem Lungenfeld ab. Spitzenschwielen, Kavernen mit Flüssigkeit (oft sekundär mischinfiziert) und Pleuraveränderungen ergänzen das Bild zum Typus der Phthisis ulcero-fibrosa. Die Gefahren solcher Kranker als Bacillenhuster für die Umgebung und die Bedeutung ihrer Erfassung durch das Röntgenbild, wo die physikalische Untersuchung wegen des Emphysems mit chronischer Bronchitis oft im Stiche läßt, ist bekannt.

V. Pleuritis.

Einer Schilderung des Röntgenbildes der Pleuritis muß vorausgeschickt werden, daß es bildmäßig nicht möglich ist, verschiedene Arten der Ergüsse voneinander zu unterscheiden und über die Ätiologie der Pleuritis unmittelbar etwas auszusagen. Damit ist gemeint, daß Ergüsse verschiedener Art, Transsudat, seröses, zellreiches, eitriges, chylöses Exsudat oder reine Blutergüsse physikalisch zu wenig verschieden sind, als daß sie gemäß verschiedener Transparenz eigentümliche Schatten lieferten. Das schließt natürlich nicht aus, daß man sehr oft auf Grund klinischer Überlegungen, aus Anamnese und allgemeinen, zum Teil auch röntgenologischen Feststellungen auf Art und Ursache einer Pleuritis schließen kann.

Das Bild des freien Pleuraergusses wird im allgemeinen in folgender Weise geschildert. Der untere Teil des Lungenfeldes, bei kleinen Ergüssen nur der untere äußere Teil, ist von einem dunklen, homogenen Flächenschatten besetzt. Dieser steigt axillar höher, seine obere Grenze ist mehr oder minder ausgeprägt konkav und unscharf. Durch dorso-ventrale und ventro-dorsale Durchleuchtung läßt sich oft feststellen, daß der Erguß dorsal höher steht. Ganz kleine Ergüsse sind meistens mittels der Durchleuchtung bei gleichzeitiger Drehung des Untersuchten im Phrenicocostalwinkel als ausfüllende Schatten zu erkennen und von Verwachsungen durch ihre Beweglichkeit und Umformung bei der Atmung zu unterscheiden. Große Ergüsse können das ganze Lungenfeld dunkel verschatten. Atypische Anordnung der Flüssigkeit kann die Diagnose des Ergusses und seine Unterscheidung von Lungenverdichtungen schwierig oder gar unmöglich machen. Sehr häufig findet man bei größerer Ergußmenge eine Verlagerung des Herzens nach der gesunden Seite, deren Grad indes kein Maß für die Flüssigkeitsmenge darstellt. Die wahre Anordnung von Pleuraergüssen und ihre Mechanik sind häufig erörtert worden. In Übereinstimmung mit älteren klinischen Vorstellungen wird das Röntgenbild im allgemeinen derart gedeutet, daß man annimmt, das axillare Höhertreten des Schattens entspreche einem tatsächlichen höheren Stand des Ergusses in dieser Gegend und sei der ELLIS-DAMOISEAUschen Kurve bei der perkussorischen Abgrenzung homolog. Die Unschärfe der oberen Begrenzung des Schattens wird allgemein mit der Atelektase der benachbarten Lunge erklärt. Richtige Wertung der Röntgenbefunde muß aber zu einer anderen Deutung führen, die geeignet ist, unsere Vorstellungen von der Anordnung der Pleuraergüsse in mancher Hinsicht der Wirklichkeit näher zu bringen. Wenn wir unter der vorläufig hypothetischen Annahme, daß der Erguß rundum in gleicher Höhe steht und sich nach oben keilförmig verjüngt, ihn erstarrt denken und aus dem Brustkorb herausnehmen, dann läßt sich an einem solchen Modellkörper leicht zeigen, daß die senkrecht getroffenen ventralen und dorsalen Anteile in ihrem oberen Bereiche so dünn sind, daß sie keinen merklichen Schatten werfen; dort, wo er tangential getroffen wird, also im axillaren Bezirk, wird er von den sagittal streichenden Röntgenstrahlen auch in seinem oberen Bereich auf einem genügend großen Stück Weges durchsetzt, so daß dieser Teil in seiner wahren Höhe abgebildet wird. Es entsteht ein Schatten, der dem bekannten Ergußschatten gleicht. Bei querer Durchleuchtung werden der ventrale und dorsale Bezirk tangential durchsetzt, also in wahrer Höhe abgebildet, während nun der axillare Teil nur von seiner tieferen, genügend mächtigen Partie einen deutlichen Schatten wirft. Es entsteht ein Bild, das mit seinen beiden Spitzen einer Mitra ähnelt. Tatsächlich zeigt die frontale Durchleuchtung von Kranken mit frischem freiem Erguß diese Anordnung und Form des Schattenbildes. Allerdings ist der Erguß dorsal meist in mächtigerer Schicht als ventral angeordnet. Diese Überlegung erklärt auch auf einfache Weise die Unschärfe des oberen Randes des Exsudatschattens, ohne daß man genötigt wäre, zu der in ihrer Wirkung sehr fragwürdigen Atelektase seine Zuflucht zu nehmen, fragwürdig deshalb, weil wir einerseits ganz kleine Ergüsse mit unscharfer Begrenzung und andererseits große abgesackte Ergüsse oder Tumoren mit scharfer Begrenzung beobachten können. Der axillare Höherstand und die unscharfe obere Begrenzung müssen also unter eingehender Berücksichtigung der physikalisch-optischen Bedingungen vorwiegend als Ausdruck der Dickenabnahme des Ergusses nach oben und der Krümmung des Ergußmantels angesehen werden. Versuche mit schwimmendem Jodipin, die ich gemeinsam mit SANDERA ausgeführt habe, haben weitgehend die dargelegte Auffassung von der Anordnung freier Pleuraergüsse bestätigt. Sie haben ferner auch gezeigt, daß freie Ergüsse von nur einigermaßen erheblicher Größe zumeist in dünnem Mantel die ganze Lunge bis zur Spitze umkleiden. Dieser bisher kaum beachtete Umstand gibt eine natürliche Erklärung für die längst bekannte Tatsache, daß man bei Pleuraergüssen häufig bei der Perkussion eine Spitzendämpfung und im Röntgenbild eine Spitzenverschleierung feststellen kann.

Die allgemein dafür vorgebrachte Erklärung, daß diese Verschleierung durch eine lokale Atelektase der Lungenspitze hervorgerufen werde, ist sehr unbefriedigend. Der in den meisten Fällen feststellbare, die Spitze umgreifende Ergußmantel klärt die Verhältnisse in zufriedenstellender Weise auf.

Fast allgemein galt bis vor kurzem die Lehre, daß Transsudate bei Lagewechsel des Untersuchten verschieblich seien, Exsudate nicht. Wohl finden sich hie und da, z. B. bei SAHLI, Bemerkungen, daß auch gelegentlich ein Exsudat bei Lagewechsel verschieblich sei. Aber allgemein galt die angeführte Unterscheidung als ein wertvolles differentialdiagnostisches Merkmal. LENK — und seine Untersuchungen wurden durch POLGÁR bestätigt und erweitert — zeigte, daß freie Ergüsse verschiedener Ätiologie bei Lagewechsel des Kranken weitgehend dem Gesetze der Schwere folgen und daß es vermöge dieser Verschiebung oft gelingt, auch ohne Ablassen des Ergusses oder Anlegung eines Pneumothorax sonst durch den Erguß verdeckte Lungenteile durch Lagewechsel zur Darstellung zu bringen. Auch bei der Atmung finden wir eine ausgiebige Verschiebung der Flüssigkeit. Der größere Fibringehalt führt bei Exsudaten häufig schon frühzeitig durch Verklebung und spätere Verwachsung zu einer Fixierung, der Erguß wird in seiner Lage festgelegt. Das Röntgenbild ändert sich dabei häufig in dem Sinne, daß die Begrenzung schärfer und der axillare Anstieg steiler wird. Soviel ich sehe, haben wir für diesen Zustand keinen Namen. Denn unter abgesackter Pleuritis verstehen wir doch im allgemeinen einen örtlich beschränkten Erguß. Französische Autoren unterscheiden von der Pleuresie encystée die Pleuresie cloisonnée. Ich möchte diesen Zustand „fixierten allgemeinen Erguß" nennen.

Dieser Befund führt uns über zur abgesackten Pleuritis. In jedem Teil der Pleuraspalte kann es zur Absackung kommen. Es können mehrere Säcke vorhanden sein und eine solche Feststellung kann bekannterweise wegen der möglichen Verschiedenheit der Art der eingeschlossenen Flüssigkeit klinische Bedeutung haben. Der wandständig abgesackte Erguß liefert, wenn er axillar angeordnet ist, einfach deutbare Bilder, die allgemein bekannt sind. Mit breiter Basis sitzt der dunkle Schatten der Brustwand auf und ist gegen die helle Lunge scharf bogig begrenzt. Ein solcher Ergußsack kann verschieden groß und verschieden prall gefüllt sein; er kann in einen Lappenspalt reichen. Häufig entwickeln sich solche abgesackte Ergüsse als Rest nach einem Pneumothorax. Schwieriger kann die Erkennung bei solchen Absackungen werden, die der vorderen oder hinteren Brustwand anliegen. Sie erscheinen im Vorderbild als flächige, meist unscharf begrenzte Schatten, die leicht für Lungenverdichtungen gehalten werden können. Die Untersuchung in verschiedenen Richtungen läßt diesen Irrtum vermeiden. In frontaler Durchsicht sind die Schatten deutlich als wandständige Bildungen zu erkennen. Differentialdiagnostisch machen besonders primäre und metastatische Geschwülste der Pleura, der Fascie und der übrigen Weichteile und der Rippen Schwierigkeiten. Sie sind als solche zu erkennen, wenn sie extrem halbkugelig lungenwärts vorragen oder polycyclisch begrenzt sind, oder wenn an den Rippen eine entsprechende Zerstörung nachweisbar ist. Verschiedene Prozesse der Brustwand, besonders Osteomyelitis und Tuberkulose der Rippen und Wirbelsäule führen zu Abszeßbildungen, die bildmäßig durchaus abgesackten Pleuraergüssen gleichen können. Röntgenologisch läßt sich eben nicht feststellen, ob ein solcher Flüssigkeitssack nur von der Pleura pulmonalis oder etwa auch von der Fascie bekleidet ist. Zerstörungsherde an den Knochen der Nachbarschaft können die richtige Deutung als „Peripleuritis" ermöglichen.

Besondere Beachtung verdienen bestimmte Formen der Absackung. Rein mediastinale Ergüsse können sehr schwer von mediastinalen Geschwülsten unterschieden werden. Basale costomediastinale Ergüsse (HERRNHEISER) geben Anlaß zur Verwechslung mit Unterlappenverdichtungen, worauf BRIEGER hingewiesen hat. Große diagnostische Schwierigkeiten können auch rein diaphragmale Ergüsse wegen ihrer Abgrenzung von subphrenischen Prozessen machen. Die Mannigfaltigkeit interlobärer Ergüsse kann in diesem Rahmen nicht erschöpfend geschildert werden. Als Grundlage ihrer Diagnose hat zu gelten, daß band- oder spindelförmige Schatten in der Gegend und Verlaufsrichtung der Lappenspalten, sofern sie beiderseits scharf begrenzt sind, im allgemeinen als Abbildung interlobärer Ergüsse anzusehen sind. Differentialdiagnostisch ergeben sich Schwierigkeiten besonders bei Kindern, wo ein pneumonisch verdichteter schmaler Mittellappen von einem Erguß zwischen Mittel- und Unterlappen oft nicht zu unterscheiden ist[1].

Die trockene Pleuritis und die Pleuraverdickung oder Schwarte geben vielfach ähnliche Bilder und können daher gemeinsam besprochen werden. Besondere Aufmerksamkeit verdienen die Verhältnisse an der Spitzenpleura. Von ASSMANN ist die Bedeutung des Begleitschattens der zweiten Rippe durch anatomische Untersuchungen dahin gedeutet worden, daß der untere Rand dieses Schattens die obere Grenze der Lunge darstellt. Diese Begleitschatten gelten als normal. Die Beobachtung von Verkalkung der Pleura an dieser Stelle bei regelmäßigem Verlauf des Begleitschattens zeigen uns aber, daß der regelmäßige Verlauf keineswegs Veränderungen der Pleura ausschließt. Von größerer Bedeutung sind diagnostisch Unregelmäßigkeiten des Begleitschattens oder grobe Asymmetrie, die mit Sicherheit auf eine schwartige Verdickung oft mit cirrhotischen Veränderungen des darunterliegenden Lungenparenchyms, Spitzenschwielen, hinweisen. Die Feststellung derartiger Veränderungen und ihre Abgrenzung von anderen „Spitzenprozessen" haben in der jüngsten Zeit besonders große Bedeutung erlangt, seit wahrscheinlich gemacht worden ist, daß sie nicht den Anfang der Phthise schlechthin darstellen.

Die Tatsache, daß kleine Ergußmengen häufig in ganz dünnem Mantel, gewissermaßen in Schwebe gehalten, wandständig hoch hinaufreichen und als wandständiger Begleitschatten sichtbar werden, war in der Kinderheilkunde seit RACH und REYER bekannt. Ich konnte zeigen, daß auch beim Erwachsenen diese Anordnung sehr häufig angetroffen wird. Und während früher Pleuraverdickungen erst bei ganz erheblicher Dicke röntgenologisch erkennbar waren, stellen wir jetzt auch zarteste Veränderungen als lamelläre Pleuritis fest. Die Unterscheidung, ob Exsudat oder Pleuraverdickung, gelingt nur in wenigen Fällen, am besten mittels Durchleuchtung durch respiratorische Breitenschwankung des Schattenbandes.

In einzelnen Fällen von Hydropneumothorax kann man, wie ich zuerst mitgeteilt habe, einen freibeweglichen kugeligen Fibrinkörper nachweisen, eine Beobachtung, die seither mehrfach gemacht und in ihrer Deutung anatomisch bestätigt worden ist (Abb. 219).

Kalkablagerungen in der Pleura, meist nach Empyemen sind röntgenologisch deutlich erkennbar. Beachtenswert erscheint mir, worauf meines Wissens noch nicht hingewiesen worden ist, daß der Kalk immer schalenförmig und zwar an der lungenseitigen Grenzschicht der oft dicken Schwarte angeordnet ist, was offenbar auf kolloid-chemische und Gaswechsel-Eigentümlichkeiten dieser Grenzschicht beruht. Kalkschwarten nach Blutergüssen zeigen meist ein eigentümliches körniges Gefüge.

---

[1] Siehe FLEISCHNER: Das Röntgenbild der interlobären Pleuritis. Erg. med. Strahlenforschg. **2**, 197; 1926.

Von praktischer Bedeutung ist die an den Röntgenologen oft gerichtete Frage, ob und in welchem Ausmaße Pleuraverwachsungen bestehen. Darüber habe ich andernorts ausführlich berichtet und will hier nur eine Zusammenstellung der beweisenden und der irrtümlich dafür gehaltenen Symptome anführen.

Im positiven Sinne der Freiheit des costalen Pleuraspaltes kann nur die Beobachtung der respiratorischen Verschiebung der Lunge entlang der Thoraxwand gewertet werden. Wenn etwa durch einen Kalkherd nahe der Lungenoberfläche ein Lungenbezirk sicher ins Auge gefaßt werden kann, gelingt diese Feststellung. Daß die Anwesenheit von fremder Masse, Flüssigkeit oder Luft, im Pleuraspalt, seine Freiheit beweist, bedarf natürlich keiner Beweisführung. Im übrigen sind wir auf mehr oder minder beweiskräftige Zeichen von Pleuraveränderungen angewiesen, auf ihre Anwesenheit oder auf ihr Fehlen.

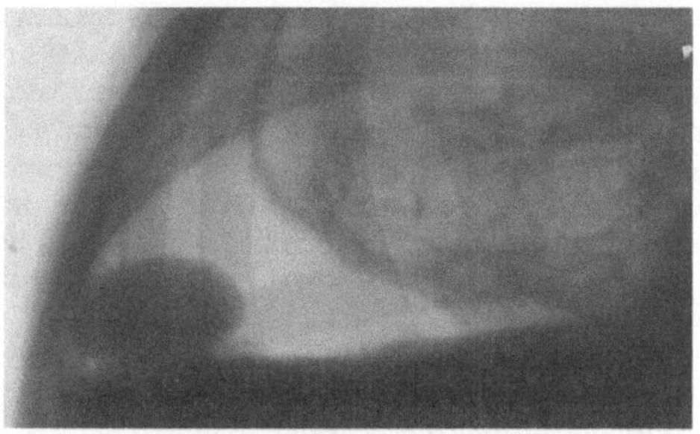

Abb. 219. Freier Fibrinkörper im Pleuraraum bei Fluidopneumothorax. Bildausschnitt rechts unten. Der Patient ist nach links geneigt. Der Fibrinkörper ragt über die Flüssigkeit. Bei stärkerer Neigung des Kranken rollt der Fibrinkörper nach medial.

Die bekannten Zwerchfellzipfel und -zelte sind der Ausdruck einer lokalen, radialen Schrumpfung. Sie sind kein unmittelbares Zeichen einer lokalen Verwachsung der diaphragmalen Pleura. Solche Verwachsungen kommen dabei aber oft vor. Beweisender sind grobe Unregelmäßigkeiten und mehr noch Unschärfe des Zwerchfellkonturs. Breite Verödung des Sinus phrenico-costalis ist einfach unmittelbar zu erkennen. Bewegungseinschränkungen des Zwerchfelles haben nur bedingten diagnostischen Wert für die Frage von Adhäsionen. Andererseits können Form und Bewegung des Zwerchfells bei totaler Synechie normal sein.

Wichtiger für die Voraussage beim künstlichen Pneumothorax ist die Beurteilung der costalen Pleura. Vielfach werden Schrumpfungserscheinungen, vor allem solche mit Verlagerung des Mediastinums, als für Verwachsung beweisend angesehen. Sie sind es in keiner Weise. Aus schrumpfenden Lungenprozessen kann nur auf Grund anatomischer Erfahrung mit einiger Wahrscheinlichkeit geschlossen werden, daß begleitende pleuritische Prozesse zu einer Verwachsung geführt haben könnten, ohne daß diese Überlegung im einzelnen Fall zutreffen muß.

Der Nachweis einer Verdickung der wandständigen Pleura (als lamelläre Pleuritis) spricht auch nur mit Wahrscheinlichkeit für Verwachsung beider Blätter, da auch eine Pleuraschwarte ohne Verwachsung vorkommen kann. Seit Jahren hat sich mir das zuerst von BERNOU angegebene Verfahren der Prüfung auf respiratorische Erweiterung der Intercostalräume bewährt. Ist die inspiratorische Erweiterung der unteren Intercostalräume wesentlich vermindert oder aufgehoben, so spricht das, sofern man einige störende Umstände ausschließen kann, für starre Verwachsung der Pleurablätter an dieser Stelle.

VI. Der Pneumothorax.

Nur einige für die Röntgendiagnose wichtige Tatsachen können hier angeführt werden. Wir beachten die Art der Ablösung und den Grad des Kollapses der Lunge.

Der Pneumothorax erscheint im allgemeinen als ein helleres, von Lungenzeichnung freies Feld. Bei Untersuchung in verschiedenen Richtungen ergibt sich, daß er die Lunge mantelförmig umgibt. Beide eben genannte Merkmale erfordern Einschränkungen. Wenn die Lunge nicht verdichtet und nicht wesentlich kollabiert ist, besteht kein absoluter Helligkeitsunterschied zwischen Lungenfeld und Pneumothoraxfeld. Die durch eine Verdickung der pulmonalen Pleura geschaffene Grenzlinie bildet bei der Durchleuchtung und auf dem Bild ein gutes Hilfsmittel zur Erkennung. Bei der Durchleuchtung ist es ratsam, wenn der Luftspalt nur schmal ist, maximal exspirieren zu lassen. Dabei kollabiert die Lunge besser, wird durch Luftverarmung dunkler, der Kontrast zum Pneumothorax, der gleichzeitig breiter wird, dadurch besser. Es kann sogar vorkommen, daß das Lungenfeld heller erscheint als das Pneumothoraxfeld. Das kommt dann zustande, wenn die Lunge lokal, meist dorsal paravertebral frühzeitig mit der costalen Pleura verwachsen ist, solange diese noch zart war, und wenn später die freie Pleura durch Fibrinauflagerung oder Fibrose verdickt ist. In ähnlicher Weise kommen auch gelegentlich dünnere Fenster in der im übrigen verdickten costalen Pleura vor. Breite segelförmige Anheftung eines Lungenzipfels kann bewirken, daß in irgendeiner Projektionsrichtung sich überall Lungenzeichnung auf das Pneumothoraxfeld abbildet. Zur Auflösung solcher Bilder ist die Durchleuchtung mit Drehung des Kranken unbedingt erforderlich, wie sie allgemein allein einen genügenden Einblick in Anordnung und Ausdehnung eines Pneumothorax ermöglicht.

Beachtung verdient der paramediastinal als helles Band angeordnete Pneumothorax. Dies weniger wegen des meist nur unwesentlichen mechanischen Effektes auf die Lunge von medial her, sondern deshalb, weil er fast nur in solchen Fällen beobachtet wird, in denen die Ablösung der Lunge von der Thoraxwand durch Adhäsionen unvollkommen gelingt. Es kommen indes auch Fälle dieser Art vor, wo der von medial und basal wirksame Pneumothorax einen therapeutisch erfolgreichen Kollaps gewährleistet.

Den paramediastinalen Pneumothorax erkennt man auch an einer eigentümlichen Herzpulsation. Sie ist auf der Seite des Pneumothorax ausgreifender; ich habe sie als wühlend oder schleudernd beschrieben. Sie kommt durch den Wegfall der mechanischen Dämpfung durch die normalerweise anliegende Lunge zustande. Sie darf nicht verwechselt werden mit der respiratorischen Pendelbewegung des Herzens und übrigen Mediastinums, die sich ganz ebenso darbietet, wie bei der einseitigen Bronchostenose (HOLZKNECHT und JACOBSOHN) und auch in gleicher Weise zu erklären ist. Die dauernde Verlagerung des Mediastinums nach der „gesunden" Seite erklärt sich nicht nur durch Druck des Pneumothorax, sondern ebenso durch Zug der „gesunden" Lunge. Sie wird auch beobachtet bei Unterdruck im Pneumothorax. In gleicher Weise ist auch die bekannte Erscheinung der „Überblähung des Mediastinums" nicht etwa stets Ausdruck von Überdruck im Pneumothorax. Es gibt zwei schwache Stellen im Mediastinum, vorn retrosternal vor den großen Gefäßen und dorsal basal vor der Aorta. Die Überblähung bei Pneumothorax kann man besonders deutlich an der vorderen Stelle, recht häufig in geringen Graden, seltener in höheren Graden beobachten. Der Pneumothorax wölbt sich hier, begrenzt nur von der zarten Doppelmembran der beiden mediastinalen Pleurablätter, als helle Zone in die andere Thoraxhälfte vor. Dabei sind Herz und Gefäße von der Thoraxwand nach dorsal abgedrängt.

Die besonderen elastischen Verhältnisse an der infiltrierten und an der nicht verdichteten Lunge bewirken den selektiven Kollaps, womit die Erscheinung bezeichnet worden ist, daß sehr oft bei einem Pneumothorax, in dem kein hoher Überdruck besteht, der infiltrierte Lungenlappen besser kollabiert ist als der nicht verdichtete, daß also die Luftblase sich am breitesten und gewissermaßen selektiv über die erkrankte Lungenpartie legt. Beachtung verdient, daß auch an der inspiratorischen Weitung und dem exspiratorischen Kollaps die lufthaltigen Teile der Kollapslunge in weit höherem Maße teilnehmen als die verdichteten. Respiratorische Bewegungen an der Pneumothoraxlunge und am Mediastinum werden naturgemäß nur beim geschlossenen und Ventilpneumothorax beobachtet. Ihr Vorhandensein oder Fehlen können daher bei der Frage: offener oder geschlossener Pneumothorax differentialdiagnostisch gewertet werden.

Sehr oft führt im Verlaufe einer Pneumothoraxbehandlung eine trockene oder exsudative Pleuritis zur Verdickung und Versteifung der pulmonalen und costalen Pleura. Die etwa nur partielle Pneumothoraxhöhle kann eine starre Kapsel werden. Bei der Nachfüllung gibt es keine Druckschwankung, man glaubt, den Pneumothoraxraum nicht zu finden; die Durchleuchtung zeigt aber, daß die Nadel mitten darin ist. Die Starre der Wände verhindert respiratorische Druckschwankungen.

Flächenhafte und umschriebene Pleuraverwachsungen verhindern eine vollkommene Ablösung. Bei flächenhafter Verwachsung sieht man die Lunge breit der Wand anliegen. Man kann diesen Zustand meist leicht von der Anlagerung der im Pneumothorax wegen Luftmangels ausgedehnten Lunge unterscheiden. Bei tiefem Exspirium erfolgt bei nur angelegter Lunge genügender Kollaps oder es gelingt bei Lagewechsel, wo die Lunge wieder die tiefsten Stellen einnimmt, sie in dem aufzuklärenden Gebiet von der Wand zu trennen. Bei Überdruck im Pneumothorax zeigt überdies die Übergangsstelle von anliegender zu abgelöster Lunge, glatte Kurve oder Knickung der Grenzlinie, schon einfach bildmäßig, ob die Lunge nur anliegt oder angewachsen ist.

Umschriebene Anwachsungen können breite Segel oder Zipfel sein, wie man sie besonders oft an der Spitze findet, oder derbere oder zartere Stränge. Sie verhindern oft einen dem therapeutischen Ziel gemäßen Kollaps. Wenn zu ihrer Lösung geschritten wird — Durchbrennung nach JACOBÄUS —, dann ist ihre genaue Ermittlung von Bedeutung. Dabei ist zu beachten, daß wir mittels Durchleuchtung, aber auch mittels der Aufnahme zarte Stränge oft nicht darstellen können. Wir können nicht erkennen, ob Stränge Blutgefäße führen, ob sie Lungengewebe enthalten, was für die chirurgische Indikation wichtig zu wissen wäre. Breite Stränge, die mit einem breiten Fuß der Lunge aufsitzen, enthalten gewöhnlich Lungenparenchym. Öfters sieht man einen Strang gerade von der Wand einer Kaverne abgehen, die winkelig gegen den Strang entrundet ist. Dann ist es sehr wahrscheinlich, daß sich die Kaverne in den Anfangsteil des Stranges fortsetzt, daß dieser tunneliert ist. Für die Technik der Stranglösung ist die Lokalisation von Bedeutung. Wir können mittels der Durchleuchtung ganz genau den wandständigen Fußpunkt des Stranges, seine Verlaufsrichtung, Länge und Dicke ermitteln.

Wandständig abgesackte Pneumothoraxblasen sind gewöhnlich leicht zu erkennen. Wenn sie ventral oder dorsal liegen, müssen sie in geeigneter Stellung

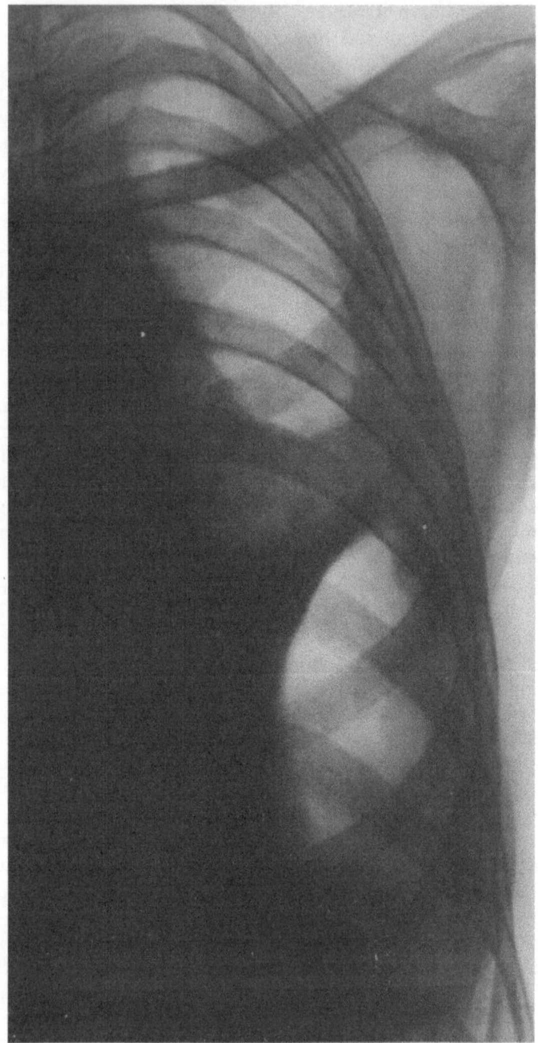

Abb. 220. Zur Differentialdiagnose von Kaverne und Pneumothorax. Oben eine wandnahe ovale, durchaus regelmäßig gerundete Kaverne. Unten eine abgesackte Restpneumothoraxhöhle mit dicker wandständiger Schwarte und einem Winkel oben und unten.

aufgesucht werden. Mitunter ist aber ihre Unterscheidung von intrapulmonalen Höhlen schwierig. Als wesentliches Merkmal gilt, daß der Pneumothorax mit breiter Basis der Wand anliegt und daß seine weitere Grenze sich spitzwinkelig von der Wand entfernt. Eine große wandständige Kaverne zeigt im Gegensatz dazu ihre ebenmäßig runde, kreisrunde oder ovale Figur (Abb. 220). Es gibt aber seltene Fälle von alten Empyemresthöhlen, die von Kavernen nicht zu unterscheiden sind. Daß überdies bei multiplen Verwachsungen, besonders in der Spitzengegend, Pneumothoraxtaschen von Kavernen oft nicht sicher unter-

schieden werden können, ist schon bei der Besprechung der Kavernen-diagnostik angeführt worden (siehe Abb. 183).

Flüssigkeit im Pneumothorax bildet stets einen wagrechten Spiegel; bei größeren Ergüssen kann man Wellenschlag sehen. Kleine Ergüsse, Randexsudate treten in sehr vielen Fällen von künstlichem Pneumo-thorax auf. Oft sieht man mehrere Flüssigkeitsspiegel, wenn sich das Exsudat in verschiedenen Pleura-taschen fängt. Diese stehen gewöhn-lich miteinander irgendwie in Ver-bindung. Man kann sie durch Lage-wechsel manchmal gegeneinander ausschütten. Manchmal sieht man innerhalb des homogenen Schattens eines großen Pneumothoraxergusses kreisrunde, unten horizontal be-grenzte Aufhellungen, die wie Ka-vernen erscheinen. Sie entstehen nach der Mechanik der Taucher-glocke. Ebenso wie muldenförmig aus-gespannte Pleurasegel und Lungen-zipfel Behältnisse für Exsudatan-sammlungen liefern, können kuppel-förmige Bildungen Luft abfangen, die bei Lagewechsel, beim Aufrichten nicht entweichen kann und dann solche Bilder liefert. Bei einem Pneumothorax mit großem Erguß hat KIENBÖCK zuerst die Erschei-nung der paradoxen Zwerchfell-bewegung beobachtet. Er konnte sie damals auf die durch das Ge-wicht des Exsudates bewirkte Durch-wölbung des Zwerchfells zurück-führen. Diese Bewegungserscheinung kommt auch beim trockenen Pneumo-

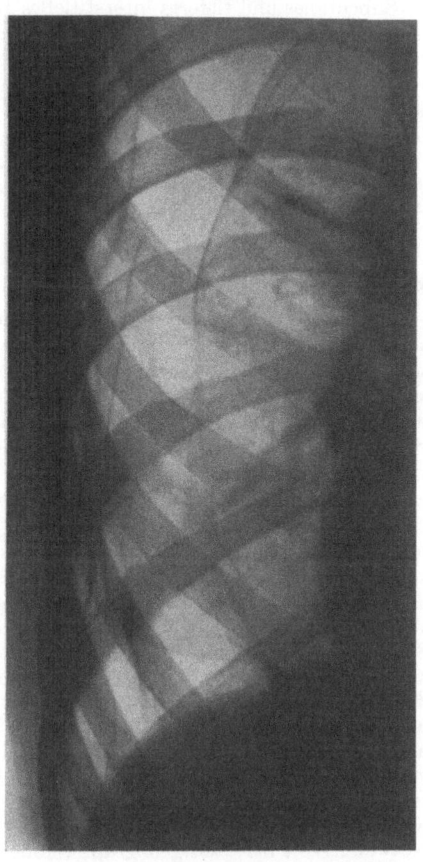

Abb. 221. Bei schon bestehendem Pneumothorax wurde bei einem Nachfüllungsversuch Luft in die costale Schwarte extrapleural eingeblasen. Diese erscheint emphysematös abgehoben mit dichterer Grenzschicht (Fascie plus Pleura costalis). Bei Erstanlegung kann man nicht erkennen, ob die Luft in dieser Weise oder in einem durch Verwachsungen nur teilweise freien Pleura angeordnet ist.

thorax durch die druckmechanischen Verhältnisse im Pneumothorax zustande.

Spontaner und künstlicher Pneumothorax können bildmäßig nicht unter-schieden werden.

Bei Erstanlegungen, aber auch bei Nachfüllungen kann es vorkommen, daß eine geringe Luftmenge unter die costale Pleura oder die Fascie geblasen wird. Man erkennt dann das abgehobene Blatt und zwischen diesem und der Thoraxwand zarte, lockere Schattenstreifen anstatt vollkommener strukturloser

Helligkeit (Abb. 221). Während man diesen Zustand bei Nachfüllungen, wo also ein richtiger Pneumothorax besteht, in seinem Wesen sicher erkennen kann, ist es bei einer Erstfüllung oft nicht möglich zu entscheiden, ob die Luft in dieser Weise an geordnet ist oder doch in den von losen Pleuraadhäsionen durchzogenen Pleuraspalt eingedrungen ist.

Subcutanes und tieferes interstitielles Emphysem, das sich stets in der Richtung und in die Gegend des geringsten Gewebswiderstandes ausbreitet, ist in geringem Grade häufig zu beobachten. In höheren Graden mit Durchsetzung der tieferen Muskelschichten besonders am Hals ist es seltener. Das gewöhnliche sagittale Lungenbild wird dann gelegentlich durch die bündelige Aufteilung des Musculus pectoralis gestört. Auch sonst beeinträchtigt ein ausgedehnteres Emphysem der Brustwand das Lungenbild. Mediastinales Emphysem (v. BERGMANN, WIMBERGER) kann an der wabigen Aufhellung und Verbreiterung des Mittelschattens erkannt werden.

VII. Leistungen und Grenzen, Diagnose, Prognose und Indikation.

Es konnte dieser Darstellung der Röntgendiagnose der Lungentuberkulose, als einem Abschnitt eines Buches über die Klinik der Lungentuberkulose, nicht entsprechen, den Gegenstand in erschöpfender Breite vorzutragen, wozu ja vor allem auch die gesamte Differentialdiagnose gehörte. Es entspricht aber dem Sinn des Buches, die vielfach gedrängte Darstellung hier durch einige allgemeine Betrachtungen zu erweitern und zusammenzufassen.

Wir können röntgenologisch einzelne kleinste, miliare Herde sehen und meistens auch als solche erkennen. Aber wenn wir sie nicht sehen, können wir ihre Anwesenheit nie ausschließen. Eine einigermaßen reichliche Ausstreuung solcher Herde, soweit sie nur zu makroskopischer Sichtbarkeit gediehen sind, kann nicht der röntgenologischen Feststellung entgehen. Infiltrate, auch zarte unter ihnen können mit Sicherheit festgestellt werden. Kavernen können, von wenigen differentialdiagnostischen Schwierigkeiten abgesehen, mit großer Sicherheit erkannt werden, und zwar nicht nur große, sondern auch kleine bis zu einem Durchmesser von wenigen Millimertern. Für alles gibt es im Rahmen des technisch Möglichen Einschränkungen durch die Besonderheit des Falles und durch den Zufall. Bei einem übermäßig fetten Patienten sind feinste Einzelheiten weniger deutlich erkennbar. Und ein zarter Schatten kann, wenn er vom Herzen oder den Rippen gedeckt ist, bei nicht darauf gerichteter Aufmerksamkeit unentdeckt bleiben. Daß ausgedehntere Veränderungen erkannt werden müssen, ist selbstverständlich. Aber noch einmal sei auf die unbedingte Notwendigkeit der Röntgenographie hingewiesen. Ein negativer Befund sollte nie abgegeben werden, ohne daß ein Bild gemacht worden wäre. Hier sei auch angemerkt, daß einzelne zarte Herde in den Spitzen der Beobachtung entgehen können, daß aber kaum ein Infiltrat übersehen werden wird. Dies ist wichtig, weil jene Herde im Vergleich mit dem Frühherd der beginnenden Phthisis fibrocaseosa fast allgemein als viel weniger bedeutsam angesehen werden.

Vergrößerungen der mediastinalen und bronchopulmonalen Lymphknoten können nur zum Teil unmittelbar erkannt werden. Gröbere Veränderungen an ihnen werden aber, da zumeist gleichgeordnete Lungenveränderungen bestehen, kaum ganz übersehen werden können.

Pleuraveränderungen können bis zu einem hohen Grad von Vollkommenheit festgestellt werden.

Ein großer Mangel der Röntgendiagnostik der Lungentuberkulose ist der Umstand, daß wir nicht in der Lage sind, die Ätiologie der beobachteten Veränderungen unmittelbar und in strengstem Sinne festzustellen. Das ist selbstverständlich, da die Feststellung der Ätiologie einerseits an den Nachweis des mikroskopischen Erregers gebunden ist und da andererseits die grob-morphologischen Veränderungen von zahlreichen anderen Prozessen gelegentlich in solchem Grade nachgeahmt werden, daß die Schattenbilder nicht zu unterscheiden sind. Es sind zum großen Teil Regeln der Wahrscheinlichkeit, mit denen wir hier arbeiten, vielfach allerdings großer Wahrscheinlichkeit. Es ist dieselbe Wahrscheinlichkeit, die jede von uns geübte kausale Zusammenordnung von Morphologischem mit Ätiologie auszeichnet. Es ist daher unser Bestreben, alle erfahrungsmäßig für die Verwechslung mit der Tuberkulose in Betracht kommenden Zustände zu erfassen und gründlich kennenzulernen, zu versuchen, doch unterscheidende Merkmale aufzufinden. Wenn wir die daraus sich ergebenden diagnostischen Regeln handhaben, müssen wir aber stets ihrer vielfach nur bedingten Geltung eingedenk sein. Für die praktische Arbeit sind solche, vielfach schematisierende Regeln zweifellos notwendig; wir dürfen aber ihre Gültigkeit nicht überschätzen. Wir dürfen vor allem nicht in einen oft gemachten Fehler verfallen. Aus dem Wunsch und wegen der klinischen Notwendigkeit, Dinge zu unterscheiden, werden vielfach Merkmale und Symptomenkomplexe, deduktiv ermittelt oder an einigen wenigen Fällen abgeleitet, in differentialdiagnostischen Schemen oder Tabellen einander gegenübergestellt, die dann die Möglichkeit einer reinlichen Unterscheidung vortäuschen in Dingen, wo in Wirklichkeit große Unsicherheit besteht.

Man kann die diagnostische Leistung der Röntgenologie für die Klinik der Lungentuberkulose (wie auch allgemein) dahin zusammenfassen, daß sie in ihrem anatomisch und physikalisch abgesteckten Wirkungsfeld, soferne es sich nicht um dem Auge unmittelbar zugängliche Organe handelt, in einer von keiner anderen Methode nur annähernd erreichten Genauigkeit die grobmorphologischen Verhältnisse darstellt.

Man verlangt oft auch Äußerungen über die Prognose eines Falles. Jede Prognose stützt sich auf zwei Dinge: genaue Kenntnis des gegenwärtigen Zustandes mit Einschluß der Vorgeschichte und Entwicklung und zweitens das Wissen um die Gesetzmäßigkeit eines Ablaufes. Für den ersten Teil, die genaue Kenntnis des augenblicklichen anatomischen Zustandes bietet die Röntgendiagnostik Entscheidendes und nahezu Erschöpfendes. Der zweite Teil ist abhängig vom Stande unserer Kenntnis von der allgemeinen und speziellen Pathologie der Tuberkulose, hat also im Einzelfall gar nichts mit der Röntgenologie zu tun, wenn auch diese allgemeine Kenntnis über den Ablauf der Vorgänge in ganz ungeahntem Ausmaße durch die Röntgenologie gefördert worden ist. Auch liegen die zahlreichen, für die Prognose bedeutsamen Faktoren der Konstitution und Kondition des Krankheitsträgers ganz abseits vom Lungenröntgenbefund. Aber selbst in diesem werden uns manche morphologische Zufälligkeiten unerkennbar bleiben. Wir können es nicht voraussagen, ob nicht in der nächsten Stunde ein Herd durch Arrosion eines Gefäßes zu einer schweren Blutung führt. Wir können es dem Bilde nicht ablesen, ob ein subpleuraler Erweichungsherd beim nächsten Hustenstoß in die Pleura durchbricht und zu einem tödlichen Empyem führt. Es gibt keine röntgenologische Prognose. Der röntgenologische Status ist ein Teil des allgemeinen Status und dieser wieder eingesetzt in den Rahmen unserer Kenntnisse der Pathologie ermöglicht eine allgemeine Voraussage.

Und ähnlich liegt es bei der therapeutischen Indikationsstellung. Diese gründet sich einerseits auf die genaue Kenntnis der konstitutionellen Faktoren, auf die möglichst genaue Erfassung des Krankheitszustandes mit allen seinen Auswirkungen und besonders seiner morphologischen Art und Ausbreitung.

Dafür liefert die Röntgendiagnostik wertvolles, oft entscheidendes Material. Sie gründet sich aber andererseits auf die mit der Zeit, den allgemeinen und individuellen Umständen, der persönlichen Erfahrung des Therapeuten wechselnde Beurteilung unserer therapeutischen Maßnahmen. Wenn auch darüber für die Lungentuberkulose bei weitem keine Einigkeit besteht, für die Kollapstherapie gibt es wenigstens einigermaßen ordnende Regeln. Und hier ist es das Röntgenbild, das durch seine visuelle Unmittelbarkeit die morphologisch-mechanischen Möglichkeiten und Notwendigkeiten eindringlich vor Augen führt. Der einseitige Prozeß *verlangt* den Pneumothorax, der große Herd auf der anderen Seite *verbietet* ihn. Die mangelhafte Ablösung der Lunge verlangt gebieterisch weitere Maßnahmen zur Durchführung des Kollapses. Art und Ausdehnung einengender Operationen werden angezeigt. Eine noch offenstehende Kaverne verlangt eine korrigierende Operation usw.

Und über dies hinaus ist die Röntgendiagnostik der beste, sehr genau und objektiv registrierende Maßstab für den Erfolg unserer therapeutischen Maßnahmen im Einzelfall für den Praktiker, im allgemeinen für die klinische Forschung.

Sachverzeichnis.